Remplissez intégralement, découpez et renvoyez
le formulaire ci-dessous
accompagné de votre règlement à :

MAPAR – CHU Bicêtre
78 rue du Général Leclerc
94275 Le Kremlin-Bicêtre Cedex

Tél. (0)1 45 21 34 49

Les instructions d'installation vous serons envoyées par mail.

☐ **Oui,** je souhaite bénéficier
de l'offre promotionnelle sur l'App MAPAR
au prix de 45 € au lieu de 75 €.

☐ Apple iOS (iPhone & iPad) OU ☐ Android

☐ Médecin ☐ Infirmier

Nom

Prénom

Adresse

Code Postal Ville

Tél.

E-mail (obligatoire)

☐ Règlement par chèque à l'ordre de MAPAR

☐ Règlement par CB

N° de carte

Expire fin Cryptogramme visuel

Date et signature

Le MAPAR s'engage à ne pas divulguer à des tiers les informations renseignées ci-dessus,
toutes les mesures sont prises pour assurer la confidentialité de ces informations.

PROTOCOLES D'ANESTHÉSIE-RÉANIMATION

16e ÉDITION

MAPAR Éditions

MAPAR ÉDITIONS
Département d'Anesthésie-Réanimation
Hôpital de Bicêtre
78, rue du Général Leclerc
94275 Le Kremlin Bicêtre Cedex France

Auteurs

Karl Aïdan, Laurent Aubert, Timothée Ayasse, Catherine Baujard, Antoine Baumann, Dan Benhamou, Catherine Bernard, Benjamin Bergis, Valérie Billard, Antonia Blanié, Adeline Blandinières, Yannis Bornemann, Maxime Bouilliant-Linet, Mathieu Boutonnet, Zina Bouzit, Calixte Brasset, Marie Bruyère, Marie-Josée Caballero, Gaëlle Cheisson, Anne-Claire De Crouy, Guillaume Dubreuil, Chloé Dunyach, Marine Fontaine, Jacques de Montblanc, Nicolas Engrand, Nejla Essafi, Christine Fessenmeyer, Samy Figueiredo, Tristan Garin, Benoît Gille, Sébastien Grousson, Kamélia Habchi, Sophie Hamada, Anatole Harrois, Bénédicte Jeannin, Alexandre Joosten, Viridiana Jouffroy, Karl Kamel, Christian Laplace, Morgan Le Guen, Agnès Le Gouez, Pierre-Étienne Leblanc, Laurent Martin, Hortense Maynadié, Baya Mebtouche, Claire Mengelle, Xavier Monnet, Isabelle Nègre, Pierre-Antoine Oillic, Jonas Pochard, Catherine Ract, Raphaële Rigolot, Aurore Rodrigues, Laura Ruscio, Mathilde Rustin, Philippe Roulleau, Philippe Sitbon, Jessica Souaiby, Giuseppe Staiti, Claudia Tanase, Nathalie Tarraf, Virginie Tarazona, Laurent Varin, Bernard Vigué, Marie Werner, Lucille Wildenberg, Paul Zetlaoui

Comité de lecture

Catherine Baujard, Antonia Blanié, Marie Bruyère, Marie-Josée Caballero, Gaëlle Cheisson, Jacques de Montblanc, Nejla Essafi, Christine Fessenmeyer, Samy Figueiredo, Sébastien Grousson, Pierre-Étienne Leblanc, Isabelle Nègre, Jonas Pochard, Philippe Roulleau, Laura Ruscio, Paul Zetlaoui

Coordination

Gaëlle Cheisson, Pierre-Étienne Leblanc
Maguy Serin et collaborateurs CHAMPLORR

Maquette

Jean-Robert Pons, Caroline Vincent

Première de couverture : Jean-Robert Pons
Illustrations médicales : Philippe Payet, Nagham Kamel, Alexis Lasne

© Éditions MAPAR 2022
78, rue du Général Leclerc Hôpital de Bicêtre
94275 LE KREMLIN BICETRE cedex

© 2022 ISBN 13 978-2-905356-50-5

Les tables des matières sont en tête de chaque chapitre.

Chers(ères) Collègues,

Voici la nouvelle édition du Guide de Protocoles du Mapar version 2022 !

Ce travail est le fruit d'un travail minutieux d'actualisation réalisé par toute l'équipe du Département d'Anesthésie-Réanimation de Bicêtre, avec l'aide de quelques experts extérieurs. De nombreux changements ont été introduits pour adapter nos pratiques aux évolutions rapides des connaissances, des pratiques, des comportements et des organisations.

Pour vous, chers(ères) collègues, il est légitime de vous procurer cette nouvelle édition car les changements intervenus au cours des dernières années mettent parfois à mal les recommandations de la version antérieure. Ces modifications sont parfois du détail, parfois touchent au fond des sujets, certaines stratégies ou pratiques étant totalement nouvelles, d'autres seulement différentes de celles exprimées il y a 3 ans.

Cette édition s'est enrichie de nouveaux sujets. Pour n'en citer que quelques-uns : Pneumopathie à SARS-Cov-2, Chirurgie robotique et anesthésie, Gestion des complications neurologiques après une intervention, Bloc suprascapulaire, IPACK... Certains protocoles sont enrichis de QR codes qui renvoient vers une illustration vidéo.

Enfin la recherche de médicaments dans la version papier ou dans l'application se fait exclusivement par DCI.

Nous espérons que cette nouvelle version répondra à vos attentes.
N'hésitez pas à l'acheter, il est forcément différent du précédent !
Vous pourrez l'acquérir en version papier et/ou en version numérique selon votre choix et vos habitudes de travail. Ce guide est le vôtre !
Si vous observez des descriptions qui vous surprennent, nous serons heureux d'en parler avec chacun d'entre vous afin d'expliquer les choix.

Utilisez-le chaque jour, usez-le sans restriction.

Bonne lecture

Dr Gaëlle Cheisson
Dr Pierre-Étienne Leblanc
Pr Dan Benhamou

Pour l'équipe de coordination du Guide de protocoles Mapar

URGENCES

GESTION D'UNE SITUATION DE CRISE CHEZ L'ADULTE/ENFANT

SITUATION DE CRISE

↓

COMPÉTENCES NON TECHNIQUES + **COMPÉTENCES TECHNIQUES/MÉDICALES**

↓

APPEL À L'AIDE PRÉCOCE

Numéros utiles :

TRAVAILLER EN ÉQUIPE

DÉSIGNER UN LEADER

RÉPARTIR LES RÔLES

DISTRIBUER LES TÂCHES

MOBILISER LES RESSOURCES DISPONIBLES
- Humaines
- Matérielles

UTILISER LES AIDES COGNITIVES
- Fiches urgences
- Protocole local

SE CONCENTRER
- Éviter les interruptions de tâches
- Éviter focalisation

COMMUNIQUER EFFICACEMENT
- Communication claire et ciblée
- Communication sécurisée : boucle / rétrocontrôle
- Utilisation d'outil tel que l'outil SAED →

MAINTENIR UNE CONSCIENCE DE LA SITUATION
- Anticiper les complications
- Planifier les priorités
- Évoquer les diagnostics différentiels

PRENDRE DES DÉCISIONS

Standardisation de l'appel à l'aide
- **S** : Situation
- **A** : Antécédent
- **E** : Évaluation
- **D** : Demande

ARRÊT CARDIAQUE CHEZ L'ADULTE

Pas de réponse aux ordres simples
+ arrêt respiratoire ou respiration anormale
= ARRÊT CARDIAQUE

↓

- **Appel à l'aide**
- Noter l'heure

↓

RÉANIMATION CARDIOPULMONAIRE
Rythme : MCE 100 - 120 compressions/min – Profondeur : 5 à 6 cm
Séquence 30 compressions / 2 insufflations

↓

- Libération des voies aériennes supérieures
- **IOT** dès que possible (capnographe +++) – FiO_2 1, PEP 0, FR 10
- Objectif RCP : $etCO_2$ > 20 mmHg
- **Accès vasculaire** : intraveineuse (IV), intraosseuse (IO) sinon
- Éliminer **étiologies réversibles**

↓

Pose défibrillateur manuel (DM) ou défibrillateur semi-automatique (DSA)

↓

Analyse du rythme cardiaque

TV/FV

↓

CEE n°1 : 200 J biphasique
Reprise immédiate RCP 2 min.

↓

Analyse du rythme cardiaque

↓

TV/FV

↓

CEE n°2
Reprise immédiate RCP 2 min

↓

Analyse du rythme cardiaque

↓

TV/FV

↓

CEE n°3
Reprise immédiate RCP 2 min

↓

Analyse du rythme cardiaque

↓

TV/FV

↓

- **Adrénaline** 1 mg/3-5 min IV ou IO
- **Amiodarone** 300 mg IV ou IO (2e dose 150 mg)
- CEE n°4
- Reprendre RCP 2 min

Si pas de RACS après 30 min :
arrêt cardiaque réfractaire
Envisager ECMO veino-artérielle

Asystolie / Dissociation EM

↓

Reprise immédiate RCP

↓

Adrénaline 1 mg/3-5 min IV ou IO

↓

Analyse du rythme cardiaque
toutes les 2 min
OU
tous les 5 cycles
de compression/ventilation 30/2

↓

Pouls perçu
=
Récupération d'une activité cardiaque spontanée (RACS)

↓

Réanimation post RACS
- Identifier et traiter la cause
- Objectif SpO_2 94-98 %, $PaCO_2$ normale
- Contrôle ciblé de la température

ÉTIOLOGIES RÉVERSIBLES ACR (6H-5T)
Hypovolémie, **H**ypoxémie, **H**ydrogène (acidose), **H**ypo-hyperkaliémie, **H**ypo-hyperthermie, **H**ypoglycémie
Thrombose (EP, SCA), **T**ension (pneumothorax), **T**amponnade, **T**raumatisme, **T**oxines (intoxication)
→ **Aide par l'échographie (ne doit pas empêcher ou retarder la RCP)**

ARRÊT CARDIAQUE CHEZ LA FEMME ENCEINTE

= Pas de réponse aux ordres simples
+ arrêt respiratoire ou respiration anormale

↓

- **Appel à l'aide** ☎
- Noter l'heure

↓

Envisager césarienne en urgence <u>sur place</u> (ne pas déplacer la patiente) si pas de rythme cardiaque maternel efficace au bout de <u>4 min</u> ET utérus ≈ 20 SA ou ≥ ombilic

Appel à l'aide (> 3 personnes) ☎

- Noter l'heure - **chronomètre**
- **Latéro-déviation manuelle PERMANENTE de l'utérus sur la gauche si ≥ ombilic ou 20 SA**
- RCP de base
  - 30 compressions / 2 insufflations
  - MCE continu 100 - 120 /min
  - Pose du défibrillateur
- Pose VVP sus-diaphragmatique ou intraosseuse

RCP habituelle adulte en fonction du rythme cardiaque (adrénaline, CEE, amiodarone)

- Contrôler les voies aériennes
- FiO_2 100%
- IOT par expert – **capnographe**

↓

Recherche étiologies

- **A**nesthésie : rachianesthésie totale, intoxication aux anesthésiques locaux
- **B**leeding : hémorragie
- **C**ardiovasculaire
- **D**rogues : intoxication $MgSO_4$, erreur médicamenteuse
- **E**mbolie : amniotique, pulmonaire
- **F**ièvre : sepsis
- **G**énéral : métabolique
- **H**ypertension : prééclampsie

Si **$MgSO_4$ IV pré ACR** :
Arrêt $MgSO_4$
ET injection IVL d'1 ampoule de Gluconate de Calcium 10%

Prise en charge obstétricale

- Préparer pour la césarienne sur place (sauvetage maternel)
- **Monitorage fœtal non indiqué**
- Appeler l'équipe de **réanimation néonatale** ☎

↓

Envisager ECMO précocement
N° téléphone :

Boîte césarienne urgente

- 1 bistouri
- 2 paquets de champs
- 1 écarteur
- 2 pinces de Kelly
- 1 porte aiguille
- Fils et ciseaux

Bilan arrêt cardiaque
(non exhaustif, le plus tôt possible, à répéter)

- Gaz du sang artériel
- NFS Plaq, hémostase
- Ionogramme sanguin, créatinine, urée, BHC
- Troponine, BNP
- Hémocultures
- Tryptase (1 tube rouge) à répéter à H2
  IGFBP1 (1 tube rouge + 1 violet) x 1/h
  Histamine (1 tube violet) < 30 min
- LBA ou aspiration bronchique (cf. *Embolie amniotique/allergie*)
- Échographie cardiaque

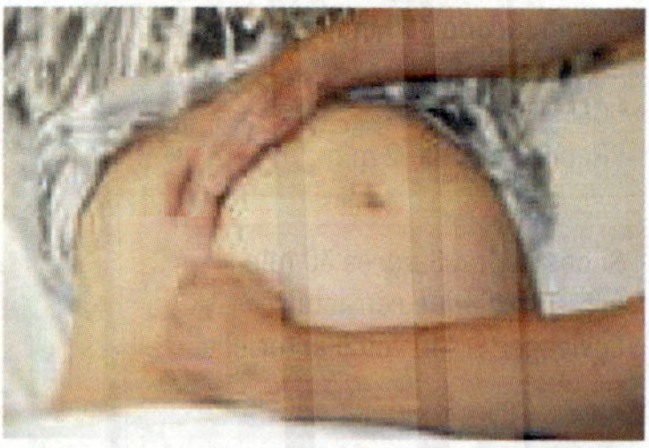

Latéro-déviation manuelle de l'utérus sur la gauche

ARRÊT CARDIAQUE CHEZ L'ENFANT

Inconscience
+
arrêt respiratoire > 10 s (ou gasp)

↓

Appel à l'aide

↓

- **5 insufflations manuelles**
- **Absence de reprise de VS**

↓

- 15 compressions thoraciques
- Rapport compression/ventilation : 15/2
- MCE 100 - 120/min*
- Minimiser les interruptions
- Pose du défibrillateur

↓

Identifier le rythme / 2 min

Asystolie → **Adrénaline** 10 µg/kg IV → retour à « Identifier le rythme / 2 min »

FV ou TV sans pouls → Choc électrique 4 J/kg**
Si persistance après 3 CEE
amiodarone 5 mg/kg
+ **adrénaline** 10 µg/kg
→ retour à « Identifier le rythme / 2 min »

Pendant toute la réanimation :
- Monitorer le patient. Objectif etCO_2 ≥ 15 mmHg pour efficacité MCE
- Poursuivre le massage cardiaque à 100/min sans interruption pour les insufflations
- Ventiler en O_2 pur 10 à 12/min
- Administrer de l'**adrénaline** toutes les 3 à 5 min que le rythme soit choquable ou non
- Chercher une cause curable

Causes réversibles
- Hypoxie
- Hypovolémie
- Hypo-Hyperkaliémie
- Hypo-Hypercalcémie/magnésémie
- Hypoglycémie
- Hypothermie, hyperthermie maligne
- Pneumothorax
- Tamponnade
- Toxique
- Thrombose (coronaire, EP)

Considérer
- Si torsades de pointe
Sulfate de Mg^{++} 15% :
50 mg/kg soit 0,3 mL/kg (max 2 g)
- Si hyperkaliémie :
Gluconate de calcium 0,5 mL/kg (max 2 g)
Bicarbonate de sodium 4,2 % 1-2 mL/kg
- Échographie diagnostique
- ECMO en cas d'ACR réfractaire

* MCE : 1 à 2 mains ou 2 doigts sur la moitié inférieure du sternum
Dépression ≥ 1/3 diamètre antéropostérieur du thorax (5 cm)

** Choc électrique : DAE possible après 1 an, atténuateur avant 8 ans (50 à 75 J)

BRADYCARDIE AU BLOC OPÉRATOIRE

BRADYCARDIE
FC < 45 bpm ou ↓ rapide de la FC

Recherche étiologies
- Hypovolémie extrême
- Hypoxémie brutale
- HTIC
- Métabolique : dyskaliémie
- **Cardiaque :** SCA, hypersensibilité du sinus carotidien, Sick Sinus Syndrome
- **Médicament :** intox AL, dexmédétomidine, rémifentanil, surdosage ßbloquant (Glucagon 5-10 mg IVD) ou inhibiteur calcique ($CaCl_2$ 10 % 1-2 g en 20 min)

↓

- ECG 12 dérivations (cf. *Diagnostic d'une bradycardie*)
- GDS lactate, K^+, Troponine
- Avis cardio si ATCD asystolie, BAV 3, BAV 2 Mobitz 2

Évaluation de la tolérance hémodynamique :
pouls, PA, $etCO_2$, conscience

BONNE
- **Appel à l'aide**
- **Atropine** 0,5 mg IVD, répéter si besoin max 3 mg au total
- **Traitement étiologique**

MAUVAISE
- **Stop** chirurgie / stimulation
- **Appel à l'aide**

↓

- **Risque ACR**
- Noter l'heure

↓

- **Atropine** 0,5 mg IVD, répéter si besoin max 3 mg au total
- Traitement étiologique

↓

Réévaluation :
Mauvaise tolérance hémodynamique ?
Risque d'asystolie ?

NON → Surveillance

OUI
- **Appel à l'aide**
- Chariot d'urgence

Isoprénaline à 20 µg/mL :
0,05 à 0,2 µg/kg/min IVSE
(1 mg (soit 5 amp à 0,2 mg/mL) + 45 mL de G5 % dans une seringue opaque)*

⇄

Adrénaline à 10 µg/mL :
Bolus de 10 µg/1 min IVD
(1 mg dans 100 mL de NaCl 0,9 % soit 10 µg/mL)

↓

Sonde d'entraînement électrosystolique transcutanée :
- Patchs en antéropostérieur si possible, sinon antérolatéral
- Sédation si douleur
- Réglages :
  - Intensité à 70 mA, augmenter par palier de 10 mA, max 120 mA
  - Fréquence cardiaque : objectif FC > 60 bpm

↓

- Recherche d'une étiologie
- Avis cardio USIC
- Sonde d'entraînement électrosystolique interne ?

Vitesse de l'isoprénaline à 20 µg/mL en fonction du poids pour posologie : 0,05 µg/kg/min à 0,2 µg/kg/min.

	30kg	40 kg	50 kg	60 kg	70 kg	80 kg	90 kg
0,05 µg/kg/min	4,5 mL/h	6 mL/h	7,5 mL/h	9 mL/h	10,5 mL/h	12 mL/h	13,5 mL/h
0,01 µg/kg/min	9 mL/h	12 mL/h	15 mL/h	18 mL/h	21 mL/h	24 mL/h	27 mL/h
0,15 µg/kg/min	13,5 mL/h	18 mL/h	22,5 mL/h	27 mL/h	31,5 mL/h	36 mL/h	40,5 mL/h
0,20 µg/kg/min	18 mL/h	24 mL/h	30 mL/h	36 mL/h	42 mL/h	48 mL/h	54 mL/h

* préparation de l'isoprénaline : en l'absence de G5 %, possibilité de remplacer par du NaCl 0,9 %

TACHYCARDIE AU BLOC OPÉRATOIRE

TACHYCARDIE
FC > 100 bpm (FC > 150 bpm si tachyarythmie)

Recherche étiologies
- Réveil, douleur
- Hypovolémie, anémie
- Hypoxie
- Métabolique : hypokaliémie, hypomagnésémie
- Cardiaque : SCA, insuffisance cardiaque
- Infectieux
- Médicament : atropine, dobutamine, adrénaline, inhibiteur calcique, caféine, scopolamine…
- Grossesse
- Endocrino : hyperthyroïdie, phéochromocytome

→ GDS artériel, NFS, ionogramme sanguin, troponine, NTproBNP, TSH ± ß-HCG

Évaluation de la tolérance hémodynamique :
pouls, PA, $etCO_2$, conscience, signes d'ischémie myocardique, signes d'insuffisance cardiaque

Bonne tolérance hémodynamique
→ ECG 12 dérivations (Cf. *Diagnostic d'une tachycardie*)

Mauvaise tolérance hémodynamique ou TV ou FV
- **Appel à l'aide**
- **STOP** chirurgie / stimulation
- **Chariot d'urgence**

Oxygénothérapie si nécessaire

Analyse des QRS
Rythme régulier ?

CEE 200J

Si TV ou FV :
(Cf. *fiche Urgences - ACR chez l'adulte*)

QRS fins + rythme irrégulier **= fibrillation atriale (FA)**
→ Cf. *Fibrillation atriale au bloc*

QRS fins + rythme régulier **= tachycardie supraventriculaire (TSV)**

QRS larges + rythme régulier **= TV OU TSV + bloc de branche**

QRS larges + rythme irrégulier **= FA + bloc de branche OU torsade de pointe OU TV débutante**

Visée diagnostique si incertitude
- **Massage sinocarotidien**
- **Adénosine monophosphate** : 3 à 12 mg IVD contre indication si asthme ou WPW
- **OU adénosine triphosphate** : 10 à 20 mg IVD Précautions si QT allongé
- **OU diltiazem** : 0,25 à 0,30 mg/kg sur 2 min IV

Visée thérapeutique
- **Amiodarone** 300 mg IVSE en 30 min puis 900 mg/24h IVSE
- **Esmolol** : 0,5 mg/kg IV sur 1 min puis 50 µg/kg/min IVSE
- **Landiolol** : 0,1 mg/kg IV sur 1 min puis 10 à 40 µg/kg/min IVSE

FA + bloc de branche
- Amiodarone 300 mg IVSE en 30 min puis 900 mg/24h IVSE (cf. *Fibrillation atriale*)

Torsade de pointe
- Normalisation de la kaliémie
- Sulfate de magnésium 1-2 g IV sur 5-10 min

TV débutante
- CEE (*Cf. fiche Urgences - ACR chez l'adulte*)

Avis cardiologique spécialisé pour troubles du rythme

EMBOLIE PULMONAIRE GRAVE CHEZ L'ADULTE

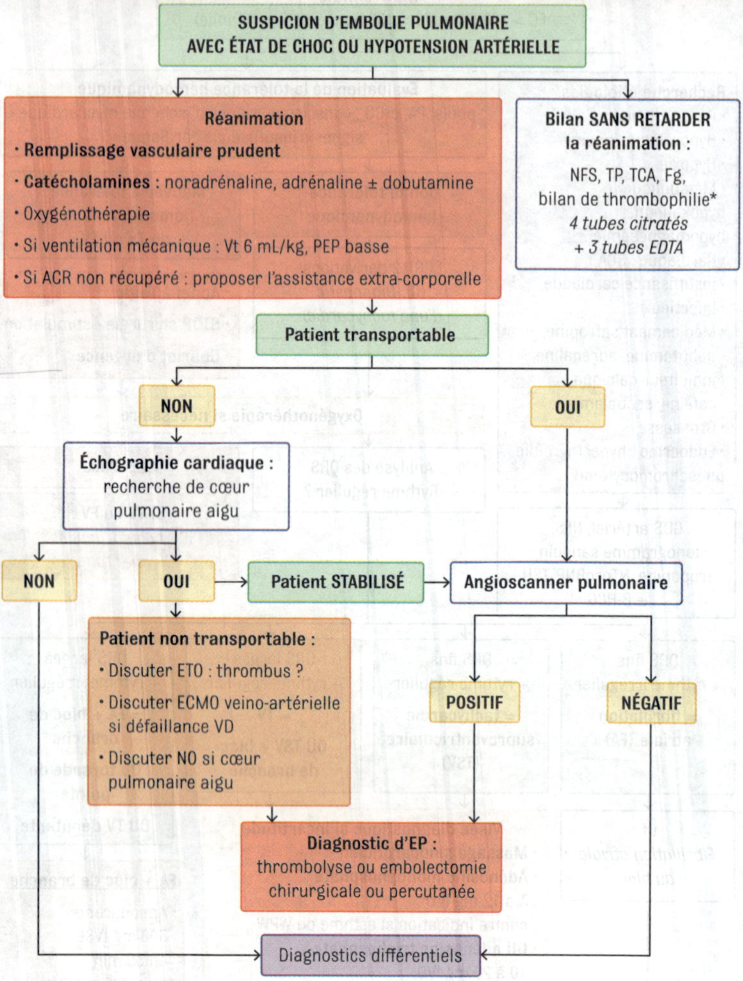

Modalités de la thrombolyse

Altéplase : 10 mg sur 1-2 min IV puis
90 mg sur 2 h si poids ≥ 65 kg IVSE / 1,5 mg/kg sur 2 h si poids < 65 kg IVSE

Contre indications absolues de la thrombolyse

AVC hémorragique
AVC ischémique < 6 mois
Traumatisme majeur, chirurgie, traumatisme crânien < 3 semaines
Hémorragie digestive haute ou basse < 1 mois
Risque hémorragique documenté

* Bilan de thrombophilie : protéine C, protéine S, antithrombine, anticoagulant circulant, recherche mutations facteur II ou facteur V Leiden, Ac anticardiolipine, Ac anti-bêta2Gp1

CHOC HÉMORRAGIQUE PER/POSTOP CHEZ L'ADULTE/ENFANT

CONFIRMER/ÉVALUER/ANTICIPER
- **Contexte : perop, postop**
- **Hypotension, état de choc**
- **Hémorragie extériorisée** (redon, aspiration) **ou non** (écho, TDM)
- **Déglobulisation** (parfois retardée)

- **Appel à l'aide**
- **Priorité: identifier et arrêter le saignement :**
  - Compression si site accessible ?
  - Hémostase chirurgicale ?
  - Radiologie interventionnelle ?
- **2 VVP bon calibre** (si échec : intraosseuse, KTC)
- **Prélever** groupes ABO - Rh, RAI (si non à jour) NFS, Coagulation, fibrinogène, lactate artériel
- **Prévenir EFS** (activation procédure locale de transfusion massive)

Diagnostics différentiels : autres causes de chocs
- EP et choc cardiogénique
- Choc septique
- Choc anaphylactique
- Pneumothorax

Hémorragie du postpartum
(*cf. Hémorragie du postpartum*)

RÉANIMATION HÉMODYNAMIQUE et COAGULATION
- **Remplissage vasculaire :** cristalloïde en priorité, colloïde (accélérateur-réchauffeur)
- **Oxygénation**
- **Noradrénaline IVSE précoce pour objectif de pression artérielle**
- **Transfusion selon objectifs**
  - Ratio PFC/CGR 1/1 à 1/2
  - Plaquettes et fibrinogène (3g) précoces en fonction des objectifs
- **Acide tranexamique** 1g IV sur 10 min puis 1g IVSE sur 8h (si trauma: 1re dose < 3h)
- Récupération peropératoire (sauf infection)

NEUROCHIRURGIE ?

NON

Objectif pression artérielle (hémorragie incontrôlée)
- **PAM entre 60-65** mmHg
- Ou **PAS 80-90** mmHg

Objectifs transfusionnels
- Hb 7-9 g/dL
- Ratio TCA < 1,5 , TP > 40%
- Plaquettes >50 G/L (100 G/L si incontrôlée)
- Fibrinogène ≥ 1,5-2 g/dL

OUI

Objectif pression artérielle
- **PAM entre 60-80** mmHg en fonction situation chirurgicale

Objectifs transfusionnels
- Hb > 7-9 g/dL
- Ratio TCA < 1,5, TP > 60%
- Plaquettes ≥ 100 G/L
- Fibrinogène ≥ 1,5-2 g/dL

- **Lutter contre hypothermie**
- **Maintenir Calcium** ionisé à 1,2 mmol/L (Chlorure de calcium 1g IV)
- Monitorage hémodynamique et abord veineux central (PA invasive, KTC…)
- **Bilans biologiques répétés** (hémoglobine, hémostase, fibrinogène, lactate, GDS…)
- Antibioprophylaxie si indiquée
- Si hémorragie incontrôlée : avis centre de recours
- rFVIIa si incontrôlé malgré traitement bien conduit : 80 µg/kg IV (pas en 1er intention)

Particularités pédiatriques
- **Objectifs de PAM (mmHg) :**
< 2 ans : 45 2-10 ans : 55
- **Acide tranexamique :**
< 12 ans : bolus 15 mg/kg (max 1 g) puis 2 mg/kg/h
> 12 ans : idem adultes
- Transfusion dès expansion volémique ≤ 1/2 masse sanguine soit 40 mL/kg. Ratio CGR/PFC 1/1.
- Transfusion plaquettaire à partir de 1 masse sanguine.

Particularités du patient sous anticoagulants/antiplaquettaires
(CCP = concentrés de complexe prothrombinique)
- **AVK** : CCP 25 UI/kg IV (+ 10 mg vitamine K) pour INR < 1,5 (1,2 si neurochirurgie)
- **Anticoagulant oral direct** : intérêt du dosage des AOD
  - antagoniste spécifique (si dabigatran : idarucizumab 5g IV)
  - sinon : CCP 50 UI/kg IV
- **Antiplaquettaire** : transfusion plaquettaire si clopidogrel / prasugrel / ticagrélor (inefficace si prise ticagrélor <12h)

CHOC HÉMORRAGIQUE POST TRAUMATIQUE CHEZ L'ADULTE/ENFANT

CONFIRMER / ÉVALUER / ANTICIPER

- **Hémorragie extériorisée ou non**

- **Appel à l'aide**
- Activation procédure choc hémorragique
- **Prévenir EFS / chirurgiens / anesthésistes**

- « Cavités » de saignement internes :
  - FAST écho
  - Radio Bassin
  - Radio Thorax

Score Red flag ≥ 2 = suspicion++
- Shock Index (FC/PAS) ≥ 1
- PAM ≤ 70 mmHg
- Hb_{cap} ≤ 13 g/dL
- Bassin instable
- IOT préhospitalière

Diagnostics différentiels : autres causes de chocs

- **Priorité = arrêter le saignement :** →
  - Mesure d'hémostase externe (compressif, points, garrot...)
  - Ceinture pelvienne si instable
  - Hémostase chirurgicale
  - Radiologie interventionnelle
- **2 VVP** bon calibre (si échec : intraosseuse)
- KTA / KTC (bon calibre) sans retarder l'hémostase si urgente
- **Prélever** groupes **ABO, Rhésus, RAI** (urgence) puis NFS, hémostase, fibrinogène, lactate artériel

RÉANIMATION HÉMODYNAMIQUE et COAGULATION
- **Remplissage vasculaire :** stratégie restrictive (en accord avec les objectifs de PA), cristalloïdes, accélérateur-réchauffeur, pas de soluté hypotonique si TC grave
- **Oxygénation adéquate**
- **Noradrénaline IVSE précoce pour objectif de pression artérielle**
- **Acide tranexamique** 1g IV sur 10 min puis 1g IVSE sur 8h (1re dose < 3h du trauma)
- **Transfusion selon objectifs**
  - Ratio PFC (ou PLYO)/CGR = 1/1 à 1/2
  - Fibrinogène (25-50 mg/kg)
  - Plaquettes pour ratio UP/CGR à 1/1 (-> 4 UP pour 4 CGR)

Trauma Crânien grave (GCS ≤ 8) ?

NON

Objectif pression artérielle
- **PA<u>S</u> entre 80-90 mmHg**

Objectifs transfusionnels
- Hb 7-9 g/dL
- Ratio TCA < 1,5, TP > 40%
- Plaquettes > 50 G/L (100 G/L si incontrôlée)
- Fibrinogène ≥ 1,5 g/dL

OUI

Objectif pression artérielle
- **PA<u>M</u> ≥ à 80 mmHg**

Objectifs transfusionnels
- Hb > 7-9 g/dL
- Ratio TCA < 1,5, TP > 60%
- Plaquettes ≥ 100 G/L
- Fibrinogène ≥ 1,5 g/dL

- **Lutter contre hypothermie**
- **Maintenir Calcium** ionisé à 1,2 mmol/L (Chlorure de calcium 1g IV)
- Monitorage hémodynamique et abord veineux central (PA invasive, KTC…)
- **Réévaluer la coagulopathie et l'acidose** (Hb, hémostase, fibrinogène, lactate, GDS…) (Intérêt de la biologie délocalisée + tests viscoélastiques)
- Antibiothérapie si indiquée
- Si hémorragie incontrôlée : avis centre de recours pour conseils de prise en charge
- rFVIIa si incontrôlé malgré traitement bien conduit : 100 µg/kg IV (jamais en 1re intention)

Patient répondeur à la réanimation ?

NON → Hémostase immédiate / Chirurgie damage control ? / Radiologie interventionnelle ?

OUI → Body TDM

Suite page suivante →

Choc hémorragique post traumatique chez l'adulte/enfant (suite)

Particularités - Patient sous anticoagulant /antiplaquettaire

(CCP = concentrés de complexe prothrombinique)

- **AVK** : CCP 25 UI/kg IV (+10 mg vitamine K) pour INR < 1,5 (1,2 si TC)
- **Anticoagulant oral direct : dosage**

Antagoniste spécifique (si dabigatran : idarucizumab 5 g IV) ; sinon : CCP 50 UI/kg IV

- **Antiplaquettaire :** transfusion plaquettaire si clopidogrel / prasugrel / ticagrélor (inefficace si prise ticagrélor < 12h)

Particularités pédiatriques

Objectifs de PAM (mmHg) :	Âge	< 2 ans	2 - 10 ans
	Sans TC	45	55
	Avec TC	55	65

- Acide tranexamique : < 12 ans : bolus 15 mg/kg (max 1 g) puis 2 mg/kg/h
  > 12 ans : idem adultes
- Transfusion dès expansion volémique ≥ 1/2 masse sanguine soit 40 mL/kg. Ratio CGR/PFC 1/1.
- Transfusion plaquettaire à partir de 1 masse sanguine.

CHOC ANAPHYLACTIQUE CHEZ L'ADULTE

Quatre grades de gravité croissante

- **I** **Signes cutanéomuqueux généralisés**
- **II** **Atteinte multiviscérale modérée** avec signes cutanéomuqueux, hypotension, tachycardie, hyperréactivité bronchique
- **III** **Atteinte multiviscérale sévère avec pronostic vital en jeu**
- **IV** **Arrêt circulatoire et/ou respiratoire**

Choc anaphylactique : collapsus + signes des grades I à III voire ACR d'emblée
Signes cutanéomuqueux inconstants et parfois retardés

- **Arrêt immédiat de tout produit suspect : antibiotiques, curares, latex,** colloïdes, dérivés sanguins…
- **Appel à l'aide**
- Demander le kit spécifique
- **O_2 en 100 %**
- **Remplissage par cristalloïdes +++**
- Surélévation des membres inférieurs
- **Informer l'équipe chirurgicale :** écourter ou arrêter la chirurgie

Diagnostics différentiels
- Surdosage anesthésique
- Embolie pulmonaire, amniotique
- Pneumothorax, obstruction trachéobronchique, hyperreactivité bronchique
- Cardiaque : SCA,…
- Choc hémorragique, septique

ADRÉNALINE IV en titration par bolus / 1-2 min
objectif PAM > 60mmHg
(préparer une seringue avec 1 mg d'adrénaline dans 10 mL = 100 µg/mL)

Grade II = Bolus 10 à 20 µg	**Grade III = Bolus 100 à 200 µg**	**Grade IV = Bolus 1 mg**

Grades II et III → **Bronchospasme** / **Hypotension**
Grade IV → *cf. Fiche Urgences - ACR*

Bronchospasme

Si bronchospasme persistant après adrénaline :
- **Salbutamol inhalé** (5-15 bouffées)
- **Salbutamol en bolus IVD** de 100 à 200 µg puis IVSE 0,3 à 1,5 mg/h

Hypotension

- **Si hypotension persistante après 3 bolus d'adrénaline :** Perfusion d'adrénaline IVSE 0,3 à 1,2 mg/h.
- **Si hypotension réfractaire après 10 min, ajouter :**
  – noradrénaline IVSE
  – ou vasopressine (bolus unique IV 1-2 UI ± 2 UI/h)
  – ou bleu de méthylène 1,5 mg IVL
- **Si patient sous bétabloquant : Glucagon 1 mg IVD** toutes les 5 à 10 min puis 0,3 à 1 mg/h (risque hypokaliémie/hyperglycémie).
- **Si $etCO_2$ < 20 mmHg ou PAS < 50 mmHg : envisager massage cardiaque**

- **Contrôle rapide des voies aériennes avec intubation** (urgent avant œdème des VAS)
- Ventilation en mode manuel si bronchospasme
- Trachéotomie si IOT difficile sur œdème des VAS

- **Faire les premiers prélèvements selon protocole local**
- **Hémisuccinate d'hydrocortisone 200 mg IVD**
- **Surveillance 6 à 24 h en réanimation**
- Déclaration Évènement Indésirable Grave

Pour les prélèvements, cf. *CAT des réactions d'hypersensibilité immédiate*

Adrénaline en l'absence d'abord IV
Voie IM 0,3 à 0,5 mg/5 à 10 min si grade II
Voie intratrachéale (dose IV x 3 dans 10 mL de NaCl 0,9 %)
Voie intraosseuse = dose IV

Femme enceinte
- Adrénaline d'emblée en débutant par des bolus de 10 µg
- Décompression de la veine cave : réanimation en décubitus latéral gauche
- Extraction fœtale à considérer si arrêt cardiaque

CHOC ANAPHYLACTIQUE CHEZ L'ENFANT

Quatre grades de gravité croissante

- **I** **Signes cutanéomuqueux généralisés**
- **II** **Signes cutanéomuqueux, nausées, hypotension (PAS ≥ 30 %), tachycardie, hyperréactivité bronchique**
- **III** **Atteinte multiviscérale sévère avec bronchospasme, tachycardie/bradycardie, troubles du rythme, hypotension (PAS ≥ 50 %), vomissements ± diarrhées**
- **IV** **Arrêt circulatoire et/ou respiratoire**

Choc anaphylactique : collapsus + signes des grades I à III voire ACR d'emblée
Signes cutanéomuqueux inconstants et parfois retardés

Grade IV

- Appel à l'aide
- Arrêt immédiat de toute drogue en cours
- **Adrénaline 10 µg/kg**

Dilution 1 :
1 mL (1 mg) + 9 mL NaCl 0,9 %
Soit 100 µg/mL soit 0,1 mL/kg

Grade II – III

- Appel à l'aide
- O_2 haut débit
- Arrêt immédiat de toutes les drogues en cours
- **Adrénaline titration 1 à 5 µg/kg**

Dilution 2 :
1 mL de la dilution 1 (100 µg)
+ NaCl 0,9 % soit 10 µg/mL

Hypotension

- Cristalloïdes 10-20 mL/kg
- Adrénaline 0,1 µg/kg/min

Bronchospasme

Aérosols de salbutamol /10 min
(< 15 kg : 2,5 mg ; > 15 kg : 5 mg)

Stridor

Aérosols cortico-adrénalinés
(budésonide 0,5 à 1 mg - adrénaline 0,5 à 1 mg)

Objectifs tensionnels
< 1 an : PAS > 70 mmHg
1-10 ans : PAS > 70 + 2 x âge (années)
> 10 ans : PAS > 90 mmHg

Prévention des récurrences
méthylprednisolone 1 mg/kg

État de choc réfractaire

- Noradrénaline 0,2 µg/kg/min
- Sugammadex si choc au rocuronium
- Bleu de méthylène 1 à 3 mg/kg IVL

Si traitement par ßbloquant :
Glucagon 20 - 30 µg/kg (max 1 mg)

Ne pas oublier le bilan allergologique

BRONCHOSPASME CHEZ L'ADULTE

BRONCHOSPASME

- Pression d'insufflation > 40-45 cmH_2O
- Auscultation pulmonaire : sibilants
- etCO_2 augmenté (ou diminué si sévère ou collapsus)
- Disparition du plateau sur le capnographe
- Signes de gravité : SpO_2 < 90 %, tachycardie, hypotension artérielle, collapsus

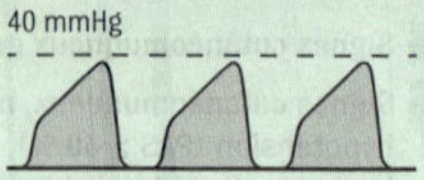

Syndrome obstructif

↓

- **Appel à l'aide**
- Mettre en FiO_2 100 %, haut débit de gaz frais

↓

Éliminer les diagnostics différentiels

- **Obstruction mécanique**
  - Vérifier la perméabilité du circuit
  - Si ventilation spontanée : éliminer une chute de la langue
  - Si IOT, vérifier :
    > Perméabilité de la sonde d'intubation
    > Pression du ballonnet
    > Position de la sonde d'intubation
- **Baisse de la compliance thoracopulmonaire** (stimulation chirurgicale, hyperthermie maligne…)
- **Pneumothorax compressif, intubation œsophagienne**
- **Embolie pulmonaire, insuffisance cardiaque gauche**
- **Laryngospasme** (si patient en ventilation spontanée)

↓

Instabilité hémodynamique ?

NON ↓

Hyperréactivité bronchique

↓

- Approfondir l'anesthésie avec propofol, sévoflurane ou kétamine
- **Arrêt stimulus/chirurgie**
- Ventilation manuelle
- Préférer sévoflurane aux autres halogénés

↓

- **Salbutamol inhalé** (10-15 bouffées)
  à répéter si nécessaire après 15 min
  ± salbutamol IVSE : 0,25 à 5 mg/h
- **Bromure d'ipratropium inhalé** : 0,5 mg
- **Méthylprednisolone IV** : 1 à 2 mg/kg

↓

± sulfate de magnésium 20 mg/kg en 20 min IVSE

OUI ↓

Choc anaphylactique

↓

Cf. fiche Urgences - Choc anaphylactique

Si persistance du bronchospasme

↓

Adrénaline IVD titrée : 10 à 100 µg

Discuter d'un arrêt de la chirurgie et d'un transfert en réanimation

BRONCHOSPASME CHEZ L'ENFANT

Bronchospasme partiel

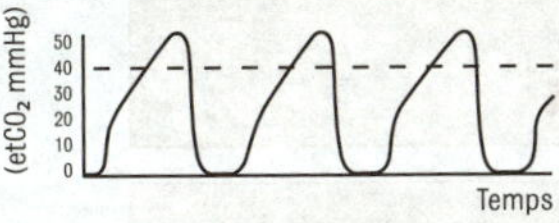

↓

Pressions d'insufflation élevées

↓

Bronchospasme complet

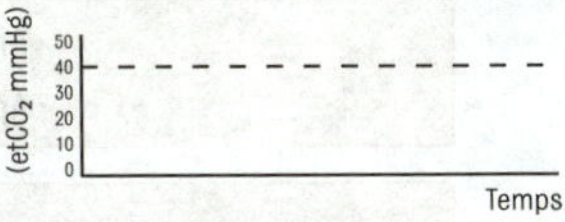

↓

Ventilation impossible

↓

Appel à l'aide

↓

- Après l'induction, vérifier la position de la sonde sans extuber

←

- Vérifier l'absence de coudure du circuit

↓

- Mesure de la PA : éliminer le choc anaphylactique

↓

- Approfondissement
- Voie IV en 1re intention
- ↗ Fi sévoflurane

+

- Ventilation FiO_2 100 %
- Limiter les pressions d'insufflation

↓

- En dernier recours : salbutamol 0,1 à 0,5 µg/kg/min IVSE

LARYNGOSPASME CHEZ L'ENFANT

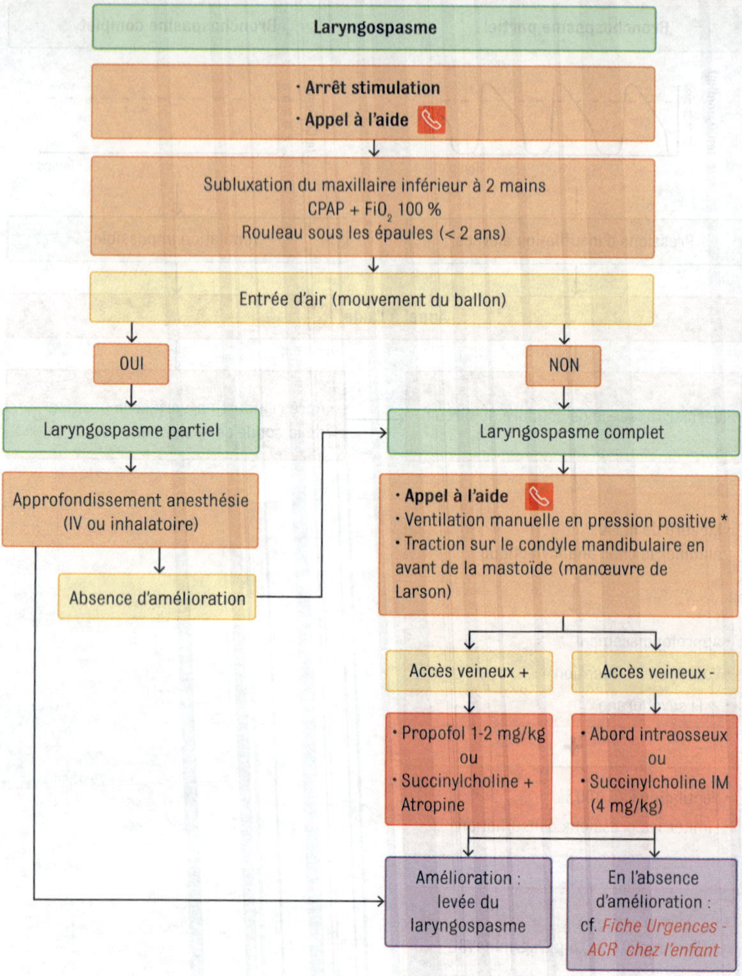

* < 1 an : pression max 15 à 20 cm H_2O.
 > 1 an : pression max < 30 cm H_2O

INTUBATION DIFFICILE NON PRÉVUE

Intubation nécessitant plus de 2 laryngoscopies et/ou la mise en place d'une technique alternative = intubation difficile non prévue

↓

LARYNGOSCOPIE DIRECTE OU VIDÉOLARYNGOSCOPIE

- Surélever la tête, appui laryngé externe (BURP), mandrin/fibroscope
- **Curarisation** si non fait : succinylcholine ou rocuronium
- **O_2 apnéique** : ONHD, O_2 nasal 15 L/min
- 3 tentatives max (par 2 opérateurs max)

→ SUCCÈS → Intubation confirmée **= capnographe +**

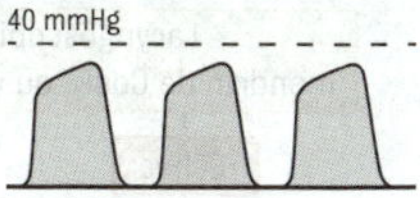

Capnographe

↓

Pas de capnographe = ÉCHEC INTUBATION

↓

- Noter l'heure
- **Appel à l'aide**
- Envisager le réveil

↓

DISPOSITIF SUPRAGLOTTIQUE (DSG)

- Changer de type et/ou taille de dispositif
- **O_2 apnéique** : ONHD, O_2 nasal 15 L/min
- 3 tentatives max (par 2 opérateurs max)

→ SUCCÈS → **Options**

- Réveil du patient
- Report de l'intervention
- Intubation à travers DSG
- Poursuite chirurgie sans intubation
- Si besoin : trachéotomie ou cricothyroïdotomie

↓

ÉCHEC DISPOSITIF SUPRAGLOTTIQUE

↓

- **Appel à l'aide**
- Envisager le réveil

↓

VENTILATION AU MASQUE

- 4 mains + Guédel
- Changer de taille de masque
- 3 tentatives maximum (par 2 opérateurs max)

→ SUCCÈS → **Options**

- Réveil du patient et report de l'intervention
- Si besoin : trachéotomie ou cricothyroïdotomie

↓

ÉCHEC = Cannot Intubate Cannot Oxygenate

↓

- **Appel à l'aide**
- Envisager le réveil

↓

CRICOTHYROÏDOTOMIE

- **Billot** sous les épaules, cou en hypertension
- **Curarisation**
- **Bistouri Mandrin Tube :** lame de bistouri 23, mandrin d'Eschmann, sonde IOT 6,0
- OU **Jet ventilation** (O_2 transtrachéal)

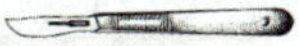
Lame de bistouri 23

↓

- Report ou non de la chirurgie en fonction du degré d'urgence
- Appel du réanimateur si non fait auparavant pour réa postopératoire
- Compte rendu de prise en charge dans dossier médical

ONHD : oxygénothérapie nasale haut débit

INTUBATION DIFFICILE CHEZ L'ENFANT

Intubation difficile prévue

- **Aide prévue**
- Induction inhalatoire sévoflurane FiO_2 100 %
- VVP mise en place avant l'induction

↓

Ventilation au masque efficace
Maintien VS + oxygénation passive bas débit 0,2 L/kg/min

↓

Laryngoscopie 2 essais mandrin de Cook™ ou vidéolaryngoscopie
- Échec →
  - Fibroscopie
  - Fastrach™ > 30 kg
  - Réveil
- → Succès

Fibroscopie AL glotte
- → Succès
- Échec →
  - Fastrach™ > 30 kg
  - Réveil
  - Abord trachéal

Intubation difficile non prévue

↓

La ventilation au masque facial est prioritaire ($P< 25$ cm H_2O)
- Anesthésie profonde
- Perméabilité de la filière pharyngée (Guédel)
- Décompression gastrique par sonde gastrique

↓

- **Appel à l'aide**
- Chariot

↓

Laryngoscopie 2 essais maximum / sénior
Vidéolaryngoscopes
Mandrin de Cook™

- → Succès
- → Échec → ML
  - Échec → Algorithme oxygénation
  - Succès → Chirurgie possible avec DSG / Intubation fibro via le DSG / Réveil

Algorithme d'oxygénation

- Ventilation au masque inefficace
- Échec d'intubation

↓

Appel à l'aide

↓

ML
Fastrach™ > 30 kg

- → Réveil
- → Intubation
- → Échec → Oxygénation transtrachéale → Cricothyroïdotomie / Trachéotomie de sauvetage

Déconseillées chez le nourrisson

INTOXICATION AUX ANESTHÉSIQUES LOCAUX CHEZ L'ADULTE/ENFANT

Suspicion d'intoxication aux AL

- **Signes neurologiques** : goût métallique, dysesthésies buccolinguales, convulsion…

et/ou

- **Signes cardiaques** (hypotension, troubles du rythme…)
- **Contexte utilisation d'AL**
- ± facteurs favorisants: âges extrêmes, petits poids, cardiopathies, hypoxie, acidose, absence d'échoguidage, surdosage

---

- Arrêt immédiat de l'injection de l'AL
- **Appel à l'aide**
- Demander le kit spécifique
- Oxygénation, si besoin intubation sans hyperventilation

Diagnostics différentiels de convulsions ou troubles du rythme

---

ÉMULSION LIPIDIQUE 20 %

- Dès suspicion
- Intralipide® 20 % IV
- Dose max 12 mL/kg

Intralipide® 20 % IV	> 70 kg	< 70 kg
Bolus IV initial en 3 min	100 mL	1,5 mL/kg
Perfusion IV continue en 15 min	250 mL	0,25 mL/kg

Convulsion

- Si convulsion réfractaire : benzodiazépine
- Éviter propofol : risque hypotension
- Intubation si besoin

Hypotension, bradycardie ou arythmie ventriculaire

- Atropine si bradycardie
- Amiodarone si arythmie ventriculaire
- **Éviter : inhibiteurs calciques, bétabloquants, vasopressine**

Arrêt cardiaque

Particularités :
- Adrénaline à faible dose : débuter à < 1 µg/kg IV
- Prolonger la réanimation
- ECMO si ACR réfractaire
- Éviter vasopressine

STABILISATION ?

OUI

- **Intralipide**® 20 % : continuer la perfusion au moins 15 min

NON

- **Intralipide**® 20 % : répéter le bolus et/ou doubler la perfusion
- Dose maximale : 12 mL/kg

Surveillance en SSPI au moins 2 h après convulsion, 4-6 h après signe cardiaque

Déclaration Evènement Indésirable Grave

Alternative à l'Intralipide® 20 % : Médialipide® 20% 6 à 9 mL/kg en bolus IV 2 à 3 min (perfusion d'entretien pas nécessaire)

Particularités pédiatriques

- Intralipide® 20 % : 1,5 mL/kg en bolus à répéter 1 à 2 fois après 5 min si collapsus persistant + 5 à 8,5 mL/kg IVL 15 à 30 min en fonction de la réponse clinique, sans dépasser 10 mL/kg

NB : Médialipide® 20 % : 6 à 9 mL/kg, sans dépasser 10 mL/kg (marge thérapeutique faible)

- Si asystolie : titration de l'adrénaline à faible dose par bolus de 1 à 5 µg/kg

HYPERTHERMIE MALIGNE CHEZ L'ADULTE/ENFANT

- **Signes d'hyperthermie maligne**
  - ↗ CO_2 expiré
  - Rigidité musculaire ou simple spasme des masseters
  - Hyperthermie
  - Rhabdomyolyse
  - Non spécifiques : tachycardie, arythmie, acidose, CIVD
- **Facteurs déclenchants :** halogénés et/ou succinylcholine
- **± terrain favorisant :** myopathie…

- **Arrêt immédiat des halogénés**
- **Appel à l'aide**
- **Demander le kit spécifique**
- Relais par hypnotique IV
- **Hyperventilation en O_2 100 % en circuit ouvert (2 à 3 fois la ventilation minute)**
- **Dépose des évaporateurs d'halogénés**
- **Changement du circuit complet si personnel disponible et sans retarder prise en charge**
- Si disponible : filtre à charbon actif / filtre absorbeur de CO_2 sur les valves inspiratoires et expiratoires
- **Information au chirurgien : écourter ou arrêter la chirurgie**
- **Monitorer en continu la température centrale et l'etCO_2**

Diagnostics différentiels

- Anesthésie insuffisante
- Hypoventilation
- Insufflation CO_2
- Crise thyréotoxique
- Syndrome malin des neuroleptiques
- Syndrome sérotoninergique

DANTROLÈNE

- **Dès suspicion**
- Diluer chaque flacon de 20 mg de dantrolène dans 60 mL d'eau PPI
- Administration initiale **sur voie dédiée de 2,5 mg/kg IVD**
- **Si échec : 1 mg/kg toutes les 10 min jusqu'à 10 mg/kg au total**
- **Efficacité dans les minutes qui suivent l'injection**
- Au mieux sur KTC si doses répétées
- Maintenir en ventilation contrôlée

- **Refroidir le patient, sans retarder l'administration de dantrolène.**
  - NaCl 0,9 % froid en IV
  - Couverture à air pulsé réglée au minimum et/ou vessie de glace sur l'aine ou en axillaire.
  - Irriguer estomac, vessie, rectum, cavité opératoire sauf thorax.
- Arrêter le refroidissement dès température centrale < 38°C.
- **Expansion volémique par du NaCl 0,9 %**
- **Assurer diurèse > 1 mL/kg/h**
- Poser KTC, KTA et sonde vésicale.
- **Prélever GDS, CPK, myoglobinémie, kaliémie, TQ TCA.**

Hyperkaliémie

- **Gluconate de calcium IV :**
  - 10 mL en 10 min chez adulte
  - 0,5 mL/kg (max 10 mL) chez l'enfant
- **Insuline glucose**
- **Correction de l'acidose**

Acidose

- Hyperventilation
- Bicarbonate de sodium 1 mEq/kg (soit 2 mL/kg de Bicar 4,2%) puis en fonction GDS

Arythmie

- Traitement de l'acidose et hyperkaliémie
- **Antiarythmique en évitant les inhibiteurs calciques**

- **Surveillance en soins continus au moins 24 h**
- **Poursuivre le dantrolène IVSE 1 mg/kg sur 4 h jusqu'à disparition des signes**
- Centre de référence / prélèvement génétique / biopsie musculaire

FEU AU BLOC OPÉRATOIRE

FEU AU BLOC OPÉRATOIRE

- Signes précurseurs : bruits anormaux, odeurs, chaleur, flamme ou étincelle, fumée ?
- **Triade du feu :** comburant : O_2 ou N_2O
  - \+ Combustible : antiseptique, compresses, sonde IOT, champ papier
  - \+ Source de chaleur : laser, bistouri électrique

↓

- **Annoncer à voix haute, alerter**
- **Appel à l'aide**
- Assigner un rôle à chacun

N° sécurité incendie :

↓

- **Minimiser la FiO_2** ou l'apport d'O_2 au masque/lunettes : **air ambiant** si possible
- **Couper l'arrivée d'O_2 au niveau de la vanne d'arrêt**
- Couper le N_2O
- **Dégager le champ opératoire des produits inflammables** (champs, compresses)
- **Verser de l'eau ou du NaCl 0,9 % sur la zone en feu (extincteur à eau)**

Feu atteignant les voies aériennes
(laser ou chirurgie proche des VAS)

- **Retirer la sonde d'intubation :** vérification de l'intégrité de la sonde
- **Verser du NaCl 0,9 % dans les VAS**
- Ne pas jeter la sonde d'IOT

- **Réintuber** ou masque laryngé dès que possible
- Trachéotomie si besoin
- Ventiler en air ambiant, objectif SpO_2 entre 92 et 94 %

Feu n'atteignant pas les voies aériennes
(dans la salle ou sur le patient)

- **Ventiler en air ambiant,** objectif SpO_2 entre 92 et 94 %
- Sécuriser les voies aériennes si besoin
- Dégager le champ opératoire des produits inflammables (champs, compresses)
- **Protéger la tête et le corps du patient :** compresses ou champs mouillés

↓

Si le feu persiste

- Déclencher l'alarme incendie si non fait
- Extincteur au **CO_2**
- **Fermer l'apport d'O_2** de la salle
- Évacuation du patient et du personnel non indispensable
- Fermer les portes du bloc et éviter de rouvrir

↓

Après le feu

- **Bronchoscopie** pour examiner les VAS : recherche inhalation de fumée, corps étranger
- Hydroxocobalamine si besoin (patient non intubé)
- Garder tout le matériel pour expertise

Extincteur à eau = patient

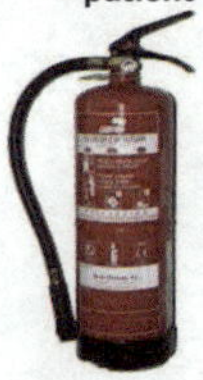

Extincteur à CO_2 = électronique

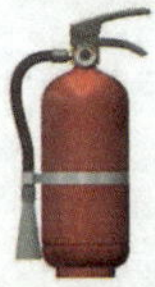

Mesures générales de prévention

- Formation régulière des personnels, réalité virtuelle, simulation
- Affichage très visible des protocoles
- Savoir où se trouve l'extincteur au CO_2
- Identifier les procédures à risque pendant la check-list opératoire
- Laisser sécher l'antiseptique avant d'utiliser le bistouri électrique : séchage 3-5 min
- Prévoir une bonne circulation de l'air

Mesures de prévention spécifiques pour la <u>chirurgie laser ou ORL</u>

- FiO_2 minimale (< 30 %), pas de N_2O
- **Sonde d'IOT spécifique :** protégée et résistante au laser / oxygénothérapie nasale haut débit non recommandée
- **Packing humidifié** dans le pharynx
- Communication par le chirurgien avant d'utiliser le laser : réduction temporaire de la FiO_2, le chirurgien attend quelques minutes avant d'utiliser le laser

ANESTHÉSIE

SCANNEZ-MOI et accédez aux vidéos

ÉVALUATION PRÉOPÉRATOIRE

TERRAINS

TRANSFUSION ET HÉMOSTASE

TECHNIQUES ET MÉDICAMENTS EN ANESTHÉSIE

COMPLICATIONS

ANTIBIOPROPHYLAXIE ET ANTIBIOTIQUES

CONSULTATION D'ANESTHÉSIE

- Le dossier médical d'anesthésie est un document médico-légal. Il fait partie intégrante du dossier médical.
- L'utilisation d'une liste préétablie permet d'éviter des oublis aux conséquences parfois graves. Un autoquestionnaire ne remplace pas la consultation mais peut procurer une aide significative en précisant les antécédents importants.
- Depuis les décrets du 5 décembre 1994 modifiés (CSP : Art D6124-91 et suivants), cette consultation est faite par un médecin anesthésiste-réanimateur plusieurs jours avant l'anesthésie pour les interventions programmées, et ne dispense pas de la visite préanesthésique dans les 24 heures précédant l'intervention. Cette visite a notamment pour but de vérifier l'absence d'éléments médicaux nouveaux depuis la consultation pré anesthésique.

1RE PARTIE DE LA CONSULTATION D'ANESTHÉSIE : ÉVALUATION DES RISQUES

- Connaissance de la pathologie qui motive l'acte interventionnel
- Connaissance des antécédents médicaux, chirurgicaux et obstétricaux, des traitements habituellement pris (nature, posologie) et définition des interférences médicamenteuses significatives nécessitant une adaptation (cf. *Adaptation des traitements*)
- Évaluation du risque allergique (cf. *Risque allergique en anesthésie*)
- Évaluation du risque cardiovasculaire en chirurgie non cardiaque :
  - Risque lié à l'intervention : majeur (chirurgie vasculaire majeure...), intermédiaire (chirurgie intra péritonéale, thoracique, orthopédique...), mineur (endoscopies, chirurgie superficielle, cataracte, chirurgie ambulatoire...).
  - Risque lié au patient : évaluation fonctionnelle par 7 grandes questions : angor, dyspnée d'effort et de décubitus (score NYHA), perte de connaissance, palpitations, œdèmes des membres inférieurs, maladie athéromateuse.
  - Calcul du score de Lee (cf. *Évaluation cardiovasculaire en chirurgie non cardiaque*)
- Recherche d'un déséquilibre glycémique (dosage HbA1c), d'une neuropathie autonome cardiaque chez le patient diabétique (cf. *Anesthésie et diabète*)
- Évaluation du risque d'intubation difficile (cf. *Intubation difficile*) et d'estomac plein (cf. *Anesthésie et estomac plein*)
- Evaluation du risque de nausées-vomissements postopératoires (NVPO) (ex : score d'Apfel) (cf. *NVPO chez l'adulte*)
- Évaluation du risque hémorragique et de transfusion (cf. *Stratégie transfusionnelle périopératoire*)
- Recherche d'un syndrome d'apnées du sommeil (score STOP-BANG) (cf. *Syndrome d'apnées du sommeil*)
- Au terme de cette première partie de la consultation, le score ASA est défini :
  - Classe I : patient en bonne santé.
  - Classe II : patient présentant une atteinte modérée d'une grande fonction.
  - Classe III : patient présentant une atteinte sévère d'une grande fonction qui n'entraîne pas d'incapacité.
  - Classe IV : patient ayant une atteinte sévère d'une grande fonction présentant une menace vitale permanente.
  - Classe V : patient moribond dont l'espérance de vie sans intervention chirurgicale est inférieure à 24 h.
  - Classe VI : patient déclaré en état de mort cérébrale dont on prélève les organes pour greffe.
  - Suffixe U : si l'intervention est pratiquée en urgence.
- Prévision de la stratégie d'anesthésie retenue et du monitorage requis, d'une éventuelle stratégie transfusionnelle, du traitement de la douleur postopératoire, de la prévention des NVPO, du lieu d'hospitalisation postopéraoire, des examens

standards (si nécessaires) ainsi que des examens et avis spécialisés (cf. *Examens préopératoires*).
- Prescription d'une antibioprophylaxie (cf. *Antibioprophylaxie*)

SECONDE PARTIE : INFORMATION - CONSENTEMENT

- Discussion des risques, information et recueil du consentement du patient sur la stratégie retenue
- Réponses aux questions
- Un document d'informations complémentaires peut être remis à cette occasion

Plan d'une consultation « réussie » sur le plan relationnel

Construction de la relation initiale (adaptation du médecin au patient)
Le médecin connaît-il le dossier avant ? (ne le découvre pas pendant la consultation).
Le médecin (nom, grade…) se présente au début de la consultation.
Le médecin a établi d'emblée un contact oculaire et a souri.
Le médecin a observé attentivement le patient.
Le médecin a recherché une interaction non médicale brève au début de l'entretien.
La durée de cette phase a été de durée « acceptable » (de l'ordre d'1 mn).
Ouverture de la discussion et expression des objectifs de la consultation
Le médecin a créé un « agenda » pour cette consultation (si vous êtes d'accord, nous allons voir ensemble tout d'abord vos antécédents puis je vous examinerai puis nous ferons ensemble le point sur la façon dont nous allons organiser votre anesthésie…).
Le médecin a montré d'emblée que le temps est « raisonnablement » limité (« essayons d'utiliser au mieux le temps dont nous disposons »).
Le médecin a exprimé d'emblée une reconnaissance empathique des besoins du patient (« voyons ensemble ce que l'on peut faire pour que l'intervention se passe au mieux »).
Exploration des perspectives du patient (favoriser une prise en charge « auto-administrée »)
Le médecin a évoqué les craintes spécifiques du patient (NVPO, douleur, mort, peur de ne pas se réveiller…).
En fin de discussion sur chaque item et en fin de consultation
Le médecin a résumé et partagé concrètement l'impression de ce qui a été discuté auparavant.
Le médecin a « aligné » les buts et les objectifs avec le patient (« êtes-vous d'accord si l'on dit que l'un des points importants pour vous est d'éviter la douleur postopératoire ? »).
Le médecin a demandé la « permission » au patient de prescrire ou de modifier un traitement (responsabilisation, partenariat).
Conclusion
Le médecin a créé le plan de prise en charge en commun et explicité le rôle de chacun (soignants, patient) à chacune des étapes (si justifié).
Le médecin a cherché à savoir si le patient a d'autres préoccupations/questions (« avez-vous d'autres questions ou y a-t-il d'autres problèmes que nous n'avons pas abordés » plutôt que « je pense que nous avons fait le tour de la question, n'est-ce pas ? »).
Communication verbale et non verbale
Le médecin n'utilise pas le jargon médical.
Le médecin fait une utilisation appropriée de l'humour.
Le médecin a répondu aux indices verbaux et non verbaux.
Le médecin a toléré le silence.
Le médecin a utilisé de façon mixte le « je » et le « nous »

Le médecin a écouté lorsque le patient s'est exprimé (s'il n'est pas interrompu, le patient s'exprime en général pendant moins de 2 min).
Le médecin ne donne pas l'impression d'être pressé.
Le médecin a rassuré le patient en montrant le rôle positif du travail en équipe.
Le médecin a rassuré le patient en signalant la qualité de ses partenaires.
Facteurs associés influençant la relation médecin-patient
Salle de consultation et salle d'attente (locaux, mobilier, bruit..)
Attitude empathique des personnels
Distance éloignée du domicile
Problèmes pour obtenir un rendez-vous
Retards
Disponibilité du médecin
Pas de réponses aux messages laissés par le patient (tél. notamment)

EXAMENS PRÉOPÉRATOIRES

Aucune donnée scientifique ou norme réglementaire n'impose la pratique systématique d'examens complémentaires. Seuls ceux motivés par les données de l'interrogatoire, de l'examen clinique, de l'acte chirurgical et de l'anesthésie envisagés sont indispensables. Idéalement, ils sont demandés par le chirurgien en amont et ainsi disponibles lors de la consultation d'anesthésie.

CHIRURGIE HÉMORRAGIQUE OU À RISQUE MAJEUR OU INTERMÉDIAIRE

Orthopédie	Chirurgie viscérale	Urologie	Neurochirurgie
• PTG • PTH • PTE • Arthrodèse rachis • Bassin, sacrum	• Colectomie • Œsophagectomie • Gastrectomie • DPC • Chirurgie hépatique	• Cystectomie • Prostatectomie radicale • Néphrectomie • Greffe rénale • RTUV/RTUP	• Chirurgie intracrânienne • Tumeur médullaire

ORL - Stomatologie	Chirurgie vasculaire	Chirurgie cardiothoracique
• Chirurgie carcinologique • Pathologies vasculaires (angiome) • Amygdalectomie	• Vasculaire aortique • Vasculaire majeure • Vasculaire périphérique	• Chirurgie cardiaque • Chirurgie pulmonaire • Chirurgie médiastinale

CHIRURGIE MINEURE

• Chirurgie ambulatoire • Chirurgie superficiclle • Chirurgie cataracte, dentaire	• Chirurgie mammaire • Chirurgie de la thyroïde • Procédures endoscopiques

GRILLE DE SÉLECTION DES EXAMENS COMPLÉMENTAIRES RÉCENTS AVANT UNE INTERVENTION CHIRURGICALE

	ASA 1	> 65 ans ou ASA ≥ 2
Chirurgie hémorragique ou intermédiaire ou majeure	• NFS-plaq, ± TP, TCA • 1re détermination (puis 2e détermination, RAI) • Iono-créat	• NFS-plaq, TP TCA • 1re détermination (puis 2e détermination, RAI) • Iono-créat (et clairance) • ECG < 1 an
Chirurgie non hémorragique et mineure	0	• ± Iono-créat • ± NFS-plaq,TP, TCA si anticoagulant

QUESTIONNAIRE STANDARDISÉ DE DÉPISTAGE D'UN TROUBLE DE L'HÉMOSTASE

- Plusieurs questionnaires de diathèse hémorragique ont été proposés mais aucun n'a été validé pour évaluer le risque hémorragique périopératoire.
- Un questionnaire est proposé pour le dépistage d'un trouble hémorragique modéré : questionnaire **HEMSTOP** (possibilité d'un trouble de l'hémostase devant deux ou plus symptômes suivants) :
  - Tendance aux saignements prolongés/inhabituels (saignement de nez, petite coupure) ayant nécessité une consultation médicale ou un traitement.
  - Tendance aux ecchymoses/hématomes importants (> 2 cm sans choc) ou très importants pour un choc mineur.
  - Saignement prolongé après une extraction dentaire.
  - Saignement important après une chirurgie (notamment saignement après circoncision ou amygdalectomie).
  - Pour les femmes : ménorragies ayant conduit à une consultation médicale ou un traitement (contraception orale, antifibrinolytiques, fer, etc) et/ ou hémorragie du postpartum.
  - Antécédents dans la famille proche de maladie hémorragique (Willebrand, hémophilie, autre...).

RECOMMANDATIONS DES INDICATIONS/NON INDICATIONS DES EXAMENS COMPLÉMENTAIRES PRÉOPÉRATOIRES

	Indications	Non indications
ECG de repos	• Intervention intermédiaire ou majeure + : - patient > 65 ans - ou quel que soit l'âge si signes cliniques ou FDR ou pathologie cardiovasculaire	• ECG < 1 an disponible en l'absence de modifications cliniques • Intervention mineure quel que soit l'âge (sauf coronaropathie sévère) • Chez < 65 ans + intervention intermédiaire ou majeure sans FDR, sans signe clinique ou pathologie cardiovasculaire
Echocardiographie trans-thoracique de repos	• Dyspnée ou insuffisance cardiaque de cause inconnue ou récemment aggravée • Souffle systolique non connu • Suspicion d'HTAP	
Test ischémie myocardique	(cf. *Évaluation coronarienne*)	
Radio de thorax, GDS, EFR	• Pathologie cardiopulmonaire évolutive ou aiguë	Non systématique en préopératoire d'une chirurgie non cardiothoracique quel que soit l'âge
TP, TCA, plaquettes	• Enfant n'ayant pas acquis la marche • Adulte non interrogeable • Hépatopathie, malnutrition/malabsorption, maladie hématologique ou prise d'anticoagulants même en l'absence de symptôme • En référence pour le postopératoire de certaines chirurgies ou pour l'introduction d'un traitement • Si signes anamnestiques ou signes cliniques	Non systématique en l'absence de suspicion à l'anamnèse et examen clinique de trouble de l'hémostase quels que soient l'ASA, le type d'intervention et d'anesthésie (AG, ALR périphérique et périmédullaire) y compris en obstétrique
Hémogramme Groupage et RAI Iono-créat clairance MDRD	• Toute intervention intermédiaire ou majeure • Durée de validité des RAI négatives passe de 3 à 21 j en l'absence de circonstance immunisante dans les 6 mois (grossesse, transfusion, greffe)	Intervention mineure
ECBU	(cf. *ECBU préopératoire*)	Intervention mineure sauf signe anamnestique ou clinique
β-HCG plasmatique	Si possibilité de grossesse à l'anamnèse chez la femme en période d'activité génitale	

ECBU PRÉOPÉRATOIRE

DÉFINITIONS

- ECBU négatif :
  - stérile ou < 10^3 UFC/mL sans autre mention
- ECBU positif :
  - ≥ 10^3 UFC/mL ou < 10^3 UFC/mL monomicrobien ou flore polymicrobienne sans symptomes = colonisation urinaire
  - ≥ 10^3 UFC/mL ou si dispositif endo-urinaire ≥ 10^5 UFC/mL (mais ≤ 2 germes) **et au moins un symptôme parmi** : fièvre, douleur de fosse lombaire ou sus-pubienne, hématurie, signes fonctionnels urinaires si patient désondé (impériosités/brûlures mictionnelles/pollakiurie) = infection urinaire.

INDICATION DE L'ECBU PRÉOPÉRATOIRE EN CHIRURGIE PROGRAMMÉE

- La BU n'est pas recommandée pour le diagnostic d'infection ou colonisation urinaire sauf pour le diagnostic de cystite aiguë simple communautaire chez la femme
- Il est fortement recommandé de traiter préventivement les colonisations urinaires avant une chirurgie au contact de l'urine
- Facteurs de risque (FDR) d'infection ou de colonisation urinaire : SFU, âge physiologique avancé, diabète, institution, cathétérisme vésical prolongé.

Indication BU et/ou ECBU en préopératoire	FDR +	FDR -
Chirurgie des voies urinaires au contact de l'urine : • RTUP, prostatectomie, adénomectomie • RTUV, cystectomie • Changement de JJ, urétéroscopie, uréthrotomie, LEC • Néphrectomie partielle, néphro-urétérectomie • Transplantation rénale programmée : donneur vivant apparenté et son receveur si diurèse conservée • TVT, TOT, prothèse pénienne	ECBU	ECBU
• Chirurgie gynécologique du prolapsus/incontinence	ECBU	BU (ECBU si+)
• Chirurgie orthopédique prothèse de hanche urgente	± ECBU	Rien
• Toute autre chirurgie dont chirurgie orthopédique prothétique programmée	Rien	Rien

CONDUITE À TENIR EN PRÉOPÉRATOIRE DE CHIRURGIE UROLOGIQUE PROGRAMMÉE

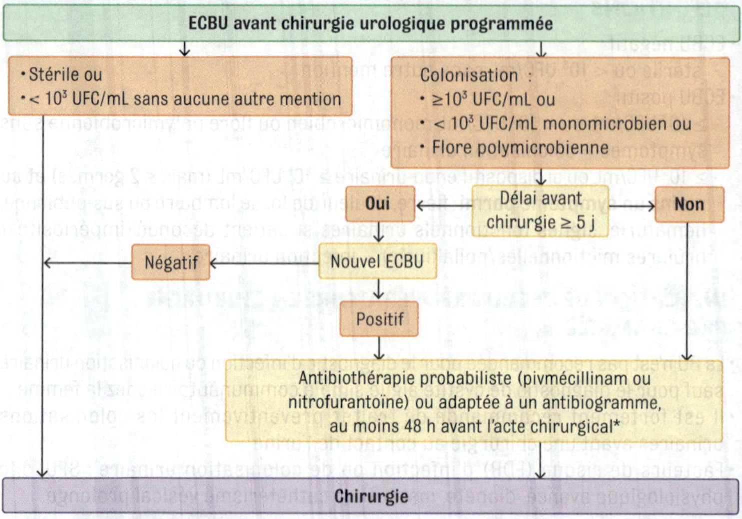

*** Cas particuliers**
- Si infection urinaire : soit chirurgie urologique urgente (cf. ci-dessous) soit report de la chirurgie
- Si sonde vésicale à demeure : antibiothérapie 48 h avant chirurgie puis jusqu'à ablation de la sonde (ou 7 j max)
- Si colonisation à Candida albicans (au moins 2 ECBU positifs) : fluconazole PO 48 h avant et 48 h après chirurgie (400 mg à J1 puis 200 mg/j)

CONDUITE À TENIR EN PRÉOPÉRATOIRE DE CHIRURGIE UROLOGIQUE URGENTE

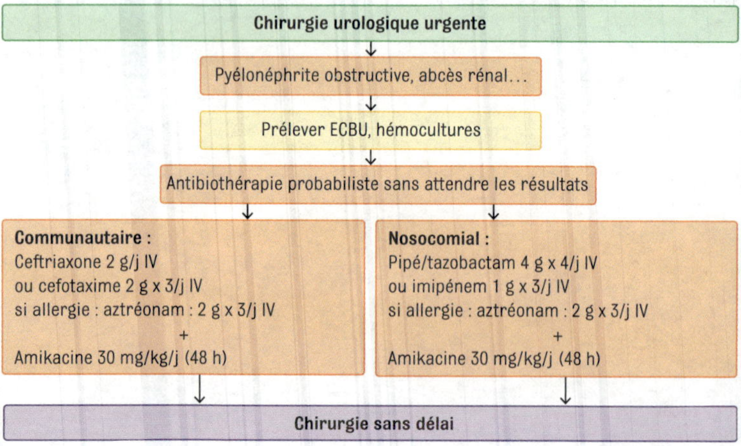

Bithérapie car infection urinaire grave
À adapter à un antibiogramme antérieur récent
À adapter à la fonction rénale

FACTEURS PRÉDICTIFS D'INTUBATION DIFFICILE

- Définition : nécessité de plus de 2 laryngoscopies et/ou mise en œuvre d'une technique alternative, après optimisation de la position de la tête, avec ou sans manipulation laryngée externe.
- Les conditions d'intubation sont appréciées lors de la visite préanesthésique. Différents éléments anamnestiques, cliniques et radiologiques peuvent faire suspecter une intubation difficile. Les conditions d'intubation ne sont pas les mêmes au bloc opératoire et en réanimation.

DÉTECTION PAR L'INTERROGATOIRE

Interrogatoire classique et faire préciser :

- ATCD d'intubation (lieu - ancienneté ++), notion de difficultés (carte, lettre), ATCD de bris dentaires.
- ATCD arthrosiques, maladie rhumatismale (polyarthrite rhumatoïde, spondylarthrite ankylosante), radiothérapie cervicale.
- Brûlure, sclérodermie, atteinte de l'articulation temporo-mandibulaire.
- Chirurgie, tumeur, infection de la sphère ORL ou rachidienne cervicale.
- Diabète, surtout de type 1 (signe du prieur : cf. *Diabète*), goitre, acromégalie, grossesse.
- Traumatismes maxillofaciaux, rachidiens.
- Dysphagie, dyspnée, dysphonie, syndrome d'apnée obstructive du sommeil (SAHOS).
- Critères de ventilation difficile (cf. *Facteurs prédictifs de ventilation difficile*).
- ATCD familiaux (malformations).

DÉTECTION PAR L'EXAMEN CLINIQUE

- Rechercher **macroglossie, cou court**, cicatrices, asymétrie, tuméfaction faciale, mauvais état buccodentaire, calculer l'IMC.
- Recherche de prognathisme et **rétrognathisme** : Lip test
  - Classe 1 : le patient peut mordre sa lèvre supérieure au-dessus de la ligne du vermillon avec ses incisives inférieures
  - Classe 2 : le patient peut mordre sa lèvre supérieure en dessous de la ligne du vermillon
  - Classe 3 : ne peut pas mordre sa lèvre supérieure : Attention !
- Circonférence du cou au niveau du cartilage thyroïde : → Si > 40 à 45 cm : Attention !
- Apprécier la **mobilité cervicale** :
  - Distance cartilage thyroïde – menton, cou en hyperextension (DTM) → si < 6 cm : Attention !
  - Angle de tête (angle entre tête en hyperextension et en flexion) → si < 90° : Attention !
- Apprécier l'**ouverture de bouche** : < 35 mm (homme), < 30 mm (femme) : Attention !
- Apprécier la visibilité des structures pharyngées (**classification de Mallampati modifiée**), chez un sujet assis ou debout, sans phonation.

Classification de Mallampati

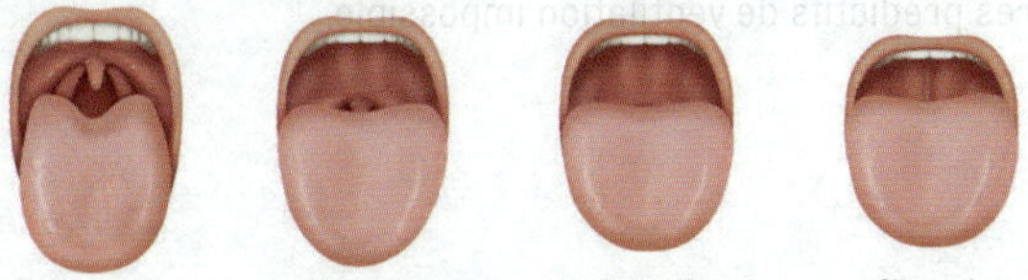

- Classe 1 : luette, voile du palais, piliers du voile vus.
- Classe 2 : pointe de luette masquée par la base de langue → PRUDENCE
- Classe 3 : seul le voile du palais est vu → Attention ! +
- Classe 4 : seul le palais osseux est vu → Attention ! ++

Il n'y a pas de parallélisme strict entre Mallampati et Cormack : un Mallampati I peut être Cormack IV.

SCORE PRÉDICTIF D'INTUBATION DIFFICILE EN RÉANIMATION : SCORE MACOCHA

Score codé entre 0 et 12.
Risque d'intubation difficile si MACOCHA ≥ 3.

- Critères liés au patient :
  - M = Mallampati 3 ou 4 (5 points)
  - A = syndrome d'Apnées du sommeil (2 points)
  - C = mobilité Cervicale limitée (1 point)
  - O = Ouverture de bouche < 3 cm (1 point)
- Critères liés à la pathologie :
  - C = Coma (1 point)
  - H = Hypoxémie (1 point)
- Opérateur :
  - A = non-Anesthésiste ou Anesthésiste non entraîné (moins de 2 ans d'expérience au bloc opératoire) (1 point)

DÉTECTION PAR L'ÉCHOGRAPHIE DES VOIES AÉRIENNES :

Cf. *Échographie et intubation.*

FACTEURS PRÉDICTIFS DE VENTILATION AU MASQUE DIFFICILE

- La présence d'un des critères suivants permet de définir une ventilation au masque difficile :
  - L'impossibilité d'obtenir une ampliation thoracique suffisante ou un volume courant (Vt) supérieur à 3 mL/kg ;
  - L'impossibilité d'obtenir une capnographie satisfaisante ;
  - La nécessité d'une pression d'insufflation supérieure à 25 cm H_2O ;
  - La nécessité de se servir du by-pass d'oxygène à plus de 2 reprises ;
  - La nécessité de faire appel à un autre opérateur (changement d'opérateur ou ventilation à 4 mains nécessaire) ;
  - L'impossibilité de maintenir une SaO_2 supérieure à 92 %.
- Les conditions de ventilation au masque sont appréciées lors de la consultation préanesthésique.
- Les facteurs prédictifs de ventilation au masque difficile sont :
  - L'âge supérieur à 55 ans,
  - Un IMC (poids/taille^2) supérieur à 26 kg/m^2
  - La présence d'une barbe,
  - L'édentation,
  - La limitation de la protrusion mandibulaire,
  - Le ronflement,
  - Un SAHOS.
- La présence de 2 facteurs ou plus, est prédictive de ventilation au masque difficile.
- La distance thyromentonnière inférieure à 6 cm associée au ronflement sont des critères prédictifs de ventilation impossible.

RISQUE ALLERGIQUE EN ANESTHÉSIE

DÉFINITIONS

- **Réaction allergique** : réaction immunologique pathologique lors d'un contact renouvelé avec un antigène survenant chez un sujet déjà sensibilisé. Sensibilisation silencieuse d'une durée de 10 jours minimum. L'allergie ou l'hypersensibilité allergique immédiate est liée à la production d'anticorps spécifiques de type IgE.
- **Réaction d'hypersensibilité immédiate (RHI) : allergique** (habituellement liée à la présence d'IgE spécifiques) ou **non allergique** (anciennement réaction anaphylactoïde), le plus souvent par :
- **Histaminolibération non spécifique** : action pharmacologique du médicament sur les mastocytes et basophiles qui induit une libération d'histamine, modulée par la vitesse d'injection du produit.
- **Anaphylaxie ou réaction anaphylactique** : terme réservé à une réaction grave d'hypersensibilité allergique ou non.
- **Atopie** : susceptibilité anormale d'un organisme à synthétiser des IgE spécifiques contre des antigènes naturels de l'environnement.
- L'incidence des RHI médiées par les IgE a été évaluée à 100/1 million d'anesthésies (en France, en 2004).
- Les agents anesthésiques les plus fréquemment en cause actuellement sont par ordre décroissant : curares > antibiotiques > colorants > latex > hypnotiques > opioïdes > gélatines > anesthésiques locaux.

PÉRIODE PRÉANESTHÉSIQUE

Dépistage des patients à risque de réactions d'hypersensibilité peranesthésique avant TOUTE anesthésie

- Patient allergique à un produit susceptible d'être utilisé en anesthésie, déjà établi en consultation d'allergologie.
- Patient ayant présenté des signes évocateurs d'allergie lors d'une précédente anesthésie ou lors d'une exposition au latex, non explorés.
- Patient ayant présenté des manifestations cliniques d'allergie lors d'une exposition au latex quelles que soient les circonstances d'exposition (ballon, préservatif, port de gants).
- Enfant multi-opéré, notamment pour spina bifida ou myéloméningocèle en raison de la fréquence importante de la sensibilisation au latex et de l'incidence élevée des RHI au latex chez ces patients.
- Manifestations cliniques à l'ingestion d'avocat, kiwi, banane, châtaigne, sarrasin ou lors d'exposition au Ficus benjamina : risque de sensibilisation croisée au latex.

Bilan allergologique préanesthésique

- Dans la population générale, chez les patients atopiques ou allergiques à un médicament non utilisé en anesthésie, il n'y a pas lieu de pratiquer d'investigations à la recherche d'une sensibilisation aux médicaments et produits utilisés pendant l'anesthésie.
- Chez les patients à risque d'anaphylaxie peranesthésique, il faut proposer un bilan allergologique à la recherche d'une sensibilisation. Quels que soient les tests pratiqués, ils ne permettent pas une sécurité diagnostique absolue. En cas d'ATCD d'allergie aux curares, tous les curares sont testés.

Algorithme décisionnel

- A mettre en œuvre chez un patient ayant présenté une RHI lors d'une précédente anesthésie sans avoir bénéficié de bilan allergologique :

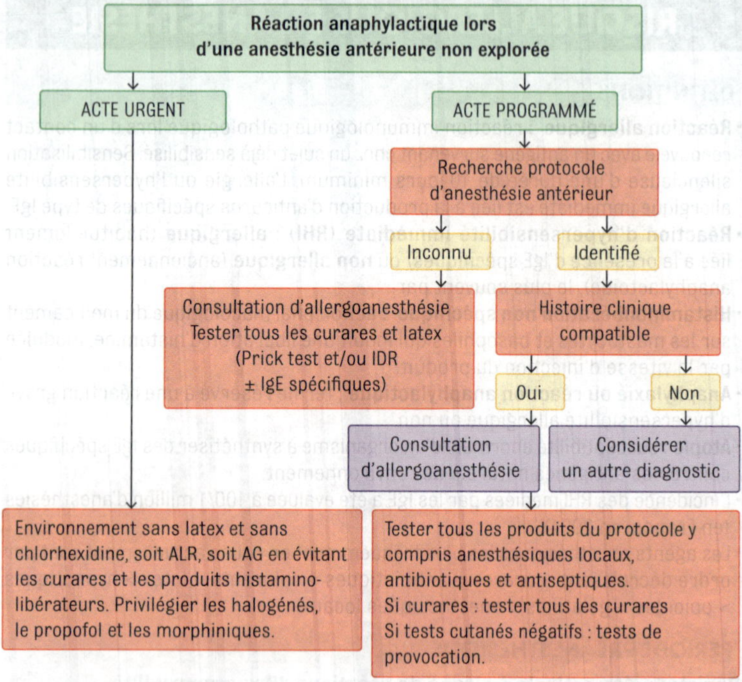

Prémédication

- Aucune prémédication ne permet d'éviter une RHI allergique.
- Une prémédication par un anti-H1 modifie significativement la réactivité (incidence et intensité) cutanée et les effets systémiques de l'histamine lors des RHI non allergiques.
- Aucune indication aux corticoïdes en injection unique en prémédication.

Antibioprophylaxie

- L'administration intraveineuse de l'antibioprophylaxie adaptée aux protocoles doit être débutée au bloc opératoire chez un patient éveillé et monitoré, 5 à 10 minutes avant l'induction anesthésique (réanimation d'un choc plus facile chez patient non anesthésié et imputabilité plus simple à déterminer).

CAS PARTICULIER : ALLERGIE AUX PRODUITS DE CONTRASTE IODÉS (PCI)

- L'implication de l'iode n'a jamais été démontrée dans les réactions anaphylactiques. Il s'agit en fait d'allergie au produit de contraste. La séquence allergénique responsable de la sensibilisation des patients n'est pas connue. Les allergies aux produits de la mer ne sont pas un facteur de risque d'allergie aux PCI, ne contre indiquent pas l'iode en médicament ni en badigeon.
- Les RHI graves existent et sont exceptionnelles. Elles sont moins fréquentes avec les produits non ioniques (et plus souvent retardées > une heure). Toute RHI doit faire pratiquer impérativement un bilan complet (identification de la substance en cause et recherche d'une éventuelle réaction croisée avec d'autres PCI).
- En urgence, si RHI antérieure à un PCI non explorée :
  - Sévère = utiliser un sel de gadolinium.
  - Modérée (érythème ou urticaire localisé) = il est possible d'utiliser un PCI non ionique et conseillé de faire une prémédication par anti-H1.
  - Retardée = l'injection de PCI est possible et il est conseillé d'encadrer l'examen d'une prescription de corticoïdes avec surveillance.
- L'utilisation de corticoïdes dans la prévention d'une réaction à un PCI en administration unique avant anesthésie n'a pas fait la preuve de son efficacité.
- Dans tous les cas : VVP avec cristalloïdes, scope, PNI et SpO_2, matériel et médicaments de réanimation prêts dans le service de radiologie.

JEÛNE PRÉOPÉRATOIRE CHEZ L'ADULTE

CHIRURGIE PROGRAMMÉE

- Les durées de jeûne préopératoire doivent être respectées pour diminuer le contenu gastrique et ainsi le risque d'inhalation. À l'inverse, l'allongement de la durée du jeûne a des impacts négatifs sur le confort du patient et sa récupération postopératoire.
- Ces règles s'appliquent pour toute procédure d'anesthésie (AG, ALR et sédation). La durée du jeûne pré opératoire suit la règle des 2-4-6-8. Elle est de :
  - **2 heures** pour les liquides clairs.
  - Correspond à un liquide limpide, sans particules, sans bulles, sans lipides, sans protéines, ni alcool.
  - Liquides clairs : eau, thé, café, jus de fruit sans pulpe.
  - La quantité de liquide bue n'est pas limitée.
  - Une charge faible en glucides peut être ajoutée (interêt encore débattu de l'apport systématique en préopératoire).
  - Le lait en petites quantités (comme additif dans une boisson chaude par exemple) se comporte comme n'importe quel autre liquide clair.
  - **4 heures** pour le lait maternel (cf pédiatrie).
  - **6 heures** pour les autres liquides ou un repas léger constitué typiquement de pain grillé et de liquides clairs.
  - **Au moins 8 heures** pour un repas avec des aliments frits, gras, ou contenant de la viande (la vidange gastrique dépend de la densité calorique du repas (environ 150 kcal/h).
- **Fumer une cigarette ou vapoter avant l'anesthésie n'augmente pas le risque d'avoir l'estomac plein et ne contre indique pas la réalisation de celle-ci. Il en est de même des patchs de nicotine, des gommes à mâcher, des chewing-gum et des bonbons.**
- En cas de doute, la réalisation d'une échographie gastrique parait intéressante (cf. *Échographie gastrique*).
- Aucune prophylaxie pharmacologique n'est recommandée.

CHIRURGIE URGENTE

Facteurs favorisants l'inhalation

Association à des degrés variables de trois conditions :

- Augmentation du contenu gastrique : non respect de la durée du jeune pré opératoire, urgence, douleur, dysfonction oesophagienne, gastroparésie (diabète, dysautonomie, ulcère gastroduodénal, gastrite, ATCD chirurgicaux dont chirurgie bariatrique), occlusion intestinale, pathologie abdominale.
- Régurgitation : soit active par vomissement (morphiniques, HTIC), soit passive par la présence d'un RGO, d'une grossesse à partir de 20-24 SA.
- Incompétence glottique : toute anesthésie, pathologie neurologique avec diminution de l'état de conscience.

En pratique

- Rien par la bouche : ni solides ni liquides.
- Privilégier l'anesthésie locorégionale (préservation de la compétence glottique).
- Prophylaxie pharmacologique diminuant l'acidité gastrique validée uniquement en anesthésie obstétricale (ranitidine 300 mg effervescente 2 comprimés dans 30 mL d'eau).
- Considérer l'échographie gastrique pour l'évaluation préopératoire du contenu gastrique (cf *Échographie gastrique*).
- Induction en séquence rapide si AG (cf. *Anesthésie et estomac plein*).

REPRISE ALIMENTAIRE POSTOPÉRATOIRE

Reprise d'une alimentation postopératoire *per os* le plus rapidement possible, après récupération d'une compétence glottique par élimination des médicaments d'anesthésie, au cours des 24 premières heures, selon la tolérance du patient sauf contre indication chirurgicale.

PRÉMÉDICATION CHEZ L'ADULTE

- La prémédication auparavant prescrite pour réduire l'anxiété préopératoire s'est révélée inefficace (diminution insuffisante de l'anxiété avec augmentation du degré d'insatisfaction) parfois contre productive et exposant à des effets indésirables. Elle n'est pas plus efficace chez les grands anxieux. La prémédication anxiolytique doit donc être une prescription rare, raisonnée, quand un bénéfice est attendu ou souhaité par le patient.
- **La qualité de la relation médecin-patient** est d'une efficacité anxiolytique bien supérieure à une prémédication médicamenteuse. Il importe de renforcer la qualité de la relation humaine et d'adopter une attitude rassurante à chaque étape : consultation, visite préanesthésique, salle d'opération.
- **L'approche psychologique et l'information** délivrée oralement sur toutes les étapes de la procédure anesthésique et interventionnelle sont indispensables.
- À chaque fois que le praticien ou qu'un autre membre de l'équipe est compétent en hypnose conversationnelle, son emploi est recommandé dès l'arrivée en salle d'opération, voire avant (cf. *Hypnose périopératoire*).

PRÉMÉDICATION PHARMACOLOGIQUE

- Si une prémédication est requise, privilégier une benzodiazépine ou apparentée de ½ vie courte, oublier l'hydroxyzine et considérer la clonidine à 0,15-0,3 mg PO dans certaines indications (attention aux effets secondaires).
- **Les effets indésirables des benzodiazépines** sont les réactions paradoxales avec affabulation et manifestations dysphoriques. Leur emploi limite aussi les programmes de réhabilitation améliorée après chirurgie.
- **Les hypnotiques apparentés aux benzodiazépines** (zopiclone, zolpidem) peuvent être proposés la veille au soir de l'intervention en cas d'insomnie (ils améliorent la qualité du sommeil), mais n'ont pas d'effet sur l'anxiété lors de l'arrivée du patient au bloc opératoire.

PATIENT TRAITÉ AU LONG COURS PAR UN ANXIOLYTIQUE

- Le traitement est généralement poursuivi.
- La présence d'un traitement anxiolytique (ou antidépresseur) au long cours augmente les risques de complications postopératoires, sans que l'on sache si la cause en est le traitement lui-même ou le terrain sous-jacent.

INTERVENTION ASSOCIÉE À UN RISQUE MAJEUR D'HYPERALGÉSIE POSTOPÉRATOIRE

Actuellement il n'y a plus suffisamment de preuve de l'efficacité des gabapentinoïdes en périopératoire pour justifier de leur prescription alors que leurs effets indésirables sont eux clairement démontrés. Quand cela est possible, ils doivent être interrompus 24h avant une intervention (1/2 vie prégabaline : 4,5-7h, gabapentine : 5-7h).

Médicaments	Risque		Interférence	Prise Préopératoire		Prise Matin	Précautions et reprise postopératoire
	Si arrêt	Si poursuite		J-2	J-1	J0	
CARDIOVASCULAIRE							
β-bloquants	Risque de sevrage (effet rebond) (tachycardie, HTA, arythmies)	0 si chronique bradycardie hypotension si intro préop	0	Oui	Oui	Oui	Cible de fréquence cardiaque entre 60 et 70 bpm, sans hypotension artérielle Voie IV si PO impossible en postopératoire
Inhibiteurs calciques	Effet rebond hypertensif	Peu d'effets hypotenseurs	0	Oui	Oui	Oui	Arrêt si hypotension artérielle Voie IV si PO impossible
Dérivés nitrés	Littérature insuffisante	Hypotension	0	Oui	Oui	Oui	Reprise précoce (risque d'événements coronariens lors du sevrage brutal) Voie transdermique si orale impossible
Inhibiteurs de l'enzyme de conversion et antagonistes des récepteurs à l'angiotensine II	Littérature contradictoire	Hypotension	0	Oui	Oui	Non si HTA Oui si IC	Interrompre >12h si traitement HTA. Maintien en cas de traitement de fond de l'IC et prise en compte du risque d'hhypotension artérielle. Reprise dès que état hémodynamique satisfaisant et absence de dysfonction rénale évolutive
Diurétiques	Troubles électrolytiques et volémiques induits (vérifier K^+, Na^+, Mg^{2+} en préopératoire)		Liés aux troubles. hydro électrolytiques	Oui	Oui	Non	Reprise en postopératoire immédiat, sous contrôle régulier de la PA, FC, diurèse quotidienne, état d'hydratation, balance hydroélectrolytique

Médicaments	Risque		Interférence	Prise Préopératoire		Prise Matin	Précautions et reprise postopératoire
	Si arrêt	Si poursuite		J-2	J-1	J0	
CARDIOVASCULAIRE							
Antiarythmiques de classe I (disopyramide, flécaïnide) (dans le traitement de la FA)	Récidive du trouble rythmique	Inotrope negatif, troubles de conduction, torsade de pointe	Potentialisation par AL, halogénés, quinine, propofol	Oui	Non	Non	Arrêt 24h Relai IV inutile si PO impossible Surveillance 24h (ECG, biologique) si pas d'arrêt
Antiarythmiques classe III (amiodarone, sotalol)	Récidive du trouble rythmique	Hypotension artérielle, bradycardie, torsade de pointe	Effets additifs avec halogénés propofol	Oui	Oui	Oui	Amiodarone : reprise PO différée si pas de transit (pas de dose de charge à la reprise) Sotalol : idem ß-bloquant (voie IV si PO impossible)
Digitaliques	Récidive du trouble rythmique	Arythmies, troubles de conduction	0	Oui	Oui	Oui	Recherche et correction d'une dyskaliémie. Reprise non urgente (risque sevrage faible, demi-vie longue)
Nicorandil	Ischémie myocardique	Hypotension artérielle	0	Oui	Oui	Oui	Surveillance volémie et pression artérielle péri opératoire
Statines	Effet rebond complications coronaires postopératoires	Risque théorique de rhabdomyolyse	0	Oui	Oui	Oui	Risque effet rebond si arrêt. Si arrêt du transit : administration par SNG
Fibrates			0	Oui	Oui	Oui	

Médicaments	Arrêt	Précautions
ANTITHROMBOTIQUES		
Aspirine	À poursuivre en cas de prévention secondaire et suspendre en cas de prévention primaire Arrêt J-3 dans de rares cas (risque hémorragique élevé) (cf. *Agents antiplaquettaires*)	Pas de substitution Arrêt J-5 si neurochirurgie intracrânienne
Clopidogrel	Dernière prise à J-5 (cf. *Agents antiplaquettaires*)	2 jours supplémentaires d'arrêt si neurochirurgie intracrânienne Possibilité de faire un relais par aspirine si risque thrombotique élevé Pas de geste invasif avec le prasugrel et le ticagrélor Risque de pauses cardiaques avec le ticagrélor
Ticagrélor	Dernière prise à J-5 (cf. *Agents antiplaquettaires*)	
Prasugrel	Dernière prise à J-7 (cf. *Agents antiplaquettaires*)	
Antivitamine K (AVK)	Dernière prise à J-5 (cf. *Utilisation des AVK*)	Contrôle INR
Anticoagulants oraux directs (AOD)	Dernière prise à J-5, J-4 ou J-3 en fonction AOD (cf. *Utilisation des AOD*)	Arrêt J-5 si neurochirurgie intracrânienne (si DFG > 50 mL/min). Pas de relais, pas de dosage

Médicaments	Prise Préopératoire J-2	Prise Préopératoire J-1	Prise Matin J0	Précautions
NEURO-PSYCHIATRIE				
Antidépresseurs tricycliques (impraminiques)	Oui	Oui	Oui	Risque arythmies, hypotension et syndrome anticholinergique Arrêt en cas de pathologie cardiovasculaire.
Inhibiteurs de la monoamine oxydase sélectifs et non sélectifs	À discuter			Avis spécialisé. Risque syndrome sérotoninergique et crise hypertensive. Pas de péthidine, fentanyl ni tramadol. Utiliser sympathomimétiques avec précaution (1/3 de la dose habituelle)
Inhibiteurs de la recapture de la sérotonine (ISRS) et de la noradrénaline (IRSN)	Oui	Oui	Oui	Risque syndrome sérotoninergique. Diminuent agrégation plaquettaire : attention si coprescription ou chirurgie à risque

Médicaments	Prise Préopératoire		Prise Matin	Précautions
	J-2	J-1	J0	
Neuroleptiques	Oui	Oui	Oui	Risques : troubles du rythme, hypotension, allongement QT, syndrome extrapyramidal, hyperthermie, iléus, confusion
Antiparkinsoniens, L-dopa	Oui	Oui	Oui	Stratégie de substitution si voie per os impossible (risque de sevrage avec patient akinéto-rigide) (cf. *Anesthésie du parkinsonien*).
Anticholinergiques	Oui	Oui	Oui	Attention au risque de confusion
Lithium	Oui	Oui	Oui	Surveillance lithémie, natrémie, fonction rénale. Marge thérapeutique étroite. Pas d'AINS. Potentialise la célocurine.
Antiépileptiques	Oui	Oui	Oui	
Anticholinestérasiques	Oui	Oui	Oui	Augmentation modérée de la durée d'action de la succinylcholine.
AUTRES PATHOLOGIES				
Glucocorticoïdes	Oui	Oui	Oui	Traitement > 5 j : risque d'insuffisance surrénalienne. (cf. *Adaptation périopératoire de la corticothérapie*)
Hormones thyroïdiennes	Oui	Oui	Oui	
Contraception orale, traitement hormonal de la ménopause	Oui	Oui	Oui	Augmentation du risque thromboembolique. Ajuster la prophylaxie
Antidiabétiques oraux	(cf. *Anesthésie et diabète*)			
Phytothérapie	Arrêt à J-10			En fonction des molécules, risque de trouble de l'hémostase, de troubles ioniques, d'interaction médicamenteuse

Médicaments	Prise Préopératoire		Prise Matin	Précautions
	J-2	J-1	J0	
DOULEUR CHRONIQUE, TOXICOMANIE				
Morphiniques paliers II et III	Oui	Oui	Oui	Poursuivre à doses équivalentes ou substitution à doses équi-analgésiques par un autre opiacé. Eviter l'utilisation de naloxone Poursuivre le patch de fentanyl ou faire une substitution
AINS et Coxibs	Oui	Oui	Oui	Si neurochirurgie intracrânienne, RTUP, RTUV, amygdalectomie, ophtalmologie autre que cataracte, orthopédie lourde (rachis) : arrêt selon 1/2 vie (de 24h à 10 jours)
Antiépileptiques, antidépresseurs et benzodiazépines à visée antalgique	Oui	Oui	Oui	Arrêt des gabapentinoïdes prescrits pour douleur chronique 24h avant
Traitement substitutif de la toxicomanie	Oui	Oui	Oui	Favoriser ALR. CI des agonistes-antagonistes et des antagonistes μ
Héroïne	Oui	Oui	Non	Pas de sevrage précipité. Substituer héroïne par morphine PO
Cannabis	Non	Non	Non	Arrêt > 12h
Cocaïne	Non	Non	Non	Sevrage d'une semaine en préopératoire. CI aux bétabloquants
ANTI-INFECTIEUX, IMMUNOSUPPRESSEURS				
Traitement antituberculeux	Oui	Oui	Oui	+ Vitamine B1 et B6. Avis spécialisé si voie PO impossible CI au Pentothal. Attention à l'hépatotoxicité
Traitement antirétroviraux	Oui	Oui	Oui	Avis spécialisé si voie PO impossible
Ciclosporine A	Oui	Oui	Non si AG	Surveillance des taux plasmatiques (à H2) et de la fonction rénale. Voie IV si PO impossible > 24-48 h
Tacrolimus	Oui	Oui	Oui	Surveillance des taux plasmatiques (taux résiduel) et de la fonction rénale. Voie IV si PO impossible > 24-48 h

Médicaments	Prise Préopératoire		Prise Matin	Précautions
	J-2	J-1	J0	
Évérolimus	À discuter			Probablement à arrêter 5 jours avant. Avis spécialisé pour substitution
Thalidomide	Oui	Oui	Oui	Risque de neuropathies et de thrombose veineuse profonde
Méthotrexate	Oui	Oui	Oui	Toxicités hématologique et rénale (CI aux AINS et protoxyde d'azote)
Azathioprine, Cyclophosphamide, Mycophénolate mofétil	Oui	Oui	Oui	Avis spécialisé si voie PO impossible > 48 h
Biothérapies type immunomodulateurs : Étanercept, Infliximab, Adalimumab, Rituximab	À discuter			Avis spécialisé nécessaire Arrêt si chirurgie orthopédique de rhumatisme inflammatoire, de 3 à 5 1/2 vie, soit 2 à 25 semaines en fonction des molécules) (risque septique). Reprise après cicatrisation complète. Pas d'arrêt si chirurgie digestive pour maladie inflammatoire chronique de l'intestin (limite risque de récidive)

IMMUNOSUPPRESSEURS CHEZ LE PATIENT TRANSPLANTÉ

- Gestion des immunosuppresseurs : ne jamais les arrêter.
- Le jour de l'intervention : administration à H-4.
- Si la voie PO n'est pas autorisée, faire le relais IV (injection lente sur une voie dédiée) avec surveillance du taux résiduel 1 fois/24 h et contacter le centre référent de transplantation dès que possible.

Médicament	Equivalence PO : IV	Dose thérapeutique	Interactions médicamenteuses	Effets indésirables au long cours
Ciclosporine (TR = transplantation rénale)	3 :1 (IVSE/24h)	Phase aiguë 250-350 (ng/mL) (greffe rénale 150-300) Phase chronique 100-200 (ng/mL) (greffe rénale 75-150)	Augmentation du taux sanguin avec les inhibiteurs du CYP 3A4 : cimétidine, clarithromycine, diltiazem, érythromycine, fluconazole, itraconazole, kétoconazole, métoclopramide, nicardipine, vérapamil Diminution du taux sanguin avec les inducteurs enzymatiques du CYP 3A4 : carbamézépine, octréotide, phénobarbital, phénytoine, rifampicine, ticlopidine Faire dosages +++	• Néphrotoxicité, HTA, diabète, dyslipidémie, neurotoxicité • Précaution IEC et ARA2 • Risque de dysfonction rénale si associé à : amphotéricine, AINS, inhibiteurs Cox-2, vancomycine, aminosides (à adapter à la fonction rénale)
Tacrolimus	Administration IV non recommandée car risque de vasoconstriction importante. Utiliser la ciclosporine IV			
Sirolimus Evérolimus	Pas de forme IV Pas de forme IV	6-10 (ng/mL) 6-10 (ng/mL)		• Retard de cicatrisation • Pas de forme IV : relais par ciclosporine ou tacrolimus avant chirurgie majeure. • Œdèmes des membres inférieurs, protéinurie, hypertriglycéridémie, anémie, thrombopénie, • Rejet aigu
Azathiopine	1 :1	Adaptation au cas par cas selon l'ancienneté et le type de greffe	Diminution de l'effet des myorelaxants allopurinol : insuffisance médullaire réversible, mais éventuellement grave si génotypage TMTP particulier	• Myélotoxicité • Aplasie
Sérum antilymphocytaire	IV			• Leucopénie
Basiliximab Rituximab	IV			• Rituximab : bronchospasme
Corticoïdes	1 :1		Diminution du taux cellulaire efficace avec les inducteurs enzymatiques du CYP450 : phénobarbital, phénytoine, rifampicine	• Rejet aigu • Diabète
Belatacept	IV			
Mycophénolate mofétil	1 :1		Effet réduit par les antiacides (antiH2)	• Pancytopénie, • Anémie, • Diarrhée chronique
Acide. mycopherdique	Pas de forme IV			

ADAPTATION DE LA CORTICOTHÉRAPIE

- La sécrétion habituelle de cortisol est estimée à 8-10 mg/j chez l'adulte. Elle augmente en situation de stress péri interventionnel, selon l'intensité, jusqu'à 100 - 200 mg/j.
- Dans le cadre classique, les valeurs retournent à la normale dans les 24-48h suivantes.
- L'adaptation d'un traitement glucocorticoïde dans une situation de stress dépend de la suppression préalable de l'axe hypothalamo-hypophyso-surrénalien (HHS).
- Pas de suppression de l'axe HHS et pas de traitement substitutif nécessaire si :
  - corticothérapie < 3 semaines quelle que soit la dose
  - dose ≤ à 5 mg de prednisone, le matin, quelle que soit la durée
- Il n'existe pas des recommandations claires à ce jour pour la substitution périopératoire, et celles-ci vont de l'abstention jusqu'à des doses très importantes. L'approche doit être personnalisée en fonction du traitement préalable, la posologie (en dose équivalente en hydrocortisone), la durée, la pathologie de base, l'urgence, l'adhésion du patient et son implication dans sa pathologie et du service de soins d'aval mais surtout le niveau de stress prévu.
- Dans l'incertitude, une corticothérapie de substitution de courte durée est moins risquée que la crise de l'insuffisance surrénalienne non diagnostiquée.

TABLEAU COMPARATIF DES GLUCOCORTICOIDES DE SYNTHÈSE

	Activité GC et AI	Activité MC	Dose équivalente	1/2 vie (h)
Hydrocortisone (HC)	1	1	20	8-12
Cortisone	0,8	0,8	25	8-12
Prednisone	4	0,8	5	18-36
Prednisolone	4	0,8	5	12-36
Méthylprednisone	5	0,5	4	18-36
Dexaméthasone	30-40	0	0,75	36-54
Bétaméthasone	30-40	0	0,75	36-54

Cortisol = Hydrocortisone (effets et doses) ; MC = minéralocorticoïde ; AI = anti inflammatoire; GC = glucocorticoïde

Précautions

- **Privilégier la position en début de programme au bloc opératoire pour éviter le jeûne prolongé.**
- Identifier le patient (bracelet, note sur dossier) pour être vigilant sur les signes d'alerte de l'insuffisance surrénale : nausées, vomissements, hypotension, orthostatisme, malaise, altération de l'état général, hyponatrémie, kyperkaliémie.
- Éviter l'utilisation de l'étomidate.
- Régime normosodé et surveillance de la pression artérielle.
- En cas de complications postopératoire (saignement, infection, infarctus, ...), prolonger la substitution.

PROPOSITION D'ADAPTATION DE LA CORTICOTHÉRAPIE EN FONCTION DES ÉTATS DE STRESS

La dexaméthasone à visée antinauséeuse à la dose de 4 mg correspond déjà à 100 mg d'hydrocortisone efficace plus de 24 h, mais elle n'a pas d'activité minéralocorticoïde.

	Stress mineur	Stress modéré	Stress majeur
Exemples*	• Chirurgie dentaire • Coloscopie • Cure de hernie inguinale	• Cholécystectomie • Hystérectomie • PTG, PTH	• Œsophagectomie • Proctocolectomie totale • Chirurgie cardiaque • Polytraumatisme • Infarctus du myocarde • Sepsis ou état de choc • Accouchement**
Traitement habituel du matin	+	+	+
À l'induction	• Pas de substitution supplémentaire	• HC 50 mg IV	• HC 100 mg IV
Postopératoire	• Continuer traitement habituel	• HC 50 mg x 3/j en IV **OU** • Double dose orale habituelle° • Durée : 0-24h	• HC 50 mg x 3/j en IV **OU** • Double dose orale habituelle° • Durée 24-72h • Et réduire jusqu'à la dose habituelle

**Classification variable en fonction des techniques chirurgicales (cœlio/laparo) et le circuit (Ambu, RAC)*
°Le traitement oral est à privilégier dans le cadre de l'ambulatoire ou de la RAC
***Le traitement GC ne contre indique pas l'allaitement*

ADAPTATION PÉRIOPÉRATOIRE DES ANTICOAGULANTS CURATIFS

CONDUITE À TENIR POUR UN GESTE INVASIF CHEZ UN PATIENT SOUS ANTICOAGULATION CURATIVE

- Dans la majorité des situations, pas d'indication à un relais anticoagulant/héparine car il entraîne un risque hémorragique périopératoire supérieur au risque thrombotique.
- Les seules indications à un relais par héparine sont le risque thrombotique très élevé :
  - Valve mécanique
  - AVC ou AIT récent (< 3-6 mois) chez un patient en FA
  - TVP proximale et/ou EP < 3 mois ou récidivante
  - Thrombophilie sévère
  - À discuter si score de CHADS2 ≥ 5
- En cas d'AVC ou TVP/EP récente, une discussion multidisciplinaire du bénéfice/risque de l'intervention en fonction de l'indication chirurgicale, du risque hémorragique et du risque thrombotique est nécessaire.

Score de CHADS2	
C	Insuffisance cardiaque (1 point)
H	Hypertension artérielle (1 point)
A	Âge > 75 ans (1 point)
D	Diabète (1 point)
S2	Antécédents d'AVC même transitoire (2 points)

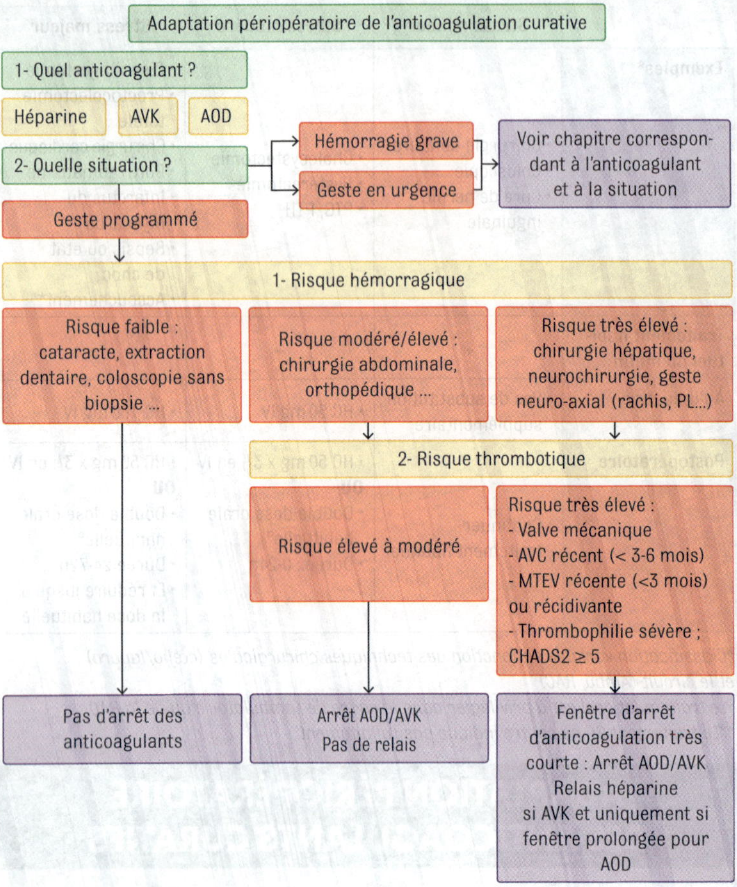
Adaptation périopératoire de l'anticoagulation curative
1- Quel anticoagulant ?
Héparine
AVK
AOD
2- Quelle situation ?
Hémorragie grave
Geste en urgence
Voir chapitre correspondant à l'anticoagulant et à la situation
Geste programmé
1- Risque hémorragique
Risque faible : cataracte, extraction dentaire, coloscopie sans biopsie ...
Risque modéré/élevé : chirurgie abdominale, orthopédique ...
Risque très élevé : chirurgie hépatique, neurochirurgie, geste neuro-axial (rachis, PL...)
2- Risque thrombotique
Risque élevé à modéré
Risque très élevé :
- Valve mécanique
- AVC récent (< 3-6 mois)
- MTEV récente (<3 mois) ou récidivante
- Thrombophilie sévère ; CHADS2 ≥ 5
Pas d'arrêt des anticoagulants
Arrêt AOD/AVK
Pas de relais
Fenêtre d'arrêt d'anticoagulation très courte : Arrêt AOD/AVK
Relais héparine si AVK et uniquement si fenêtre prolongée pour AOD

ÉVALUATION CARDIOVASCULAIRE EN CHIRURGIE NON CARDIAQUE

Le risque périopératoire est défini à partir des critères suivants : risque cardiaque du patient, capacité à l'effort et risque chirurgical.

RISQUE LIÉ AU PATIENT

Score de LEE

L'évaluation du risque cardiaque lié au patient peut être réalisée de manière simple au moyen du score de Lee (= Revised Cardiac Risk Index).

Score de risque cardiaque de Lee		
Calcul du score de Lee classique	**Facteurs de risque**	**Calcul du score de Lee clinique**
1 point	**Chirurgie à haut risque** définie par une chirurgie vasculaire supra-inguinale, intrathoracique ou intrapéritonéale	
1 point	**Coronaropathie** définie par un antécédent d'infarctus du myocarde, un angor clinique, une utilisation de nitrés, une onde Q sur l'ECG ou un test non invasif de la circulation coronaire positif	1 point
1 point	**Insuffisance cardiaque** définie par un antécédent d'insuffisance cardiaque congestive, d'œdème pulmonaire, une dyspnée nocturne paroxystique, des crépitants bilatéraux, un galop B3, ou une redistribution vasculaire radiologique	1 point
1 point	**Antécédent d'accident vasculaire cérébral** ischémique ou d'accident cérébral ischémique transitoire	1 point
1 point	**Diabète** avec insulinothérapie	1 point
1 point	**Insuffisance rénale chronique** définie par une créatininémie > 177 µmol/L (2 mg/dL)	1 point

Incidence des complications cardiaques majeures (infarctus du myocarde, œdème pulmonaire, fibrillation ventriculaire, BAV III et arrêt cardiaque) au cours d'une chirurgie non cardiaque programmée chez les patients de plus de 50 ans : 0 point : 0,4 % - 1 point : 0,9 % - 2 points : 6,6 % ≥ 3 points : 11 % (selon le score de Lee classique, incluant le facteur de risque chirurgical).

Capacité fonctionnelle

Équivalent métabolique	Activité
< 4 MET	Fait sa toilette, mange seul, marche dans le logement, marche 100 m sur terrain plat
4 à 10 MET	Monte deux étages, marche sur une pente prononcée, ménage, court une courte distance, jardine intensément (bêchage), déplace un meuble
10 MET	Activité physique intense : natation, tennis, ski

Une aptitude physique faible (< 4 MET) correspond à un risque périopératoire intermédiaire à élevé.

Situations cardiologiques instables à haut risque

Les signes d'alerte devant conduire à des explorations/avis complémentaires sont :

- Angor instable ou sévère
- IDM récent (< 1 mois)
- Insuffisance cardiaque décompensée
- Arythmie significative (FA, flutter, ESV, TV)
- BAV II ou III ou bloc trifasciculaire symptomatique avec maladie cardiaque sous-jacente
- Arythmie supraventriculaire avec rythme ventriculaire non contrôlé
- Maladie valvulaire sténosante sévère à l'ETT ou symptomatique

RISQUE LIÉ À LA CHIRURGIE

Majeur	Intermédiaire	Mineur
Pancréas, foie, voies biliaires, œsophage Chirurgie vasculaire (dont aortique endoluminale) Cystectomie Pneumectomie Transplantation pulmonaire ou hépatique Fracture de hanche en urgence	Carotidienne (patient symptomatique) Neurochirurgie Chirurgie intrapéritonéale Chirurgie intrathoracique Chirurgie majeure orthopédique, urologique et gynécologique Transplantation rénale Chirurgie à haut risque hémorragique	Chirurgie superficielle Carotidienne (patient asymptomatique) Ophtalmologique Mammaire Dentaire Endoscopies
Fréquence des événements cardiaques périopératoires		
> 5 %	entre 1 et 5 %	< 1 %

EXAMENS COMPLÉMENTAIRES

- Le dosage sanguin préopératoire de BNP pour évaluer le risque périopératoire chez le patient à risque de maladie coronaire est inutile. Le dosage préopératoire de la troponine ne se justifie qu'en cas de risque d'élévation chronique de troponine (insuffisance rénale, FA) pour pouvoir en interpréter la cinétique postopératoire.
- L'**ECG** de repos est nécessaire chez tous les patients > 65 ans devant subir une intervention intermédiaire ou majeure ou quel que soit l'âge si signes cliniques, FDR ou pathologie cardiovasculaire.
- L'**échocardiographie** de repos n'est pas utile pour l'évaluation du risque coronaire. Elle peut néanmoins être justifiée pour rechercher une altération de la FEVG, une valvulopathie sévère ou une HTAP en cas de symptomatologie évocatrice.
- **Test d'ischémie** (échographie de stress ou scintigraphie d'effort) : indication cf. Algorithme.
  - Positif (défect perfusionnel scintigraphique > 20 % ou > 4 segments anormaux sur 17 à l'échographie de stress) → discussion multidisciplinaire pour décider de la réalisation d'une coronarographie ± revascularisation préopératoire endovasculaire ou chirurgicale. Actuellement, les nouvelles générations de stents permettent une interruption (temporaire) de la biantiagrégation plaquettaire après seulement 1 mois (mise en balance du risque de thrombose de stent versus le risque hémorragique).
  - Négatif ou faiblement positif, la chirurgie peut être réalisée sous traitement et surveillance adaptés.

NB : En cas d'urgence relative (chirurgie carcinologique), le retard dû aux éventuels examens complémentaires doit être mis en balance avec le bénéfice escompté (impact réel sur la prise en charge périopératoire).

TRAITEMENT MÉDICAL OPTIMISÉ

- Discuter : ßbloquant, agent antiplaquettaire, statine et/ou IEC / ARA2 (cf. *Adaptation des traitements en périopératoire*).
- La décision de mettre en route un traitement en préopératoire peut être prise par le médecin anesthésiste ou le cardiologue.
- Lorsqu'un traitement a été débuté en préopératoire, le suivi cardiologique du patient après la période périopératoire immédiate réévalue ce traitement.

ALGORITHME SIMPLIFIÉ POUR LA STRATIFICATION DU RISQUE

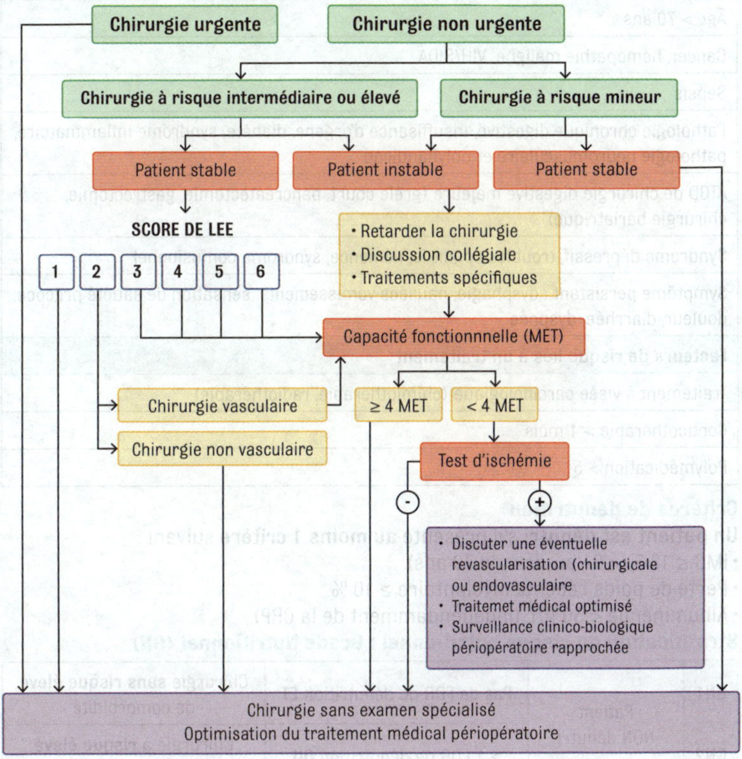

NUTRITION PÉRIOPÉRATOIRE DE L'ADULTE

ÉVALUATION DE L'ÉTAT NUTRITIONNEL PÉRIOPÉRATOIRE

- Systématique chez tout patient ayant $\geq$ 1 facteur de risque de dénutrition.
- Mesure du poids actuel et estimation de la perte de poids par rapport au poids de référence, calcul de l'IMC (kg/m^2), dosage de l'albuminémie.

Facteurs de risque de dénutrition périopératoire

Facteurs de risque liés au patient (comorbidités)
Âge > 70 ans
Cancer, hémopathie maligne, VIH/SIDA
Sepsis
Pathologie chronique digestive, insuffisance d'organe, diabète, syndrome inflammatoire, pathologie neuromusculaire et polyhandicap
ATCD de chirurgie digestive majeure (grêle court, pancréatectomie, gastrectomie, chirurgie bariatrique)
Syndrome dépressif, troubles cognitifs, démence, syndrome confusionnel
Symptôme persistant : dysphagie, nausées-vomissements, sensation de satiété précoce, douleur, diarrhée, dyspnée
Facteurs de risque liés à un traitement
Traitement à visée carcinologique (chimiothérapie, radiothérapie)
Corticothérapie > 1 mois
Polymédication > 5

Critères de dénutrition

Un patient est dénutri s'il présente **au moins 1 critère** suivant :
- IMC $\leq$ 18,5 (< 21 au-delà de 70 ans).
- Perte de poids récente involontaire $\geq$ 10 %.
- Albuminémie < 30 g/L (indépendamment de la CRP).

Stratification du risque nutritionnel : Grade Nutritionnel (GN)

GN1	Patient NON dénutri	Pas de FDR de dénutrition **ET**	Chirurgie **sans risque élevé** de comorbidité
GN2		$\geq$ 1 FDR de dénutrition **OU**	Chirurgie **à risque élevé** de comorbidité
GN3	Patient dénutri **ET**		Chirurgie **sans risque élevé** de comorbidité
GN4			Chirurgie **à risque élevé** de comorbidité

SUPPORT NUTRITIONNEL PRÉOPÉRATOIRE

- À anticiper dès la consultation d'anesthésie. Modalités, voie d'abord, type de produit… Toujours privilégier la voie entérale si possible.

GN1 : Aucun support nutritionnel spécifique
GN2 : Conseils diététiques ± compléments nutritionnels
GN3 : Compléments nutritionnels ± assistance nutritionnelle (nutrition entérale voire parentérale)
GN4 : Assistance nutritionnelle au moins 7 à 10 j en préopératoire.
L'assistance nutritionnelle entérale sera toujours privilégiée si le tube digestif est fonctionnel. Pas de nutrition parentérale si la voie entérale est utilisable.

- En chirurgie carcinologique digestive et ORL (chirurgies à risque élevé) :
  - **Immunonutrition** pour tous les patients GN2 ou GN4 (la chirurgie carcinologique est à risque élevé donc pas de GN1, ni de GN3 dans ces indications).
  - Oral Impact® : 3 briquettes/j si la voie orale est possible ou Impact® Enteral 1000 mL/j.
  - Oral Impact® : mélange nutritif complet, hyperprotidique, normoénergétique, supplémenté en arginine, acide gras omega-3 et nucléotides issus de l'ARN, sans gluten. Prescription sur ordonnance des médicaments d'exception (une briquette de 237 mL = 334 kcal).

GESTION NUTRITIONNELLE PÉRIOPÉRATOIRE

Limiter la période du jeûne préopératoire au strict minimum.
En chirurgie réglée :

- 2 h pour les liquides « clairs ». La prise d'un liquide clair sucré (solution avec 50 g de glucose ou maltodextrines) 2 h avant la chirurgie en l'absence de risque de régurgitation est recommandée.
- 6 h pour les solides.

NUTRITION POSTOPÉRATOIRE

- Il est recommandé de reprendre le plus rapidement possible, au cours des 24 premières heures postopératoires une alimentation orale, sauf contre indication opératoire formelle.
- **GN1 et GN2** : il faut assurer une assistance nutritionnelle si les apports sont inférieurs à 60 % des besoins quotidiens depuis 7 jours en postopératoire. Il faut assurer cette assistance précocement en postopératoire, s'il est prévisible en préopératoire que les apports postopératoires seront < 60 % sur les 7 premiers jours. Une assistance nutritionnelle de moins de 7 jours n'est pas recommandée dans ce cas.
- **GN3 et GN4** : il faut assurer une assistance nutritionnelle dès les 24 premières heures postopératoires, que le patient ait reçu ou non un support nutritionnel en préopératoire.
- Le type d'assistance nutritionnelle et sa voie d'abord doivent avoir été discutés et choisis dès la phase préopératoire (sonde transanastomotique, jéjunostomie, gastrostomie, cathéter veineux central…).
- **La glutamine** par voie IV de 0,3 à 0,6 g/kg/j de dipeptide (soit 0,2 à 0,4 g/kg/j de glutamine) est indiquée en cas de complication postopératoire majeure et si l'assistance nutritionnelle est assurée par voie parentérale exclusivement. Traitement à maintenir 10 jours au maximum.
- **Dans la chirurgie digestive carcinologique**, lorsque les patients ont reçu en préopératoire de l'immunonutrition, il faut poursuivre l'Oral Impact® ou de l'Impact® Enteral en complément des autres apports protéino-énergétiques en postopératoire uniquement pour les patients GN4.
- En cas de sepsis ou d'instabilité, il ne faut pas administrer de pharmaconutriment contenant de l'arginine.

APPORTS RECOMMANDÉS

- Apports caloriques : 25 à 30 kcal/kg/j
- Apports protéiques : 1,2 à 1,5 g/kg/j
- Apports lipidiques < 1,5 g/kg/j
- Chez l'obèse morbide (IMC ≥ 40), utiliser le poids normalisé pour un IMC théorique de 25-30 kg/m² pour le calcul des besoins journaliers.
- Chez le patient de plus de 70 ans avec fracture de l'extrémité supérieure du fémur : vitamine D 800 à 1200 UI/j et apports de 30 à 40 kcal/kg/j.
- Supplémentation en vitamines et oligoéléments si alimentation parentérale.
- Supplémentation en thiamine (Vit B1) 200 à 300 mg/j et vitamine B12 chez l'obèse GN4, pas de régime d'amaigrissement préopératoire.

Chez les patients dénutris, se méfier d'un syndrome de renutrition éventuel.

ANALYSE DU TRACÉ ECG

Déroulement à 25 mm/s : 1 mm = 40 ms. Amplitude de 10 mm pour 1 mV (habituellement).

PLAN D'ANALYSE DU TRACÉ

- Étude du rythme (souvent en DII) puis de la morphologie des signaux dans l'ordre chronologique des accidents.
- Le rythme est-il sinusal? Quelle est la fréquence? Étude de la dépolarisation auriculaire (onde P), conduction auriculo-ventriculaire (espace PR ou PQ), dépolarisation ventriculaire (complexe QRS), repolarisation ventriculaire (segment ST, onde T, espace QT, onde U).

ONDE P

P normale : durée≤ 110 ms; amplitude ≤ 2,5 mm. Amplitude maximale en V1, DII et aVF. P sinusale est toujours positive en DI, DII et négative en aVR.

INTERVALLE PR OU PQ

PR entre 120 et 200 ms. Si PR ≥ 200 ms alors trouble de la conduction auriculo-ventriculaire.

COMPLEXE QRS

- Axe (plan frontal) : normal 60° (entre 0° et + 90°); axe gauche (entre 0° et -90°); axe droit (entre 90° et -180°).
- Amplitude : microvoltage si amplitude ≤ 5 mV dans l'ensemble des dérivations frontales.
- Durée de QRS : 80 ms en moyenne; doit rester ≤ 120 ms. Si QRS > 120 ms alors trouble de la conduction intra ventriculaire (bloc de branche).

Retard d'apparition de la déflexion intrinsecoïde (Rdi)

- di = mesure la durée qui sépare le début du QRS avec le point d'amplitude maximale positive; lorsqu'il y a 2 ondes R, prendre la plus tardive quelle que soit son amplitude.
- Si Rdi en V1 > 0,03 s = BBD et si Rdi en V6 > 0,05 s = BBG.

Point J.

- Entre fin du QRS et début de ST. Il est sur la ligne isoélectrique.

SEGMENT ST

- Un décalage est un écart entre le point J (raccordement de ST au complexe QRS) et la ligne iso-électrique > 1 mm. Ce sous-décalage doit être descendant ou horizontal.

ONDE T

- Durée : dépend du système nerveux autonome.
- Morphologie : normalement asymétrique.
- Axe : entre - 10° et + 70°.
- T est toujours positive en V5, V6, DI et DII.
- T est toujours négative en aVR. T est parfois négative en V1 mais rarement en V2.
- Amplitude : pas de limites précises mais l'amplitude de T doit être inférieure de 1/10 à celle du QRS et supérieure à 5 mm en V5 et V6.

INTERVALLE QT

- QT est mesuré entre le début du complexe QRS et la fin de l'onde T.
- Sa durée est inversement proportionnelle à la fréquence cardiaque.
- QT est mesuré en D II et en V5.
- QT corrigé (cf QT long) est pathologique au-delà de 440 ms : dépend de FC, SNA, électrolytes et médicaments.

INDICES

Pour le diagnostic d'HVG : SOKOLOW-LYON : SV1 + RV5 ou RV6

- La normale est < 35 mm (ou 40 pour les adultes < 30 ans).
- Si > 35 (40 mm) = HVG.
- Sensibilité : ±20 % ; Spécificité : ±90 % chez les patients de 70 ans et plus.

Pour le diagnostic d'HVG : LEWIS

- HVG si (RDI + SD III) - (SD I + RD III) > 16 mm (si axe QRS > 0°) ou ≥ 20 mm (si axe QRS < 0°).
- Il ne doit pas être utilisé en cas d'hémibloc antérieur gauche.
- Sensibilité : ±15 % ; Spécificité : ± 90 % chez les patients de ≥ 70 ans.

Pour le diagnostic d'HVD ou HVG : WHITE-BOCK :

- (RD I + UD III) - (UD I + RD III) UD I = plus grande amplitude négative dans la dérivation D I.
- HVD si WB ≤ -14
- HVG si WB ≥ 17

VALEURS LOCALISATRICES DES DIVERSES DÉRIVATIONS

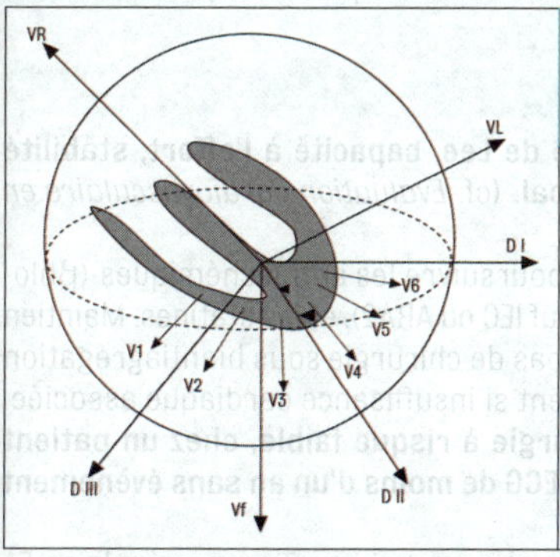

Si l'on combine les deux plans, frontal et horizontal, figurés par deux cercles avec le cœur au centre, on voit que :

- **D I VL V5 V6 :** explorent la paroi latérale du VG.
- **D III VF D II :** explorent la paroi inféro-diaphragmatique du VG.
- **V1 V2 V3 :** explorent la paroi antéro-septale du VG.
- **V3 V4 :** explorent la pointe du cœur (VG).

AUTRES DÉRIVATIONS

- Elles sont faites dans certains cas pour affiner, par exemple, le diagnostic topographique d'un infarctus du myocarde.
- V7 : même horizontale que V4, ligne axillaire postérieure.
- V8 : même horizontale que V4, sous la pointe de l'omoplate.
- V9 : même horizontale que V4, à mi-distance entre V8 et les épineuses postérieures.
- V3R : symétrique de V3 par rapport à la ligne médiane.
- V4R : symétrique de V5 par rapport à la ligne médiane.

CRITÈRES ECG D'UN IDM AIGU EN L'ABSENCE D'HVG OU DE BBG

- Sus-décalage du segment ST au point J dans deux dérivations contiguës :
  - ≥ 0,1 mV dans toutes les dérivations sauf V2 et V3 dans les deux sexes.
  - En V2-V3 : ≥ 0,2 mV chez les hommes ≥ 40 ans ou ≥ 0,25 mV chez les hommes < 40 ans
  - Pour les dérivations V2-V3 : ≥ 0,15 mV chez les femmes.
- Sous-décalage du segment ST et modifications des ondes T :
  - Sous-décalage du segment ST ≥ 0,05 mV dans deux dérivations contiguës.
- Ou inversion de T ≥ 0,1 mV dans deux dérivations contiguës avec grande onde R ou R/S > 1.

INSUFFISANCE CORONAIRE ET ANESTHÉSIE

PRINCIPES

- Plus de 90 % des épisodes ischémiques périopératoires sont asymptomatiques. La majorité survient en postopératoire.
- Les événements générateurs d'ischémie sont la tachycardie, l'hypotension, l'hypertension et l'hypothermie. Ce sont la durée et/ou la répétition de ces épisodes hémodynamiques qui induisent l'ischémie, voire la nécrose myocardique en cas d'ischémie prolongée.
- La sécurité d'une anesthésie chez le patient coronarien repose sur le contrôle de la fréquence cardiaque (FC), de la pression artérielle, de la température, de l'hémoglobinémie et de la douleur, indépendamment du type d'anesthésie réalisée. Les périodes dites de « transition » sont les plus à risque : induction, réveil (frissons, douleur).

CONSULTATION D'ANESTHÉSIE

- **Évaluer le risque lié au patient (score de Lee, capacité à l'effort, stabilité de la pathologie) et le risque chirurgical.** (cf. *Évaluation cardiovasculaire en chirurgie non cardiaque*)
- **Gestion des traitements spécifiques** : poursuivre les anti-ischémiques (βbloquants), antihypertenseurs habituels (sauf IEC ou ARA2), et les statines. Maintien de l'aspirine en prévention secondaire, pas de chirurgie sous biantiagrégation plaquettaire. Maintien des IEC uniquement si insuffisance cardiaque associée.
- **ECG de référence sauf pour une chirurgie à risque faible, chez un patient asymptomatique, et si on dispose d'un ECG de moins d'un an sans évènement intercurrent**.
- Dosage de la troponine préopératoire uniquement si insuffisance rénale ou FA (risque d'élévation chronique de troponine gênant l'interprétation des valeurs postopératoires).

MONITORAGE PEROPÉRATOIRE

BIS et sonde thermique

- **Électrocardioscope** : idéalement scope à 5 brins pour surveillance V5 et D II, avec analyse continue du segment ST. Si scope 3 brins : position des électrodes CM5 (noir = céphalique, rouge = manubrium, jaune = V5) ainsi les modifications du ST seront significatives.
- **PNI ou pression artérielle sanglante** (seulement si chirurgie à risque, longue ou angor instable).
- **Monitorage du débit cardiaque** : doppler œsophagien ou analyse de la courbe de pléthysmographie (ClearSight™).
- **Échographie transœsophagienne** : à réserver aux patients instables et chirurgies à haut risque et avec un opérateur entraîné.

ANESTHÉSIE

Induction

- Limiter les effets hémodynamiques de l'induction et de l'intubation : noradrénaline débutée à faible dose avant l'induction, morphinique à forte dose, induction lente (AIVOC propofol titrée si FEVG altérée ou coronaropathie instable).

Médicaments vasoactifs

- **Noradrénaline** (éphédrine = tachycardisant ; phényléphrine = ↑ postcharge = ↑ travail myocardique). L'hypotension doit être anticipée afin de maintenir au maximum la pression de perfusion coronaire.

Entretien

- Les agents halogénés et le propofol ont tous des effets cardiovasculaires (baisse dose-dépendante de la PAM, diminution du baroréflexe et de l'inotropisme).

Analgésie rachidienne

- Dans le but de diminuer les stimulations sympathiques, la prise en charge de la douleur périopératoire est cruciale : analgésie péridurale ou injection intrathécale de morphine en préopératoire selon la chirurgie.

Réveil

- Extubation en normothermie.
- Une tachycardie lors du réveil est fréquente, souvent multifactorielle. Elle doit être corrigée rapidement : renforcement et maintien de la sédation jusqu'au réchauffement complet, analgésie efficace, correction d'une éventuelle hypovolémie.

PÉRIODE POSTOPÉRATOIRE

- Analgésie efficace.
- Dosage de la troponine à H3, H24, H48, H72 (avec ECG) si patient à risque (pathologie coronaire connue ou risque de maladie coronaire avec score de Lee clinique ≥ 2) **ET** chirurgie à risque intermédiaire ou élevé. (cf. *Augmentation de la troponine en postopératoire*).
- Reprendre le plus rapidement possible le traitement antérieur, notamment pas d'arrêt brutal du traitement par ß-bloquants (risque de rebond pouvant entraîner une ischémie myocardique).

ISCHÉMIE PÉRIOPÉRATOIRE

Diagnostic

- Chez le patient éveillé : douleur thoracique, dyspnée, sueurs, nausées, confusion.
- À évoquer devant : modifications du segment ST, troubles du rythme et/ou de la conduction, modifications de la contractilité segmentaire en échocardiographie, élévation de troponine.
- Toute élévation de troponine en périopératoire est une ischémie myocardique nécessitant une prise en charge jusqu'à preuve du contraire. (cf. *Élévation de troponine en périopératoire*)

Prise en charge

- Corriger rapidement une hypo ou hypertension, tachycardie, hypoxémie, hypercapnie, hypothermie, anémie et renforcer l'analgésie si nécessaire.
- En cas d'hypotension : correction d'une hypovolémie et/ou d'une anémie, maintien de la PA par l'utilisation de noradrénaline.
- La tachycardie est le déterminant le plus important de l'augmentation de la demande myocardique en oxygène et doit donc être traitée rapidement. Après approfondissement de l'anesthésie, de l'analgésie, correction d'une hypovolémie et/ou d'une anémie, un traitement par esmolol (bolus de 500 µg/kg en 1 min puis 50-200 µg/kg/min IVSE) peut être débuté en l'absence de contre indication (à savoir : trouble de conduction, choc cardiogénique, hypotension, asthme, HTAP).
- En cas de choc cardiogénique : dobutamine (2,5 µg/kg/min, pouvant être majoré jusqu'à 10 µg/kg/min).
- Informer le chirurgien. Si l'ischémie myocardique est confirmée en peropératoire, terminer la procédure rapidement.
- Avis cardiologique.

PACEMAKER / DÉFIBRILLATEUR IMPLANTABLE ET ANESTHÉSIE

PRINCIPES GÉNÉRAUX DE FONCTIONNEMENT

Les pacemakers (PM)

- Ce sont des stimulateurs cardiaques utilisant des sondes endocavitaires ou plus rarement épicardiques (chirurgie cardiaque ou pédiatrie). Chaque sonde peut assurer une activité d'écoute et/ou de stimulation au niveau de la cavité où elle est placée. Il existe depuis quelques années des PM sans sonde (exemple : sonde MICRA®).
- Plusieurs modèles :
  - PM simple chambre : OD ou VD
  - PM double chambre : OD + VD
  - PM triple chambre : OD + VD + sinus coronaire proche du VG (= PM biventriculaire pour resynchronisation)
- Ci-dessus le code universel de fonctionnement de PM, les trois premières lettres sont les plus importantes (Moyen Mnémotechnique **S.D.F.**)
  - S : Stimulation : Quelle cavité est stimulée ? A = oreillette V = ventricule D = double (A+V) 0 = aucune
  - D : Détection : Quelle cavité est détectée ? A = oreillette V = ventricule D = double (A+V) 0 = aucune
  - F : Fonction : Quelle fonction selon la détection ? I = inhibée T = triggée (= stimulation) 0 = aucune

Le patient doit être en possession de son carnet permettant de renseigner sur la marque, l'année de pose, les suivis et le mode de fonctionnement du PM.

Code universel de fonctionnement du PM				
Lettre I	**Lettre II**	**Lettre III**	**Lettre IV**	**Lettre V**
Cavité Stimulée	Cavité Détectée	Fonction du PM	Fréquence de stimulation	Stimulation multisite
A = oreillette V = ventricule D = double (A+V) 0 = aucune	A = oreillette V = ventricule D = double (A+V) 0 = aucune	I = inhibée T = triggée (= stimulation) D = double 0 = aucune	R = asservie (s'adaptant à l'effort) 0 = non asservie	A = oreillette V = ventricule D = double (A+V) 0 = aucune

Les défibrillateurs automatiques implantables (DAI)

- Ce sont des dispositifs mono, double ou triple chambres capables de détecter **ET** de traiter des tachycardies ventriculaires (TV) ou des fibrillations ventriculaires (FV). Ils ont une fonction de défibrillateur **ET** de PM. En effet, tous les DAI sont des PM mais tous les PM ne sont pas des DAI.
- La fonction antiarythmique des DAI dépend de la situation clinique :
  - Si TV monomorphe, hémodynamiquement bien tolérée p salve de stimulation à haute fréquence (= fonction antitachycardie).
  - Si TV polymorphe ou FV p choc électrique interne de basse énergie synchronisé à l'ECG (= cardioversion) ou de haute énergie non couplé à une action cardiaque (= défibrillation).
- Le patient doit être en possession de son carnet permettant de renseigner sur la marque, l'année de pose, les suivis et le mode de fonctionnement du DAI.

Code universel de fonctionnement du DAI				
Lettre I	**Lettre II**	**Lettre III**	**Lettre IV**	**Lettre V**
Activité de défibrillation	Activité antitachycardie	Détection tachycardie	Fréquence de stimulation	Activité PM
A = oreillette V= ventricule D = double (A+V) 0 = aucune	A = oreillette V = ventricule D = double (A+V) 0 = aucune	E = ECG H = hémo-dynamique	R = asservie (s'adaptant à l'effort) 0 = non asservie	A = oreillette V = ventricule D = double (A+V) 0 = aucune

DYSFONCTIONNEMENTS POSSIBLES

Les principales causes de dysfonctionnement sont :

- **Les interférences électromagnétiques (IEM) en contexte périopératoire à HAUT RISQUE** :
  - Le bistouri électrique (BE) = principale cause, surtout en mode unipolaire car le courant passe de la pointe du bistouri à la plaque de terre en traversant l'organisme. Si PM : risque d'inhibition de la stimulation par le PM (jusqu'à l'asystolie). Si DAI : risque de délivrance de chocs électriques inappropriés (induction de troubles du rythme, mauvaise tolérance hémodynamique).
  - **Autres IEM à haut risque** : chirurgie sus-ombilicale, cautérisations longues (> 5 s), intensité du bistouri forte.
- **Les autres causes d'IEM sont** : IRM (prudence certains PM/DAI passent dans l'IRM, à confirmer sur le carnet du dispositif), fasciculations dues à la succinylcholine (ce curare reste autorisé si besoin), monitorage de la fréquence respiratoire par les électrodes de scope (non contre indiqué), neurostimulateurs, radiofréquence, potentiels évoqués. Il faudra mettre le PM hors circuit si sismothérapie, choc électrique externe, lithotritie extracorporelle, et protéger le boîtier si radiothérapie.
- Défaillance technique : pile usée, sonde altérée/déplacée/rompue, mauvaise programmation, fibrose au contact de la sonde.
- Non entraînement (PM) / non défibrillation si choc (DAI) : fibrose/ischémie myocardique, hyperkaliémie, acidose, hypoxémie.
- Médicaments qui modifient les seuils de stimulation/détection (flécaïne, sotalol, vérapamil) ou qui élèvent les seuils.

Les principales manifestations de dysfonctionnement sont :

- Défaut de stimulation, conséquence la plus fréquente des IEM : absence de spikes de stimulation avec bradycardie ou asystolie.
- Défaut d'entrainement : présence de spikes de stimulation sans activité atriale ou ventriculaire électroentraînée.
- Défaut d'écoute : complexes entrainés prématurés ou spikes de stimulation survenant au sein de complexes QRS spontanés.
- Pour les DAI : chocs électriques inappropriés, rarement défaut de défibrillation
- Plus rarement (dispositifs double chambre) : fréquences d'entraînement anormales, pauses...

PRISE EN CHARGE PRÉOPÉRATOIRE

- Déterminer les caractéristiques du dispositif (carnet de surveillance) : localisation anatomique du boîtier, type de PM, indication et date de pose, date de révision, mode de programmation, statut de la batterie, réponse à l'application d'un aimant (cf. *infra*), fréquence du mode veille. **Déterminer le degré de dépendance du patient vis-à-vis du PM.**
- ECG systématique, discuter ionogramme sanguin.
- Dans l'urgence et sans absence de renseignement sur PM/DAI : faire radiographie de thorax (permet de voir la marque du DAI, le nombre de sondes intracardiaques).

- Rechercher une cardiopathie associée et/ou des signes de mauvaise tolérance (syncope, dyspnée, fatigue, palpitation, confusion, douleur thoracique), témoins d'un dysfonctionnement du dispositif ou de l'aggravation de la cardiopathie associée.

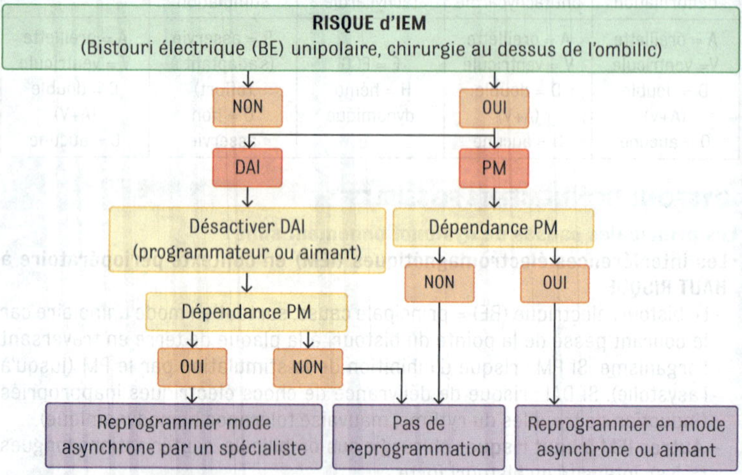

Demande d'avis spécialisé (cardiologue/ rythmologue) si :
- IEM à haut risque
- Patient-dépendant
- Dernier contrôle de PM > 12 mois ou DAI > 6 mois et vérifier le suivi en télé cardiologie.
- Boîtier abdominal avec sondes épicardiques
- PM sans sonde (Micra)
- Dysfonction PM/DAI documentée
- Type de PM/DAI inconnu

PRISE EN CHARGE PEROPÉRATOIRE

- Avoir à disposition : **aimant**, électrodes cutanées d'entrainement transthoracique et une sonde d'entrainement électrosystolique (si patient dépendant du PM), défibrillateur externe. Si **DAI** : mise en place systématique avant l'installation chirurgicale d'électrodes cutanées reliées au **défibrillateur externe** (placées sur l'apex et en postérieur à au moins 10 cm du boîtier et à utiliser avec la plus faible énergie possible).
- Médicaments à disposition : isoprénaline, lidocaïne, amiodarone.
- **Positionnement de la plaque de BE** au plus près de la zone opératoire, au plus loin du boîtier et de sorte que le courant entre le BE et la plaque ne soit pas dans la trajectoire du boîtier (maintenir une distance boîtier - source d'IEM > 15 cm).
- **Monitorage de l'efficacité de l'activité électrique cardiaque par un signal pulsatile** (SpO_2 ou pression artérielle invasive). L'analyse du segment ST est impossible si le patient est électroentraîné. Le cathétérisme de Swan Ganz est possible, avec un risque de trouble du rythme ou de déplacement (PM posé ≤ 6 semaines).
- Éviter toute cause surajoutée de troubles du rythme : hypovolémie, ischémie, troubles hydroélectrolytiques.
- **Prévention des IEM** :
  - Désactivation de la fonction d'asservissement.
  - Programmation en mode asynchrone chez les patients dépendants du PM.
  - Préférer un BE ultrasonique ou bipolaire avec une éléctrocoagulation intermittente, brève (< 5 sec), espacée (> 5 sec) et la moins intense possible.

Réponses à l'aimant :

- En cas de PM : l'aimant fait le plus souvent passer le PM en mode asynchrone (i.e. sans écoute). Le retrait de l'aimant conduit le plus souvent au retour à la programmation de départ mais parfois le mode asynchrone persiste.
- En cas de DAI : la délivrance des chocs est inhibée tant que l'aimant est appliqué au-dessus du boîtier. En absence du programmateur pour désactiver le DAI, il est difficile d'être certain de la réussite de la procédure de fermeture du DAI par l'aimant, et un second passage de l'aimant réactiverait le DAI s'il était effectivement arrêté. De fait, il n'est pas recommandé d'appliquer un aimant sur un DAI sans en connaître le type et la programmation, sauf en cas de chocs inappropriés mal tolérés.

L'application d'un aimant sur un DAI n'entraîne pas le passage en mode asynchrone de la fonction PM : seule une reprogrammation du boîtier peut le permettre.

- Certains PM/DAI émettent un bruit lors de pose de l'aimant confirmant le mode asynchrone enclenché (pour les PM) ou la désactivation des chocs électriques (pour les DAI).

Cas particulier de l'urgence :

- Si possible, différer l'intervention si un avis spécialisé et/ou une reprogrammation sont nécessaires (cf. *Algorithme*).
- **Aimant à appliquer si IEM ou risque d'IEM et patient PM-dépendant** (pour stimuler en mode asynchrone), **DAI** (éviter les chocs inappropriés).
- Précautions peropératoires : similaires à celles de la chirurgie réglée.
- Si aucune info sur le PM/DAI : radiographie de thorax.

PRISE EN CHARGE POSTOPÉRATOIRE

- Contrôle du boîtier par cardiologue systématique si exposition à une IEM, utilisation de l'aimant, dysfonction périopératoire du boîtier et/ou si certaines fonctions ont été désactivées en préopératoire (les réactiver à distance dans les autres cas).

Conduite à tenir en cas de dysfonctionnement du PM/DAI :

- Arrêt de tout appareil électrique (BE) et évaluation de la tolérance clinique
- **Si bradycardie mal tolérée et PM** : application de l'aimant. Si inefficace, entraînement éléctrosystolique externe ou interne, isoprénaline ou adrénaline voire réanimation d'un arrêt cardiorespiratoire. Reprogrammation rapide du PM.
- Si tachycardie mal tolérée et PM double chambre : application de l'aimant ± traitement antiarythmique adéquat.
- Si chocs inappropriés et DAI : application de l'aimant.

CARDIOMYOPATHIE HYPERTROPHIQUE

- Maladie le plus souvent génétique due à une (des) mutation(s) de gène(s) codant pour les protéines du sarcomère (transmission autosomique dominante).
- Principale cause de mort subite chez le jeune sportif (prévalence : 0,2 % des adultes).
- Elle se traduit par une hypertrophie ventriculaire gauche (HVG) touchant le plus souvent le septum interventriculaire (SIV) de façon asymétrique, elle peut aussi impliquer d'autres parties du VG (voire le VD) et être symétrique.
- 4 conséquences physiopathologiques expliquent les complications et les symptômes :
  - Arythmogénicité → troubles du rythme ventriculaires (mort subite)
  - Trouble de la relaxation et de la compliance → dysfonction diastolique et OAP
  - Augmentation de la consommation myocardique en O_2 → angor, infarctus du myocarde
  - Obstruction dynamique de la chambre de chasse du VG (gêne à l'éjection systolique) :
    - . Hypotension artérielle ou état de choc (aggravés par les inotropes positifs et les manœuvres de Valsalva)
    - . Mouvement systolique antérieur de la grande valve mitrale (SAM : systolic anterior motion) majorant l'obstruction sous-aortique (donc l'hypotension artérielle) et responsable d'une insuffisance mitrale (OAP, FA)

- Diagnostic échocardiographique :
  - HVG : le plus souvent septale+++ (SIV en diastole > 13 mm) et asymétrique.
  - Mesure du gradient intra VG afin d'objectiver l'obstruction dynamique du VG (on parle alors de CMH obstructive) : en coupe apicale 5 cavités, Doppler continu aligné sur la chambre de chasse montrant un aspect en « lame de sabre » avec un gradient de pression ≥ 30 mmHg (parfois > 100 mmHg). Le VG est le plus souvent hyperkinétique.
- Principes du traitement : anti-arythmiques (ß-bloquants, inhibiteurs calciques), cardioverteur/défibrillateur implantable I, myotomie-myectomie septale chirurgicale, alcoolisation intra-coronaire percutanée du myocarde septal.

BILAN PRÉOPÉRATOIRE

- Rechercher symptômes et complications (cf. ci-dessus), ECG (HVG, ondes Q pathologiques, troubles de la repolarisation, FA), échographie cardiaque (cf. ci-dessus).

ANESTHÉSIE

Objectifs périopératoires

- **Le patient doit être « plein - mou - serré »** : précharge élevée - contractilité basse - postcharge élevée.
- Précharge : volémie normale (intérêt du monitorage du débit cardiaque).
- Postcharge : éviter hypotension artérielle/vasodilatation (risque de baisse de la perfusion coronaire). Son traitement est une urgence : expansion volémique, préférer phényléphrine (α-agoniste pur)
- Inotropisme : éviter les inotropes positifs (éphédrine, adrénaline, dobutamine). Risque de majoration de l'obstruction dynamique du VG.
- Rythme : préserver le rythme sinusal et éviter la tachycardie. Poursuite des anti-arythmiques en périopératoire (ß-bloquant, anti-calcique), anticiper les stimulations nociceptives, éviter atropine.

Éviter :

- Basse précharge (hypovolémie) - basse postcharge (vasodilatation) - tachycardie - inotropes positifs - stimulation sympathique (pouvant provoquer une arythmie).
- Monitorage : scope (avec segment ST), BIS, pression artérielle sanglante, débit cardiaque ± ETO si chirurgie majeure. L'interprétabilité des paramètres de précharge-dépendance (DeltaPP, VES du cardioQ) est incertaine.
- Induction : étomidate ou propofol à petites doses (éviter une vasodilatation excessive).
- **Anticiper stimulation nociceptive (intubation)** : analgésie (sufentanil) ± esmolol ou landiolol.
- **Curarisation par rocuronium ou cisatracurium. Éviter atracurium (histaminolibération).**

Conduite à tenir :

- **Si FA** : amiodarone ± choc électrique externe. Éviter les digitaliques.
- Si hypotension artérielle ou OAP sur obstruction dynamique du VG + SAM : remplissage vasculaire + β-bloquant (esmolol ou landiolol) ou inhibiteur calcique bradycardisant (vérapamil, diltiazem)
- Si HTA : approfondissement de l'anesthésie si nécessaire, esmolol ou inhibiteur calcique bradycardisant (vérapamil, diltiazem).
- Entretien : sévoflurane (moindres effets sur FC et résistances systémiques) + sufentanil.
- Sédation : intérêt de la dexmédétomidine (sans bolus) pour le contrôle de la FC.
- ALR périmédullaire : seulement en péridural (APD) titrée, ALR périphérique autorisée (sans adrénaline).

Cas particulier : CMH et analgésie obstétricale

- Prépartum : discussion multidisciplinaire.
- Péripartum : accouchement voie basse sous APD possible.
- Si césarienne programmée : rachi-péridurale combinée ; injection lente d'oxytocine.

RÉTRÉCISSEMENT AORTIQUE

- Valvulopathie la plus fréquente (2-7 % des patients > 65 ans).
- Surface normale de la valve aortique : 3-4 cm^2. RAo modéré : S > 1,5 cm^2, RAo moyen : S = 1-1,5 cm^2, RAo serré : S < 1 cm^2.
- **Étiologies** :
  - sujet âgé : dégénérescence valvulaire +++
  - sujet jeune : bicuspidie ou rhumatisme articulaire aigu (RAA)
- **Physiopathologie**
  - Le RAo entraîne une HVG par augmentation de la postcharge et donc une dysfonction diastolique. Celle-ci entraîne une sensibilité particulière du myocarde aux variations de précharge (volémie, et à la FA (remplissage ventriculaire dépendant de la contraction auriculaire).
- **Évolution tardive**
  - Dysfonction systolique (l'épaississement pariétal du VG devient insuffisant par rapport à l'obstacle éjectionnel), de mauvais pronostic.
- Risque accru d'ischémie myocardique liée à l'augmentation de la VO_2 du myocarde et à la baisse de la pression de perfusion coronaire par majoration de la pression télédiastolique du ventricule gauche.
- Risque de mort subite chez le patient symptomatique.

BILAN PRÉOPÉRATOIRE

- **Symptomatologie** : syncope, dyspnée d'effort, angor. Le caractère symptomatique d'un RAo est un facteur de risque majeur de complication périopératoire.
- **Morbidité associée** : HTA, coronaropathie, IM, antécédents hémorragiques (Willebrand acquis dans le RAo sévère). Souffle systolique caractéristique. La disparition du B2 est un signe de RAo sévère.
- **ECG** : surchage systolique du VG, HAG, FA, troubles de conduction, séquelles de nécrose.
- **Échographie-Doppler transthoracique** : confirme le diagnostic de RAo.
  - Mesure la surface aortique et le gradient de pression VG-aorte.
  - Quantifie l'HVG et évalue la fraction d'éjection (FEVG).
  - Recherche un trouble de la cinétique segmentaire, une valvulopathie associée (surtout IM), une HTAP
  - Critères échographiques de RAo sévère :
    . Surface aortique < 1 cm^2
    . Flux éjectionnel systolique Vmax > 4 m/s,
    . Gradient moyen VG - Ao > 40 mmHg en cas de FEVG conservée,
    . L'existence d'un bas débit sur RAo serré est de mauvais pronostic
- **Échographie de stress** : distingue un RAo serré en bas débit d'un pseudo RAo serré. Évalue la réserve contractile du VG (intérêt pronostique).
- Au terme de ce bilan, il faut discuter la cure de la valvulopathie avant tout autre acte chirurgical (cf. tableau).
- Un bilan cardiologique récent de moins de 6 mois est nécessaire chez un patient porteur d'un RAo avant toute chirurgie extracardiaque. Se mettre en contact avec le cardiologue qui suit le patient pour connaître la nécessité d'une nouvelle évaluation préopératoire (en fonction de la sévérité et l'évolution du RAo).
- Les troubles du rythme seront autant que possible réduits avant l'intervention.

ANESTHÉSIE

Prémédication

- Poursuite des traitements antiangineux.
- Arrêt des anticoagulants et remplacement par HBPM si besoin. (cf. *Utilisation des AVK* et *Utilisation des anticoagulants oraux directs*.)
- Pas d'antibioprophylaxie spécifique (cf. *Prophylaxie de l'endocardite*).

Monitorage

- Surveillance du segment ST (cf. *Surveillance ECG peropératoire*)
- **Cathéter artériel** : en fonction de la sévérité du RAo et de l'acte opératoire.

À poser avant l'induction si RAo sévère.

- **Doppler œsophagien** : validité du débit cardiaque mais les valeurs absolues de l'accélération et du temps d'éjection sont non interprétables.
- **Thermodilution** : PiCCO™ et Swan Ganz donnent une évaluation fiable du débit cardiaque.

Objectifs périopératoires

- **Postcharge** : éviter l'hypotension artérielle (risque de baisse de la perfusion coronaire). Son traitement est une urgence. Une poussée hypertensive soutenue peut entraîner un œdème pulmonaire. Ne pas baisser trop vite la PA car l'hypotension est moins bien tolérée que l'hypertension.
- **Précharge** : maintenir une volémie normale (mauvaise tolérance de l'hypovolémie sur un VG hypertrophique).
- **Rythme** : préserver le rythme sinusal.
- **Fréquence** : éviter tachycardie (insuffisance de remplissage du VG) et bradycardie (bas débit).

Anesthésie locorégionale

- Les anesthésies médullaires étaient classiquement contre indiquées. Toutefois, l'anesthésie péridurale basse avec des injections fractionnées ou une rachianesthésie continue titrée avec un contrôle parfait de l'hémodynamique peuvent être envisagées.
- Les blocs périphériques sont une bonne indication. Il est préférable de ne pas employer de solutions adrénalinées.

Anesthésie générale

- L'anesthésie doit être conduite comme pour un patient coronarien.
- Surveillance en soins intensifs en postopératoire.

INDICATIONS DE REMPLACEMENT VALVULAIRE EN CAS DE RÉTRÉCISSEMENT AORTIQUE

	Patient asymptomatique	Symptômes (angor, syncope, dyspnée)
RAo non sévère (écho)	Surveillance clinique et échographique	Rechercher une autre cause aux symptômes
RAo sévère (écho)	• Chirurgie si - FE VG < 50 % liée à la sténose aortique - ou EE perturbée (symptomatique) - ou progression rapide de la sténose - ou Vmax aortique > 5 m/s - ou BNP > 3 fois la normale • Dans les autres cas : surveillance clinique et échographique	Coronarographie puis chirurgie valvulaire

- Chez certains **patients à haut risque opératoire**, on peut proposer au cas par cas et après discussion en staff multidisciplinaire, le remplacement valvulaire par prothèse percutanée (TAVI).
- Pour les **patients en état critique** (OAP réfractaire, choc cardiogénique) une dilatation de la valve aortique au ballon peut être discutée comme solution d'attente (avant chirurgie valvulaire ou TAVI) en cas de RAo symptomatique chez un patient nécessitant une chirurgie non cardiaque en urgence. Les progrès du TAVI rendent cette situation de moins en moins fréquente.

INSUFFISANCE AORTIQUE

- **Étiologies** :
  - Aiguës : traumatique, dissection aortique, endocardite.
  - Chroniques : dégénérative (dysplasie valvulaire primitive), fuite aortique dans le cadre de la maladie annulo-ectasiante (Marfan, Ehlers-Danlos), rhumatismale (RAA), congénitale sur bicuspidie ou anévrisme du sinus de Valsalva ou lors de certaines maladies systémiques (lupus, spondylarthrite ankylosante).
- **Physiopathologie** :
  - Surchage systolique du VG par augmentation de la postcharge fonctionnelle, dilatation ventriculaire et HVG
  - Augmentation de la PA systolique et diminution de la PA diastolique
  - Diminution du débit sanguin coronaire (perfusion diastolique)
  - Insuffisance cardiaque progressive
- **Facteurs de gravité** (en général en faveur d'une fuite importante grade 3 à 4) :
  - IVG clinique, OAP
  - Dyspnée d'effort
  - Pression artérielle diastolique < 40 mmHg
  - Angor d'effort ou de repos

BILAN PRÉOPÉRATOIRE

- Mesure de la pression artérielle systolique et diastolique.
- **Symptômes fonctionnels** : insuffisance cardiaque et angor. Leur existence indique un mauvais pronostic en l'absence de chirurgie réparatrice.
- Radiographie pulmonaire : cardiomégalie et HAG.
- **ECG** : surcharge diastolique du VG, HAG, FA, troubles de la repolarisation
- **Échographie-Doppler cardiaque** :
  - Confirme le diagnostic, recherche une étiologie éventuelle ou une valvulopathie associée.
  - Quantifie la régurgitation : sévère si volume régurgité > 60 mL, surface de l'orifice régurgitant > 0,3 cm^2, largeur du jet à son origine > 0,6 cm.
  - Mesure le diamètre de l'aorte ascendante et la dilatation du VG (facteur pronostique).
  - Elle apprécie la contractilité globale et segmentaire du VG avec estimation de la FEVG.
  - L'ETO permet une meilleure analyse de l'anatomie valvulaire et de l'aorte thoracique (crosse incomplètement analysée).
- **IRM et scanner** utiles pour mesurer le diamètre de l'aorte ascendante
- **Syndrome de Marfan** : les β-bloquants et/ou les ARA-II ralentissent la dilatation aortique.

ANESTHÉSIE

Pas de drogue contre indiquée de principe.

Prémédication

Pas d'antibioprophylaxie spécifique (cf. *Prophylaxie de l'endocardite*).

Monitorage

- Surveillance du segment ST (cf. *Surveillance ECG peropératoire*).
- Cathéter artériel : fonction de la chirurgie, de l'importance de l'IVG et de l'angor
- Monitorage invasif si IA massive
- **Swan Ganz** : la PAPO sous-estime la précharge du VG (PTDVG).

Objectifs périopératoires

- **Postcharge** : éviter l'hypertension artérielle qui majore la fuite aortique. L'utilisation d'un vasodilatateur est alors indiquée sans effondrer la pression artérielle diastolique (perfusion coronaire).
- **Précharge** : maintenir en normovolémie.
- **Fréquence** : éviter la bradycardie qui majore la fuite aortique (objectif de 80 à 100/min).

Anesthésie locorégionale

- Pas de contre indication de principe.
- Se méfier si la PA diastolique est basse au départ. Traitement de l'hypovolémie par expansion volémique, d'autant plus prudente qu'il existe une IVG (OAP possible à la levée du bloc) et par vasopresseurs mixtes.

INDICATIONS CHIRURGICALES DE L'IAo

- IAo aiguë sévère (chirurgie urgente). Dans l'attente : vasodilatateur, dobutamine. Contrepulsion intra-aortique contre indiquée.
- IAo chronique : une IAo sévère (critères échographiques) associée à un des critères suivants est d'indication chirurgicale :
  - FEVG ≤ 55 % au repos.
  - Dilatation VG sévère : VTSVG > 50 mm.
  - Patient symptomatique
  - Existence d'une autre indication de CEC
  - Dégradation rapide de la FE ou de la dilatation ventriculaire

RÉTRÉCISSEMENT MITRAL

- **Étiologie** : quasi-exclusivement le RAA.
- **Physiopathologie** : surface mitrale (SM) normale : 4 à 5 cm^2.
  - Rétrécissement mitral (RM) généralement non symptomatique avant SM ≤ 2,5 cm^2. RM serré si SM ≤ 1,5 cm^2.
  - Le RM augmente progressivement les pressions en amont de la valve mitrale :
    . Augmentation POG entraîne une dilatation de l'OG ± FA.
    . Augmentation PAPO entraîne un œdème pulmonaire (insuffisance cardiaque gauche sans IVG), signe de RM serré.
    . HTAP avec risque d'IVD.
  - FA = 30 à 40 % des RM symptomatiques. La FA favorise les OAP, les décompensations et le risque d'AVC

BILAN PRÉOPÉRATOIRE

- Le plus souvent asymptomatique au repos tant que SM ≥ 1,5 cm^2. L'aggravation est souvent précipitée par une complication (FA, embolie artérielle).
- Radio de thorax : cardiomégalie, dilatation OG ± surcharge pulmonaire.
- ECG : HAG, parfois FA ou HVD. Pas d'HVG si RM isolé.
- **Échographie-Doppler** (intérêt de l'ETO) :
  - Mesure la surface mitrale et le gradient moyen OG-VG ainsi que le temps de demidécroissance de la pression
  - RM sévère si temps de demidécroissance > 150 ms, gradient > 10 mmHg, surface < 1,5 cm^2
  - Mesure le diamètre de l'OG (normale < 40 mm) et recherche un thrombus intra auriculaire (ETO).
  - Quantifie l'HTAP et les répercussions sur le cœur droit
  - Apprécie la contractilité VG globale et segmentaire (FEVG en général conservée en cas de RM isolé).
  - Recherche une autre valvulopathie associée (IM).
- **Échographie de stress** parfois utile pour démasquer les symptômes et évaluer le retentissement de l'effort sur le gradient transmitral et la PAP.
- **Traitement médical** :
  - Insuffisance cardiaque : IEC, diurétiques.
  - Inhibiteurs calciques bradycardisants et ßbloquants permettent d'allonger la diastole et donc d'améliorer le remplissage du VG.
  - Anti-arythmiques classe IC ou III en cas de FA paroxystique avec prudence et suivi cardiologique.
- **Dans l'optique d'une chirurgie extracardiaque, tant que SM > 1,5 cm^2, sujet asymptomatique et PAPs < 50 mmHg, le risque périopératoire est faible. Dans le cas contraire, discuter au préalable une cure du RM.**

- Indication du traitement anticoagulant (AVK) en cas de RM serré (objectif INR = 2-3) :
  - Fibrillation auriculaire, paroxystique ou chronique
  - Antécédent d'événement embolique
  - Thrombus dans l'OG
  - À discuter si OG > 50 mm même en rythme sinusal

ANESTHÉSIE

Prémédication

- Pas d'antibioprophylaxie spécifique (cf. *Prophylaxie de l'endocardite*)
- Remplacement des AVK par l'héparine ou une HBPM selon le geste (cf. *Utilisation des AVK*).
- Les digitaliques doivent être contrôlés et poursuivis en préopératoire

Monitorage

- Scope pour les troubles du rythme
- Monitorage hémodynamique invasif si geste chirurgical important ou en présence d'une HTAP
- **Swan Ganz** : en cas de RM, la PAPO surestime la PTDVG mais est un bon reflet du risque d'OAP (barrage mitral).

Objectifs périopératoires

- **Postcharge** : en cas d'hypotension, traitement par vasoconstricteur urgent si HTAP associée.
- Précharge : marge faible pour la volémie : hypovolémie = baisse du remplissage OG, hypervolémie = risque d'OAP (monitorage ++).
- Fréquence : éviter la tachycardie (diminution du remplissage du VG par diminution de la durée de la diastole). Après vérification de la profondeur de l'anesthésie, l'apparition d'une tachycardie ou d'une tachyarythmie mal tolérée en peropératoire peut être traitée par de petites doses de digoxine IV. L'utilisation d'esmolol en peropératoire est possible mais ne se conçoit qu'en l'absence d'insuffisance cardiaque droite ou d'HTAP.
- Rythme : maintenir le rythme sinusal (perte de la systole auriculaire mal tolérée). La cardioversion (1 joule/kg) est rarement efficace quand la FA est ancienne.
- Éviter une majoration de l'HTAP (hypoxémie, hypercapnie, acidose).

Anesthésie locorégionale

- Les anesthésies médullaires sont peu indiquées en raison du risque de dégradation supplémentaire du remplissage du VG. Cependant, une anesthésie péridurale titrée ou une rachianesthésie continue sont envisageables en contrôlant parfaitement l'hémodynamique.
- Les blocs périphériques sont une bonne indication.

Anesthésie générale

- Les agents qui peuvent augmenter la fréquence cardiaque sont à employer avec précaution (kétamine, forte concentration d'halogénés).
- Le N_2O est contre indiqué en cas d'HTAP.
- Les autres médicaments de l'anesthésie peuvent être utilisés.

INDICATIONS CHIRURGICALES

- Commissurotomie percutanée (à privilégier) ou chirurgie pour remplacement valvulaire si SM ≤1,5 cm^2 et :
  - Patient symptomatique
  - Ou patient asymptomatique mais antécédent d'embolie ou FA récente ou PAPs > 50 mmHg ou désir de grossesse ou chirurgie extra cardiaque majeure.

INSUFFISANCE MITRALE

- **Étiologies**
  - IM chronique : organique (le plus souvent dégénérative, prolapsus mitral, RAA), fonctionnelle (dilatation mitrale secondaire à une cardiopathie dilatée) ou ischémique (dysfonction de pilier).
  - IM aiguë : rupture de pilier (IDM) ou de cordage (dégénérative), endocardite (destruction, perforation valvulaire).

Une insuffisance cardiaque aiguë avec une hyperkinésie est en faveur d'une IM aiguë.

- L'IM est la valvulopathie la plus fréquente après le RAo. Elle peut être associée à un RM (maladie mitrale), à un prolapsus valvulaire ou à un RAo.
- **Physiopathologie**
  - La régurgitation dans l'OG augmente la POG, avec risque d'œdème pulmonaire et d'HTAP + dilatation de l'OG. La régurgitation induit une dilatation du VG (surchage diastolique par augmentation de la précharge ventriculaire), qui à son tour aggrave la dilatation de l'anneau mitral (et l'IM) en cercle vicieux.
  - Évolution lente vers une altération de la fonction systolique du VG par dilatation.

BILAN PRÉOPÉRATOIRE

- Recherche et quantification d'une insuffisance cardiaque et d'une FA.
- Traitements : IEC (en cas d'insuffisance cardiaque), diurétiques, anticoagulants en cas de FA ± digoxine si FA rapide.
- Rx thorax : dilatation de l'OG ± du VG, surcharge pulmonaire.
- ECG : HAG, surcharge électrique diastolique du VG, FA.
- **Échographie-Doppler cardiaque** (intérêt de l'ETO) :
  - Confirme et quantifie la régurgitation mitrale, sévère si volume de régurgitation > 60 mL, surface de l'orifice régurgitant > 0,4 cm^2, diamètre du jet à l'origine > 0,7 cm).
  - Apprécie la dilatation de l'OG et du VG.
  - Recherche un thrombus dans l'OG (ou l'auricule gauche par ETO).
  - Mesure la FEVG : FE indirectement augmentée par hyperkinésie compensatrice du VG (une valeur « seulement » normale traduit déjà un retentissement de l'IM).
  - Recherche d'une HTAP
  - Recherche une étiologie (appareil sous-valvulaire) ou une valvulopathie associée (maladie de Barlow, RM).

IM FONCTIONNELLE

- Fréquente en cas d'insuffisance cardiaque chronique, dont elle est un signe de mauvais pronostic si la fuite est importante.
- **Traitement** : symptomatique de l'insuffisance cardiaque (diurétiques, nitrés), remodelage du VG (IEC, β-bloquant). Traitement de l'étiologie de la cardiopathie si possible. L'annuloplastie restrictive (chirurgicale) a d'assez mauvais résultats. En fonction du contexte, discussion de la transplantation cardiaque dans les dysfonctions VG évoluées chez des patients jeunes.

IM ISCHÉMIQUE

- La régurgitation varie dans le temps, avec la PA, l'exercice (OAP), l'ischémie, une FA.
- Intérêt de l'épreuve d'effort.
- Pronostic moins bon que celui de l'IM organique surtout si séquelle de nécrose myocardique.
- Facteur de gravité indépendant dans la coronaropathie.
- L'IM peut être améliorée dans certains cas d'ischémie myocardique sans nécrose constituée après revascularisation coronaire.

ANESTHÉSIE

Prémédication

- Pas d'antibioprophylaxie spécifique (cf. *Prophylaxie de l'endocardite*).
- Adapter le traitement anticoagulant (cf. *Utilisation des AVK* et *Utilisation des anticoagulants oraux directs*).
- Poursuivre et adapter les digitaliques, arrêt des IEC et des diurétiques.

Monitorage

- Il est fonction de la gravité de l'IM et de l'intervention chirurgicale : monitorage invasif en cas d'IM sévère (intérêt du cathéter artériel).
- **Swan Ganz** : la taille de l'onde v est bien corrélée à l'importance de la régurgitation. La PAPO surestime la précharge du VG (PTDVG), mais reflète bien le risque d'œdème pulmonaire. Le débit cardiaque est sous-estimé (il en est de même pour toutes les techniques de thermodilution), par ignorance de la régurgitation.

Objectifs périopératoires

- **Précharge** : maintenir normale ou basse (risque d'OAP).
- Postcharge : éviter l'hypertension qui favorise la régurgitation.
- Fréquence : maintenir la FC haute (80 à 100/min) qui favorise le débit antérograde.
- Rythme : maintenir le rythme sinusal.

Anesthésie locorégionale

- Pas de contre indication de principe à la péridurale ou à la rachianesthésie.
- Les autres ALR ne posent pas de problème.

INDICATIONS CHIRURGICALES DE L'IM

- IM symptomatique aiguë
- IM chronique sévère d'indication chirurgicale si :
  - patient symptomatique (dyspnée)
  - FE < 60 % ou DTSVG > 40 mm
  - dégradation rapide de la FE ou du DTSVG
- En cas d'IM d'origine ischémique, l'indication est évaluée après optimisation du traitement médical de la cardiopathie ischémique

Quand elle est possible, la réparation valvulaire est préférée au remplacement valvulaire.

PARTICULARITÉS DU PROLAPSUS VALVULAIRE MITRAL

- Il touche 1 à 2,5 % de la population générale.
- Son diagnostic se fait à l'ETT qui affirme le bombement systolique d'un ou des deux feuillets mitraux au-delà du plan de l'anneau mitral. L'IM n'est pas toujours présente mais doit être recherchée systématiquement.
- Risque accru d'accident thromboembolique, de troubles du rythme, de survenue d'endocardite et d'insuffisance mitrale.
- **À l'ECG, l'élargissement du QTc et l'inversion des ondes T sont associés à un risque accru de troubles du rythme.**
- Maladie de Willebrand parfois associée, à rechercher systématiquement.
- Le risque accru de trouble du rythme ventriculaire en cas de prolapsus mitral doit faire éviter l'activation sympathique (emploi limité de l'atropine). Le traitement antiarythmique de fond doit être poursuivi en périopératoire.

ANESTHÉSIE POUR CRANIOTOMIE

OBJECTIFS PRIORITAIRES

- Préserver le cerveau sain pendant l'intervention.
- Maintenir une PA moyenne (PAM) > 70 mmHg pour PPC suffisante (≥ 60 mmHg) afin d'éviter l'ischémie.
- Utiliser des agents anesthésiques diminuant parallèlement la consommation d'O_2 cérébrale et le débit sanguin cérébral : pas de kétamine.
- Assurer la détente cérébrale pour diminuer la pression sous les écarteurs et minimiser les lésions secondaires chirurgicales : osmothérapie par mannitol parfois nécessaire avant la dépose du volet.
- Maintien d'une normocapnie.
- Réveil précoce pour permettre une surveillance clinique neurologique précise, seul moyen de dépistage rapide d'une complication postopératoire.
- Éviter et contrôler l'hyperglycémie, particulièrement chez le diabétique et/ou si corticothérapie en cours.

PÉRIODE PRÉOPÉRATOIRE ET ÉVALUATION ANESTHÉSIQUE

- **Statut neurologique préopératoire** :
  - Détecter l'HTIC (GCS, examen pupillaire, signes d'engagement sur TDM, Doppler transcrânien si possible)
  - Évaluer les signes neurologiques focalisés, latéralité dominante
  - Évaluer le risque d'épilepsie lésionnelle : préexistante et/ou risque comitial périopératoire (antécédents de convulsions et traitement en cours, topographie sustentorielle + corticale + frontale - temporale > pariétale >> occipitale),
  - Rechercher les troubles de la déglutition en cas de lésion sous tentorielle.
- **Prophylaxie antiépileptique** : lévétiracétam (voie orale ou IV).
  - Chirurgie programmée : lévétiracétam 500 mg × 2/j PO à commencer 48 h avant.
  - Chirurgie relativement urgente : lévétiracétam à commencer la veille au soir, à la posologie de 1 000 mg PO (dose de charge) et continuant le matin à la posologie de 500 mg × 2/j PO.
  - Chirurgie d'urgence : lévétiracétam 1 000 mg IV en début d'intervention puis 500 mg × 2/j après l'intervention.
  - Adaptation posologique si fonction rénale altérée et chez le sujet âgé (250 mg × 2/j).
- Traitement à continuer 7 jours en postopératoire, sauf si crise convulsive postopératoire (avis neurologue). Chez le patient épileptique traité, continuer le traitement habituel et associer si besoin du lévétiracétam.
- **Prémédication non indispensable** : gabapentine non recommandée.
- **Arrêt de tout agent antiplaquettaire et anticoagulant,** évaluation du risque hémorragique et prévision de produits sanguins homologues.
- **En urgence prévoir antagonisation si possible des agents antiplaquettaires ou anticoagulants** (cf. *Agents antiplaquettaires, Utilisation des AVK, Utilisation des héparines*).

PÉRIODE PEROPÉRATOIRE

- Abord veineux périphérique le plus souvent.
- Monitorage invasif non systématique, indiqué si HTIC (KTA ± KTC ± PIC), risque de troubles neurovégétatifs (chirurgie de fosse postérieure profonde), risque hémorragique, chirurgie anévrismale (risque hémorragique et ischémique).
- Monitorage de la température centrale et maintien d'une normothermie (sauf si hypothermie volontaire pour HTIC).
- Monitorage de profondeur d'anesthésie recommandée (BIS si possible).
- Sondage vésicale si chirurgie longue et/ou osmothérapie.
- Position de la tête : pas d'hyperextension, jugulaires libres, pas de rotation latérale de la tête > 45° et éventuellement proclive de la table 15 à 20°. Attention à l'hyperflexion de la tête pouvant couder la sonde d'intubation.

- Protection soigneuse des points de compression et pas de canule de Guédel (prévention du conflit « langue-canule de Guédel ») en positions latérale et ventrale.

Produits anesthésiques

- Blocs du scalp (ropivacaïne ou lévobupivacaïne aux doses thérapeutiques avec adjuvants possibles) recommandés avant l'incision, après repérage de l'incision par neuronavigation (cf. *Blocs nerveux du scalp*).
- Infiltration locale chirurgicale hémostatique (solution de NaCl 0,9 % adrénalinée).
- Hypnotiques : propofol (induction ou AIVOC) et entretien possible par halogénés en l'absence d'HTIC : desflurane (de préférence car moins vasodilatateur) ou sévoflurane avec CAM ≤ 1.
- En cas d'HTIC : ne pas introduire les halogénés avant ouverture de la dure-mère, l'anesthésie totale IV bien adaptée.
- Morphiniques : rémifentanil de préférence (dose moyenne de 0,125 µg/kg/min), sufentanil en mode AIVOC possible. La dissection intracérébrale est non douloureuse en dehors des tractions méningées.
- Curares : sans particularité ; curarisation profonde lors de la chirurgie anévrismale, robotisée ou endoscopique et dans la neurochirurgie à proximité axiale (tronc cérébral).
- **N_2O contre indiqué**.

Principes de prise en charge

- **Perfusion de solutés isoosmolaires non glucosés** : NaCl 0,9 %, 2 à 3 mL/kg/h.
- Si chirurgie > 3 h : 1 RL pour 2 NaCl 0,9 % pour prévenir l'acidose hyperchlorémique majorant la toxicité rénale de la rhabdomyolyse.
- Compensation de diurèse osmotique pour maintien volémique si mannitol.
- Surveillance glycémique et insulinothérapie IVSE si glycémie > 10 mmo/L (cf. *Anesthésie et diabète*).
- **Maintenir une PAM ≥ 70 mmHg**. Expansion volémique à l'induction si hypovolémie (monitorage par ΔPP). Recours précoce aux catécholamines (noradrénaline) en cas de vasoplégie.
- **Mannitol 20 %** : 0,2 g/kg en 10 minutes (soit 1 mL/kg) avant l'ouverture de la dure-mère en cas d'HTIC/tension cérébrale.
- Ventilation contrôlée avec **objectif d'$etCO_2$: 32-34 mmHg (contrôle de la $PaCO_2$ si artère sanglante)**.
- Antibioprophylaxie (cf. *Antibioprophylaxie en neurochirurgie*).
- Prophylaxie de la MTEV : compression surale intermittente systématique.

PÉRIODE POSTOPÉRATOIRE

- En général, réveil et extubation sur table.
- Laisser le malade en proclive à +30°, tête en rectitude.
- **Surveillance neurologique stricte** : conscience (GCS) et déficits neurologiques focalisés. Scanner cérébral en urgence si altération neurologique et après information chirurgicale.
- Perfusion par NaCl 0,9 %.
- Surveillance glycémique et insulinothérapie si glycémie > 10 mmo/L (cf. *Anesthésie et diabète*).
- Recherche d'une rhabdomyolyse en cas de chirurgie longue (> 6 h) avec maintien d'un pHu ≥ 6 (cf. *Rhabdomyolyse*).
- Analgésie simple le plus souvent (période postopératoire peu douloureuse et analgésie résiduelle de l'ALR) : paracétamol ± titration morphine puis PCA. Contre indication des AINS (risque hémorragique) et prudence avec le néfopam (baisse du seuil épileptogène discutée).
- Prophylaxie de la MTEV : bas de contention et compression surale intermittente jusqu'à H24 et introduction HBPM prophylactique à J2 sauf CI chirurgicale.
- Hospitalisation en soins continus 24 h selon l'avis chirurgical et en fonction du terrain.
- Continuer les corticoïdes avec décroissance posologique sur une semaine.

CAS PARTICULIERS

Chirurgie anévrismale (cf. *Hémorragie méningée par rupture d'anévrisme*)

- L'agent anesthésique doit assurer une excellente stabilité hémodynamique et une très bonne détente cérébrale. Curarisation profonde jusqu'à la sécurisation de l'anévrisme. Les tractions méningées peuvent induire des douleurs aiguës transitoires.
- Parfois mise en place d'un drain lombaire externe par les chirurgiens après l'induction, pour drainage peropératoire de LCR, à retirer avant le réveil.
- Deux risques particuliers à prendre en charge en peropératoire :
  - **Rupture peropératoire de l'anévrisme** : hémorragie parfois dramatique et difficultés chirurgicales. Clampage temporaire possible du vaisseau en amont de l'anévrisme, qui doit se faire sous normo ou hypertension. L'hypotension contrôlée profonde est abandonnée en raison du risque ischémique. Une hypotension relative (PAM ≥ 60 mmHg) est admise pour faciliter la dissection chirurgicale. Ne pas tolérer de poussée hypertensive avant le clippage de l'anévrisme.
  - **Spasme artériel** : pas de prévention efficace ; maintenir une perfusion cérébrale suffisante en augmentant la PAM à 90 - 100 mmHg (jusqu'à 120 mmHg), au besoin par perfusion de noradrénaline.

Chirurgie sous tentorielle

- La difficulté d'accès chirurgical nécessite des positions particulières :
  - Position en décubitus ventral ou latéral : installation rigoureuse (risque de rhabdomyolyse) avec protection des points d'appuis et dégagement du thorax.
  - Position assise de moins en moins utilisée : risque d'embolie gazeuse, de lésions vasculaires (cf. *Anesthésie et position assise*).
- Il faut distinguer la chirurgie des lobes cérébelleux et du vermis qui pose peu de problèmes particuliers, de celle des structures profondes (plancher du 4e ventricule, angle pontocérébelleux) qui expose à des troubles neurovégétatifs peropératoires, et en postopératoire à des troubles de conscience et des lésions de certaines paires crâniennes (troubles de la déglutition, pneumopathie d'inhalation). En cas de risque important de troubles de déglutition (chirurgie délabrante, existence de dysfonction laryngée préopératoire), l'extubation fera l'objet d'une attention particulière, au besoin réalisée en réanimation. Une trachéotomie peut être nécessaire en 2e, voire en 1re intention.
- **Pas d'indication à une prophylaxie anti épileptique**.

Chirurgie éveillée

- **Indications de la craniotomie à l'état éveillé** : exérèse de lésions en zones fonctionnelles. Classiquement décrite pour la chirurgie de tumeurs de bas grade en hémisphère majeur et à topographie temporale (le langage étant testé pendant l'intervention), ses indications tendent à s'élargir.
- Elle est précédée d'une IRM fonctionnelle et s'accompagne en peropératoire d'une stimulation électrique intermittente corticale et sous corticale permettant d'établir à l'éveil une cartographie fonctionnelle de la zone opératoire. Ainsi, une exérèse chirurgicale optimale, facteur de meilleur pronostic, peut être pratiquée, tout en minimisant le risque fonctionnel.
- **Prise en charge préopératoire en équipe**, pluridisciplinaire (neurochirurgie, neuroépileptologie, anesthésie, orthophonie, psychologie, neurorééducation) et le suivi du patient par le même médecin anesthésiste-réanimateur de manière à informer précisément des différentes étapes et renforcer une relation de confiance (nécessaire à la prévention des réactions d'angoisse peropératoires). À Bicêtre, 3 consultations d'anesthésie sont organisées, dont une conjointe avec l'orthophoniste et le/la psychologue.
- Prophylaxie antiépileptique classique. Pas de prémédication sauf un IPP à visée antiacide la veille au soir.

Prise en charge peropératoire :

- **Positionnement attentif du patient réveillé** en position semi latérale, en insistant sur l'obtention d'un confort maximal guidé par le ressenti du patient et avec l'aide de l'équipe de neurorééducation présente au bloc.

- L'anesthésie utilisée est dite « **asleep-awake-asleep** » avec 2 étapes d'anesthésie générale encadrant l'étape d'éveil.
- **Première étape** :
  - Durée 30-40 min
  - Destinée à la réalisation des blocs nerveux du scalp (indispensables), puis la mise en place de la têtière de Mayfield, et enfin la craniotomie (après repérage par IRM de neuronavigation) jusqu'à l'ouverture de la dure-mère.
  - Sédation possible en ventilation spontanée. Propofol possible en mode AIVOC jusqu'à une cible ≤ 3 µg/mL et perfusion IV de rémifentanil jusqu'à 0,025 µg/kg/min (faibles bolus de 5 à 10 µg possibles).
  - Le tissu cérébral n'étant pas algogène, les morphiniques sont alors interrompus.
  - À Bicêtre, l'hypnosédation est utilisée pour minimiser les doses des produits anesthésiques et préserver les fonctions cognitives.
- **Deuxième étape** : réveil peropératoire du patient crâne ouvert qui permet la pratique des tests de langage, des tests moteurs, voire sensitifs, sous contrôle de l'orthophoniste. Le patient est à ce moment actif, répète les exercices pendant le temps d'exérèse qui peut durer jusqu'à 2 h.
- **Troisième étape** : fermeture jusqu'au pansement de tête de moins d'une heure. Sédation possible légère en ventilation spontanée.
- **Monitorage** : 2 VVP, monitorage hémodynamique non invasif, capnomasque, fréquence respiratoire, sondage vésical pour confort et monitorage thermique, surveillance glycémique avec apport de soluté glucosé pendant l'éveil. Les traitements associés peropératoires sont la corticothérapie à doses antiinflammatoire (méthylprednisolone IV 2 mg/kg), la prophylaxie anti-nauséeuse systématique par ondansétron et l'antibioprophylaxie.

Principales difficultés anesthésiques

- **Maintien d'une ventilation spontanée** en limitant au maximum l'hypercapnie, responsable de tension cérébrale. Certaines équipes utilisent une anesthésie plus profonde avec masque laryngé et ventilation contrôlée au prix d'une dose cumulée de drogues anesthésiques plus élevée pouvant entraver les fonctions cognitives au réveil, alors que d'autres, comme à Bicêtre, diminuent la sédation médicamenteuse.
- **Gestion de la position semi latérale prolongée** avec l'inconfort dû à certains points d'appui et surtout à des contractures douloureuses cervicales, soulagées par massages et techniques de relaxation.
- **Gestion des crises d'épilepsie peropératoires** dont le traitement est d'abord l'application par le chirurgien de NaCl 0,9 % froid en surface corticale puis des bolus IV de propofol (10-20 mg), voire exceptionnellement une AG avec ML/iGel ou IOT.
- **Gestion des phases de fatigue** et de moindre concentration du patient, voire de crises d'angoisse peropératoires prévenues par la phase de préparation préopératoire.
- **La prise en charge postopératoire** est la même que pour une craniotomie classique.

ANESTHÉSIE POUR CHIRURGIE PAR VOIE TRANS SPHÉNOÏDALE

- La microchirurgie par voie trans sphénoïdale rhinoseptale avec endoscopie endonasale est la technique de référence actuelle dans le traitement chirurgical des adénomes hypophysaires, et peut être utilisée pour les craniopharyngiomes de l'enfant. De façon plus rare, un abord par craniotomie bifrontale est indiqué (cf. *Anesthésie pour craniotomie*).
- **Macro-adénomes** (> 75 %) : à prolactine ou non sécrétant, avec possible effet de masse révélé par un déficit visuel par compression du nerf optique (urgence chirurgicale), un syndrome d'insuffisance antéhypophysaire voire panhypophysaire (urgence chirurgicale), une hydrocéphalie avec HTIC plus rarement.
- **Micro-adénomes** (< 20 %) révélés par une hypersécrétion hormonale anormale (ACTH ou GH, exceptionnellement TSH).

PÉRIODE PRÉOPÉRATOIRE

- Signes cliniques : visuels, HTIC, dysfonction hormonale.
- Bilan endocrinologique à la recherche d'un déficit antéhypophysaire ou d'une sécrétion hormonale excessive avec bilan ionique (natrémie) et glycémie ; bilan cardiovasculaire.
- **Acromégalie** : HTA, cardiopathie hypertrophique avec insuffisance diastolique, diabète, SAHOS.
  - Évaluation préopératoire recommandée par échographie cardiaque et polysomnographie.
  - Intérêt du freinage hormonal préopératoire médicamenteux (équilibre hormonal, réduction tumorale).
- **Cushing** : HTA, diabète, cardiopathie, RGO. Cicatrisation difficile et risque infectieux. Freinage médicamenteux difficile mais équilibrer le diabète, l'HTA, l'insuffisance coronarienne.
- Adénome à prolactine : réduction tumorale médicamenteuse préopératoire (bromocriptine, cabergoline).
- **Panhypopituitarisme** rare, en cas de gros adénome ou craniopharyngiome ; urgence chirurgicale ; risques : hyponatrémie, hypothermie, hypoglycémie. Substitution par hémisuccinate d'hydrocortisone (HSHC) et thyroxine jusqu'à la prémédication.

SUBSTITUTION PÉRIOPÉRATOIRE PAR HSHC

- La sécrétion de cortisol peut s'effondrer précocément en peropératoire (1/2 vie cortisol = 60-90 min).
- Substitution de principe dès la phase peropératoire. L'utilisation à visée antiémétique de la dexaméthasone suffit, puis HSHC (25 mg × 4 à J0/J1,25 mg × 1 à J2).
- À partir de J3 : maintenir hydrocortisone 10-20 mg/j, jusqu'à réévaluation de l'axe corticotrope dans la 1re semaine postopératoire.

PÉRIODE PEROPÉRATOIRE

- Antibioprophylaxie par céfazoline (cf. *Antibioprophylaxie en neurochirurgie*).
- Pas de prophylaxie antiépileptique.
- Risques de ventilation au masque et d'IOT difficiles en cas d'acromégalie.
- 2 voies veineuses périphériques et monitorage hémodynamique non invasif (cathéter artériel si HTA déséquilibrée).
- Positionner la sonde d'IOT à gauche (chirurgien à droite) et un « packing » oropharyngé.
- Installation en position demi-assise (transat) ou en décubitus dorsal avec l'amplificateur de brillance centré sur la région sellaire et abdomen/face externe de cuisse libre (prélèvement de graisse/musculo-aponévrotique pour plastie de dure-mère).
- Risques chirurgicaux peropératoires (rares) : plaie carotide (neuroradiologie interventionnelle), embolie gazeuse.

PÉRIODE POSTOPÉRATOIRE

En postopératoire immédiat (SSPI)

- Réveil précoce (évaluation neurologique), après récupération de la déglutition (car saignement postopératoire pharyngé) :
  - Mèches nasales, oxygénothérapie buccale,
  - Contre indiquer la ventilation non invasive (nasale) (pneumocéphalie, ensemencement bactérien),
  - Prophylaxie systématique des NVPO.
- Analgésie : standard (chirurgie actuellement moins invasive et peu douloureuse).
- Surveillance de diurèse, densité urinaire et contrôles natrémiques, osmolarités plasmatique et urinaire à la recherche d'un diabète insipide, fréquent et transitoire dans le cas de microadénomes et de maladie de Cushing.
- Surveillance visuelle et oculomotrice (TDM cérébrale postopératoire à la recherche d'un hématome).
- Hospitalisation en soins continus à J0 selon avis chirurgical.

J1-J5 postopératoires

- Complications chirurgicales : brèche méningée (4 %), méningite (3 %), lésion carotide, hématome, cécité (1 à 2 %).
- Complications cardiovasculaires (HTA, insuffisance cardiaque, syndrome coronarien aigu...).
- Complications respiratoires (SAHOS, obstruction VAS...). CPAP contre indiquée.
- Complications hormonales :
  - Insuffisance corticotrope précoce, voire hypopituitarisme (15-20 %).
  - Diabète insipide : le plus souvent précoce et transitoire (J1 : 30 %, J7 : 6 %, après J8 : définitif) (cf. Diabète insipide).
  - SIADH : 9-25 % des cas, à 1 semaine postopératoire. Sécrétion d'ADH excessive par rapport aux apports hydriques (cf. Hyponatrémie).

Période postopératoire tardive

Complications chirurgicales : brèche méningée (4 %), méningite (3 %).

ANESTHÉSIE POUR NEURORADIOLOGIE INTERVENTIONNELLE

PROTOCOLE DE SÉDATION POUR PRISE EN CHARGE DES THROMBECTOMIES

Données actuelles

- Amélioration du pronostic neurologique des patients si reperméabilisation rapide des vaisseaux occlus, idéalement dans les 6 premières heures, mais délai prolongé tant qu'il reste du parenchyme cérébral viable et revascularisable (données appréciables grâce à l'IRM, après discussion avec neurologues et neuroradiologues et en comparant les séquences flair et diffusion).
- Consultation d'anesthésie souvent difficile et limitée, en raison des troubles phasiques et/ou de conscience, et de l'urgence de la désobstruction artérielle limitant les possibilités d'explorations complémentaires.
- Quel que soit le protocole de prise en charge, il ne faut pas retarder la thrombectomie (« Time is Brain »)
- Historiquement, thrombectomies réalisées sous AG, plus récemment faites sous sédation. Pas de supériorité d'une technique par rapport à l'autre.
- Dans notre centre, il a été décidé la réalisation en 1re intention des thrombectomies sous sédation permettant un démarrage rapide, un confort du patient, une surveillance neurologique permanente, un retentissement hémodynamique moindre, une meilleure conservation de l'hémodynamique intracérébrale, un respect de la circulation collatérale, mais avec une moindre protection des voies aériennes. La décision est à adapter à chaque patient, selon son état neurologique, son examen clinique et ses antécédents.

PROTOCOLE DE SÉDATION UTILISÉ À BICÊTRE

- Présentation au patient de l'équipe et explication claire de la procédure (patient souvent conscient).
- Examen neurologique de référence, en début de prise en charge (parfois modifié en fin de thrombolyse).
- Patient monitoré et surveillé, idéalement avec une sonde urinaire et une VVP à gauche avec un prolongateur multivoies (type Octopus®).
- Oxygénation et surveillance de la ventilation à l'aide d'un capnomasque
- Matériel d'intubation et plateau de drogues d'urgence toujours prêts et à disposition en cas de besoin.
- Antiémétique IV à l'arrivée.
- Anesthésie locale soignée du point de ponction artériel par le neuroradiologue.
- Pendant l'installation, mise en route immédiate de la sédation en IVSE par :

Rémifentanil : morphinique, utilisé IVSE sur une VVP, avec une valve antiretour, et idéalement sur une des voies du prolongateur proche du point de ponction. Efficacité quasi immédiate. Très peu de retentissement hémodynamique à ces posologies et élimination très rapide en fin de geste.

- Dilution : 5 µg/mL
- Bolus : 5 à 15 µg (1 à 3 mL) en début de procédure, permettant de détendre et de calmer un patient agité.
- Entretien IVSE :
  - Débit massique : 50 à 125 µg/h soit 10 à 25 mL/h, réglé sur la fréquence respiratoire, le score de sédation, l'état de conscience, l'âge et le poids du patient (souvent 75 µg/h).
  - Bolus de 10 à 15 µg, 1 min 30 avant les gestes douloureux, imposant un suivi et une communication rapprochée avec les neuroradiologues (thromboaspiration, tractions lors du déploiement du stent, traction du stent au retrait du thrombus, ablation du désilet).
- Si la sédation au rémifentanil est insuffisante (10 % des cas) ou si le geste de thrombectomie se prolonge (> 2 h), on peut associer sur la 2e voie du cathéter de la dexmédétomidine en IVSE pour majorer la sédation et l'analgésie.

Dexmédétomidine : agoniste des récepteurs α-2, ayant des propriétés propres de sédation et d'analgésie, sans être dépresseur respiratoire. En utilisation seule, le délai d'action est plus long que le rémifentanil et peut retarder de quelques minutes la prise en charge.

- Dilution : 4 µg/mL. 1 ampoule de 200 µg diluée dans 50 mL de NaCl 0,9 %.
- Bolus de 4 à 8 µg en IVD à 3 min d'intervalle, à répéter 3 à 5 fois, ou 0,5 µg/kg en IVL de 20 min, en vérifiant la tolérance hémodynamique (risque de bradycardie modérée et de diminution de la PAM)
- Entretien IVSE : 0,5 à 1 µg/kg/h (soit vit 6 à 20 mL/h), à adapter à l'hémodynamique et au niveau de sédation voulu.

- Prévention et traitement des autres causes d'agitation : globe urinaire (si procédure longue), hypo(-er)glycémie, épilepsie, HTIC, nausées.
- Toute agitation brutale (douleur, mouvement, tachycardie, bradycardie) sous une sédation efficace et bien conduite est souvent le signe d'une complication neurologique ou vasculaire (saignement, HTIC, spasme, dissection, réembolisation sur autre territoire) et justifie un examen neurologique, communication avec le neuroradiologue et réalisation rapide d'un scanner cérébral sur la table d'artériographie.
- L'apparition d'une complication pendant la procédure ou certaines situations (certaines localisations du tronc basilaire, coma, agitation non contrôlable en sédation) peuvent conduire à une anesthésie générale, dont la particularité est le maintien strict et rigoureux de la PAM, (au niveau de PAM du patient avant l'AG), pour ne pas compromettre sa circulation cérébrale collatérale. Recours quasi systématique à la noradrénaline IVSE (dilution : 100 µg/mL). En cas d'urgence ou de complications, un cathéter veineux central peut être mis en place en fémoral par les neuroradiologues pour une administration plus aisée des catécholamines.

Après le geste de revascularisation

- Si sédation : arrêt du protocole de sédation par rémifentanil (et /ou dexmédétomidine) en fin de geste. Élimination très rapide des produits. Réévaluation de l'état neurologique du patient avec le neurologue et retour à l'USINV.
- Si anesthésie générale :
  - Réveil et tentative d'extubation précoce en salle d'artériographie. Surveillance en SSPI pendant quelques heures et retour à l'USINV.
  - En cas d'absence de réveil (si coma, saignement, complication), ou si l'extubation précoce est impossible, transfert du patient en réanimation pour poursuite de la prise en charge.

PROTOCOLE POUR PRISE EN CHARGE DES ANÉVRISMES À FROIDS, DES MAV CÉRÉBRALES ET MÉDULLAIRES ET DES FISTULES DURALES

Spécificités

- Procédures réalisées quasi exclusivement sous anesthésie générale (exceptionnellement sous sédation sur des terrains particuliers, comme l'HTAP)
- Refaire un point neurologique avec le patient, avant induction.
- Préparation par antiplaquettaires : ticagrélor et aspirine la veille et le jour même, selon les dispositifs mis en place dans l'anévrisme (flow diverter, stent). Point à discuter avec le neuroradiologue lors de la consultation. Traitement poursuivi en postopératoire pendant 6 à 12 mois.
- Mise en place de 2 VVP à gauche (accessibles), dont une avec un adaptateur 3 voies (base, héparine, noradrénaline).
- Procédures longues (parfois 4 à 6 h) avec apport hydrosodé important, nécessitant le plus souvent la mise en place d'une sonde urinaire en début de procédure.
- Nombreux cathéters en intra artériel, justifiant parfois la nécessité d'avoir recours à un traitement par héparine IVSE (bolus de 50/UI/kg après la ponction, et entretien à 13 à 15 UI/kg/h IVSE jusqu'à la fin du geste).
- Intervention nécessitant souvent l'administration de noradrénaline (dilution à 100 µg recommandée) pour le maintien d'une PAM satisfaisante. L'utilisation fréquente de nimodipine (vasodilatateur cérébral) par les neuroradiologues pour lutter contre le spasme vasculaire peut obliger à augmenter fortement les doses de noradrénaline pendant 20 à 30 minutes.
- Scanner cérébral recommandé en fin de procédure pour s'assurer de l'absence de complications pendant l'embolisation (saignement, hémorragie, thrombose, dissection), ainsi qu'une séquence d'injection sur l'axe de travail (contrôle fémoral : dissection, thrombose).
- Réveil en fin de procédure et perturbation selon l'état neurologique. Tout déficit focalisé doit inciter à laisser le patient intubé et appeler le neuroradiologue en urgence. Contrôle du scanner cérébral et reprise en artériographie parfois nécessaire.
- Surveillance de 24 h, en milieu de réanimation en post embolisation d'anévrisme et de MAV cérébrale (redistribution vasculaire post embolisation, risque de saignement important).

Complications

- Les complications thromboemboliques lors des traitements endovasculaires sont les plus fréquentes (thrombose intra stent, sténose avec ralentissement de flux, embolies distales). Nécessite l'utilisation de traitements antiplaquettaires intraveineux en urgence. Plusieurs classes médicamenteuses (anti GPIIb/IIIa et inhibiteurs P2Y12) (cf. tableau).

Attention ! Pas de recommandations officielles à ce jour. Leur utilisation doit être discutée au cas par cas entre anesthésiste-réanimateur et neuroradiologues et selon balance bénéfice-risque (thromboembolique/hémorragique).

- En cas d'hémorragie secondaire, il n'existe aucun antidote spécifique efficace à ce jour. La transfusion plaquettaire a une efficacité limitée.

PROTOCOLE POUR PRISE EN CHARGE DES ANÉVRISMES ROMPUS

Spécificités

- sous AG (cf. *Hémorragie méningée*)

PROTOCOLE POUR PRISE EN CHARGE DES VASOSPASMES

Spécificités

- sous AG ou sédation (cf. *Hémorragie méningée*)

AGENTS ANTIPLAQUETTAIRES INTRAVEINEUX

	EPTIFIBATIDE	TIROFIBAN	CANGRÉLOR
Famille médicamenteuse	Anti GPIIb/IIIa	Anti GPIIb/IIIa	Inhibiteur P2Y12
Indication	Thrombose lors d'un traitement endovasculaire	Thrombose lors d'un traitement endovasculaire	Stenting en urgence (patient non prémédiqué)
Voie d'administration	IV / IA	IV / IA	IV
Dose bolus	180 µg/kg	12 µg/kg sur 30 min	30 µg/kg
Dose d'entretien	2 µg/kg/min	0,10 µg/kg/min	4 µg/kg/min
Début d'effet (80 % inhibition plaquettaire)	5 - 15 min	5 - 10 min	2 - 5 min
Délai avant chirurgie (restauration d'une activité plaquettaire normale)	4 h	4 h	20 - 30 min
Adaptation de dose	ClCr < 50 mL/min 1 µg/kg/min	ClCr < 30-50 mL/min 0,05 µg/kg/min	-
Durée de traitement	12 - 24 h	12 - 24 h	4 h
Précautions de manipulation	Solution de 2 mg/mL pour bolus initial Solution de 0,75 mg/mL pour entretien	Solution à utiliser pure (50 µg/mL)	Ampoule 50 mg à reconstituer dans 250 mL (200 µg/mL)

ANESTHÉSIE ET POSITION ASSISE

Les positions assise et demi-assise doivent faire considérer deux risques : l'instabilité hémodynamique et l'embolie gazeuse. Il est nécessaire de trouver un compromis entre les impératifs chirurgicaux, la tolérance du patient et les impératifs anesthésiques.

INDICATIONS

Neurochirurgie

- Position assise : tumeurs pinéales, chirurgie de la fosse postérieure (de moins en moins utilisée)
- Position demi-assise : chirurgie de l'hypophyse

Orthopédie

- Position demi-assise (position transat) : chirurgie de l'épaule

CONTRE INDICATIONS

- Foramen ovale perméable et shunt droit-gauche
- Sténose carotidienne serrée, insuffisance cardiaque sévère ou hypotension artérielle non contrôlée
- Shunt ventriculo-atrial

MONITORAGE ET ÉQUIPEMENT

- Dans tous les cas : monitorage de l'etCO_2 pour la détection de l'embolie gazeuse
- Neurochirurgie en positon assise : doppler œsophagien, cathéter veineux central positionné à la jonction atrio-cave. Monitorage PA sanglante souvent indiqué.
- Orthopédie : importance du monitorage cérébral par BISTM ou NIRS recommandé pour détecter précocement une hypoxie cérébrale.

Pression de perfusion cérébrale (PPC) et position assise

- Attention, en position assise ou demi-assise la PPC ne peut plus être assimilée à la PAM qui est mesurée de façon non invasive (au bras ou au mollet) ou de façon invasive (artère radiale ou fémorale). Il apparaît un gradient hydrostatique entre la PA mesurée et la PPC, qui dépend de l'inclinaison de la table. La PPC est toujours plus basse que la PA mesurée.
- Le gradient hydrostatique s'évalue en mesurant la distance verticale entre le brassard à tension (ou la tête de pression invasive) et le conduit auditif externe (polygone de Willis). La différence est de 1 mmHg pour chaque 1,3 cm de hauteur. Par exemple pour une distance verticale de 26 cm le gradient est de 20 mmHg : une PAM au brassard à 100 mmHg assure une PPC à 80 mmHg.

COMPLICATIONS ET CONDUITE À TENIR

Complication	Mécanisme	Conduite à tenir
Hémodynamique Risque d'ischémie cérébrale et coronaire surtout si facteurs de risque	• 400-800 mL de volume sanguin redistribué vers le pelvis et les jambes • Effet majoré par l'AG	• Rechercher des facteurs de risque en préopératoire (sténose carotides, HTA, coronaropathie…) • Corriger l'hypovolémie préopératoire • Positionner correctement la tête sans compression cervicale • Maintenir la PAM au moins à 80 % de sa valeur de base en tenant compte du gradient hydrostatique • Traiter rapidement l'hypotension par des vasoconstricteurs
Embolie gazeuse (EG) Chute de plus de 5 mmHg de l'etCO_2 sans modification de la ventilation	• Embolie passive : brèche veineuse dans un système veineux plus haut que l'OD • Risque minoré en position ½ assise	**Prévention :** • Rechercher une CI (sténose carotides, dysautonomie, foramen ovale…) • Maintenir l'hémodynamique et monitorer la profondeur de l'anesthésie • Installation progressive • Réduire la séquestration (surélévation jambes, CPI, BAT…) • Pas de N_2O • Ventilation en PEP + 5 à 10 cmH_2O pour augmenter la pression veineuse et réduire le risque d'EG **Traitement :** • Prévenir le chirurgien et appeler à l'aide • FiO_2 1, arrêt PEP à discuter au cas par cas • Compression jugulaire (douce) bilatérale • Si cathéter veineux en cave supérieur, aspirer les bulles • Remplissage vasculaire 5 mL/kg • Si retentissement hémodynamique important : bascule de la table, discuter oxygénothérapie hyperbare postopératoire

ANESTHÉSIE DU TÉTRA / PARAPLÉGIQUE

Il est faux de croire qu'un «tétraplégique n'a pas besoin d'anesthésie».

DYSAUTONOMIE

- Chez les patients para ou tétraplégiques au stade séquellaire, il existe une dysautonomie post traumatique secondaire au déséquilibre entre système nerveux sympathique et parasympathique.

Hypertonie parasympathique relative (état basal)

- Le tonus sympathique de base est plus bas que chez le sujet sain, mais son activation par la stimulation est proportionnellement plus importante que chez le sujet sain. Et comme le baroréflexe est préservé, le risque de bradycardie est plus important (d'autant plus s'il n'y a plus de sympathique thoracique pour compenser).

Hyperréflexie sympathique (état douloureux) = HRS

- Lors de l'interruption médullaire, les circuits de la nociception se réorganisent de façon anarchique sous la lésion, entre les afférences (fibres C et faisceau spino-thalamique) et les efférences sympathiques médullaires (principalement entre T5 et L2), sans possibilité de contrôle par les centres intégrateurs supra spinaux.
- Une stimulation douloureuse ou une distension viscérale peut ainsi provoquer une décharge sympathique majeure (hyperréflexie autonome ou sympathique).
- Les signes d'HRS sont HTA, bradycardie réflexe et autres troubles du rythme, flushs, sueurs, pâleur, pilo-érection, céphalées, anxiété...
- Complications d'HRS : ischémie myocardique, OAP, arrêt cardiaque, hémorragie cérébroméningée, convulsions...

FACTEURS DE RISQUES D'HRS : INDICATIONS D'UNE ANESTHÉSIE

- Niveau lésionnel > T6 (risque x 5 à 10) mais HRS possible pour des niveaux T10 -T12. HRS peu probable pour les atteintes lombaires.
- Ancienneté du traumatisme. Risque maximal théorique 1 à 6 mois après mais peut persister définitivement.
- Section médullaire complète.
- Chirurgie urogénitale (risque x 2 à 4).
- Antécédent d'HRS, mais HRS possible même en l'absence d'ATCD.
- Douleur chronique, anxiété...

TRAITEMENT D'UNE HRS

- Retrait de la cause (penser vessie, digestif), approfondissement de l'anesthésie, nicardipine, labétalol, dérivé nitré...

SPASTICITÉ

- Raideur des membres et mouvements incontrôlés, déclenchés par des stimulations proprioceptives. Mécanisme physiopathologique du même type que celui de l'HRS, mais sans rapport avec le niveau lésionnel.
- Susceptible de gêner une chirurgie du membre inférieur.
- Ne pas interrompre un éventuel traitement par baclofène (risque de syndrome de sevrage grave).

ANESTHÉSIE GÉNÉRALE

- Risque d'estomac plein (ralentissement de la vidange gastrique).
- Risque respiratoire périopératoire (syndrome restrictif, atélectasies favorisées par l'hypotonie de la sangle abdominale).
- Contre indication de la succinylcholine dès la 24-48e heure, jusqu'à 6 à 9 mois voire définitivement, car risque d'arrêt cardiaque par hyperkaliémie brutale (hyper expression des récepteurs à l'acétylcholine à la surface des fibres musculaires).
- Hypotension artérielle à l'induction (sensibilité aux hypnotiques par ↓ du volume de distribution et ↓ du tonus sympathique).
- Bradycardies fréquentes (contre indication relative de la dexmédétomidine).
- CAM d'halogénés requis pour bloquer HRS plus élevée (blocage sous cortical et moelle épinière des influx nociceptifs)

RACHIANESTHÉSIE

- Moins d'effets hémodynamiques et respiratoires que sous AG.
- Mais difficulté d'évaluation du niveau d'anesthésie (retenir le dermatome à partir duquel la spasticité disparaît).

ANESTHÉSIE PÉRIDURALE

- Technique de choix et modalités habituelles en obstétrique.
- Deux risques : échec (difficulté de ponction, mauvaise diffusion dans l'espace péridural remanié), rachianesthésie totale (retard de diagnostic).

PENSER ÉGALEMENT

- Au risque de dépression respiratoire tardive, qui dépend du niveau lésionnel (syndrome restrictif, altération de la toux), avec encombrement bronchique atélectasie, surinfection.
- Au traitement de la douleur chronique et aiguë.
- À la prévention précoce de la maladie thromboembolique et des escarres.
- Au trouble de la thermorégulation : risque d'hypothermie, absence de frisson.
- Aux troubles vésicosphinctériens : risque de rétention aiguë d'urine (sondages vésicaux intermittents précoces). Risque d'infection urinaire.
- Éviter les solutions adrénalinées car sensibilité accrue aux catécholamines.

ANESTHÉSIE ET SISMOTHÉRAPIE

La sismothérapie ou électroconvulsivothérapie (ECT) consiste à provoquer une crise comitiale motrice généralisée grâce à l'application transcrânienne d'un courant électrique sous contrôle d'un monitorage EEG. Les séances sont répétées typiquement 3 fois par semaine, lors du traitement initial puis un traitement d'entretien par séances mensuelles est proposé.

INDICATIONS

Dépression sévère et résistante aux traitements médicamenteux, accès maniaque, schizophrénie aiguë, état catatonique ou troubles de l'humeur sévères des démences ou maladie de Parkinson.

CONTRE INDICATIONS

- Absolues : HTIC.
- Relatives : nécessitant une appréciation, en collaboration avec l'équipe de psychiatrie, de la balance « bénéfice-risque » : malformation vasculaire à risque hémorragique, accident vasculaire cérébral récent, hypertension ou insuffisance coronaire sévères.
- Certaines conditions ne sont pas des contre indications mais exigent précautions et avis spécialisés : grossesse en cours, certaines pathologies oculaires (décollement rétine et glaucome), pacemaker, en particulier si adaptatif, défibrillateur implantable qui exigent une consultation cardiologique et une inactivation transitoire au cours de l'ECT.
- Un traitement anticoagulant peut être maintenu pendant les séances d'ECT.

EFFETS PHYSIOLOGIQUES DE L'ECT

- **Effets cérébraux** : activité convulsive généralisée avec accès tonico-cloniques, vasoconstriction brève suivie de vasodilatation cérébrale avec élévation du débit sanguin cérébral, de la pression intracrânienne et de la consommation cérébrale en oxygène.
- Effets cardiovasculaires biphasiques : par stimulation du système nerveux autonome :
  - Hypertonie parasympathique à la phase tonique avec bradycardie, hypotension, asystolie (possible) et hypersialorrhée.
  - Hypertonie sympathique à la phase clonique avec tachycardie, hypertension, arythmie, augmentation du débit cardiaque et de la consommation d'oxygène myocardique.

RISQUES ET EFFETS INDÉSIRABLES

- Risques cardiovasculaires importants : troubles conductifs (asystolie) et troubles du rythme sévères, accès hypertensif avec risque cardiovasculaire associé (souffrance myocardique et OAP de type Tako Tsubo).
- Risques neurologiques : état de mal épileptique, confusion post critique prolongée, céphalées, troubles mnésiques, AVC hémorragique par accès HTA.
- Risques respiratoires : laryngospasme, inhalation, apnées prolongées, OAP cardiogénique sur accès HTA.

- Risques traumatiques : morsure de langue, luxation mandibulaire, fractures dentaires, fracture-luxation périphérique, myalgies.

ANESTHÉSIE POUR L'ECT

- Consultation préanesthésique : interrogatoire parfois difficile, information et consentement du patient et/ou de son entourage, recherche de grossesse et éventuellement consultation obstétricale, séances d'ECT en ambulatoire pouvant être envisagées pour le traitement d'entretien.
- Interactions médicamenteuses :
  - Les antidépresseurs tricycliques peuvent augmenter les risques d'hypertension, de troubles conductifs/rythmiques et de confusion post critique.
  - Une activité convulsive prolongée peut être liée à certains antidépresseurs de type ISRS (fluoxétine, paroxétine, sertraline) et les iMAO réversibles (moclobémide).
  - La venlafaxine à doses élevées peut augmenter les risques d'asystolie.
  - Le lithium peut augmenter le risque de confusion/delirium postcritique et prolonger la curarisation de la succinylcholine. Quand l'association lithium et ECT est nécessaire, il convient de garder une lithémie basse autour de 0,6 mEq/L.
  - Les anxiolytiques et les stabilisateurs de l'humeur de type valproate, carbamazépine, lamotrigine, topamirate, gabapentine, prégabaline élèvent le seuil convulsivant.
  - La carbamazépine peut prolonger l'action de la succinylcholine.
  - La combinaison neuroleptiques et ECT est bien tolérée.

TECHNIQUE D'ANESTHÉSIE

- **Équipement anesthésique du site de réalisation de l'ECT** (selon les recommandations de la SFAR).
- Préparation des patients : jeûne préopératoire de 6 h avant l'ECT, patient ayant uriné, pas de prémédication, une échographie gastrique est parfois indiquée pour vérifier la vacuité de l'estomac.
- **Mise en place du dispositif de protection bucco-dentaire** (compresses roulées et/ou protège-dents).
- **Préoxygénation indispensable**, ventilation assistée au masque facial le plus souvent, (plus rarement sur masque laryngé ou sur tube endotrachéal).
- **Technique anesthésique avec action rapide et brève**, associant narcotique et curare à dose nécessaire et suffisante pour induire la narcose sans trop inhiber l'activité convulsivante de l'ECT.
- **Choix de l'hypnotique** :
  - Thiopental : 2 à 3 mg/kg
  - Propofol : 1,5 à 2 mg/kg. Peut permettre d'atténuer la stimulation sympathique mais semble induire des crises de plus courte durée. Éviter l'adjonction de lidocaïne pouvant élever le seuil convulsivant.
  - Étomidate : 0,15 à 0,30 mg/kg. L'utilisation répétée expose au risque d'insuffisance surrénale. Prévoir un contrôle de l'axe cortico-surrénalien.
  - Sévoflurane : peut être une alternative en induction (± 7 %) mais oblige à la réalisation de l'ECT en site anesthésique de type bloc opératoire avec analyseur d'halogénés et évacuation des gaz.
  - Certains adjuvants peuvent être indiqués pour diminuer les doses narcotiques et minimiser les effets cardiovasculaires comme le rémifentanil et la dexmédétomidine
- **Choix du curare** : curarisation indiquée pour diminuer les risques traumatiques :
  - Succinylcholine : 0,5 mg/kg (produit de référence), à utiliser avec prudence (diminution des doses) en cas de traitement par le lithium.
  - Rocuronium en alternative 0,3 mg/kg, le monitorage de la décurarisation est indispensable (et masque laryngé ou intubation).
  - Adjuvants possibles : morphinique de type rémifentanil (0,5 à 1 µg/kg) à effet d'épargne hypnotique.
- **Traitement des effets secondaires** : β-bloquant de type esmolol (0,5 à 1 mg/kg) en cas d'HTA et/ou tachycardie ou si insuffisance coronaire non β-bloquée à administrer à la phase clonique, autre antihypertenseur pouvant être administré en préopératoire immédiat : inhibiteur calcique (nicardipine, vérapamil), α1-bloquant (urapidil). Atropine en cas de bradycardie prolongée.

- Conduite en cas d'absence ou faible crise : réduire l'hypnotique ou changer de classe et/ou utiliser des adjuvants (rémifentanil ou dexmédétomidine), supprimer les médicaments pouvant élever le seuil convulsivant. Diminuer le seuil convulsivant avec la caféine (250 à 750 mg IVL 10 min avant ECT) et avec hypocapnie par hyperventilation contrôlée avant le choc électrique.
- **Conduite en cas de crise prolongée** (crise supérieure à 90 s) : faible dose d'hypnotique (thiopental/propofol) ou benzodiazépine d'action rapide (midazolam).
- **Surveillance en SSPI obligatoire** et critères de sortie identiques aux autres patients.

Une réévaluation anesthésique des patients fragiles peut être utile au cours du cycle de traitement par ECT ou en cas d'effets secondaires.

ANESTHÉSIE DU PARKINSONIEN

- Maladie fréquente : 160 000 patients en France, 1,7 % des plus de 65 ans.
- Physiopathologie : dégénérescence progressive des neurones dopaminergiques de la voie nigro-striée, qui inhibent le striatum. Il en résulte une hyperactivité du striatum dont les interneurones sont cholinergiques, ce qui entraîne l'akinésie par freinage de l'activité thalamique et corticale.

CLINIQUE

- Diagnostic positif : bradykinésie avec rigidité plastique et/ou tremblement de repos (4-6Hz) asymétrique.
- Des troubles cognitifs, des chutes, des troubles neurovégétatifs sévères peuvent apparaître plus tardivement. Les symptômes moteurs évoluent vers des troubles de la posture, du freezing, des chutes, et des fluctuations entre un état moteur satisfaisant et des dyskinésies.
- Atteinte du SNA : hypotension orthostatique (aggravée par traitements dopaminergiques), troubles mictionnels, hypersialorrhée avec stase salivaire, crampes, douleurs, RGO, gastroparésie, constipation.
- Troubles de déglutition, obstruction des VAS hautes par mauvaise coordination des muscles pharyngo-laryngés.
- Atteinte respiratoire : rigidité thoracique, syndromes obstructif et restrictif (cyphose, akinésie), toux inefficace.
- Troubles cognitifs et comportementaux, dépression, hallucinations (favorisées par les agonistes dopaminergiques et les iMAO).
- Le score moteur du MDS-UPDRS III comprend plusieurs parties permettant d'apprécier le retentissement global de la pathologie. La partie I du score évalue la cognition, le comportement et l'humeur ; la partie II les activités de la vie quotidienne ; la partie IV les complications du traitement.

TRAITEMENT ANTIPARKINSONIEN

(cf. Tableau)

- But : compensation du déficit dopaminergique de façon la plus régulière possible sur la journée.
- Principe : association de L-dopa exogène et d'agonistes dopaminergiques non ergotés (action directe sur les récepteurs dopaminergiques D2 postsynaptiques), ou d'inhibiteurs des enzymes du catabolisme de la dopamine (COMT ou MAO-B).
- Possibilité de voies cutanée (patch de rotigotine), sous cutanée (pompes d'apomorphine ou de dopaceptin) et gastroduodénale (Duodopa®).

Traitements adjuvants

- Hypotension orthostatique : α1-agoniste : midodrine (Gutron®), fludrocortisone.
- Troubles du comportement, hallucinations : clozapine (Clozapine®) ou quetiapine.
- Troubles cognitifs et mnésiques : anticholinestérasique : rivastigmine (Exelon®).

Stimulation cérébrale profonde (SCP) (ou « deep brain stimulation », DBS)

- Électrodes de stimulation au niveau des noyaux gris centraux (noyau sous thalamique principalement). Un boîtier de stimulation est implanté en sous cutané au niveau thoracique ou abdominal.

- Indication : sujet jeune (≤ 70 ans), en cas d'atteinte motrice sévère (fluctuations et dyskinésies), réversible après L-dopa (amélioration du score MDS-UPDRS III > 50 %, sans trouble cognitif significatif).

ANESTHÉSIE

Évaluation préopératoire

- Évaluer l'ensemble des atteintes potentielles : SNA, déglutition, respiratoire, cognitive, équilibre.
- Évaluer le traitement antiparkinsonien : nombre de prises et dose totale quotidienne nécessaire à l'équilibre des troubles moteurs = reflet de la sévérité motrice de la maladie. Il faut évaluer le patient avec son traitement (= en ON), car il peut présenter une akinésie, une rigidité sévère en OFF (sans traitement) et avoir une mobilité très satisfaisante en ON.
- Avis neurologique parfois nécessaire (maladie évoluée, mauvais suivi, adaptation du traitement...).
- Prévenir le patient et ses proches d'une aggravation ou d'une confusion possible de la symptomatologie en périopératoire.
- ALR possible si patient coopérant et contrôle relatif des tremblements. Éviter les solutions adrénalinées (risque d'hypersensibilité) et la sédation de complément (risque sur les VAS).
- **Cas particulier : pose de stimulation cérébrale profonde (SCP)** : la craniotomie est réalisée vigile (ALR du scalp pour l'installation du cadre stéréotaxique, sédation) ou sous AG (propofol/rémifentanil). Intervention longue, nécessitant une installation soigneuse. Risques : convulsions, hématome intracérébral. TAP bloc pour l'analgésie au niveau du boîtier.
- Gestion périopératoire d'un patient porteur d'une SCP : la stimulation peut interférer avec l'ECG. Le bistouri électrique monopolaire peut provoquer des lésions thermiques sur le trajet des électrodes cérébrales, ou déprogrammer la stimulation. Contrôle postopératoire du boîtier (avant le réveil du patient). Discuter l'arrêt temporaire de la SCP en cas de chirurgie programmée.

Prémédication

- L-dopa : à poursuivre aux horaires habituels jusqu'au matin de l'intervention. Le sevrage entraîne un risque d'obstruction des VAS au réveil et peut donner un tableau proche du syndrome malin des neuroleptiques (rigidité musculaire, dyskinésies, fièvre, sueurs, HTA ou état de choc, convulsions, rhabdomyolyse...).
- Possibilité d'arrêter la rasagiline (iMAO-B).
- Atropine : 10 à 12 µg/kg, en cas d'hypersialorrhée ou d'hypertonie vagale.

Période peropératoire

- Prudence vis-à-vis du fentanyl (rigidité).
- Le propofol est l'agent d'induction de choix. La kétamine peut aggraver une complication neuropsychiques.
- Halogénés : utilisation titrée et prudente en raison du risque de vasodilatation.
- Curares non dépolarisants et succinylcholine : pas de contre indication.
- Risque cardiovasculaire : labilité tensionnelle (dysautonomie, hypovolémie), troubles du rythme induits par l'association L-dopa et halogénés.
- Vasoconstricteurs : prendre en compte l'association avec les atropiniques.
- Difficultés d'intubation possibles (raideur de la nuque).
- Séquence d'induction rapide (gastroparésie).
- Syndrome restrictif induit par la rigidité thoracique et l'hypokinésie.
- En cas de chirurgie longue, la L-Dopa dispersible peut être administrée par sonde nasogastrique en peropératoire.

Période postopératoire

- Éviter la néostigmine.
- Risque de laryngospasme ou de détresse respiratoire à l'extubation (hypotonie des muscles pharyngo-laryngés), voire d'œdème pulmonaire *a vacuo*. Ce risque est majeur si atrophie multisystématisée.

- Si troubles digestifs et arrêt du traitement PO > 24 h, il faut utiliser un anticholinergique injectable : trihexyphénidyle 5 à 30 mg/24 h IM ou tropatépine 5 à 20 mg/24 h IM ou IVL ou apomorphine 1 mg SC à augmenter par paliers de 1 mg.
- Reprise du traitement PO le plus rapidement possible à la posologie antérieure si arrêt < 24 h. Si arrêt > 24 h, reprendre 1/3 ou 1/2 de la dose antérieure en ré-augmentant progressivement.
- En cas de mise en place d'électrodes de SCP, le traitement est le plus souvent poursuivi de façon simplifiée, avant même la mise en route de la stimulation.
- Traitement des NVPO : dexaméthasone ou sétrons. **Les neuroleptiques (dropéridol, métoclopramide) sont contre indiqués** (exacerbation des symptômes parkinsoniens, risque de ventilation mécanique prolongée). La dompéridone est autorisée du fait de l'absence de passage de la barrière hémato-encéphalique.
- Thromboprophylaxie précoce voire compression pneumatique intermittente peropératoire pour les procédures longues.

Complications postopératoires

- Pneumopathie d'inhalation (principale cause de morbi-mortalité périopératoire) en raison des troubles de la vigilance, des fausses routes et de l'hypersialorrhée, favorisés par l'interruption du traitement.
- Apnée du sommeil.
- Gastroparésie, constipation favorisant les épisodes subocclusifs et la dénutrition.
- Confusion, agitation, hallucinations (attention aux anticholinergiques, contre indication des neuroleptiques sauf clozapine ou quetiapine).
- Complications rénales (diminution de l'activité rénine-angiotensine-aldostérone sous L-dopa).

Blocage OFF : rigidité thoracique ou réapparition de signes moteurs invalidants : apomorphine : 1 à 10 mg SC en urgence, jusqu'à 10 injections/jour. Action rapide (2-10 min) et brève (45-90 min), hypotenseur et très émétisant.

Disposer au bloc opératoire et en USC de L-Dopa dispersible, apomorphine SC et trihexyphénidyl ou tropatépine.

Traitements antiparkinsoniens

Classe	Molécules	Effets	Particularités
iMAO-B : inhibiteurs de la monoamine-oxydase B	Rasagiline	Inhibent la dégradation de la dopamine	Monothérapie (début de traitement) ou en association avec la L-dopa
Agonistes dopaminergiques non ergotés	Pramipexole Ropinirole Piribédil Rotigotine Apomorphine)		1ère intention, ou en association avec la L-Dopa, possibilité de troubles psychiatriques et digestifs
Agonistes dopaminergiques dérivés de l'ergot de seigle	Bromocriptine Lisuride		Actuellement supplantés par les agonistes non ergotés (risque fibroses pulmonaire, rétropéritonéale et valvulopathies)
L-Dopa associée à un inhibiteur de la dopa décarboxylase	L Dopa + bezérazide L Dopa + carbidopa Duodopa® = gel intestinal)		Traitement de référence, agit davantage sur l'akinésie et la rigidité que sur le tremblement.
Inhibiteurs de la COMT	Entacapone Tolcapone L Dopa + carbidopa + entacapone	Inhibent la dégradation périphérique de la dopamine	Adjuvant de la L-dopa
Antagoniste NMDA	Amantadine	Entraîne la libération présynaptique de dopamine	Effet modeste mais efficace sur les dyskinésies de la dopathérapie
Anticholinergiques	Trihexyphénidyle PO ou IM Tropatépine PO ou IM Bipéridène	Antagonistes muscariniques centraux	Agissent surtout sur le tremblement extrapyramidal, moins sur l'hypertonie, pas sur l'akinésie. Effets secondaires atropiniques, y compris confusion

ANESTHÉSIE ET MYASTHÉNIE

DÉFINITION

- La myasthénie est une maladie auto-immune caractérisée par des auto-Ac dirigés contre la jonction neuromusculaire, à l'origine d'un déficit moteur variable et fluctuant. Les auto-Ac sont anti RACh (anticorps anti-récepteurs nicotiniques à l'acétylcholine, les plus fréquents), anti Musk (Muscle specific kinase), ou anti-LRP4 (low density lipoprotein related protein). Le syndrome de Lambert Eaton résulte de la production d'Ac anti-canaux calciques qui inhibent la libération présynaptique d'acétylcholine (ACh).
- La résultante est une diminution importante (70 à 80 %) du nombre de récepteurs disponibles pour l'ACh, expliquant la fragilité de la transmission neuromusculaire.
- Prévalence : 1/5000 à 1/10000.
  - Avant 40 ans : 2 femmes/1 homme. Hyperplasie thymique dans un tiers à la moitié des cas.
  - Après 40 ans : sexe ratio 1/1. Thymome 15-20 % cas.

ÉVALUATION PRÉOPÉRATOIRE

La classification clinique de la MGFA (Myasthenia Gravis Foundation of America) est unanimement reconnue pour classer la gravité de la myasthénie

Classe I	Déficit des muscles oculaires. Peut avoir une faiblesse de l'occlusion des yeux. La force de tous les autres muscles est normale.	
Classe II	Déficit discret des muscles autres que les muscles oculaires, (peut avoir un déficit des muscles oculaires quelle qu'en soit la sévérité) :	
	IIa	affectant de façon prédominante les muscles des membres ou axiaux
	IIb	affectant de façon prédominante les muscles oropharyngés ou respiratoires
Classe III	Déficit modéré des muscles autres que les muscles oculaires (peut avoir un déficit des muscles oculaires quelle qu'en soit la sévérité) :	
	IIIa	affectant de façon prédominante les muscles des membres ou axiaux
	IIIb	affectant de façon prédominante les muscles oropharyngés ou respiratoires
Classe IV	Déficit sévère des muscles autres que les muscles oculaires (peut avoir un déficit des muscles oculaires quelle qu'en soit la sévérité) :	
	IVa	affectant de façon prédominante les muscles des membres ou axiaux
	IVb	affectant de façon prédominante les muscles oropharyngés ou respiratoires
Classe V	Nécessite une intubation	

Généralités

- Scanner thoracique à la recherche d'un thymome ou d'une hyperplasie thymique (10-15 % des myasthénies, surtout après 40 ans)
- Recherche de pathologie auto-immune associée (LEAD, dysthyroïdie, etc.).
- Atteinte des muscles pharyngo-laryngés et respiratoires.
- Qualité de la toux, de la déglutition, force musculaire (FM).
- Syndrome restrictif : évaluer la capacité vitale (CV) avec le spiromètre (et pince-nez). Gravité si CV ≤ 60 % de la théorique.
- Score musculaire d'Osserman : test de fatigabilité sur 100.
- Diagnostic paraclinique : EMG, dosage des anticorps anti RACh (80 % positifs en cas de myasthénie généralisée, mais sans rapport avec la gravité). La myasthénie

à anticorps anti MuSK (7 % des cas mais 60 % en cas d'anti RAch négatif) est une entité clinique plus grave sur les plans respiratoire et bulbaire, résistant davantage aux anticholinestérasiques mais très sensible au rituximab et aux échanges plasmatiques.
- Dans tous les cas il faut équilibrer H_2O, K^+, Ca^{2+}.

Traitements en cours

- Anticholinestérasiques : pyridostigmine, ambénonium, néostigmine. À poursuivre dans les formes graves. Peuvent être interrompus 6 à 12 h avant l'intervention dans les formes sans atteinte respiratoire.
- Corticoïdes : à poursuivre en périopératoire. Peuvent aggraver transitoirement les symptômes.
- Immunosuppresseurs (1re ligne : corticoides, azathioprine, mycophenolate mofetil, 2e ligne : rituximab, eculizumab), immunoglobulines en cas de poussée.
- Thymectomie à envisager dans les myasthénies généralisées à Ac anti RACh +.

DÉTRESSE RESPIRATOIRE CHEZ UN MYASTHÉNIQUE

Crise myasthénique (poussée aiguë de myasthénie)

- Il faut disposer d'un spiromètre dans la réanimation.
- Orthopnée (+++), toux inefficace, encombrement bronchique, fausses routes répétées, polypnée superficielle. Incapacité à compter jusqu'à 25. Attention : signes parfois frustres, angoisse, insomnie, hypophonie.
- Rechercher un facteur déclenchant : modification de traitement, infection, chirurgie récente, stress, douleur, fatigue, évolution naturelle la 1re année.

Vérifier le caractère isolé de la crise (inhalation, sepsis, grippe...?)

- Traitement : néostigmine (0,5-1 mg IV) après atropine (0,25 mg), immunoglobulines, échanges plasmatiques.

Pas de fortes doses de corticoides (risque d'aggravation)

- Intubation :
  - Si baisse CV < 1 L ou 15 mL/kg (normale ≥ 60 mL/kg).
  - Ou pression inspiratoire max (PIM) > -20 cmH_2O (normale < -70 cmH_2O)
  - Ou pression expiratoire max (PEM) < 40 cmH_2O (normale > 100 cmH_2O)

Ne pas attendre l'épuisement et l'hypercapnie (risque de dégradation brutale). L'hypoxie est rare et signe de gravité extrême.

- VNI :
  - Si absence de troubles de déglutition.
  - Difficile sur le long terme et avec une SNG (efficacité retardée des traitements spécifiques).
  - Indication discutée, permet parfois de surseoir à l'IOT, souvent utile en pré ou en post IOT.

Crise cholinergique : plus rare

- Surdosage en anticholinestérasiques, bloc nicotinique ou bloc de dépolarisation : l'inhibition excessive de la cholinestérase par les anticholinestérasiques entraîne une irréversibilité de l'action de l'ACh.
- Surdosage nicotinique : déficit musculaire + fasciculations.
- Surdosage muscarinique : hypersécrétion bronchique, salivaire et cutanée, bronchospasme, bradycardie, diarrhée, myosis ; signes centraux : agitation, coma.
- Le test à l'édrophonium est théorique et discuté (risque d'aggravation des signes muscariniques, les deux types de crises peuvent s'associer).
- En cas d'urgence : intubation, ventilation et arrêt des anticholinestérasiques pendant 2-3 jours : amélioration = crise cholinergique // absence d'amélioration = crise myasthénique.

MÉDICAMENTS CONTRE INDIQUÉS

Contre indications formelles

- **ß-bloquants (même collyre), quinine, chloroquine**.
- **Sulfate de magnésium** (l'hypermagnésémie inhibe la libération d'ACh au niveau de la plaque motrice).
- **Quinidine, phénytoïne, dantrolène, procaïnamide**.
- **Aminosides IV, colimycine, cyclines IV**.
- **D-pénicillamine** (myasthénie induite, réversible à l'arrêt du traitement).

Contre indications relatives

- Curares non dépolarisants possibles mais avec monitorage régulier et titrés sur le TOF.
- Benzodiazépines, phénothiazines, lithium, carbamazépine.
- Aminosides et cyclines hors IV.

ANESTHÉSIE

- Une anesthésie doit s'envisager chez un patient dont la myasthénie est contrôlée par le traitement, voire en rémission. En cas de myasthénie non contrôlée, l'anesthésie générale doit être discutée dans un centre spécialisé, avec éventuellement l'encadrement du geste par des immunoglobulines IV.

Anesthésie locorégionale

- À préférer à l'AG si possible (diminution des complications respiratoires). Il faut éviter les anesthésiques locaux à fonction ester (procaïne, tétracaïne), dont la 1/2 vie est allongée par les anticholinesthérasiques.
- Contre indication des solutions adrénalinées et de la clonidine (majoration du bloc moteur).

Anesthésie générale

- Agents d'induction : thiopental, kétamine ou mieux propofol car il permet plus facilement d'intuber sans curare.
- Entretien : privilégier l'AIVOC (propofol, rémifentanil). Halogénés possibles.
- Curares non dépolarisants : possibles mais au prix d'un **monitorage indispensable, régulier et d'une titration sur le TOF** (avoir un T4/T1 pré curare) avec une dose initiale 10 fois inférieure à la dose habituelle (dose totale : 25 à 50 % de la dose habituelle). Les plus adaptés sont l'atracurium et le rocuronium. Mivacurium contre indiqué.
- Succinylcholine : peu efficace (diminution des récepteurs disponibles) mais métabolisme ralenti par les anticholinestérasiques. Dose : 1,5 mg/kg.
- Retenir que le TOF sur l'orbiculaire de l'œil surestime la curarisation en cas d'atteinte oculaire.
- Antagonisation : titrer par de faibles doses de néostigmine. L'efficacité du sugammadex a été rapportée.

PÉRIODE POSTOPÉRATOIRE

Ventilation assistée (stades III et IV)

- À prévoir surtout s'il existe des troubles de déglutition.
- Sédation, analgésie, kinésithérapie respiratoire et fibro-aspiration bronchique (atélectasies).

Reprise des anticholinestérasiques

- Les besoins sont souvent diminués en postopératoire.

Traitements associés

- Nutrition entérale, prophylaxie thromboembolique.
- Corticothérapie aux doses préopératoires.
- Discuter les échanges plasmatiques ou immunoglobulines IV si l'extubation n'est pas envisageable.

Critères d'extubation

- CV ≥ 25 mL/kg et PIM < -30 cmH_2O et PEM > 40 cmH_2O
- Toux et déglutition efficaces
- $PaO_2/FiO_2 \geq 200$ avec PEP ≤ 5 mmHg

- Reprise à doses efficaces des anticholinestérasiques. Discuter la VNI post extubation
- Envisager une trachéotomie si échec du sevrage ventilatoire, en particulier après J15

CAS PARTICULIER : LA GROSSESSE

- L'évolution de la myasthénie pendant la grossesse n'est pas prévisible. Aggravation dans 1/3 des cas, au 1er trimestre, lors de l'accouchement ou en postpartum (jusqu'à 3 semaines).
- Prévoir un suivi dans une consultation de grossesse à risque et une maternité de niveau III.
- Cure d'immunoglobulines IV possible pour encadrer l'accouchement.
- Optimisation des anticholinestérasiques, corticothérapie. Contre indication des immunosuppresseurs, hormis l'azathioprine.
- Anesthésie péridurale conseillée. Éviter une extension trop céphalique (≥ T2). Surveiller la déglutition et le peak flow. Préférer la ropivacaïne à faible concentration (≤ 0,1 %) + morphinique (moins de bloc moteur).
- Nécessité fréquente de manœuvres instrumentales, parfois de césarienne.
- **Attention en cas de prééclampsie : contre indication du $MgSO_4$.**
- Allaitement autorisé si pathologie modérée et contrôlée par les anticholinestérasiques.
- Myasthénie néonatale : 15-30 %, par passage des anticorps maternels. Dans les 24 premières heures : diminution du cri, faiblesse de la succion voire détresse respiratoire. Traiter par anticholinestérasiques (8 semaines) ou échanges plasmatiques.

SYNDROME MYASTHÉNIQUE OU SYNDROME DE LAMBERT-EATON

- Bloc présynaptique avec anticorps anti canaux calciques.
- Se distingue de la myasthénie vraie par un phénomène de potentialisation de la contraction, observable cliniquement (la force musculaire peut s'améliorer transitoirement après un exercice musculaire) et confirmée par l'étude électromyographique.
- L'atteinte d'origine présynaptique est peu sensible aux anticholinestérasiques, et est aggravée par les curares.
- Dans 75 % des cas, présence d'un cancer pulmonaire à petites cellules (anticorps pré-synaptiques).

Anesthésie :

- Privilégier l'AIVOC sans curare.
- Les curares non dépolarisants sont permis à condition de réduire la posologie au 1/10 et de monitorer la curarisation.
- La décurarisation n'est pas garantie avec la néostigmine.
- Le couple curare stéroïdien-sugammadex est le bon choix.
- **Contre indication des inhibiteurs calciques.**

ANESTHÉSIE ET PORPHYRIES

- Porphyries : du grec porphùra (pourpre) : maladies héréditaires de transmission autosomique dominante, liées chacune au déficit d'une enzyme intervenant dans la chaîne de biosynthèse de l'hème, qui entraîne l'accumulation de porphyrines et de leurs précurseurs.
- Selon le tissu où prédomine le trouble métabolique, on distingue deux familles de porphyries :
- **Les porphyries érythropoïétiques** : maladie de Günther et protoporphyrie. Chez l'enfant, pas de crise aiguë. Principalement photosensibilisation.
- Les porphyries hépatiques :
  - Porphyrie cutanée : crises cutanées, peu graves. Restrictions médicamenteuses relatives.
  - Porphyries aiguës de symptomatologie voisine posant plus de problèmes :
  - Porphyrie aiguë intermittente la plus fréquente (1/10 000 en Europe), déficit en porphobilinogène désaminase.
  - Coproporphyrie héréditaire, déficit en coproporphyrinogène oxydase.
  - Porphyrie variegata, déficit en protoporphyrinogène oxydase.
- Fréquence de mutation d'un gène : 1/1000 en France. 90 % des porteurs du gène anormal sont asymptomatiques. 80 % des sujets symptomatiques sont des femmes, entre 15 et 45 ans. Les crises apparaissent à la puberté et sont souvent liées au cycle menstruel ou à la grossesse.
- **Physiopathologie des crises** : la carence hépatique en hème (catabolisme accéléré par les hormones du cycle menstruel) et/ou un besoin augmenté en hémoprotéine (cytochromes P450) par certains médicaments (barbituriques, sulfamides...) entraînent une activation de l'ALA synthétase (enzyme initiale de la synthèse de l'hème). D'où une accumulation des précurseurs des porphyrines en amont du déficit enzymatique, responsable de la crise.

CRISES AIGUËS DE PORPHYRIE

Clinique : crises aiguës neuroviscérales

- **Douleurs abdominales** intenses avec lombalgies irradiant vers les cuisses, vomissements, constipation voire syndrome pseudo-occlusif. Examens clinique et radiologique normaux (voire laparotomie blanche) pouvant s'associer à un tableau psychiatrique (troubles de l'humeur, anxiété importante, voire épisodes confuso-oniriques, délires...) ou neurologique (neuropathie périphérique, myalgies, atteinte bulbaire, convulsions...). Parfois hypertension, tachycardie, sueurs, fièvre (atteinte du système nerveux végétatif).
- La coproporphyrie héréditaire et la porphyrie variegata s'accompagnent en plus de signes cutanés : vésicules ou bulles sur la face et les mains (photosensibilisation) puis hyper ou hypopigmentation.
- **L'atteinte neurologique** fait le plus souvent suite à une atteinte digestive ± psychiatrique et elle est déclenchée ou aggravée par une thérapeutique inadaptée. Elle justifie le transfert en réanimation (risque d'atteinte bulbaire ou de détresse respiratoire). Son évolution est longue et imprévisible (séquelles possibles de type déficits sensitivo-moteurs).
- En dehors de l'atteinte neurologique, l'évolution est favorable avec un traitement adapté et le respect des interdictions médicamenteuses.
- La coloration des **urines rouge porto** (voire en noir) en 10 à 60 min (exposition à la lumière) est caractéristique, mais inconstante.

Biologie : diagnostic formel

- Doser dans un laboratoire de référence :
  - En urgence : **les précurseurs urinaires de porphyrines** : acide-delta-amino-lévulinique (Delta-ALA) et porphobilinogène (PBG).
  - Les porphyrines dans les urines et les selles (uroporphyrine, coproporphyrine, protoporphyrine).

- Ces différents composés sont plus élevés en cas de crise mais peuvent l'être aussi en période de rémission. Le profil et l'importance de leurs excrétions respectives orienteront vers l'une ou l'autre des porphyries aiguës.
- Actuellement : dosage des activités enzymatiques spécifiques et recherche de la mutation du gène correspondant.
- Hyponatrémie dans 20 % des crises aiguës (SIADH, plus fréquent si forme psychiatrique ou convulsion).

Traitement de la crise

- Compensation du déficit cellulaire en hème : **hémine** = hème-arginate d'origine humaine (Normosang®) 3 mg/kg/j en 30 à 40 min pendant 3-4 jours. Très efficace sur les troubles digestifs, prévient les troubles neuropsychiques mais ne les traite pas s'ils sont constitués.

Attention aux précautions d'emploi (tubulure dédiée, filtre, rinçage de la veine...) et au risque infectieux non exclu (HAV, parvovirus, prions).

- Glucosé 10 % : 3000 mL/j, réduit l'induction de l'ALA synthétase.
- Analgésie : morphinique.
- Anxiolyse : chlorpromazine 50 à 100 mg/j.
- Traitement symptomatique des troubles neuromusculaires.

Pièges

Trois traitements inadaptés peuvent aggraver une crise débutante :

- Laparotomie exploratrice
- Analgésie par médicaments interdits (paracétamol ...)
- Prise en charge psychiatrique

Ne pas traiter les convulsions par barbituriques ou phénytoine.

PRÉVENTION DES CRISES

- Dépistage familial d'un patient porphyrique.
- Carte de porphyrique portée par les patients.
- Éviter les **facteurs déclenchants de la crise** chez les patients et les porteurs asymptomatiques : régime hypocalorique, jeûne, alcool, tabac, stress, infection, fatigue, médicaments (barbituriques, sulfamides, œstroprogestatifs, phénytoine, imipraminique ...).

Le Centre Français des Porphyries (CFP) remet à jour régulièrement la liste exhaustive des médicaments autorisés et interdits.

Conseils 24h/24 : Centre Français des Porphyries (CFP)
Hôpital Louis Mourier – 92701 Colombes Cedex
Téléphone : 01 47 60 63 31 (ou 63 34) - fax : 01 47 60 67 03
www.porphyrie.net

Le tableau renseigne sur certains médicaments utilisés en anesthésie-réanimation. Toute prescription d'un médicament non intégré dans cette liste doit être vérifiée au préalable.

Enfants prépubères : pas de restriction (pas de crise aiguë).

Médicaments autorisés et interdits

Agents autorisés	Agents interdits
Anesthésiques locaux: bupivacaïne, ropivacaine, esthers (tétracaïne, procaïne), EMLA®.	Tous les autres anesthésiques locaux, clonidine.
Midazolam, clonazépam, flumazénil, lorazepam, bromazépam, zopiclone baclofène.	Diazépam, tétrazépam, hydroxyzine.
Propofol en induction.	**Tous les barbituriques** (thiopental, phénobarbital), propofol en continu, kétamine, étomidate.
Desflurane, isoflurane.	Sévoflurane
Tous les curares actuels: atracurium, cisatracurium, rocuronium, succinylcholine.	
Morphine, alfentanil, fentanyl, sufentanil, rémifentanil, buprénorphine, nalbuphine, naloxone, codéïne.	Oxycodone
Lamotrigine, lévétiracétam, gabapentine.	Topiramate, carbamazépine, hydantoïnes, valproate
Kétoprofène, acide tiaprofénique, ibuprofène, indométacine, néfopam.	Paracétamol injectable (paracétamol oral autorisé, mais ≤ 3 g/j, et ≤ 8 jours), tramadol, noramidipyrine
La plupart des antibiotiques recommandés en prophylaxie : amoxicilline, amoxicilline + acide clavulanique, céfazoline, céfotaxime, ceftriaxone, céfépime, céfuroxime, carbapénèmes, amikacine, gentamicine, fosfomycine, ciprofloxacine, ofloxacine, norfloxacine, péfloxacine, spiramycine, azithromycine, teicoplanine, vancomycine, aciclovir, amphotéricine B, caspofungine…	**Tous les sulfamides** Céfaclor, érythromycine, sulfaméthoxazole triméthoprime, lincomycine, chloramphénicol, métronidazole, ornidazole, fluconazole …
Adrénaline, noradrénaline, atropine, dobutamine, bisoprolol, aténolol, propranolol, labétalol, sotalol, nicardipine, amlodipine, trinitrine, digoxine, furosémide, IEC, losartan, telmisartan irbésartan, valsartan.	Nifédipine, vérapamil, diltiazem, urapidil, amiodarone, spironolactone
Acide tranexamique, héparine, HBPM, fluindione, aspirine, clopidogrel, rivaroxaban, dabigatran.	
Oméprazole, pantoprazole, cimétidine ranitidine, famotidine.	
Corticoïdes, ACTH, salbutamol, terbutaline, fer (sauf porphyries cutanées), atorvastatine, sétrons, insulines, domperidone, dropéridol, halopéridol, phloroglucinol, trimébutine, chlorpromazine.	Simvastatine, fluvastatine, pravastatine Théophylline

ANESTHÉSIE ET DRÉPANOCYTOSE

DÉFINITION ET PHYSIOPATHOLOGIE

- **Hémoglobinopathie génétique** récessive grave, la plus fréquente dans le monde : mutation génétique entraînant la synthèse d'un variant de l'hémoglobine (Hb), dit S (Sickle de l'anglais faucille) ;
- Tout facteur favorisant la désoxygénation de l'Hb (acidose, hypothermie, hypoxémie, hypercapnie) peut être à l'origine d'un cercle vicieux impliquant inflammation tissulaire, vasoconstriction (par chélation du NO) et polymérisation de l'Hb dans les tissus.
- Manifestations multiviscérales : ostéoarticulaires (crises vasoocclusives (CVO), ostéonécrose de la tête fémorale), thoraciques (syndrome thoracique aigu (STA), embolie pulmonaire, HTAP), cérébrale (AVC), rénale, rétinienne, splénique (asplénisme fonctionnel), vasculaire, vésiculaire.
- Possibles associations à l'origine de drépanocytose : HbSC, variant S + thalassémie majeure.
- Trait drépanocytaire = forme normale (A) de l'Hb + variant S. Asymptomatique.

ÉVALUATION ET STRATÉGIE PRÉOPÉRATOIRE

- **Règles générales** : limiter le jeûne préopératoire, anticiper les problèmes d'accès veineux, identifier les antalgiques efficaces chez le patient
- **Bilan préopératoire** : NFS, réticulocytes, ± dosage du fer sérique/hémostase (recherche de coagulopathie)/groupe sanguin, RAI (polytransfusion), ionogramme sanguin/bilan hépatique (si ictère)/bandelette urinaire (protéinurie, hématurie)/recherche d'un syndrome infectieux latent (CRP, fibrinogène...)/ sérologies virales (post transfusionnelles).
- **Examens complémentaires** : ETT, EFR si MET < 4 et/ou NHYA > 1, angioTDM ou IRM si AVC récent ou anticoagulants et/ou antiplaquettaires en postopératoire.
- **Spirométrie incitative** préopératoire pour réduire les complications respiratoires postopératoires sauf en cas de chirurgie mineure.
- **Gestion des traitements** : hydroxycarbamide maintenu si déjà prescrit (↑l'Hb F qui interfère avec la polymérisation de l'HbS et empêche donc la falciformation).
- **Stratégie transfusionnelle** : non consensuelle. Discussion multidisciplinaire de la balance bénéfice/risque entre baisse de la morbimortalité périopératoire et risque d'allo-immunisation.

Stratégie transfusionnelle	Indications
Aucune	• Chirurgie mineure : circoncision, hernie inguinale, adénoïdectomie
Transfusion simple (Hb = 10 g/dL) ou exsanguinotransfusion (objectif HbS < 40 %)	• Chirurgie moyenne : cholécystectomie, orthopédie, amygdalectomie • Chirurgie < 2 h
Exsanguinotransfusion (objectif HbS < 20 %)	• Chirurgie majeure : thoracotomie, laparotomie • Garrot, chirurgie > 2 h, ATCD de complications thromboemboliques ou d'infection grave, ATCD de défaillance viscérale
Exsanguinotransfusion (objectif HbS < 5 %)	• CEC

PRISE EN CHARGE PER ET POSTOPÉRATOIRE

- **Monitorage et surveillance** : monitorage hémodynamique pour prévenir toute hypovolémie périopératoire.
- **Installation** : rigoureuse, éviter l'ischémie locale aux points d'appui et la stase veineuse responsables de phénomènes vasoocclusifs.
- **Anesthésie** : pas de contre indication particulière.
- Prévention de la falciformation : normoxémie, normocapnie, normothermie.

• **Réveil** : importance majeure de l'analgésie. Le plus souvent oxygénothérapie pendant 24-48 h.

PRISE EN CHARGE DES COMPLICATIONS DE LA DRÉPANOCYTOSE

Complications	Conduite à tenir
CVO	• Traitement symptomatique, traitement du facteur déclenchant, prévention des facteurs favorisants de la crise. • Traitement antalgique en urgence sans laisser s'installer la crise. Tous les antalgiques sont possibles même la kétamine en IVSE. • Anxiolyse (anxiolytiques, protoxyde d'azote).
STA	Complication la plus redoutée, risque de défaillance respiratoire. En plus des traitements cités plus haut : • Hospitalisation en USC ou réanimation. • Bilan microbiologique large (viral et pathogènes opportunistes) et TDM TAP : pneumonie, EP, foyer infectieux • Antibiothérapie empirique d'une pneumonie hospitalière en ciblant les germes intracellulaires puis l'adapter aux prélèvements bactériologiques. • Ventilation mécanique si nécessaire. • Transfusion et/ou exsanguinotranfusion (EST) non consensuelles, mais envisagées précocement (objectif d'Hb = 10 g/dL et d'HbS < 30 % pour les formes les plus sévères).
AVC	• Urgence de transfusion et/ou EST (Hb= 10 g/dL, HbS < 30 %).

PARTICULARITÉS LIÉES A LA GROSSESSE

(cf. *Drépanocytose et grossesse*)

PARTICULARITÉS EN PÉDIATRIE

(cf. *Anesthésie d'un enfant drépanocytaire homozygote*)

SYNDROME DU QT LONG

DÉFINITION

• Le QTc long est défini par un allongement de l'espace QT > 450 ms (homme) et > 460 ms (femme), préférentiellement mesuré au niveau des dérivations DII et V5 et calculé avec la formule de Bazett : QT corrigé ou QTc = QT/√intervalle R-R (en s).
• Il faut distinguer le QT long congénital (QTLc) et l'allongement du QT acquis.
• Dans le cas du **QT long congénital**, la définition associe un QTc > 450-460 ms à une histoire personnelle ou familiale de syncope/mort subite et/ou des anomalies de l'onde T. Il peut être isolé (syndrome de Romano-Ward, autosomique dominant) ou associé à une surdité (syndrome de Jervel-Lange-Nielsen, autosomique récessif). Il existe différents types de QTLc avec différents facteurs déclenchants (sport ou au contraire repos, stress, stimuli sonores). Les patients peuvent être asymptomatiques ou présenter des symptômes allant de la palpitation à des évènements cardiaques majeurs.
• La torsade de pointe (avec fibrillation ventriculaire voire mort subite) est la complication principale. Elle est souvent annoncée par une extrasystole ventriculaire suivie d'un long repos compensateur. Le risque d'évènement cardiaque augmente avec le degré d'allongement du QTc. Le risque est très élevé quand QTc > 500 ms.
• Le **QT long acquis** se voit dans les blocs de haut degré, les déplétions en K^+, en Ca^{++}, en Mg^{++}, en particulier chez le cirrhotique, dans certaines pathologies cérébrales (hémorragie sousarachnoïdienne, AVC, neurochirurgie) et avec de nombreux médicaments comme les antiarythmiques de classe IA et III (amiodarone), les antidépresseurs tricycliques, les phénothiazines, certains

vasodilatateurs, antibiotiques (macrolides, fluoroquinolones, triméthoprime/sulfaméthoxazole), antifongiques (imidazolés), la méthadone, le dropéridol et l'halopéridol (liste complète disponible sur le site Orphanet). Leur administration rapide est un facteur de risque de torsade de pointe.

- Traitement au long cours : éviter les médicaments ou facteurs déclenchants, βbloquant, défibrillateur implantable (DAI) (cf. *Pacemaker, défibrillateur implantable et anesthésie*).

ANESTHÉSIE

- **Le risque est de déclencher une torsade de pointe sur une stimulation sympathique** excessive (douleur, profondeur d'anesthésie insuffisante, intubation, extubation, hypertension, bradycardie, tachycardie, hypoxémie ou hypocapnie).

Période préopératoire

- Tout patient asymptomatique présentant un allongement du QT sans cause évidente doit être évalué par un cardiologue en préopératoire.
- Rechercher une anamnèse de syncopes, malaises, surdité, mort subite dans la famille. En cas de syndrome de QTLc connu : identifier les facteurs déclenchants.
- Importance du ionogramme (objectif : kaliémie 4,5-5,5 mmol/L, magnésémie > 0,8 mmol/L).
- Traitement antiarrythmique (βbloquant) à maintenir et mesures spécifiques liées au DAI à prévoir.

Période peropératoire

- **Surveillance de l'allongement du QT. Électrodes reliées à un défibrillateur externe installées**.
- **L'ALR** périmédullaire ou périphérique est à privilégier, en évitant les solutions adrénalinées. Préférer la péridurale seule ou combinée à la rachianesthésie par rapport à la rachianesthésie en injection unique.
- **Lutter contre** : bruit, anxiété, douleur, hypothermie, hypokaliémie, hypocalcémie, hypomagnésémie, hypoventilation, bradycardie.
- **Induction** : anesthésie profonde par AIVOC rémifentanil et propofol, complétée par midazolam, lidocaïne IVSE (1,5 mg/kg) et anesthésie locale de glotte pour éviter la stimulation lors de l'intubation. Utilisation de curares non dépolarisants en privilégiant le rocuronium et et la réversion par le sugammadex qui est sans effet sur le QT contrairement à l'atropine et la néostigmine.
- **Entretien** : préférer une AIVOC rémifentanil et propofol. Analgésie multimodale avec relais du rémifentanil par morphine. Prévention des NVPO par déxaméthasone et métoclopramide en première intention.
- **Éviter** : succinylcholine, étomidate, thiopental, kétamine, dexmédétomidine, gaz halogénés, N_2O, sufentanil (allonge le QT), néostigmine, dropéridol, sétrons, éphédrine/noradrénaline/dobutamine/atropine (sauf absolue nécessité), phenyléphrine, amiodarone, oxytocine, antibiotiques allongeant le QT. Manœuvres de recrutement prudentes (allongent le QT).
- Pour certains : perfusion systématique prophylactique de sulfate de magnésium en peropératoire.

Période postopératoire

Vérification du DAI. Éviter stimulations sympathiques (contrôle de la douleur, environnement calme…), poursuite du monitorage du QT.

CONDUITE À TENIR SI TORSADE DE POINTE

- **Sulfate de Mg** (30 mg/kg en IV sur 1 à 2 min, suivi d'une perfusion d'entretien de 2-4 mg/kg/h, jusqu'à 1 g/h)
- **Choc électrique externe et manœuvres de réanimation de l'arrêt cardiorespiratoire** (cf. *Fiches Urgences - Arrêt cardiaque chez l'adulte*)
- Éviction des facteurs déclenchants et arrêt des traitements favorisant l'allongement du QT
- Éventuellement lidocaïne IV (1,5 mg/kg).
- En cas d'épisodes de torsade de pointe associés à une bradycardie : mettre en place une électrostimulation externe ou augmenter le rythme d'entraînement du DAI, possibilité d'associer de l'isoprénaline.

SYNDROME DE BRUGADA

DÉFINITION

- Maladie génétique (anomalie du canal sodique dans 15 à 30 % des cas) de transmission autosomique dominante à pénétrance variable, pro-arythmogène et responsable de syncopes et/ou de morts subites avec une nette prédominance masculine. Plus fréquent en Asie.
- Le cœur est morphologiquement normal.
- **L'ECG typique** est caractérisé, en V1-V2 ± V3, par une surélévation « en dôme » du ST > 2 mm avec une onde T négative, mais souvent de façon intermittente (nuit surtout lorsque le tonus vagal est dominant, fièvre). Les antiarythmiques de classe Ia (ajmaline) et Ic (flécaïne) qui démasquent ces anomalies ECG sont utilisés pour le diagnostic. Le tracé de type 1, caractéristique suffit pour faire le diagnostic.
- La repolarisation myocardique est asynchrone, génératrice d'arythmies responsables de tachycardies ou fibrillations ventriculaires.
- La majorité des porteurs de la maladie ne sont pas diagnostiqués, ce qui fait la gravité (anesthésique) de la maladie.
- Le principal traitement repose sur la pose d'un défibrillateur implantable (DAI). Une ablation par radiofréquence épicardique ou un traitement par quinidine (inhibiteur du courant It0) peuvent être proposés dans certains cas.

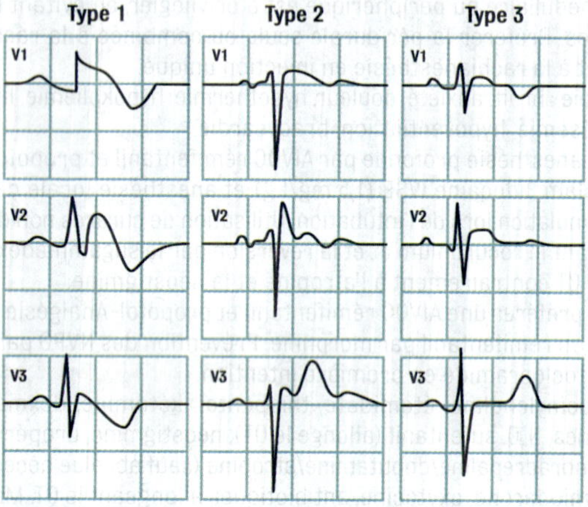

ANESTHÉSIE

Période peropératoire

- Au bloc opératoire, les précautions relatives au patient porteur d'un DAI s'appliquent (cf. *Pacemaker/défibrillateur implantable et anesthésie*).
- L'ECG (5 électrodes-2 traces) doit permettre notamment de détecter la survenue d'élévations du segment ST en dérivations précordiales droites pour prévenir la survenue d'arythmie ventriculaire.
- Indication large du monitorage hémodynamique.

Objectifs peropératoires : éviter la survenue d'élévation du segment ST et des troubles du rythme ventriculaire	
À éviter	• Hypothermie / **Hyperthermie** • **Manœuvres vagales** : attention à l'insufflation cœlioscopique et aux aspirations trachéales • **Agents parasympathomimétiques** (néostigmine) • **Kétamine à fortes doses** • β **bloquants, α-agonistes** (clonidine, dexmédétomidine) • **Bupivacaïne, lévobupivacaïne, ropivacaïne** (inhibiteur des canaux sodiques de longue durée d'action) • **Antiarythmiques classe IA et IC** (ajmaline, flécaïne)
Médicaments autorisés	• Étomidate, thiopental, midazolam, propofol controversé (surtout en perfusion prolongée) • Sévoflurane = halogéné à privilégier (pas d'effet sur QT) • Éphédrine, noradrénaline, adrénaline, atropine • Tous les morphinomimétiques • Tous les curares (mais éviter la décurarisation à la néostigmine) • Préférer la xylocaïne pour l'ALR

cf. *www.BrugadaDrugs.org*

Conduite à tenir en cas d'apparition d'un aspect ECG de syndrome de Brugada :

- Défibriller si troubles du rythme ventriculaire mal tolérés
- Arrêter les facteurs déclenchants
- Agent ß-adrénergique : isoprenaline 1 à 2 µg bolus IV puis 0,15 à 2 µg/min IVSE

PÉRIODE POSTOPÉRATOIRE

- Surveillance en soins intensifs.
- Vérification et remise en fonctionnement du défibrillateur.

SYNDROME DE WOLFF-PARKINSON-WHITE

DÉFINITION

- Anomalie congénitale caractérisée par une voie de conduction atrio(A)-ventriculaire(V) supplémentaire responsable d'un syndrome de pré-excitation électrique ventriculaire. Elle peut être isolée ou associée à une cardiopathie congénitale ou acquise.
- Fréquence : environ 0,2 % de la population.
- Il en résulte un **tracé ECG** particulier de syndrome de pré-excitation ventriculaire :
  - espace PR court (< 0,12 s),
  - onde Delta (△) englobant le QRS et induisant
  - élargissement du QRS (> 0,12 s).
- La pré-excitation atrio-ventriculaire électrocardiographique peut être asymptomatique ou associée à des épisodes de tachycardie paroxystique (syndrome de Wolff-Parkinson-White).
- Le syndrome de WPW est associé à 3 principaux types de tachycardie :
  - **Tachycardie par réentrée atrioventriculaire orthodromique (TRAVO)**, déclenchée par une simple extrasystole (A ou V), conduction antérograde (A vers V) dans le nœud AV et conduction rétrograde (V vers A) via le faisceau accessoire. Aspect ECG de tachycardie jonctionnelle, 95% des cas.
  - **Tachycardie par réentrée atrioventriculaire antidromique (TRAVA)**, conduction antérograde (A vers V) dans le faisceau accessoire et conduction rétrograde (V vers A) dans le nœud AV. Aspect de tachycardie à complexes QRS larges, difficile à distinguer d'une tachycardie ventriculaire (TV), 5% des cas.

- Fibrillation ou flutter auriculaire avec réponse ventriculaire rapide et conduction antérograde (A vers V) par la voie accessoire. Dans ce dernier cas, la réponse ventriculaire rapide par la voie accessoire peut entraîner **fibrillation ventriculaire et mort subite**.
- Le traitement (ablation par radiofréquence ou traitement antiarythmique) est préconisé chez les patients symptomatiques (palpitations, syncopes).

ANESTHÉSIE

Période préopératoire

- En consultation, recherche d'une symptomatologie cardiaque : palpitations, malaise, syncope, dyspnée, douleur thoracique (plus fréquente chez les hommes jeunes).
- Demande de consultation de cardiologie en cas de symptômes ou d'absence de suivi cardiologique. Discuter d'une ablation du faisceau accessoire.
- Les traitements antiarythmiques seront maintenus durant la période périopératoire, quelle que soit la classe thérapeutique utilisée (le plus souvent classe 1C). Une prémédication anxiolytique est souvent administrée (benzodiazépine).

Période opératoire

- **Discuter la mise en place préventive d'électrodes pouvant être reliées à un défibrillateur externe (si symptômes fréquents).**
- **Privilégier l'ALR** (en évitant les solutions adrénalinées).
- **Lutter contre** : hypothermie, hypovolémie, hyperventilation, hypoxémie, anémie, douleur
- **L'induction de l'AG est la période la plus à risque**. La laryngoscopie devra être pratiquée sous AG profonde complétée d'une anesthésie locale de glotte et éventuellement d'une administration préventive d'esmolol.
- **Utilisables** : propofol, thiopental, étomidate, N_2O, halogénés (sauf halothane), morphiniques, rocuronium, cisatracurium, sugammadex, dropéridol, dexmédétomidine. Vasopresseur de choix : phényléphrine (non tachycardisant).
- **Éviter** : succinylcholine, atracurium, néostigmine, atropine, adrénaline, éphédrine, digitaliques, kétamine, métoclopramide.

TRAITEMENT D'UNE TACHYCARDIE PÉRIOPÉRATOIRE

Mauvaise tolérance hémodynamique

Cardioversion/défibrillation électrique externe et **réanimation cardiorespiratoire**.

Bonne tolérance hémodynamique

- **QRS réguliers et fins = TRAVO : massage carotidien ou manœuvre de Valsalva**.
- Si inefficace : **adénosine** 6 mg puis 12 mg toutes les 1 à 2 min tant que la tachycardie persiste ou **vérapamil** 5 mg en 2-3 min (dose max = 15 mg) ou **esmolol** 0,5 mg/ kg IV (1min) pouvant être répété 1 fois puis entretien IVSE 50 à 150 µg/kg/min.
- **QRS réguliers et larges** (monomorphes) **= TRAVA (ou TV) : amiodarone** 150 mg IVL sur 20 minutes pouvant être répété 1 fois puis entretien 1 mg/min IVSE pendant 6 h puis 0,5 mg/min pendant 18h.
- **QRS irréguliers et larges ou étroits** (polymorphes) **= FA avec haut risque de passage en FV : amiodarone** 150 mg IVL sur 20 minutes pouvant être répété 1 fois puis entretien 1 mg/min IVSE 6h puis 0,5 mg/min pendant 18 h.

  Les médicaments ralentissant la conduction par le nœud AV : digitaliques, vérapamil, diltiazem et adénosine sont contre indiqués dans cette situation.

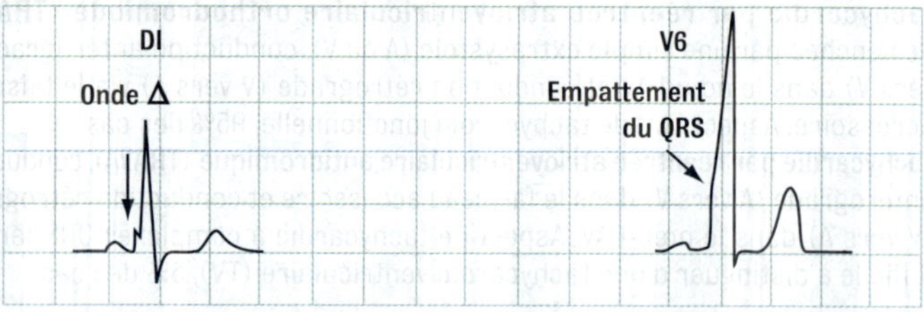

ANESTHÉSIE ET MALADIES RARES

Données plus exhaustives sur orpha.net

ACHONDROPLASIE

Autosomique dominant. La plus fréquente cause de nanisme. Développement mental normal. Compressions médullaires et cyphoscoliose.
Anesthésie : radiographies du rachis cervical et EFR. Intubation sous fibroscopie parfois nécessaire. Anesthésie médullaire contre indiquée en raison d'un risque neurologique. Tous les agents anesthésiques peuvent être utilisés.

AGGLUTININES FROIDES

Des anticorps (IgM, IgD) peuvent surgir spontanément ou à la suite d'une maladie (MNI, syndrome lymphoprolifératif). Ils se fixent par l'intermédiaire de la fraction C3 du complément sur la paroi des hématies et provoquent hémolyse et hémoglobinurie paroxystique. Une fois la maladie passée, ces anticorps peuvent se pérenniser. Les hématies qui ne subissent pas l'hémolyse sont protégées par un facteur C3d issu de C3. La transfusion autologue amène des hématies non protégées pouvant subir l'hémolyse. Les corticoïdes sont parfois efficaces.
Anesthésie : éviter l'hypothermie et réchauffer les perfusions. CEC en hypothermie à proscrire. Attention aux transfusions homologues.

ANÉMIES HÉMOLYTIQUES PAR DÉFICIT ENZYMATIQUE

Crises hémolytiques sur fond d'hémolyse chronique. Splénomégalie. Transfusions si anémie arégénérative, splénectomie parfois nécessaire. Les déficits étendus au muscle, au système nerveux, se compliquent d'encéphalopathie et de rhabdomyolyse qui font toute leur gravité en anesthésie.
Anesthésie : succinylcholine interdite si myopathie suspectée ou avérée.

ARTHROGRYPOSE

Deux formes :

1. Amyoplasie (arthrogrypose classique) : rétractions multiples atteignant les membres de façon symétrique.
2. Arthrogrypose distale : les mains et les pieds sont touchés mais les grosses articulations sont épargnées. Les arthrogryposes distales sont un groupe hétérogène de maladies, souvent dans le cadre d'un syndrome polymalformatif neurogénique. De nombreuses arthrogryposes distales sont transmises selon un mode autosomique dominant, mais des mutations liées à l'X sont connues

Myopathie congénitale très rare autosomique récessive ;
Contractures multiples des bras et des jambes avec des ankyloses multiples, avec atrophie musculaire. L'ankylose peut altérer la mobilité temporo-mandibulaire et celle du rachis cervical.
Anesthésie : bilan d'une intubation difficile (micrognatie et cou court). Accès veineux parfois difficiles. Installation sur table compliquée du fait des déformations. Les enfants présentent une grande sensibilité aux agents anesthésiques. Dans la mesure où il pourrait s'agir d'une myopathie, éviter la succinylcholine, monitorer les myorelaxants et la température. Surveillance respiratoire postopératoire.

BARTTER (SYNDROME DE)

Autosomique récessif. Hyperplasie de l'appareil juxtaglomérulaire avec hyperaldostéronisme, hyperréninémie et augmentation de la PGE_2, hypokaliémie et polyurie, épisodes de paralysie périodique hypokaliémique. Paradoxalement, pression artérielle normale avec résistance à l'angiotensine. Traitement : supplémentation en potassium, spironolactones, β bloquants.
Anesthésie : attention à l'hypokaliémie et l'hypotonie musculaire. Suivre la diurèse (sondage). Compenser la polyurie.

DÉFICIT EN PSEUDOCHOLINESTÉRASES ET PSEUDOCHOLINESTERASES ANORMALES

Déficit congénital (autosomique récessif) ou acquis (insuffisance hépatique, dénutrition, grossesse) d'une cholinestérase hépatique PChE, (différente de l'acétylcholinestérase) qui hydrolyse la succinylcholine, le mivacurium, la procaïne, la prilocaïne et l'acide acétylsalicylique. Chez les homozygotes, curarisation prolongée de plusieurs heures avec la succinylcholine ; chez les hétérozygotes, curarisations prolongées mais de durée plus courte.
Cliniquement, chez les sujets déficitaires, la succinylcholine provoque des fasciculations et des contractions intenses et prolongées puis une relaxation totale. Le monitorage de la curarisation montre, lorsqu'un twitch devient enregistrable, un bloc dépolarisant avec T4/T1 = 1, le tétanos est bien soutenu. On observe souvent un « dual block » qui a les caractères d'un bloc non dépolarisant. Risque d'apnées chez des nouveaux-nés de mère déficitaire qui avait reçu de la succinylcholine pour une césarienne. L'injection de néostigmine n'est pas recommandée : elle peut améliorer transitoirement le « dual block », mais la recurarisation est la règle. De plus la néostigmine aurait dans ces conditions une action curarisante. Le traitement est, sous couvert de ventilation assistée, l'injection de cholinestérase si l'on en dispose, ou à défaut, l'injection de PFC (activité cholinestérasique stable).
En cas de curarisation prolongée après succinylcholine, ou mivacurium, il importe de doser l'activité cholinestérasique en étudiant l'hydrolyse de la butyrylcholine. Le patient qui a présenté une curarisation prolongée doit être informé et on lui remettra une carte. Il faut procéder à une enquête génétique familiale de l'activité cholinestérasique.

DÉGÉNÉRESCENCE DU NEURONE PÉRIPHÉRIQUE

Dénervation musculaire progressive avec atrophie (maladies de Charcot-Marie-Tooth, de Dejerine-Sottas). La principale conséquence est une insuffisance respiratoire restrictive. Des variantes comportent des troubles sensitifs.
Anesthésie : les curares doivent être administrés à faible dose et monitorés.

DÉFICIT EN G.6.P.D. (FAVISME)

En cas de déficit en G6PD, une hémolyse aiguë peut survenir dans les heures qui suivent le contact avec des agents oxydants. Dans les formes sévères, l'hémolyse est suivie d'un état de choc et d'une hémoglobinurie, il existe une anémie aiguë avec élévation de l'hémoglobinémie et de la bilirubine libre et corps de Heinz au frottis sanguin.
Médicaments à éviter (www.vigifavisme.com) :
Prilocaïne, antipaludéen, tous les sulfamides (antidiabétiques oraux), les sulfones, tous les nitrofluranes. Bleu de méthylène, acide ascorbique, Vit K1.
Antibiotiques divers : quinolones, chloramphénicol, isoniazide, triméthoprime.
Aspirine et paracétamol autorisés mais respecter les doses maximales.
Cette liste, non exhaustive, regroupe l'ensemble de tous les produits considérés comme toxiques par les différents auteurs. Il existe des différences (par défaut) entre les différents auteurs.
En pratique, il n'y a pas de problème lié aux agents anesthésiques.
Les problèmes peuvent être liés aux antibiotiques ou aux antidiabétiques oraux.

DÉGÉNÉRESCENCES SPINALES ET CÉRÉBELLEUSES

Maladies héréditaires provoquant des ataxies cérébelleuses (Friedreich) et des paraplégies d'origine médullaire. Il s'y ajoute parfois des atteintes corticales ou des noyaux du tronc (sclérose latérale amyotrophique). Elles peuvent être diversement associées : moelle + cervelet + paires crâniennes (Pierre-Marie et Foix), moelle + cervelet (Strumpell-Lorrain), moelle + cervelet + nerfs périphériques (Roussy Lévy, variante du Friedreich). Atteintes viscérales associées possibles : myocardiopathie dans la maladie de Friedreich.

Anesthésie : évaluation respiratoire préopératoire. Echocardiographie systématique. Entraînement électrosystolique si trouble de la conduction. Éviter la succinylcholine et monitorer les myorelaxants. Envisager la possibilité de ventilation assistée postopératoire.

DERMATOSES BULLEUSES

En fonction du niveau de clivage, on distingue : le pemphigus (bulles intraépidermiques), la pemphigoïde bulleuse et l'épidermolyse bulleuse (bulles au niveau de la jonction dermo-épidermique). Apparition de bulles en peau saine suite à des phénomènes mécaniques mineurs (friction, échauffement). Atteinte chronique des muqueuses nasales, buccales, laryngées dans le pemphigus vulgaris, les lésions y sont extensives et peuvent conduire à la mort. Traitement par corticoïdes et azathioprine.

Anesthésie : rechercher malnutrition, désordres hydroélectrolytiques, syndrome septique, désordres neurologiques, cardiaques ou rénaux et les conséquences du traitement. Probabilité d'intubation difficile : microstomie, gêne à l'ouverture buccale, gêne à la protraction de la langue. Limiter la période de jeûne au minimum. Correction des carences, antibiothérapie. Pas de contre indication aux agents anesthésiques, ni à une ALR sauf au contact des zones pathologiques, par contre les infiltrations sont récusées car génératrices de bulles. Poursuivre corticothérapie. Installation soigneuse pour éviter de nouvelles lésions : protection des points d'appui, occlusion des yeux avec des tampons appliqués sur les paupières, proscrire tout matériel adhésif. La ventilation au masque peut entraîner la formation de bulles au niveau du visage. Pas de canule de Guedel. Essayer la ventilation spontanée sous kétamine-benzodiazépine sans masque. Le masque laryngé pourrait raviver ou provoquer des lésions pharyngées.

DIABÈTE INSIPIDE FAMILIAL NÉPHROGÉNIQUE

Lié au sexe, récessif. Résistance à l'ADH avec polyurie, polydipsie. Traitement par restriction sodée et chlorothiazide qui favorise la réabsorption proximale de l'eau et du sel et diminue l'eau libre.

Anesthésie : corriger les troubles hydroélectrolytiques.

EHLERS DANLOS

Autosomique dominante. Maladie des fibres élastiques du tissu conjonctif se manifestant par une fragilité et une hyperélasticité de la peau ainsi qu'un défaut de coaptation articulaire. Hyperlaxité ligamentaire, fragilité cutanée entraînant saignements et pertes de substance disproportionnés au traumatisme. Déformations et luxations articulaires, pneumothorax spontanés, hernie diaphragmatique, hernies ombilicale ou inguinale. Risques de ruptures vasculaires ou viscérales particulièrement lors de grossesse (mortalité maternelle jusqu'à 25 %). Troubles de l'hémostase possibles, avec déficit en facteur Willebrand.

Anesthésie : vaisseaux fragiles et hématomes fréquents. Bilan d'hémostase. Bilan cardiaque (trouble du rythme) avec échographie (prolapsus mitral et insuffisance aortique). Le risque majeur est hémorragique. Proscrire toute injection intramusculaire ou souscutanée. Le choix de l'anesthésique est indifférent. Les abords veineux profonds peuvent entraîner des hématomes compressifs. Intubation prudente afin d'éviter les traumatismes de la glotte ou des cordes vocales. Pressions d'insufflation basses.

ERYTHÈME POLYMORPHE

Syndrome cutané inflammatoire atteignant tous les âges, caractérisé par une infiltration de la peau et des muqueuses. Expression variable mais mortalité élevée dans la forme sévère (Stevens-Johnson). Apparition de lésions cutanéomuqueuses, faites d'une éruption de bulles et de lésions érosives. Il existe des lésions buccales, oculaires, viscérales (pneumothorax, hémorragies, myocardite). Facteurs déclenchants : barbituriques (et autres antiépileptiques), AINS, hydantoïne, les infections bactériennes, virales et mycosiques.

Anesthésie : (voir *Dermatoses bulleuses*). Les anticomitiaux favoriseraient l'apparition de nouvelles bulles. Éviter la ventilation en pression positive. Les produits entraînant une perturbation de l'hémostase doivent être utilisés avec précaution car pouvant être à l'origine d'hématomes extensifs.

FANCONI (MALADIE DE)

Autosomique récessive. Tubulopathie proximale et déficits enzymatiques multiples avec diminution de la réabsorption proximale de l'eau, de Na^+, Ca^{++}, K^+, des bicarbonates, des phosphates, du glucose, des acides aminés. Nanisme, rachitisme. Traitement par supplémentation en eau, en Na^+, K^+, Ca^{++}, bicarbonate, Vitamine D. Les thiazidiques provoquant une contraction du compartiment extracellulaire, favorisent secondairement la réabsorption du Na^+ et des bicarbonates. Les déficits enzymatiques réunis dans le syndrome de Fanconi peuvent être isolés ou diversement associés : uricosurie, cystinose, glycosurie rénale, rachitisme vitamino-résistant par déficit de réabsorption des phosphates. Acidose tubulaire proximale avec hypokaliémie. L'apport de bicarbonate aggrave l'hypokaliémie.
Anesthésie : le maintien d'un équilibre hydroélectrolytique est très délicat, il faut monitorer de façon répétée les électrolytes sanguins et urinaires. Corrections quotidiennes en IV. Sondage vésical pour monitorer la diurèse.

GUILLAIN BARRÉ (SYNDROME DE)

Polyradiculonévrite d'étiologie non déterminée, traitée par des plasmaphérèses précoces. Dysautonomie à la phase aiguë.
Anesthésie : contre indication définitive de la succinylcholine (arrêt cardiaque hyperkaliémique) ; curares non dépolarisants à faible dose et monitorés.

HORTON (MALADIE DE)

Panartérite granulomateuse segmentaire et focale des artères de moyen calibre du territoire carotidien externe, pouvant aboutir à la cécité. Atteinte aortique rare. Complications de la corticothérapie au long cours.
Anesthésie : (cf. *maladie de Takayasu*).

HYPERÉOSINOPHILIQUE (SYNDROME)

Éosinophilie sanguine supérieure à 2,5 G/L pendant plus de six mois, sans cause parasitaire ou allergique. La ventilation mécanique peut être un facteur déclenchant de SDRA. Une variante est la maladie de Churg et Strauss avec des formes fulminantes. L'éosinophile possède des granules contenant des enzymes (collagénase, lécithinase) et des médiateurs cytotoxiques. Leur dégranulation provoque des lésions tissulaires, épithéliales, bronchiques (asthme) pulmonaire (SDRA), vasculaires (vasodilatation et augmentation de la perméabilité capillaire) endomyocardiques (fibrose). Traitement à base de corticoïdes.
Anesthésie : préférer l'ALR. Pas de prévention.

HYPEROSTOSE SQUELETTIQUE DIFFUSE IDIOPATHIQUE

Diathèse ossifiante avec néoformations osseuses, calcifications ligamentaires, ostéophytes paravertébraux qui réduisent le calibre du canal médullaire.
Anesthésie : intubation difficile justifiant la fibroscopie vigile. L'atteinte du ligament longitudinal postérieur peut rendre impossible l'anesthésie médullaire.

HYPERRÉFLECTIVITÉ AUTONOME ACQUISE

Elle se traduit par une tachycardie, une hypertension artérielle (augmentation d'activité sympathique), une augmentation des sécrétions, un réflexe oculocardiaque exagéré (hyperréactivité parasympathique), épisodes de bradycardie. La porphyrie aiguë intermittente s'accompagne d'une hyperréflectivité sympathique. La section de moelle se caractérise à sa phase réflective par une réponse adrénergique majeure après stimulation des territoires paralysés qui se traduit par une hypertension avec céphalées, bradycardie, distension vésicale.
Anesthésie : ALR dont anesthésie médullaire si possible (pas de solution adrénalinée) sinon AIVOC.

ICTÈRES HÉRÉDITAIRES

Déficits enzymatiques (glycuronyl-transférase) empêchant la conjugaison de la bilirubine : maladie de Gilbert, bénigne ; syndrome de Crigler-Najjar avec absence totale d'enzyme aboutissant à l'ictère nucléaire et à la mort, mais compatible avec la vie dans les formes moins sévères.

Anesthésie : de nombreux médicaments sont liés à l'albumine et peuvent augmenter la fraction libre de la bilirubine, favorisant ainsi son passage cérébral. Inversement, des médicaments à moindre affinité pour l'albumine que la bilirubine auront une fraction libre augmentée et par conséquent une puissance accrue. Titration des narcotiques et les analgésiques. Éviter l'acidose, l'hypercapnie. Dans le Crigler Najjar et pour une chirurgie lourde, préparation par plasmaphérèses. Photothérapie périopératoire.

KARTAGENER (SYNDROME DE)

Anomalie de la protéine assurant la motilité des cils vibratiles (dynéine). Il comprend un situs inversus (organes thoraciques et abdominaux) et dans 50 % des cas une stérilité masculine, des infections respiratoires ou ORL répétées aboutissant à une dilatation des bronches.

Anesthésie : désinfection des voies respiratoires, drainage postural, dépistage des otites avant toute chirurgie. Bilan cardiaque.

LOBSTEIN (MALADIE DE)

Synonyme : Osteogenesis imperfecta. Autosomique dominante ou récessive, caractérisée par une atteinte du collagène, touchant le tissu osseux (fragilité osseuse, déformations, fractures spontanées, la sclérotique (bleutée), l'oreille interne (surdité), les dents. On peut voir en outre une atteinte de la peau (dyshydrose avec risque d'hyperthermie), une dysfonction plaquettaire hémorragique, des lésions cérébrales. Pas de traitement médical.

Anesthésie : anesthésie médullaire possible si coagulation normale. Protection des dents lors de l'intubation. Risque de fracture spontanée pendant les interventions ou avec la succinylcholine. L'intubation peut provoquer une fracture de la mandibule. Le brassard à tension autogonflable favorise la fracture de l'humérus. Attention aux manipulations sous curare. Monitorer la température.

LYELL (SYNDROME DE)

Nécrolyse épidermique aiguë étendue ressemblant à une brûlure et entraînant des désordres hydroélectrolytiques et des infections sévères. Mêmes facteurs déclenchants que l'érythème polymorphe.

Anesthésie : (cf. *dermatose*).

MARFAN (SYNDROME DE)

Affection héréditaire des fibres élastiques du tissu conjonctif, se manifestant par des anomalies oculaires, squelettiques (longueur excessive des os longs) et cardiovasculaires (anévrisme de l'aorte, insuffisance aortique voire prolapsus mitral). Pneumothorax spontanés ou barotraumatiques possibles. Risque de dissection aortique en cas de poussée hypertensive. Rachianesthésie : risque d'échec (ectasie du sac dural) et risque majoré de syndrome postponction.

Anesthésie : (cf. *Ehlers-Danlos*). Eviter les à-coups hypertensifs.

MENKES (SYNDROME DE)

Récessif lié au chromosome X. Anomalie du métabolisme du cuivre. Syndrome neurologique (spasticité, crises convulsives) et atteintes osseuses. Anomalie du collagène (cf. *Ehlers Danlos*) parfois retrouvée, avec fragilité tissulaire et valvulopathie. Fréquentes infections ORL.

Anesthésie : poursuivre le traitement anticonvulsivant. Prémédication avec un antireflux et un antiacide. Contre indication à la succinylcholine. Une sténose des voies aériennes n'est pas rare. En postopératoire, hypotonie des muscles pharyngés (surveillance en USI). Voir *Ehlers Danlos* pour la fragilité des tissus.

MOYA-MOYA (MALADIE DE)

Sténoses des portions distales des carotides internes et suppléances de néo-vaisseaux venus de la base du crâne. Ceux-ci sont très sensibles aux diminutions de flux et aux spasmes et sont à l'origine d'accidents vasculaires transitoires.
Anesthésie : maintenir la pression et le flux sanguin. Éviter l'hypocapnie. Les halogénés vasodilatateurs sont indiqués.

MYOPATHIES (voir tableau I)

- **Myopathie de Duchenne de Boulogne**, la plus fréquente (déficit en dystrophine) : affecte les garçons dès l'âge de 3 ans et aboutit à la mort vers 20 ans. Atteinte des muscles squelettiques, à un moindre degré le myocarde et retard mental dans 30 % des cas. Insuffisance respiratoire secondaire à l'atteinte musculaire.
- **Maladie de Steinert** : myopathie la moins rare chez l'adulte. Elle fait partie des myopathies myotoniques caractérisées par la lenteur de relaxation. L'atteinte primordiale est une anomalie des membranes, des systèmes musculaire, cardiaque et nerveux (trouble de la commande respiratoire et SAHOS). La grossesse aggrave la maladie, la cardiopathie peut se décompenser, l'utérus est atone.
- **Myopathie à axe central** (Central core disease ou CCD) est la plus redoutable.

Anesthésie : devant toute myopathie, il faut donc savoir quelle est la nature exacte de la dystrophie et dans l'incertitude bannir la succinylcholine. Les halogénés seraient possibles ; en cas de doute les récuser.
L'évaluation précisera :

- Le degré de faiblesse musculaire, les effets de l'effort, du froid, du jeûne, myotonie, crampes, myoglobinurie (McArdle).
- L'atteinte cardiaque qui exige une échographie (MDB), un Holter (Steinert) voire la mise en place d'un entraînement électrosystolique.
- Le retentissement respiratoire (EFR, gaz du sang) et les difficultés prévisibles de l'intubation, l'état du rachis et la stabilité de la charnière atloïdo-axiale, l'accès possible à l'espace péridural ou sous dural.
- Les atteintes métaboliques : hypoglycémie (glycogénose), acidose lactique (Kearns-Sayre), acidocétose. Les CPK élevées peuvent faire craindre une rhabdomyolyse précipitée par le froid, le frisson, l'ischémie, l'acidose.
- Médicaments utilisables en titration : propofol (risques de myoclonies), midazolam, kétamine. Si un curare est nécessaire, le rocuronium est le plus indiqué car la néostigmine est déconseillée. L'ALR , si possible est l'anesthésie la plus adaptée. Apporter du glucose et éviter le Ringer lactate. Surveiller la température, la kaliémie, la calcémie et la myoglobinurie. En postopératoire, arrêt cardiaque possible et les troubles respiratoires sont fréquents, notamment dans les myopathies cervico-pharyngées. Steinert : extubation après une épreuve de débranchement et surveillance prolongée.

Dénomination	Génétique et lésions	Début	Localisation	Biologie	Anesthésie
Duchenne de Boulogne (MDB)	XR, déficit en dystrophine, nécrose, fibrose, régénération	3 ans, progressive, Décès avant 40 ans	Muscles ceintures, Myocarde, Prolapsus valvulaire mitral	CPK	Hyperthermie maligne ? Succinylcholine : hyper K^+ Titrer et monitorer les curares. ALR
Becker	XR, dystrophine anormale et diminuée	15 ans, évolution bénigne	Ceinture pelvienne	CPK	idem MDB
Emery-Dreyfus	XR	Lentement progressive	Myocarde, Raideur du rachis cervical	CPK	idem MDB Intubation
Landouzy-Déjerine	AD	20 ans, progressive	Facio-scapulo-humérale		
Steinert	AD, dégénérescence fibreuse. Dépolarisation et repolarisation anormales. Anomalies membranaires. Myotonie, déficit, atrophie	Adulte, progressive (rares cas néonataux, mort-nés, mortalité infantile)	Face, Extrémités, Muscles respiratoires, Cœur : BAV Hypoventilation centrale, Troubles psychiques mineurs		Fausses routes, pneumopathies. Succinylcholine : hypertonie. Propofol : myoclonies. Insuffisance respiratoire postopératoire. SAHOS
Paramyotonie congénitale	AD, ≈ paralysie périodique, myotonie et déficit. Anomalie membranaire	Nourrisson, adulte		K^+	Succinylcholine : hypertonie
Central Core Disease (CCD) Minicore, Bâtonnet (némaline) Centronucléaire	AD, AR, Déficit locus CCD lié à une hyperthermie maligne.	Néonatal, lentement progressif	Muscles, cœur, Dysmorphie ±	CPK ±	- Risque hyperthermie maligne - Pas de succinylcholine - Pas d'halogénés

Légende : AD : autosomique dominant ; ALR : anesthésie locorégionale ; AR : autosomique récessif ; XR : lié au sexe, récessif.

NEUROFIBROMATOSE (NF)

Affection héréditaire autosomique dominante. Les NF sont des désordres génétiques du système nerveux associés à des manifestations cutanées, nerveuses et squelettiques. Elles affectent surtout la croissance et le développement du tissu nerveux provoquant l'apparition de tumeurs nerveuses. Il y a deux types de NF :

- Type 1 : Maladie de Von Recklinghausen (90 % des cas). Selon la taille et l'emplacement des tumeurs des complications peuvent survenir.
- Type 2 : affection héréditaire à transmission autosomique dominante mais elle peut être due à une nouvelle mutation (1/50000). Schwannomes bilatéraux multiples des nerfs crâniens, sous cutanés et des neurofibromes, manifestations oculaires.

Anesthésie : évaluation des atteintes et localisations, du retentissement de la cyphoscoliose sur la fonction respiratoire, de l'HTA et recherche d'un phéochromocytome ou de malformations vasculaires (anévrisme), de tumeur carcinoïde duodénale, de tumeurs pharyngolaryngées. Voies aériennes : rechercher des antécédents ou des critères d'intubation difficile. Grossesse : risque d'accès d'HTA, d'augmentation de la pression intracrânienne. ALR médullaire : la fréquence des tumeurs médullaires implique un dépistage systématique (TDM et/ou IRM). La réponse aux curares n'est pas modifiée. ALR périmédullaire difficile.

PAGET (MALADIE DE)

Hyper-résorption osseuse ostéoclastique avec ostéoformation secondaire anarchique. La clinique est fonction de l'extension de la maladie, des os atteints et des complications : augmentation du débit sanguin au niveau de l'os avec vasodilatation cutanée au niveau des extrémités atteintes, insuffisance cardiaque à haut débit, fractures pathologiques.

Anesthésie : évaluer le rachis cervical pour l'intubation. ALR médullaire difficile en raison des compressions vertébrales. Risque hémorragique majoré.

PARALYSIE PÉRIODIQUE HYPERKALIÉMIQUE

Adynamica episodica hereditaria et sa variante, la paramyotonie congénitale. Autosomique dominante. Caractérisées par des attaques brèves (une heure) de faiblesse musculaire touchant les membres, les muscles axiaux, le diaphragme, alternant dans la paramyotonie, avec des phases de contracture. La kaliémie est modérément élevée et parfois même normale. L'exercice musculaire, le froid, le frisson, le jeûne favorisant la sortie cellulaire de potassium, sont des facteurs déclenchants. Il peut exister un reflux œsophagien.

Anesthésie :

- Déplétion potassique préopératoire par diurétique plusieurs jours avant la date de l'intervention. Compensation du jeûne préopératoire par perfusion de glucose. Donner un antiacide, éviter toute drogue capable de relarguer le potassium (succinylcholine, kétamine). Normothermie.
- Surveiller l'ECG et l'onde T. Si besoin administrer du calcium.
- En dehors de cette atteinte congénitale, l'hyperkaliémie peut être acquise et donner paradoxalement des paralysies avant les troubles cardiaques.

PARALYSIE PÉRIODIQUE HYPOKALIÉMIQUE

Maladie de Westfall. Autosomique dominant. Transfert du K^+ de l'espace extra à l'espace intracellulaire. Attaques de faiblesse musculaire de quelques heures à un jour déclenchées par les hydrates de carbone, le sodium. Kaliémie < 3 mmol/L. Traitement de fond par l'acétazolamide qui bloque le transfert cellulaire du K^+ et favorise le maintien de la kaliémie par acidose. Apport de potassium. Certaines paralysies sont successivement hypo, hyper ou normokaliémiques, myotonie et hypotonie pouvant alterner. Leur traitement est difficile.

Anesthésie : éviter le glucose, le NaCl. Le vecteur de perfusion est le mannitol qui provoque une kaliurèse modérée corrigée par des apports. Éviter les variations du pH, maintenir la kaliémie autour de 4 mmol/L. Succinylcholine interdite. Monitorer la curarisation. Contrôle du K^+ peropératoire.

PHACOMATOSES

Maladies héréditaires, caractérisées par la présence d'anomalies congénitales diffuses du développement. Dans les phacomatoses ectoblastiques, on trouve la sclérose tubéreuse de Bourneville, la neurofibromatose de Von Recklinghausen et le syndrome de Sipple. La maladie de Von Hippel-Lindau, la maladie de Rendu-Osler, l'ataxie-télangiectasie, le syndrome de Sturge-Weber font partie des phacomatoses angiomateuses. Le syndrome d'Albright, la léiomyomatose sont des phacomatoses conjonctivo-mésenchymateuses. Les syndromes de Gardner, de Peutz-Jeghers et de Turcot sont des phacomatoses endoblastiques.
Clinique : en fonction de l'atteinte primitive, on retrouve une atteinte cérébrale (épilepsie, débilité mentale), cutanée (tumeurs cutanées, neurofibrome), osseuse (instabilité atloïdo-axiale, spina bifida), thoraciques, abdominales (phéochromocytome, polykystose rénale), ORL, cardiaque (obstruction aortique ou ventriculaire par un rhabdomyome), oculaire (cataracte).
Anesthésie : bilan préopératoire complet et évaluation du rachis cervical. Monitorage de la curarisation.

PIERRE ROBIN (SYNDROME DE)

Malformation mandibulo-faciale associant macrognathie, glossoptose et division palatine, entraînant une obstruction des voies aériennes. HTAP par hypoventilation alvéolaire ± hypoxémie.
Anesthésie : avant intervention programmée : alimentation par sonde naso-gastrique. Le problème anesthésique majeur est la certitude d'une intubation difficile ou le risque d'intubation impossible. L'extubation peut se compliquer d'asphyxie voire d'œdème aigu de poumon d'origine obstructive. Certains auteurs ont utilisé pour intuber un masque laryngé.

SPHÉROCYTOSE (MALADIE DE MINKOWSKI-CHAUFFARD)

Autosomique dominant. Ictère hémolytique, splénomégalie, lithiase biliaire, asplénisme. Chirurgie pour splénectomie, cholécystectomie.
Anesthésie : voir *Anémie Hémolytique*. Éviter toutes les substances hémolysantes (étomidate, trinitrine et tous les produits dissous dans l'éthylène-glycol), les solutés hypotoniques.

SHY-DRAGER (SYNDROME DE) OU AMS

Maladie neurodégénérative qui associe un syndrome parkinsonien, une ataxie cérébelleuse (déséquilibre, maladresse), et une dysautonomie (hypotension orthostatique) ou du système génito-urinaire. Fréquence de 1/10000 à 1/50000, augmentant avec l'âge. Cliniquement : dysfonction sphinctérienne, anhydrose, tremblement parkinsonien, hypotension orthostatique due à une réponse adrénergique anormale lors du passage à la station debout. Le traitement par le maintien de la volémie (régime salé, fludrocortisone), port de bas élastique.
Anesthésie : rechercher l'hypotension orthostatique (chute de plus de 30 mmHg sans tachycardie compensatrice). Risque de collapsus à l'induction d'autant que la réponse adrénergique habituelle à l'anesthésie et à la chirurgie va manquer. Monitorage invasif pour chirurgie majeure. On commencera par un remplissage vasculaire. Noradrénaline disponible. Compte tenu de l'hypersensibilité aux agents adrénergiques, la perfusion continue de 5 µg/kg/min est privilégiée. Monitorer la température (anhydrose). L'atteinte de nerfs laryngés peut être à l'origine de laryngospasme, particulièrement à l'extubation. Il faut réintuber sous succinylcholine. La trachéotomie peut être nécessaire. Fausses routes fréquentes dans les formes évoluées.

SPONDYLARTHRITE ANKYLOSANTE

Maladie génétique à expression rhumatologique et viscérale. Chirurgie pour corriger les déformations osseuses et les lésions de la corticothérapie.
Anesthésie : risque d'intubation difficile (articulation temporo-mandibulaire, rétrécissement sous glottique, difficulté à l'hyperextension cervicale avec

danger de déplacement et de compression de moelle). Prévoir une intubation sous fibroscopie. On peut retrouver une fibrose pulmonaire, une anémie, une hypovolémie, une hypoprotidémie, un trouble de la fonction plaquettaire (AINS). L'ALR médullaire peut être impossible.

TAKAYASU (MALADIE DE)

Artérite granulomateuse de l'aorte et de ses branches qui touche la femme jeune, prédominant à la moitié supérieure du corps, et évoluant vers l'occlusion des troncs artériels. Elle associe des céphalées, une insuffisance circulatoire des membres avec abolition des pouls, souffles vasculaires, HTA, insuffisance cardiaque, insuffisance aortique. Elle se complique d'accidents vasculaires cérébraux. Le traitement associe corticothérapie, chirurgie de désobstruction et pontages.
Anesthésie : évaluation des fonctions pulmonaire et rénale. Pression artérielle invasive et monitorage de la volémie pour les interventions majeures. La péridurale est utile pour diminuer les résistances vasculaires et la postcharge. Stabilité hémodynamique pour éviter toute chute de débit dans l'artère malade (nécrose du scalp, de la langue, cécité, infarctus du myocarde).

THALASSÉMIE (ANÉMIE MÉDITERRANÉENNE)

Problèmes anesthésiques seulement dans la forme β-homozygote. Les manifestations vont de la simple anémie hypochrome microcytaire, à la forme grave avec ictère, splénomégalie avec asplénisme fonctionnel et sensibilité accrue aux infections, retard de croissance, hépatomégalie, déformations osseuses, hémochromatose avec conséquences viscérales et cardiaques. Traitement peu satisfaisant : acide folique, transfusion sous couvert de chélateur du fer à vie, splénectomie.
Anesthésie : évaluer les fonctions cardiaques, hépatiques et endocriniennes. Maintenir Hb à 7 g/dL. Possibles difficultés d'intubation par déformations osseuses faciales. Pas de problème avec les médicaments de l'anesthésie.

TRISOMIE 21

Syndrome polymalformatif avec une hyperlaxité ligamentaire et des malformations cardiaques (CAV, CIV avec canal artériel, tétralogie de Fallot). Retard mental, infantilisme.
Anesthésie : risque de subluxation cervicale avec menace de compression médullaire et de sténose sous glottique. Réponses exagérées aux drogues anesthésiques et aux curares et hyporéflectivité sympathique.

WILSON (MALADIE DE)

Autosomique récessive. Anomalie de l'excrétion hépatique du cuivre qui aboutit à une accumulation de métal dans différents organes
Anesthésie : anesthésie de l'insuffisant hépatique. Un traitement prolongé par la D-Pénicillamine peut être responsable d'un syndrome myasthéniforme et la curarisation devra être monitorée.

ANESTHÉSIE ET ESTOMAC PLEIN

Les complications « anesthésiques » en cas d'inhalation broncho-pulmonaire de liquide digestif demeurent élevées (mortalité estimée à 3-5 %).
Les recommandations classiques de jeûne préopératoire sont indiquées pour la chirurgie réglée et chez les patients sans comorbidité majeure. En urgence ou pour certaines pathologies où ces règles ne s'appliquent plus, le risque d'inhalation doit être évalué (incidence multipliée par 4 si urgence).

SITUATIONS À RISQUE D'INHALATION

- **Pendant la phase périopératoire** :
  - Préopératoire : entre la perte de conscience anesthésique et l'intubation trachéale avec ballonnet gonflé
  - Peropératoire : régurgitations passives chez le nouveau né et le sujet âgé
  - Postopératoire : en cas d'extubation trop précoce (dysfonction laryngée)
- **Liées à des pathologies ou des états particuliers** (surtout si associés) entrainant une augmentation de volume, de pression, d'acidité gastrique ou une diminution de tonus du sphincter œsophagien inférieur ou une gastroparésie
  - Hernie hiatale avec reflux gastro-œsophagien, autres pathologies abdominales (vésiculaire…) et antécédents de chirurgie bariatrique
  - Obésité, diabète évolué, insuffisances rénale et hépatique terminales, désordres neuromusculaires, états critiques (traumatismes, coma…)
  - Anesthésie en urgence
  - Douleur
  - Intubation difficile avec oxygénation à haut débit ou ventilation au masque facial prolongées
  - Prise chronique d'opiacés, ou d'autres agents antikinétiques (nouveaux antidiabétiques)
  - Grossesse avec risque imminent de césarienne et postpartum immédiat
  - Endoscopie digestive (surtout haute)
- Dans ces cas ou si incertitude sur la durée du jeûne préopératoire (désordres cognitifs, barrière linguistique), l'échographie gastrique, en évaluant le type de contenu de l'estomac et son volume, s'avère être un outil estimant le risque d'inhalation afin d'optimiser la stratégie anesthésique.

ÉCHOGRAPHIE GASTRIQUE

- Modalités : choix d'une sonde convexe basse fréquence (2-5 MHz) chez l'adulte, dans un plan sagittal de coupe épigastrique passant par l'aorte pour visualiser l'aspect caractéristique en « œil de taureau » de l'antre (échographie gastrique faisable dans 85 à 95 % des cas)
- Examen toujours pratiqué en décubitus dorsal et décubitus latéral droit ou ½ assis à 45°
- Mesure de la surface antrale (SA), la mieux corrélée au volume gastrique (VG), précise (méthode non fiable si antécédents de chirurgie gastrique ou hernie hiatale) et rapide (durée < 5 min) avec $SA_{1/2\ assis} = (D_1 \times D_2 \times \pi) \div 4$
- On estime l'« estomac plein » si :
  - Contenu solide, liquide épais ou
  - Contenu liquide clair avec un seuil (âge dépendant) de **$SA > 9$ à $10\ cm^2$** ou un **$VG > 1{,}5\ mL/kg$** avec **$VG\ (mL) = 27 + 14{,}6 \times SA_{DLD} - 1{,}28 \times \text{âge}$** (adulte, hors obstétrique)

Utilisation préopératoire de l'échographie gastrique « ciblée » (aide cognitive) : démarche diagnostique et stratégie anesthésique

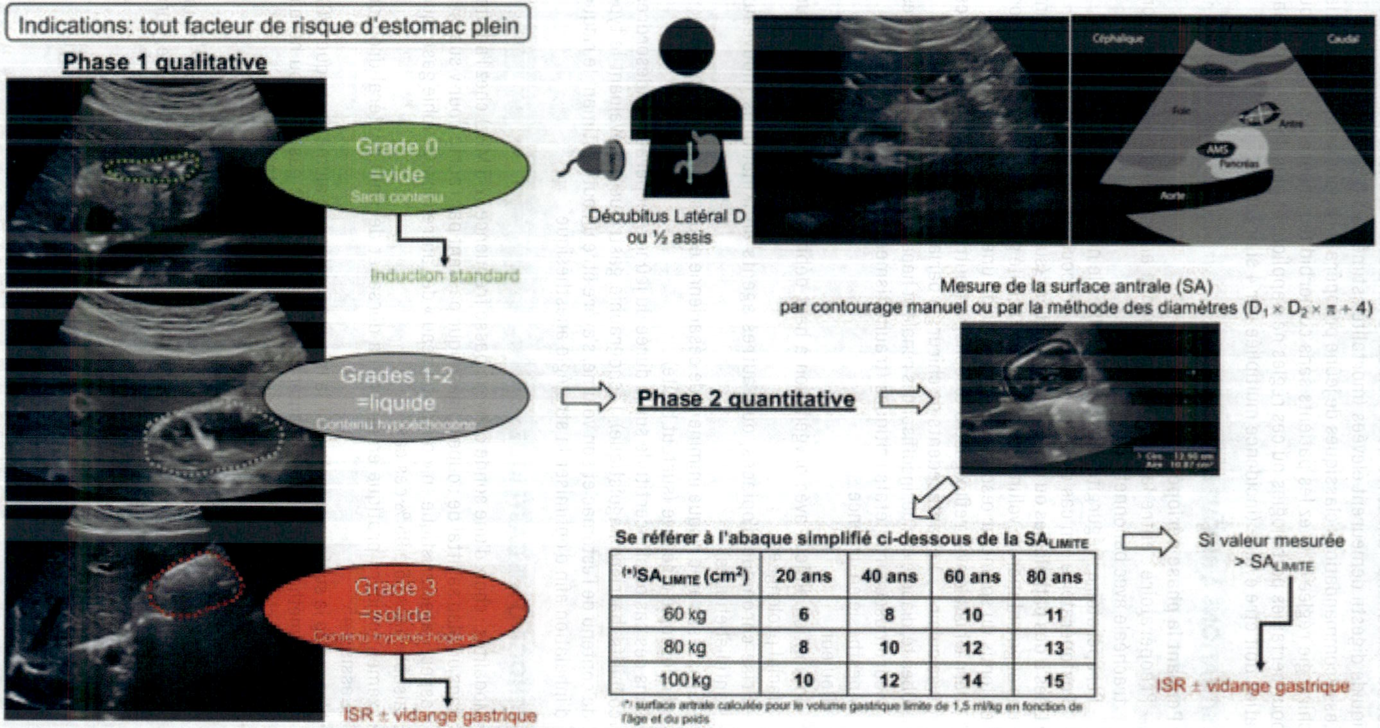

$^{(*)}SA_{LIMITE}$ (cm^2)	20 ans	40 ans	60 ans	80 ans
60 kg	6	8	10	11
80 kg	8	10	12	13
100 kg	10	12	14	15

(*) surface antrale calculée pour le volume gastrique limite de 1,5 ml/kg en fonction de l'âge et du poids

STRATÉGIE DE PRISE EN CHARGE ANESTHÉSIQUE

- **Aspiration du contenu gastrique** : réalisée en pré ou peropératoire, souvent incomplète, elle ne garantit pas la vacuité postopératoire de l'estomac (donc sonde gastrique laissée en place, à l'air, si distension gastrique persistante)
- **Prévention médicamenteuse** : une fois la vidange gastrique effectuée, administration d'antagonistes des récepteurs H2 couvrant la période postopératoire par exemple Ranitidine effervescente 2 comprimés à 300 mg dans 30 mL d'eau avant l'induction ; délai d'action immédiat, durée d'effet 6 à 8 h (ou générique avec dose de citrate > 100 mg par comprimé)

Induction anesthésique en séquence rapide

- Recherche de critères d'intubation difficile : la fibro-intubation vigile parfois couplée à la vidéolaryngoscopie est la technique de choix si l'intubation est prévue difficile
- Aspiration fonctionnelle à portée de main
- Installation en position tête haute à 30°
- Préoxygénation efficace avec une cible de FeO_2 fixée > 90 %
  - Fi02 100 % en vérifiant l'absence de fuites
  - Ventilation spontanée pendant au moins 3 minutes (ou 8 capacités vitales) voire en première intention Aide Inspiratoire avec PEP (avec Pinsp < 10 cmH_2O) ou Oxygénation Nasale à Haut Débit (avec débit gazeux < 70 L/min pour limiter le risque d'insufflation gastrique)
  - Pas de ventilation assistée (fréquence machine à 0)
  - Oxygénation apnéique (intérêt de l'ONHD)
- Pression cricoïdienne (Sellick)
  - Manœuvre augmentant le tonus du sphincter inférieur de l'œsophage
  - Débutée avant l'induction et poursuivie jusqu'au gonflage du ballonnet de la sonde
  - Une main sur le cartilage cricoïde avec une pression de 30N et l'autre sous le rachis cervical
  - Relâchée si vomissements ou si grade de Cormack élevé mais maintenue si échec d'intubation
  - Interrompue si ventilation impossible pour laisser place à l'algorithme d'intubation difficile
  - Contre indiquée si instabilité du rachis cervical, traumatisme laryngé et corps étranger dans les voies aériennes supérieures
  - Controversée avec des données récentes suggérant que son absence n'augmente pas l'incidence de l'inhalation et que les conditions d'intubation sont plus difficiles avec
  - Compression paratrachéale gauche de l'œsophage. Nouvelle technique, alternative à la manœuvre classique qui pourrait protéger du risque de régurgitation (occlusion pharyngée) sans augmenter le risque d'intubation difficile.
- Médicaments d'anesthésie
  - Hypnotiques avec un délai d'action le plus court possible idéalement < 60 s :
    . Thiopental > propofol > étomidate
    . Kétamine en cas d'instabilité hémodynamique
  - Curares : monitorage systématique de la curarisation
    . Succinylcholine (1 mg/kg de poids réel) : la référence en l'absence de CI.
    . Rocuronium (1 mg/kg de poids théorique) : en cas de CI à la succinylcholine.
  - Opiacés : à discuter
    . Pour : réduction de la réponse hémodynamique à l'intubation donc à proposer en cas d'hypertension intracrânienne ou éclampsie
    . Contre : augmentation de la fréquence des vomissements
    . Par exemple rémifentanil IVSE (dose d'induction de 1 µg/kg/min)
- Surveillance en cas d'inhalation
  - Au moins 2 h en SSPI et en l'absence de signe clinique (toux, dyspnée, désaturation artérielle < 92 % en air ambiant) et radiologique, un transfert en salle d'hospitalisation conventionnelle est possible
  - Surveillance prolongée en soins intensifs dans le cas contraire

ANESTHÉSIE ET DIABÈTE

Prévalence : > 3 millions de personnes et augmentation avec l'âge et le poids. 95 % sont des diabétiques de type 2

DÉFINITIONS

Types de diabète

- **Diabète de type 1 (DT1)** : destruction spécifique des cellules β des îlots de Langerhans aboutissant progressivement à une insulinopénie. Risque vital si carence en insuline.
- **Diabète de type 2 (DT2)** : maladie caractérisée par des altérations de l'insulinosécrétion et des anomalies des effets de l'insuline sur ses tissus cibles (insulinorésistance)
- Dans les 2 types, dans un délai plus ou moins long surviennent des complications microangiopathiques (rétinopathie, glomérulopathie, neuropathie) et macroangiopathiques (coronaropathie, atteinte vasculaire cérébrale et artériopathie périphérique).

Hyperglycémice de stress

- L'acte chirurgical et les agressions associées induisent un état de stress responsable d'une hyperglycémie périopératoire dont l'importance est fonction du type de chirurgie, de l'agressivité du geste et de sa durée.
- Le mécanisme est une insulinorésistance périphérique associée à une stimulation de la production endogène de glucose, une augmentation de la résorption rénale de glucose et une diminution de la clairance du glucose.
- Rôle des hormones de stress (le glucagon, le cortisol et les catécholamines) et des médiateurs de l'inflammation (les interleukines 1 et 6) libérés au cours du stress chirurgical. Survient rapidement au début (voire avant la chirurgie) et peut durer plusieurs jours après l'acte chirurgical.
- Elle est aggravée par le jeûne périopératoire prolongé, les pertes sanguines, l'immobilisation prolongée. Effets bénéfiques d'un apport préopératoire d'hydrates de carbone, par voie entérale ou parentérale, sur l'insulinorésistance.
- L'hyperglycémie périopératoire est un facteur de risque indépendant de morbi-mortalité postopératoire.
- Le contrôle glycémique réduit l'incidence des pneumopathies, d'infection du site opératoire et a un effet bénéfique sur la mortalité à long terme

ÉVALUATION PRÉOPÉRATOIRE

Spécificités de la consultation d'anesthésie

Elle doit se centrer sur les complications qui peuvent avoir une incidence sur la prise en charge anesthésique.

Recherche d'une atteinte coronaire

- Sa recherche lorsqu'elle est symptomatique ne présente pas de spécificité pour le patient diabétique par rapport au patient non diabétique.
- Par contre, elle peut être asymptomatique chez le diabétique et il faudra la suspecter devant une atteinte artérielle, une protéinurie à la bandelette urinaire, une insuffisance rénale.
- En présence de l'un de ces signes, le patient est à risque d'ischémie myocardique silencieuse et doit être pris en charge spécifiquement : tests ischémiques à réaliser si chirurgie majeure et score de Lee ≥ 2 et CF < 4 MET.

Recherche d'une neuropathie autonome cardiaque (NAC)

- Longtemps asymptomatique, elle doit être suspectée en présence des complications micro et macroangiopathiques et affirmée par un test de variabilité de la FC en respiration profonde ou à l'orthostatisme.
- Lorsqu'elle est symptomatique, elle est déjà grave. Elle est affirmée devant les signes suivants : tachycardie permanente, QTc > 440 ms sur l'ECG, ischémie ou IDM silencieux, hypotension orthostatique ou post prandiale, hypoglycémie grave non ressentie, absence de diminution nocturne de la PA sur un holter.

- En présence d'une NAC : risque de troubles hémodynamiques et de troubles du rythme graves justifiant un monitorage per et postopératoires en USC.

Recherche d'une atteinte rénale fréquente à un stade évolué de la maladie

Recherche d'une gastroparésie

- Suspectée devant douleurs abdominales, ballonnements abdominaux, vomissements.
- Devant l'un de ces signes, le patient doit être considéré comme « estomac plein ».

Bilan d'intubation

- Le risque d'intubation difficile augmente avec l'ancienneté du diabète.
- Signe du prieur prédictif d'une intubation difficile : impossibilité d'affronter les faces palmaires des mains et des articulations interphalangiennes.
- Raideur du rachis cervical fréquente.

Évaluation du contrôle glycémique et dosage de l'hémoglobine glyquée (HbA1c)

- La prise en charge périopératoire sera d'autant plus difficile que le diabète est déséquilibré en préopératoire.
- Le dosage d'HbA1c permet de connaître le contrôle glycémique des 3 derniers mois. À refaire si dernier dosage > 6 mois
- Son dosage en consultation d'anesthésie peut permettre d'améliorer la prise en charge :

HbA1c	4,0	5,0	6,0	8,0	9,0	10,0 %
Conduite à tenir	Différer	Avis médecin généraliste/ diabétologue	Intervention possible	Avis médecin généraliste/ diabétologue	Différer	

Les traitements antidiabétiques

- Ils sont de deux types : les traitements non insuliniques et les insulines
- Un patient DT1 a toujours de l'insuline (par pompe à insuline SC ou schéma basal bolus). La carence en insuline n'est pas acceptable : survenue d'une acidocétose en 2-3 h puis risque vital. En périopératoire, s'assurer qu'un patient DT1 a toujours de l'insuline lente ou une pompe SC ou de l'insuline IVSE (en réanimation ou au bloc).
- **Le schéma basal bolus** reproduit la sécrétion physiologique du pancréas : l'insulinémie basale par l'administration d'une insuline lente (½ vie :24 h), les bolus d'insuline pour les repas et les bolus correcteurs sont assurés par l'administration d'un analogue rapide de l'insuline (½ vie :3 h) (cf. schéma).

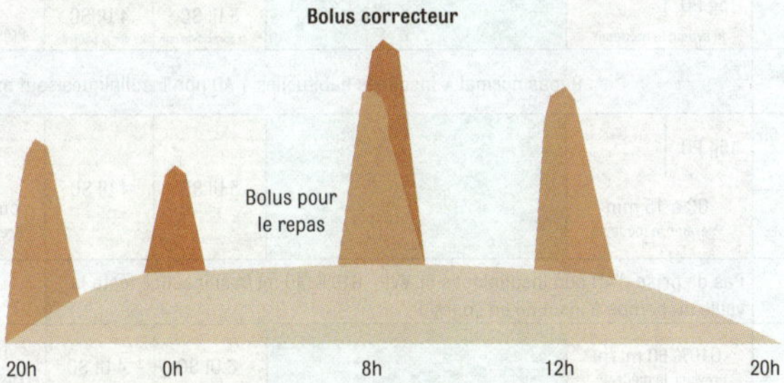

Un patient DT2 a le plus souvent un ou des traitements non insuliniques (PO ou SC). Le traitement de première intention est la metformine. Lorsque le diabète est évolué, le patient a besoin d'insuline (DT2 insulinoréquérant).

La stratégie d'arrêt des traitements antidiabétiques en préopératoire est la suivante :

	Chirurgie ambulatoire	Chirurgie mineure ou majeure	Chirurgie urgente
Metformine	Pas d'arrêt	Pas de prise la veille au soir et le matin	Arrêt
Sulfamides	Pas d'arrêt	Pas de prise le matin	Arrêt
Glinides			
Inhibiteurs α-glucosidases			
Inhibiteurs DDP-4			
Analogues GLP-1	Pas d'arrêt	Pas d'injection le matin	Arrêt
Insulines SC	Pas d'arrêt	Pas d'injection le matin (sauf dans le D1)	Arrêt et relais
Pompe à insuline	Pas d'arrêt	Arrêt de la pompe à l'arrivée au bloc	Arrêt et relais

PRISE EN CHARGE PÉRIOPÉRATOIRE (HORS AMBULATOIRE)

Objectifs glycémiques : 5-10 mmol/L

Période préopératoire

- Prémédication et règles de jeûne : aucune spécificité
- Prise des traitements : les traitements antidiabétiques (AD) sont donnés le soir, non pris le matin de l'intervention en dehors de la metformine qui n'est donnée ni la veille au soir ni le matin (cf. tableau). Les insulines sont poursuivies la veille de l'intervention aux mêmes posologies.
- Surveillance glycémique au coucher et le matin avec traitement adapté au protocole ci-dessous. Si le patient présente un déséquilibre glycémique, il convient de faire une mesure supplémentaire dans la nuit.

Glycémie capillaire (GC)	0,6 g/L (3,3 mmol/L) – 0,9 g/L (5 mmol/L)		1,8 g/L (10 mmol/L)	2,2 g/L (12 mmol/L)	3 g/L (16,5 mmol/L)
Avant le repas du soir	Sucre 15g PO Prévenir le médecin		Analogue rapide de l'insuline 3 UI SC	4 UI SC si correction non faite par le patient	6 UI SC + BU Prévenir le médecin
Repas du soir	Repas normal + insulines habituelles + AD non insuliniques sauf metformine				
Au coucher 22h-0h Si besoin 3h-4h	15g PO GC à 15 min Prévenir le médecin		3 UI SC	4 UI SC	6 UI SC + BU ou IVSE en réa Prévenir le médecin
6h-7h	Pas de prise d'AD non insuliniques et VVP G10% 40 mL/h si insuline lente la veille ou pompe à insuline en cours				VVP NaCl 0,9%
Pré-op GC/3h	G10% 60 mL/h Prévenir le médecin		3 UI SC	4 UI SC	IVSE en réa Différer le bloc

- La VVP est posée
  - . Le matin à 6-7h si injection d'insuline lente la veille (ou le matin si DT1) = compensation du jeûne par des apports glucosés. Ex : G10% 40 mL/h (objectif : 100 g de glucose /24h)
  - . Au bloc opératoire dans tous les autres cas. Une perfusion de glucosé sera mise en route si insulinothérapie IVSE au bloc opératoire (sécurité).

Période peropératoire :

- Insulinothérapie IVSE. Surveillance glycémique horaire (cf. *Protocole d'insulinothérapie IVSE*). Objectifs : 5-10 mmol/L. Pour la chirurgie de courte durée, préférer des bolus correcteurs SC si glycémie < 16 mmol/L.
- S'assurer qu'un patient DT1 a bien eu son insuline lente la veille ou le matin (sinon insulinothérapie IVSE immédiatement même si glycémie < 10 mmol/L). Si pompe à insuline, arrêt au bloc opératoire et relais immédiat par insulinothérapie IVSE en commençant à 1 UI/h puis adaptation des posologies.
- Chez le patient DT2, le protocole d'insulinothérapie sera débuté dès que glycémie peropératoire > 10 mmol/L.

Période postopératoire

- **Immédiate**
  - Perfusion glucosée (100 à 150 g/j) jusqu'à reprise d'une alimentation orale ou entérale
  - Traitement antidiabétique :
    - Si pas de recours à l'insuline IVSE en per opératoire ou posologies < 16 UI au total, : faire seulement des bolus correcteurs selon les glycémies.
    - Si insuline IVSE en peropératoire : poursuivre jusqu'à obtention d'une situation chirurgicale stable, l'absence de défaillance et glycémie stabilisée < 10 mmol/L.
    - Si insuline > 4 UI/h : poursuivre l'insulinothérapie IVSE jusqu'à stabilisation des glycémies et vitesse ≤ 4 UI/h.
    - Arrêt de l'insuline IVSE si vitesse ≤ 4UI/h et relais par insuline SC selon le schéma basal bolus immédiatement en SSPI.
- **Prévention des NVPO** :

Préférer une posologie de 4 mg de dexaméthasone moins hyperglycémiante que 8 mg.

- **Schéma basal-bolus** :

C'est le schéma de choix en périopératoire, utilisable chez les patients DT1 et DT2

<table>
<tr><td colspan="5">1. BASAL = INSULINE LENTE</td></tr>
<tr><td rowspan="2">Calcul de la dose par 24 h</td><td>Insuline IVSE < 24 h</td><td colspan="2">Insuline IVSE > 24 h</td><td>Initiation insuline lente</td></tr>
<tr><td>Dose habituelle</td><td colspan="2">1/2 dose IVSE des dernières 24 h</td><td>0,3 UI/kg/j</td></tr>
<tr><td rowspan="2">Première injection :
dose selon l'horaire</td><td>Entre 0 h et 6 h</td><td>Entre 6 h et 14 h</td><td>Entre 14 h et 16 h</td><td>Entre 16 h et 0 h</td></tr>
<tr><td>3/4 dose</td><td>1/2 dose</td><td>1/4 dose</td><td>dose totale</td></tr>
<tr><td>Horaire de dose totale suivante</td><td colspan="3">à 20 h le soir même</td><td>à 20 h le jour suivant</td></tr>
<tr><td>Adaptation</td><td colspan="4">Sur la glycémie préprandiale du matin suivant : < 5 mmol/L : - 2 UI ; 5-10 mmol/L : idem ; > 10 mmol/L : + 2 UI</td></tr>
<tr><td colspan="5">2. BOLUS POUR LES REPAS
- ANALOGUE RAPIDE DE L'INSULINE avant chaque repas oral et quelle que soit la glycémie :
dose habituelle ou 0,1 UI/kg ou 1/6 dose/24 h (faire la moitié de la dose prévue si apports caloriques insuffisants)
- Ne pas faire si alimentation entérale ou parentérale continue et passer à la phase 3 (bolus correcteur)</td></tr>
<tr><td colspan="5">3. BOLUS CORRECTEUR
- ANALOGUE RAPIDE DE L'INSULINE à adapter selon glycémie à 8 h, 12 h, 16 h, 20 h, 0 h, et 4 h
- Si repas (à 8 h, 12 h, 20 h) et glycémie > 10 mmol/L, le bolus correcteur est à additionner au bolus prévu pour le repas.</td></tr>
</table>

g/L	< 0,6	0,6 – 0,9	0,9 – 1,8	1,8 – 2,2	2,2 – 3	> 3
mmol/L	< 3,3	3,3 – 5	5 – 10	10 – 12	12 – 16,5	> 16,5
UI en SC	3 à 9 g glucose IV ou 15 g de sucre PO	0	0	3	4	6 + recherche cétose

- **Prise en charge ultérieure**
  - Arrêt des apports glucidiques IV dès reprise d'une alimentation orale suffisante.
  - Adaptation des posologies d'insuline lente selon le schéma basal bolus.
  - Risque d'accumulation de la metformine dans les situations à risque d'insuffisance rénale avec tableau d'acidose lactique. La metformine ne peut être reprise qu'après vérification de la fonction rénale.
  - Reprise des traitements antidiabétiques en relais du schéma basal bolus en tenant compte de l'alimentation orale, la fonction rénale et l'équilibre glycémique selon le schéma suivant :

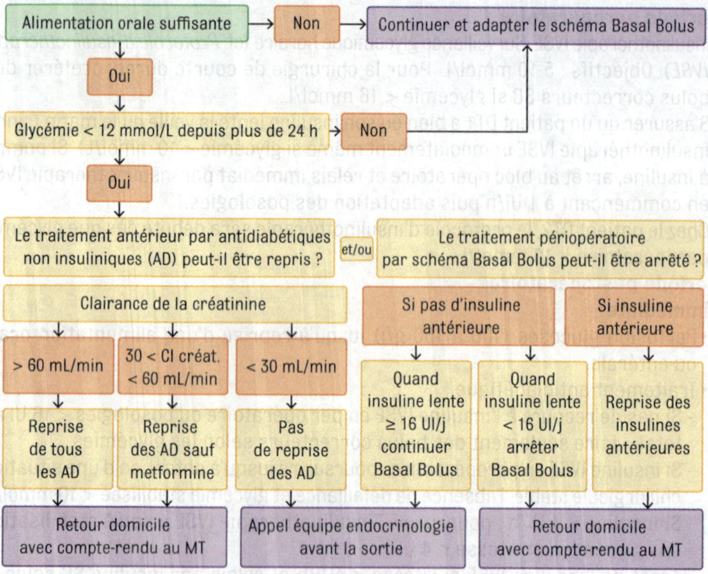

CAS DE LA CHIRURGIE AMBULATOIRE

Si le diabète est bien équilibré, la réalisation d'une intervention en ambulatoire est possible dans le respect des impératifs habituels de l'ambulatoire.

- La stratégie pré opératoire est définie selon le nombre de repas sautés :

Nombre de repas sautés	Horaire prévisible du bloc	Attitude pratique
0	quel que soit l'horaire	Poursuite du traitement le matin
1	avant 10 h	Petit déjeuner et traitement du matin sont pris après la chirurgie
	entre 10 h et 12 h	Pas de petit déjeuner et traitement donné à l'arrivée. Perfusion de G10 % 40 mL/h jusqu'au repas suivant si insuline ou sulfamide
	après 12 h	Poursuite du traitement le matin avec prise d'un petit déjeuner léger
2	Cf. Prise en charge non ambulatoire	

- Surveillance de la glycémie rapprochée et contrôle avant la sortie. Si besoin, faire des bolus correcteurs
- Une hyperglycémie > 16 mmol/L, des vomissements contre indiquent le retour à domicile et impose une hospitalisation.

PROTOCOLE D'INSULINOTHÉRAPIE IVSE

Principes généraux :

- Utiliser exclusivement un analogue rapide de l'insuline en le diluant pour avoir une concentration de 1 UI/mL
- Au bloc opératoire : associer simultanément une perfusion glucosée (100 à 150 g/j) sauf si hyperglycémie > 16,5 mmol/L (3 g/L). Exemple : G10 % : 40 mL/h

En réanimation : alimentation entérale dès que possible ou perfusion glucosée (100 à 150 g/j)

- **Objectifs glycémiques peropératoires et en réanimation : 5 - 10 mmol/L (0,9 - 1,8 g/L)**
- Faire un bolus d'initiation IVD selon glycémie de départ puis entretenir par une perfusion d'insuline en débit continu (IVSE).
- Contrôle de glycémie toutes les 2 h si glycémies stables, toutes les heures après chaque changement de débit d'insuline et après 15 à 30 min en cas d'hypoglycémie.

- Adaptation du débit de la perfusion selon les contrôles glycémiques à partir du schéma suivant :

Glycémie		< 0,4 g/L (2,2 mmol/L)	0,4 (2,2) – 0,6 (3,3)	0,6 (3,3) – 0,9 (5)	0,9 (5) – 1,8 (10)	1,8 (10) – 2,5 (14)	2,5 (14) – 3 (16,5)	> 3 g/L (16,5 mmol/L)
Initiation insuline IVSE	Bolus IVD	0	0	0	0	3 UI	4 UI	6 UI
	Débit IVSE	0	0	0	1 UI/h pour les DT1 0 UI/h pour les DT2	2 UI/h	3 UI/h	4 UI/h Prévenir médecin
Fréquence des glycémies		15 min	30 min	1h	2h	1h	1h	1h
Adaptation du débit insuline IVSE		Arrêt Reprise à 1/2 débit quand glyc > 5 mmol/L chez DT1 glyc > 10 mmol/L chez DT2	Arrêt	-1 UI/h	idem	+1 UI/h	+2 UI/h	Bolus 6 UI Prévenir médecin
G 30%		2 amp (6g) Prévenir médecin	1 amp (3g)	0				

- Privilégier les mesures de glycémie sur sang total (artériel ou veineux du côté opposé à la perfusion de glucosé) plutôt que sur sang capillaire et si possible sur machine à gaz du sang (plutôt que sur lecteur de bandelettes glycémiques)
- Surveillance de la kaliémie : objectif = 4 à 4,5 mmol/L. Contrôle/4h si objectif stable et une heure après chaque changement de débit d'insuline.

ANESTHÉSIE DU PATIENT CIRRHOTIQUE

La cirrhose est le stade terminal des hépatopathies chroniques. C'est une maladie fibrosante responsable de la destruction de l'architecture et de la vascularisation normale du parenchyme hépatique, compromettant les échanges hépatocytaires et retentissant sur d'autres organes que le foie. L'anesthésie et la chirurgie peuvent entraîner ou aggraver une décompensation de la cirrhose et être à l'origine d'une morbi-mortalité importante en périopératoire.

MODIFICATIONS PHYSIOPATHOLOGIQUES

- **Hémodynamique** : hypertension portale (gradient portocave > 5 mmHg) entraînant la formation de shunts portosystémiques (varices oesophagiennes (VO) et une vasodilatation splanchnique (ascite) et systémique = hypovolémie relative = activation du système rénine-angiotensine-aldostérone (SRAA) et du système sympathique = rétention hydrosodée + tachycardie = augmentation compensatrice du débit cardiaque. Évolution vers la cardiomyopathie du cirrhotique (circulation hyperdynamique, QT long, insuffisance diastolique, insuffisance chronotrope).
- **Fonction pulmonaire** : syndrome restrictif lié à l'hydrothorax et à l'ascite, risque accru d'œdème aigu du poumon lié à la dysfonction cardiaque diastolique, syndrome hépatopulmonaire (hypoxémie et/ou gradient alvéolo-artériel élevé (dyspnée, cyanose, hippocratisme digital, orthodésoxie) associé à une vasodilatation intrapulmonaire), syndrome portopulmonaire (hypertension artérielle pulmonaire).
- **Fonction rénale** : rétention hydrosodée + vasoconstriction rénale préglomérulaire, syndrome du compartiment abdominal par l'ascite, syndrome hépatorénal (insuffisance rénale réfractaire au remplissage vasculaire par de l'albumine, diagnostic d'exclusion).
- **Fonction hématologique** : thrombopénie multifactorielle, modifications conjointes des facteurs procoagulants et des facteurs anticoagulants, menant à un équilibre précaire dans la cirrhose compensée. Tendance procoagulante globale (cirrhoses biliaires) malgré l'altération des tests standards de la coagulation.
- **Fonction immunitaire** : susceptibilité au sepsis bactérien favorisée par la dénutrition, inflammation systémique excessive.
- **Pharmacologie des agents anesthésiques** : augmentation du volume de distribution, diminution de la clairance, diminution de la forme liée (hypoalbuminémie).

ÉVALUATION PRÉOPÉRATOIRE

- Évaluations clinique et paraclinique avec recherche d'éléments spécifiques permettant d'estimer la morbimortalité périopératoire (score de Child-Pugh, score MELD, outil de la Mayo Clinic permettant d'estimer la mortalité postopératoire).

Le score de Child-Pugh

Calcul des points	1	2	3
Bilirubine (µmol/L)	< 35	35-50	> 50
Ascite	Absente	Contrôlée avec diurétiques	Peu contrôlée avec diurétiques
Encéphalopathie	Absente	Confusion	Coma hépatique
TP (%)	> 50	40-50	<40
Albumine (g/L)	> 35	25-35	< 25

Grade A : 5-6 points Grade B : 7-9 points Grade C : 10-15 points

Le score MELD (Model for End-Stage Liver Disease)

- Score utilisé actuellement pour l'attribution des greffons hépatiques ; il est également corrélé avec le risque chirurgical.
- MELD = 3,8 x bilirubine (mg/dL) + 11,2 x INR + 9,6 x créatinine (mg/dL)
- Si hémodialyse : créatinine = 4,0 mg/dL
- Child A - MELD < 8 : risque acceptable.

- Child B - MELD 8-20 : risque intermédiaire. Optimiser la fonction hépatique, envisager un bilan prétransplantation hépatique (TH) au préalable, se rapprocher d'un centre expert.
- Child C - MELD > 20 : risque élevé. Privilégier une procédure mini-invasive, repousser la chirurgie si possible (TIPS ou TH au préalable), avis d'un centre expert indispensable.

PRÉPARATION PRÉOPÉRATOIRE

- Prise en charge d'une dénutrition (70 % des cirrhotiques sévères) : compléments hypercaloriques ± protidiques.
- Évaluation cardiaque : ECG, ETT (dilatation OG dans la cardiopathie du cirrhotique + troubles de la relaxation, ± microbulles si suspicion de syndrome hépatopulmonaire), ± test d'effort.
- Évacuation d'un hydrothorax ou d'une ascite si nécessaire (selon retentissement).
- Discuter la voie d'abord (privilégier la laparoscopie +++).

PRISE EN CHARGE ANESTHÉSIQUE

Monitorage

- Hémodynamique : monitorage non invasif (Doppler transœsophagien si VO contrôlées (pas de saignement récent, grade < III), analyse de la courbe de photopléthysmographie ClearSight™) voire invasif selon la durée chirurgicale et les saignements prévus (pression artérielle invasive + analyse du contour de l'onde de pouls) ± KTC (PVC).
- Les valeurs absolues de débit cardiaque (hors Swan Ganz) sont à interpréter avec précaution chez le cirrhotique grave ; interprétation de la variabilité des indices satisfaisante.
- Monitorage par BIS™ et curamètre. Monitorage de la diurèse. Sonde nasogastrique possible en l'absence de ligature récente de varices.

Antibioprophylaxie

- Antibioprophylaxie identique à celle d'un sujet sans cirrhose, en évitant les aminosides (néphrotoxicité).

Choix du mode anesthésique

- ALR médullaire/périphérique : rapport bénéfice-risque selon hémostase, à éviter en utilisation continue ou avec forte diminution des doses (risque de toxicité systémique car diminution de clairance de certains AL).
- AG (titration, attention aux réinjections) :
  - **Hypnotiques** : tous utilisables mais éviter les benzodiazépines (risque d'EH). Monitorage (BIS™). Les halogénés sont tous utilisables.
  - **Morphiniques** : prudence si insuffisance hépatocellulaire sévère ou si insuffisance rénale associée. Proscrire les injections itératives d'alfentanil. Rémifentanil très approprié car son élimination est extrahépatique.
  - **Curares** : tous utilisables si monitorage, mais l'atracrium et le cisatracrium sont les molécules de choix en raison de leur élimination extra-hépatique.
- Si ascite volumineuse et/ou hémorragie digestive haute : induction en séquence rapide.

ÉVÈNEMENTS PEROPÉRATOIRES

- Respect scrupuleux des règles de prévention de la transmission des hépatites virales (gants, lunettes…).
- **Hémodynamique** :
  - Hypovolémie relative (vasoplégie liée à l'anesthésie, vasodilatation du territoire splanchnique, baisse des résistances vasculaires) se surajoutant à la vasoplégie du cirrhotique et aux troubles de la relaxation : titration du remplissage, utilisation précoce de vasopresseurs (noradrénaline), titration de la profondeur de l'anesthésie. Le foie cirrhotique est particulièrement sensible à l'hypoperfusion (risque de décompensation de la cirrhose postopératoire).
  - Défaillance cardiaque droite (en cas d'hypertension portopulmonaire préexistante) : optimisation de la volémie, amélioration de la contractilité (dobutamine), diminution de la postcharge du ventricule droit (monoxyde d'azote).

- **Ventilation** : risque d'atélectasie, syndrome restrictif. Ventilation protectrice (petits volumes, PEP, recrutement).
- **Saignements** :
  - Intérêt de la thromboélastométrie (TEG™, ROTEM™) lors d'un saignement peropératoire (discuté pour la prédiction du risque hémorragique), ainsi que de l'acide tranexamique sans surrisque thrombotique.
  - En chirurgie abdominale, l'hypertension portale entraîne un développement des collatéralités veineuses et une vasodilatation splanchnique, et donc un risque accru de saignement d'origine veineuse.
  - La transfusion systématique de plasma frais congelé devant un TP bas chez le cirrhotique est proscrite (augmentation de la pression portale sans gain hémostatique).
  - Objectif d'un taux de plaquettes > 50 G/L (même taux pour la biopsie hépatique) et > 100 G/L pour la neurochirurgie intracrânienne/médullaire.

INTERVENTIONS CHIRURGICALES SPÉCIFIQUES

- **TIPS (shunt porto-systémique intrahépatique par voie transjugulaire)** :
  - Indications : ascite réfractaire, en urgence si hémorragie digestive cataclysmique par saignement des VO ou gastriques. Procédure non hémorragique en elle-même. Complications : insuffisance cardiaque par hyperdébit secondaire au shunt (nécessitant une évaluation échocardiographique préopératoire) ; décompensation hépatique (EH) par baisse du débit hépatique (débit du shunt trop élevé). Surveillance en soins continus post procédure.
- **Ligature endoscopique VO** :
  - Indications : en prophylaxie de l'hémorragie digestive par rupture de VO (risque majoré si gradient porto-cave > 10 mmHg) ou comme traitement. Intubation orotrachéale en cas d'hémorragie active ou récente ; douleur et inconfort marqués en post procédure.
- **Cure de hernie ombilicale** :
  - À réaliser en chirurgie élective, chez un patient avec une ascite minime, contrôlée. Les interventions en urgence (hernie étranglée, ulcération, rupture) exposent à un risque d'infection, de fuite de liquide d'ascite par la cicatrice et de défaut de cicatrisation. Intérêt de l'ALR (bloc des grands droits).
- **Hépatectomie** :
  - Indications : carcinome hépatocellulaire. Monitorage de la pression artérielle invasive du fait des clampages du pédicule hépatique (temps toléré inférieur à une hépatectomie sur foie sain (100 min vs 120 min) avec syndrome d'ischémie-reperfusion. L'utilisation d'une PEP à +5 cmH_2O et le maintien en euvolémie ne majorent pas le risque de saignement. Attention à l'embolie gazeuse en cas d'hypovolémie. L'analgésie péridurale thoracique n'est pas contre indiquée si TP > 70 % ; à rediscuter si hépatectomie majeure à risque d'insuffisance hépatique aiguë postopératoire. Ne pas retirer le cathéter péridural si hémostase non corrigée.
- **Transplantation hépatique** : (cf. *Transplantation hépatique*)

PÉRIODE POSTOPÉRATOIRE

- Analgésie multimodale :
  - Morphiniques : dose maintenue mais intervalle interdoses augmenté si insuffisance rénale associée ou Child C.
  - Paracétamol : diminution des doses ; son emploi doit être discuté en fonction de la gravité de la cirrhose.
  - AINS : contre indication (altération des fonctions plaquettaires, dégradation de la fonction rénale).
- Prévention et traitement du delirium tremens si absence de sevrage alcoolique préopératoire (score de Cushman).
- Thromboprophylaxie postopératoire selon les règles habituelles.

(cf. *Complications de la cirrhose*)

ANESTHÉSIE DU PATIENT VIH+

PHYSIOPATHOLOGIE ET DIAGNOSTIC

- VIH : virus à ARN simple brin, lentivirus de la famille des rétrovirus, infectant préférentiellement les lymphocytes T auxiliaires ou $CD4^+$.
- Au cours de la réplication virale : baisse du taux de $CD4^+$ (normal entre 500 et 1 200/mm³) → risque de survenue du SIDA si $CD4^+ < 200/mm^3$
- Charge virale plasmatique = marqueur prédictif du risque évolutif et paramètre de surveillance de l'efficacité du traitement antiVIH. Elle s'exprime en nombre de copies d'ARN viral/mL de plasma. Charge virale faible : < 5 000 copies/mL et charge forte > 10 000 copies/mL.
- Diagnostic biologique : test de dépistage rapide obligatoirement associé à un test de dépistage classique sur un 2e prélèvement, et un test de confirmation par Western blot. Le dépistage sérologique VIH requiert le consentement du patient. Il est obligatoire chez les femmes enceintes et les détenus et doit être pratiqué 1 fois dans la vie de tous les patients âgés de 15 à 70 ans.

CLASSIFICATION DE L'OMS EN 4 STADES CLINIQUES DE L'INFECTION PAR LE VIH DE L'ADULTE

- **Stade I** : séropositivité, lymphadénopathie généralisée persistante. Le patient est asymptomatique et garde une activité normale.
- **Stade II** : perte de poids < 10 %, atteintes cutanéomuqueuses mineures, infection herpétique dans les 5 dernières années, infections récidivantes des VAS et/ou le patient est symptomatique et garde une activité normale.
- **Stade III** : perte de poids > 10 %, diarrhée chronique > 1 mois, fièvre prolongée > 1 mois, candidose buccale, leucoplasie orale chevelue, tuberculose pulmonaire, infections bactériennes sévères et/ou alitement < 50 % de la journée au cours du dernier mois.
- **Stade IV** : cachexie du SIDA, infections classantes SIDA (pneumocystose, cryptococcose, toxoplasmose cérébrale...) et/ou alitement > 50 % de la journée (le dernier mois).

MANIFESTATIONS CLINIQUES FRÉQUENTES SOUS TRAITEMENT ANTIRÉTROVIRAL

- **Atteintes du système nerveux fréquentes** :
  - atteintes périphériques plurifactorielles (VIH+toxiques) : polyneuropathies ± myopathies ;
  - atteintes centrales multiples,
  - atteintesinfectieuses spécifiques du VIH et opportunistes (toxoplasmose, cryptococcose, CMV, histoplasmose, tuberculose, lymphome), d'origine carentielle, vasculaire (ischémique ou hémorragique). Cofacteurs neurotoxiques : alcool, drogue, coinfection VHC.
- **Atteintes cardiovasculaires** : myocardite fréquente à un stade avancé avec troubles du rythme ± conductifs, coronaropathie (athérosclérose accélérée sur dyslipidémie toxique des inhibiteurs de protéase). Risque de resténose coronaire plus élevé chez les patients VIH. Cofacteurs de risque CV : tabac, HTA, complications métaboliques des traitements antirétroviraux (dyslipidémies et dysrégulation glycémique).
- **Atteintes pulmonaires** secondaires à des infections opportunistes (Pneumocystis carinii, tuberculose, nocardioses) ou au sarcome de Kaposi.
- **Atteintes hématologiques** : thrombopénies fréquentes le plus souvent de type PTI ou microangiopathie thrombotique, hypercoagulopathies fréquentes (anticorps antiphospholipides, CIVD). Le risque thromboembolique est plus élevé chez les patients VIH+.

TRAITEMENTS ANTIRÉTROVIRAUX (COMBINED ANTIRETROVIRAL THERAPY OU cART)

- Inhibiteurs nucléosidiques de la transcriptase inverse (INTI), inhibiteurs non nucléosidiques de transcriptase inverse (INNTI), inhibiteurs de protéase (IP), Inhibiteurs d'intégrase (II), inhibiteurs de fusion (IF) et d'entrée, antagonistes du corécepteur CCR5.
- **Objectif** : restaurer CD4 > 500/mm^3 en réduisant la CV < 50 cp/mL en combinant 3 traitements antirétroviraux : le plus souvent 2 INTI + 1 IP, 2 INTI + 1 INNTI.
- **Effets secondaires** :
  - INTI : effets toxiques cellulaires multiples appelés « cytopathie mitochondriale » : lipoatrophie, neuro- hémato- et hépatotoxicité avec acidose lactique.
  - INNTI : métabolisme hépatique (CYP450) associé à de nombreuses interactions médicamenteuses.
  - IP : toxicité hépatique (inhibition de CYP450), effets métaboliques multiples (diabète, dyslipidémie, lipohypertrophie, athérosclérose accélérée).
- **Les interactions médicamenteuses** : multiples (cf. *sfar.org et hiv-druginteractions.org*) :

INTERACTIONS MÉDICAMENTEUSES	ADAPTATION POSOLOGIQUES ET GESTION DES ARRÊTS
• IP, certains INNTI : risque de majoration des effets de certains médicaments (effet inhibiteur sur CYP450) : - Hypnotiques : thiopental, kétamine, benzodiazépines (midazolam, diazépam, triazolam, antiépileptiques) - Morphiniques : fentanyl > sufentanil > alfentanil - Antiémétiques, antiarythmiques : (quinidine, amiodarone), macrolides et fluconazole (QT long et torsades de pointe) • Ténofovir® (INTI) et indinavir (IP) : risque de néphrotocicité • INTI + metformine : peut favoriser une acidose lactique • Rifampicine contre indiquée avec les IP non associés au ritonavir • Dexaméthasone peut baisser la concentration d'IP	• **L'observance du traitement antirétroviral est capitale** • En périopératoire : arrêt de cART doit être évité • Toute interruption non évitable (jeûne préopératoire) sera la plus courte possible (48 h maximum) • En cas d'arrêt des traitements, tous doivent être interrompus et repris simultanément • Tout arrêt de traitement doit faire l'objet d'un avis spécialisé • Si insuffisance rénale : adapter les doses d'INTI (sauf abacavir) • Si insuffisance hépatique : adapter les doses d'IP et d'INNTI

ANESTHÉSIE

Bilan préopératoire

- Clinique : statut neurologique, cardiaque, respiratoire et hémorragique, ECG.
- Biologique : résultats de suivi de l'infection VIH (taux de CD4 et charge virale < 3 mois, profil lipidique, contrôle glycémique), NFS-plaquettes, TP-TCA ± tests des fonctions plaquettaires, ionogramme, bilan hépatique
- Radiologique : imagerie pulmonaire récente requise chez les patients VIH+ à risque d'infections opportunistes (CD4 < 200/mm^3)

Anesthésie générale

- Privilégier les drogues anesthésiques non métabolisées par le CYP450-3A4 : propofol, étomidate, rémifentanil, desflurane. Monitorage de la curarisation et adaptation des doses de curares si myopathie. Éviter midazolam, fentanyl, kétamine et l'association rocuronium-IP.
- NVPO : éviter l'injection rapide des antinauséeux (dropéridol et ondansétron) à risque d'allongement du QT et de troubles du rythme.

Anesthésie locorégionale

- Avant de réaliser l'ALR, il est impératif de décrire l'état neurologique et la sévérité d'une neuropathie liée à certains traitements antirétroviraux doit être prise en compte.
- Si nécessaire : blood patch possible, mais il faut discuter du patch à un colloïde en cas de charge virale élevée.

Réanimation et transfusion

- Attention à l'augmentation du risque d'acidose lactique, de résistance à l'insuline et du risque cardiovasculaire.
- Prévoir une surveillance prolongée en SSPI si risque d'interactions médicamenteuses avec les drogues anesthésiques.
- Allotransfusion : balance bénéfice (pathologie cardiovasculaire)/risque (immunodépression). Contre indication à l'autotransfusion. EPO possible.

ANESTHÉSIE DU PATIENT OBÈSE

- **Calcul de l'indice de masse corporelle ou IMC (= body mass index ou BMI)** :
  - poids/(taille en m)^2
- **Calcul du poids idéal théorique (formule de Lorentz)** :
  - Homme : taille en cm - 100 - ((taille en cm - 150)/4)
  - Femme : taille en cm - 100 - ((taille en cm - 150)/2,5)
- **Calcul du poids ajusté** (prend en compte l'augmentation de la masse maigre et l'augmentation du volume de distribution) :
  - poids idéal théorique + (0,4 x (poids réel – poids idéal théorique))
- Poids idéal : IMC 18,5 à 24,9 kg/m^2
- Surcharge pondérale : IMC 25-30 kg/m^2
- Obésité : IMC > 30 kg/m^2
- Obésité morbide : IMC > 40 kg/m^2
- Obésité super-morbide : IMC > 50 kg/m^2

PATHOLOGIES ASSOCIÉES

- **Métaboliques** : Diabète de type 2, dyslipidémies, NASH.
- Cardiovasculaires : HTA, athéromatose, **cardiomyopathie** (élévation initiale du volume sanguin total et du débit cardiaque, insuffisances secondaires diastolique et systolique du ventricule gauche, HTAP), complications d'athérosclérose avec insuffisance coronaire, troubles du rythme cardiaque.
- Respiratoires : SAHOS, consommation d'O_2 et production de CO_2 plus élevées (activité métabolique de l'excès de graisse) ; syndrome restrictif : baisse du volume de réserve inspiratoire (VRI), baisse de la capacité résiduelle fonctionnelle (CRF) et de la capacité vitale (CV) ; prédisposition à la formation d'atélectasies ; syndrome obstructif : augmentation de la résistance des voies aériennes ; bas rapport ventilation/perfusion et baisse de la compliance thoraco-pulmonaire.
- Autres : AVC, maladie veineuse thromboembolique, RGO, arthrose, cancers, lithiases urinaires.

ÉVALUATION PRÉOPÉRATOIRE

- Examens complémentaires à adapter aux comorbidités (systématiquement : ECG et glycémie à jeun préopératoire).
- Information obligatoire du patient sur les risques anesthésiques, à renforcer en cas de chirurgie esthétique sans but thérapeutique.
- **Recherche systématique d'un SAHOS avec le dépistage en consultation d'anesthésie par le score de STOP-BANG** (cf. *Syndrome d'apnées du sommeil*).
- L'arrêt du tabac est à encourager.
- **L'anesthésie locorégionale devra toujours être préférée à l'anesthésie générale si possible.**

- **Discuter la prise en charge en ambulatoire ou en hospitalisation :**
  - En cas d'ambulatoire, la programmation de l'intervention le matin permet une surveillance le reste de la journée.
  - Un IMC > 40 kg/m², avec un SAHOS ± des comorbidités ne semble pas éligible à l'ambulatoire.
- **Prémédication** : AntiH_2 si obésité morbide, éviter les benzodiazépines, pas d'anxiolytiques.

COMPLICATIONS PÉRIOPÉRATOIRES DU PATIENT OBÈSE

- Veines périphériques inaccessibles, difficulté de monitorage standard
- **Respiratoires** :
  - ventilation au masque difficile (si présence de 2 des facteurs suivants : IMC > 30 kg/m², SAHOS, barbe, édentation, limitation de la protrusion mandibulaire, âge > 55 ans)
  - intubation difficile
  - atélectasie per et postopératoires
- **Cardiovasculaires** :
  - cardiopathie associée
  - HTAP
- **Liées aux médicaments d'anesthésie** :
  - action prolongée des médicaments anesthésiques intraveineuses, volatiles ou des morphiniques
  - curarisation résiduelle
- **Liées au pneumopéritoine** :
  - répercussion cardiorespiratoire
  - dysfonction rénale périopératoire
- **Position, neuropathie**
- **Risque thromboembolique**
- **Analgésie postopératoire** : dépression respiratoire aux morphiniques

MATÉRIEL ET INSTALLATION

- Difficultés d'installation et nécessité de personnels nombreux.
- Matériel adapté au poids à vérifier : tables d'opération avec translations garanties jusqu'à 130-150 kg, sans translation jusqu'à 165 kg, recours éventuel à 2 tables accolées.
- Vérifier la présence des sangles de fixation.
- Protection des points d'appui (risque accru de lésions nerveuses et rhabdomyolyse postopératoires).
- Adaptation de la taille des brassards de PNI.
- **Intérêt du repérage échographique pour les voies d'abords vasculaires (VVP et KTC), pour l'ALR et pour l'anesthésie périmédullaire.**
- Monitorage systématique : curarisation (avec calibration) et température (attention : pas de sonde de température oesophagienne pour la chirurgie bariatrique avec sonde de calibration).
- Monitorage recommandé de la profondeur d'anesthésie (BISTM).
- Prévention des complications thromboemboliques.
- Monitorage vasculaire invasif à discuter : cathéter artériel, cathéter veineux central, selon comorbidités et chirurgie.
- Masque facial et canule de Guédel adaptés, lame métallique et laryngoscope à manche court, matériel d'IOT difficile à disposition, intérêt des glottiscopes. Pour les patients présentant des facteurs de risque d'intubation difficile, envisager une intubation vigile sous fibroscopie.
- Position tête surélevée et cou en hyperextension, ou position avec surélévation des épaules avec des oreillers ou des coussins (Troop elevation pillow®).

Toute intubation chez un patient obèse doit être considérée comme possiblement difficile.

PÉRIODE D'INDUCTION

- **Préoxygénation** : ½ assis en VSAI (FiO_2 100 %, AI entre 4 et 6, PEP entre 6 et 8 cm H_2O selon tolérance), objectif FeO_2 > 90 %. Risque d'hypoxémie avec désaturation plus rapide.
- Intérêt de discuter la mise en place d'une oxygénothérapie par canule nasale haut débit (ONHD).
- **Induction** : Induction en séquence rapide systématique si RGO.
- Ventilation au masque difficile, à 4 mains si nécessaire.
- **Ventilation** :
  - En volume contrôlé : volume courant rapporté au poids idéal, 6 à 8 mL/kg.
  - PEP 7 à 10 cmH_2O selon pression de plateau (< 30 cmH_2O)
  - Manœuvres de recrutement alvéolaire (PEP à 30 cmH_2O pendant 30 secondes) : après l'induction, toutes les 30 minutes, après chaque manœuvres dérecrutantes, avant l'arrêt des sédations en vue du réveil.
  - Ventilation en proclive 25-40° ou transat recommandée.
  - Δ $etCO_2$-$PaCO_2$ souvent élargi, hypercapnie modérée $etCO_2$ < 50 mmHg.
  - Éviter PEP intrinsèque.

PÉRIODE PEROPÉRATOIRE

- Monitorage de la volémie afin de guider le remplissage pour limiter les complications cardiovasculaires postopératoires, notamment les troubles du rythme de type fibrillation auriculaire.
- Contrôle de la glycémie.
- Prévention des NVPO.

Modifications complexes d'ordre pharmacologique :

- Augmentation du volume de distribution des drogues très liposolubles : risque de surdosage et d'effet prolongé.
- Privilégier les drogues d'action courte, moins liposolubles.
- **Éviter voies IM et SC** (absorption imprévisible).
- **Éviter midazolam (s'accumule fortement dans le tissu adipeux) et thiopental (très lipophile).**
- Pour les gaz halogénés, préférer le desflurane (moins liposoluble).
- Épargne morphinique +++. Le rémifentanil est l'agent morphinique de choix.
- Posologie des anesthésiques locaux en cas d'anesthésie périmédullaire : lidocaïne et bupivacaïne : 75 % dose normale (réduction du volume épidural), risque d'extension du bloc et variabilité du bloc segmentaire.
- **Décurarisation** à posologie rapportée au poids réel. Les doses de néostigmine et de suggamadex doivent être titrées sur l'efficacité, importance du monitorage de décurarisation.
- **Antibioprophylaxie** :
  - βlactamines : si IMC > 35 kg/m^2 et poids > 100 kg, doubler les doses quelle que soit la chirurgie pour les doses d'induction et les réinjections per et postopératoires.
  - Clindamycine : passe à 1 200 mg (dans 100 mL sur 40 min).
  - Gentamicine : reste à 5 mg/kg de poids réel.
  - Vancomycine : reste à 30 mg/kg de poids réel (dose maximum 2 g).

Poids	Médicaments
Poids réel	• Succinylcholine • ßlactamines • Vancomycine (dose de charge) • Daptomycine • Antibioprophylaxie pour gentamicine et vancomycine
Poids idéal théorique	• Curares non dépolarisants • Morphiniques • Linézolide • Macrolides
Poids ajusté (se rapproche du poids maigre)	• Lidocaïne • Kétamine • Propofol • ßlactamines • Vancomycine (entretien) • Aminosides • Fluoroquinolones

PÉRIODE POSTOPÉRATOIRE

- Pas d'argument pour retarder le réveil et l'extubation sur table.
- Position semi-assise.
- VNI ou CPAP prophylactique en SSPI systématique, surtout si chirurgie thoracique ou sus-ombilicale.
- Pour l'analgésie postopératoire, des techniques d'anesthésie locorégionale et multimodales devront être mises en place pour réduire ou éliminer le recours aux morphiniques.
- Surveillance biologique : glycémie, fonction rénale et CPK en cas de chirurgie de longue durée (dépistage de la rhabdomyolyse).
- Insulinothérapie IV préférable en cas de déséquilibre glycémique.
- Syndrome du compartiment abdominal pouvant être responsable de défaillance rénale voire multiviscérale.
- Risque de complications thromboemboliques élevées : approche multimodale conseillée
  - Compression pneumatique intermittente.
  - Anticoagulation prophylactique par énoxaparine en 2 injections SC/24 h à posologies modulées à un poids réel si fonction rénale normale : **IMC en mg × 2/24 h** (max 50 mg x 2/24 h) ; intérêt de monitorer l'activité anti Xa même en prophylaxie pour le super-obèse notamment.
  - Mobilisation précoce +++.
- Complications infectieuses du site opératoire : défaut de cicatrisation.
- Réalimentation postopératoire : 20-30 kcal/kg/j selon le poids ajusté.

Messages importants :
- Rechercher un SAHOS et des facteurs de risque cardiovasculaire.
- Monitorer les effets des produits anesthésiques.
- Préoxygéner en proclive avec pression positive ; intubation possiblement difficile.
- Adapter la posologie des médicaments.
- Épargne morphinique.

ANESTHÉSIE DU PATIENT ASTHMATIQUE

DÉFINITION

L'asthme est une pathologie inflammatoire chronique des voies aériennes, de pathophysiologie hétérogène (génétique, allergique, inflammatoire...), conduisant à une hyperréactivité bronchique. Le risque de morbi-mortalité périopératoire est secondaire au bronchospasme.

ÉVALUATION PRÉOPÉRATOIRE

Interrogatoire

- **Histoire de la maladie** : ancienneté, évaluer le contrôle de l'asthme (cf. tableau), fréquence des exacerbations, hospitalisation récente, intubation et ventilation mécanique, tolérance à l'activité.
- Traitement : molécules, doses, fréquence, amélioration par traitement de secours.
- Infections respiratoires récentes : sinusite, toux/caractère productif, expectorations, fièvre, pneumopathie

Évaluer le contrôle de l'asthme			
Critères	Asthme contrôlé	Asthme partiellement contrôlé	Asthme non contrôlé
Symptômes diurnes	≤ 2 / semaine	> 2 / semaine	≥ 3 critères d'asthme partiellement contrôlé
Réveils nocturnes	Aucun	≥ 1 / semaine	
Traitement de secours	≤ 2 / semaine	> 2 / semaine	
Limitation de l'activité	Aucune	≥ 1	
Exacerbations	Aucune	≥ 1 / an	
Débit expiratoire de pointe	Normal	< 80 %	

- **Critères de l'asthme sévère non contrôlé** :
  - Mauvais contrôle des symptômes
  - Exacerbations sévères fréquentes ≥ 2 exacerbations nécessitant ≥ 3 jours de corticoïdes systémiques sur l'année
  - Exacerbation grave ≥ 1 hospitalisation, soins intensifs ou ventilation mécanique sur l'année
  - Limitation sur les EFR VEMS < 80 % et VEMS/CVF < normale

Examen clinique et examens complémentaires

- Recherche des signes d'obstruction (mode de ventilation, fréquence, tirage), de surinfection ou d'insuffisance cardiaque droite.
- Les EFR et gaz du sang seront envisagés en cas d'asthme non équilibré, ou si la chirurgie peut altérer la fonction respiratoire.
- Radiographie pulmonaire non systématique, sauf si point d'appel à l'examen clinique.

En cas d'asthme partiellement ou non contrôlé

- **Si chirurgie élective** : optimiser le traitement par le médecin référent.
- Si chirurgie urgente
  - cycles de ß2-mimétiques inhalés avec 6-8 L/min d'air si SpO_2 > 95 % ou de l'oxygène si SpO_2 < 95 %, jusqu'à 3 cycles à 20 min d'intervalle en surveillant le rythme cardiaque. Effet en 5 min.
  - ± corticoïdes IV 1 mg/kg de méthylprednisolone.
  - ± magnésium 2 g sur 20 min.

Dans tous les cas :

- Quand c'est possible, l'anesthésie doit se réaliser à distance des crises ou infections respiratoires.
- Traitement d'une surinfection pulmonaire, kinésithérapie préopératoire.
- **Arrêt du tabac** au mieux 2 mois avant la chirurgie.
- **Éviction des agents allergiques reconnus**.

- **Poursuite du traitement de fond et administration de β_2-agonistes** 30 à 60 min avant l'induction (salbutamol ou terbutaline inhalé) pour un effet maximal au moment de l'intubation.

PRISE EN CHARGE PEROPÉRATOIRE

- ALR de préférence, surtout si niveau chirurgical ≤ T6.
- AG sans intubation quand cela est possible.
- **Attention au bloc du nerf phrénique dans le bloc interscalénique en cas de difficulté respiratoire**.
- Assurer la profondeur d'anesthésie suffisante surtout en cas d'intubation.
- Anesthésie locale en spray possible mais peut parfois être irritante.
- Kétamine et propofol : agents d'induction de choix.
- Halogénés : sévoflurane ou isoflurane.
- Les morphiniques, mêmes s'ils peuvent être histaminolibérateurs ou provoquer la rigidité thoracique, participent à la prévention du brochonspasme par l'action analgésique centrale.
- Préconiser les curares les moins histaminolibérateurs ; éviter l'atracurium et la succinylcholine.
- Pour la ventilation mécanique :
  - Limiter le débit d'insufflation et ainsi la pression de crête,, diminuer la fréquence respiratoire et allonger le temps expiratoire pour limiter l'hyperinflation dynamique.
  - Humidification et réchauffement des gaz anesthésiques.
- Monitorer la curarisation ; l'emploi des antagonistes de la curarisation est possible. La néostigmine peut provoquer une augmentation des sécrétions bronchiques et une hyperactivité des voies aériennes. À éviter en cas de bronchospasme.
- Prophylaxie antiémétique avant l'extubation.
- Pour la prise en charge du bronchospasme : cf. *Fiche urgence-Bronchospasme*

PRISE EN CHARGE POSTOPÉRATOIRE

Analgésie efficace (les AINS ne sont pas contre indiqués), traitement bronchodilatateur, spirométrie incitative, kinésithérapie ± VNI et mobilisation précoce.

SYNDROME D'APNÉES DU SOMMEIL

GÉNÉRALITÉS

SAHOS : Syndrome d'Apnées Hypopnées Obstructives du Sommeil.

- Le SAHOS est fréquent, il concerne 5 à 30 % des plus de 50 ans (14 % des hommes et 6 % des femmes ont un index d'apnée hypopnée (IAH) > 15/h) et augmente considérablement le risque de complications cardiovasculaires (CV) et d'accident vasculaire cérébral.
- Il se caractérise par des occlusions répétées des voies aériennes supérieures (VAS) au cours du sommeil, lors de l'inspiration, par la diminution du tonus des muscles oropharyngés.
- On définit : l'apnée par l'arrêt du débit respiratoire ≥ 10 secondes et l'hypopnée par diminution du débit respiratoire ≥ 30 % pendant 10 secondes.
- Le SAHOS est défini par la présence des critères A ou B et du critère C :
  - **A.** Somnolence diurne excessive non expliquée par d'autres facteurs (échelle de somnolence d'Epworth (ESE) ≥ 11/24)
  - **B**. Deux au moins des critères suivants non expliqués par d'autres facteurs : ronflement sévère et quotidien, sensations d'étouffement ou de suffocation pendant le sommeil, éveils répétés pendant le sommeil, sommeil non réparateur, fatigue diurne, difficultés de concentration ou nycturie.
  - **C.** Critère polysomnographique ou polygraphique : IAH ≥ 5
- Le SAHOS est sévère si IAH > 30/heure ou IAH > 15/heures ET somnolence sévère (et/ou risque accidentel) ou comorbidités CV ou respiratoires graves.

- Le traitement repose sur la lutte contre les facteurs favorisants (surpoids) et le traitement optimal des autres facteurs de risque CV.
- Indications thérapeutiques spécifiques :
  - Pression positive continue (CPAP nasale) : SAHOS sévère.
  - Orthèse d'avancée mandibulaire (OAM) : SAHOS non sévère ou SAHOS sévère et refus ou intolérance de la CPAP.
- Le traitement chirurgical a une place réduite.

SOH : Syndrome obésité-hypoventilation

- Défini par l'existence d'une hypoventilation alvéolaire chronique ($PaCO_2 > 45$ mmHg et $PaO_2 < 70$ mm Hg), d'une obésité (IMC > 30 kg/m²) et de l'absence d'affection respiratoire associée.
- L'association avec un SAHOS aggrave le pronostic.

Autres SAS : d'origine centrale (SAHCS)

RISQUES PÉRIOPÉRATOIRES

- **Risque plus élevé d'intubation difficile** : 15-20 % (même en l'absence d'une obésité associée, une intubation difficile non prévue doit faire rechercher un SAHOS) : risque d'autant plus élevé que le SAHOS est sévère. Chariot d'intubation difficile à proximité et aide disponible.
- Risque de ventilation au masque difficile ou impossible : **utilisation de curares rapidement réversibles (célocurine/rocuronium)**
- Complications cardiovasculaires : HTA, insuffisance coronaire, mort subite, troubles du rythme ou de la conduction, hypertension artérielle pulmonaire.
- **Risque d'obstruction des voies aériennes** en peropératoire lors d'une anesthésie générale sans intubation.
- **En postopératoire**, majoration du risque de complications postopératoires respiratoires (apnées obstructives avec hypoxémie surtout si analgésie morphinique), cardiovasculaires (poussée hypertensive et saignement) et neurologiques (delirium, troubles cognitifs postopératoires).

DÉPISTAGE PRÉOPÉRATOIRE

- Danger lié à la méconnaissance du syndrome. Concerne des patients pas forcément obèses (5 % des patients obèses).
- À rechercher systématiquement lors de la consultation d'anesthésie chez l'adulte d'âge mûr (STOP BANG, validé chez les patients obèses).
- À confirmer par polysomnographie ou polygraphie respiratoire :
  - Si compatible avec le délai de la chirurgie (en moyenne plusieurs semaines sont nécessaires, nécessité d'évaluer l'efficacité du traitement par CPAP au mieux après 2-4 semaines de traitement). Chirurgie envisageable 10 à 15 jours après la mise sous CPAP.
  - Si délai incompatible avec la réalisation d'une polysomnographie, considérer le patient comme ayant un SAHOS si le score STOP-BANG ≥ 3.

Questionnaire STOP-BANG

- Permet la détection d'un SAHOS en préopératoire. Chaque élément cote 1 point. Le STOP BANG est positif si ≥ 3 points et risque de SAHOS sévère multiplié par 10 si le score ≥ 5.

S (snoring)	Ronflement habituel nocturne intense
T (tired)	Fatigue diurne
O (observed)	Apnées nocturnes observées par le conjoint
P (pressure)	HTA
B (BMI)	IMC > 35 kg/m²
A (âge)	Âge > 50 ans
N (neck)	Circonférence du cou > 40 cm (taille col de chemise)
G (gender)	Sexe masculin

ÉVALUATION PRÉOPÉRATOIRE EN CAS DE SAHOS CONNU

- Évaluer sa gravité : valeur de l'IAH, importance des désaturations nocturnes, de l'hypersomnie et des troubles neuropsychiques, anomalies permanentes de l'hématose, HTA difficile à contrôler, notion d'accident de la route, répercussions sociales et personnelles
- Rechercher des complications cardiovasculaires
- Évaluation du risque d'IOT difficile
- Si SAHOS appareillé : vérifier l'observance et l'efficacité du traitement.

CONDUITE À TENIR PÉRIOPÉRATOIRE

- **Maintien d'une pression positive tout au long de la séquence anesthésique (éviter collapsus pharyngé)**
- **Benzodiazépines formellement contre indiquées en pré, per et postopératoire.**
- L'ALR est recommandée mais ne met pas à l'abri du risque d'hypoxémie postopératoire.
- Réduire ou éviter l'emploi des morphiniques (cf. *Anesthésie sans opioïdes*). Association d'antalgiques non morphiniques (AINS, néfopam, paracétamol)
- Si utilisation de morphine, administration concomitante d'oxygène obligatoire jusqu'à ce que le patient ait retrouvé sa SpO_2 de base.
- **Pas d'ambulatoire possible si SOH associé ou si SAHOS sévère et non appareillé : USC pour surveillance avec CPAP ou VNI nocturne**

Schéma récapitulatif de la prise en charge

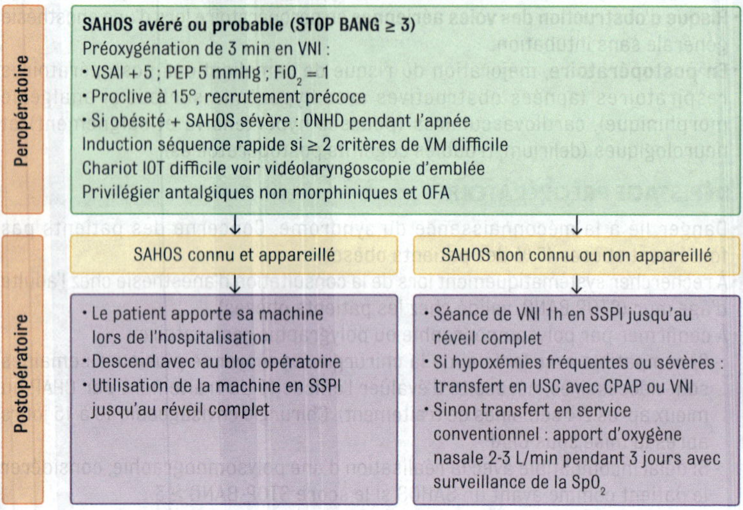

ANESTHÉSIE POUR CHIRURGIE PULMONAIRE

ÉVALUATION CARDIORESPIRATOIRE PRÉOPÉRATOIRE

- Réserve cardiopulmonaire : âge > 70 ans, score de risque cardiaque adapté à la chirurgie thoracique (Thoracic Revised Cardiac Risk Index : ATCD IDM, AVC, insuffisance rénale, pneumonectomie), évaluation morphologique du cœur (ETT) voire fonctionnelle (échocardiographie de stress et mesure VO_2 max) si VEMS < 80 %, test de marche de 6 minutes.
- Mécanique ventilatoire : EFR (cf. *EFR*) avec mesure du VEMS et du VEMS prévisible postopératoire (VEMS ppo).
- Parenchyme pulmonaire : DLCO et gazométrie voire scintigraphie ventilation/perfusion.

PRÉPARATION À L'INTERVENTION

- Arrêt tabac dès que possible et au mieux > 4 semaines.
- Kinésithérapie préopératoire, notamment si BPCO et adaptation thérapeutique.
- Programme de nutrition, exercices physiques réguliers : concept de « préhabilitation ».

VALEURS PRÉDITES ET OPÉRABILITÉ

Report de la chirurgie si :

- VEMS < 40 % et VEMS ppo < 30 %.
- VO_2 < 10 mL/min/kg.
- Incapacité à monter 2 étages sans arrêt pour une pneumonectomie.

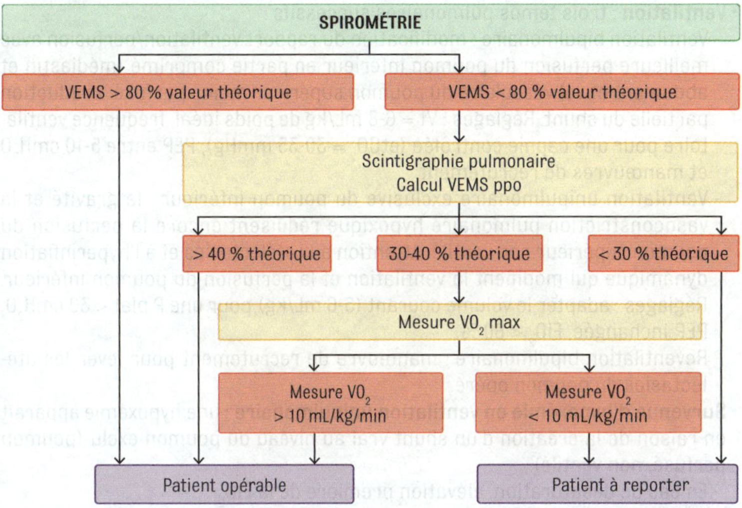

ANESTHÉSIE

- Monitorage non spécifique.
- Stratégie d'analgésie postopératoire (cf. *Analgésie péridurale thoracique, Blocs de la paroi thoracique*).
- Agents anesthésiques :
  - Utilisation d'agents de courte durée action pour une extubation sur table.
  - Éviter N_2O surtout si bulle d'emphysème ou pneumothorax non drainé.
  - Privilégier le propofol (pas d'effet sur la vasoconstriction hypoxique pulmonaire).
- Stratégie d'intubation (cf. *Exclusion pulmonaire*) :

- Position opératoire :
  - Le plus souvent en décubitus latéral sur billot thoracique avec libération de l'épaule inférieure.
  - Protection des points d'appui, occlusion des yeux et coussin sous la tête pour prévenir l'étirement des racines cervicales et les compressions oculaires.
  - Bras inférieur placé sur un appui avec une angulation inférieure à 90°, bras supérieur surélevé en veillant à éviter l'élongation du plexus brachial ou bras pendant.
  - Appui antérieur et postérieur.
  - Jambe inférieure demi-fléchie avec un coussin entre les genoux.
  - Toujours vérifier la position du tube à la fin de l'installation par fibroscopie.

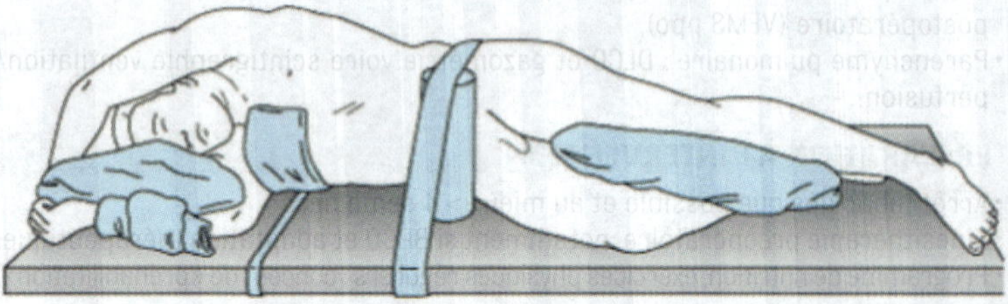

- **Implications hémodynamiques** : risque d'hypotension artérielle par montée du billot, injection péridurale d'anesthésiques locaux, hyperinflation pulmonaire dynamique et dysfonction ventriculaire droite en cas de clampage de l'artère pulmonaire.
- **Ventilation** : trois temps pulmonaires successifs :
  - Ventilation bipulmonaire : modification du rapport ventilation/perfusion avec meilleure perfusion du poumon inférieur en partie comprimé (médiastin et abdomen) et vol vasculaire du poumon supérieur moins perfusé = réduction partielle du shunt. Réglages : Vt = 6-8 mL/kg de poids idéal, fréquence ventilatoire pour une capnie contrôlée ($etCO_2$ = 30-35 mmHg), PEP entre 5-10 cmH_2O et manœuvres de recrutement.
  - Ventilation unipulmonaire exclusive du poumon inférieur : la gravité et la vasoconstriction pulmonaire hypoxique réduisent encore la perfusion du poumon supérieur non ventilé. Attention aux atélectasies et à l'hyperinflation dynamique qui modifient la ventilation et la perfusion du poumon inférieur. Réglages : adapter le volume courant (5-6 mL/kg) pour une P plat < 30 cmH_2O, PEP inchangée, FiO_2 < 60 %.
  - Reventilation bipulmonaire : manœuvre de recrutement pour lever les atélectasies du poumon opéré.
- **Survenue d'hypoxémie en ventilation unipulmonaire** : une hypoxémie apparaît en raison de la création d'un shunt vrai au niveau du poumon exclu (poumon perfusé, non ventilé).
  - En cas de désaturation, élévation première de la FiO_2.
  - Si reventilation possible sans gêne chirurgicale, cette manœuvre est privilégiée.
  - Sinon (cas de la chirurgie robotique ou de la vidéothoracoscopie prolongée), administration d'un débit continu d'oxygène (1-2 L/min) ± CPAP (5 cmH_2O) dans le poumon exclu.
  - Enfin, le clampage chirurgical de l'artère pulmonaire du poumon exclu permet de résoudre le shunt.
  - Un traitement pharmacologique du shunt par almitrine intraveineuse (bolus et entretien) permet une amélioration de l'oxygénation artérielle en ventilation unipulmonaire.
  - L'évaluation cardiaque préopératoire est utile (fonction ventriculaire droite, HTAP).

PÉRIODE POSTOPÉRATOIRE

- Position demi-assise avec O_2 aux lunettes.
- Drains thoraciques en aspiration (sauf certaines indications de talcage).
- Analgésie multimodale : analgésie péridurale thoracique ou autre bloc (paravertébral, serratus, érecteur du rachis) et PCA morphine associée au paracétamol et à des AINS (en l'absence de contre indication).
- Kinésithérapie respiratoire et mobilisation précoces (fauteuil J0-1 et premier lever à J0-J1). Prophylaxie thromboembolique (protocole pour ablation du cathéter d'analgésie péridurale).

COMPLICATIONS

Pulmonaires	Pleurales	Cardiaques	Nerveuses
Atélectasies	Hémothorax	Troubles du rythme supraventriculaire (FA)	Paralysie récurentielle
Pneumopathie infectieuse	Bullage prolongé	IDM silencieux	Paralysie phrénique
ALI ou SDRA	Pyothorax	Insuffisance cardiaque	Complication de l'ALR
Embolie pulmonaire	Chylothorax	Epanchement péricardique	
		Hernie du cœur (pneumonectomie)	

EFR (EXPLORATIONS FONCTIONNELLES RESPIRATOIRES)

Mesure des volumes pulmonaires par spirométrie (courbes débit/volume renseignant la pathologie broncho-pulmonaire).

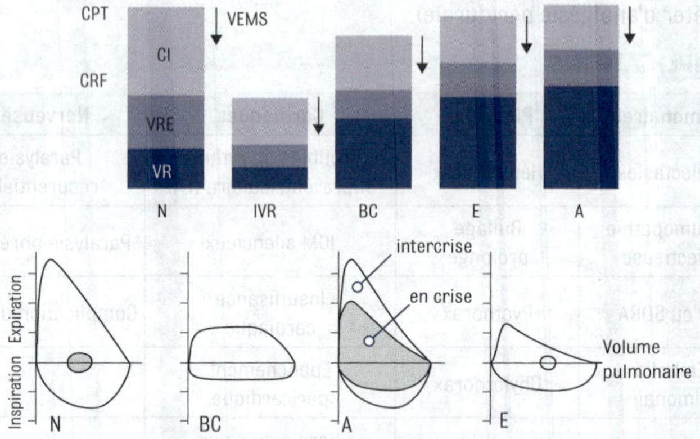

N : Tracé normal, BC : Bronchite chronique, IVR : insuffisance respiratoire restrictive, E : emphysème, A : asthme (grisé : crise d'asthme)

Mesure des débits expiratoires et résistances, tests de bronchomotricité

- Obstruction bronchique grave si Peak flow < 150 L/min.
- Si VEMS < 70 %, test de réversibilité aux β_2-agonistes et test clinique par corticoïdes (1 mg/kg/j pendant 2 semaines).
- Tests de bronchoconstriction (métacholine) si VEMS > 70 %.

Épreuve d'effort cardiorespiratoire (CPET)

- Mesure de : VO_2 max, seuil anaérobie, réserve ventilatoire, rapport VO_2/Fc, et échanges gazeux.

Interprétation

	Obstructif	Restrictif	Fibrose
	VEMS/CV	CPT	DLCO
Normal	≥ 88 % théorique	≥ 80 % théorique	
Léger	> 70 - 87 %	66 à 79 %	61 à 80 %
Modéré	50 - 69 %	50 à 65 %	40 à 60 %
Sévère	< 50 %	< 50 %	< 40 %

- Indications des EFR
  - Dyspnée non explorée.
  - Chirurgie cardiothoracique.
  - Pas d'indication formelle dans les autres chirurgies ; à discuter au cas pas cas.
- Optimisation respiratoire préopératoire (β_2 stimulants, corticoïdes, kinésithérapie...)

HYPERTENSION PULMONAIRE PRÉCAPILLAIRE ET ANESTHÉSIE

Dans les autres chapitres, l'abréviation pour hypertension pulmonaire est HTAP. Dans ce chapitre, elle est appelée HTP.

GÉNÉRALITÉS

- Définition : l'hypertension pulmonaire (HTP) précapillaire est caractérisée par :
  - PAPm ≥ 20 mmHg, Pcap ≤ 15 mmHg mesurées par cathétérisme et des résistances vasculaires pulmonaires (RVP)≥ 3 Unités Wood.
- Classification des HTP en 5 groupes :

1. HTP idiopathique, héritable, toxique, ou associée (connectivites, VIH, porto-pulmonaire, cardiopathies congénitales, schistosomiases) et les maladies veino-occlusives.
2. HTP associée aux cardiopathies gauches (systolique, diastolique ou valvulaire).
3. HTP associée aux pathologies pulmonaires chroniques et/ou à l'hypoxémie.
4. HTP thromboembolique chronique.
5. HTP de mécanisme multifactoriel ou flou (hématologie, maladie systémique, métabolique et autre).

- L'HTP précapillaire résulte d'une augmentation des résistances vasculaires pulmonaires due, soit à un remodelage vasculaire pulmonaire (groupes 1 et 3) soit à une obstruction vasculaire pulmonaire (groupe 4), aboutissant à une défaillance cardiaque droite.
- L'HTP post-capillaire (groupe 2) est la conséquence d'une incompétence cardiaque gauche qui n'est pas soumise aux mêmes risques ni à la prise en charge détaillée ci-dessous.

PÉRIODE PRÉANESTHÉSIQUE

Évaluation du risque en fonction

- **Du type de chirurgie** : avec un risque élevé pour la chirurgie en urgence, à risque hémorragique élevé, d'une durée supérieure à 2 h, pourvoyeuse de SIRS (CEC), d'embolie gazeuse, graisseuse ou de ciment, la chirurgie de résection pulmonaire et sous cœlioscopie (mais une insufflation sur 5 min minimum permet de la privilégier à la laparotomie).
- **De la sévérité de l'hypertension pulmonaire** :
  - Signes cliniques : lipothymies, syncopes, signes cliniques d'insuffisance cardiaque droite.
  - Évaluation du statut fonctionnel du patient selon :
    . La classification de la New York Heart Association (NYHA)
    I. Activité physique normale : pas de fatigue, de dyspnée, de douleur thoracique, ni de lipothymie.
    II. Activité physique peu limitée : dyspnée de fatigue, douleur, ou lipothymie possible. Confort au repos.
    III. Activité très limitée : la moindre activité génère dyspnée, douleur ou lipothymie. Inconfort au repos.
    IV. Aucune activité possible sans symptôme : signes d'insuffisance cardiaque droite, symptômes au repos, augmente dès la moindre activité.
    . Une dyspnée classe fonctionnelle III ou IV de la NYHA est un critère de risque élevé.
    . Le test de marche de 6 minutes : distance parcourue < 165 m est un critère de risque élevé
  - Biologie : Un BNP > 300 ng/L ou un NT-proBNP> 1100 ng/L est un critère de risque élevé.
  - ETT : TAPSE (tricuspid annular plane systolic excursion) < 15 mm et épanchement péricardique sont des critères échographiques de risque élevé.
  - Cathétérisme artériel pulmonaire : sa réalisation doit être discutée en préopératoire dans un centre de référence. Il va permettre une évaluation de la sévérité hémodynamique et l'élaboration d'une stratégie thérapeutique d'optimisation préopératoire.

. Si la chirurgie est programmée, le cathétérisme droit peut se faire plusieurs semaines avant.
. Une hypervolémie (POD > 8 mmHg), un index cardiaque très altéré (< 2 L/min/m^2) et une PAPm > 50 mmHg sont des critères hémodynamiques de risque élevé.

- **Des comorbidités** : insuffisance rénale, coronaire, ATCD thromboemboliques.
- Dans tous les cas le patient est informé des risques et une deuxième consultation peut être proposée.

Optimisation préopératoire

- **Idéalement : dyspnée NYHA I-II, test de marche > 440 m, POD < 8 mmHg, IC > 2,5 L/min/m^2, BNP < 50 ng/L ou NT-proBNP < 300 ng/L**.
- Une optimisation de la **volémie** (diurétique ou remplissage) doit être réalisée en fonction de la clinique, du cathétérisme ou de l'ETT. L'euvolémie est primordiale avant toute procédure.
- Le traitement spécifique de l'HTP est à optimiser et **maintenir impérativement**.
- Les différentes classes de traitement sont :
  - Les inhibiteurs calciques chez patients répondeurs (test lors du KT droit) : nifédipine, diltiazem,
  - Les prostacyclines : époprosténol par voie IVSE ou sous cutanée ou séléxipag (agoniste des récepteurs de la prostacycline) par voie orale. À noter que l'époprosténol est un produit de demi-vie très courte (3 min), qu'il est administré en intraveineux continu par un cathéter le plus souvent tunnelisé. Ce produit ne doit en aucun cas être arrêté et doit rester perfusé sans autre produit (même précautions qu'une catécholamine). Un relais sur un autre cathéter peut être fait en amont selon la place du cathéter tunnelisé dans le champ opératoire.
  - Les antagonistes des récepteurs de l'endothéline : bosentan ou ambrisentan.
  - Les inhibiteurs du phosphodiestérase : sildénafil ou tadalafil.
  - Les stimulateurs de la guanylate cyclase (GMPc) : riociguat.
- Les traitements **anticoagulants curatifs** peuvent être arrêtés sans relais si la seule indication est l'HTP, exceptée pour les HTP du groupe 4 pour lesquelles un relais par HBPM ou HNF est indispensable.

PÉRIODE PEROPÉRATOIRE

Conséquences de l'anesthésie sur l'HTP

- Augmentation de la post-charge du VD par élévation des RVP (ventilation mécanique, vasopresseurs, hypoxémie, hypercapnie, remplissage, pneumopéritoine).
- Ischémie ventriculaire droite (tachycardie et stimulation sympathique, hypotension systémique secondaire à la vasoplégie induite par les drogues sédatives).

Anesthésie

- Privilégier l'ALR quand elle est possible (blocs nerveux, péridurale, rachianesthésie continue, péri-rachi combinée) en évitant un bloc sympathique.
- En cas d'AG : préserver une ventilation spontanée si possible, si ventilation mécanique : préoygénation 100 % d'O_2, pas de laryngoscopie avant hypnose profonde (monitorage par BISTM indispensable) morphinisation puissante, privilégier l'AIVOC au propofol (hypnose progressive), curare au choix.
- La kétamine est utilisable malgré son effet sur les résistances pulmonaires vasculaires qui est contrebalancé par son effet sympathomimétique.
- La dexmedetomidine, dont l'intérêt est de préserver la commande ventilatoire en sédation, est à manier avec précaution (bradycardisant) sans bolus ni dose de charge à posologies < 0,5 µg/kg/h.
- Si ventilation mécanique, elle doit être la plus courte possible avec Vt = 5 à 7 mL/kg, monitorage de la pression de plateau (< 30 mmHg), en 100 % FiO_2, hyperventilation pour $PaCO_2$ < 30-35 mmHg et PEP la plus basse possible.

Généralités

- Purge des perfusions, couverture chauffante, filtre + humidificateur, réchauffeur. NO disponible au bloc opératoire. Monitorage hémodynamique continu (invasif le plus souvent selon la durée et le risque du geste) : KTA-vigileo, KTC avec mesure de la PVC (avant induction).

- Plus qu'un chiffre de pression, ce sont les variations de pression qui déterminent la thérapeutique (cf. algorithme).

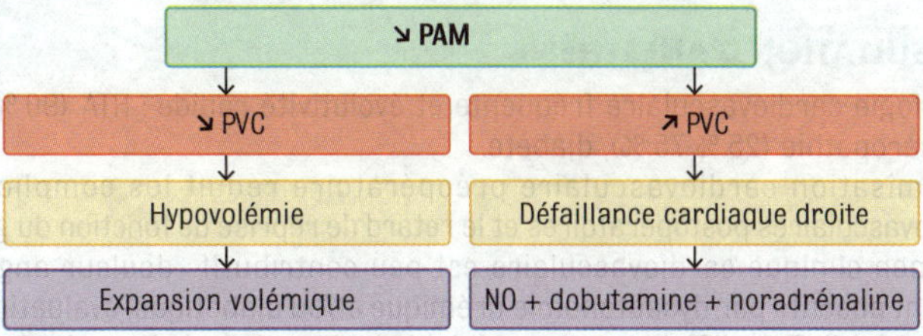

- En cas d'hypovolémie, l'expansion volémique se fait en débit libre et doit être guidée par la mesure continue de la PVC
- En cas de défaillance ventriculaire droite :
  - La noradrénaline est débutée à 0,25 mg/h si PAM basse
  - La dobutamine peut être initiée avec une posologie maximale de 5 µg/kg/min (effet tachycardisant potentiellement délétère)
  - Le NO inhalé peut être utilisé chez des patients en ventilation spontanée ou mécanique (1 L/min)
  - Le recours à une ECMO peut être nécessaire en dernier lieu si discuté en amont de la chirurgie.

PÉRIODE POSTOPÉRATOIRE

- L'extubation doit se faire le plus rapidement possible, en conditions d'équilibre (PAM, Hb, température, PaO_2/FIO_2, critères neurologiques de réveil).
- La surveillance doit se faire en unité de soins intensifs ou réanimation de préférence dans un centre de référence ou de compétence pendant 48-72h où seront renforcés la prise en charge de l'insuffisance ventriculaire droite et le traitement de l'HTP si nécessaire et surveillées les éventuelles complications chirurgicales.
- Les risques de défaillance ventriculaire droite postopératoires et de décès peuvent se prolonger plusieurs jours après l'intervention chirurgicale et peuvent être de survenue brutale.
- Prise en charge de la douleur afin d'éviter toute stimulation sympathique et augmentation des RAP : anesthésie péridurale, blocs périphériques, antalgiques non morphiniques.
- Lutte contre les facteurs concourant à une défaillance ventriculaire droite : variations volémiques, tonus sympathique, vasoconstriction pulmonaire (acidose, hypoxie, hypothermie), embolie pulmonaire.
- Traitement d'une arythmie par digoxine, amiodarone (jamais de β-bloquants ni d'inhibiteurs calciques inotropes négatifs).

EFFETS DES AGENTS ANESTHÉSIQUES SUR LE SYSTÈME VENTRICULAIRE DROIT ET LES RÉSISTANCES VASCULAIRES PULMONAIRES

Agent anesthésique	Contractilité ventriculaire droite	Résistances vasculaires pulmonaires
Isoflurane / desflurane	↓↓	↑
Sévoflurane	↓↓	↔
Protoxyde d'azote	↓	↑↑
Thiopental	↓	↔
Étomidate	-	-
Kétamine	↓	↑ adultes ↔ enfants
Propofol	↓↓	↓
Opioïdes	↔	↔

TRANSPLANTATION RÉNALE

CONSULTATION D'ANESTHÉSIE

- Pathologie cardiovasculaire fréquente et évolutivité rapide : HTA (90 %), HVG, coronaropathie (25 %-75 %), diabète.
- L'optimisation cardiovasculaire préopératoire réduit les complications cardiovasculaires postopératoires et le retard de reprise de fonction du greffon.
- L'examen clinique cardiovasculaire est peu contributif : douleur angineuse souvent absente par dysautonomie urémique et/ou diabétique, évaluation de la tolérance à l'effort difficilement appréciable à cause de la sédentarité (asthénie fréquente et syndrome dépressif présent dans 50 % des cas).

	Consultation d'anesthésie	Consultation de cardiologie	ECG repos	Échographie cardio (ETT)	Épreuve stress (ES)
Pas de FDR CV	annuelle	annuelle	annuel	annuelle	
Au moins un FDR CV	annuelle	annuelle	annuel	annuelle	1 fois/2 ans
ATCD coronariens	annuelle	annuelle	annuel	annuelle	annuelle

- **Épreuve de stress** : l'épreuve d'effort est souvent complétée par une stimulation pharmacologique car difficulté à atteindre la FMT maximale. La scintigraphie myocardique est préférable à l'ECG d'effort, l'ECG de repos montrant souvent des altérations difficilement interprétables.
- **Coronarographie à discuter** si épreuve de stress positive ou douteuse.
- **Écho Doppler des TSA** si âge > 65 ans, diabète ou AOMI.

Conduite à tenir (CAT) si évènement coronarien

Évènement	Contre indication temporaire (CIT)	Conduite à tenir
Stent nu ou pontage « à froid »	3 mois	Réévaluation cardiologique (épreuve de stress, ETT et avis cardio), si pas d'ischémie résiduelle, passage à aspirine seule et levée de la CIT
Stent actif « à froid »	6 mois	
SCA avec ou sans angioplastie ou pontage	6-12 mois	

Gestion des antiplaquettaires et des AVK

- Chirurgie possible uniquement sous aspirine. Ne pas transfuser des plaquettes de principe : risque de thrombose et d'immunisation.
- Le jour de l'intervention antagoniser les AVK pour obtenir un INR ≤ 1,5.

VISITE PRÉANESTHÉSIQUE

- Vérifier l'absence de cardiopathie instable ou de tout état infectieux.
- Actualiser le poids sec, le poids à la sortie de la dernière séance de dialyse et l'éventuelle diurèse résiduelle. La dialyse avant l'intervention n'est pas systématique.
- NFS plaquettes, TP, TCA, kaliémie ($K^+ \leq 4{,}5$ mmol/L souhaitable car augmentation fréquente pendant la reperfusion du greffon). ECG.
- Vérifier la disponibilité des produits sanguins labiles : transfuser si possible des produits déleucocytés, phénotypés et plaquettes d'aphérèse afin de réduire le risque d'immunisation.
- **L'induction de l'immunosuppression** débute dans le service de néphrologie et les informations utiles sont transmises à l'équipe d'anesthésie (cf. *Interactions médicamenteuses*).
- **Antibioprophylaxie** : amoxicilline - acide clavulanique 2 g (ou clindamycine 900 mg + gentamicine 5 mg/kg en cas d'allergie).

PRISE EN CHARGE AU BLOC OPÉRATOIRE

- Abords vasculaires difficiles : au niveau de la fistule artérioveineuse (FAV) le prélèvement sanguin est possible, la perfusion de la FAV est réservée aux situations d'urgence.
- Risque d'intubation difficile augmenté : patients diabétiques, obèses.
- Dysautonomie urémique et/ou diabétique fréquente : échographie gastrique avant induction souhaitable.
- Installation en décubitus dorsal les bras en croix. Le bras siège de la FAV doit être laissé libre (pas de VVP, pas de brassard à tension), la perméabilité de cette FAV doit être vérifiée régulièrement.
- Mise en place d'une deuxième voie veineuse pour le remplissage.
- Monitorage ECG en continu, PNI automatique, température. La PAI est à réserver aux patients à haut risque d'instabilité hémodynamique per opératoire (insuffisance cardiaque, HTAP, RAC...).
- **Avant l'induction de l'anesthésie**, vérifier :
  - 1. La concordance du n° cristal donneur - receveur
  - 2. La compatibilité du Groupe ABO donneur - receveur (Carte de Groupe et test de Beth-Vincent)
  - 3. Envoyer les prélèvements du liquide de conservation du greffon au laboratoire de microbiologie.
- Induction de l'anesthésie une fois la vérification du greffon effectuée.

Anesthésie

- L'induction en séquence rapide n'est pas systématique mais la gastroparésie est à rechercher.
- Le retard de reprise de la fonction rénale demeure fréquent, le patient doit être considéré comme étant toujours insuffisant rénal chronique : l'entretien de l'anesthésie ainsi que les prescriptions postopératoires seront donc basés sur la titration et **le monitorage**.
- **Hypnotiques** : tous sont possibles.
- **Morphiniques** : métabolisme diminué du fentanyl et de la morphine.
- **Curares** : posologie standard à l'induction. Le monitorage au niveau de l'adducteur du pouce n'est pas modifié du côté de la FAV.
  - La succinylcholine est responsable d'une augmentation de la kaliémie entre 0,5 et 1 mmol/L.
  - Le mivacurium et la succinylcholine peuvent entraîner une curarisation prolongée en raison d'une diminution des pseudocholinestérases plasmatiques chez l'insuffisant rénal.
  - L'action des myorelaxants stéroïdiens est potentialisée par les corticoïdes et leur élimination rénale est réduite. Le rocuronium peut être utilisé lorsque la succinylcholine est contre indiquée. La décurarisation par sugammadex est possible mais plus lente et peut être problématique si réintubation en postopératoire.
  - Le cisatracurium et l'atracurium sont les curares de choix car leur métabolisme n'est pas modifié mais leur élimination peut être ralentie par l'acidose métabolique. La décurarisation se fait selon les critères habituels mais l'action de la néostigmine est prolongée dans les mêmes proportions que celle des curares non dépolarisants.
- L'entretien de l'anesthésie peut être réalisé par halogénés (isoflurane, desflurane et sévoflurane) ou propofol en mode AIVOC.
- L'analgésie est débutée avant l'incision par un **TAP bloc postérieur échoguidé** (20 mL ropivacaïne 2 mg/mL) : la paroi inguinale est innervée par les nerfs ilio-inguinal et ilio-hypogastrique (L1 avec participation variable de T12 et L2).
- Le sondage urinaire est effectué par le chirurgien : les difficultés de sondage sont fréquentes.
- Pas d'arguments pour préconiser l'administration de furosémide, mannitol ou dopamine.

Surveillance et monitorage peropératoire

- **Monitorage hémodynamique individualisé** pour optimiser la volémie et maintenir une pression artérielle adéquate (valeurs de base du patient) afin d'assurer une perfusion satisfaisante du greffon. L'hypovolémie et l'hypotension artérielle peropératoires affectent le pronostic du greffon et du patient. Ne pas hésiter à introduire un support par noradrénaline (100 µg/mL) IVSE.
- Solutés utilisables : NaCl 0,9 % et Ringer lactate. Éviter d'administrer uniquement du NaCl 0,9 % (acidose hyperchlorémique). Les gélatines fluides modifiées et les HEA ne sont pas recommandés. Il n'y a pas d'indication à l'albumine.
- Maîtriser les poussées hypertensives par urapidil (bolus de 5 mg IVD à répéter si nécessaire). **Les inhibiteurs calciques**, à l'exception de l'amlodipine, **sont à éviter en raison de l'interaction avec les immunosuppresseurs**.
- Correction de l'acidose métabolique afin de réduire l'augmentation de la kaliémie et d'améliorer la fonction du greffon.
- Maintenir une glycémie entre 5 et 10 mmol/L.
- Le patient normothermique peut normalement être extubé en fin d'intervention.

Intervention chirurgicale

- Dissection des vaisseaux iliaques et de la partie latérale de vessie, anastomoses vasculaires et urétérales.
- **Temps d'ischémie froide** : temps entre le clampage des vaisseaux du donneur jusqu'au début de l'anastomose veineuse chez le receveur. L'incidence des dysfonctions du greffon à court et long terme est directement corrélée à ce temps.
- **Temps d'anastomoses** : du début de l'anastomose veineuse jusqu'au déclampage artériel chez le receveur. L'incidence de la nécrose tubulaire aiguë (NTA) augmente avec sa durée.
- L'ischémie-reperfusion est responsable d'une augmentation de la kaliémie.
- **Temps d'ischémie chaude** : nécessité de déclampage après clampage chez le donneur, ou de reclampage après déclampage chez le receveur.

PRESCRIPTIONS ET SURVEILLANCE POSTOPÉRATOIRES

- Le retard de reprise de la fonction rénale étant fréquent, le patient transplanté doit être considéré par défaut comme un insuffisant rénal.
- La reprise de l'alimentation se fait dès le retour dans le service.
- Paracétamol : 1 g x 4/24 h PO, néfopam : 40 mg x 4/24 h PO. **Pas d'AINS ni d'antiCox 2**.
- Morphine : élimination rénale ralentie et risque d'accumulation de morphine 3 et 6-glucuronide. La titration en SSPI selon les règles habituelles, relais par la morphine orale 10 mg/4 h si EVA ≥ 4. Pas d'administration systématique.
- Le spasme de sonde urinaire est souvent présent : oxybutinine, phloroglucinol ou le clonazepam peuvent soulager la gêne.
- Anticoagulation à dose isocoagulante par HNF (chirurgie à risque thrombotique modéré).
- En SSPI : ionogramme, NFS Plaq, troponine et ECG.
- La reprise précoce de la diurèse améliore le pronostic des patients, elle est fréquente en cas de transplantation avec donneur vivant. Compenser la diurèse horaire volume / volume dès qu'elle est supérieure à 200 mL/h.
- **Doppler des vaisseaux du greffon rénal** en SSPI afin d'éliminer une anomalie ou plicature des anastomoses et une thrombose précoce qui peuvent faire indiquer une reprise chirurgicale urgente.
- L'ischémie froide prolongée, une qualité moindre du greffon ainsi que l'état cardiovasculaire médiocre du receveur sont des FDR du retard de reprise de la fonction rénale.
- Les complications cardiaques et infectieuses sont les causes principales de décès après TR.
- Il n'y a pas de raison de maintenir une surveillance systématique en soins intensifs : le transfert dans l'unité de soins de transplantation rénale se fait après transmission médicale MAR-néphrologue. L'alimentation et la déambulation doivent être encouragées dès J0.

- **Surveillance biologique postopératoire après la sortie de SSPI** : ionogramme (contrôle de la kaliémie et de la reprise de la fonction rénale), NFS Plaq (patients anémiés, coronariens, sous aspirine sont à risque d'hématome et de déglobulisation importante), héparinémie (adaptation de la posologie des anticoagulants), troponine (vérifier la cinétique car valeurs de bases souvent augmentées) et ECG.

TRANSPLANTATION HÉPATIQUE

INDICATIONS

- Cirrhose décompensée : maladie parenchymateuse (cirrhose alcoolique, virale - principalement B et C -, auto-immune) et/ou des voies biliaires (cirrhose biliaire primitive ou secondaire, cholangite sclérosante).
- Tumeurs malignes primitives du foie : carcinome hépatocellulaire, cholangiocarcinome.
- Insuffisance hépatique aiguë : toxique (paracétamol, amanite phalloïde, hépatite alcoolique aiguë), virale (hépatite A, B), Budd-Chiari, indéterminées.
- Maladies métaboliques affectant le foie (maladie de Wilson, déficit en α1-antitrypsine, hémochromatose) ou dues à un déficit métabolique hépatique (polyneuropathie amyloïde, hyperoxalurie primitive).

TECHNIQUES DE TRANSPLANTATION HÉPATIQUE

Transplantation orthotopique (greffon implanté après ablation du foie natif).

- **Foie entier - donneur cadavérique** ou donneur vivant (TH « domino »).
- **Foie partagé** :
  - « Split » sur foie de donneur cadavérique
  - Donneur vivant intrafamilial (hépatectomie chez le donneur).
- **Greffe combinée** : foie + rein principalement (très rarement foie + cœur, foie + poumons).
- **Transplantation hépatique auxiliaire** (temporaire, en cas d'espoir de récupération du foie natif).

OBJECTIFS DE LA CONSULTATION PRÉANESTHÉSIQUE

- Évaluer les comorbidités, éliminer les contre indications à la TH et colliger l'avis des différents spécialistes (hépatologue, cardiologue, pneumologue, ORL, néphrologue, psychiatre...).
- Examens complémentaires (rôle central de la coordination hospitalière de greffe) :
  - ECG, échographie cardiaque transthoracique, épreuve de stress ± coronarographie
  - Scanner thoracique, EFR ± fibroscopie bronchique.
  - Scanner des sinus, panoramique dentaire ± nasofibroscopie.
  - Éventuellement biopsie rénale.
  - Endoscopies digestives (fibroscopie œsogastroduodénale, coloscopie).
  - Scanner corps entier, bilan biologique complet.
- Exposer les risques périopératoires et définir la stratégie anesthésique.

VISITE PRÉANESTHÉSIQUE

- Interrogatoire recherchant un épisode infectieux récent, un changement de traitement.
- Examen clinique à la recherche d'un foyer infectieux, d'une ascite abondante abdominale ou pleurale devant être évacuée avant induction.
- Consultation des derniers résultats biologiques et radiologiques.
- Contact de l'EFS et mise en réserve de produits sanguins labiles.
- Validation de la stratégie anesthésique préétablie en prenant en compte les éventuelles particularités chirurgicales (staff de transplantation).
- Explications et réassurance du patient.

INDUCTION ET ENTRETIEN DE L'ANESTHÉSIE

- Induction en séquence rapide (jeûne, ascite, hépatomégalie importante, encéphalopathie...).

- Médicaments d'induction adaptées aux comorbidités du patient (propofol/étomidate selon état hémodynamique, célocurine/rocuronium selon kaliémie).
- Entretien : sévoflurane (pas d'hépatotoxicité) sauf si œdème cérébral/HTIC (hépatite fulminante) : propofol.
- Morphiniques (sufentanil) et curares (atracurium) IVSE.
- Antibioprophylaxie : pipéracilline (ou adaptée aux portages et antécédents infectieux). Antifongiques (échinocandine) selon facteurs de risque.
- Antifibrinolytique : acide tranexamique (1 g en 20 min, suivi par 1 g / 8 h) (balance bénéfices-risques en cas d'épilepsie ou d'œdème cérébral).
- Immunosuppression : méthylprednisolone 5 mg/kg.
- Préparation de noradrénaline en différentes dilutions (100, 250 µg/mL pour perfusion continue ou bolus si nécessaire), de $CaCl_2$.
- 2 ou 3 VVP de gros calibre et accélérateur-réchauffeur de perfusion.
- Désilet pour sonde de Swan Ganz en VJI droite (préserver le territoire cave supérieur gauche pour une CEC veinoveineuse fémoro/porto-axillaire si nécessaire) ; éviter voie veineuse fémorale (risque de clampage cave total).
- Monitorage de la profondeur d'anesthésie (BIS™), couverture chauffante, sonde thermique, sonde urinaire ; sonde nasogastrique prête à être posée en phase d'anhépatie (présence fréquente de varices œsophagiennes).
- Récupérateur de sang périopératoire (RSPO) avec lavage (Cell-Saver®) en l'absence de contre indication :(infection biliaire ou du liquide d'ascite, chirurgie carcinologique principalement). Les hépatites virales ne sont pas une contre indication à l'utilisation d'un RSPO.
- Ventilation mécanique protectrice (volume courant 6-8 mL/kg de poids idéal théorique, utilisation d'une PEP sans risque de majoration du saignement, manœuvres de recrutement alvéolaire).

MONITORAGE HÉMODYNAMIQUE

- Pression artérielle invasive radiale ou fémorale. Chez le patient cirrhotique, la variation de pression pulsée (delta PP) et l'analyse du contour de l'onde de pouls non calibrés (ex : Vigileo™) sont imprécis mais la variation de leurs valeurs reste interprétable.
- Utilisation prudente de l'ETO avant la phase d'anhépatie si présence de varices œsophagiennes.
- Utilisation routinière de la sonde de Swan Ganz à débit continu, notamment si hypertension artérielle pulmonaire.
- Interprétation du lactate artériel difficile du fait de sa clairance hépatique.

TEMPS OPÉRATOIRES

Phase d'hépatectomie et de dissection du pédicule hépatique :

- Temps ± hémorragique (saignement favorisé par antécédents de chirurgie intra abdominale, absence d'anastomose porto-cave (APC) temporaire, re-TH, thrombopénie profonde, hypoalbuminémie sévère…).
- Hémorragie liée à l'hypertension portale (HTP) ; possibilité de réaliser une APC temporaire en l'absence de shunts systémiques liés à l'HTP chronique.
- Objectif hémoglobine selon terrain cardiovasculaire (standard).
- Transfusion PFC/plaquettes/fibrinogène : privilégier la clinique (absence de saignement non chirurgical) à l'hémostase biologique (ininterprétable chez le patient cirrhotique (cf. *Anesthésie du patient cirrhotique*). Place du thromboélastogramme à préciser.
- Remplissage vasculaire (cristalloïdes balancés, albumine 4 %) et noradrénaline pour maintien d'une PAM > 70 mmHg.

Phase d'anhépathie (anastomoses systèmes cave et porte)

Avec préservation cave

- Le clampage cave est latéral, incomplet, avec un faible retentissement hémodynamique (technique « piggyback »).

Sans préservation cave (résection de la VCI rétrohépatique)

- Exclusion vasculaire du foie (EVF) : clampage total de la veine cave sus et sous hépatique + clampage du pédicule hépatique.
- Diminution du retour veineux de 60 %
- Faire une épreuve de clampage de **minimum 5 min** chez un patient avec une volémie optimale : discuter CEC si mauvaise tolérance (à titre indicatif, chute de l'index cardiaque de plus de 50 %, de la PAM de plus de 40 %)
- **Risques liés à la CEC** : décanulation intempestive, embolie gazeuse ou fibrino-cruorique, hypothermie, fibrinolyse, infection, lésions vasculaires ou du plexus brachial.
- Diminution des drogues à métabolisme hépatique (propofol).
- Administration Ig anti-HBs 5000 UI selon statut donneur/receveur.
- Avant déclampage : contrôle température corporelle, pH, kaliémie, calcémie, glycémie, hémoglobine, volémie, pression artérielle.

Déclampage/revascularisation du greffon et anastomose biliaire

- **Purge du liquide de conservation du greffon par albumine 4 % jusqu'à kaliémie à la sortie du greffon < 12 mmol/L (biologie délocalisée).**
- **Séquence de revascularisation classique** : déclampage veine cave puis déclampage veine porte, anastomose artérielle puis déclampage artériel.
- **Syndrome de reperfusion** (25 à 55 % des cas) à la revascularisation du greffon (veineuse+++/artérielle+) : baisse de la PAM > 30 % pendant > 1 min dans les 5 min suivant le déclampage (vasodilatation intense).
- **Facteurs de risque : ischémie froide prolongée (> 6h), volume important du greffon, absence APC temporaire, EVF.**
- **Traitement** : catécholamine (noradrénaline ++). Contrôle kaliémie si troubles du rythme (dyskaliémie fréquente selon liquide de conservation du greffon).
- Cholécystectomie et anastomose biliaire (bilio-biliaire ou bilio-digestive avec montée d'anse en Y) et vérification de l'hémostase chirurgicale.

PÉRIODE POSTOPÉRATOIRE

- Transfert en réanimation, extubation précoce si possible chez patients sélectionnés (réhabilitation précoce).
- Dépistage des complications les plus fréquentes : hémorragiques, vasculaires (thrombose artérielle++), infectieuses, rénales, dysfonction du greffon.
- Antibioprophylaxie 24 h à 5 j selon terrain (colonisation biliaire). Réception des prélèvements bactériologiques (liquide de conservation, prélèvements peropératoires).
- Immunosuppression triple : corticoïdes, antiprolifératif (mycophénolate mofetil), anticalcineurine (tacrolimus) ou anticorps anti-IL2 (basiliximab) selon fonction rénale. Prophylaxies anti-virales/anti-fongique associées.
- Surveillance écho-doppler des anastomoses vasculaires les premiers jours et TDM injectée à J7. Biopsie hépatique précoce si suspicion de rejet.

HÉPATITE FULMINANTE

- Association d'une insuffisance hépatique aiguë (IHA) sévère (TP < 50 %) à une encéphalopathie hépatique.
- Encéphalopathie liée à un œdème cérébral (cytotoxique, vasogénique et hyperhémie cérébrale).
- Bilan préopératoire le plus souvent incomplet si décision de TH (critères de Clichy/King's College) : chirurgie urgente.
- **Prise en charge spécifique au bloc opératoire** :
  - Dépistage de l'hypertension intracrânienne (HTIC) par doppler transcrânien (DTC) répété (risque hémorragique si capteur de PIC intraparenchymateux).
  - Objectif initial de PAM à 80 mmHg puis selon les valeurs de DTC.
  - Si suspicion d'une HTIC (modification pupillaire et/ou altération du DTC) : mannitol 20 % ou SSH.

- Tête droite et légèrement surélevée, pas de compression jugulaire.
- Entretien par propofol en perfusion continue (pas d'halogénés).
- Prévention des ACSOS.
- Dépistage répété de l'hypoglycémie liée à l'IHA : envisager apport glucosé continu (hypoglycémies fréquentes suite à l'insuffisance hépatocellulaire).
- Épuration extrarénale continue (pas d'anticoagulation sur le circuit) si défaillance rénale associée.
- Association d'antifongiques (échinocandine) à l'antibioprophylaxie (pipéracilline-tazobactam).

• Chirurgie habituellement peu hémorragique malgré tests d'hémostase standard catastrophiques : pas de correction systématique des anomalies biologiques.

TRANSPLANTATION PANCRÉATIQUE

INDICATIONS

• Diabète de type 1 (DT1) instable sous insuline ± complications chroniques micro et macrovasculaires.
  - Indication la plus fréquente : DT1 compliqué de néphropathie diabétique avec insuffisance rénale terminale, indiquant la réalisation d'une transplantation combinée pancréas-rein (TP-TR).

• DT1 avec hypoglycémies sévères ou perte de sensation de l'hypoglycémie.

TECHNIQUES DE TRANSPLANTATION PANCRÉATIQUE

• **Pancréas entier : implantation en fosse iliaque avec anastomoses artérielle, veineuse et digestive (ou vésicale)**.

• Îlots de Langerhans : injection par voie percutanée et transhépatique de la veine porte sous contrôle radiologique. Technique réservée aux patients porteurs d'un DT1 sans insuffisance rénale ou en cas de rapport bénéfices/risques d'une greffe de pancréas entier défavorable.

OBJECTIFS DE LA CONSULTATION PRÉANESTHÉSIQUE

(Cf. *Transplantation hépatique / Transplantation rénale*)

• Recherche d'une éventuelle coronaropathie y compris chez le patient jeune, du fait de l'évolution prolongée et souvent incontrôlée du diabète. Elle sera répétée de façon (bi)annuelle si nécessaire.

• La consultation permet également de faire le point sur les différentes complications du diabète et en particulier sur la fonction rénale : diurèse résiduelle, fréquence et organisation des séances d'épuration, abords vasculaires.

VISITE PRÉANESTHÉSIQUE

Cf. *Transplantation hépatique / Transplantation rénale*)

• S'assurer en particulier du bon déroulement de la séance d'épuration extrarénale, consulter le bilan biologique postdialyse.

• Vérifier soigneusement l'absence d'évènements intercurrents depuis la consultation préanesthésique.

INDUCTION ET ENTRETIEN DE L'ANESTHÉSIE

• Induction en séquence rapide (si trouble de la vidange gastrique).

• Drogues d'induction adaptées aux comorbidités du patient (propofol/étomidate selon état hémodynamique, célocurine/rocuronium selon kaliémie).

• Entretien : gaz halogénés, propofol.

• Morphiniques (sufentanil) et curares (atracurium).

• Antibioprophylaxie (adaptée aux portages et antécédents infectieux si nécessaire) : pipéracilline-tazobactam et prophylaxie antifongique par une échinocandine car anastomose pancréatico-digestive.

• Antifibrinolytique : acide tranexamique (1 g en 20 min, suivi par 1 g/8 h).

- Immunosuppression : méthylprednisolone 500 mg, mycophénolate mofétil 1g (à diluer dans 250 mL de G5 %, perfusion lente 1 à 2 h), immunoglobuline antilymphocytes T (Grafalon®) 3 mg/kg (à diluer dans 250 mL de NaCl 0,9 %, perfusion lente en 3 h). À adapter au typage HLA.
- Préparation de noradrénaline en différentes dilutions (10, 100, 250 µg/mL pour bolus ou perfusion), de $CaCl_2$, d'héparine non fractionnée (HNF) 25 UI/kg.
- Arrêter la pompe à insuline du patient et prendre le relais avec un analogue rapide de l'insuline en IVSE (cf. *Protocole d'insulinothérapie IVSE*)
- Abords veineux : 2 VVP de gros calibre pour le remplissage. Utilisation d'un accélérateur-réchauffeur de perfusion.
- Cathéter veineux central 3 ou 4 voies en territoire cave supérieur, généralement jugulaire interne.
- Monitorage de la profondeur d'anesthésie (BIS™), couverture chauffante, sonde thermique, sonde urinaire (posée dans le champ par le chirurgien en cas de greffe rénale associée), sonde nasogastrique.
- Envisager l'utilisation d'un récupérateur de sang périopératoire.
- Ventilation mécanique protectrice (volume courant 6-8 mL/kg de poids idéal théorique, utilisation d'une PEP sans risque de majoration du saignement, manœuvres de recrutement alvéolaire).
- TAP bloc échoguidé bilatéral avant incision chirurgicale (ropivacaïne 20 mL, 2 à 4,75 mg/mL de chaque côté) et antalgiques intraveineux en fin d'intervention (paracétamol, néfopam).

MONITORAGE HÉMODYNAMIQUE

- Pression artérielle invasive radiale (artères fémorales utilisées lors de la chirurgie).
- Monitorage hémodynamique avancé par analyse du contour de l'onde de pouls non calibré et/ou ETO.
- Mesures répétées du lactate artériel ± $ScvCO_2$.

EN PEROPÉRATOIRE

- **Laparotomie médiane transpéritonéale.**
- **Bolus d'HNF 25 UI/kg** puis clampage latéral de la veine cave inférieure.
- Anastomoses vasculaires (veineuse avec la veine porte du greffon, artérielle en Y sur l'artère iliaque primitive).
- **Syndrome de reperfusion** : fréquent et habituellement d'intensité modérée. Traitement : catécholamines (noradrénaline).
- Baisse rapide voire **arrêt précoce de l'analogue rapide de l'insuline IVSE** et surveillance rapprochée de la glycémie.
- Anastomose digestive latéro-latérale entre le duodénum du greffon (prélèvement du bloc duodéno-pancréatique) et la première anse jéjunale du receveur afin de permettre la dérivation des sécrétions exocrines du pancréas. D'autres techniques existent (occlusion des canaux pancréatiques au Neoprène®, dérivation vésicale…) mais sont moins fréquemment utilisées.
- Vérification de la bonne position de la **sonde nasogastrique** qui sera mise en aspiration douce en postopératoire.
- En cas de greffe rénale associée, **sondage urinaire dans le champ** et abord rétropéritonéal classique par les urologues en fosse iliaque gauche.

EN POSTOPÉRATOIRE

- Transfert en réanimation, extubation précoce (réhabilitation précoce).
- Monitorage de la glycémie.
- Dépistage des complications les plus fréquentes : hémorragiques, vasculaires (thrombose artérielle), infectieuses, rénales, dysfonction du greffon.
- Antibioprophylaxie jusqu'à réception des prélèvements bactériologiques (liquide de conservation du greffon, prélèvements peropératoires).
- Immunosuppression.
- Surveillance écho-doppler des anastomoses vasculaires les premiers jours et TDM injectée entre J4 et J6 puis transfert en service de néphrologie si transplantation rénale associée.

TUMEUR CARCINOÏDE

- Tumeur neuroendocrine (TNE) « fonctionnelle » secrétant des médiateurs vasoactifs (sérotonine, histamine, bradykinine). Localisations les plus fréquentes : digestives à 90 % (iléon), pancréatiques, bronchopulmonaires ou ovariennes, ± métastases hépatiques.
- Doit faire rechercher une NEM (néoplasie endocrinienne multiple).
- Chirurgie spécifique et risquée, nécessitant une prise en charge conjointe entre chirurgiens, anesthésistes et endocrinologues.

SIGNES CLINIQUES ET DIAGNOSTIC

- Exclusivement si métastase hépatique ou drainage veineux ≠ système porte (métabolisme hépatique des médiateurs) ou tumeur très volumineuse.
- **Syndrome carcinoïde** = diarrhées et crampes abdominales (sérotonine) + « flush » (histamine) avec bouffées de chaleur, érythème, céphalées ± provoquées (facteur déclenchant émotionnel ou prise alimentaire).
- **Cardiopathie carcinoïde** (40%) : valvulopathie(s) droite(s) ± fibrose endocardique.
- **Diagnostic** : augmentation Chromogranine A plasmatique (marqueur des TNE) et 5-HIAA urinaire (métabolite de la sérotonine).

EN PRÉOPÉRATOIRE

Préparation

- **Si syndrome carcinoïde → analogue de la somatostatine (≥ 48h préopératoire)** : octréotide (1/2 vie courte, SC ou IVSE), octréotide LP (20 à 30 mg/mois IM), lanréotide LP (90 à 120 mg/mois SC). Surveillance glycémique et hépatique. Ex : octréotide dose initiale de 50 µg SC x 2/j hors des repas, majorée si besoin (max 750 µg/j), puis relais LP après 2 semaines.

Consultation d'anesthésie

- **Ionogramme sanguin** (diarrhées).
- **Bilan cardiologique** : ECG et ETT (recherche valvulopathie/dysfonction droite).
- Prémédication : **octréotide 100 µg SC le matin**.

EN PEROPÉRATOIRE

- Risque de crise carcinoïde : flush, bronchospasme, arythmie, hyper ou hypotension.
- Facteurs déclenchants : histaminolibération, stress, douleur, manipulation tumorale, catécholamine.
- Prévention : **octréotide 100 µg SC le matin**, ± octréotide en IVSE (100 à 300 µg/h) en peropératoire si risque élevé de crise (volumineuse tumeur, crises fréquentes).
- **Éviter les médicaments histaminolibérateurs et les catécholamines (augmentent la sécrétion de sérotonine).** Morphiniques indispensables pour éviter le stimulus douloureux de l'intubation. Privilégier l'étomidate ou le propofol. Éviter le thiopental (histaminolibération). Utilisation des halogénés possible. Privilégier le rocuronium. Éviter l'atracurium (histaminolibération). Succinylcholine possible. Pas de contre indication à l'ALR, y compris périmédullaire.
- **Monitorage** : pression artérielle invasive + monitorage débit cardiaque, BIS™. PVC si cardiopathie droite. Contrôle glycémique.

Octréotide à disposition immédiate au bloc.

- **Si hyper ou hypotension et/ou arythmie et/ou bronchospasme** :
  - Optimiser la volémie, vérifier la profondeur de l'anesthésie.
  - Octréotide en bolus IV de 50 à 100 µg, ± 2e bolus si nécessaire.
  - En cas d'échec : octéotide IVSE 100 à 300 µg/h.
- **Les amines vasopressives sont contre indiquées en 1ère intention : à n'utiliser que si hypotension réfractaire aux mesures précédentes.**

EN POSTOPÉRATOIRE

- Analgésie multimodale pour minimiser les doses de morphine (histaminolibération).
- Surveillance en USI car risque d'instabilité hémodynamique persistant plusieurs jours.
- Diminution progressive des doses d'octréotide sur 48h (effet rebond marqué si IV).

PHÉOCHROMOCYTOMES

- Tumeur neuroendocrine développée à partir des cellules chromaffines de la médullosurrénale sécrétant une ou plusieurs catécholamine(s) (noradrénaline, adrénaline, parfois dopamine), indépendamment de la stimulation sympathique. Rares localisations extrasurrénaliennes = paragangliomes.
- Localisations multiples = 10 %. Prédisposition génétique fréquente : maladie de Von Hippel Lindau, néoplasie endocrinienne multiple, neurofibromatose.
- **Morbidité périopératoire liée à l'instabilité hémodynamique sévère per et postopératoire** : accès hypertensif, trouble du rythme, ischémie coronaire, défaillance ventriculaire gauche, hypotension (y compris pour les phéochromocytomes asymptomatiques en préopératoire).
- Nécessite une prise en charge conjointe entre chirurgiens, anesthésistes réanimateurs et endocrinologues.

SIGNES CLINIQUES ET DIAGNOSTIC

- **HTA paroxystique** ou sur un fond permanent.
- Sueurs, palpitations, flush, céphalées, troubles du rythme, cardiomyopathie hypertrophique (réversible le plus souvent), mydriase, hyperglycémie, diarrhées.
- **Diagnostic** : augmentation des dérivés méthoxylés des catécholamines (métanéphrines et normétanephrines) plasmatiques et urinaires.

EN PRÉOPÉRATOIRE

Préparation pharmacologique

- Commencée **7 à 15 jours** avant la chirurgie, en endocrinologie, sans retarder l'exérèse chirurgicale (indiquée si hypertension / cardiopathie / taux de marqueurs élevés / grosse tumeur)
- Objectifs : PA < 130/80 mmHg, fréquence cardiaque 60-80 bpm.
- **Traitement antihypertenseur** (molécules d'action courte à posologie croissante) :
  - α-**bloquant sélectif** : prazosine (0,5 mg x 2/j, augmentation par paliers de 2 ou 3 jours jusqu'à normalisation tensionnelle, avec un maximum de 20 mg/j)
  - **ou inhibiteur calcique** : nicardipine (20 à 60 mg/j) ou amlodipine (5 à 10 mg/j).
  - **NB** : préparation courte (72h) possible par **urapidil IVSE** (action mixte $\alpha 1$ post-synaptique et sur la régulation centrale de la pression artérielle), mais nécessite une surveillance scopée.
  - **± ß-bloquant** : si tachycardie, et uniquement après l'introduction d'un autre antihypertenseur (seul : potentialisation des effets périphériques des catécholamines avec risque d'OAP). Privilégier un cardiosélectif : aténolol (50 à 100 mg/j).
  - **+ régime salé et réhydratation** (compensation de l'hypovolémie secondaire à la vasoconstriction chronique)

Consultation d'anesthésie et bilan préopératoire

- Évaluation cardiovasculaire : ECG (trouble du rythme, ischémie) et ETT (fonction, hypertrophie, relaxation du VG), ± holter ECG et PA.
- Glycémie, kaliémie et natrémie.
- Localisation et volume de la tumeur.
- Relais des antihypertenseurs de longue durée d'action par ceux de courte durée d'action sus-cités.

EN PEROPÉRATOIRE

Chirurgie : cœlioscopique souvent, en décubitus latéral.

Temps critiques

- Stress, stimulation douloureuse (intubation, incision), création du pneumopéritoine (≤ 10 mmHg si possible) et manipulation de la tumeur → relargage brutal de catécholamines = **accès hypertensifs ± défaillance VG et troubles du rythme**

- Clampage veineux → diminution brutale des catécholamines plasmatiques = **hypotension profonde ± collapsus en cas d'hypovolémie non corrigée**.
- La persistance de l'HTA après l'exérèse doit faire rechercher une autre localisation tumorale ou une exérèse incomplète.

Monitorage

- Surveillance ECG et segment ST.
- Cathéter artériel (avant l'induction) pour pression artérielle en continu et ΔPP.
- Cathéter veineux central.
- Monitorage du débit cardiaque (Doppler transœsophagien ou FloTrac®).
- BIS™ ; contrôle glycémique (risque d'hypoglycémie à la chute de la pièce)

Anesthésie

- Anesthésie générale. Associée à une péridurale si laparotomie (recommandée malgré la vasoplégie induite et la majoration des doses de catécholamines après clampage veineux)
- Choix des médicaments :
  - Éviter les médicaments histaminolibérateurs et l'éphédrine.
  - Éviter la kétamine (effet sympathomimétique).
  - Privilégier les morphiniques de courte durée d'action et à forte dose.
  - Lidocaïne IV classiquement utilisée en bolus (1 à 1,5mg/kg) à l'induction, en raison d'un double effet antalgique (pour la laryngoscopie) et antiarythmique en cas de décharge catécholaminergique.
  - Propofol ou étomidate pour l'induction hypnotique : se méfier de l'hypovolémie secondaire à la vasoconstriction chronique.
  - Entretien : privilégier le sévoflurane (desflurane = stimulation sympathique).
  - Curare : privilégier le rocuronium.
- En cas de surrénalectomie bilatérale : hémisuccinate d'hydrocortisone 100mg IVL.

Contrôle cardiovasculaire

- **Remplissage vasculaire guidé par le monitorage du débit cardiaque. Dès l'induction : restauration de la volémie impérative AVANT le clampage veineux.**

Les traitements ci-dessous doivent être disponibles en salle :

Accès hypertensifs
- Vérifier la profondeur de l'anesthésie (BIS™) et de l'analgésie.
- Stopper la manipulation de la tumeur si possible.
- Traitement vasodilatateur d'action rapide et réversible, au choix :
  - Urapidil 25 à 50 mg en bolus IV ± 60 à 120 mg/h IVSE.
  - Nicardipine 1 à 2 mg en bolus IV ± 2 à 6 mg/h IVSE.

Pas de β-bloquant en première intention (car risque d'aggravation de la défaillance cardiaque) mais à administrer en seconde intention en cas d'accès hypertensif et tachycardie.

Tachycardie supraventriculaire
- Esmolol : bolus 0,5 mg/kg IV en 1 min, puis 50 à 200 µg/kg/min IVSE.

Trouble du rythme ventriculaire
- Lidocaïne 1 mg/kg en bolus IV puis 30 à 180 mg/h
- Amiodarone 300 mg IV sur 30 min

Hypotension
- Vérifier la profondeur de l'anesthésie.
- Remplissage vasculaire guidé par le monitorage du débit cardiaque.
- Noradrénaline (++ après clampage veineux).

EN POSTOPÉRATOIRE

- Contrôle glycémique (risque d'hypoglycémies).
- Surveillance en réanimation 24-48h (volémie, sevrage des catécholamines, glycémie).
- En cas de surrénalectomie bilatérale uniquement : hémisuccinate d'hydrocortisone 100 à 200mg/j + fludrocortisone 50µg/j.

AUTRES TUMEURS SURRÉNALIENNES

ADÉNOME DE CONN

Hyperaldostéronisme primaire (bénin et unilatéral le plus souvent).

Signes cliniques et biologiques

- **HTA** résistante au traitement (0,5 % des causes d'HTA).
- Aldostérone plasmatique élevée (ALD) et activité rénine plasmatique (ARP) effondrée. Rapport ALD/ARP très augmenté et non freinable (charge sodée ou fludrocortisone).
- Alcalose métabolique, natrémie normale ou légèrement augmentée, **hypokaliémie**, hypokalicytie, hypomagnésémie.

Consultation d'anesthésie et bilan préopératoire

- Contrôle tensionnel par **spironolactone** (antialdostérone).
- Ionogramme sanguin (K^+) → potassium PO si besoin.
- Évaluation cardiovasculaire : ECG (rechercher une ischémie myocardique, un retentissement de l'HTA).

En peropératoire

- **Peu de variations hémodynamiques** : monitorage non invasif du débit cardiaque.

En postopératoire

- **Arrêt du spironolactone** (en accord avec l'endocrinologue).
- Traitements antihypertenseurs (l'HTA peut persister plusieurs mois).

SYNDROME DE CUSHING ET TUMEUR SURRÉNALIENNE

Hypercorticisme (exemple : corticosurrénalome).

Signes cliniques et biologiques

- HTA, rétention hydrosodée, diabète, obésité facio-tronculaire, fonte musculaire, fragilité cutanée, gastrite, ostéopénie, immunodépression, hypokaliémie et alcalose métabolique.

Consultation d'anesthésie - bilan préopératoire

- Évaluation cardiovasculaire : ECG (rechercher une ischémie myocardique, un retentissement de l'HTA).
- Exploration SHAOS si suspicion.
- Ionogramme sanguin (K^+) et HbA1c.

En peropératoire

- **Risque de ventilation au masque et d'IOT difficile.**
- Surveillance glycémique.
- **Hémisuccinate d'hydrocortisone** (HSHC) 50 mg/6 h IV systématique car sidération de l'axe corticotrope.

En postopératoire

- Risque infectieux majoré et retard de cicatrisation. Surveillance glycémique à poursuivre.
- Traitement substitutif : **HSHC 100 à 200 mg/j + fludrocortisone 50 µg/j**.
  - Si surrénalectomie unilatérale : traitement transitoire (décroissance progressive avec endocrinologue en fonction de la sécrétion résiduelle de cortisol).
  - Si surrénalectomie bilatérale : traitement définitif.

ANGIŒDÈMES BRADYKINIQUES

- Les angiœdèmes sont des gonflements localisés, soudains et réversibles sous cutanés ou sous muqueux.
- Dans 95 % des cas, ils sont d'origine histaminique (allergique ou spontanée).
- Dans 5 % des cas, il s'agit d'angiœdème bradykinique.
- Ce syndrome clinique regroupe des maladies héréditaires rares (avec ou sans déficit en C1 Inhibiteur) et des maladies acquises dont la plus fréquente est celle associée aux inhibiteurs de l'enzyme de conversion de l'angiotensine (0,2-0,7 % des consommateurs d'IEC).
- La bradykinine est libérée par l'activation du système kallicréine-kinine.
- C'est une maladie potentiellement grave (risque de décès si atteinte des voies aériennes supérieures).

CLINIQUE

- Les angiœdèmes bradykiniques sont des angiœdèmes isolés qui durent au moins 12 à 24 heures. Il n'y a pas d'urticaire superficielle associée.
- Toute localisation au dessus des épaules est à risque d'asphyxie. L'asphyxie peut survenir dans les 5 minutes qui suivent le début des symptômes mais aussi plusieurs heures après.
- Un angiœdème bradykinique doit être évoqué chez tout patient prenant un IEC, un sartan ou venant de subir une thrombolyse pour un accident vasculaire cérébral (AVC) et présentant un angiœdème isolé (sans urticaire associée) et durant au moins 12 h.
- L'œdème peut se localiser au niveau abdominal : dans ce cas, le patient présente un tableau sub-occlusif hyperalgique non fébrile. Le tableau clinique et radiologique est totalement réversible spontanément.

TRAITEMENT

- En cas d'atteinte des voies aériennes supérieures, le patient doit être transféré aux soins intensifs. En cas de détresse respiratoire et surtout si macroglossie majeure, réaliser d'emblée une cricothyroïdotomie ou une trachéotomie par un sénior expérimenté, l'intubation pouvant se révéler difficile.
- Les différents traitements disponibles sont :
  - Antagoniste des récepteurs de la bradykinine (icatibant, Firazyr®) : 30 mg en sous-cutané sauf chez la femme enceinte
  - Inhibiteur recombinant de la C1 estérase (conestat alpha, Ruconest®) : 50 UI/ kg en IVL sauf chez la femme enceinte
  - Inhibiteur humain de la C1 estérase (Berinert®, Cinryze®) : 20 UI/kg en IVL

Crise sévère :

- Toute crise abdominale et crise touchant les voies aériennes supérieures ou la face

Contacter l'astreinte nationale du CREAK disponible 24/24h, 7/7j : 06 74 97 36 88

  - Plus le traitement est précoce, plus il est efficace.
  - En première intention : **Firazyr®** ou **Ruconest®** (cf. algorithme ci-dessous)

Crise non sévère :

- Surveillance ET appel de l'astreinte nationale du CREAK (Centre de référence national des angiœdèmes).
- **Acide tranexamique 1g/6h** (sauf si ATCD thromboembolique ou allaitement) ou 10 mg/kg/6h chez l'enfant.

En préventif :

- En cas d'intervention urgente, d'endoscopie urgente ou de soins dentaires urgents, un traitement préventif doit être réalisé car risque élevé d'angiœdème laryngé.
- Administration dans l'heure qui précède le geste de 20 UI/kg de Berinert® ou Cinryze® (délai d'action 15-30 minutes).

- Contre indication à la prise d'IEC et d'ARA II et de gliptines si ATCD connu d'angiœdèmes bradykiniques.
- Si extubation prévue dans les 6h : Berinert® 20 UI/Kg (test de fuite à faire)

Conduite à tenir face à un angiœdème

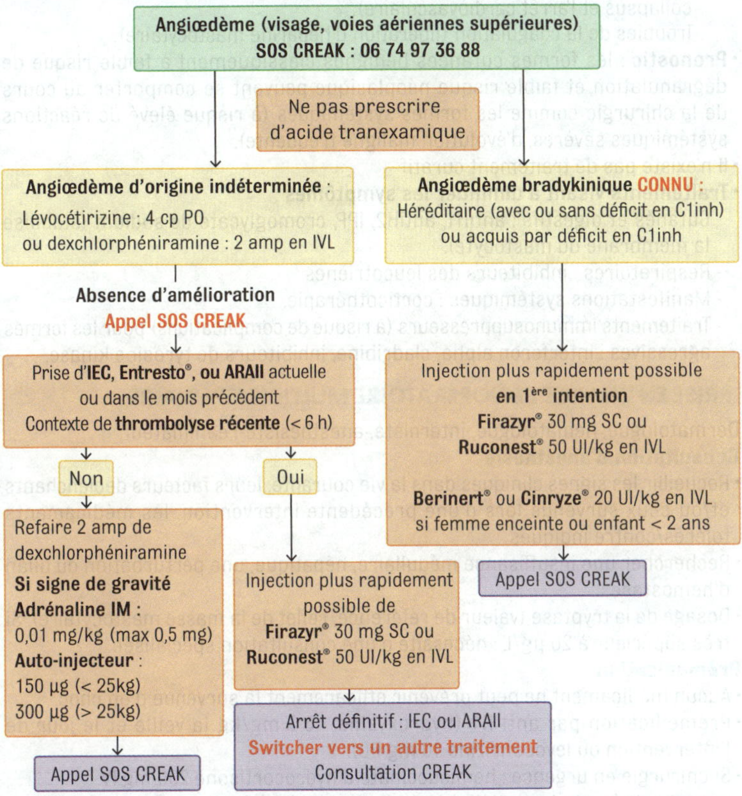

MASTOCYTOSES SYSTÉMIQUES

CARACTÉRISTIQUES DE LA MALADIE

- Groupe hétérogène de maladies rares (1 300 cas en France) appartenant aux syndromes myéloprolifératifs.
- Caractérisées par une accumulation de mastocytes anormaux dans certains tissus ou organes (peau surtout, rate, foie, tube digestif, os...).
- Dues à une mutation du récepteur à la tyrosine kinase c-kit dont l'activation induit une dégranulation des mastocytes.
- Pas de corrélation entre la masse mastocytaire et la gravité.
- **Ce ne sont pas des pathologies allergiques (non médiées par IgE)**. Diagnostic des formes systémiques par biopsie ostéomédullaire.
- La dégranulation mastocytaire peut être provoquée par des stimuli infectieux, drogues, médicaments (histaminolibérateurs ou non) et des facteurs physiques (stress, douleur, traumatismes, températures extrêmes).
- **Manifestations cliniques** : 10 à 30 % d'atteintes systémiques.
  - Liées à l'infiltration tissulaire :
    . Cutanée (macules, maculo-papules, urticaire pigmentaire, prurit).
    . Digestive (diarrhées, nausées, vomissements, douleurs abdominales, hépatosplénomégalie, syndrome de malabsorption).
    . Ganglionnaire et osseuse (adénopathies, douleurs osseuses, fractures, ostéoporose, tassements vertébraux).

- Liées à la libération de médiateurs mastocytaires = signes paroxystiques mimant une anaphylaxie.
  . Poussées vasomotrices (fièvre, sensation de malaise, flush, éruptions urticariennes, tachycardie, bronchospasme, lipothymie, hypotension jusqu'au collapsus et l'arrêt cardiovasculaire).
  . Troubles de la coagulation (libération d'héparine mastocytaire).
- **Pronostic** : les formes cutanées bénignes classiquement à faible risque de dégranulation et faible risque néoplasique peuvent se comporter au cours de la chirurgie comme les formes systémiques (à risque élevé de réactions systémiques sévères, d'évolution maligne fréquente).
- Il n'existe pas de traitement curatif
- **Traitements visant à diminuer les symptômes** :
  - Cutanés et digestifs : antiH1, antiH2, IPP, cromoglycate de sodium (stabilise la membrane du mastocyte).
  - Respiratoires : inhibiteurs des leucotriènes.
  - Manifestations systémiques : corticothérapie.
  - Traitements immunosuppresseurs (à risque de complications) pour les formes agressives : interféron alpha, cladribine, inhibiteurs de tyrosine kinase.

PRISE EN CHARGE PÉRIOPÉRATOIRE MULTIDISCIPLINAIRE

Dermatologue, hématologue, interniste, anesthésiste-réanimateur.

Consultation d'anesthésie

- Recueillir les signes cliniques dans la vie courante, leurs facteurs déclenchants et/ou ceux survenus lors d'une précédente intervention, les médicaments tolérés/contre indiqués.
- Rechercher une insuffisance médullaire, hépatique, une perturbation du bilan d'hémostase.
- Dosage de la tryptase (valeur de référence, reflet de la masse mastocytaire). Si très supérieur à 20 µg/L : nécessité d'une consultation spécialisée.

Prémédication

- Aucun médicament ne peut prévenir efficacement la survenue d'un choc.
- Prémédication par anti H1 (hydroxyzine 1,5-3 mg/kg la veille et le jour de l'intervention ou levocétirizine 10 mg PO).
- Si chirurgie en urgence : hemisuccinate d'hydrocortisone 200 mg IV.
- La corticothérapie, les anti H2 (cimétidine, ranitidine), le cromoglycate de sodium, les inhibiteurs des leucotriènes seront poursuivis.

Anesthésie

- Salle d'opération à température tempérée, monitorage de la température corporelle. Solutés de perfusion réchauffés. Éviter au maximum les pressions ou frictions sur la peau.
- Monitorage habituel pour l'intervention (abord vasculaire, scope, PNI, SpO_2, capnographie).
- **Se tenir prêt à traiter un choc : seringue d'adrénaline diluée préparée** (même dosage que pour l'anaphylaxie vraie).
- Préférer une anesthésie locorégionale quand elle est possible.
- **Privilégier les médicaments non histamino-libérateurs et habituellement bien tolérés**. Si un bilan allergologique a été réalisé, les médicaments d'anesthésie testés négatifs devront être utilisés de façon prioritaire.

Médicaments contre indiqués
- Curares : atracurium et mivacurium
- Néfopam.

Médicaments classiquement décrits comme à risque (imposant une utilisation réfléchie et prudente au cas par cas)
- Thiopental, pentobarbital, morphine et ses dérivés (codéine, nalbuphine, tramadol, péthidine), AINS.
- Gélatines (non recommandées), bêta-lactamines et vancomycine,
- Produits de contraste iodés (iso-osmolaires)

Médicaments classiquement autorisés (sauf CI particulière)
- Hydroxyzine, midazolam, propofol, kétamine, fentanyl (sauf par iontophorèse), alfentanil, sufentanil et rémifentanil, N_2O et halogénés.
- Tous les anesthésiques IV seront injectés très lentement sous forme diluée.
- Si un relâchement musculaire est nécessaire, préférer une anesthésie locorégionale même s'il n'existe aucune vraie contre indication aux curares autres que l'atracurium et le mivacurium.
- La lidocaïne, la bupivacaïne et la ropivacaïne sont sans risque.

Accidents peropératoires
- En cas d'événement clinique peropératoire, doser les IgE, l'histamine et la tryptase (orientation étiologique).
- Traitement des manifestations cardiovasculaires graves : adrénaline et expansion volémique.

En postopératoire
- Pas de contre indication absolue aux antalgiques y compris la morphine, discussion au cas par cas, sauf pour le néfopam qui est contre indiqué et les AINS qui doivent être titrés si leur utilisation est impérative.
- Les corticoïdes (à titre anti inflammatoire et antiémétique) sont sans risque.
- Penser à l'ALR

Grossesse
- Aggravée par la grossesse dans 1/3 des cas.
- Favoriser l'analgésie périmédullaire précoce car la douleur peut entraîner une dégranulation mastocytaire, mais attention au prurit qui favorise le grattage et la dégranulation. Les antihistaminiques sont utilisables sans risque et même à doses élevées durant la grossesse : cétirizine, lévocétirizine, loratadine, desloratadine. Durant l'accouchement, traitement par antiH1 et antiH2. Seringue d'adrénaline prête. Éviter la morphine intrathécale. Pas de CI aux prostaglandines ni à l'ocytocine.
- **Centre de référence** : CEREMAST, hôpital Necker, PARIS. Contact : avis.ceremast@nck.aphp.fr

CHIMIOTHÉRAPIES ET ANESTHÉSIE

L'anesthésie du patient cancéreux devient très fréquente, dans un but diagnostique, thérapeutique ou même pour la chirurgie noncancéreuse. L'évaluation périopératoire doit être minutieuse mais tout report de geste doit être discuté en pluridisciplinaire (oncologue, radiothérapeute, chirurgien et autres spécialistes) pour évaluer les bénéfices/risques. Ainsi, le temps pour optimiser l'état du patient peut parfois être limité.

ÉLÉMENTS SPÉCIFIQUES DE LA PATHOLOGIE TUMORALE

- Les tumeurs des régions ORL et médiastinales ± radiothérapie cervicale peuvent rendre difficile l'accès au voies aériennes. Évaluer les obstructions visibles, stridor, dyspnée...
- Atteintes cardiaques et vasculaires :
  - Les épanchements péricardiques néoplasiques sont le plus souvent d'origine métastatique et peuvent nécessiter une évacuation préopératoire (mieux toléré si chronique).
  - Les anthracyclines et le trastuzumab prédisposent à une insuffisance cardiaque. Risque de QT long avec certains agents (inhibiteurs de la protéine kinase) et risque d'arythmies graves.
  - La radiothérapie de la région cardiaque peut provoquer une atteinte coronarienne, des troubles de la conduction ou même une atteinte valvulaire.
  - La radiothérapie cervicale peut induire des sténoses carotidiennes.
- Atteinte pulmonaire :
  - Envahissement tumoral ou fibrose secondaire aux traitements (bléomycine).
- Atteinte endocrinienne :
  - Insuffisance surrénale par invasion tumorale ou secondaire au traitement.
  - Insuffisance thyroïde si radiothérapie de la région cervicale.
- Douleur chronique, doses d'opioïdes, ...
- Cachexie et dénutrition.
- Aplasie médullaire : anémie, neutropénie ou thrombopénie par infiltration de la moelle ou suite au traitement. Recherche minutieuse d'un foyer infectieux, parfois aux signes frustres.
- Effets hémodynamiques et métaboliques de certaines tumeurs neuroendocrines : phéochromocytome, tumeurs carcinoïdes, neuroblastome en pédiatrie (cf. chapitres spécifiques).
- **Le syndrome paranéoplasique** (dans les tumeurs de l'estomac, ovaire, poumon, rein, thyroïde) : SIADH avec hyponatrémie, syndrome de Cushing, hyperparathyroïdie (avec hypercalcémie), syndrome de Lambert-Eaton responsable d'un tableau myasthénique.
- **L'hypercalcémie néoplasique**, causée par des métastases osseuses, un syndrome paranéoplasique ou de lyse tumorale (cf. *Hypercalcémie*).
- L'état prothrombotique par des sécrétions tumorales, cytokines ou facteurs de coagulation, ou même effet secondaire des traitements anticancéreux.

QUELQUES EFFETS SECONDAIRES DES CHIMIOTHÉRAPIES

- En aigu : les nausées, vomissements sont fréquents avec les troubles électrolytiques conséquents ; une myélosuppression (7-14 jours après) et des ulcères stomatologiques.
- Le syndrome de lyse tumorale peut compliquer le traitement des néoplasies à développement rapide (lymphomes et leucémies aiguës). Il associe hyperuricémie, hyperkaliémie, hyperphosphorémie et hypocalcémie, voire insuffisance rénale aiguë.
- Les traitements anti-angiogenèse (anti-VEGF) provoquent un retard de cicatrisation qui peut être grave pour des chirurgies majeures.

Tableau résumant les effets secondaires majeurs de certaines molécules

Molécules	Effets secondaires
Anthracyclines Doxorubicine	Toxicité cardiaque ± réversible, précoce ou tardive, effet majoré en association avec les anticorps monoclonaux ou les alkylants
Trastuzumab	Toxicité cardiaque à type d'insuffisance myocardique réversible dans 50-80 % des cas à l'arrêt
Bevacizumab	Risque thrombotique artériel coronaire et cérébral
Alkylants Cyclophosphamide et ifosfamide	Épanchement péricardique, QT prolongé, effets marqués chez les sujets âgés Toxicité hépatique
Méthotrexate	Toxicité pulmonaire, hépatique et cardiaque
Bléomycine, busulfan, carmustine	Syndrome interstitiel réversible à l'arrêt Fibrose pulmonaire irréversible
Cisplatine	Insuffisance rénale aiguë, troubles électrolytiques, atteinte auditive

BILAN PRÉOPÉRATOIRE

- La référence reste, comme en dehors de la maladie cancéreuse, l'interrogatoire détaillé avec un examen physique minutieux qui permet d'orienter vers les examens pertinents.
- Examen des voies aériennes pour atteinte ORL ± TDM ± consultation ORL ± intubation vigile au fibroscope ± ventilation spontanée.
- Date de la dernière chimiothérapie.
- Si traitement anti VEGF, vérifier la bonne fenêtre thérapeutique avant l'intervention si chirurgie majeure pour éviter les problèmes de cicatrisation.
- Bilan sanguin incluant NFS, hémostase, ionogramme avec calcémie, urée et créat, bilan hépatique et ECG :
  - L'anémie peut être corrigée par supplémentation en fer ou transfusion selon la clinique et le degré d'urgence. L'EPO est généralement évitée dans le contexte néoplasique pour son effet sur l'angiogenèse et le risque prothrombotique.
  - La neutropénie (< 0,5 G/L) augmente le risque infectieux et contre indique une chirurgie réglée, voir l'indication aux facteurs de croissance (le G-CSF).
  - La thrombopénie est traitée par transfusion plaquettaire si < 50 G/L, ou < 100 G/L en neurochirurgie et chirurgie à risque hémorragique.
- Échographie cardiaque en cas de suspicion d'épanchement péricardique ou si chimiothérapie cardiotoxique. **L'échographie de perfusion/épreuve d'effort** sont plus sensibles. En présence d'insuffisance cardiaque systolique ou diastolique, consultation avec un cardiologue pour optimisation (introduire IEC ou β-bloqueurs). Les marqueurs NT-proBNP et troponine-I peuvent être très contributifs.
- Échographie des troncs supra-aortiques si suspicion de sténose carotidienne.
- Les explorations pulmonaires seront à prescrire en fonction de l'examen clinique : GDS et EFR. Les signes radiologiques sont souvent retardés.
- Évaluation clinique de la dénutrition : perte de poids et indice de Buzby (NRI = 1,519 x albuminémie g/L + 0,417 x poids actuel/poids habituel x 100). Un indice < 83,5 définit une dénutrition sévère, prévoir nutrition artificielle préopératoire ≥ 7j.
- Équipe douleur pour optimisation du traitement surtout en présence d'un traitement opioïde en préopératoire + ALR si possible.
- **Si une splénectomie est prévue avec la résection tumorale, vérifier la vaccination adéquate.**

AU BLOC OPÉRATOIRE

La préparation dépend du geste prévu (biopsie vs grande résection tumorale) et de l'état fonctionnel du patient indépendamment de son âge.

- Monitorage invasif en cas d'atteinte cardiaque et éviter les drogues cardiodépressives ;
- Il n'existe pas d'études fiables qui mettent en évidence une différence significative entre les différents produits anesthésiques concernant la récidive de la maladie ;
- Éviter l'utilisation de N_2O : toxicité médullaire possible en cas d'utilisation répétée, potentialisation des effets cytotoxiques du méthotrexate.
- Le cyclophosphamide a un effet anti-cholinestérasique pouvant durer jusqu'à 1 mois après la fin de son administration et pouvant potentialiser l'effet curarisant de la succinylcholine.

ANESTHÉSIE ET DÉPENDANCE AUX OPIACÉS

- La dépendance aux opiacés touche 3 populations différentes : toxicomanes, douloureux chroniques et patients de réanimation, pour lesquels la douleur est souvent sous-estimée et sous-traitée. Les recommandations actuelles préconisent un support opiacé de base avec analgésie additive et multimodale.
- Trois profils de dépendance peuvent s'intriquer : **la tolérance** caractérisée par la baisse des effets de la drogue utilisée en chronique; **la dépendance** physique résultant d'un état d'adaptation qui se manifeste par un syndrome de sevrage à l'arrêt de la drogue; enfin, **l'addiction** (du toxicomane) : pathologie neuropsychiatrique, influencée par des facteurs génétiques, psychosociaux et environnementaux et caractérisé par un usage compulsif de la drogue.
- Le toxicomane en périopératoire nécessite une prise en charge pluridisciplinaire (avec équipe « douleur », psychiatre et ELSA : « Equipe de liaison et de soins en addictologie ») de manière à prévenir un syndrome de sevrage.
- **Le syndrome de sevrage aux opiacés** : associe des symptômes (besoin impérieux en opioïdes, sensibilité croissante à la douleur, agitation, irritabilité, humeur dysphorique, anxiété, insomnie, nausées, crampes) et des signes physiques (tachycardie, hypertension, sueurs, bâillements, dilatation pupillaire, fièvre, vomissements, diarrhées).

LES DROGUES DE SUBSTITUTION

Méthadone

(prescrit par les centres agréés, médecins spécialisés en addictologie).

- Agoniste spécifique des récepteurs μ.
- Biodisponibilité orale très bonne (85 %). Métabolisme par CYP450 (CYP3A4 et CYP2D6) avec nombreuses interactions médicamenteuses et une grande variabilité d'activité.
- Attention aux médicaments inhibiteurs des CYP450 : macrolides, antifungiques (fluconazole), antidépresseurs (inhibiteurs de recapture de sérotonine) à risque de surdosage en méthadone.
- Attention également aux inducteurs des CYP450 : anti-VIH, rifampicine, carbamazépine phénytoine, phénobarbital car risque de surdosage en méthadone à l'arrêt de ces drogues.
- Demi-vie d'élimination très longue avec risque d'accumulation si titration trop rapidement progressive.
- Risque de torsades de pointe sur QT long lors des doses élevées de méthadone.

Buprénorphine

- Agoniste partiel des récepteurs μ et antagoniste des récepteurs k, pouvant être prescrit par tout médecin.

Buprénorphine = Subutex® et Temgésic® mais dosages différents : Subutex® (cp à 0,4-2-4-8 mg) et Temgésic® (cp à 0,2 mg).

	Voie	Durée d'action (h)	Demi-vie plasmatique (h)
Morphine	IM, SC, orale	4 - 7	2
Héroïne	IM, SC, orale	4 - 5	0,5
Méthadone	Orale	> 24	15 - 40
Buprénorphine	IM, sublinguale	24 à 36	18 - 20

	Méthadone	Buprénorphine (Subutex®)
Prescription	• Instauration sous la responsabilité de médecins spécialisés • Délivrance quotidienne par centres spécialisés pour une durée de 7 jours	• Instauration par tout médecin • Prescription sur carnet à souche pour 28 jours
Posologie	• 20 à 30 mg en une seule prise quotidienne (10 h après dernière prise d'opiacés) • Augmentation par 10 mg/semaine • Équilibre entre 60 et 100 mg	• 0,8 à 2 mg/j en 1 prise • Équilibre à 8 mg/j environ
Présentation	• Sirop unidose (5, 10, 20, 40, 60 mg)	• Comprimés sublinguaux (0,4, 2, 8 mg)
Pharmacocinétique	• Variations interindividuelles importantes	• Peu de variation interindividuelle

ÉVALUATION PRÉOPÉRATOIRE DU PATIENT TOXICOMANE

- Évaluation de la consommation de stupéfiants (dose quotidienne, dernière prise, polytoxicomanie, recherche de surdosage ou sevrage).
- Nombre d'injections, la dose d'héroïne par injection est très variable (20 à 100 mg/inj).
- Évaluation clinique :
  - état veineux : capital veineux, veinite/thrombophlébite
  - état cutané : abcès, état dentaire
  - retentissement neurologique : neuropathie périphérique, myélite
  - musculaire : rhabdomyolyse
  - état cardiopulmonaire : endocardite, anévrisme mycotique, asthme, œdème lésionnel.
- Examens paracliniques recommandés : NFS, hémostase, ionogramme, BH, CPK, ± CRP, ± βHCG, ECG (recherche de signes d'imprégnation en cocaïne : troubles conductifs ; QT long si surdosage en méthadone), radiographie de thorax.

PRINCIPES DE PRISE EN CHARGE PRÉOPÉRATOIRE

- Établir un contrat de soins patient-équipe soignante
- Déterminer la dose nécessaire quotidienne en opiacés.
- Associer un traitement analgésique adapté, si besoin, en préopératoire et anticiper la stratégie antalgique postopératoire.

Chez l'héroïnomane actif

- Prescrire la dose de base quotidienne en morphine (1 mg d'héroïne équivaut à 3 mg de morphine orale) ET associer analgésie multimodale.

Chez l'héroïnomane substitué :

- **Si méthadone** : poursuivre la substitution habituelle par méthadone et adjonction de morphine analgésique, attention aux interactions médicamenteuses avec la méthadone comme indiquée ci-dessus, un arrêt de traitement par méthadone de 1-2 j est peu susceptible d'entraîner un sevrage du fait de sa demi-vie longue, la conversion de la méthadone en morphine est très variable autour de 4/1.
- **Si buprénorphine** : utilisation de morphiniques, à activité agoniste, difficile à équilibrer et contrariant la substitution en cours :
  - En urgence, arrêt de la buprénorphine souvent inutile car durée d'action de 36 h
  - En chirurgie réglée, préférer un relais par morphine avec fenêtre thérapeutique de 24 h entre l'arrêt de la buprénorphine et la prise de morphine, et toujours analgésie multimodale.

PRISE EN CHARGE PEROPÉRATOIRE

- ALR à privilégier, seule ou en association avec une AG, si accord du patient et absence de contre indication (infection/coagulopathie).
- Attention à l'utilisation de solutions adrénalinées si prise récente de cocaïne.
- Intérêt de l'induction de l'anesthésie au sévoflurane pour abord des VVP, recours possible à abord veineux central.
- Préférer les morphiniques à forte affinité μ (sufentanil) ; augmentation des doses souvent nécessaire surtout si prise récente de buprénorphine.

PRISE EN CHARGE POSTOPÉRATOIRE

- Gestion des médicaments substitutifs, en collaboration avec ELSA-équipe « douleur » :
  - Si méthadone, réintroduction précoce de la méthadone et associer morphine.
  - Si buprénorphine poursuivi (en chirurgie peu douloureuse), augmenter les doses de buprénorphine et adjonction toutes les 6h de Temgésic®,
  - Si buprénorphine arrêté, morphine à doses élevées souvent nécessaire dans le cadre d'une analgésie multimodale et surveillance en SSPI prolongée.
- Analgésie multimodale (paracétamol, néfopam, AINS).
- Morphine en titration IV en SSPI puis à doses titrées en SC toutes les 4 h.
- PCA : utilisation à discuter car risques de renforcement de l'addiction et de mauvais usage important; intérêt du mode « bolus et dose continue ».
- ALR analgésique autant que possible.
- Traitement/prévention de l'hyperalgésie : adjonction de clonidine ou dexmédétomidine (α-2 agoniste) ; adjonction des analogues de GABA : gabapentine et prégabaline.
- La kétamine peut être efficace mais il existe aussi un risque d'addiction.
- Traitement psychotrope avec anxiolytique/antiépileptique/antidépresseur à maintenir.
- Antinauséeux (dropéridol et sétrons) à injecter en IVL (> 10 min) car risque de torsades de pointes sur QT long lors de la substitution par la méthadone à doses élevées.

ANESTHÉSIE ET PATHOLOGIE PSYCHIATRIQUE

Le médecin anesthésiste-réanimateur est souvent confronté à des patients présentant une pathologie psychiatrique nécessitant un traitement psychotrope. La prise en charge périopératoire doit décider de l'arrêt transitoire ou non de ces médicaments, connaître leurs effets indésirables et rechercher des signes de surdosage car la marge thérapeutique est souvent étroite.

CLASSES PHARMACOLOGIQUES DES PSYCHOTROPES

Les psychotropes couramment utilisés sont :

- Les antidépresseurs (ATD) répartis en cinq classes :
  - les imipraminiques = ATD tricycliques (clomipramine, amitriptyline, maprotiline, imipramine…) ;
  - les inhibiteurs sélectifs de la recapture de la sérotonine (ISRS) (citalopram, fluoxétine, sertraline, fluvoxamine, paroxétine…) ;
  - les inhibiteurs de la recapture de la sérotonine et de la noradrénaline (ISRN) (venlafaxine) ;
  - les inhibiteurs de la dégradation des monoamines (iMAO) non sélectifs (iproniazide), sélectifs iMAO A (oloxatone, moclobémide) ;
  - les non iMAO, non imipraminiques, non ISRS dits de mécanisme pharmacologique différent.
- Le lithium, traitement de la maladie bipolaire.
- Les neuroleptiques (benzamides, butyrophénones, diazépines, phénothiazines), anxiolytiques et hypnotiques (BZD et autres).

MÉDICAMENTS PSYCHOTROPES EN PÉRIOPÉRATOIRE

La décision d'arrêt ou non des médicaments psychotropes dépend des risques de sevrage, des effets indésirables et des interactions médicamenteuses.

Antidépresseurs

- L'arrêt du traitement par ATD expose au risque de récidive de dépression. Un arrêt prolongé multiplie le risque suicidaire par 5. En l'absence de décroissance progressive tous les ATD sont susceptibles d'induire un syndrome de sevrage en 4 à 8 jours dont les signes sont le plus souvent mineurs et réversibles dès la reprise à la posologie antérieure : neuropsychiques (anxiété, irritabilité, insomnie, céphalées, cauchemars), gastrointestinaux (nausées, vomissements), généraux (asthénie, myalgies, frissons).
- **Il est par conséquent (hors spécificités de certains antidépresseurs discutées plus bas) recommandé de maintenir les ATD jusqu'au matin de l'intervention et de les reprendre précocement.**
- Certains effets secondaires sont notables en périopératoire :
  - Tous les antidépresseurs exposent au risque de déclenchement d'un **syndrome anticholinergique ou sérotoninergique** du fait des nombreuses modifications pharmacocinétiques en périopératoire (association médicamenteuses, diminution de clairance). Ces syndromes sont largement méconnus, leurs formes mineures sont souvent confondues avec d'autres causes de syndrome confusionnel et traitées comme telle. Le traitement de ces deux syndromes est premièrement préventif en évitant les associations médicamenteuses favorisantes, et deuxièmement repose sur la reconnaissance précoce de la complication permettant d'arrêter les médicaments en cause et sur le traitement symptomatique des troubles. Ces syndromes surviennent moins de 12 heures après une augmentation de posologie d'un des médicaments ou après une nouvelle association médicamenteuse.
  - La **thermorégulation** périopératoire est altérée chez les patients recevant des ATD avec élévation de l'incidence des frissons postopératoires.
  - Les ATD peuvent être responsables de **SIADH** (hyponatrémie), en particulier les ISRS.

- Les imipraminiques exposent au risque d'arythmies, d'hypotension et de syndrome anticholinergique. Leur arrêt préopératoire, ou leur relais avec un autre ATD, est indiqué en cas de pathologie cardiovasculaire sous jacente.
- Les ISRS diminuent l'agrégation plaquettaire et peuvent augmenter le saignement périopératoire en combinaison avec d'autres antithrombotiques (dont AINS). Leur association doit être évitée en cas de chirurgie à risque hémorragique élevé.
- Un traitement par iMAO nécessite une discussion pluridisciplinaire pour décider de son adaptation périopératoire. Il peut être maintenu si le risque de décompensation psychiatrique apparait important, il faudra alors être très prudent pour éviter des interactions médicamenteuses (pas de péthidine, fentanyl et tramadol notamment) et pour le traitement d'épisodes hypotensifs périopératoires (remplissage premier, utilisation de vasopresseurs prudente (titration en commençant au 1/3 de la dose habituelle)). En cas de suspension ou de relais par un autre ATD, les iMAO doivent être arrêtés au moins 2 semaines avant l'intervention.

Lithium

- L'arrêt même transitoire du lithium dans la maladie bipolaire, présente un risque élevé d'accès maniaque ou dépressif et doit donc être évité.
- Le lithium potentialise l'effet des curares (réduction des récepteurs à l'acétylcholine) .
- Le lithium est un médicament à marge thérapeutique étroite. Sa toxicité est augmentée en cas de déshydratation ou d'hyponatrémie. Il présente un risque d'interactions avec les AINS (diminution élimination rénale). Il importe de bien surveiller l'état hémodynamique, l'équilibre hydro électrolytique (particulièrement la natrémie), la diurèse et la lithémie en périopératoire.

Surdosage en psychotropes

- **La détection de signes de surdosage en psychotropes est importante et doit conduire à l'arrêt ou l'adaptation posologique ainsi qu'à contre indiquer, si possible, l'anesthésie** :
  - Les surdosages modérés en antidépresseurs tricycliques incluent des effets anticholinergiques avec agitation et hypertension artérielle alors que les surdosages plus graves associent effets cardiovasculaires (dépression myocardique, troubles conductifs et rythmiques, hypotension) et neuropsychiques (confusion, convulsions),
  - Le surdosage en ISRS peut être responsable de troubles de conscience et convulsions ou d'un syndrome sérotoninergique. Le citalopram peut être associé à un allongement du QT.
  - L'intoxication au lithium n'est pas rare (marge thérapeutique étroite : 0,5-1,2 mmol/L, élimination rénale et interactions médicamenteuses multiples : AINS, diurétiques, tétracyclines, phénytoïne, ciclosporine) : tremblements, fasciculations, hyperréflexie, convulsions, troubles de conscience ; dépression du segment ST, inversion des ondes T, troubles conductifs AV, arythmies V, dépression myocardique et collapsus cardiovasculaire.

LE SYNDROME SÉROTONINERGIQUE

- **En périopératoire, le syndrome sérotoninergique est une éventualité à connaître** : résultant de surdosages et/ou d'interactions médicamenteuses entre drogues à action sérotoninergique (avec excès de stimulations des récepteurs à la sérotonine ou 5-HT = 5-hydroxy-tryptamine). Les médicaments impliqués sont tous les ATD, le lithium, les antiparkinsoniens, les antimigraineux (sumatriptan), certains analgésiques (codéine, tramadol, fentanyl, oxycodone, péthidine, méthadone), certains antinauséeux (ondansétron, granisétron, métoclopramide), certains anti infectieux (linézolide, érythromycine, isoniazide, antirétroviraux), certaines drogues (amphétamine, cocaïne, LSD, ectasy…) et certains suppléments diététiques de type phytothérapie (ginseng, millepertuis, suppléments riches en tryptophane…).
- Le syndrome sérotoninergique est caractérisé par un **début brutal** (dans les 12h suivant les prises médicamenteuses) et associe : des **signes dysautonomiques**

(hypertension, hyperthermie, sueurs profuses, frissons, dilatation pupillaire, hypersialorrhée, bruits intestinaux importants, nausées/vomisssements, diarrhées), une **hyperréactivité neuromusculaire** (hyperréflexie, myoclonies, rigidité musculaire, convulsions, rhabdomyolyse), des **troubles des fonctions supérieures** (confusion, agitation, manies, troubles du sommeil, hallucinations, céphalées).

- La prise en charge implique l'arrêt des drogues suspectes, l'administration d'un antagoniste des récepteurs 5-HT (cyproheptadine, chlorpromazine), un traitement symptomatique, une surveillance continue, voire des moyens de réanimation.

LE SYNDROME ANTICHOLINERGIQUE

- Le syndrome anticholinergique doit être recherché en présence de signes centraux, notamment une confusion, et de signes généraux, et reconnu devant l'existence de signes spécifiques associés : muqueuses sèches, érythème cutané, peau sèche au toucher, mydriase, absence de bruits intestinaux. L'association d'imipraminique à des médicaments à action anticholinergique peut provoquer un syndrome anticholinergique.

LE SYNDROME MALIN DES NEUROLEPTIQUES

- Le syndrome malin des neuroleptiques (SMN) est à différencier du syndrome sérotoninergique et complique l'utilisation des neuroleptiques (avec blocage des récepteurs centraux à la dopamine). Le SMN est de début plus insidieux (dans les 2 semaines suivant l'introduction ou l'augmentation des neuroleptiques) et associe des signes majeurs (fièvre, rigidité musculaire et rhabdomyolyse) et des signes mineurs (tachycardie, hypertension, polypnée, troubles de la conscience, hyperleucocytose).
- Prise en charge : arrêt des drogues en cause, administration d'agonistes dopaminergiques (bromocriptine, amantadine), traitement symptomatique.

TRAITEMENT DES DYSKINÉSIES AIGUËS AUX NEUROLEPTIQUES

- Tropatépine 10 à 20 mg/j.

ANESTHÉSIE DU SUJET ÂGÉ

- La population française comporte environ 4 millions de personnes âgées de 80 ans et plus (F = 65 %), dont 24 000 centenaires ou plus (F = 84 %).
- Le vieillissement est caractérisé par une hétérogénéité très marquée. L'âge biologique d'un individu est moins significatif que son âge physiologique.
- La principale caractéristique du système cardiovasculaire du vieillard est sa difficulté à s'adapter à des situations de stress.
- L'âge avancé prédispose à l'hypothermie peropératoire.
- La mécanique ventilatoire est altérée et les réflexes de protection des voies aériennes sont moins vifs.
- La détérioration de la fonction rénale secondaire à une réduction du flux sanguin rénal et de la filtration glomérulaire est un déterminant fondamental du risque de toxicité médicamenteuse : toxicité directe de certains médicaments et accumulation de métabolites actifs excrétés par le rein. Des situations de diminution de la perfusion rénale aggravent la fonction rénale déjà précaire. La formule MDRD a une performance prédictive du DFG supérieure à la formule de Cockckroft, en particulier chez le sujet âgé.
- Les personnes âgées sont plus vulnérables aux conséquences de la douleur qui est souvent sous traitée chez eux.
- La polymédication augmente le risque d'interactions médicamenteuses.

PRINCIPE : START SLOW AND GO SLOW

- Les techniques d'ALR sont intéressantes, lorsqu'elles sont possibles, en raison de la moindre consommation d'agent IV.
- Agents anesthésiques IV : doses et vitesse d'administration doivent être réduites.
- Benzodiazépines : sensibilité accrue qui justifie une utilisation prudente.
- Halogénés : la CAM baisse avec l'âge. Le desflurane est moins liposoluble et moins métabolisé. Monitorage par le BIS™ recommandé.
- Curares : monitorage indispensable
  - Rocuronium, mivacurium : diminuer les doses. Risque de curarisation prolongée.
  - Atracurium, cisatracurium : curares de choix. Délai d'action prolongé mais durée d'action non modifiée,
  - Succinylcholine : pas de modification.
- Morphiniques en peropératoire : les posologies doivent être réduites.
- Rémifentanil : réduire le bolus de moitié et le débit de perfusion des deux tiers.
- Anesthésiques locaux : la pharmacocinétique n'est que très peu modifiée. Il existe cependant une sensibilité accrue à la bupivacaïne par voie péridurale : délai d'action plus court, niveau du bloc plus élevé et durée du bloc prolongée. La durée d'un bloc périphérique est prolongée alors que le délai d'installation est comparable à celui des sujets jeunes.
- Morphine
  - Morphine SC : doses diminuées de 40 à 50 % et intervalle entre deux doses adapté à la demande.
  - Anticiper, surveiller et traiter précocement les effets secondaires (transit ++).
  - Vigilance sur les associations de médicaments sédatifs et/ou dépresseurs respiratoires.
  - Oxygène nasal pour les patients en postopératoire (objectif : $SpO_2 \geq 95$ %).
  - Sauf limites de compréhension, pas de contre indications au mode PCA.
  - Doses maximales : 100 µg en intrathécal et 2 mg en péridural.
- Paracétamol : 3 g/24 h (maximum 4 g/24h si besoin)
- Néfopam déconseillé en raison de ses effets anticholinergiques.
- Anti inflammatoires non stéroïdiens (AINS) : la demi-vie d'élimination et la clairance sont diminuées. Il faut diminuer les doses de 25 à 50 % et augmenter l'intervalle entre deux doses. Une clairance de la créatinine inférieure à 50 mL/min est une contre indication.

STRATÉGIE TRANSFUSIONNELLE PÉRIOPÉRATOIRE

Dans tous les cas, en amont d'une situation hémorragique prévisible, mettre en place tous les moyens de réduction du risque de transfusion adaptés à la situation.

EN PRÉOPÉRATOIRE

- **Fer** oral et/ou intraveineux si anémie avec carence martiale (cf. Figure)
- **Erythropoïétine (EPO)**
  - Avant chirurgie de hanche, genou : si anémie avec 13 > Hb > 10 g/dL, EPO 600 UI/ kg (en général 40 000 UI au total par injection) par voie SC, à J-21, J-14, J-7 au domicile par une IDE, voire à J-1/J0 à l'hôpital si Hb encore < 14 g/dL.
  - Avant chaque injection, dosage du taux d'Hb et ne pas injecter la dose prévue si Hb ≥ 14 g/dL.
  - Associer EPO à fer oral (80 mg x 2 en une seule prise par jour, tous les jours) ou si délai court (< 1 mois), remplacer fer oral par fer IV (carboxymaltose 1000 mg en une injection IV lente en 15 min au moment de la 1re prise d'EPO).
  - Pas d'EPO si chirurgie carcinologique
- Anticoagulants et antiplaquettaires : arrêt ou maintien, relais selon indication (Cf. *Utilisation des héparines, AOD, AVK* et *Agents antiplaquettaires*)
- Autotransfusion programmée : rarement utilisée aujourd'hui car favorise la transfusion homologue (groupes rares)

Conduite à tenir devant une anémie préopératoire

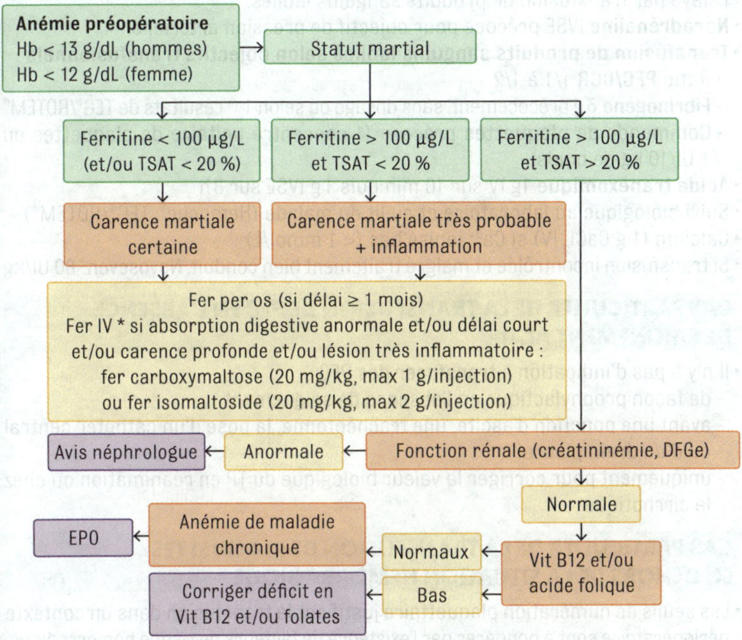

TSAT : coefficient de saturation de la transferrine.
* CONTRE INDICATIONS : hypersensibilité connue au fer administré par voie parentérale.
PRECAUTIONS D'EMPLOI : respecter un délai de 5 jours entre administration de fer IV et par voie orale. Risque d'hypersensibilité plus élevé en cas de terrain atopique, troubles immunitaires ou inflammatoires. Évaluer le bénéfice/risque en cas de dysfonction hépatique.

EN PEROPÉRATOIRE

Dans tous les cas de chirurgie majeure

- **Groupe Rhésus et RAI disponibles avant le bloc et EFS prévenu**
- Voies veineuses de calibre adapté et monitorage hémodynamique (cathéter artériel, cathéter veineux central si besoin)
- Penser à :
  - Acide tranexamique ? (cf. *Acide tranexamique*)
  - Accélérateur-réchauffeur, récupération du sang en peropératoire (Cell saver™) ?
  - Positionnement du patient pour optimiser le drainage veineux
  - Seuils adaptés de transfusion
  - Maintenir la normothermie

Situation 1 : hémorragie modérée et contrôlée

- Remplissage vasculaire par des cristalloïdes, voire de colloïdes
- Transfusion de CGR selon les seuils/cibles adaptés (laboratoire et Hemocue®) et éviter la surtransfusion (1 CGR à la fois le plus souvent)
- Seuils transfusionnels d'hémoglobine au cours de la période périopératoire
  - 7 g/dL chez les personnes sans antécédents particuliers.
  - 8-9 g/dL chez les personnes ayant des antécédents cardiovasculaires.
  - 10 g/dL chez les personnes ne tolérant pas cliniquement les concentrations d'hémoglobine inférieures ou atteintes d'insuffisance coronarienne aiguë ou d'insuffisance cardiaque avérée ou βbloquées.
- Monitorer le taux d'Hb régulièrement
- Pas de transfusion de PFC ni de plaquettes systématiques

Situation 2 : hémorragie non contrôlée, massive ou en voie de le devenir

cf. Fiche urgence - Choc hémorragique peropératoire ou post traumatique

- **Remplissage vasculaire** par des cristalloïdes, voire de colloïdes rapidement relayé par transfusion de produits sanguins labiles.
- **Noradrénaline** IVSE précoce pour objectif de pression artérielle.
- **Transfusion de produits sanguins labiles selon objectifs transfusionnels** :
  - Ratio **PFC/CGR** 1/1 à 1/2
  - **Fibrinogène** 3 g précocement, sans dosage ou selon 1ers résultats de TEG®/ROTEM®
  - Commande de **plaquettes** précoce (1 concentré unitaire de plaquettes ou 1 UI/10 kg de poids)
- **Acide tranexamique** 1g IV sur 10 min puis 1 g IVSE sur 8 h
- Suivi biologique au laboratoire et au lit du malade (Hemocue®, TEG®/ROTEM®)
- Calcium (1 g $CaCl_2$ IV) si Ca^{2+} ionisé bas (< 1 mmol/L)
- Si transfusion incontrôlée et malgré traitement bien conduit, Novoseven® 80 UI/kg

CAS PARTICULIER DE LA TRANSFUSION DE PFC EN L'ABSENCE DE SAIGNEMENT ACTIF

- Il n'y a pas d'indication à transfuser des PFC :
  - de façon prophylactique en l'absence de saignement
  - avant une ponction d'ascite, une trachéotomie, la pose d'un cathéter central ou d'un drain pleural
  - uniquement pour corriger la valeur biologique du TP en réanimation ou chez le cirrhotique

CAS PARTICULIER DE LA TRANSFUSION DE PLAQUETTES EN DEHORS DE LA SITUATION HEMORRAGIQUE

- Les seuils de numération plaquettaire justifiant la transfusion dans un contexte périopératoire sont à pondérer par l'existence de facteurs de risque hémorragique.
  - en règle générale, **le seuil transfusionnel se situe à 50 G/L**
  - 100 G/L pour la neurochirurgie et/ou la prise en charge du traumatisme crânien
  - entre 50 et 100 G/L pour la chirurgie du segment postérieur de l'œil
  - 50 G/L pour une rachianesthésie ou une ponction lombaire
  - 80 G/L pour une anesthésie péridurale

ACIDE TRANEXAMIQUE UTILISATION EN ANESTHÉSIE

ACIDE TRANEXAMIQUE

Prévention et traitement des hémorragies avec fibrinolyse.

Contre indications absolues :

- Antécédents de convulsions
- Insuffisance rénale sévère (clairance de la créatinine < 30 mL/min)
- Hypersensibilité à la substance

Effets indésirables

- Nausées, vomissements, diarrhées, troubles de la perception des couleurs.
- En cas d'injection trop rapide ou de surdosage : troubles cardio-vasculaires (malaise avec hypotension) et convulsions.

ATTENTION : extrême gravité de l'injection intrathécale si erreur de voie d'administration. Bien différencier les ampoules dans le système de rangement et contrôle croisé.

Voies d'administration

- Voie d'administration intraveineuse : **1 g IVL en 10-20 min avant l'incision ou au début de l'hémorragie massive**.
- Élimination à 95 % sous forme inchangée dans les urines mais dose non modifiée en cas d'insuffisance rénale car une seule injection (pas d'accumulation).
- Réinjection possible, mais de manière espacée, en injection lente ou IVSE : 1 g sur 8 h IVSE
- Voie orale : 2 g per os 2 heures avant l'incision
- Administration en intra et/ou périarticulaire (12 g).
- Toutes les voies d'administration semblent donner les mêmes résultats bénéfiques.
- Administration combinée (IV + IA) : possible, attention au risque de surdosage.

PRÉVENTION DE L'HÉMORRAGIE

- **Indications périopératoires** : situations chirurgicales à haut risque hémorragique : orthopédie (chirurgie articulaire majeure primaire ou reprise, rachis...), chirurgie urologique majeure, chirurgie cardiaque, chirurgie hépatique (hépatectomie, transplantation), chirurgie gynécologique (myomectomie)...
- **En obstétrique (voie basse ou césarienne)** : l'administration préventive est inutile.

TRAITEMENT DE L'HÉMORRAGIE ACTIVE

- **Choc hémorragie peropératoire** *(cf. Fiche urgence - Choc hémorragique per-postopératoire)*
- **Traumatologie** : choc hémorragique et situation à risque d'hémorragie massive. Au mieux dans les 3 premières heures après le traumatisme et/ou le début du saignement *(cf. Fiche urgence - Choc hémorragique post traumatique)*.
- **Obstétrique** : hémorragie du postpartum grave d'emblée ou si nécessité d'un traitement utérotonique (sulprostone), (cf. *Hémorragie du postpartum*).
- **Hématome intracérébral** : non efficace pour réduire le saignement et pour améliorer le pronostic.
- **Indications hématologiques** (exemple hémophilie) : se reporter aux indications du centre de référence.
- Monitorage par mesure du taux de fibrinogène plasmatique, thromboélastographie ou thromboélastométrie si possible.

AGENTS ANTIPLAQUETTAIRES

INTRODUCTION

- Les plaquettes ont un rôle important dans la formation de la thrombose artérielle.
- Les agents antiplaquettaires (AAP) réduisent le risque thrombotique artériel.
- La période périopératoire favorise l'activation plaquettaire (hypercoagulabilité acquise).
- La gestion des AAP en périopératoire repose sur la mise en balance du risque thrombotique d'une part et du risque hémorragique d'autre part.

LES AGENTS ANTIPLAQUETTAIRES (AAP)

Agents antiplaquettaires (cf. tableaux).

	Mécanisme d'action	Voie d'administration	Dose de charge	Dose d'entretien	Pic d'action du principe actif	Demi-vie d'élimination des principes actifs	Durée de l'effet	CAT surdosage/ complications	Remarques/ Précautions particulières
AINS									
Aspirine	Inhibiteur **irréversible** COX1	PO/IV	150-325 mg	75-325 mg/ 24 h	15-40 min	15-20 min	3-5 j	• Transfusion de plaquettes : dose standard*	• Si dose >100 mg : pas de réduction de l'effet antiplaquettaire, mais + de risque hémorragique • Résistance possible (5 % des cas)
Thiénopyridines									
Clopidogrel	Inhibiteur **irréversible** du Rc P2Y12 de l'ADP	PO	300 mg	75 mg/24 h	30-60 min	30 min	5 j	• Transfusion de plaquettes : 2x dose standard* • Efficacité réduite si moins de 6 h après la dernière prise	• Variabilité inter-individuelle : effet moindre chez les métaboliseurs lents
Prasugrel	Innhibiteur **irréversible** du Rc P2Y12 de l'ADP	PO	60 mg	10 mg/24 h	30 min	3-7 h	> 5 j	• Transfusion de plaquettes > 2 fois la dose standard* • Efficacité réduite si moins de 6 h après la dernière prise	• Diminution des doses (5 mg/24h) si : - âge > 75 ans - poids < 60 kg

	Mécanisme d'action	Voie d'administration	Dose de charge	Dose d'entretien	Pic d'action du principe actif	Demi-vie d'élimination des principes actifs	Durée de l'effet	CAT surdosage/ complications	Remarques/ Précautions particulières
					Cyclo-pentyl-triazolopyrimidine				
Ticagrélor	Inhibiteur **réversible** du Rc P2Y12 de l'ADP	PO	180 mg	90 mg/12 h	1,5-3 h	7-12 h	96 h	• Dernière prise < 24 h • Plaquettes non efficaces. • Proposer rFVIII ? • Dernière prise > 24h efficacité partielle	
Cangrélor	Innhibiteur **réversible** du Rc P2Y12 de l'ADP	IV	30 µg/ kg Bolus IVD	• 4 µg/kg/min • IVSE • Arrêt de la perfusion au moins 1 h après 180 mg de Ticagrélor PO • Durée max de perfusion : 4 h(parfois+)	2 min	3-6 min	1 h	• Arrêt de la perfusion • Effet quasi On/Off • Récupération plaquettaire 1 h après arrêt	

	Mécanisme d'action	Voie d'administration	Dose de charge	Dose d'entretien	Pic d'action du principe actif	Demi-vie d'élimination des principes actifs	Durée de l'effet	CAT surdosage/ complications	Remarques/ Précautions particulières
Anti GP IIb/IIIa									
Tirofiban (Piperidine)	Antagoniste **réversible** non peptidique du récepteur GP IIb/IIIa	IV	0,4 µg/kg/ min en IVSE en 30 min puis arrêt	• 0,1 µg/kg/min en IVSE • Durée max de perfusion 12 h	30 min	1 h 30 (± 30min)	4-8 h	• Arrêt de la perfusion • Récupération de la fonction plaquettaire 4 à 8 h après arrêt • Dialyse si besoin	• Réduire les posologies de moitié si DFG ≤ 30 mL/min • Risque de thrombopénie 6 h après début du traitement réversible après arrêt => NFS
Eptifibatide (Arginine-Glycine-Aspartate)	Antagoniste **réversible** non peptidique du récepteur GP IIb/IIIa	IV	180 µg/kg Bolus IVD	• 2 µg/kg/min • IVSE • Durée max 72 h	10-30 min	2 h 30	4-8 h	• Arrêt de la perfusion • Récupération de la fonction plaquettaire 4 à 8 h après arrêt • Dialyse si besoin	• Réduire les posologies de moitié si DFG ≤ 30 mL/min • Risque de thrombopénie 6 h après début du traitement réversible après arrêt => NFS
Abiximab (Anticorps monoclonal humanisé)	Antagoniste **irréversible** du récepteur GP IIb/IIIa	IV	0,25 µg/kg Bolus IV	• 0,125 µg/kg/ min en IVSE • Durée max de perfusion : 24 h	Quelques min	10-30 min	48 h	• Arrêt de la perfusion • Récupération de la fonction plaquettaire à partir de 24-48 h	• Pas d'ajustement en cas d'insuffisance rénale • Risque de thrombopénie grave d'origine immunologique 6 h après traitement=> NFS ++

** Dose standard de plaquettes = 0,5 à 0,7 x 10^{11} /10 kg de poids*

GESTION PÉRIOPÉRATOIRE DES AAP ORAUX

Principes généraux

- Au mieux réaliser la chirurgie après un arrêt bref des AAP (règle des 3-5-7).
- Aucun test prédictif du risque hémorragique.
- Pas de substitution possible (HBPM et AINS n'empêchent pas la thrombose de stent).
- Possibilité d'utiliser des AAP par voie IV (cangrélor/tirofiban) pour des patients stentés à haut risque d'ischémie sous bithérapie antiplaquettaire et devant subir une chirurgie majeure dans un délai assez court.
- Reprise précoce (dans les 48 h) du traitement antiplaquettaire avec accord du chirurgien.
- En postopératoire, risque hémorragique potentiellement augmenté par l'administration conjointe d'autres anticoagulants (HBPM).

Chirurgie urgente

- Proscrire l'ALR médullaire sauf pour le patient sous aspirine seule.
- Les blocs périphériques avec compression vasculaire sont possibles (ex : bloc axillaire).
- Définir le risque hémorragique de la procédure (le geste est-il réalisable sous AAP ?).
- Différer la procédure de quelques jours si possible (semi-urgence).
- Si procédure de sauvetage neutraliser les AAP = transfusion de plaquettes selon les modalités citées plus haut :
  - Neurochirurgie : neutralisation avant le geste.
  - Autre chirurgie : débuter la procédure et neutraliser les AAP en peropératoire si saignement attribuer au traitement.

Figure 1 : Prise en charge d'un patient traité par AAP en cas d'hémorragie

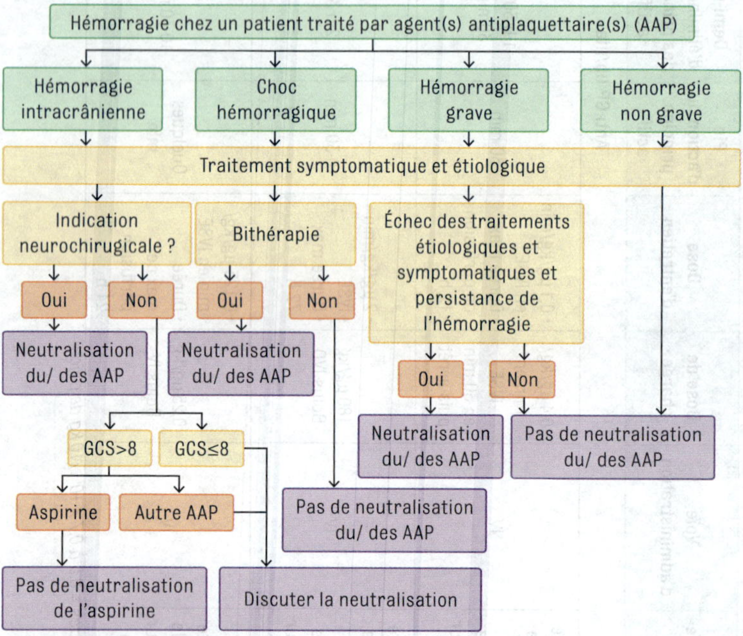

Chirurgie programmée

- Délai de la chirurgie défini par la balance bénéfice/risque entre hémorragie et thrombose en respectant les principes généraux cités plus haut.

Tableau 1 : gestion périopératoire des agents antiplaquettaires oraux pour un geste programmé

	Gestion des agents antiplaquettaires (AAP) pour une procédure invasive programmée		Risque hémorragique de la procédure À évaluer avec le chirurgien ou le responsable de la procédure		
			Faible	**Intermédiaire**	**Élevé**
Risque thrombotique du patient	**Aspirine en prévention primaire**		• Arrêt ou poursuite	• Arrêt	• Arrêt
	AAP en prévention secondaire (prévention cardiovasculaire, artériopathie des membres inférieurs, antécédent d'accident vasculaire cérébral ischémique)	Aspirine en monothérapie	• Poursuite	• Poursuite	• Arrêt
		Clopidogrel ou prasugrel en monothérapie	• Poursuite	• Arrêt et relais par aspirine	• Arrêt
	Bithérapie antiplaquettaire pour stent coronaire Différer la procédure à la fin de la bithérapie antiplaquettaire en absence de risque vital ou fonctionnel	• Stent < 1 mois • Stent < 6 mois à haut risque thrombotique* • IDM < 6 mois	• Différer la procédure • Si possible : - poursuivre les 2 AAP	• Différer la procédure • Si impossible : - poursuivre l'aspirine - interrompre l'anti P2Y12	• Différer la procédure • Si possible : - interrompre les 2 AAP**
		Aucun des 3 critères ci-dessus	• Poursuivre les 2 AAP	• Poursuivre l'aspirine • Interrompre l'anti P2Y12	• Interrompre les 2 AAP

Risque hémorragique de la procédure • Faible : réalisable sous bithérapie antiplaquettaire (ex : cataracte) • Intermédiaire : réalisable sous aspirine seule (ex : PTH) • Élevé : non réalisable sous AAP (ex : ampullectomie endoscopique)	*** Caractéristiques du haut risque thrombotique après pose de stent :** • Antécédent de thrombose de stent sous bithérapie AAP • Maladie coronaire diffuse en particulier chez le diabétique • Insuffisance rénale chronique (Cl < 60 mL/min) • Traitement d'une occlusion coronaire chronique • Stenting de la dernière artère coronaire perméable • Au moins 3 stents implantés • Au moins 3 lésions traitées • Bifurcation avec 2 stents implantés • Longeur de stent total > 60 mm
Délai d'arrêt des AAP, dernière prise à : • J-3 pour l'aspirine • J-5 pour le clopidogrel et le ticagrélor • J-7 pour le prasugrel (ajouter 2 j à chaque durée si neurochirurge intracrânienne)	
En postopératoire, reprendre les 2 AAP au plus vite, en fonction du risque hémorragique	** Si stent < 1 mois, discuter un relais par AAP injectable

PRÉVENTION DU RISQUE THROMBO-EMBOLIQUE VEINEUX EN CHIRURGIE

PRINCIPES GÉNÉRAUX

- Seul le risque d'événement thromboembolique (TE) clinique est aujourd'hui pris en compte. Il n'est pas légitime de réaliser des examens d'imagerie (ex : échographie-Doppler) à la recherche d'une complication TE asymptomatique.
- Le risque TE a diminué au cours des dernières décennies, surtout par réduction du risque lié à la chirurgie (mini-invasive et réduction de l'inflammation, mobilisation et réhabilitation précoces).
- Le risque lié au patient prend une place plus importante, augmenté par le vieillissement de la population et les comorbidités associées, nécessitant une **individualisation** accrue de la prévention. Ceci nécessite l'utilisation chez tous les patients d'une évaluation du risque-patient, en utilisant un score de risque. Un exemple de score est donné ci-dessous.
- Le calcul du risque en chirurgie ambulatoire est extrapolé depuis la chirurgie en hospitalisation conventionnelle.

Score de Caprini (modifié en excluant la nature de la chirurgie)

A. Chaque facteur compte 1 point	B. Chaque facteur compte 2 points
• Âge entre 41 et 60 ans • Varices • MICI • Œdème des membres inférieurs • Surpoids (IMC > 25 kg/m²) • Sepsis récent (< 1 mois) • Infarctus du myocarde < 1 mois • Insuffisance cardiaque congestive < 1 mois • Alitement • Chirurgie majeure récente (< 1 mois) • BPCO • Pathologie pulmonaire récente (< 1 mois) • Traitement hormonal substitutif ou contraception œstroprogestative • Grossesse ou postpartum < 1 mois • Antécédent de MFIU, FCS > 2, pré-éclampsie, RCIU	• Âge 61-74 ans • Cancer évolutif ou ancien • Alitement prolongé actuel (> 3 jours) • Immobilisation par botte plâtrée • Voie veineuse centrale
C. Chaque facteur compte 3 points	**D. Chaque facteur compte 5 points**
• Âge > 75 ans • Histoire familiale TE • ATCD de maladie TE veineuse • Mutation du facteur V Leiden • Mutation 20210A du facteur II • Hyperhomocystéinémie • Thrombopénie induite par l'héparine • Anticoagulant lupique • Anticorps anti-cardiolipine • Autre thrombophilie congénitale ou acquise • Insuffisance rénale (DFG < 30 mL/min) • Traitement par EPO*	• Fracture de hanche, du bassin, de jambe < 1 mois • Lésion médullaire (paralysie) < 1 mois • AVC < 1 mois • Polytraumatisme < 1 mois
Total : A + B + C + D =	
Stratification en niveaux de risque-patient	
Score entre 0 et 2 : risque faible – Score entre 3 et 4 : risque modéré – Score ≥ 5 : risque fort	

RISQUE THROMBOEMBOLIQUE SELON LA CHIRURGIE (OBSTÉTRIQUE EXCLUE)

Chirurgie	Risque faible	Risque modéré	Risque élevé
Orthopédie	• Arthroscopie simple, méniscectomie, chirurgie du pied, ablation de matériel d'ostéosynthèse, traumatisme du genou sans fracture	• Fracture de jambe, de cheville, de rotule • Ligamentoplastie du genou • Plâtre	• Fracture de l'extrémité supérieure du fémur (FESF) • Fracture du fémur, du plateau tibial • Polytraumatisme • PTH/PTG
Digestif	• Proctologie • Chirurgie pariétale • Appendicite simple • Vésicule non inflammatoire	• Chirurgie bariatrique coelioscopique • Urgences • Durée opératoire anormalement prolongée • Dissection étendue et/ou hémorragique	• Chirurgie bariatrique par laparotomie • Chirurgie carcinologique • Chirurgie abdominale majeure
Cardiaque et vasculaire	• Varices • Chirurgie vasculaire périphérique	• Pontage aorto-coronarien • Remplacement valvulaire biologique	• Chirurgie aortique
Plastique	• Lifting • Chirurgie mammaire esthétique	• Chirurgie mammaire reconstructrice • Lipoaspiration • Dermolipectomie	• Abdominoplastie
Gynécologie	• IVG, curetage, conisation, bartholinite • Hystéroscopie • Cœlioscopie de durée < 1 h • Chirurgie bénigne du sein • Fertiloscopie, ponction d'ovocytes • TVT, TOT	• Hystérectomie voie basse / cœlioscopie • Chirurgie carcinologique du sein • Cœlioscopie de durée > 1 h • Laparotomie exploratrice	• Chirurgie carcinologique (utérus, col utérin, ovaires) • Hystérectomie voie haute • Chirurgie du prolapsus
Urologie	• Chirurgie du rein par voie percutanée • Chirurgie endoscopique de la vessie et de la prostate • Testicules, urètre, surrénales • Chirurgie de l'incontinence par VB		• Chirurgie carcinologique • Chirurgie ouverte du rein et du bas appareil • Transplantation rénale • Curage ganglionnaire
Neuro-chirurgie	• Chirurgie mineure du rachis (hernie discale, laminectomie 1 ou 2 niveaux)	• Chirurgie majeure du rachis (ostéosynthèse, laminectomie étendue)	• Chirurgie intracrânienne
Thoracique	• Médiastinoscopie • Chirurgie thoracique non carcinologique (thoraco-scopie ou thoracotomie)		• Chirurgie carcinologique (thoracoscopie ou thoracotomie)

STRATÉGIE POUR LA CHIRURGIE

Risque chirurgical	Risque patient *	Recommandation
Faible	Faible	Lever précoce + hydratation
	Modéré ou élevé	Anticoagulant
Modéré	Faible	Anticoagulant
	Modéré ou élevé	Anticoagulant± CPI
Élevé	Faible	Anticoagulant**
	Modéré ou élevé	Anticoagulant± CPI

Selon score de Caprini modifié (voir ci-dessus)
***Pour PTH/PTG : aspirine possible sous certaines conditions (voir ci-après)*

LES MOYENS DE PRÉVENTION PHARMACOLOGIQUE (ANTICOAGULANTS)

Anticoagulant	Voie d'administration	Dose	1re prise
HNF	SC	• 5000 UI x 2 ou 3 / jour	6-8 h postopératoire
Daltéparine Tinzaparine	SC SC	• 5000 UI x 1 / jour* • 4500 UI x 1 / jour*	6-8 h postopératoire 6-8 h postopératoire
Énoxaparine	SC	• 4000 UI x 1 / jour • 2000 UI X 1 / jour si 30 > DFG > 15 mL/min	6-8 h postopératoire
Fondaparinux	SC	• 2,5 mg x 1 / jour • 1,5 mg x 1 / jour si 50 > DFG > 20 mL/min	6-8 h postopératoire
Rivaroxaban	PO	• 10 mg x 1 / jour**	6-10 h postopératoire
Apixaban	PO	• 2,5 mg x 2 / jour**	12-24 h postopératoire

*contre indiqué si DFG < 30 mL/min ; ** prudence si 30 > DFG > 15 mL/min ;
SC = sous cutané ; PO = per os

- L'aspirine peut être utilisée pour les PTH/PTG programmées dans un parcours optimisé (chirurgie < 120 min, hospitalisation < 5 jours, déambulation avec déroulé du pas < 24 h, pas d'EPO en préopératoire) en relais après 5 jours d'anticoagulation, chez le patient à faible risque. Elle n'est pas recommandée en chirurgie générale.
- Les HBPM sont à privilégier face aux autres molécules dans la plupart des cas.
- L'HNF garde une indication en cas d'insuffisance rénale avec DFG < 30 mL/min.
- L'énoxaparine peut être utilisée si le DFG est entre 15 et 30 mL/min (2000 UI une fois par jour SC chez l'adulte de poids normal, soit ½ dose).
- La prescription préopératoire d'une HBPM a un intérêt pour les patients à risque TE élevé dont l'intervention est différée de plus de 12 h (24 h en chirurgie intracrânienne/-médullaire).
- Les anticoagulants oraux directs (AOD) peuvent être utilisés en post-opératoire de PTH/PTG. L'apixaban ou le rivaroxaban sont préférés au dabigatran.
- En cas d'antécédent de thrombopénie induite par l'héparine (TIH) : (cf. *Thrombopénie induite par les héparines).*

LES MOYENS DE PRÉVENTION MÉCANIQUE

- **Il n'y a plus de place pour les contentions élastiques graduées comme option de thromboprophylaxie, quel que soit le risque thromboembolique du patient.** La seule indication des contentions élastiques graduées dans un contexte périopératoire est la présence d'une insuffisance veineuse symptomatique.
- **Compression pneumatique intermittente (CPI)** : manchons gonflables autour du pied, du mollet ± de la cuisse reliés à un moteur, visant à réduire la stase veineuse par des cycles de gonflage censés mimer la marche.
- **Indications de la prophylaxie mécanique**
  - Soit éventuellement en peropératoire si risque TE élevé
  - Soit **en attendant la levée de la contre indication aux anticoagulants**
  - Soit éventuellement en association avec les anticoagulants si risque TE élevé, ou l'aspirine après une PTH/PTG sans compromettre la déambulation

Risque TE	Bas	Modéré	Élevé
Thromboprophylaxie pharmacologique possible	Rien	Anticoagulant	Anticoagulant + CPI
Thromboprophylaxie pharmacologique contre indiquée (ex. risque hémorragique)	Rien	CPI	CPI

DURÉE DE LA PRÉVENTION

- La thromboprophylaxie pharmacologique est d'**une durée minimale de 7 jours**, sauf dans quelques cas :
  - PTH : 35 jours
  - PTG : 14 jours
  - Fracture du col du fémur : 35 jours
  - Chirurgie carcinologique abdominopelvienne : 4 semaines
- Une prolongation peut être envisagée chez certains patients dont le risque TE est particulièrement élevé.

SURVEILLANCE BIOLOGIQUE

- Pour les héparines (HNF et HBPM), il est proposé de surveiller la numération plaquettaire une à deux fois par semaine entre le 4e et le 14e jour de traitement, puis une fois par semaine pendant un mois si le traitement est poursuivi (détection d'une TIH).
- Pour les HBPM, on peut mesurer l'activité anti Xa 4 heures après la troisième injection SC, pour adapter la posologie en cas d'insuffisance rénale ou de poids extrême (cible : 0,2-0,5 UI/mL).
- Pour l'HNF, le prélèvement se fait au milieu de l'interdose (à H4 si 3 injections par jour, à H6 si 2 injections par jour) et la cible est à 0,1-0,3 UI/mL.

LE PATIENT OBÈSE

L'obésité (IMC > 30 kg/m²) est associée avec un risque plus élevé de maladie thromboembolique (x 2-3).

En chirurgie nonbariatrique :

- Chez les patients avec un IMC > 40 kg/m² ayant une indication à la prévention de la maladie thromboembolique, il est suggéré d'utiliser des doses d'HBPM plus élevées, en administration biquotidienne (ex. 3000 à 4000 UI anti Xa /12h SC).

En chirurgie bariatrique :

- La chirurgie bariatrique laparoscopique expose à un risque TE faible à modéré et la chirurgie par laparotomie à un risque élevé (risque laparoscopie x 2,4). Certains facteurs de risque liés au patient sont associés à un risque TE élevé : âge > 55 ans, IMC > 55 kg/m², ATCD de MTEV, syndrome d'apnées-hypopnées obstructives du sommeil, hypercoagulabilité ou HTAP.

- L'utilisation conjointe des anticoagulants et de la CPI est probablement utile, en particulière chez ces patients à risque élevé.
- La prescription d'HBPM ou de fondaparinux est recommandée plutôt que celle d'HNF.
- Une dose biquotidienne d'HBPM est suggérée (dose unique envisageable).
- La dose peut être de 3000 à 4000 UI /12h SC si le risque TE est faible, ou basée sur l'IMC (énoxaparine 4000 UI /12h SC si IMC entre 40 et 50, énoxaparine 5000 UI/12 h SC si IMC > 50 kg/m²), sans dépasser la dose de 5000 UI x 2/j du fait d'un sur risque hémorragique.
- La durée de la prévention de la MTEV minimale est de 10 jours et peut être prolongée pendant 10 à 15 jours après sortie de l'hôpital chez les patients à haut risque TE.

LE PATIENT SOUS TRAITEMENT PAR ANTIAGREGANT PLAQUETTAIRE (AAP)

- Comme pour tous les patients, lors d'un traitement chronique par AAP, la thromboprophylaxie est nécessaire uniquement en cas de risque TE modéré/ élevé. Le choix du type de prévention doit être fait en fonction du risque hémorragique :
  - Si le risque TE veineux dépasse le risque hémorragique, il est suggéré d'associer la prophylaxie pharmacologique à l'AAP à la plus faible dose recommandée.
  - Si le risque hémorragique (de l'association AAP + anticoagulation) dépasse le risque TE, il est suggéré d'utiliser une prophylaxie mécanique de type CPI plutôt qu'un anticoagulant, sans arrêter l'AAP.
- Pour les patients qui sont sous double AAP (ex. pose récente de stent coronarien) et qui ont une intervention à haut risque TE, il est suggéré de reprendre rapidement en postopératoire le traitement AAP et de privilégier ce traitement par rapport à une anticoagulation.

PLACE DU FILTRE CAVE TEMPORAIRE

- Les filtres caves ne sont pas indiqués pour la thromboprophylaxie veineuse périopératoire.
- La mise en place d'un filtre cave optionnel doit être discutée en préopératoire chez les patients ayant une thrombose veineuse profonde proximale et/ou une embolie pulmonaire datant de moins d'un mois et exposés à une chirurgie à haut risque hémorragique ne permettant pas la reprise d'un traitement anticoagulant optimal. Le retrait du filtre doit être programmé une fois le traitement anticoagulant curatif repris sans complication et idéalement lorsque le risque thromboembolique postopératoire est contrôlé (à 3 mois).

UTILISATION DES HÉPARINES EN CURATIF ET ANTAGONISATION

GÉNÉRALITÉS ET MODE D'ACTION DES HÉPARINES

- Les héparines et apparentées sont des anticoagulants d'action rapide par voie IV ou SC. Elles sont indiquées dans le traitement initial des évènements thrombotiques aigus artériels ou veineux sur de brèves périodes avant de passer le relais aux anticoagulants oraux. Elles se fixent par l'intermédiaire d'une séquence de 5 sucres (pentasaccharide) à l'antithrombine et catalysent son action anticoagulante (action indirecte).
- **L'héparine dite non fractionnée (HNF)** est un mélange hétérogène de polysaccharides sulfatés complexes fortement anioniques d'origine animale. Ces chaines interagissent fortement avec les glycoprotéines plasmatiques et membranaires, proportionnellement à la taille des fragments. Cette particularité explique la dose-dépendance des valeurs pharmacocinétiques, pharmacodynamiques et la grande variabilité de l'effet anticoagulant inter et intra individuelle. Contrairement à l'activité anti Xa, l'activité anti IIa est dépendante de la taille des chaines (> 18 saccharides).

- **Les héparines de bas poids moléculaires (HBPM)** : le fractionnement des chaines polysaccharidiques améliore la biodisponibilité en SC et génère une activité anticoagulante prédictible, à demi-vie plus longue, préférentiellement anti Xa (ratio anti Xa/anti IIa > 1). L'élimination est principalement rénale.
- **Le pentasaccharide de synthèse (fondaparinux)** a une activité anti Xa exclusive, une demi-vie longue (17h) et une élimination rénale.

HÉPARINE NON FRACTIONNÉE (HNF)

- Principaux contextes d'utilisation :
  - Insuffisance rénale sévère
  - En période périopératoire avec un risque hémorragique important (demi-vie courte, antagonisme rapide et efficace).
- Un relais précoce par AVK ou AOD, s'il est possible, est conseillé.

Modalités d'administration et surveillance (Tableau 1)

- Surveillance quotidienne de l'activité anticoagulante par le TCA (1,5 à 3 x le témoin) ou de l'activité anti Xa-HNF (0,3 à 0,7 UI/mL) (Normes définies par le laboratoire de l'établissement) mesurée :
  - En IV à partir de la 4e heure de l'administration ou du changement de posologie puis de façon indifférente,
  - En SC à mi-distance entre 2 injections.
- La mesure de l'activité anti Xa est conseillée si le TCA est allongé avant traitement par HNF ou en cas de syndrome inflammatoire important (héparinorésistance au TCA).
- Une surveillance par numération plaquettaire est obligatoire : préopératoire, puis 2 fois/semaine les 21 premiers jours, puis 1 fois/semaine.

Conduite à tenir

- **Avant une procédure invasive à risque hémorragique** : on arrête l'administration de l'HNF curative 4-6 h avant en IV ou 12 h avant en SC.
- **En cas d'hémorragie sévère sous HNF** :
  - arrêt de l'HNF
  - et **antagonisation par du sulfate de protamine en IV Lente (sur 10 min) : 1000 UI de protamine neutralise 1000 UI d'HNF :**
    - . Dose adaptée en fonction de l'héparinémie (= activité anti Xa) constatée et non pas de la dose d'héparine injectée (mais parfois par rapport à la dose des 4 dernières heures IV). Ne pas dépasser 5000 UI (soit 50 mg) de sulfate de protamine (5 mL) en une seule administration. Une dose supplémentaire de 500 UI pour 1000 UI d'HNF peut être administrée si l'effet est jugé insuffisant.
    - . Effets indésirables de la protamine : hypotension artérielle, HTAP, allergie.

HÉPARINES DE BAS POIDS MOLÉCULAIRE (HBPM)

- Efficaces, plus simple à utiliser et moins immunogènes que l'HNF, les HBPM sont la référence en matière de traitement des thromboses.
- Principaux contextes d'utilisation :
  - Thromboses veineuses en carcinologie
  - Période périopératoire

Modalités d'administration et surveillance (Tableau 1)

- Proches mais pas identiques, il faut respecter les recommandations propres à chaque HBPM (posologies, activité anti Xa).
- La surveillance de l'activité anticoagulante n'est pas nécessaire sauf cas particuliers : femme enceinte, poids extrême, âge très avancé, insuffisance rénale.
- L'activité anti Xa-HBPM est prélevée 4 h après la 3e injection si l'administration est biquotidienne ou 4 à 6 h après une injection journalière.
- La valeur seuil maximale de l'activité anti Xa est propre à chaque HBPM, en général de 1 à 1,2 UI/mL si injections bi quotidiennes ou mono-quotidienne. Au-delà un surdosage est possible.
- **Une surveillance par numération plaquettaire** est recommandée comme pour l'HNF.

Conduite à tenir

- **Avant une procédure invasive à risque hémorragique** : dernières prises des HBPM 24 :h avant en curatif ; 12 :h avant en préventif
- **En cas d'hémorragie sévère sous HBPM** :
  - **Arrêt HBPM**
  - **Antagonisation : le sulfate de protamine inhibe unité par unité l'activité anti IIa mais neutralise partiellement (50 à 60 %) l'activité anti Xa des HBPM** (meilleure réversion pour tinzaparine que pour énoxaparine). On tient compte de la quantité d'HBPM administrée lors de la dernière injection, de l'héparinémie et on prescrit 1000 UI de protamine pour 1000 UI d'HBPM (demi dose si dernière injection > 12 h). Pas d'intérêt à poursuivre la protamine une fois que le temps de thrombine (reflet de l'activité anti IIa) est normalisé. Ne pas dépasser 5000 U.A.H. (soit 50 mg) de sulfate de protamine (5 mL) en une seule administration.

PENTASACCHARIDE (FONDAPARINUX)

- Cette molécule est particulièrement intéressante chez les sujets qui présentent un ATCD avéré de TIH.

Modalités d'administration

(cf. Tableau 1)

Cibles thérapeutiques et surveillance

- Aucune surveillance biologique n'est préconisée mais sa demi-vie longue et son élimination rénale font craindre des surdosages chez les sujets âgés, les insuffisants rénaux modérés et ceux de poids < 50 kg. Une activité anti Xa peut être évaluée 2 à 3 h après l'injection SC (ne pas dépasser 1,4 UI/mL).

Conduite à tenir

- **Avant une procédure invasive** : dernière prise 72 h avant si curatif, 36 h si préventif.
- **Il n'y a pas d'antidote à cette molécule.**

Posologie et surveillance en fonction du type d'héparine				
	HNF IVSE	**HNF SC**	**HBPM**	**PENTASACCHARIDE**
Posologies en curatif	• 50-80 UI en IVD puis 500 UI/kg/24 h IVSE	• 500 UI/kg/24 h en SC en 2 ou 3 fois	• Énoxaparine : 100 UI/kg x 2 SC • Daltéparine : 100 U/Ikg x 2 SC • Tinzaparine : 175 UI/kg x 1 SC	• Poids < 50 kg : 5 mg x 1 SC • 50 ≤ Poids ≤ 100 kg : 7,5 mg x 1 SC • Poids > 100 kg : 10 mg x 1 SC
Surveillance	• A H4 : TCA 1,5 à 3 x témoin ou Anti Xa-HNF : 0,3-0,7 UI/mL • Numération plaquettaire	• Entre 2 doses : TCA 1,5 à 3 x témoin ou Anti Xa : 0,3-0,7 UI/mL • Numération plaquettaire	• Cas particuliers anti Xa : à H4 de la 3e injection d'énoxaparine : Anti Xa : 0,5-1 UI/mL • Numération plaquettaire	• Cas particuliers anti Xa
Antagonisation	• Protamine 1000 UI/1000 UI HNF IVL en fonction héparinémie		• Protamine (antagonisme partiel) • 1000 UI/1000 UI HBPM IVL en fonction héparinémie	• Pas d'antidote
Contre indication	• TIH 2		• DFG < 30 mL/min • TIH 2	• DFG < 30 mL/min

HNF : héparine non fractionnée ; HBPM : héparine de bas poids moléculaire ; IVSE : intraveineux en seringue électrique ; SC : sous cutané.

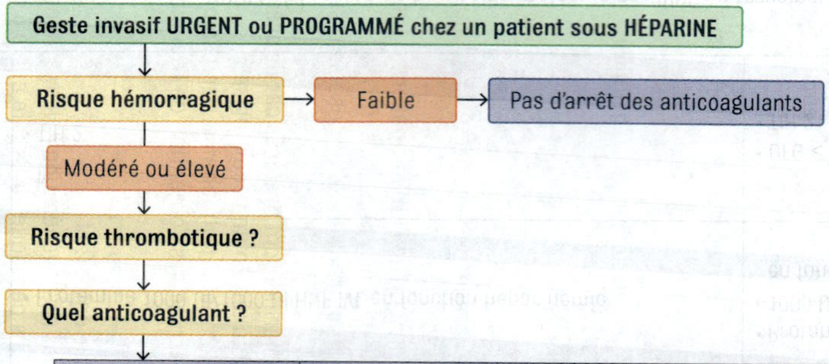

	HNF IVSE	HNF SC	HBPM SC	PENTASACCHARIDE
Arrêt préopératoire	**Arrêt 4-6 h préop**	**Dernière dose 12 h préop**	**Dernière dose 24 h préop**	**Dernière dose 72 h préop**
	Pas de contrôle nécessaire d'anti Xa avant chirurgie sauf arrêt non respecté			
Reprise postop à H6	Préventif ou curatif en fonction du risque hémorragique/thrombotique			
Surveillance postop **· Activité curative** **· Plaquettes**	À H4 : TCA 1,5 à 3 x témoin anti Xa : 0,3-0,7 UI/mL	Entre 2 doses : TCA 1,5 à 3 x témoin anti Xa : 0,3-0,7 UI/mL	Pas nécessaire sauf cas particulier	ø
	Plaquettes x 2 par semaine			
Antidote si nécessaire	Protamine		Protamine (partiel)	ø

UTILISATION DES AVK ET ANTAGONISATION

GÉNÉRALITÉS ET MODE D'ACTION DES ANTIVITAMINES K (AVK)

- Les antivitamines K (AVK) bloquent la carboxylation hépatocytaire indispensable à l'activité biologique de certains facteurs de la coagulation (II, VII, IX, X) et d'inhibiteurs de la coagulation (protéines C et S).
- L'équilibre thérapeutique n'est obtenu qu'après un délai de 5 jours. Grande variabilité intra et interindividuelle de l'effet anticoagulant.
- L'intensité de l'inhibition dépend de la concentration respective en AVK et en vitamine K.
- Les AVK sont dérivés de l'indanedione (fluindione) ou de la coumadine (acénocoumarol et warfarine).

MODALITES D'UTILISATION DES AVK

Indications

- Principales indications des AVK
  - Arythmie complète par fibrillation auriculaire (FA).
  - Prothèses valvulaires mécaniques (au long cours).
  - Maladie thromboembolique veineuse : 3 à 6 mois si facteur déclenchant transitoire, au long cours dans les autres situations.
- Respect des contre indications
  - Patient incapable de comprendre et/ou de suivre traitement et surveillance.
  - Lésions organiques à potentiel hémorragique.
  - Insuffisance hépatocellulaire ou rénale.
  - Troubles congénitaux ou acquis de la coagulation, hypersensibilité.
  - HTA sévère non contrôlée.
  - Grossesse (premier et troisième trimestres).
  - Association à certains médicaments

Modalités d'administration

- Début du traitement sans dose de charge : acénocoumarol 4 mg x 1 PO, fluindione 20 mg x 1 PO, warfarine 5 mg x 1 PO.
- Les posologies d'AVK sont modifiées en fonction de l'INR par palier de 1 mg pour l'acénocoumarol, 5 mg pour la fluindione et 2 mg pour la warfarine.
- Une prise vespérale est recommandée (modification de la posologie sur l'INR du matin).
- Les AVK à demi-vie longue (fluindione, warfarine) sont préférés car ils présentent une meilleure stabilité de l'effet anticoagulant en une seule prise.
- En cas de risque aigu thrombotique (embolie pulmonaire par exemple), le traitement efficace par héparine sera arrêté dès l'obtention de l'équilibration de l'INR souhaité.

Cibles thérapeutiques et surveillance biologique

- Dans la plupart des indications : INR cible entre 2 et 3.
- Pour les prothèses valvulaires mécaniques de 1re génération et les valvulopathies mitrales sévères associées à des facteurs de risque : INR cible entre 3 et 4,5.
- **Surveillance biologique indispensable par le TP exprimé en INR.**
- Premier contrôle INR après la 48e heure. Puis INR tous les 2 jours jusqu'à atteindre la zone thérapeutique contrôlée à 24 heures d'intervalle. En zone thérapeutique, pratiquer un contrôle de l'INR 2 fois par semaine les 3 premières semaines puis INR tous les mois si stabilité. Intensification de la surveillance à chaque modification du traitement, en cas d'affection intercurrente, de déséquilibre des résultats de l'INR ou de complications.

ANTAGONISATION DES AVK

Concentré de complexe prothrombinique (CCP) :

- CCP = facteurs vitamino-K dépendants (X, VII, IX, II). Tous les CCP ont le même dosage. Aucune étude ne permet de les différencier. Délai d'action = 10 min. 1/2 vie CCP = 5-6 h
- Posologie : CCP = 25 UI/kg d'équivalent de facteur IX. Si nécessaire, associer à de la vitamine K 5 mg (car 1/2 vie CCP est de 5-6 h)
- INR à H6 pour vérifier que le relais endogène est efficace.

Vitamine K

- Permet la synthèse endogène des facteurs vitamino-K dépendants.
- Délai d'action = 4-6 h, efficacité maximale à 24-36 h.
- Posologie : vitamine K 2-5 mg PO ou IV (voie IV ou PO équivalente).

GESTION DES AVK EN PERIOPÉRATOIRE POUR UNE INTERVENTION PROGRAMMÉE

- Voir également chapitre « *Adaptation périopératoire des anticoagulants* »
- Situation d'un geste invasif programmé chez un patient sous AVK

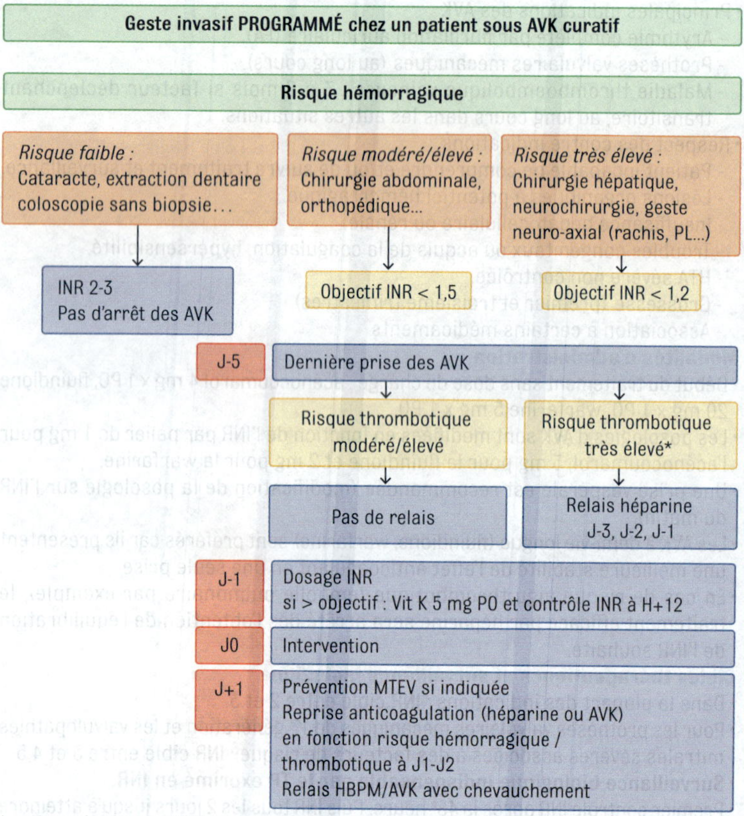

* : valve mécanique, MTEV récente (< 3 mois), AVC récent (< 3-6 mois), thrombophilie sévère

GESTION DES AVK EN URGENCE

Situation de geste invasif en urgence chez un patient sous AVK

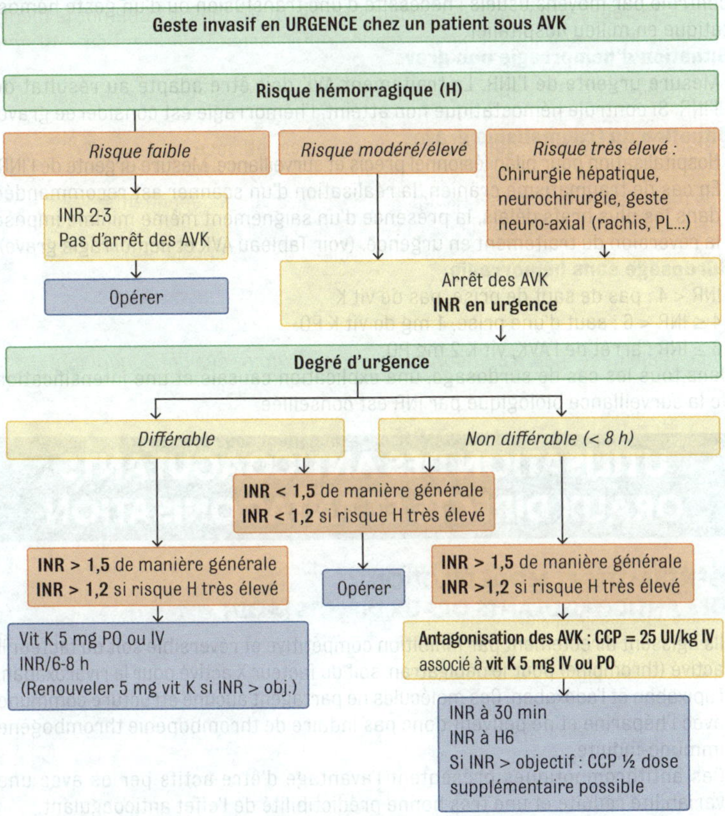

Situation d'une hémorragie chez un patient sous AVK

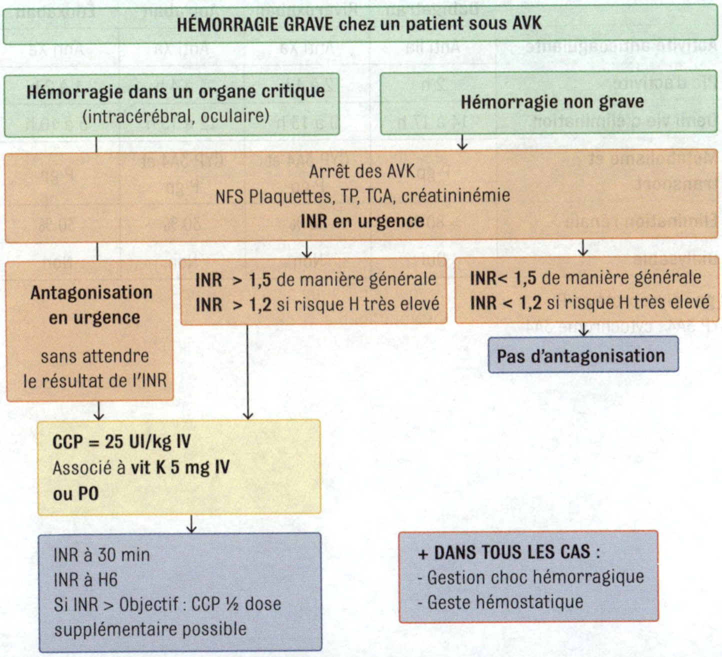

Hémorragie grave : saignement abondant, notamment retentissement hémodynamique ; localisation engageant le pronostic vital ou fonctionnel ; absence de contrôle par moyens usuels ; nécessité d'une transfusion ou d'un geste hémostatique en milieu hospitalier.

Situation d'hémorragie non grave

- Mesure urgente de l'INR. Le traitement AVK doit être adapté au résultat de l'INR. Si contrôle hémostatique non atteint, l'hémorragie est considérée grave.

Situation du traumatisme grave

- Hospitalisation pour bilan lésionnel précis et surveillance. Mesure urgente de l'INR.
- En cas de traumatisme crânien, la réalisation d'un scanner est recommandée dans les plus brefs délais, la présence d'un saignement même minime impose la réversion du traitement en urgence. (voir Tableau AVK et hémorragie grave).

Surdosage sans hémorragie

- INR < 4 : pas de saut de prise, pas de vit K.
- 4 ≤ INR < 6 : saut d'une prise, 1 mg de vit K PO.
- 6 ≥ INR : arrêt de l'AVK, vit K 2 mg PO.

Dans tous les cas de surdosage, une explication causale et une intensification de la surveillance biologique par INR est conseillée.

UTILISATION DES ANTICOAGULANTS ORAUX DIRECTS ET ANTAGONISATION

GÉNÉRALITÉS ET MODE D'ACTION DES ANTICOAGULANTS ORAUX DIRECTS (AOD)

- Ils agissent directement par inhibition compétitive et réversible soit du facteur II activé (thrombine) pour le dabigatran, soit du facteur X activé pour le rivaroxaban, l'apixaban et l'édoxaban. Ces molécules ne partagent aucune structure commune avec l'héparine et ne peuvent donc pas induire de thrombopénie thrombogène immuno-induite.
- Ces antithrombotiques présentent l'avantage d'être actifs per os avec une variabilité réduite et une très bonne prédictibilité de l'effet anticoagulant.

Caractéristiques des anticoagulants oraux directs (tableau 1)

	Dabigatran	Rivaroxaban	Apixaban	Édoxaban
Activité anticoagulante	Anti IIa	Anti Xa	Anti Xa	Anti Xa
Pic d'activité	2 h	2 à 4 h	3 à 4 h	1 à 2 h
Demi vie d'élimination	14 à 17 h	9 à 13 h	12 à 15 h	5 à 10 h
Métabolisme et transport	P-gp	CYP 3A4 et P-gp	CYP 3A4 et P-gp	P-gp
Elimination rénale	> 80 %	33 %	30 %	30 %
Dialysable	Oui	Non	Non	Non

P-gp : glycoprotéine-P
CYP 3A4 : cytochrome 3A4

FACTEURS MODIFIANT LA CONCENTRATION PLASMATIQUE DES AOD

Interactions médicamenteuses

- Inhibiteur ou inducteur de la glycoprotéine-P (P-gp) (pour tous les AOD) et du cytochrome CYP 3A4 (pour les AOD anti Xa)

Fonction rénale (Clairance selon Cockcroft et Gault)

- **Dabigatran** : élimination majoritairement rénale et sous forme inchangée.
  - Clairance de la créatinine < 50 mL/min, réduction des posologies de 1/2
  - Clairance de la créatinine < 30 mL/min, le médicament est contre indiqué.
- **Rivaroxaban et apixaban** : la proportion des anti Xa directs éliminée par les reins est plus faible que celle du dabigatran, néanmoins une réduction de la filtration glomérulaire est associée à une augmentation des concentrations plasmatiques et majore le risque hémorragique. Pour une clairance de la créatinine < 15 mL/min, le médicament est contre indiqué.

MODALITÉS D'UTILISATION DES AOD

Indications et modalités d'administration

- Les indications et posologies recommandées sont résumées dans le tableau 2.
- Certaines situations associées à une augmentation du risque hémorragique en particulier à des doses thérapeutiques doivent être prises en compte pour décider du choix de l'antithrombotique et de sa posologie.
- Si relais AOD-héparine, commencer l'héparine 24 h après la dernière dose d'AOD.
- Si relais héparine-AOD, réintroduire les AOD 12 h après l'administration de l'héparine, sans chevauchement.

Tableau 2 : Indications et posologies recommandées

Indication	Dabigatran	Rivaroxaban	Apixaban
Prévention des MTEV après PTH ou PTG	• 110 mg postop (H+4) puis 220 mg x 1/j ou • 75 mg postop (H+4) puis 150 mg x 1/j si ClCr 30-50 mL/min, inhibiteurs P-gp, âge ≥ 75 ans	• 10 mg x 1/j	• 2,5 mg x 2/j
	• PTH : 28-35 j • PTG : 10 j	• PTH : 5 sem • PTG : 2 sem	• PTH : 32-38 j • PTG : 10-14 j
Traitement de la TVP ou EP Prévention de la MTEV au long cours	• 150 mg x 2/j ou • 110 mg x 2/j si âge ≥ 80 ans ou prise de vérapamil	• 15 mg x 2/j (3 sem) puis 20 mg x 1/j	• 10 mg x 2/j (7 j) puis 5 mg x 2/j puis 2,5 mg x 2/j en prévention des récidives après 6 mois de traitement d'une TVP ou EP
Prévention des AVC et embolies dans la FA non valvulaire	• 150 mg x 2/j ou • 110 mg x 2/j si âge ≥ 80 ans ou prise de verapamil	• 20 mg x 1/j ou • 15 mg x 1/j si ClCr 30-49 mL/min	• 5 mg x 2/j ou • 2,5 mg x 2/j si 2 critères : âge ≥ 80 ans, poids ≤ 60 kg, créatinine ≥ 133 µmol/L
TVP : thrombose veineuse profonde ; EP : embolie pulmonaire ; MTEV : maladie thromboembolique veineuse ; AVC : accident vasculaire cérébral ; FA : fibrillation auriculaire ; ClCr : clairance de la créatinine selon la formule de Cockcroft et Gault ; P-gp : p glycoprotéine			

Surveillance biologique

- Une surveillance régulière de la créatinine est recommandée
- **Un dosage de l'anticoagulation n'est pas nécessaire en pratique courante.**
- Des dosages spécifiques sont recommandés pour guider la prise en charge en cas de gestes invasifs en urgence et/ou hémorragie aiguë. Le seuil de sécurité hémostatique est de 50 ng/mL de manière générale et 30 ng/ mL pour des gestes à risque très élevé (ex : chirurgie hépatique, neurochirurgie, geste neuraxial (rachis, PL....))
- Concernant les tests d'hémostase habituels, le TP et le TCA sont modifiés de manière non spécifique et variable empêchant toute interprétation de l'intensité de l'anticoagulation pour le dabigatran et rivaroxaban. De plus, un TP et un TCA normaux n'excluent pas la présence d'apixaban.

	Dabigatran	Rivaroxaban	Apixaban
TP	Peu d'effet	↘↘↘	Pas ou peu d'effet
TCA	↗↗	↘↘	Pas ou peu d'effet
Temps de thrombine	↗↗↗	Pas d'effet	Pas ou peu d'effet
Dosages spécifiques (ng/mL)	Temps de thrombine dilué	Anti Xa rivaroxaban	Anti Xa apixaban
Remarques	TP et TCA modifiés de manière non spécifique et variable empêchant toute interprétation de l'intensité de l'anticoagulation.		TP et TCA normaux n'exclut pas la présence d'apixaban
	TT normal = absence de dabigatran circulant		

ANTAGONISATION DES AOD

Agents hémostatiques

- Concentrés de complexe prothrombinique non activés (CCP) : 25-50 UI/kg ou CCP activés (FEIBA®) : 30-50 UI/kg.
- Ils ne corrigent pas complètement les anomalies de l'hémostase. Ces agents hémostatiques sont ceux proposés en cas de tentative de neutralisation des AOD mais leur efficacité est mal établie. Ainsi il est suggéré de les administrer :
  - Avant la procédure, uniquement lorsque le geste est réalisé dans un organe à risque (gravité des conséquences fonctionnelles d'un saignement induit) (ex. neurochirurgie) ; ou lorsque le caractère incontrôlable du saignement par des manœuvres chirurgicales raisonnables (ex : chirurgie hépatique) justifie une hémostase biologique optimale.
  - Pendant ou après la procédure, uniquement en cas de saignement anormal et attribuable à l'AOD
- Le rFVIIa n'est pas envisagé en première intention

Antidotes spécifiques

- **Idarucizumab (Praxbind®) = antidote du dabigatran** (fragment d'anticorps monoclonal) :
  - **Indication** : patient traité par dabigatran et nécessitant une antagonisation rapide pour un geste invasif urgent non différable (< 8 h) et à risque hémorragique et/ou un saignement menaçant le pronostic vital et/ou fonctionnel
  - Dosages biologiques conseillés : TP, TCA, TT et dosage dabigatran avant et après idarucizumab (< H1, H6, H12 et H24)
  - Posologie : 5 g (2 x 2,5 g/50 mL) en intraveineux en bolus ou sur 5-10 min.
  - Discuter une deuxième dose de 5 g en cas de dosage > 30 ng/mL et persistance du risque hémorragique important (avec précaution car peu de données), notamment à H12 ou H24 de l'injection d'idarucizumab (réascension possible du taux plasmatique de dabigatran) Pas d'ajustement posologique lié l'âge, la fonction rénale ou hépatique

- **Andexanet alpha = antidote des AOD anti Xa**. Actuellement non disponible en France
  - **Indication :** lorsqu'une réversion des effets anticoagulants est nécessaire en raison d'une hémorragie incontrôlée ou menaçant le pronostic vital. Pas d'indication en prétraitement d'une chirurgie en urgence.
  - Posologie : un bolus intraveineux pendant 15 minutes (faible dose) ou 30 minutes (dose élevée) suivi par l'administration d'une perfusion continue pendant 120 minutes.

Autres moyens

- **Dialyse** : intérêt potentiel uniquement pour le dabigatran
- **Charbon actif** : intérêt si dernière prise d'AOD < 6 h (dose proposée : 1 g/kg).

GESTION DES AOD EN PERIOPÉRATOIRE POUR UNE INTERVENTION PROGRAMMÉE

- (cf. *Adaptation périopératoire des anticoagulants*).
- Situation d'un geste invasif programmé chez un patient sous AOD

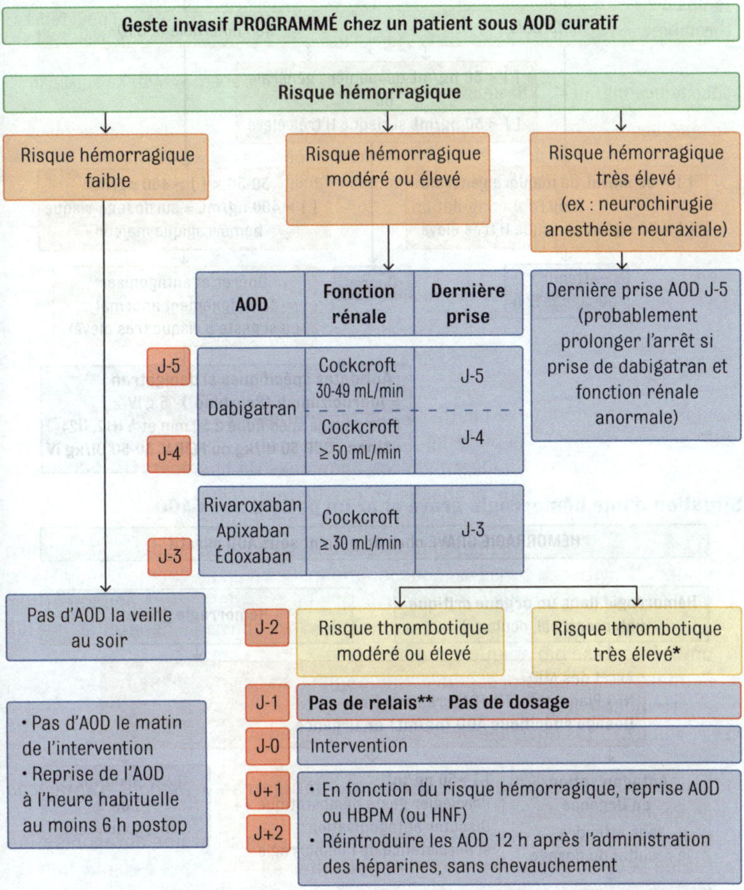

* Valve mécanique, MTEV récente (< 3 mois), AVC récent (< 3-6 mois), thrombophilie sévère
** Si risque thrombotique très élevé et dernière prise AOD J-5, discuter relais héparine préopératoire à J-3 encadré par une équipe multidisciplinaire référente.

GESTION DES AOD EN URGENCE

Situation d'un geste invasif en urgence chez un patient sous AOD

Geste invasif en URGENCE chez un patient sous AOD curatif

Risque hémorragique (H)

- *Risque faible* → Opérer
- *Risque modéré/élevé* → Arrêt des AOD
- *Risque très élevé :* Chirurgie hépatique, neurochirurgie, geste neuro-axial (rachis, PL...) → Arrêt des AOD

Arrêt des AOD
Dosage spécifique AOD + NFS Plaquettes, TP, TCA, créatininémie

Degré d'urgence

- *Différable*
- *Non différable (< 8 h)*

[ ] < 50 ng/mL de manière générale
ou
[ ] < 30 ng/mL si risque H très élevé
→ Opérer

[ ] > 50 ng/mL de manière générale
ou
[ ] > 30 ng/mL si risque H très élevé
→ Attendre
Dosage/8-12 h

30-50 < [ ] ≥ 400 ng/mL
[ ] > 400 ng/mL = surdosage-risque hémorragique majeur
→ Opérer et antagoniser
(si saignement anormal
ou si geste à risque très elevé)

- **Antidotes spécifiques si dabigatran :**
= Idarucizumab (Praxbind®) : 5 g IV
Puis dosage spécifique à 30 min et à H12, H24
- **Sinon : CCP 50 UI/kg ou FEIBA® 30-50 UI/kg IV**

Situation d'une hémorragie grave chez un patient sous AOD

HÉMORRAGIE GRAVE chez un patient sous AOD curatif

- **Hémorragie dans un organe critique** (intracérébral, oculaire)
- **Hémorragie grave**

Arrêt des AOD
NFS Plaquettes, TP, TCA, créatininémie
Dosage spécifique AOD (ng/mL) en urgence

- **Antagonisation en Urgence** sans attendre le résultat du dosage
- **[ ] >50 ng/mL :** Privilégier geste hémostatique ++ Discuter antagonisation si persistance de l'hémorragie
- [ ] ≤ 50 ng/mL : Pas d'antagonisation

- **Antidotes spécifiques si dabigatran :**
Idarucizumab (Praxbind®) : 5 g IV
Puis dosage spécifique à 30 min et à H12, H24
(2e dose possible si dosage ↑)
- **Sinon : CCP 50 UI/kg ou FEIBA® 30-50 UI/kg IV**

+ DANS TOUS LES CAS :
- Gestion choc hémorragique
- Geste hémostatique

Situation du traumatisme grave

- Hospitalisation pour bilan lésionnel précis et surveillance.
- Mesure urgente du dosage spécifique.
- En cas de traumatisme crânien, la réalisation d'un scanner est recommandée dans les plus brefs délais, la présence d'un saignement même minime impose la réversion du traitement en urgence selon l'algorithme hémorragie grave chez un patient sous AOD curatif.

THROMBOPÉNIE INDUITE PAR LES HÉPARINES

PHYSIOPATHOLOGIE

- Complication grave du traitement par héparine avec **thrombopénie ET état d'hypercoagulabilité** avec risque de thrombose, survenant lors du traitement par héparine. Réaction immunologique liée à la production d'anticorps anti héparine/facteur 4 plaquettaire (PF4) qui activent les plaquettes (Plaq), les monocytes et induisent une production explosive de thrombine.
- Facteurs de risque : HNF > HBPM (car production d'IgG liée au degré de sulfatation et au poids moléculaire de l'héparine), durée de traitement ≥ 6 jours, contexte chirurgical > médical. Trois stades selon l'ancienneté de la TIH : aiguë (< 1 mois), subaiguë (1 à 3 mois), ATCD de TIH (> 3 mois)

DÉMARCHE DIAGNOSTIQUE

- Diagnostic **clinico-biologique**. La présence isolée des anticorps n'est pas suffisante pour poser le diagnostic de TIH.
- **Thrombopénie, délai de survenue, thrombose artérielle ou veineuse sous traitement** par héparine : établir le **score 4TS**.

Le Score 4 T ou (4TS)

Score	2	1	0
Thrombopénie	Chute des Plaq > 50 % (sans chirurgie dans les 3 j avant) **ET** Plaq ≥ 20 G/L	Chute des Plaq entre 30 et 50 %, ou chute > 50 % **MAIS** chirurgie dans les 3 j avant 10 < Plaq < 19 G/L	Chute des Plaq < 30 % Plaq ≤ 10 G/L
Temps (délai d'apparition de la chute des Plaq)	5 à 10 j après début héparine **OU** précoce dans les 24h si exposition héparinique récente (5-30 j précédents)	Probablement 5 à 10 j après début héparine **OU** précoce dans les 24h si exposition héparinique récente (30-100 j précédents)	Chute précoce des Plaq ≤ J4 sans exposition héparinique dans les 100 j précédents
Thromboses	Complication thrombotique vasculaire de novo **OU** nécrose cutanée **OU** réaction systémique après un bolus IV d'HNF	• Extension ou récidive de thrombose vasculaire sous héparine • Suspicion de thrombose non confirmée • Érythème cutané non nécrotique après injection d'héparine	Aucun de ces évènements
Autres étiologies possibles de thrombopénie	Aucune autre cause	Autre cause possible	Autre cause certaine
4TS ≤ 3 (faible probabilité) VPN élevée, 4TS ≤ 5 (probabilité intermédiaire), 4TS ≥ 6 (probabilité forte).			

CONDUITE À TENIR EN FONCTION DU 4T SCORE

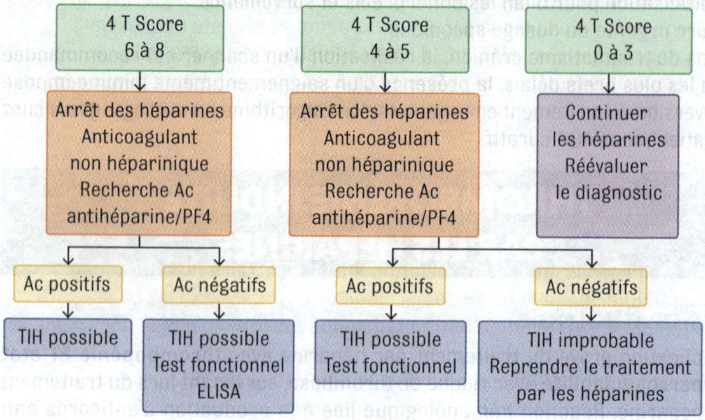

Ac : anticorps

DÉMARCHE THÉRAPEUTIQUE

Si 4TS > 3 :

- **Arrêt immédiat** de l'héparine.
- **Prélèvements biologiques** pour confirmer la TIH.
- Recherche de **thromboses**.
- **Pas de transfusion plaquettaire de principe** (sauf en cas de saignement grave) car elle peut favoriser la survenue de thromboses ou la consommation des Plaq). Les hémorragies associées aux TIH sont exceptionnelles.
- Mise en place d'un **traitement anticoagulant** efficace à action rapide (cf. tableau 2) selon la situation clinique.
- **Surveillance** de la normalisation du taux de plaquettes et de l'absence de thrombose (rares cas observés d'aggravation de TIH).
- **Traitements anticoagulants utilisables en phase aiguë : inhibiteurs directs de la thrombine (argatroban, bivalirudine) et inhibiteurs du facteur Xa (danaparoïde, fondaparinux et AOD).**
  - **Fondaparinux et AOD (rivaroxaban)** sont utilisables en 1re intention chez des patients stables, sans insuffisance rénale ou hépatique et sans risque hémorragique
  - si le patient est **instable ou à risque hémorragique ou présente une thrombose sévère** : utiliser en 1re intention **argatroban ou bivalirudine** (demi-vies courtes : 50 min et 25 min, respectivement). La bivalirudine peut poser des problèmes de disponibilité.
  - **argatroban** est privilégié en cas d'insuffisance rénale sévère (DFG < 30 mL min) et contre indiqué en cas d'insuffisance hépatique sévère (Child-Pugh C)
  - **danaparoïde** n'est pas recommandé en 1re intention si insuffisance rénale sévère, et il est désormais recommandé de l'utiliser à dose curative pour le traitement d'une TIH aiguë même sans thrombose (surveillance de l'activité anti Xa).
- **Gestion périopératoire en chirurgie non cardiaque** :
  - si TIH < 1 mois, reporter, si possible, la chirurgie d'au moins 1 mois.
  - si chirurgie chez un patient traité par anticoagulant oral et TIH < 1 mois, arrêt de cet anticoagulant et relais pré-opératoire par argatroban (stop H-4) ou bivalirudine (stop H-2) (avant geste neuraxial : délais allongés à 8h après l'arrêt et dosage).

- si chirurgie chez un patient traité par fondaparinux ou danaparoïde (demi-vies : 17 et 25 heures) ; dernières injections > 36h avant la chirurgie en préventif, > 72h en curatif (dosages anti Xa+++, notamment si geste neuroaxial).
- en post-opératoire, si nécessité d'anticoagulation prolongée, débuter fondaparinux ou anticoagulant oral (AVK ou AOD) dès le risque hémorragique contrôlé.

• **Cas particulier de la chirurgie cardiaque (avec et sans circulation extra-corporelle)** :
  - si patient avec antécédent de TIH, rechercher systématiquement Ac anti-PF4.
  - si CEC prévue et TIH < 3 mois, traitement par antiplaquettaire IV (tirofiban ou cangrélor) + HNF OU antithrombine directe IV (bivalirudine ou argatroban) avec surveillance biologique stricte.
  - En cas d'urgence, utiliser association antiplaquettaire IV + HNF.

• **Cas particulier de la grossesse** :
  - Traitement en 1re intention par **danaparoïde** (ou fondaparinux) lors d'une TIH survenant pendant la grossesse.
  - **Si les tests biologiques confirment le diagnostic de TIH** :
    . traitement **≥ 3-6 mois si TIH avec thrombose**
    . traitement **≥ 1 mois si TIH sans thrombose**
    . déclaration à la **pharmacovigilance** et délivrance au patient d'un **certificat**
    . relais AVK : seulement une fois la normalisation confirmée du taux de plaquettes (attention relais argatroban-AVK : argatroban allonge le TP).

Posologies curatives des anticoagulants en cas de TIH (tableau 2)

	Posologies	Surveillance biologique
Danaparoïde	**Bolus IV** 1250 UI si Poids ≤ 55 kg 2500 UI si 55 < Poids ≤ 90kg 3750 UI si Poids > 90 kg **Puis dose d'entretien en IVSE** : 400 UI/h sur 4 h, 300 UI/h sur 4 h puis 150-200 UI/h **ou dose d'entretien en SC** 1500 UI x 2/j si Poids ≤ 55 kg 2000 UI x2/j si 55 < Poids ≤ 90 kg 1750 UI x 3/j si Poids > 90 kg	Numération plaquettaire quotidienne jusqu'à normalisation, puis x 2/ semaine pendant 2 semaines Activité anti Xa quotidienne (objectif entre 0,5 et 0,8 UI/mL)
Fondaparinux	5 mg x 1 SC si Poids < 50 kg 7,5 mg x 1 SC si 50 ≤ Poids ≤100 kg 10 mg x 1 SC si Poids > 100 kg	Numération plaquettaire Activité anti Xa
Argatroban	1 µg/kg/min IVSE 0,5 µg/kg/min IVSE si insuffisance hépatocellulaire modérée, chirurgie cardiaque et patients de réanimation	Surveillance quotidienne TCA (objectif 1,5 à 3 x Témoin) ou test à l'écarine (obj 0,5 - 1,5 µg/mL)
AOD	**Rivaroxaban** 15 mg x 2/j pendant 3 semaines ou jusqu'à correction complète et stable de la thrombopénie **Puis** 20 mg/j pendant 1 mois minimum	Numération plaquettaire

PATIENT AVEC ANTÉCÉDENT DE TIH

• Traitement par **AVK ou AOD ou par fondaparinux** lorsqu'une anticoagulation prophylactique ou curative est indiquée.
• Le danaparoïde, la bivalirudine ou l'argatroban ne sont à envisager que si les anticoagulants oraux ou le fondaparinux sont contre indiqués.
• Danaparoïde dose préventive : 750 UI x 2/j SC si poids ≤ 90 kg ou 1250 UI x 2/j SC si poids > 90 kg.

HÉMOPHILIE

- Maladie hémorragique, anomalie de la coagulation par déficit en Facteur de coagulation VIII (Hémophilie A) ou IX (Hémophilie B) responsable de saignements plus abondants et plus prolongés, immédiats ou retardés, pouvant engager le pronostic vital ou fonctionnel. L'hémophilie constitutionnelle est génétique liée à l'X.
- Les patients hémophiles sont suivis au sein de centres spécialisés dans la prise en charge des maladies hémorragiques joignables 24h/24, à contacter pour toute prise en charge. Patients porteurs d'une carte d'hémophilie sur laquelle figurent les coordonnées du médecin/centre assurant le suivi.

Hémophilie sévère	Hémophilie modérée	Hémophilie mineure
FVIII/IX <1%	FVIII/FIX entre 1 et 5 %	FVIII/FIX entre 5 et 40 %
Hémorragies **spontanées** ou provoquées affectant le quotidien	Diagnostic précoce devant symptomatologie hémorragique ou ATCD familiaux	Épisodes hémorragiques provoqués post traumatiques ou post chirurgicaux. Parfois très peu symptomatique.
Diagnostic précoce devant symptomatologie hémorragique ou ATCD familiaux	Diagnostic précoce devant symptomatologie hémorragique ou ATCD familiaux	1/3 de diagnostic fortuit sur bilan pré-op, parfois à l'âge adulte
Traitement prophylactique au long cours	Traitement prophylactique au long cours ou à la demande	Traitement à la demande

- L'hémophilie pose 3 problèmes :
  - Diagnostic : détecter une hémophilie en consultation d'anesthésie.
  - Interaction hémophilie / prise en charge anesthésique.
  - Prise en charge spécifique en situation hémorragique ou chirurgicale.

DIAGNOSTIC

- Enfants et adultes, hommes et femmes (1/3 des conductrices d'hémophilie ont un déficit en facteur et des manifestations hémorragiques).
- Interrogatoire sur les manifestations hémorragiques au mieux à l'aide d'un score hémorragique (ex : score ISTH-BAT) et les antécédents familiaux.
- Tout allongement isolé du Temps de Céphaline Activé (TCA) doit faire doser les facteurs VIII, IX et XI. En cas de FVIII bas, un dosage du facteur Willebrand est nécessaire.

BILAN PRÉOPÉRATOIRE/INITIAL

- **TCA, dosage du facteur VIII ou IX.**
- **Recherche d'anticorps anti-FVIII/IX (inhibiteurs)**
- Bilan virologique : hépatites B, C et VIH : Les traitements actuels sans risque de transmission de ces virus mais nombreux patients contaminés dans les années 80.
- Rq : chez un patient traité par emicizumab, le TCA et le taux de facteur sera artificiellement normal. La recherche d'anticorps nécessite une technique spécifique (renseigner le traitement du patient au laboratoire).

PRISE EN CHARGE AIGUË

Traitement spécifique (cf. tableau)

- Le traitement doit être géré et surveillé en collaboration avec un spécialiste.
- **En situation chirurgicale** : prévention du saignement peropératoire et post opératoire immédiat et retardé. Traitement jusqu'à cicatrisation complète (hospitalisation prolongée). En cas de chirurgie programmée, un protocole doit être établi par un centre spécialiste.
- **En situation hémorragique** : traitement jusqu'à arrêt du saignement et disparition du risque de récidive.

Situation	Traitements	Posologies	Remarques
Hémophilie A/B sans inhibiteur	**Concentrés spécifiques purifiés de FVIII et FIX** **Hémophilie A : FVIII** **Hémophilie B : FIX** • Injection IV directe lente (3-4 mL/min) • Concentrés lyophilisés • À reconstituer avec le solvant fourni • Ne pas diluer • Action immédiate • Demi-vie courte	**Préopératoire : FVIII : 50 UI/kg 30 minutes avant le geste** **FIX : 80 UI/kg 30 minutes avant le geste**	**Normalisation du taux de facteur, le temps du geste (> 80 %).** **Pour les situations à haut risque hémorragique, une perfusion continue peut être mise en place.**
		Postopératoire : FVIII : 30 UI/kg toutes les 8 à 12 h **FIX : 50 UI/kg toutes les 12 à 24 h**	Maintien d'un taux de facteur > 80 % les premiers jours, > 50 % pendant la première semaine et > 30 % jusqu'à cicatrisation complète. Ces taux dépendent du risque hémorragique de l'intervention. **Posologies à adapter en fonction des résultats biologiques**. Certains concentrés ont une 1/2 vie prolongée : variations possibles dans la fréquence des injections.
Hémophilie A/B avec inhibiteur (anticorps anti-FVIII ou anti-FIX) **Sauf patients traités par emicizumab**	**Facteur VII activé recombinant (rFVIIa)** • Injection IV directe lente • Action immédiate • Demi-vie très courte **Complexe Prothrombique activé (CCPa)** • Injection IV directe lente • Action immédiate • Demi-vie courte	**rFVIIa** : 120 à 150 µg/kg, 15 minutes avant l'incision, puis 90 à 120 µg/kg toutes les 2 h. **CCPa** : 100 UI/kg en préopératoire immédiat, puis **200 UI/kg/24h fractionné en 2 à 4 injections par jour** (max 100 UI/kg/injection).	Établissement du protocole de traitement avec **un centre spécialiste**. Prise en charge à adapter à chaque patient en fonction de son titrage actuel d'anticorps.
Patients avec inhibiteur traités par emicizumab	**Contact impératif avec centre spécialiste**. Risque élevé de pathologie thrombotique (MAT) en cas de traitement combiné par CCPa : **Préférer** rFVIIa et réduction des posologies.		
Certains cas d'hémophilie A mineure et chirurgie mineure	**Desmopressine (DDAVP)**. Dilution dans 50 mL de NaCl 0,9 % et administré en 15 à 30 min	0,2-0,3 µg/kg toutes les 12 heures L'effet s'épuise après 4-5 injections.	Effet antidiurétique : restriction hydrique pendant les 24h post administration (750 mL chez l'adulte et 500 mL chez l'enfant). Risque d'hyponatrémie, surveillance pouls, TA. Non recommandé avant 2 ans, après 70 ans ou chez les patients avec pathologies cardiovasculaires.

Contrôles biologiques

- Surveillance de l'hémoglobine quotidienne, TCA et dosage du FVIII ou du FIX toutes les 24/48 heures (s'assurer de la faisabilité au laboratoire).
- Les prélèvements doivent être faits juste avant une injection de FVIII ou de FIX car les modifications de traitement doivent se faire en fonction du taux observé à sa valeur la plus basse.

Précautions particulières

- **Toute intervention comportant un risque hémorragique (geste invasif, traumatique ou médicament) doit être évitée ou évaluée et réalisée sous substitution.**
- Compression manuelle prolongée pendant 10 min des points de prélèvement ou des points de retrait des voies d'abord veineux. Puis pansement semi-compressif à garder 24 h.
- **Pour le personnel, mesures de prévention contre une contamination virale pour les patients infectés ou de statut inconnu et traités avant 1987.**

Anesthésie

- Pas de prémédication intramusculaire mais orale.
- **En dehors de l'ALRIV, seule l'anesthésie générale est autorisée. Anesthésies médullaires formellement interdites même après substitution.**
- Abords artériels à éviter. Si nécessité absolue : substitution et compression longue et soigneuse au retrait de l'abord.
- Abord veineux souvent difficile (sujets fréquemment perfusés). Il faut respecter le capital veineux périphérique et central. Si un cathéter central est nécessaire, choisir un abord jugulaire externe ou interne ; la voie fémorale doit être évitée et la voie sous clavière est proscrite (compression impossible). Privilégier la pose de PICCLine ou MIdLine.
- Pas de contre indication concernant les agents anesthésiques.
- Laryngoscopie prudente (risque d'hématome du plancher de la bouche) et intubation atraumatique sur une glotte parfaitement ouverte.
- Sonde gastrique ou urinaire = risque hémorragique modéré.
- Pertes sanguines per et postopératoires : pas de règle particulière de compensation. Cependant, il faut éviter les techniques d'hémodilution.
- Si pathologie virale avérée, envisager les interactions entre médicaments anesthésiques et la pathologie virale en cause ou son traitement.

Analgésie postopératoire

- Souvent difficile chez ces sujets fréquemment polymédiqués.
- Pas de dérivés salicylés, injections IM interdites même si substitution.
- Les AINS peuvent être prescrits après accord de l'hématologue responsable.
- Intérêt du paracétamol, du néfopam et des dérivés morphiniques PO. Intérêt de la morphine PCA en postopératoire.
- En postopératoire d'une PTG, des cathéters fémoraux périnerveux peuvent être posés par des praticiens expérimentés pour l'administration périnerveuse de ropivacaïne permettant une rééducation précoce et efficace.

Cas particulier : Hémophilie acquise

- Maladie hémorragique par déficit acquis en FVIII dû à un auto-anticorps dirigé contre le FVIII.
- **Maladie rare,** 1 à 3 cas par million par an.
- **Grave**, forte mortalité, ¼ de cause hémorragique.
- **Risque hémorragique +++** saignements sévères dans 70 % des cas.
- Retard diagnostique ++ **TCA allongé isolé.** FVIII bas, anti-FVIII positif.
- Patients âgés (> 65 ans) ou femmes en péri/postpartum.
- Étiologie inconnue (50 %), associé à un cancer, une maladie auto-immune…
- **Prise en charge hospitalière** avec l'aide d'un centre spécialisé dans la PEC des maladies hémorragiques : traitement immunosuppresseur + traitement des manifestations hémorragiques **(rFVIIa ou CCPa)**

Contactez un centre spécialisé dans la prise en charge des maladies hémorragiques. Coordonnées disponibles sur le site de la filière de santé des maladies hémorragiques MHEMO (https ://mhemo.fr/parcours-patients/trouver-un-centre).

MALADIE DE WILLEBRAND

- **Maladie hémorragique par déficit quantitatif ou qualitatif en facteur Willebrand (VWF)**. La maladie de Willebrand constitutionnelle a une transmission autosomique, le plus souvent dominante et atteignant les 2 sexes.
- Expression clinique très variée et très hétérogène en fonction du type de maladie de Willebrand et de l'activité du VWF. Les manifestations hémorragiques sont principalement cutanéo-muqueuses (ecchymoses, hématomes sous cutanés, épistaxis, méno-métrorragies, hémorragies digestives…) mais parfois profondes lorsque la maladie est sévère (type 3, type 1 ou 2 sévères).
- Les patients sont suivis au sein de centres spécialisés dans la prise en charge des maladies hémorragiques joignables 24h/24, à contacter pour toute prise en charge. Patients porteurs d'une carte de maladie de Willebrand sur laquelle figurent les coordonnées du médecin/centre assurant le suivi.

DIAGNOSTIC

- Enfants et adultes, hommes et femmes. Interrogatoire sur les manifestations hémorragiques au mieux à l'aide d'un score hémorragique (ex : score ISTH-BAT) et les antécédents familiaux.
- 3 tests indissociables :
  - Facteur VIII (FVIII),
  - Activité du facteur Willebrand (VWF : Act)
  - Antigène du facteur Willebrand (VWF : Ag)

À confirmer sur au moins 2 prélèvements distincts, réalisés au repos. Toute situation de stress ou inflammatoire augmente le taux de facteur Willebrand (y compris la grossesse, un traitement par œstrogènes, l'exercice physique…). Les dosages d'activité varient également avec l'âge et le groupe ABO (normes établies selon le groupe sanguin : taux de VWF et de FVIII plus bas chez les sujets de groupe O).

- Un TCA normal n'exclut pas le diagnostic.
- La mesure du temps d'occlusion plaquettaire sur automate Platelet Function Analyser (PFA) est utile au dépistage avec une mauvaise spécificité.
- La numération plaquettaire doit être systématiquement réalisée.
- Le diagnostic phénotypique précis repose sur des tests spécialisés réalisés dans le cadre d'une prise en charge au sein d'un centre spécialisé.

CLASSIFICATION

Type 1	Déficit quantitatif partiel	VWF : Act ≈ VWF : Ag < 30-40 % (Ratio Act/Ag > 0,7)
Type 2	Déficit qualitatif	VWF : Act < VWF : Ag (Ratio Act/Ag < 0,7)
2A	Diminution interaction du vWf avec les plaquettes.	
2B	Augmentation de l'affinité du vWF pour le GPIb-IX (parfois associé à une thrombopénie).	
2M	Diminution de l'affinité du vWF pour le GPIb-IX	
2N	Diminution de l'affinité du vWF pour le facteur VIII : durée de vie diminuée du F VIII) et proche de l'hémophilie A.	
Type 3	Déficit quantitatif total 1 par million d'habitants	VWF : Act indétectable VWF : Ag indétectable FVIII < 5 %

Pour comprendre

Le facteur Willebrand est une grosse protéine multimérique synthétisée par les cellules endothéliales, libérée dans le plasma et stockée dans les corps de Weibel et dans les plaquettes.
Il joue plusieurs rôles avec ses différents domaines fonctionnels :

- Lien entre la paroi vasculaire lésée et la glycoprotéine Ib plaquettaire (hémostase primaire).
- Lien entre la glycoprotéine plaquettaire Gp IIb/IIIa et le fibrinogène (coagulation).
- Stabilisation du facteur VIII contre la protéolyse (coagulation).

Les multimères de Willebrand sont clivés dans la circulation par ADAMTS 13.

TRAITEMENT

Le traitement doit être géré et surveillé en collaboration avec un spécialiste de l'hémostase et de la maladie de Willebrand.

- Il vise à corriger le trouble de l'hémostase primaire (F Willebrand) et le déficit possible en facteur VIII.
- La connaissance du type et du sous type est importante pour avoir le traitement le plus adapté mais elle n'est pas toujours possible.
- **Objectif : FVIII > 50 % et VWF : Act > 60 %**

Le DDAVP (ou desmopressine) :

- Analogue de la vasopressine. Libère dans le sang le facteur Willebrand stocké dans les cellules endothéliales.
- Non utilisable dans les maladies de type 3 et de type 2B.
- **L'efficacité de la desmopressine est très variable d'un individu à l'autre** (facteur de multiplication et durée d'efficacité) : il est nécessaire d'avoir les résultats d'un test pour pouvoir utiliser ce médicament en sécurité.
  - À mettre dans 50 mL de NaCl 0,9 % et à injecter en intra-veineux lent sur 30 minutes.
  - Action rapide en 30 minutes à 2 heures en pouvant multiplier le taux de vWF par un facteur 3 ou 4.
  - Posologie : 0,3 µg/kg à répéter toutes les 12 h avec un épuisement possible dès J2.
  - Risque d'hyponatrémie. Nécessite une restriction hydrique à 750 mL par jour pendant toute la durée du traitement et jusqu'à 24 h après la dernière injection (comprenant boissons et perfusions).
  - Effet secondaire : « Flush facial » avec sensation de chaleur et rougeur faciale, céphalées légères. Le patient doit être allongé.
  - Surveillance pouls, TA, diurèse et natrémie en cas de perfusions répétées.
  - Contre indiqué chez les patients âgés ou insuffisants cardiaque.

Les concentrés de facteur Willebrand :

- Wilfactin®, Voncento® d'origine plasmatique et Veyvondi® d'origine recombinante : lyophilisats de facteur Willebrand humain.
- Concentrés lyophilisés à reconstituer avec le solvant fourni, ne pas diluer.
- Injection IV directe lente (3-4 mL/min)
- Action immédiate mais demi-vie courte.
- Posologie : 40 à 60 UI/kg à répéter toutes les 12 à 24 heures.
- La première injection doit être associée à une injection de FVIII si le taux de FVIII est inférieur à 40 %.

Cas particulier : syndrome de Willebrand acquis (AVWS)

- Doit être évoqué lorsque la symptomatologie hémorragique est d'installation récente en l'absence d'antécédents personnels ou familiaux et dans un contexte pathologique :
- Cardiovasculaire (anomalie de flux au cours des sténoses aortiques, des assistances circulatoires, des ECMO etc. entrainant une perte des multimères de haut poids moléculaire)

- Hématologique (MGUS (gammapathie monoclonale de signification indéterminée), TE (thrombocytémie essentielle), lymphome, par adsorption et/ou présence d'anticorps anti-VWF)
- Contexte auto-immun (présence d'anticorps anti -VWF)
- **Contactez un centre spécialisé dans la prise en charge des maladies hémorragiques**. Coordonnées disponibles sur le site de la filière de santé des maladies hémorragiques MHEMO (https ://mhemo.fr/parcours-patients/trouver-un-centre).

TEMPS DE THROMBINE ALLONGÉ

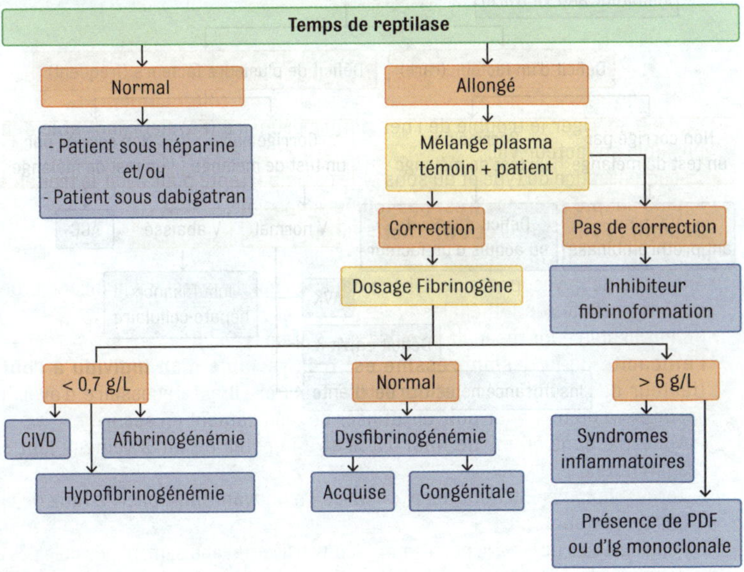

TEMPS DE QUICK ALLONGÉ

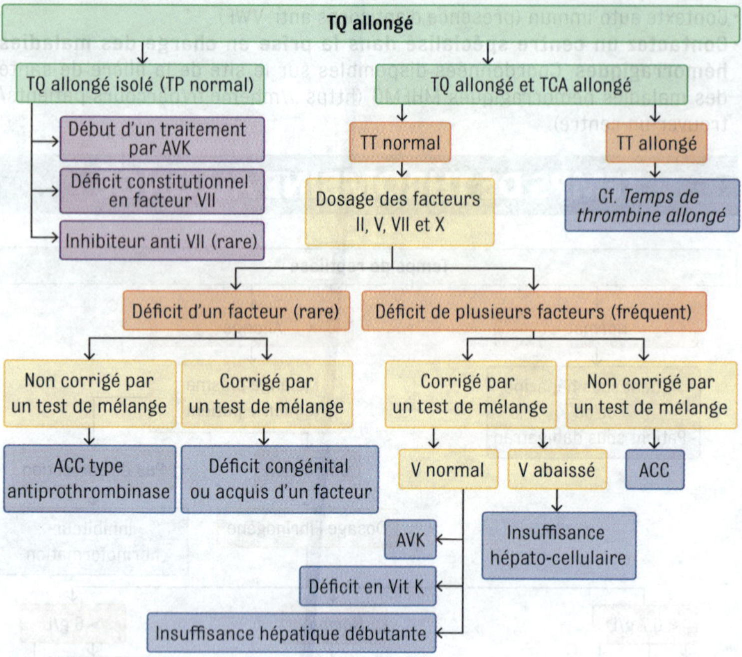

TCA ALLONGÉ

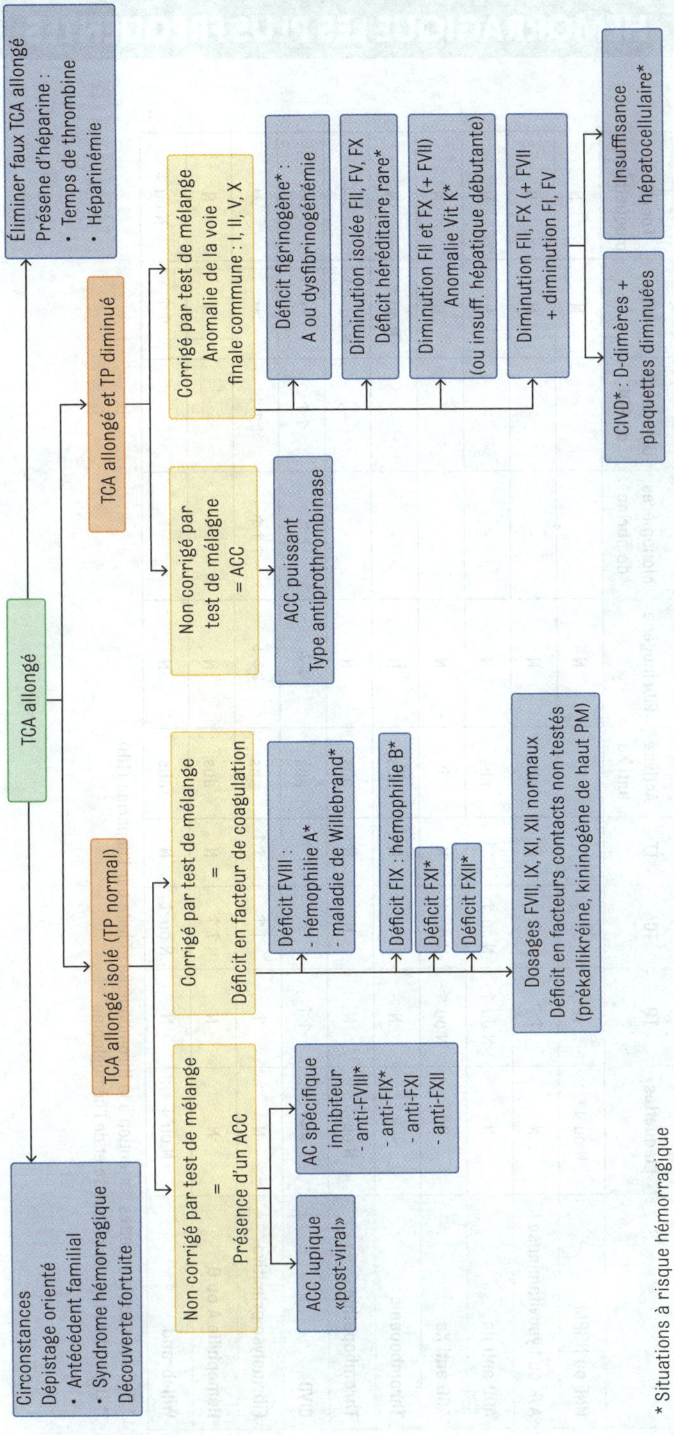

* Situations à risque hémorragique

ANOMALIES DU BILAN D'HÉMOSTASE RENCONTRÉES DANS LES SITUATIONS À RISQUE HÉMORRAGIQUE LES PLUS FRÉQUENTES

	Plaquettes	TQ	TCA	TT	Activité anti Xa	Fibrinogène	Monomères de fibrine	D-dimères ou PDF	PFA	Fonctions plaquettaires
HNF ou HBPM	N ou ↓*	N	↑	↑	↑	N	-	-	N	N
AVK ou hypovitaminose K	N	↑↑	↑	N	abs	N	-	-	N	N
AOD anti IIa	N	N ou ↑	N ou ↑	↑↑	abs	N	-	-	N	N
AOD anti Xa	N	N ou ↑	N ou ↑	N	↑	N	-	-	N	N
Thrombopénie	↓↓	N	N	N	abs	N	-	-	N ou ↑	N
Thrombopathie	N ou ↓	N	N	N	abs	N	-	-	N ou ↑↑	↓↓
CIVD	↓↓	↑↑	↑	↑↑	abs	↓↓	↑↑	↑↑	-**	-**
Fibrinolyse primitive	N	↑	↑↑	↑↑↑	abs	↓↓↓	↑↑↑	↑↑↑	-**	-**
Hémophilie A ou B	N	N	↑↑	N	abs	N		-	N	N
Willebrand	N ou ↓	N	N ou ↑	N	abs	N	-	-	↑↑	N ou ↓

↓* Si baisse des plaquettes : attention à la thrombopénie induite par l'héparine (TIH)

- ** Dépend du taux de plaquette et de l'hémoglobine

HÉMOSTASE DÉLOCALISÉE : TEG®, ROTEM® ET QUANTRA®

PRINCIPES

- Les tests viscoélastiques (viscoelastic hemostatic assays ou VHAs) sont des tests d'hémostase délocalisés permettant une analyse globale et fonctionnelle de la coagulation au lit du malade à partir du sang total. Les 2 plateformes les plus utilisées sont TEG® et ROTEM®. Les appareils de dernière génération, TEG6S® et ROTEM Sigma®, basés sur l'utilisation de cartouches prêtes à l'emploi, sont entièrement automatisés et plus faciles d'utilisation. Plus récemment, les analyseurs Quantra® et ClotPro® sont aussi devenus disponibles.
- **TEG6S**® mesure la viscoélasticité du caillot par résonance, en exposant le sang total (prélevé sur tube citraté (bouchon bleu) puis pipeté) à une fréquence de vibration fixe, et convertit les changements de résonance liés à la coagulation en tracé graphique (Figure). Chaque cartouche TEG6S contient 4 canaux différents correspondant à 4 tests différents : Citrated Kaolin (CK, hémostase globale), Citrated Kaolin + Héparinase (CKH, identification/quantification d'héparine), Rapid TEG (activation des voies intrinsèque (kaolin) et extrinsèque (facteur tissulaire)) et Functional fibrinogen (contribution du fibrinogène (Fg) au maximum amplitude du caillot (MA) en inhibant les plaquettes par anti-GPIIbIIIa et estimation de la concentration plasmatique en Fg).
- **ROTEM Sigma**® permet l'insertion directe (sans pipetage) d'un tube citraté de sang total dans une cartouche, le sang étant réparti dans 4 canaux différents (pour 4 tests différents) au sein desquels trempe une aiguille animée d'un mouvement de rotation régulier transmis à un transducteur de signal permettant de générer un tracé (Figure). Les 4 tests sont : INTEM (kaolin, voie intrinsèque), EXTEM (facteur tissulaire, voie extrinsèque), FIBTEM (idem Functional fibrinogen du TEG) et enfin APTEM (aprotinine permettant une évaluation de la fibrinolyse) ou HEPTEM (héparinase) selon la cartouche.
- Les 2 plateformes peuvent permettre l'analyse des fonctions plaquettaires, notamment le **TEG PLATELET MAPPING** qui, à partir de sang prélevé sur tube hépariné (bouchon vert), permet d'évaluer le degré d'inhibition plaquettaire sur la voie de l'acide arachidonique (AA, inhibée par l'aspirine) et de l'ADP (inhibée par ticlopidine, clopidogrel, prasugrel, ticagrélor, cangrélor).
- Le tracé obtenu sur chaque canal reflète les différentes étapes d'initiation, de croissance/force puis de stabilité/lyse du caillot. L'analyse du tracé permet de détecter les paramètres d'hémostase anormaux et ainsi de déterminer les cibles thérapeutiques.
- L'analyseur plus récent **QUANTRA**® est basé sur une technique d'ultrasons et l'analyse de la résonance. Il utilise également du sang prélevé sur tube citraté inséré (sans pipetage) dans des cartouches à usage unique, de 2 types différents, qui permettent la mesure des paramètres suivants : clot time (CT), clot stiffness (CS) ou rigidité du caillot, contribution du fibrinogène et des plaquettes à la rigidité du caillot (FCS and PCS) et soit (cartouche QPlus) le clot time avec héparinase (CTH, permettant le calcul du clot time ratio (CTR) = rapport CT/CTH) soit (cartouche QStat) le clot stability to lysis (CSL).

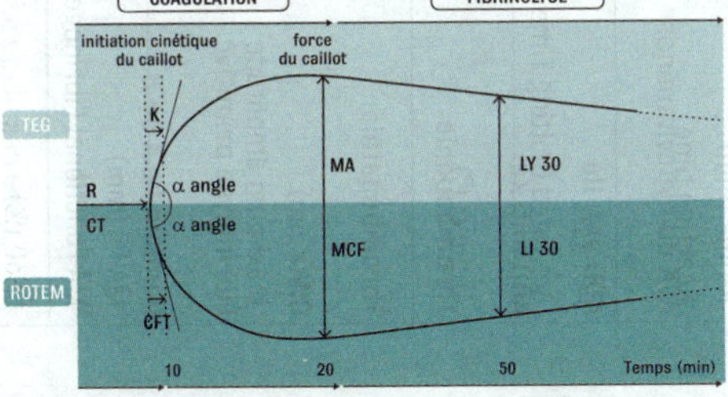

Représentation schématique de tracés TEG et ROTEM normaux

Principaux paramètres TEG®, ROTEM® et QUANTRA® : définitions et algorithme thérapeutique possible

Paramètre TEG®	Paramètre ROTEM®	Paramètre QUANTRA®	Paramètre(s) de l'hémostase reflété(s)	Algorithme thérapeutique proposé en fonction des anomalies détectées
R-time (min) Reaction time	CT (min) Clotting time	Clot Time (CT)	Facteurs enzymatiques procoagulants	**Protamine** si R ou CT allongés et corrigés par les tests avec héparinase **PFC ou CCP** si R ou CT allongés, non corrigés par les tests avec héparinase
ACT (s) Activated Clotting Time			Facteurs enzymatiques procoagulants	**PFC ou CCP** si ACT allongé
Angle α (°)	Angle α (°)		Génération de thrombine	**Concentré de Fibrinogène** (ou cryoprécipité) si angle α diminué
MA (mm) Maximum amplitude	MCF (mm) Maximum Clot Firmness	Clot Stiffness (CS) avec 2 composantes : Fibrinogen Contribution to clot Stiffness (FCS) et Platelet Contribution to clot Stiffness (PCS)	Fibrinogène, plaquettes, Facteur XIII	1/ **Plaquettes** si MA ou MCF ou CS diminué et MA-FF ou MCF-FIBTEM normal ou PCS diminué/FCS normal 2/ **Concentré de Fibrinogène** si MA ou MCF ou CS diminué et MA-FF ou MCF-FIBTEM diminué ou FCS diminué
MA-FF (mm) MA-Functional Fibrinogen	MCF-FIBTEM (mm)	Fibrinogen contribution to clot stiffness (FCS)	Fibrinogène	**Concentré de Fibrinogène** si MA-FF ou MCF-FIBTEM ou FCS diminué
LY 30 (%) Pourcentage de lyse à 30 min	LI 30 (%) Pourcentage de lyse à 30 min		Fibrinolyse	**Acide tranexamique** si LY 30 ou LI 30 augmenté

CCP : concentré de complexe prothrombinique ; PFC : plasma frais congelé.

INTÉRÊTS

- Le maintien d'une hémostase correcte lors d'une situation hémorragique aiguë peut se faire soit par utilisation de ratios prédéfinis de plaquettes/plasmas frais congelés (PFC)/concentrés érythrocytaires (CE) (entre 1/1/1 ou 1/1/2), soit par correction ciblée des anomalies détectées par VHA, soit par une association de ces 2 stratégies.
- Les avantages des VHAs par rapport aux tests d'hémostase standard sont :
  - Analyse de l'hémostase globale avec les interactions entre facteurs de coagulation et éléments cellulaires (plaquettes, globules rouges)
  - Délai d'obtention des résultats plus rapide que les tests de coagulation « standards » (premiers résultats en 10 min avec VHA)
- Les VHAs sont utilisés dans de nombreuses situations hémorragiques (chirurgie cardiaque, traumatologie, postpartum, transplantation hépatique etc…) avec l'appui de plusieurs recommandations internationales, même si le niveau de preuve est variable selon la situation clinique concernée.

LIMITES

- Certaines situations pathologiques ne sont pas du tout ou sont très mal détectées les VHA : maladie de Willebrand, dysfonction plaquettaire et antiplaquettaires (sauf tests spécifiques dont il manque un « gold-standard »), anticoagulants oraux directs (AOD) et même anti-vitamine K. De nouveaux tests spécifiques, notamment pour les AOD, sont en cours d'évaluation.
- Les VHA ne détectent que des niveaux importants de fibrinolyse.
- L'entretien et la calibration des machines doivent être réalisés régulièrement.
- La réalisation des tests nécessite une certaine technicité qui doit être acquise par l'équipe soignante (même si les appareils de dernière génération sont plus simples d'utilisation) ou au laboratoire d'hémostase avec mise à disposition rapide des résultats pour le clinicien.
- De nombreux algorithmes basés sur les différents VHAs existent, avec des valeurs seuils et des attitudes thérapeutiques variables entre les centres, rendant difficile la généralisation de leur application. L'exemple d'algorithme proposé plus haut reprend les principales options thérapeutiques disponibles.

CHECK-LIST EN ANESTHÉSIE

L'utilisation d'une check-list de vérification du matériel d'anesthésie « Feuille d'Ouverture de Salle d'Opération » par un personnel qualifié et formé (IADE-MAR) est une obligation légale (arrêté du 03/10/1995).

VÉRIFICATION DU MATÉRIEL

- Branchements : O_2 - air - N_2O (3,5 ± 0,7 bars, pression O_2 > pression N_2O), vide (-0,6 ± 0,1 bars), électricité, système antipollution (SEGA), alarme sonore de débranchement O_2.
- **Ventilateur : réalisation des tests de fonctionnement**, calibration, chaux sodée (couleur), réglage valve de surpression, filtre antibactérien, humidificateur (si ventilation avec débit de gaz frais élevé ou pédiatrie), piège à eau. Vérification ultime du fonctionnement avec ballon sur pièce en Y.
- Vérification des alarmes : débranchement, surpression.
- Analyseur de gaz : analyseur fonctionnel, réglage des alarmes.
- Évaporateur d'halogéné ou injecteur : cuve remplie.
- Capnographe (autotest fait).
- **Vérification du fonctionnement de la table d'opération** : télécommande disponible, possibilité de mise en déclive.
- Plateau d'intubation : masques faciaux, canule de Guedel, laryngoscope fonctionnel (vérifier la lumière), lames de différentes tailles, sondes d'intubation de différentes tailles, seringue de 10 mL (vérifier l'étanchéité du ballonnet), manomètre de pression de ballonnet, sparadraps, stéthoscope, gants ± collyre pour les yeux.
- À proximité du plateau d'intubation : **mandrin d'Eschmann**, pince de Magill, lubrifiant, masques laryngés de différentes tailles, spray d'anesthésique local, Ventoline spray.
- **Vérifier que l'aspiration réservée à l'usage anesthésique est fonctionnelle**, stop vide en place et sondes d'aspiration de différentes tailles.
- Chariot pour intubation difficile vérifié et présent dans le bloc.
- Agents de réanimation (éphédrine, atropine, phényléphrine, noradrénaline, adrénaline).
- **Dispositifs de secours disponible dans la salle d'opération : ballon auto remplisseur à valve unidirectionnelle (BAVU) et obus d'oxygène autonome avec O_2 > 50 bars**.
- Défibrillateur fonctionnel (palettes adultes et pédiatriques).
- Scope (ECG), pression artérielle automatique, saturomètre en O_2, curamètre (± température, BIS) fonctionnels et réglages des alarmes.
- Matériel de ponction veineuse et de perfusion.
- Matériel pour réchauffer le patient.
- Matériel spécifique à l'intervention prévue (cathéters artériel et veineux central, accélérateur-réchauffeur de perfusion, échographe, monitorage spécifique...).
- **Savoir où trouver le dantrolène (en cas d'hyperthermie maligne) et les intralipides (en cas d'intoxication aux anesthésiques locaux)**.

VÉRIFICATIONS EN SALLE D'INDUCTION OU D'OPÉRATION

- Depuis le 01/01/2010, **remplir la check-list « Sécurité du patient au bloc opératoire »** éditée par l'HAS. Identité du patient. Acte chirurgical et côté à opérer.
- Feuille de pré-anesthésie : date de la consultation, antécédents, bilan préopératoire éventuel, préparation (ablation des prothèses dentaires ou auditives, des bijoux, piercing, douche), stratégie transfusionnelle, jeûne.
- Préparation des agents d'anesthésie et des drogues d'urgence : fonction du patient et de l'intervention ; dilution, étiquetage. De manière standard : 1 hypnotique, 1 analgésique, 1 curare, atropine et éphédrine.
- Plateau d'ALR le cas échéant.

- Vérification des points d'appui après induction et installation.
- Vérification des réglages du ventilateur après intubation.
- Vérification ultime des seuils d'alarmes.
- Auscultation après chaque modification de la position du patient.

PROCÉDURE EN CAS D'ALLERGIE AU LATEX

- La majorité des dispositifs médicaux à usage unique sont désormais dépourvus de latex (« latex free » ou sigle spécifique).
- Seuls quelques matériels contiennent encore du latex : certains brassards de tensiomètre manuel, ballonnets de sonde de Swan Ganz, sondes vésicales en latex, étuis péniens, certains garrots ou masques/ballons réutilisables, bandes d'Esmarch, Elastoplast, gants… La liste de matériel anesthésique et chirurgical contenant du latex doit être mise à jour régulièrement avec la pharmacie de l'établissement et diffusée.
- Prévenir le bloc la veille de l'intervention pour augmenter la ventilation de la salle d'opération et diminuer les particules de latex en suspension. Si urgence, intervention dans une salle ventilée au moins une heure.
- Programmer le patient en première position dans la salle. Pancarte « allergie au latex » sur la porte de la salle d'opération et en SSPI.
- Retirer tout le matériel de la salle pouvant contenir du latex, disposer de l'ensemble du matériel sans latex nécessaire pour une intervention.
- Préparer une ampoule d'adrénaline diluée 100 µg/mL.

CHECK-LIST OPÉRATOIRE (HAS)

Identification du patient
Etiquette du patient ou
Nom, prénom, date de naissance

CHECK-LIST
« SÉCURITÉ DU PATIENT AU BLOC OPÉRATOIRE »
Version 2011 - 01

HAS HAUTE AUTORITÉ DE SANTÉ

Identité visuelle de l'établissement

Bloc : ………… Salle : …………
Date d'intervention : ………… Heure (début) : …………
Chirurgien « intervenant » : …………
Anesthésiste « intervenant » : …………
Coordonnateur(s) check-list : …………

AVANT INDUCTION ANESTHÉSIQUE
Temps de pause avant anesthésie

1. L'identité du patient est correcte : ☐ Oui ☐ Non*
2. L'intervention et site opératoire sont confirmés :
   - *idéalement* par le patient et dans tous les cas, par le dossier ou procédure spécifique ☐ Oui ☐ Non*
   - la documentation clinique et para clinique nécessaire est disponible en salle ☐ Oui ☐ Non*
3. Le mode d'installation est connu de l'équipe en salle, cohérent avec le site / intervention et non dangereux pour le patient ☐ Oui ☐ Non*
4. La préparation cutanée de l'opéré est documentée dans la fiche de liaison service / bloc opératoire (ou autre procédure en œuvre dans l'établissement) ☐ Oui ☐ Non* ☐ N/A
5. L'équipement / matériel nécessaire pour l'intervention est vérifié et ne présente pas de dysfonctionnements
   - pour la partie chirurgicale ☐ Oui ☐ Non*
   - pour la partie anesthésique ☐ Oui ☐ Non*
   Acte sans prise en charge anesthésique ☐ N/A
6. Vérification croisée par l'équipe de points critiques et mise en œuvre des mesures adéquates :
   Le patient présente-t-il un :
   - risque allergique ☐ Non ☐ Oui*
   - risque d'inhalation, de difficulté d'intubation ou de ventilation au masque ☐ Non ☐ Oui* ☐ N/A
   - risque de saignement important ☐ Non ☐ Oui*

AVANT INTERVENTION CHIRURGICALE
Temps de pause avant incision

7. Vérification « *ultime* » croisée au sein de l'équipe, en présence des chirurgien(s) – anesthésiste(s) / IADE – IBODE / IDE
   - identité patient confirmée ☐ Oui ☐ Non*
   - intervention prévue confirmée ☐ Oui ☐ Non*
   - site opératoire confirmé ☐ Oui ☐ Non*
   - installation correcte confirmée ☐ Oui ☐ Non*
   - documents nécessaires disponibles (notamment imagerie) ☐ Oui ☐ Non* ☐ N/A
8. Partage des informations essentielles, oralement au sein de l'équipe sur les éléments à risque / étapes critiques de l'intervention (*Time out*)
   - sur le plan chirurgical (temps opératoire difficile, points spécifiques de l'intervention, identification des matériels nécessaires, confirmation de leur opérationnalité, etc.) ☐ Oui ☐ Non*
   - sur le plan anesthésique ☐ Oui ☐ Non*
   Acte sans prise en charge anesthésique ☐ N/A
   (risques potentiels liés au terrain ou à des traitements éventuellement maintenus, etc.)
9. L'antibioprophylaxie a été effectuée selon les recommandations et protocoles en vigueur dans l'établissement ☐ Oui ☐ Non* ☐ N/R
   La préparation du champ opératoire est réalisée selon le protocole en vigueur dans l'établissement ☐ Oui ☐ Non* ☐ N/A

N/A : quand le critère est Non Applicable pour cette intervention
N/R : quand le critère est Non Recommandé pour cette intervention

APRÈS INTERVENTION
Pause avant sortie de salle d'opération

10. Confirmation orale par le personnel auprès de l'équipe :
    - de l'intervention enregistrée, ☐ Oui ☐ Non*
    - du compte final correct des compresses, aiguilles, instruments, etc. ☐ Oui ☐ Non* ☐ N/A
    - de l'étiquetage des prélèvements, pièces opératoires, etc. ☐ Oui ☐ Non* ☐ N/A
    - si des événements indésirables ou porteurs de risques médicaux sont survenus : ont-ils fait l'objet d'un signalement / déclaration ? ☐ Oui ☐ Non* ☐ N/A
    Si aucun événement indésirable n'est survenu pendant l'intervention, cochez N/A
11. Les prescriptions pour les suites opératoires immédiates sont faites de manière conjointe entre les équipes chirurgicale et anesthésiste ☐ Oui ☐ Non*

DÉCISION CONCERTÉE EN CAS DE NON-CONFORMITÉ OU DE RÉPONSE MARQUÉE D'UN *

SELON PROCÉDURE EN VIGUEUR DANS L'ÉTABLISSEMENT
Attestation que la check-list a été renseignée suite à un partage des informations entre les membres de l'équipe
Chirurgien — Anesthésiste / IADE — Coordonnateur CL

LE RÔLE DU COORDONNATEUR CHECK-LIST, SOUS LA RESPONSABILITÉ DU (DES) CHIRURGIEN(S) ET ANESTHÉSISTE(S) RESPONSABLES DE L'INTERVENTION, EST DE NE COCHER LES ITEMS DE LA CHECK-LIST QUE (1) *SI LA VÉRIFICATION A BIEN ÉTÉ EFFECTUÉE*, (2) *SI ELLE A ÉTÉ FAITE ORALEMENT EN PRÉSENCE DES MEMBRES DE L'ÉQUIPE CONCERNÉS ET* (3) *SI LES NON-CONFORMITÉS (MARQUÉES D'UNE *) ONT FAIT L'OBJET D'UNE CONCERTATION EN ÉQUIPE ET D'UNE DÉCISION QUI DOIT LE CAS ÉCHÉANT ÊTRE RAPPORTÉE DANS L'ENCART SPÉCIFIQUE.*

SURVEILLANCE ECG PEROPÉRATOIRE

- Au cours de l'anesthésie, le contrôle continu du rythme cardiaque et du tracé électrocardioscopique est obligatoire. Pour obtenir un bon signal ECG, il faut de bonnes électrodes avec du gel non desséché. Il est recommandé de les garder dans leur sac étanche jusqu'à leur utilisation.
- Les dérivations recommandées pour la surveillance électrocardioscopique peropératoire sont D II pour l'analyse des troubles du rythme et la détection des ischémies dans le territoire inférieur et V5 pour la détection de l'ischémie dans le territoire latéral.
- La dérivation V5 est la plus sensible pour la détection de l'ischémie peropératoire (75 % des épisodes ischémiques ayant une traduction électrique dans au moins une dérivation sont détectés par cette dérivation). Le monitorage des dérivations D II et V5 permet de détecter 90 % des épisodes ischémiques et plus de 96 % avec une troisième dérivation (V4).
- Le monitorage d'une dérivation précordiale nécessite un scope 5 à électrodes (cf. figure).
- Si l'on ne dispose que d'un scope à 3 électrodes, on peut obtenir l'équivalent d'une dérivation précordiale V5 en positionnant l'électrode rouge au niveau du manubrium sternal et l'électrode jaune au niveau de l'aisselle (comme une électrode V5). En sélectionnant la dérivation D1, on obtient l'équivalent d'une dérivation V5 qui est sensible pour la détection de l'ischémie myocardique peropératoire.
- En présence d'un pacemaker : le moniteur peut afficher une FC double de la FC réelle s'il prend en compte les spikes comme les complexes QRS. Une asystolie peut être méconnue pour la même raison. Certains moniteurs possèdent un mode pacemaker qui différencie les spikes des complexes QRS.

SURVEILLANCE INFORMATISÉE DU SEGMENT ST

- De nombreux moniteurs électrocardioscopiques permettent de mémoriser, après numérisation du signal ECG, la morphologie des complexes ECG dans 3 dérivations (tracé de référence). Après comparaison avec le tracé de référence, toute modification de la morphologie des complexes ECG au-delà d'un seuil préréglé déclenche une alarme.
- En pratique, après mise en place des électrodes (cf. figure) :
  - Pour monitorer simultanément plusieurs pistes ECG, il faut utiliser un câble à cinq branches.
  - « L'apprentissage » par l'ordinateur du tracé de référence du patient nécessite un tracé de bonne qualité et se fait sur commande de l'utilisateur de façon simultanée sur les 3 dérivations.
  - Le réglage du point de mesure de la ligne iso-électrique (ajustement du curseur) doit se situer entre l'onde P et le complexe QRS et doit être effectué dans les 3 dérivations.
  - Le réglage du point de mesure du segment ST se fait également par ajustement d'un curseur qui sera positionné à 0,06 ou 0,08 s du point J et doit être effectué dans les 3 dérivations.
  - Réglage des seuils d'alarme de sus et sous-décalage de ST (2 mm pour le sus-décalage et 1 mm pour le sous-décalage).
  - Une fois ces réglages réalisés et validés, la surveillance de l'ordinateur débute immédiatement par comparaison toutes les 20 secondes environ du signal avec le tracé de référence.
- La surveillance des sous ou sus-décalages du segment ST est impossible chez les patients porteurs d'un stimulateur cardiaque séquentiel ventriculaire ou auriculo-ventriculaire et l'interprétation est délicate chez les patients porteurs d'un bloc de branche.
- En cas de changement de position du patient ou de modification du positionnement des électrodes, il faut refaire un nouvel « apprentissage » du tracé de référence par l'ordinateur.

- Causes d'élévation du segment ST hors ischémie myocardique : variante de la normale (homme jeune), HVG, BBG, repolarisation précoce, hyperkaliémie, péricardite, anévrisme ventriculaire, syndrome de Brugada, embolie pulmonaire, hyperventilation, changement de position...
- Les indications de surveillance du segment ST reposent sur le terrain (insuffisance coronaire, quelle que soit la chirurgie), ou bien sur la chirurgie à risque modéré (thoracique, abdominale, prothèse orthopédique, hépatique) ou élevé (hémorragique, clampage aortique, chirurgie carotidienne) sur des terrains ± exposés (HTA, insuffisance cardiaque, insuffisance respiratoire, sujet âgé).

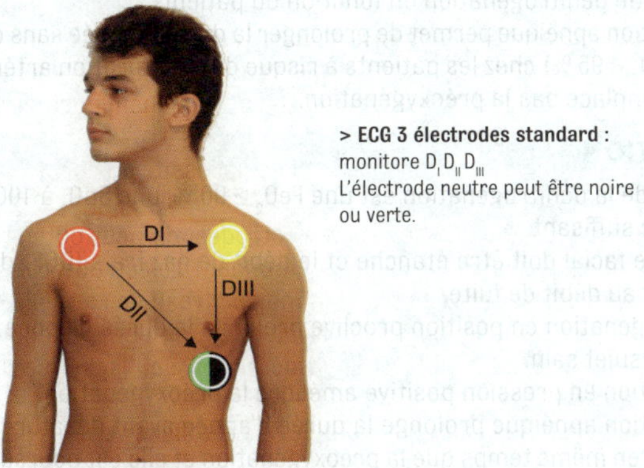

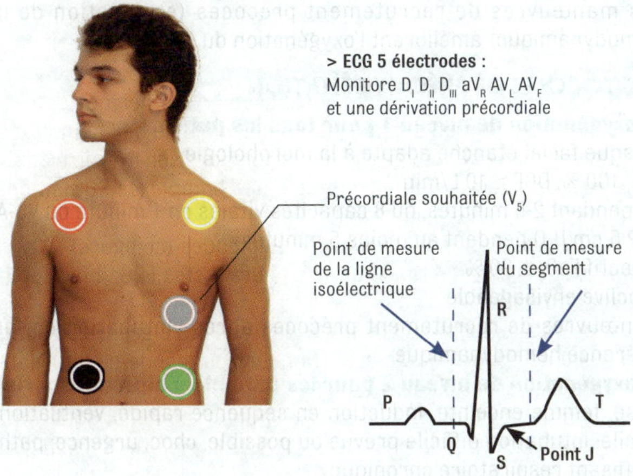

PRÉOXYGÉNATION

PRINCIPES

- Deux objectifs à la préoxygénation qu'il faut atteindre ou approcher au maximum :
  - Obtenir une $FeO_2 \geq 90$ % (= dénitrogénation)
  - Prolonger le temps d'apnée avec une $SpO_2 \geq 90$ %.
- La principale réserve d'O_2 est la CRF, c'est donc uniquement par la préoxygénation que l'on peut augmenter la quantité d'O_2 disponible pour éviter l'hypoxie lors de la période d'apnée de l'intubation trachéale. Il faut adapter et planifier sa stratégie de dénitrogénation en fonction du patient.
- L'oxygénation apnéique permet de prolonger la durée d'apnée sans désaturation en O_2 ($SpO_2 < 95$ %) chez les patients à risque de désaturation artérielle rapide. Elle ne remplace pas la préoxygénation.

RÉALISATION

- L'objectif de la dénitrogénation est une $FeO_2 \geq 90$ %, une SpO_2 à 100 % n'est pas un critère suffisant.
- Le masque facial doit être étanche et le débit de gaz frais (DGF) doit être très supérieur au débit de fuite.
- La préoxygénation en position proclive prolonge la durée d'apnée chez l'obèse et chez le sujet sain.
- La ventilation en pression positive améliore la préoxygénation.
- L'oxygénation apnéique prolonge la durée d'apnée avant désaturation. Elle est à débuter en même temps que la préoxygénation et elle est poursuivie pendant les manœuvres d'intubation trachéale.
- Les manœuvres de recrutement précoces (en fonction de la tolérance hémodynamique) améliorent l'oxygénation du patient.

PROTOCOLES DE PRÉOXYGÉNATION

Préoxygénation de niveau 1 pour tous les patients

- Masque facial étanche adapté à la morphologie
- FiO_2 100 %, DGF ≥ 10 L/min
- VS pendant 2-5 minutes, ou 8 capacités vitales en 1 minute ou VS-AI 5 cmH_2O et PEP 5 cm H_2O pendant au moins 5 minutes
- Objectif $FeO_2 \geq 90$ %
- Proclive envisageable
- Manœuvres de recrutement précoces après l'intubation en fonction de la tolérance hémodynamique

Préoxygénation de niveau 2 pour les patients à situations à risque

Obèse, femme enceinte, induction en séquence rapide, ventilation au masque difficile, intubation difficile prévue ou possible, choc, urgence, pathologies ORL, insuffisant respiratoire chronique :

- Idem au niveau 1 **ET**
- Proclive (20°) dans tous les cas
- Oxygénation apnéique
- Manœuvres de recrutement précoces après l'intubation en fonction de la tolérance hémodynamique

PROTOCOLES D'OXYGENATION APNEIQUE POUR LES PATIENTS À SITUATIONS À RISQUE

- Lunettes nasales avec débit ≥ 5 L/min d'oxygène, augmenté à 15 L/min d'oxygène après induction
- Oxygénothérapie nasale à haut débit (ONHD) avec débit à 60 L/min et FiO_2 100 %

EXTUBATION AU BLOC OPÉRATOIRE

Attention ! Intubation difficile = extubation difficile possible

Période à risque de : laryngospasme, morsure du tube (hypoxémie, œdème à pression négative), caillot obstructif, œdème cervical

Conditions de sécurité :

- TOF ≥ 90 %
- Ventilation spontanée régulière (Vt et FR stables)
- Hémodynamique satisfaisante
- Patient éveillé : réponse aux ordres, sans agitation
- Pas de risque de complication chirurgicale immédiate

Facteurs de risque d'extubation difficile

- Insuffisance cardiaque, insuffisance respiratoire, BPCO, dénutrition
- Chirurgie lourde : cardiothoracique, vasculaire, neurochirurgie, transplantation
- Chirurgie tête et cou : sur voies aériennes, chirurgie cervico-faciale
- Chirurgie de longue durée > 4 heures, position déclive

En cas de risque d'extubation difficile :

- Extubation en position demi-assise
- Retrait du tube en pression positive en fin d'inspiration
- Contrôle immédiat de la reprise de ventilation spontanée (capnographe)
- Extubation sur guide échangeur creux ou kit d'extubation en cas d'intubation difficile, à retirer dans les 24 heures

INTERPRÉTATION DU CAPNOGRAMME

- Le contrôle continu de l'etCO_2 est obligatoire lorsque le patient bénéficie d'une ventilation mécanique en anesthésie : sonde trachéale, dispositif supra glottique. **Après une intubation trachéale ou la mise en place d'un dispositif supra-glottique, l'absence de capnogramme signe l'échec du contrôle des voies aériennes**.
- Pour une interprétation correcte de la capnométrie il faut disposer d'un système de mesure du CO_2 expiré permettant l'affichage permanent de la courbe.
- La pression est exprimée en mmHg [ou en %] de CO_2 dans les gaz expirés.
- Lorsque la mesure de l'etCO_2 se fait par prélèvement d'un échantillon de gaz, le débit d'aspiration (50 à 200 mL/min) de gaz nécessaire à l'échantillonnage doit être pris en compte en pédiatrie ou en cas de bas débit de gaz frais.

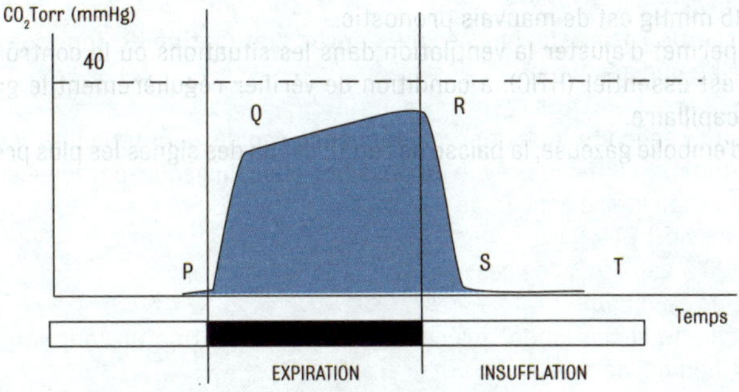

LE CAPNOGRAMME NORMAL

Un capnogramme normal présente la forme suivante :

- **P** = début de l'expiration : rinçage de l'espace mort.
- **PQ** = rinçage des grosses bronches et des alvéoles les mieux ventilées.
- **QR** = rinçage des alvéoles les moins bien ventilées.
- **R** = approximation du gaz alvéolaire (etCO_2 = end tidal CO_2). Il représente la $PaCO_2$ en fin d'expiration.
- **RS** = début de l'inspiration ou de l'insufflation.
- **ST** = plateau inspiratoire.

REMARQUES SUR LE CAPNOGRAMME NORMAL

- La ligne de base doit revenir à zéro (sinon ré-inhalation).
- Le plateau QR doit être légèrement ascendant.
- L'etCO_2 est déterminé par 3 paramètres : la production métabolique de CO_2, son transport vers les poumons (débit cardiaque) et son élimination par la ventilation.

GRADIENT ALVÉOLOCAPILLAIRE : PaCO_2 - et CO_2

- Il est de 2 à 3 mmHg chez le sujet sain éveillé. S'il est supérieur à 5 mmHg, il faut calibrer le capnomètre. Mais il peut monter à plus de 10 mmHg chez le sujet BPCO. Le filtre humidificateur majore le gradient PaCO_2 - etCO_2 d'environ 3 mmHg en ventilation mécanique et d'environ 8,5 mmHg en ventilation spontanée par augmentation de l'espace mort. Chez le patient anesthésié à poumons sains, le gradient alvéolo-capillaire de CO_2 est de 5 à 8 mmHg. En cas de pathologie pulmonaire, il peut monter à 15-20 mmHg.
- Le gradient alvéolo-capillaire de CO_2 augmente en cas :
  - D'anomalie du rapport VA/Q : espace mort augmenté (embolie pulmonaire), hypovolémie, décubitus latéral.
  - D'absence de vidange alvéolaire complète (jet ventilation).
  - D'erreur d'échantillonnage du capnomètre (erreur de calibrage, fuite sur le circuit d'aspiration).
- Le gradient peut donc varier en cours d'anesthésie, ce qui impose de contrôler la PaCO_2 en cas de chirurgie longue.
- Un gradient négatif doit faire évoquer un défaut de matériel

LES CAPNOGRAMMES PATHOLOGIQUES

- Diminution progressive ou rapide de l'etCO_2 : hypoventilation (fuite du circuit, débit de gaz frais insuffisant), baisse du VA/Q par embolie pulmonaire ou par baisse du débit cardiaque (hypovolémie, pneumothorax compressif, clampage cave), baisse du métabolisme (approfondissement de l'anesthésie, hypothermie) …
- Augmentation brutale de l'etCO_2 : augmentation du débit cardiaque, hyperthermie maligne, déclampage vasculaire ou lâchage de garrot, réabsorption de CO_2 (perfusion de bicarbonates, cœliochirurgie)…
- Au cours d'un arrêt cardiaque :
  - La présence d'une courbe d'etCO_2 signe l'intubation trachéale.
  - Le gradient alvéolo-capillaire est très augmenté.
  - L'etCO_2 augmente en cas de massage cardiaque efficace. Une valeur inférieure à 10-15 mmHg est de mauvais pronostic.
- L'etCO_2 permet d'ajuster la ventilation dans les situations où le contrôle de la capnie est essentiel (HTIC), à condition de vérifier régulièrement le gradient alvéolocapillaire.
- En cas d'embolie gazeuse, la baisse de l'etCO_2 est un des signes les plus précoces.

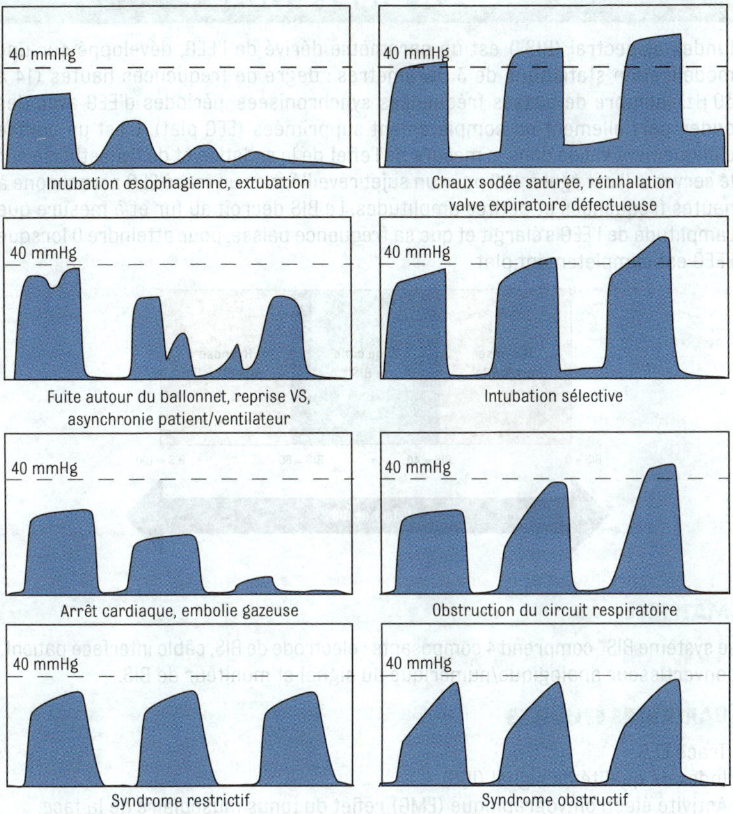

Intubation œsophagienne, extubation

Chaux sodée saturée, réinhalation valve expiratoire défectueuse

Fuite autour du ballonnet, reprise VS, asynchronie patient/ventilateur

Intubation sélective

Arrêt cardiaque, embolie gazeuse

Obstruction du circuit respiratoire

Syndrome restrictif

Syndrome obstructif

INDEX BISPECTRAL

L'index bispectral (BIS™) est un paramètre dérivé de l'EEG, développé sur une modélisation statistique de 3 paramètres : degré de fréquences hautes (14 à 30 Hz), nombre de basses fréquences synchronisées, périodes d'EEG avec des ondes partiellement ou complètement supprimées (EEG plat). C'est un chiffre cliniquement validé dans la mesure de l'effet de la sédation et de l'anesthésie sur le cerveau. Il est égal à 100 pour un sujet réveillé avec un tracé EEG asynchrone à hautes fréquences et petites amplitudes. Le BIS décroît au fur et à mesure que l'amplitude de l'EEG s'élargit et que sa fréquence baisse, pour atteindre 0 lorsque l'EEG est complètement plat.

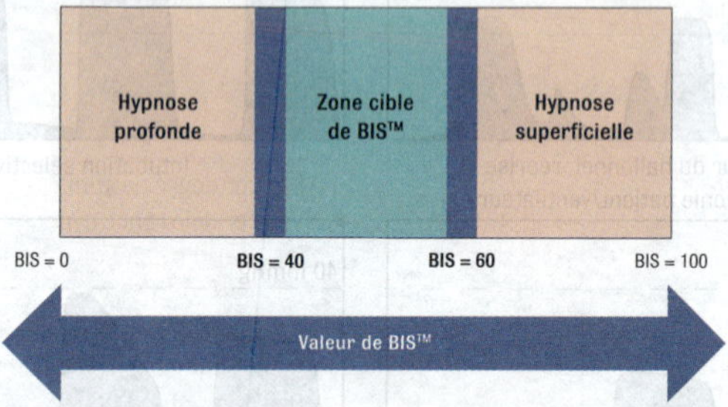

MATÉRIEL

Le système BIS™ comprend 4 composants : électrode de BIS, câble interface patient, convertisseur analogique/numérique du signal et moniteur de BIS.

VARIABLES ÉTUDIÉES

- Tracé EEG
- Index de qualité de signal (IQS).
- Activité électromyographique (EMG) reflet du tonus musculaire de la face.

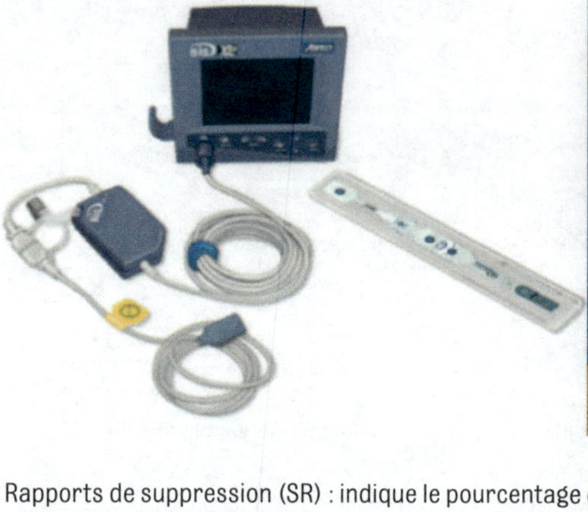

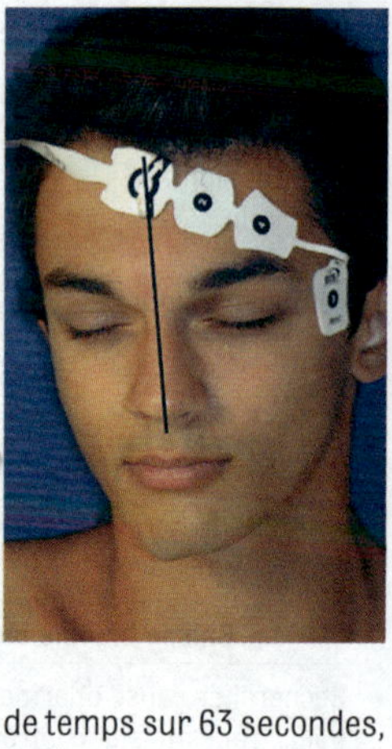

- Rapports de suppression (SR) : indique le pourcentage de temps sur 63 secondes, pendant lequel le signal EEG est isoélectrique (supprimé).

INTÉRÊT DU MONITORAGE BIS™

- Réduit les doses des agents anesthésiques.
- Permet d'ajuster l'anesthésie chez les patients à marge thérapeutique réduite.
- Réduit le temps de réveil.
- Augmente la satisfaction des patients.
- Diminue le risque de mémorisation peropératoire.

Facteurs influençant le BIS™
• Un tonus musculaire élevé augmente l'activité EMG et par conséquent le BIS™. • Les curares bloquent l'activité neuromusculaire et baissent le BIS™. • Artefacts des dispositifs médicaux : pacemaker, bistouri électrique, système de navigation chirurgicale, réchauffeur. • Baisse du BIS™ par diminution du métabolisme cérébral : arrêt cardiaque, hypovolémie, hypotension, hypothermie, hypoglycémie, ischémie cérébrale. • EEG de base anormal : épilepsie, agression cérébrale, démence, état de mort encéphalique • Facteurs pharmacologiques : kétamine (active EEG et BIS™), isoflurane (augmentation paradoxale du BIS™ à une augmentation de dose), l'éphédrine augmente le BIS™, pas la phényléphrine

UTILISATION DU BIS™ EN PRATIQUE ANESTHÉSIQUE

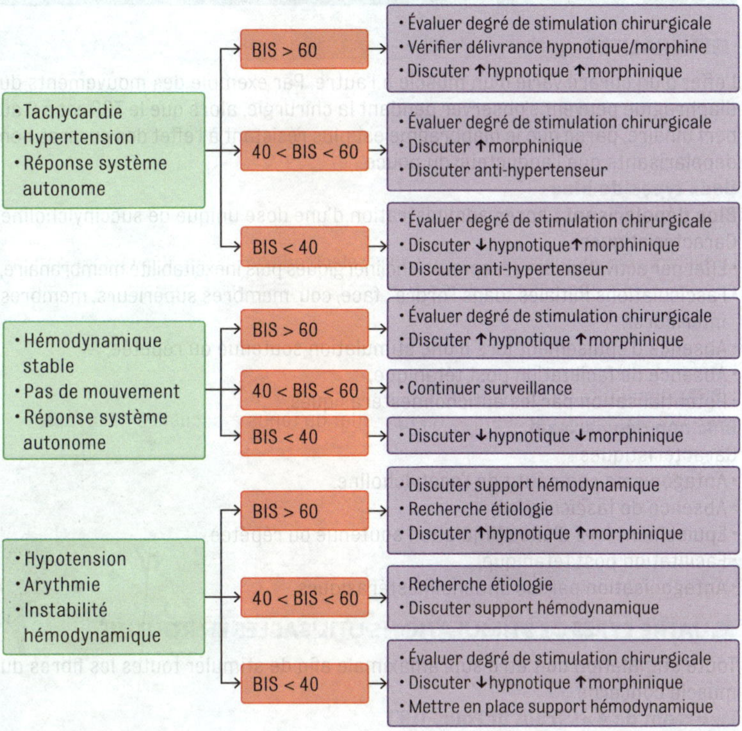

CONDUITE À TENIR DEVANT UNE VARIATION BRUTALE DU BIS™

Baisse brutale du BIS™	Augmentation brutale du BIS™
• Rechercher cause pharmacologique : bolus d'anesthésique intraveineux, changement dose halogénés, administration d'adjuvants (β-bloquant, α2-mimétique …) • Baisse de la stimulation chirurgicale • Baisse de l'activité EMG avec curarisation • Hypotension, hypoglycémie, hypothermie, anoxie	• Éliminer un artefact (EMG, bistouris électrique) • Vérifier le système d'administration des agents anesthésiques inhalés ou IV • Évaluer le degré de stimulation chirurgicale et adapter les doses de morphiniques et/ou d'hypnotiques

FACTEURS DE RISQUE DE MÉMORISATION PRÉOPÉRATOIRE

• Antécédent de mémorisation peropératoire • Toxicomanie • Douleurs chronique/utilisation de hautes doses de morphiniques • Intubation difficile prévue • ASA IV ou V • Instabilité hémodynamique • Polytraumatisé
• Chirurgie urgente, chirurgie cardiaque, césarienne
• Utilisation curares et/ou N_2O dans entretien anesthésique • Anesthésie totale intraveineuse

MONITORAGE DE LA CURARISATION

GÉNÉRALITÉS

L'effet d'un curare varie d'un muscle à l'autre. Par exemple des mouvements du diaphragme peuvent s'observer pendant la chirurgie, alors que le TOF est à 0 au nerf ulnaire, parce que le diaphragme est plus résistant à l'effet des curares non dépolarisants que l'adducteur du pouce.

Deux types de bloc

Bloc dépolarisant : après administration d'une dose unique de succinylcholine
Caractéristiques :

- Effet par activation des récepteurs cholinergiques puis inexcitabilité membranaire,
- Fasciculations initiales (dans l'ordre : face, cou, membres supérieurs, membres inférieurs),
- Absence d'épuisement lors d'une stimulation soutenue ou répétée,
- Absence de facilitation post tétanique,
- Potentialisation par les anticholinestérasiques.

Bloc non dépolarisant

Caractéristiques :

- Antagonisme compétitif de l'acétylcholine,
- Absence de fasciculation,
- Épuisement lors d'une stimulation soutenue ou répétée,
- Facilitation post tétanique,
- Antagonisation par les anticholinestérasiques.

QUATRE TYPES DE STIMULATIONS UTILISABLES EN ROUTINE

Toute stimulation doit être supramaximale afin de stimuler toutes les fibres du muscle concerné.

Le « train de 4 »(Train Of Four, TOF)

- Stimulation répétitive de quatre twitches en deux secondes.
- Mesure du nombre de réponses (0 à 4) et du rapport de la force développée de la 4e réponse sur la 1ère (c'est le rapport T4/T1), c'est une mesure de la profondeur de la curarisation.
- Un intervalle ≥ 10 s doit être respecté entre deux stimulations.
- En cours de chirurgie, l'objectif est de 0 à 2 réponses au TOF.
- Décurarisation complète lorsque T4/T1 ≥ 90 %.

Le compte post tétanique (Post Tetanic Count, PTC)

- Stimulation tétanique à 50 ou 100 Hz pendant 5 secondes, intervalle libre 3 s, puis 10 twitches à 1 Hz.
- Utilisé pour l'exploration des blocs profonds (quand TOF = 0).
- Un PTC < 5 est considéré comme un bloc profond.
- Pour certaines chirurgies (ex chirurgie robot), un PTC à 0 peut être nécessaire.

Le double burst stimulation (DBS)

- 2 brèves stimulations tétaniques durant 0,2 ms séparées par un intervalle de 750 ms.
- Induit 2 contractions musculaires bien individualisées. La réponse n'est pas quantitative.
- Utilisé pour l'exploration qualitative de la décurarisation. Technique plus sensible que le TOF pour l'appréciation qualitative de la curarisation résiduelle (dépression de la 2e réponse).

ÉVALUATION DE LA RÉPONSE

- Enregistrement accélérométrique (+++) : mesure précise du twitch simple et du rapport T4/T1.
- Appréciation visuelle ou tactile : compte du nombre de réponses au TOF.
- T4/T1 difficile à estimer, en particulier entre 40 et 80 %.

NERFS STIMULÉS

Attention au sens des électrodes ; faux positifs en cas de stimulation directe du muscle.

Monitorage de la curarisation (TOF et sa réponse) au nerf ulnaire et au nerf tibial postérieur

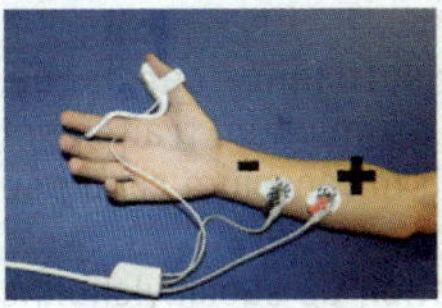

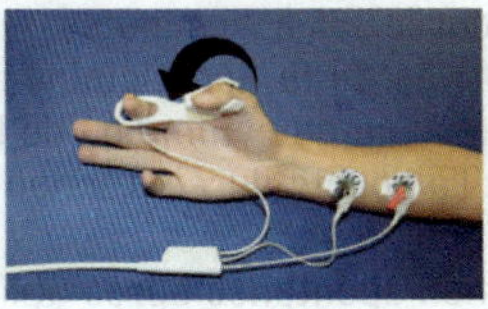
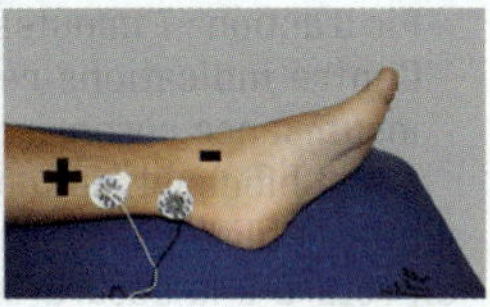

Nerf ulnaire

Le long du tendon fléchisseur ulnaire du carpe. Il entraîne la contraction du muscle adducteur du pouce qui est l'un des muscles les plus sensibles aux myorelaxants. Sa décurarisation (T4/T1 ≥ 90%) témoigne de l'absence de paralysie résiduelle des muscles laryngés et du diaphragme.

Nerf facial

Au niveau de la tempe. Il entraîne la contraction du muscle orbiculaire de l'œil. Sensibilité et délai de curarisation identiques aux muscles laryngés (résistants aux curares) et au diaphragme. Exploration des blocs profonds (laryngoscopie, chirurgie abdominale).

Nerf tibial postérieur

Stimulé en arrière de la malléole interne, il entraîne la flexion plantaire du premier orteil. Utile lorsque l'accès aux bras est impossible. Informations comparables au monitorage de l'AP.

UTILISATION PRATIQUE

- Tout patient curarisé doit bénéficier d'un monitorage de la curarisation.

EN PRATIQUE

- Stimulateur installé au mieux avant l'induction et calibré.
- Intensité de stimulation progressivement augmentée (selon les moniteurs) jusqu'à l'intensité supramaximale (intensité à partir de laquelle la contraction musculaire n'augmente plus).
- À l'induction : intuber quand TOF = 0 (plusieurs mesures répétées) au muscle sourcilier (cinétique globalement superposable à celle des muscles adducteurs laryngés). L'adducteur du pouce est également acceptable.
- En cours d'anesthésie, si curarisation profonde souhaitée (ex chirurgie abdominale lourde) : réinjecter dès la réapparition de la 2e ou de la 3e réponse au TOF à l'orbiculaire de l'œil.
- Il est nécessaire de répéter les mesures du TOF afin d'évaluer la curarisation. Une mesure isolée n'est pas suffisante.

CURARISATION RÉSIDUELLE/DÉCURARISATION

- La curarisation résiduelle est définie par un T4/T1 < 90% à l'adducteur du pouce
- En fin d'intervention, il n'y a pas de curarisation résiduelle si le T4/T1 ≥ 90% ou DBS sans fatigue à l'adducteur du pouce.
- Le seul moyen fiable de détecter la curarisation résiduelle en fin d'intervention est le monitorage de la curarisation : DBS ou TOF sur l'adducteur du pouce.
- La conduite à tenir suivante est recommandée (tableaux 3 et 4) :
  - En cas d'utilisation de curare non dépolarisant, il est recommandé d'attendre le début de la décurarisation spontanée avant d'entreprendre une décurarisation pharmacologique avec la prostigmine.
  - TOF < 4 à l'adducteur du pouce : la sédation et la ventilation contrôlée sont recommandées et attendre jusqu'à ce que :
  - TOF = 4 à l'adducteur du pouce : la décurarisation pharmacologique est recommandée.
  - Il n'est pas nécessaire de décurariser si T4/T1 ≥ 90% à l'adducteur du pouce
- Inhibiteur de l'acétylcholinestérase : néostigmine 40 à 50 µg/kg adaptée au poids idéal associée à l'atropine (15 à 20 µg/kg) ou au glycopyrrolate (10 µg/kg, non disponible en France) pour en limiter les effets muscariniques. Il est probablement recommandé de réduire de moitié la dose de néostigmine en cas de bloc résiduel très faible.
  - Pic d'action : 7 minutes, durée : 55 à 75 minutes.
  - Contre indications relatives de la néostigmine : insuffisance cardiaque, insuffisance coronaire, trouble du rythme ou de la conduction, traitement par β-bloquant, asthme. La courte durée d'action du mivacurium rend peu utile l'utilisation de la néostigmine
- Un retard à la décurarisation spontanée après utilisation de succinylcholine ou de mivacurium doit faire rechercher un déficit congénital (rare) ou acquis (plus fréquent) en activité butyrylcholinestérasique plasmatique.

Tableau 1 : sites de stimulation et curarisation

sur l'adducteur du pouce	Installation	Curarisation		Antagonisation	Récupération
		Profonde	Faible		
TOF	+		+++	+++	
PTC		+++			
DBS					Monitorage qualitatif +++

Tableau 2 : caractéristiques cliniques et pharmacologiques des curares

Médicament	ED95	Posologie pour IOT	Temps avant IOT	Récupération (min)	
	(mg/kg)	(mg/kg)	(s)	T4/T1 ≥ 25 %	T4/T1 ≥ 90 %
Rocuronium	0,3	0,6	90-120	30-45	60-90
Atracurium	0,25	0,5-0,6	180	30-40	50-60
Mivacurium	0,08	0,15-0,20	180	15-20	20-30
Cisatracurium	0,05	0,15-0,4	120-180	40-60	60-90
Succinylcholine	0,5-0,6	1	60		

Tableau 3 : modalités de décurarisation pharmacologique (curares non dépolarisants benzylquinoléines ou stéroïdes)

Les doses de néostigmine sont ajustées au poids idéal. (cf. *Antagonistes et anesthésie*)

TOF < 4	TOF = 4
Attendre et maintenir la sédation. Réévaluer la profondeur de la curarisation (TOF) ultérieurement	Néostigmine 40 - 50 µg/kg + atropine 15 - 20 µg/kg

Tableau 4 : modalités de décurarisation pharmacologique (rocuronium seulement)

Les doses de sugammadex sont ajustées au poids idéal. (cf. *Antagonistes et anesthésie*)

Situation clinique	Délai d'action (TOF > 90%)	Doses sugammadex
Décurarisation pharmacologique d'urgence	3 - 5 min	8 - 16 mg/kg
Curarisation profonde (PTC = 0)	Attendre et maintenir la sédation. Réévaluer la profondeur de la curarisation	
(PTC / TOF) ultérieurement		
PTC = 1 - 2 réponses	3 - 5 min	4 mg/kg
PTC ≥ 2 réponses	3 - 5 min	2 mg/kg
TOF = 4 réponses		2 mg/kg ou néostigmine

MONITORAGE DE LA NOCICEPTION

DOUBLE PROBLÉMATIQUE

- Le stress chirurgical est à l'origine de difficultés dans le contrôle de l'analgésie, de complications postopératoires accrues à l'origine d'une augmentation des durées d'hospitalisation et des coûts.
- Une utilisation excessive de morphiniques entraîne des complications notamment respiratoires et une augmentation du risque d'hyperalgésie post-opératoire.

PRINCIPE

- Le monitorage de la nociception en peropératoire est basé sur des critères cliniques simples de sensibilité et de spécificité médiocres.
- Plusieurs moniteurs permettent l'analyse de réactions du système nerveux autonome aux stimuli nociceptifs et l'optimisation de la gestion de l'analgésie en peropératoire.

PUPILLOMÉTRIE

- Principe : mesure du diamètre pupillaire et de ses variations en réponse à un stimulus nociceptif.

Algiscan®

Chez un patient sous AG, une caméra infrarouge posée sur la cornée permet de mesurer la dilatation pupillaire réflexe secondaire à l'application d'un stimulus nociceptif d'intensité progressif de 10 à 60 mA. La variation du diamètre pupillaire devient significative au-delà de 13 %. À partir de là, il est possible de calculer le PPI (Pupillary Pain Index) et d'évaluer la douleur.

- Limites : monitorage intermittent, positions peropératoires avec accès difficile, artéfacts dus à la luminosité ambiante et/ou risque de lésions oculaires.

Intensité maximale atteinte par la stimulation (mA)	Échelle PPI	Niveau de réactivité pupillaire du patient	
10	9	La pupille a une variation > 13 % au cours du palier de stimulation 10 mA	Douleur intense
20	8	La pupille a une variation > 13 % au cours du palier de stimulation 20 mA	
30	7	La pupille a une variation > 13 % au cours du palier de stimulation 30 mA	Douleur modérée
40	6	La pupille a une variation > 13 % au cours du palier de stimulation 40 mA	
50	5	La pupille a une variation > 13 % au cours du palier de stimulation 50 mA	
60 (1 s)	4	La pupille a une variation > 13 % au cours du palier de stimulation 60 mA	Analgésie satisfaisante
60 (1 s)	3	La pupille a une variation > 13 % au cours du deuxième palier de stimulation 60 mA	
60 (5 % < dilatation pupillaire < 13 %)	2	La pupille a une variation de taille > 5 % au cours du dernier palier à 60 mA	
60 (dilatation pupillaire ≤ 5 %)	1	La pupille a une variation < 5 % au cours du dernier palier à 60 mA	

Surgical Pleth Index (SPI)

- Principe : capteur de photo-pléthysmographie sur le doigt permettant le calcul de la variabilité du rythme cardiaque et de l'amplitude de l'onde de pléthysmographie.
- Utilisation : index variant de 0 à 100 ; 100 indique un stress élevé, 0 une intensité faible.
- Objectif : 20 à 50.
- Limites : vasoconstriction, hypovolémie, hypothermie.

Analgesia Nociception Index (ANI)

- Principe : étude de la variabilité de l'intervalle RR au cours du temps sur un signal ECG.
- Utilisation : index variant de 0 à 100, 0 indiquant une réponse élevée au stress et 100 une réponse faible.
- Limites : troubles du rythme, apnée ou bradypnée, vasopresseurs, atropine, β bloquants.

Nociception Level Index (NoL Index)

- Principe : approche multiparamétrique analysant 5 paramètres (fréquence cardiaque, variabilité de la fréquence cardiaque, pléthysmographie (variations de l'amplitude de l'onde de pouls), conductance cutanée et fluctuation de la conductance cutanée et leurs dérivées en fonction du temps.
- Utilisation : index variant de 0 à 100 : 0 représente une absence de douleur et 100 une douleur maximale.
- Objectif pour une analgésie adéquate : 10 < NOL™ < 25.
- Limites : vasopresseurs, troubles du rythme.

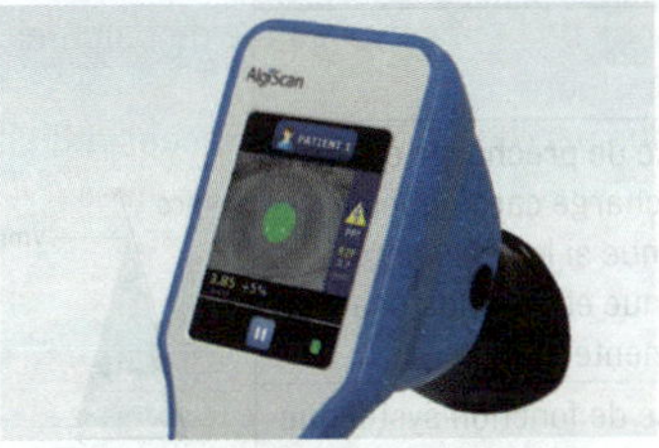

Algiscan®

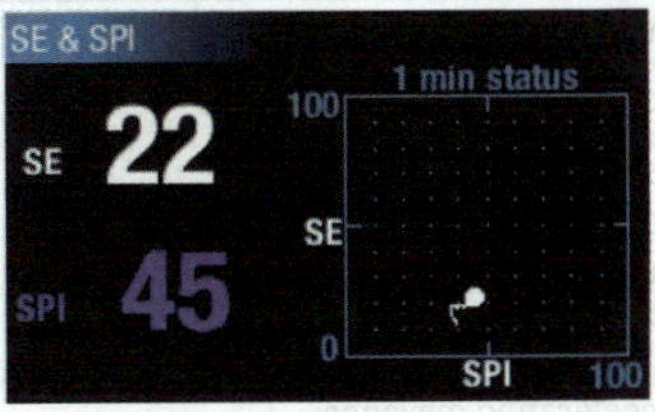

Surgical Pleth Index (SPI)

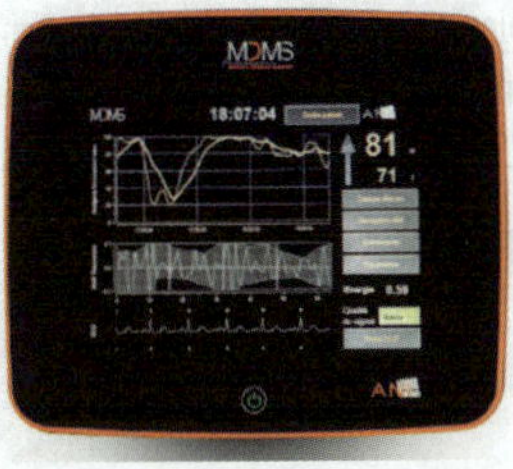

Analgesia Nociception Index (ANI)

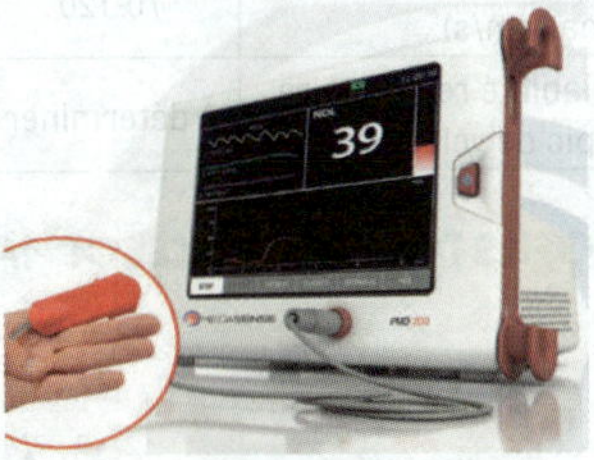

Nociception Level Index (NoL Index)

DOPPLER ŒSOPHAGIEN

Méthode non invasive de monitorage hémodynamique continu utilisable au bloc opératoire et en réanimation.

MISE EN ŒUVRE

- Système CardioQ™ (Deltex Medical).
- Insertion de la sonde par voie nasale ou buccale. Ajustement de la position de la sonde pour obtenir le meilleur signal Doppler. Dans l'œsophage, la sonde est au contact de l'aorte thoracique descendante et mesure la vélocité du flux aortique.
- Le débit cardiaque est estimé à partir du débit aortique en faisant l'hypothèse que 70 % du débit cardiaque traverse l'aorte thoracique descendante.

PROFILS DOPPLER POUVANT ÊTRE RENCONTRÉS LORS DU PLACEMENT DE LA SONDE

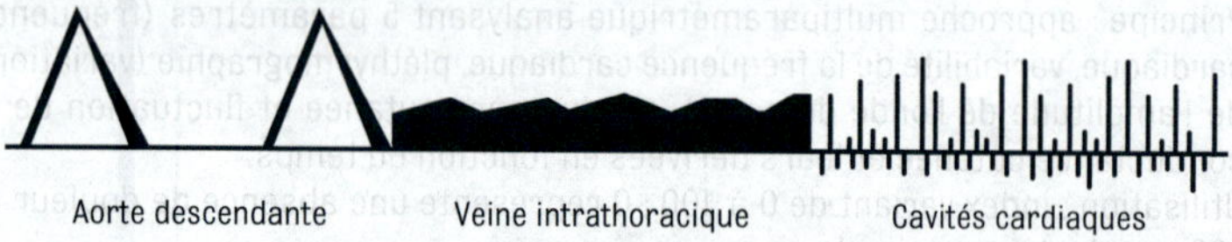

VARIABLES MESURÉES

Variable	Normale	Signification
Index cardiaque (L/min/m²)	3,5 ± 0,5	
Temps d'éjection corrigé (Tec, ms) pour la fréquence cardiaque (Fc)	300 - 350	Indice de précharge et de postcharge cardiaques. Diminue si la précharge diminue et si la postcharge augmente
Accélération moyenne (Acc, cm/s²)	12-16	Indice de fonction systolique ventriculaire gauche
Pic de vélocité (Vmax,cm/s)	70-120	Indice de fonction systolique ventriculaire gauche
Variabilité respiratoire du pic de vélocité (%)	À déterminer	Indice de précharge-dépendance

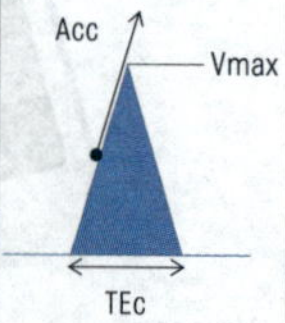

PROFILS DE DOPPLER ŒSOPHAGIEN TYPIQUES

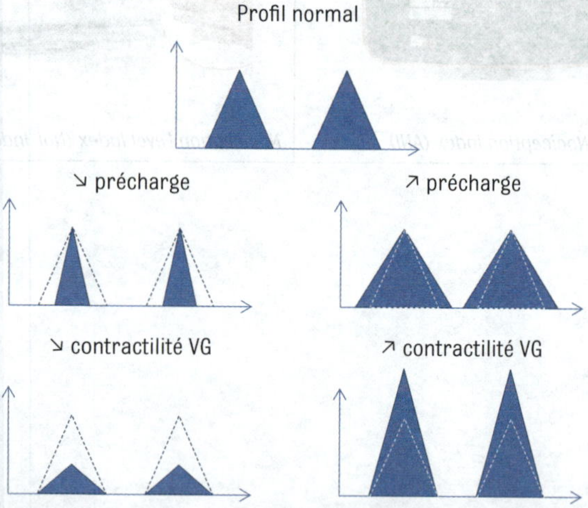

AVANTAGES

- Peu invasif.
- Mesure continue et en temps réel du débit cardiaque (idéal pour les tests de lever de jambes passif et d'occlusion télé-expiratoire).

LIMITES

- Mobilité de la sonde dans l'œsophage rendant l'utilisation peu pratique chez les patients de réanimation non curarisés ou non profondément sédatés, sauf pour juger de changements survenant sur de courtes périodes.
- Sous-estimation possible des changements de débits cardiaques lorsque la pression artérielle varie simultanément beaucoup (le système CardioQ™ considère le diamètre aortique comme constant, alors qu'il varie physiologiquement avec la pression artérielle).

THERMODILUTION TRANSPULMONAIRE ET ANALYSE DE CONTOUR DE L'ONDE DE POULS

THERMODILUTION TRANSPULMONAIRE

Mise en œuvre

- Systèmes PiCCO™ et VolumeView™.
- Cathéter veineux profond et cathéter artériel spécifique muni d'un thermomètre en position fémorale. Injection de 15 mL de NaCl 0,9 % froid via le cathéter veineux (moyenner 3 mesures) permettant de mesurer le débit cardiaque et divers volumes intrathoraciques.
- Analyse du contour de l'onde de pouls : analyse de la forme de la courbe de pression artérielle permettant la mesure automatique du débit cardiaque en continu. Avec ces systèmes : estimation calibrée à chaque thermodilution transpulmonaire. Permet aussi de mesurer la variabilité de la pression pulsée et du volume d'éjection systolique.

Variables mesurées

Variable	Normale	Signification
Index cardiaque ($L/min/m^2$)	2,5 - 3,5	
Variabilité de la pression pulsée (VPP)	si < 13 %	Indice de précharge-indépendance
Variabilité du volume d'éjection (VVE)	si < 13 %	Indice de précharge-indépendance
Volume télédiastolique indexé (VTDI, mL/m^2)	650 - 800	Volume des 4 cavités cardiaques en diastole. Indice de précharge cardiaque
Eau pulmonaire extra vasculaire (EPEV, mL/kg)	< 10	Volume de l'œdème pulmonaire
Indice de perméabilité pulmonaire (IPVP)	< 3	Indicateur de la perméabilité alvéolo-capillaire. Augmenté lors du SDRA
Index de fonction cardiaque (IFC, min^{-1})	4,5 - 6,5	Indice de fonction systolique du VG
Fraction d'éjection globale (FEG, %, calculée à partir de l'IFC)	25-35 %	Indice de fonction systolique du VG

Avantages

- Mesure fiable et précise du débit cardiaque.
- Seule technique permettant d'estimer l'eau extravasculaire pulmonaire et la perméabilité pulmonaire.
- Facile à mettre en œuvre.
- Analyse du contour de l'onde de pouls : estimation en temps réel du débit cardiaque (idéal pour les tests de lever de jambes passif et d'occlusion télé-expiratoire).

Limites

- Nécessite un cathéter artériel spécifique.
- L'analyse du contour de l'onde de pouls nécessite une recalibration fréquente. Recalibrer deux fois par jour au minimum et si les résistances artérielles sont susceptibles d'avoir changé (modification importante de la pression artérielle, changement de dose de vasopresseur, etc)

Indications schématiques

- En réanimation état de choc, SDRA.
- Au bloc opératoire : si un monitorage hémodynamique est décidé et qu'il est prévu une réanimation postopératoire.

ANALYSE DU CONTOUR DE L'ONDE DE POULS NON CALIBRÉE

Mise en œuvre

- Systèmes FloTrac/Vigileo™ et ProAQT/Pulsioflex™
- Branchés sur un cathéter artériel standard, radial ou fémoral.
- N'effectuent que l'analyse du contour de l'onde de pouls. L'estimation du débit cardiaque ainsi fournie n'est pas calibrée par thermodilution. Avec le système ProAQT/Pulsioflex™ : possibilité de calibrer manuellement si on dispose d'une autre mesure du débit cardiaque (échographie…)

Variables mesurées

Variable	Normale	Signification
Index cardiaque (L/min/m²)	2,5 - 3,5	
Variabilité de la pression pulsée (VPP)	si < 13 %	Indice de précharge-indépendance
Variabilité du volume d'éjection (VVE)	si < 13 %	Indice de précharge-indépendance

Avantages

- Peu invasif, utilisable sur cathéter artériel standard.
- Estimation continue et en temps réel du débit cardiaque.

Limites

- Ne fournit que peu d'informations hémodynamiques.
- Estimation non fiable du débit cardiaque chez les patients sous drogues vaso-actives ou en cas de variations importantes du tonus vasculaire.

Indications schématiques

- Au bloc opératoire, en l'absence d'administration continue de drogues vaso-actives ou de variations importantes du tonus vasculaire.

ÉVALUATION HÉMODYNAMIQUE PAR ÉCHOCARDIOGRAPHIE

DÉBIT CARDIAQUE ET FONCTION VENTRICULAIRE GAUCHE

(cf. *Échocardiographie préopératoire*)

PRINCIPALES COUPES ACQUISES EN ÉCHOGRAPHIE TRANSTHORACIQUE

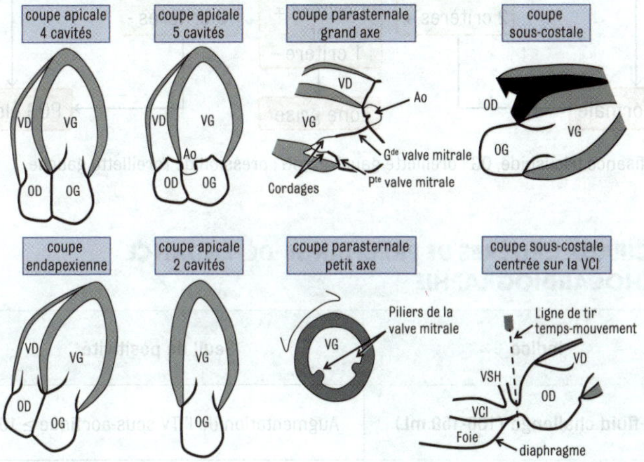

PRINCIPAUX FLUX DOPPLER NORMAUX ENREGISTRÉS EN ÉCHOGRAPHIE TRANSTHORACIQUE

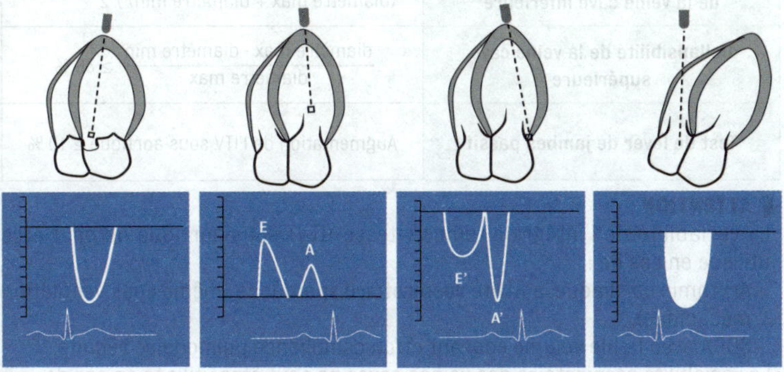

Flux sous-aortique — Flux transmitral — Doppler tissulaire de l'anneau mitral — Flux de fuite tricuspide

ÉVALUATION DES PRESSIONS DE REMPLISSAGE DU VENTRICULE GAUCHE

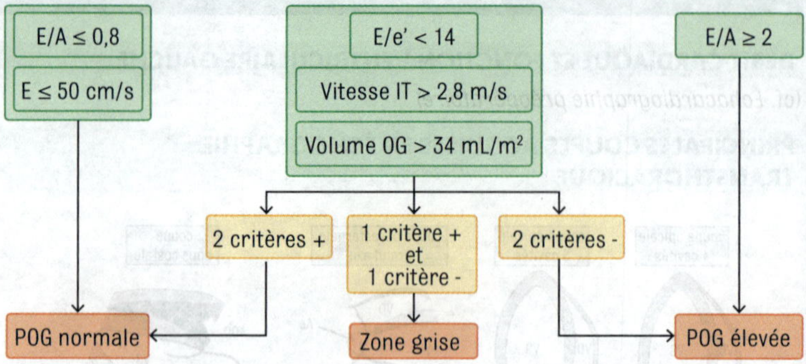

IT : insuffisance tricuspide, OG : oreillette gauche, POG : pression de l'oreillette gauche

PRINCIPAUX CRITÈRES DE PRÉCHARGE-DÉPENDANCE EN ÉCHOCARDIOGRAPHIE

Indice	Seuil de positivité
Mini-fluid challenge (100-150 mL)	Augmentation de l'ITV sous-aortique ≥ 10 %
Variabilité respiratoire du pic de vélocité sous-aortique	$\frac{\text{Vpic max - Vpic min}}{\text{(Vpic max + Vpic min) / 2}} \geq 12\ \%$
Variabilité respiratoire du diamètre de la veine cave inférieure	$\frac{\text{diamètre max - diamètre min}}{\text{(diamètre max + diamètre min) / 2}} \geq 12\ \%$
Collapsibilité de la veine cave supérieure	$\frac{\text{diamètre max - diamètre min}}{\text{diamètre max}} \geq 36\ \%$
Test de lever de jambes passif	Augmentation de l'ITV sous-aortique ≥ 10 %

ATTENTION :

- La variabilité de l'intégrale temps-vitesse (ITV) sous-aortique ne peut être utilisée en cas de :
  - Arythmie cardiaque, activité respiratoire spontanée (même sous ventilation mécanique),
  - SDRA avec faible volume courant et/ou compliance pulmonaire réduite.
- La variabilité respiratoire des veines caves ne peut être utilisée en cas de :
  - Activité respiratoire spontanée (même sous ventilation mécanique),
  - SDRA avec faible volume courant et/ou faible compliance pulmonaire.

ATTENTION : aucun seuil n'a évidemment de valeur diagnostique absolue. Plus la valeur de l'indice de précharge-dépendance est en-dessous du seuil, moins la précharge-dépendance est probable. Plus l'indice est au-dessus du seuil, plus la précharge-dépendance est probable.

CATHÉTÉRISME ARTÉRIEL PULMONAIRE

MISE EN ŒUVRE

- Cathéter spécifique introduit dans l'artère pulmonaire par une veine du réseau cave.
- Orifices permettant la mesure des pressions auriculaire droite et artérielle pulmonaire et, après gonflage du ballonnet distal, de la pression artérielle pulmonaire d'occlusion (PAPO) et le prélèvement du sang veineux mêlé.
- Capteur thermique permettant de mesurer le débit cardiaque par thermodilution.
- Capteur distal permettant sur certains modèles la mesure continue de la SvO_2.
- Thermistance proximale permettant sur certains modèles la mesure continue du débit cardiaque.

Attention : la valeur mesurée ne reflète pas la valeur instantanée mais reflète la moyenne des minutes précédentes.

Courbes successives obtenues lors de l'introduction du cathéter artériel pulmonaire

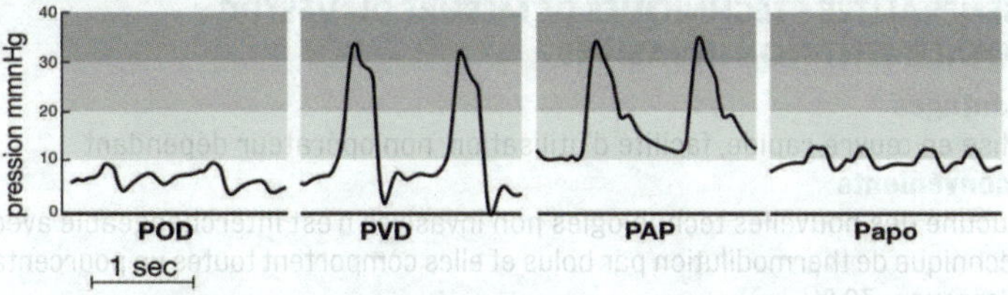

Calcul des variables d'oxygénation tissulaire

- Contenu artériel en oxygène : $CaO_2 = 13{,}4 \times Hb \times SaO_2 + 0{,}003 \times PaO_2$
- Contenu veineux en oxygène : $CvO_2 = 13{,}4 \times Hb \times SvO_2 + 0{,}003 \times PvO_2$
- Différence artério-veineuse en oxygène : $DAVO_2 = CaO_2 - CvO_2$
- Transport artériel en oxygène : $TaO_2 = CaO_2 \times IC \times 10$
- Consommation en oxygène : $VO_2 = DAVO_2 \times IC \times 10$
- Extraction en oxygène : $EO_2 = VO_2 / TaO_2$

PROFIL HÉMODYNAMIQUE DES DIFFÉRENTS ÉTATS DE CHOC (AVANT TOUTE RÉANIMATION)

	Valeurs normales	Choc hypovolémique	Choc septique	Choc cardiogénique
IC (L/min/m²)	3,5 ± 0,5	↘	↗ ou ↘	↘
PAPm (mmHg)	16 ± 4	↘	↘	↗
PAPO (mmHg)	8 ± 4	↘	↘	↗
TaO_2 (mL/min/m²)	600 ± 100	↘	↘	↘
VO_2 (mL/min/m²)	150 ± 20	N ou ↘	N ou ↘	N ou ↘
$DAVO_2$ (mL)	5 ± 1	↗	N ou ↗	↗
EO_2 (%)	25 %	↗	N ou ↗	↗
SvO_2 (%)	70-75 %	↘	N ou ↘	↘

Avantages

- Seule technique permettant de mesurer les résistances vasculaires pulmonaires et la PAPO.
- Seule technique permettant d'approcher l'oxygénation tissulaire par le sang veineux mêlé (plus fiable que par le sang veineux central).

Limites

- Pièges dans la mesure et l'interprétation de la PAPO du fait notamment de l'influence de la pression intrathoracique.
- Sous-estimation du débit cardiaque en cas d'insuffisance tricuspide importante.
- La mesure « continue » de l'index cardiaque n'est pas instantanée. Elle reflète la moyenne des minutes précédentes.

MONITORAGE NON INVASIF DU DÉBIT CARDIAQUE EN DEHORS DU DOPPLER ŒSOPHAGIEN

Le monitorage mini-invasif (avec placement d'un cathéter artériel) du volume d'éjection systolique (VES) et/ou du débit cardiaque (DC) est utile car, couplé à une stratégie d'optimisation hémodynamique, il permet une amélioration du devenir des patients bénéficiant d'une chirurgie à risque cardio-vasculaire élevé. Cependant, l'insertion d'un cathéter artériel n'est pas sans risque (complications mécaniques et/ou infectieuses).

Les patients à risque faible ou modéré opéré d'une chirurgie mineure ou modérée ne nécessitent pas toujours de la mise en place d'un cathéter artériel mais pourraient bénéficier d'une stratégie d'optimisation hémodynamique avec des monitorages totalement noninvasifs.

GÉNÉRALITÉS - TECHNIQUES DE MESURE DU VES/DC TOTALEMENT NON INVASIVES

Avantages

- Mise en œuvre rapide, facilité d'utilisation, non opérateur dépendant

Inconvénients

- Aucune des nouvelles technologies non invasives n'est interchangeable avec la technique de thermodilution par bolus et elles comportent toutes un pourcentage d'erreur > 30 %.
- Souvent considérées comme des monitorages de «tendance» plutôt que de valeurs absolues.
- On manque d'études démontrant un bénéfice de leur utilisation couplée à un algorithme sur le devenir du patient lors de chirurgies à faible risque.
- Ces techniques sont classées en 4 grands groupes et il faut connaître les principes et les limites des différentes technologies pour bien interpréter les données.

MONITORAGE NON INVASIF UTILISANT L'ANALYSE DU CONTOUR DE L'ONDE DE POULS

Principe

- Utilise un manchon gonflable placé au niveau digital (2e phalange généralement) avec lumière infrarouge et diodes émettrices et réceptrices.
- Le manchon se gonfle et se dégonfle continuellement à une pression constante pour maintenir le diamètre de l'artère digitale constant tout au long du cycle cardiaque.
- La pression nécessaire pour que le diamètre artériolaire ne change pas correspond à la pression dans l'artère digitale tout au long du cycle cardiaque.

Avantages

- Très simple d'utilisation, non opérateur dépendant, estimation continue du DC

Limites

- Très dépendant de la qualité du signal de la pression artérielle → nécessite une courbe artérielle optimale
- Attention aux patients de réanimation avec troubles microcirculatoires, vasoconstriction périphérique, changement rapide du tonus vasculaire → pas assez performant
- Arythmie cardiaque comme pour les techniques mini-invasives.
- Doigts œdématiés

Exemples

- Deux appareils sont disponibles sur le marché :
  - Le CNAP™ qui calibre la courbe de pression en faisant des mesures de pressions artérielles au moyen d'un brassard à pression placée au niveau huméral toutes les 30 minutes

- Le Clearsight™ qui utilise un algorithme analysant la courbe de photopléthysmographie et une fonction de transfert permettant d'estimer la pression artérielle brachiale à partir de la pression artérielle digitale.

LA BIO-IMPÉDANCE THORACIQUE

Principe

- Estimation du VES à chaque battement cardiaque à partir des variations cycliques de l'impédance électrique du thorax. Par extension de la loi d'Ohm, l'impédance mesure l'opposition d'un circuit électrique au passage du courant à travers les différentes structures composant la cage thoracique.
- Calcul de l'impédance thoracique par application d'un courant électrique de faible intensité et haute fréquence entre 2 paires d'électrodes placées au niveau du cou et de l'abdomen.
- Deux électrodes situées à la base du thorax émettent un courant électrique recueilli par deux autres électrodes fixées à la base du cou.
- Le courant électrique se propageant préférentiellement à travers les milieux liquides, les variations de l'impédance intrathoracique au cours de la révolution cardiaque vont permettre d'évaluer le DC et le VES.
- Estimation du volume de la cavité thoracique à partir des poids, taille et sexe du patient.

Avantages

- Non invasif, non opérateur dépendant, mesure continue

Limites

- Difficultés techniques : acquisition du signal, défauts de validité de modélisation informatique
- Altération de la fiabilité des mesures après ouverture abdominale
- Œdème pulmonaire
- Mouvements du patient
- Bistouri électrique

Exemples

- Niccomo™, PhysioFlow™, BioZ™

BIO-RÉACTANCE THORACIQUE

Principe

- Comme la bio-impédance, application d'un courant de faible intensité et de haute fréquence → mesure changements d'impédance induite par le VES. Les variations de réactances peuvent être détectées par les changements de fréquences et/ou de phase de tension au moyen d'électrodes disposées sur le thorax.

Avantage par rapport à la bio-impédance

- Utilisation de la modulation de fréquence et du décalage de phase du signal permettant l'amélioration de la qualité du signal pour mesurer le DC.

Limites

- cf. *Bio-impédance*

Exemples

- NICOM™ Cheetah est le seul monitorage commercialisé

RÉINHALATION DU CO_2

Principe

- Principe de Fick appliqué au CO_2 expiré associé à une ventilation avec réinhalation partielle intermittente : $DC = \dot{V}CO_2 / (CvCO_2 - CaCO_2)$
- Nécessite un débit cardiaque stable durant un cycle ventilatoire et une phase ventilatoire avec une réinhalation partielle du CO_2 de 50 secondes toutes les 3 minutes.
- Système branché sur le circuit respiratoire du patient comportant :
  - Capteur de CO_2 (absorption infra rouge)
  - Débitmètre à usage unique : mesure instantanée du débit inspiratoire et expiratoire

- Valve ouvrant ou fermant par intermittence l'accès à la boucle de réinhalation partielle

Avantages

- Mesure simple, indépendante de l'opérateur, totalement non invasive.

Limites

- Utilisables seulement le chez patient intubé et ventilé avec bonne adaptation patient-respirateur (patients curarisé)
- Mesure discontinue d'un DC moyen
- Pas d'information sur delta PP ou delta VES
- Nécessite une bonne stabilité hémodynamique
- Non utilisable si pathologie pulmonaire avec shunt important (le DC calculé ne reflète que la portion du débit sanguin qui participe effectivement aux échanges gazeux)

Exemples

- NICO™

GAP CO_2

PHYSIOLOGIE

- Le Gap CO_2 est la différence artério-veineuse en CO_2 soit C_vCO_2 - C_aCO_2
- En conditions aérobies, le CO_2 est un produit terminal du métabolisme oxydatif cellulaire produit par le cycle de Krebs. La production de CO_2 (VCO_2) est directement corrélée à la consommation d'oxygène (VO_2).
- En conditions anaérobies, pour pallier le déficit en ATP, il existe une augmentation de la glycolyse anaérobie ainsi qu'une hydrolyse de l'ATP et de l'ADP conduisant à une augmentation de la concentration de protons (H^+). Le tamponnement de ces protons par les ions bicarbonates (HCO_3^-) produit du CO_2 en excès.
- La production de CO_2 est le produit de la différence artério-veineuse en CO_2 et du débit cardiaque (DC) :
  - **$VCO_2 = (C_vCO_2 - C_aCO_2) \times DC$ ou encore $(C_vCO_2 - C_aCO_2) = VCO_2 / DC$**
- En situation physiologique, la relation entre le contenu en CO_2 (CCO_2) et la pression partielle en CO_2 (PCO_2) est quasi-linéaire, d'où :
  - $CCO_2 = k \times PCO_2$ et $C_vCO_2 - C_aCO_2 = k \times (P_vCO_2 - P_aCO_2)$
  - Soit : **Gap CO_2 (ΔPCO_2) $= P_vCO_2 - P_aCO_2 = VCO_2 / (k \times DC)$ (N < 6 mmHg)**

PATHOLOGIE

- L'hypoxie tissulaire est la conséquence d'une baisse de la délivrance en O_2 (DO_2). Cette baisse peut être d'origine hypoxique (baisse de l'apport en O_2) ou d'origine ischémique (baisse du débit cardiaque).
- Le gapCO_2 ne permet pas de détecter l'hypoxie tissulaire mais peut permettre d'identifier le mécanisme de cette hypoxie tissulaire :
  - Lors d'une hypoxie hypoxique, l'augmentation de la production de CO_2 anaérobie est compensée par la baisse de la production de CO_2 aérobie et le gap CO_2 n'est pas modifié (< 6 mmHg).
  - Lors d'une hypoxie ischémique, il existe une baisse de l'épuration du CO_2 cellulaire (washout) liée à la baisse du débit sanguin conduisant à une élévation du gap CO_2 (> 6 mmHg).
- Le gap CO_2 est donc un reflet de l'adéquation entre la demande métabolique et le débit cardiaque.

EN PRATIQUE

- **Un gap CO_2 < 6 mmHg indique que le débit cardiaque est adapté à l'épuration du CO_2 produit par les tissus périphériques perfusés.**
- **Un gap CO_2 ≥ 6 mmHg est un argument pour instaurer une mesure thérapeutique visant à augmenter le débit cardiaque.**

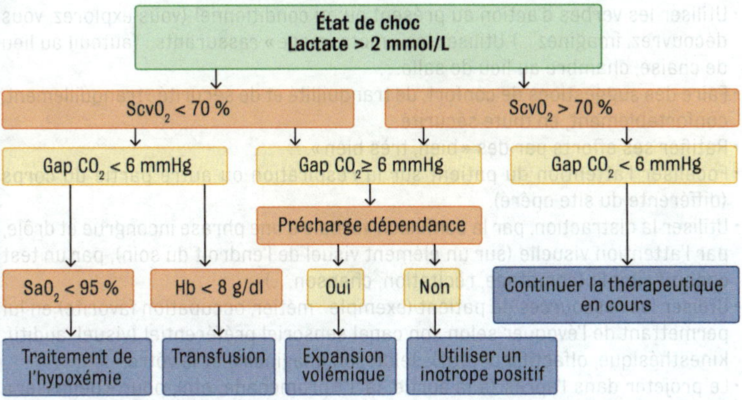

NB : Il existe une bonne corrélation entre la $PvCO_2$ mesurée dans l'artère pulmonaire par cathéter de Swan Ganz et la $PcvCO_2$ mesurée dans l'oreillette droite par un cathéter veineux central ce qui permet d'utiliser en routine la $PcvCO_2$ pour calculer le $gapCO_2$ avec la même valeur normale (< 6 mmHg).

HYPNOSE PÉRIOPÉRATOIRE

L'anesthésiste-réanimateur est souvent confronté(e) à des situations urgentes stressantes où la douleur et l'anxiété sont à leur apogée. L'hypnose peut aider à contenir ces débordements et permettre la réalisation de nombreux actes dans le calme et la sérénité.
Ceci est particulièrement vrai en obstétrique et facilite la pose du cathéter péridural, la césarienne, les manœuvres endo-utérines.

HYPNOSE CONVERSATIONNELLE : À LA PORTÉE DE TOUS !

Créer une relation de confiance

- Se présenter (en se nommant) en face à face.
- Attention au port du masque facial : filtre acoustique, obstacle à la lecture labiale des mots (gêne importante pour tout patient, d'autant plus s'il est malentendant), obstacle à la reconnaissance faciale des émotions.
- Parler clairement et lentement et reformuler si besoin.
- Placer le patient au centre du soin (éviter les discussions entre soignants).
- Adopter une position basse : se mettre à la hauteur du patient) et garder le contact visuel.
- Reconnaître sa plainte et la reformuler +++
- Se trouver un point commun à partir d'éléments autobiographiques simples, exemples : les préférences d'endroits de nature ou de lieux de vacances, les occupations favorites : jardinage, bricolage, pratiques artistiques : musique, peinture, lecture, cinéma…, ce qui crée une communauté et une confiance immédiate.

Utiliser certains principes de communication hypnotique, pour détourner l'attention du geste anxiogène

- Voix calme et posée, discours ponctué de silences.
- S'adapter aux mots et aux gestes du patient ; se synchroniser à sa respiration et lui parler sur son expiration.
- Éviter les mots à connotation négative même, en les niant (effet nocebo), exemples : « vous n'aurez pas mal = vous serez confortable, je vais piquer = je vais perfuser…. Privilégier les mots positifs (effet placebo) ; éviter certaines expressions (voir tableau), et privilégier l'échelle ENS de confort à l'échelle de douleur, en post-interventionnel.

- Utiliser les verbes d'action au présent ou au conditionnel (vous explorez, vous découvrez, imaginez ...) Utilisez les « mots-image » rassurants : fauteuil au lieu de chaise, chambre au lieu de salle...
- Faire des suggestions de confort, de tranquillité et de sécurité : tranquillement, confortablement, en toute sécurité...
- Ratifier ses efforts par des « bien, très bien »...
- Focaliser l'attention du patient sur la respiration ou autre partie du corps (différente du site opéré).
- Utiliser la distraction, par la confusion verbale d'une phrase incongrue et drôle, par l'attention visuelle (sur un élément visuel de l'endroit du soin), par un test cognitif simple (comptage, récitation, chanson...).
- Utiliser les ressources du patient (exemple : métier, occupation favorite) en lui permettant de l'évoquer selon son canal sensoriel préférentiel (visuel, auditif, kinesthésique, olfactif, gustatif), selon son imaginaire et le vôtre.
- Le projeter dans l'après (à la sortie, la 1re promenade, etc), pour « dépasser » l'étape du soin invasif.

Les mots à éviter	Expressions à utiliser
Sangles, garrot, brancard, « Attention je vais vous piquer... »	Ceinture, lien, protection, lit « je vais prendre soin de vous, je vais vous perfuser, respirez profondément... »
Salle, chaise, douleur	Chambre, fauteuil, confort ou inconfort
Césarienne	Accouchement voie haute
Avez-vous mal Ne bougez pas	Comment vous sentez-vous, êtes-vous confortable ? Restez immobile ou restez comme vous êtes, restez tranquille
N'ayez pas peur	Rassurez-vous

LA RÉALITÉ VIRTUELLE THÉRAPEUTIQUE

- Nouvelle technique de distraction par exploration visuelle en 3D d'un environnement de nature relaxant avec script hypnotique pré-enregistré, facile d'utilisation, elle peut être associée à une sédation (technique utilisée pour des gestes invasifs sous AL, ALR ou sédation consciente)

PRINCIPAUX AGENTS ANESTHÉSIQUES

HYPNOTIQUES

Propofol

- Propriétés : hypnotique.
- Indications : sédation, induction et entretien de l'anesthésie.
- Contre indications : allergie au propofol
- Posologies (principe de titration) :
  - Induction : 2,5 mg/kg IVL, Entretien : 6 à 12 mg/kg/h IVSE
  - Sédation : 3 à 4 mg/kg/h IVSE
  - Réduction de la posologie chez l'insuffisant hépatique, rénal ou cardiaque, le sujet en état de choc, le sujet âgé ou en mauvais état général.
  - Seul hypnotique utilisable en AIVOC (voir chapitre AIVOC).
- Délai d'action : 30 à 50 secondes. Durée d'action : 5 à 10 minutes.
- Demi-vies : T1/2α de 2 à 4 minutes, T1/2 β de 30 à 40 minutes environ.
- Métabolisme hépatique. Élimination urinaire.
- Effets secondaires : dépression cardiovasculaire modérée (sauf chez l'insuffisant cardiaque et le sujet âgé), bradycardie, dépression respiratoire modérée, douleur à l'injection atténuée par l'injection de 0,4 mg/kg de lidocaïne sous garrot ou un mélange lidocaïne/propofol (20 à 40 mg de lidocaïne dans 200 mg

de propofol et/ou par l'injection préalable d'un morphinique), prudence en cas de perturbations du métabolisme lipidique et de pancréatite.
- Coloration anormale des urines : verte ou marron, bénigne.
- Diminution de la PIC et du DSC.
- Rarement : syndrome de perfusion du propofol (PRIS) souvent fatal, lié à la perfusion prolongée de propofol chez un patient agressé (plus fréquent chez les patients sous corticoïdes ou vasopresseurs, si insuffisance d'apport en hydrates de carbone, susceptibilité génétique probable). Décrit classiquement pour des perfusions de plus de 4 mg/kg/h pendant plus de 48 heures.
  - Diagnostic : apparition brutale d'une bradycardie marquée, résistante au traitement, évoluant vers une asystolie (surtout chez l'enfant) ou des arythmies (chez l'adulte), choc cardiogénique, hyperlipidémie, hépatomégalie, acidose métabolique, rhabdomyolyse.
  - Traitement : arrêt propofol + traitement symptomatique. L'ECMO peut être proposée dans les insuffisances cardiaques réfractaires. L'hémofiltration continue est d'autant plus efficace qu'elle est débutée précocement.
- Effet antiémétique obtenu avec une dose unique de 0,5 mg/kg.
- Utilisation dans les 6 h après ouverture (30 min si mélange propofol/lidocaïne)

Étomidate

- Propriétés : hypnotique entraînant peu ou pas de modifications cardiovasculaires et une dépression respiratoire modérée.
- Indications : induction de l'anesthésie.
- Contre indications :
  - Absolues : comitialité, insuffisance surrénalienne non traitée, âge < 2 ans.
  - Relatives : grossesse, insuffisance hépatique.
  - Prudence chez le patient en état de choc septique (diminution du taux de cortisol sérique ne répondant pas à l'injection d'ACTH)
- Posologie : 0,25 à 0,4 mg/kg en IVL.
  - Réduction des doses chez l'insuffisant hépatique et le sujet âgé.
  - Délai d'action : 30 secondes. Durée d'action : 4 à 6 min.
  - Demi-vies : T1/2 α : 2 à 4 min, T1/2 β : 4-5h.
  - Métabolisme hépatique, élimination urinaire.
  - Effets secondaires : myoclonies voire rigidité à l'endormissement prévenues par les benzodiazépines ou les morphiniques.

La forme Lipuro (émulsion lipidique blanche) peut être confondue avec le propofol.

Thiopental

- Propriétés : hypnotique, anticonvulsivant.
- Indications : induction de l'anesthésie, notamment en séquence rapide.
- Contre indications :
  - Absolues : porphyries hépatiques, allergie aux barbituriques
  - Relatives : insuffisance hépatique, rénale ou cardiaque, hypovolémie non compensée, asthme aigu grave.
- Posologie : 5 à 7 mg/kg IVL.
- Réduction de la posologie chez l'insuffisant hépatique ou rénal, le sujet en état de choc, le sujet âgé ou en mauvais état général.
- Délai d'action : 30 à 40 secondes. Durée d'action : 5 à 10 min.
- Demi-vies : T1/2 α : 2 à 5 min, T1/2 β : 11 heures.
- Métabolisme : hépatique. Élimination : urinaire
- Effets secondaires : dépressions cardiovasculaire et respiratoire, broncholaryngospasme, anaphylaxie exceptionnelle (rash cutané fréquent), histamino-libération, nécrose en injection sous cutanée ou artérielle, douleur à l'injection.

Kétamine

- Propriétés :
  - Hypnotique (anesthésie dissociative), psychodysleptique, analgésique, amnésiant.
  - Inotrope positif sympathomimétique indirect, bronchodilatateur, persistance d'une ventilation spontanée mais diminue la réponse ventilatoire au CO_2 et à l'hypoxie, altération modérée des réflexes de déglutition.

- Indications :
  - Agent d'induction et d'entretien de l'anesthésie générale. Intérêt pour l'induction chez le sujet en état de choc, l'asthme aigu grave, le sujet âgé, le patient en tamponnade cardiaque et le brûlé. Sédation en ventilation spontanée.
  - En postopératoire, utilisé comme adjuvant pour diminuer la consommation de morphine et améliorer la qualité de l'analgésie (effet anti NMDA).
- Contre indications :
  - Absolues : porphyrie, HTIC, AVC, neurochirurgie, HTA sévère, IDM récent, coronarien non équilibré, éclampsie.
  - Relatives : thyrotoxicose, chirurgie ophtalmique, chirurgie bronchique, troubles psychiatriques.
- Posologies :
  - Induction : 1 à 3 mg/kg IVD, 5 à 10 mg/kg IM
  - Sédation : 0,2 mg/kg IVD.
  - Analgésie postopératoire : 0,1 à 0,15 mg/kg IVD puis relais à la dose de 1 mg/kg/j IVSE.
  - Délai d'action : 30 à 60 secondes IV, 5 min IM. Durée d'action : 5 à 15 min IV, 15 à 20 min IM.
- Demi-vies : T1/2 α : 10 à 15 min, T1/2 β : ≈ 3 heures.
- Métabolisme hépatique. Élimination urinaire.
- Effets secondaires :
  - Augmentation de la PIC et du DSC.
  - Hallucinations auditives et sensorielles à l'origine d'une agitation au réveil (diminuée par benzodiazépines ou clonidine).
  - Hypersécrétion salivaire, bronchique et lacrymale.
  - Augmentation de la pression intraoculaire, diplopie, nystagmus.

Midazolam

- Propriétés : hypnotique, sédatif ou anxiolytique avec une amnésie antérograde, anticonvulsivant, myorelaxant.
- Indications : prémédication, sédation, co-induction en association avec un autre hypnotique (l'utilisation comme hypnotique sera réservée aux patients nécessitant une sédation postopératoire en raison de l'accumulation en perfusion continue), traitement des convulsions.
- Contre indications :
  - Absolues : myasthénie, intolérance aux benzodiazépines ;
  - Relatives : myopathies, insuffisance hépatique ou respiratoire grave, traitement par inhibiteurs ou inducteur du CYP3A4 (antiprotéases, antifongiques azolés, macrolides, inhibiteurs calciques).
- Posologies :
  - Prémédication : 0,05 à 0,1 mg/kg IVD, 0,3 mg/kg intrarectal chez l'enfant
  - Induction : 0,2 à 0,3 mg/kg IVD
  - Sédation : 0,1 à 0,2 mg/kg IVD (titration) puis 30 à 150 µg/kg/h IVSE
  - Réduction des posologies chez l'insuffisant hépatique, l'insuffisant rénal, l'insuffisant cardiaque et le sujet âgé.
- Délai d'action : 2 à 3 min. Durée d'action : 10 à 20 min (narcose), 1 à 2 heures (sédation).
- Demi-vie d'élimination (T1/2 β) : 2-3 heures IV.
- Métabolisme hépatique. Élimination urinaire.
- Effets secondaires : réaction paradoxale, dépression respiratoire avec apnées possibles, dépression cardiovasculaire modérée. Importante variabilité intra individuelle de tous les effets.

Dexmédétomidine

- Propriétés : sédatifs, hypnotique
- Indication : sédation
  - Contre indications : insuffisance hépatique sévère.
  - BAV de haut degré non appareillé.
  - Hypovolémie sévère.
- Dilution : 4 µg/mL. 1 ampoule de 200 µg diluée dans 50 mL de NaCl 0,9 %.

- Posologie : dose initiale de 0,5 µg/kg en 20 minutes ajustée par palier puis dose d'entretien entre 0,5 à 1,4 µg/kg/h maximum (doses à adapter au niveau de sédation désiré). Éviter les bolus (bradycardies++, hypotension artérielle) (cf. *Anesthésie pour NRI*).
- Métabolisme hépatique

CURARES

- Contre indication commune : absence de matériel de ventilation ou d'administration préalable d'agents anesthésiants.
- Contre indication relative des curares non dépolarisants en cas de myasthénie. Leur utilisation reste possible avec un monitorage régulier et une titration (cf. *Anesthésie et myasthénie*)
- Potentialisation des curares non dépolarisants par :
  - Anesthésiques généraux : halogénés, kétamine
  - Antibiotiques : aminoglycosides, polymyxine, tétracycline, lincomycine, clindamycine
  - Antiarythmiques : propranolol, inhibiteur calcique, lidocaïne, quinidine
  - Diurétiques : furosémide, mannitol, thiazidiques
  - Sels de magnésium et de lithium
  - Hypothermie, acidose, hypocalcémie, hypokaliémie, déshydratation
  - Autres curares non dépolarisants
  - Les réinjections et leurs fréquences sont à adapter aux données du monitorage de la curarisation.
- Chaque utilisation de curare (induction ou entretien) doit être monitorée.
- Poids à considérer pour le calcul des doses chez l'obèse :
  - succinylcholine = poids réel
  - curares non dépolarisants = poids idéal théorique.
- Tous les curares peuvent induire des réactions d'hypersensibilité immédiate allergique.
- Chez un sujet ayant présenté une réaction d'anaphylaxie, il faut rechercher systématiquement une sensibilité croisée avec les autres curares à l'aide de tests cutanés afin de proposer un curare pour les interventions ultérieures.

Atracurium (bésylate)

- Propriétés : curare non dépolarisant.
- Indications : curarisation ≥20 min.
- Contre indications :
  - Absolue : hypersensibilité au produit
  - Relatives : intubation difficile, asthme, terrain atopique
- Posologies en anesthésie (le poids idéal théorique chez l'obèse) :
  - Induction : 0,5 à 0,6 mg/kg IVD
  - Entretien : 0,1 à 0,2 mg/kg IVD toutes les 20 à 30 min ou 0,3 à 0,6 mg/kg/h IVSE (monitorage)
- Posologie en réanimation : 0,5 mg/kg/h IVSE
- Délai d'action : 2 à 3 min. Durée d'action : 15 à 35 minutes.
- Demi-vie d'élimination (T1/2 β) : 16 à 21 min.
- Métabolisme : dégradation par la voie de Hofmann (1/3) et hydrolyse par les estérases aspécifiques indépendantes des cholinestérases plasmatiques (2/3). Élimination biliaire.
- Pas de modification de posologie chez l'insuffisant rénal ou hépatique.
- Effets secondaires : depuis l'histaminolibération (dépend de la vitesse d'injection), jusqu'au choc anaphylactique.
- Antagoniste : anticholinestérasique (néostigmine).

Cisatracurium (bésylate)

- Propriétés : curare non dépolarisant.
- Indications : curarisation de durée intermédiaire à longue.
- Contre indications :
  - Absolue : hypersensibilité au cisatracurium, atracurium, benzène sulfonique
  - Relative : myasthénie

- Posologies en anesthésie (utiliser le poids idéal théorique chez l'obèse) :
  - Induction : 0,15 à 0,4 mg/kg IVD
  - Entretien : 0,03 mg/kg IVD toutes les 20 min ou 0,06 à 0,12 mg/kg/h IVSE (monitorage).
- Posologie en réanimation : 0,03 à 0,18 mg/kg/h IVSE
- Pas de modification de la posologie chez l'insuffisant hépatique, l'insuffisant cardiaque, l'insuffisant rénal ou le sujet âgé.
- Délai d'action : 2 à 4 min. Durée d'action : 45 à 90 min (selon la dose).
- Demi-vie d'élimination (T1/2 β) : 22 à 29 min.
- Métabolisme : voie de Hofmann quasi exclusivement.
- Élimination indépendante du foie et du rein.
- Effets secondaires : histaminolibération prévenue par une injection lente. Choc anaphylactique rare. Bradycardie. Hypotension.
- Antagoniste : anticholinestérasique (néostigmine).

Mivacurium (chlorure)

- Propriétés : curare non dépolarisant.
- Indications : curarisation d'une durée de 15 à 20 min minimum.
- Contre indications : hypersensibilité au mivacurium, déficit en pseudocholinestérases, myasthénie.
- Posologies (utiliser le poids idéal théorique chez l'obèse) :
  - Induction : 0,15 à 0,2 mg/kg IVD
  - Entretien : 0,05 à 0,1 mg/kg IVD ou 0,5 à 0,6 mg/kg/h IVSE.
  - Potentialisation par isoflurane (diminution de 25 %), sujet âgé (diminution de 25 %), en cas d'insuffisance rénale (temps de curarisation multiplié par 1,5), insuffisance hépatocellulaire (temps de curarisation multiplié par 3).
- Délai d'action : 2,5 min. Durée d'action : 10 à 20 min (selon la dose).
- Demi-vie d'élimination (T1/2 β) : 2 minutes
- Métabolisme : hydrolyse par les pseudocholinestérases plasmatiques.
- Élimination : rénale et biliaire.
- Effets secondaires : histaminolibération (dépendante de la dose et de la vitesse d'injection). Curarisation prolongée en cas de déficit congénital en pseudocholinestérases plasmatiques ou acquis (insuffisance hépatocellulaire, insuffisance rénale, état de choc, hyperthyroïdie, tétanos, hémodialyse, plasmaphérèse, dystrophies musculaires, contraceptifs oraux, cyclosphoplasmide, pathologies tumorales, et grossesse).
- Antagoniste : anticholinestérasique (néostigmine)

Rocuronium (bromure)

- Propriétés : curare non dépolarisant pouvant présenter un délai d'action proche de la succinylcholine mais durée d'action beaucoup plus longue. Utilisation possible dans le cadre de l'intubation en séquence rapide.
- Indications : curarisation d'une durée d'au moins 20 minutes, intubation en séquence rapide en cas de contre indication à la succinylcholine, intubation prévue difficile.
- Contre indications :
  - Antécédents de réactions anaphylactiques au rocuronium,
  - Utilisation avec prudence en cas d'affection neuromusculaire, d'antécédent de poliomyélite, de myasthénie, de pathologie neuromusculaire.
- Posologies (utiliser le poids idéal théorique chez l'obèse) :
  - Intubation en séquence rapide : 1 mg/kg IVD (IOT en 60 s), durée d'action 30 à 40 minutes.
  - Induction : 0,6 mg/kg IVD (IOT en 90 à 120 s), durée d'action 20 à 25 min.
  - Entretien : 0,15 mg/kg IVD toutes les 10-15 min ou 0,3 à 0,4 mg/kg/h IVSE
  - Diminution des doses chez le patient insuffisant hépatique ou rénal, le patient obèse.
- Demi-vie d'élimination (T1/2 β) : 73 min.
- Métabolisme hépatique, élimination rénale et biliaire.
- Effets secondaires : anaphylaxie.

- Antagonistes : anticholinestérasique ou sugammadex, l'emploi du sugammadex devrait être réservé à la décurarisation d'urgence avec un TOF = 0, la néostigmine étant utilisable dans tous les autres cas.

Succinylcholine

- Propriétés : curare dépolarisant non compétitif.
- Indications : intubation en séquence rapide, intubation prévue difficile
- Contre indications :
  - Antécédents personnels ou familiaux d'hyperthermie maligne, allergie à la succinylcholine, déficit en pseudocholinestérases plasmatiques.
  - Risques d'hyperkaliémie majeure aiguë après succinylcholine : hyperkaliémie de base > 5,5 mmol/L, brûlure étendue > 24-48 h, pathologie neuromusculaire avec syndrome de dénervation > 48-72 h, myopathies. Attention à l'immobilisation prolongée chez les patients de réanimation (> 15 j).
  - En cas de « contre indication » à la succinylcholine, l'utilisation du rocuronium à la dose de 1 mg/kg est une alternative pour l'induction « séquence rapide ».
  - L'existence d'une plaie du globe oculaire n'est pas une contre indication.
- Posologie : induction : 1 mg/kg IVD (poids réel chez l'obèse).
- Délai d'action : 30 à 60 sec. Durée d'action : 5 à 10 min.
- Demi-vie d'élimination (T1/2 β) : 2 à 4 min.
- Métabolisme plasmatique (pseudocholinestérase, hydrolyse, cholinestérase plasmatique) et hépatique. Élimination urinaire.
- Effets secondaires : fasciculations (20 à 30 sec) par dépolarisation, augmentation de la pression intraoculaire, augmentation de la pression intragastrique, bradycardie, troubles du rythme, hyperkaliémie. Curarisation prolongée par déficit en pseudocholinestérases. Anaphylaxie.
- Agent inducteur de crise d'hyperthermie maligne.

MORPHINOMIMÉTIQUES

Tous les morphinomimétiques sont antagonisés par la naloxone.

Sufentanil

- Propriétés : analgésique morphinomimétique, sédation.
- Indications : analgésie peropératoire, induction anesthésique.
- Contre indications :
  - Absolues : aucune pour l'induction anesthésique.
  - Relatives : myasthénie, chirurgie obstétricale avant le clampage du cordon, association aux iMAO de type B
- Posologies :
  - Par voie intrathécale en complément de l'anesthésique local : 2,5 à 10 µg,
  - Par voie péridurale en complément de l'anesthésique local : bolus initial de 0,1 µg/ kg puis dans la perfusion avec l'anesthésique local 0,2 à 1 µg/mL de mélange
  - Induction : 0,1 à 0,3 µg/kg IVD
  - Entretien : bolus de 5 à 20 µg (utilisation possible en AIVOC)ou 0,25 à 0,5 µg/ kg/h IVSE
  - Réduction des doses chez l'insuffisant rénal ou hépatique, le sujet âgé, l'obèse.
- Délai d'action : 60 à 120 secondes, pic plasmatique : 4 à 9 min.
- Durée d'action : 50 à 70 minutes.
- Demi-vie d'élimination (T1/2 β) : 150 à 180 min.
- Métabolisme hépatique ; élimination urinaire.
- Effets secondaires : dépression respiratoire dose dépendante, nausées, vomissements, bradycardie, rigidité musculaire dose et vitesse d'injection dépendante, rétention urinaire, prurit...

Rémifentanil

- Propriété : analgésique morphinomimétique.
- Indications : analgésie peropératoire rapidement réversible, nécessité d'une césarienne sous anesthésie générale chez une patiente pré éclamptique sévère, sédation.

- Contre indications : absence de matériel de ventilation, administration par voie péridurale ou intrathécale, hypersensibilité à l'un des constituants de la préparation du rémifentanil (glycocolle).
- Posologies :
  - Utilisation en IVSE ou en AIVOC : 0,05 à 0,20 µg/kg/min pour les chirurgies modérément douloureuses et 0,30 à 0,50 µg/kg/min pour les chirurgies douloureuses
  - Diminution des doses chez les patients âgés (1/2 dose), chez les patients obèses et chez les patients ASA III/IV. Dans tous les cas, respecter le principe de titration (le rémifentanil réduit significativement la dose d'hypnotique requise pour l'anesthésie) (cf. *Anesthésie pour NRI*).
- Délai d'action : pic d'effet à 1 min 30 (2 minutes 30 chez le patient âgé).
- Durée d'action : 10 min environ.
- Demi-vies : T1/2 α = 0,9 min, T1/2 β = 35 min,
- T1/2 contextuelle = 4 min quelle que soit la durée de la perfusion.
- Prévoir un relais analgésique suffisamment tôt avant l'arrêt de la perfusion de rémifentanil.
- Métabolisme : estérases plasmatiques non spécifiques (absence d'accumulation).
- Effets secondaires : dépression respiratoire, rigidité musculaire (prévenue par une injection lente ou une injection après l'hypnotique), bradycardie, hypotension.
- Précautions d'emploi : au mieux, injection sur tubulure avec une valve anti-retour réservée au rémifentanil, à débit continu, raccordée directement ou au plus proche du cathéter veineux.
- La perfusion de concentrés globulaires ou de plasma frais aboutit à la dégradation in situ de la molécule.

Alfentanil

- Propriétés : analgésique morphinomimétique, sédation, diminution de la pression intra-oculaire.
- Indications : analgésie peropératoire.
- Contre indications : absence de matériel de ventilation, obstétrique avant le clampage du cordon, intolérance aux morphiniques, insuffisance hépatique grave.
- Posologies :
  - En ventilation spontanée : 7 à 12 µg/kg IVD, réinjection par bolus de 5 à 10 µg/ kg IVD.
  - En ventilation assistée : 20 à 40 µg/kg IVD, réinjection par bolus de 15 µg/kg IVD.
  - Diminution des doses chez l'insuffisant rénal, hépatique ou respiratoire, le sujet âgé et l'obèse.
- Délai d'action : 20 secondes IV. Durée d'action : 7 à 15 min.
- Demi-vie d'élimination (T1/2 β) : 90 min.
- Métabolisme hépatique, élimination urinaire.
- Effets secondaires : dépression respiratoire dose dépendante, nausées, vomissements, bradycardie, rigidité musculaire dose et vitesse d'injection dépendante...

Fentanyl

- Propriétés : analgésique morphinomimétique.
- Indications : analgésie peropératoire.
- Contre indications :
  - Absolues : intolérance aux morphiniques.
  - Relatives : myasthénie, chirurgie obstétricale avant le clampage du cordon.
- Posologie :
  - Par voie intrathécale en complément de l'anesthésique local : 10 à 50 µg.
  - Par voie péridurale en complément de l'anesthésique local : bolus initial de 0,5 à 1 µg/kg puis dans la perfusion avec l'anesthésique local 1 à 4 µg/mL de mélange.
  - Induction : 20 à 100 µg IVD.
  - Entretien : bolus de 1 à 3 µg/kg IVD ou 1,5 à 3 µg/kg/h IVSE
  - Réduction des doses chez l'insuffisant rénal ou hépatique, le sujet âgé, l'obèse.
  - Sédation en réanimation : 1 à 2,5 µg/kg/h.

- Délai d'action : 1 à 3 min, pic plasmatique : 3 à 7 min. Durée d'action : 20 à 30 min.
- Demi-vie d'élimination (T1/2 β) : 220 min.
- Métabolisme hépatique, élimination urinaire.
- Effets secondaires : dépression respiratoire dose dépendante, nausées, vomissements, bradycardie, rigidité musculaire dose et vitesse d'injection dépendante, mouvements myocloniques...

MÉDICAMENTS UTILES

Noradrénaline

- Propriétés : catécholamine naturelle. Agoniste α-adrénergique puissant. Élévation dose-dépendante de la pression artérielle liée à ses effets α (vasoconstriction). Activité modérée sur les récepteurs β1 (inotrope positif). Augmentation du retour veineux par veino-constriction.
- Indications : choc septique, choc hémorragique (avec une précharge optimisée), vasoplégie
- Contre indications : résistances systémiques élevées, dysfonction VG sévère.
- Posologie : utilisation en perfusion continue recommandée, à la dose de 0,1 à 5 µg/kg/min. Dilution : 0,25 mg/mL sur cathéter veineux central ; 50 à 100 µg/mL, voire 5 µg/mL sur VVP avec voie dédiée.
- Délai d'action : 1 minute
- Durée d'action : 5 minutes
- Demi-vie d'élimination : 4 minutes
- Métabolisation : monoamine oxydase et la cathécol-O-méthyl-transférase
- Effets indésirables : hypertension artérielle (surtout si bolus), bradycardie (discuter un relais par adrénaline IVSE), extravasation, nécrose cutanée.
- Précautions d'emploi : éviter les bolus ou les arrêts inopinés : anticipation du relais, voie dédiée.

Adrénaline

- Propriétés : agoniste non sélectif de tous les récepteurs adrénergiques (α1, β1, β2, de manière prépondérante).
- Effets différents en fonction de la posologie (prédominance β à faible dose).
- Cœur : effet inotrope, chronotrope, dromotrope positifs.
- Vaisseaux : vasoconstriction (à faible dose, effet β prédominant générant une vasodilatation)
- Indications : arrêt cardiaque, choc cardiogénique, choc anaphylactique, asthme aigu grave, bronchospasme
- Contre indications absolue : aucune, relatives : hypersensibilité aux sulfites, arythmie ventriculaire, cardiomyopathie obstructive, insuffisance coronarienne.
- Posologies : dépendent de l'indication et du tableau clinique
  - Arrêt cardiaque : 1 mg toutes les 3 à 5 minutes
  - Bronchospasme : 10 à 100 µg en titration
  - Choc anaphylactique : 10 à 100 µg selon le stade
  - Asthme aigu grave : bolus 50 µg, relais IVSE possible, principe de titration
  - En entretien : utilisation en perfusion continue recommandée, à la dose de 0,25 à 5 µg/kg/min. Dilution : 0,5 ou 1 mg/mL sur cathéter veineux central
- Délai d'action : 30 secondes
- Durée d'action : 5 minutes
- Demi-vie d'élimination : 2,5 minutes
- Métabolisation : métabolisme hépatique par monoamine oxydase et la cathécol-O-méthyl-transférase. Excrétion urinaire
- Effets indésirables à faibles doses : tachycardie, palpitations, sueurs, nausées, à fortes doses : pic hypertensif, troubles du rythme ventriculaire, crise angineuse voire infarctus du myocarde
- Précautions d'emploi : éviter les bolus ou les arrêts inopinés (anticipation du relais, voie dédiée), éviter l'association avec les agents halogénés, les antidépresseurs impipraminiques, mixtes adrénergiques-sérotoninergiques, et non sélectifs iMAO (risque de troubles du rythme ventriculaire par hyperexcitabilité cardiaque)

Éphédrine (chlorhydrate)

- Propriétés : agoniste récepteurs α et β adrénergique. Action vasoconstrictrice principalement indirecte (libération de noradrénaline).
- Indication : hypotension artérielle peranesthésique.
- Contre indications : glaucome à angle fermé, précautions chez le coronarien.
- Posologie :
  - Bolus de 3 à 6 mg toutes les 5 minutes jusqu'à une dose cumulée de 30 mg (épuisement de l'effet).
  - Si inefficacité : passer à une autre catécholamine (phényléphrine, adrénaline, noradrénaline).
- Délai d'action : 1 min. Durée d'action : 15 à 20 minutes.
- Demi-vie plasmatique : 4 h.
- Métabolisme hépatique, élimination urinaire.
- Effets secondaires : tachycardie, troubles du rythme, palpitations, céphalées, confusion, rétention urinaire, glaucome aigu.

Phényléphrine (chlorhydrate)

- Propriété : sympathomimétique α direct
- Indication : hypotension artérielle peranesthésique.
- Contre indications : hypertension artérielle sévère, tachycardie ventriculaire

L'utilisation conjointe avec des ocytociques et des iMAO peut majorer les effets hypertenseurs.

- Posologie :
  - Bolus de 50 à 100 µg en titration pour restaurer la PAM.
  - Entretien possible 25 à 50 µg/min IVSE, à moduler selon la PAM.
- Délai d'action : < 1 min.
- Effets secondaires : bradycardie réflexe, rares arythmies.

Isoprénaline

- Propriétés : agoniste β adrénergique pur non sélectif, vasodilatateur périphérique, bronchodilatateur.
- Indications : bloc auriculo-ventriculaire de haut degré, bradycardie extrême par bloc sino-auriculaire syncopal en attente d'un appareillage temporaire ou définitif, torsade de pointe en plus du traitement étiologique, arrêt cardiaque après récupération d'un rythme cardiaque, intoxication aux β-bloquants.
- Contre indications : tachycardie > 120 bpm, extra-systoles ventriculaires, intoxication digitalique, hypersensibilité aux sulfites, cardiomyopathie hypertrophique, rétrécissement aortique serré, syndrome coronarien aiguë sauf si BAV avec bradycardie extrême.
- Préparation : diluer 5 amp de 0,20 mg/1 mL dans 50 mL de G5% (soit 1 mg/50 mL ou 20 µg/mL).
- Posologie : 0,05 à 0,2 µg/kg/min à adapter en fonction de la tolérance et de la réponse hémodynamique.
- Délai d'action : 30 secondes.
- Métabolisme par désamination oxydative, élimination rénale sous forme de métabolites.
- Effets indésirables : tachycardie, hypotension artérielle, arythmie ventriculaire, bouffée vasomotrice, céphalées, réaction anaphylactique.
- Précautions d'emploi : protéger la perfusion de la lumière. Monitorage continu de l'ECG pendant perfusion. Prudence chez le patient coronarien. Association déconseillée avec les halogénés (troubles du rythme ventriculaire graves).

Dobutamine

- Propriétés : forte affinité pour les récepteurs β1 et β2 (ratio 3/1). Effets cardiaques essentiellement inotropes
- Indications : choc cardiogénique, bas débit cardiaque
- Contre indications : obstacle mécanique au remplissage ou à l'éjection, notamment cardiomyopathie obstructive, valvulopathie aortique, patients avec obstruction dynamique intraventriculaire, hypersensibilité à la substance active ou à l'un des excipients

- Posologie : 5 à 20 µg/kg/min IVSE. Dilution : 250 mg/50 mL ou 500 mg/50 mL sur cathéter veineux central. Autre dilution possible : Poids du patient x 3 = nombre de mg de Dobu à diluer dans 50 mL : la vitesse de la seringue en mL/h est équivalente à la posologie en µg/kg/min.
- Délai d'action : 2 minutes (pic à 10 minutes)
- Durée d'action : 2 minutes
- Demi-vie d'élimination : 2 minutes
- Métabolisation : métabolisme hépatique (conjugaison et transformation par la cathécol-O-méthyl-transférase). Excrétion urinaire et fécale
- Effets indésirables : tachycardie, hypotension artérielle, troubles du rythme ventriculaire, palpitations, angor, nausées, céphalées, dyspnée, hypersensibilité, hypokaliémie.
- Diminution de l'efficacité après 96 heures de traitement (down-régulation des βrécepteurs).
- Précautions d'emploi : éviter les bolus ou les arrêts inopinés : anticipation du relais, voie dédiée. Corriger une éventuelle hypovolémie. Sevrage progressif avec monitorage du débit cardiaque.

Vasopressine

- Propriétés : agent non adrénergique (hormone antidiurétique synthétique). Action via les récepteurs des cellules musculaires lisses V1-vasculaire (vasoconstriction et agrégation plaquettaire), V2-rénal (augmentation de la rétention d'eau), V3-hypophysaire (régule la libération d'ADH et d'insuline)
- Indications : État de choc réfractaire aux catécholamines (choc septique, choc hémorragique, sortie de circulation extra-corporelle, arrêt cardio-respiratoire), intérêt dans l'insuffisance circulatoire du patient en état de mort encéphalique.
- Contre indications : hypersensibilité à la substance active ou un des excipients
- Posologie :
  - Choc : utilisation en IVSE sur voie veineuse centrale. Préparation : Vasopressine (20 UI/mL), diluer 40 unités (soit 2 mL) dans 48 mL de NaCl 0,9%. Volume total 50 mL et concentration finale = 0,8 UI/mL. Posologie de 0,5 à 2 UI/h. La dose peut être augmentée toutes les 15 à 20 minutes.
- Demi-vie d'élimination : 20 minutes
- Métabolisation : métabolisme rénal et hépatique
- Effets indésirables : les effets indésirables sérieux les plus fréquemment rencontrés (incidence < 10%) sont : les arythmies, les ischémies mésentériques, les ischémies digitales et les ischémies coronariennes.
- Précautions d'emploi : à utiliser sur une voie veineuse centrale car il existe un risque de nécrose tissulaire locale en cas d'extravasation sur voie veineuse périphérique

Nicardipine

- Propriétés : antihypertenseur, inhibiteur des canaux calciques (famille des dihydropyridines).
- Indications : hypertension artérielle aiguë, encéphalopathie hypertensive, dissection aortique (en association éventuelle avec un β-bloquant), pré éclampsie sévère, traitement de l'hypertension postopératoire.
- Contre indications : risque de fibrillation ventriculaire en association avec le dantrolène. Pas d'association avec la ciclosporine.
- Posologie : bolus de 0,25 à 1 mg/5 min jusqu'à une dose cumulée de 10 mg (principe de titration). Relais si nécessaire par perfusion continue de nicardipine 1 à 4 mg/h (adaptation par palier de 0,5 mg/h).
- Délai d'action : 30 secondes. Durée d'action : 45 min après arrêt de la perfusion. Demi-vie d'élimination : 4 h.
- Métabolisation par oxydation, élimination urinaire et biliaire.
- Effets indésirables : tachycardie réflexe, hypotension, flush, hypoxémie par inhibition de la vasoconstriction pulmonaire hypoxique.
- Précautions d'emploi : tachycardie réflexe (prudence chez le coronarien). Diminution des doses chez le sujet âgé, insuffisant rénal et hépatique. Majoration de l'effet hypotenseur en association avec les β-bloquants. Augmentation des taux de ciclosporine. Administration sous surveillance continue de la pression artérielle.

Urapidil

- Propriétés : antihypertenseur α1-bloquant périphérique et central. Pas de tachycardie réflexe.
- Indications : poussée hypertensive, HTA en milieu anesthésique.
- Contre indications : allergie à l'urapidil.
- Posologie : bolus de 12,5 mg en 20 secondes toutes les 5 minutes. Entretien IVSE : 250 mg dans une seringue électrique de 50 mL de NaCl 0,9% (soit 5 mg/mL), à adapter selon le niveau de pression artérielle (de 5 à 60 mg/h). Posologie max : 120 mg/h.
- Délai d'action : 30 sec. Demi-vie d'élimination : 2,7 h.
- Métabolisme hépatique, élimination urinaire.
- Effets indésirables : hypotension.
- Précautions d'emploi : réduction des doses chez l'insuffisant hépatique sévère.
- Ne pas diluer dans une solution alcaline.

Esmolol

- Propriétés : β-bloquant cardiosélectif (β1 -) et anti-arythmique d'action rapide et courte.
- Indications :
  - Traitement des troubles du rythme supraventriculaires en dehors des syndromes de pré-excitation.
  - Tachycardie et hypertension périopératoires.
  - Ischémie myocardique associée à une tachycardie ou une hypertension artérielle.
- Contre indications :
  - Bradycardie importante, BAV de haut degré non appareillé, hypotension artérielle, choc cardiogénique, asthme et BPCO sévère.
- Posologie : bolus de 500 µg/kg en 1 min IVL puis perfusion d'entretien de 50 µg/ kg/min sur 4 min, recommencer la séquence jusqu'à l'objectif souhaité en augmentant la dose d'entretien de 50 µg/kg/min toutes les 4 minutes (dose maximale 200 µg/ kg/min). Puis poursuivre la dose d'entretien efficace à la seringue électrique (50 à 200 µg/kg/min). Diminution voire arrêt en cas d'hypotension artérielle, bradycardie, PR > 0,26 s.
- Délai d'action : 30 sec à 1 min.
- Durée d'action : disparition complète de l'activité dans les 30 minutes après arrêt. Demi-vie : élimination 9 min.
- Métabolisme : estérases érythrocytaires sanguines et/ou tissulaires. Élimination urinaire des métabolites.
- Effets indésirables : nausées, vomissements, bronchospasme, sudation, hypotension, bradycardie.
- Antagonistes : atropine (1 mg), glucagon (10 mg renouvelable), isoprénaline, dobutamine.

Aténolol

- Propriétés : β-bloquant cardiosélectif (β1 -) et anti arythmique.
- Indication : infarctus du myocarde à la phase aiguë, avant le relais PO.
- Contre indications : asthme et BPCO sévère, choc cardiogénique, BAV II et III non appareillés, bradycardie importante, maladie du sinus.
- Posologie : bolus de 1 mg toutes les 5 min, à réitérer si FC > 60 bpm avec PAS > 100 mmHg.
- Délai d'action : 1 à 3 min. Durée d'action : 24 h.
- Demi-vie : 9 h. Métabolisme rénal.
- Effets indésirables : bronchospasme, risque de masquer une hypoglycémie, hypotension, bradycardie (prudence en particulier en association avec l'amiodarone, les inhibiteurs calciques).
- Antagonistes : atropine (1 mg), glucagon (10 mg renouvelable), isoprénaline, dobutamine.

Landiolol

- Propriétés : β-bloquant cardiosélectif (β1 -) et anti arythmique
- Indications : tachycardie supraventriculaire (fibrillation ou flutter) en période péri-opératoire

- Contre indications : hypersensibilité, bradycardie sinusale, trouble de conduction (BAV), hypotension artérielle sévère, choc cardiogénique, insuffisance cardiaque décompensée, hypertension pulmonaire, asthme, phéochromocytome non traitée.
- Posologie : administration sur voie veineuse dédiée centrale ou périphérique. Principe de titration de la dose : dose de charge 100 µg/kg sur 1 minute (ne pas réaliser cette dose de charge lorsqu'un effet bradycardisant rapide en moins de 2 à 4 minutes n'est pas souhaitée), suivie d'une administration en perfusion continue.
- Préparation : diluer un flacon de 300 mg dans une seringue de 50 mL de NaCl 0,9%. Dose d'entretien entre 10 et 40 µg/kg/min (max 80 µg/kg/min). Effet obtenu en 10 à 20 min. Lorsque la fréquence cardiaque souhaitée est atteinte, faire un relais avec un anti-arythmique par voie orale. Dans la première heure suivant la première dose de l'anti-arythmique oral, diminuer de moitié la perfusion de landiolol. Dans l'heure qui suit la deuxième administration de l'anti-arythmique, si la fréquence cardiaque reste constante, arrêter la perfusion de landiolol.
- Délai d'action : 1 minute
- Durée d'action : 15 minutes
- Demi-vie d'élimination : 4 minutes
- Métabolisation : hépatique (carboxylesterase) et plasmatique (pseudocholinesterases)
- Effets indésirables : bradycardie, hypotension artérielle
- Précautions d'emploi : vigilance en cas d'hypoglycémie, précautions d'emploi similaires à celle des β-bloquants
- Antagonistes : atropine (1 mg), glucagon (10 mg renouvelable), isoprénaline, dobutamine.

ANTAGONISTES ET ANESTHÉSIE

NÉOSTIGMINE

Indications

- Décurarisation (la curarisation résiduelle est dangereuse pour le patient puisqu'elle augmente la morbidité, en particulier respiratoire).
- Ne décurariser que lorsque le patient a déjà des signes de décurarisation spontanée (reprise d'une ventilation spontanée, réapparition de quatre réponses ulnaires au TOF).
- Outre la décurarisation, elle est indiquée dans la myasthénie, l'atonie intestinale et vésicale postopératoires. Son utilisation par voie péridurale dans le traitement de la douleur postopératoire ou obstétricale fait l'objet de travaux de recherche.

Contre indications

- Curarisation totale.
- Curarisation par la succinylcholine.
- Dual block.
- Hypercapnie et hypoxémie non corrigées.
- Traitement par β-bloquants (contre indication relative) : vérification préalable que la fréquence cardiaque est bien accélérée par l'atropine.
- Asthme mal équilibré et maladie de Parkinson.
- Posologie : sous couvert d'un monitorage de la curarisation : 40 µg/kg (poids idéal, effet plafond) + atropine 20 µg/kg.
- Délai d'action < 10 minutes.
- Précautions d'emploi : attendre 10 minutes en ventilant le malade et en surveillant le TOF pour en préciser les effets.
- La durée d'action de la néostigmine est d'une heure environ. Elle est augmentée dans les mêmes proportions que celles des curares non dépolarisants au cours de l'insuffisance rénale et peut donc être utilisée sans risque de recurarisation.
- La néostigmine est moins efficace quand le bloc neuromusculaire est potentialisé par les antibiotiques (notamment les polymyxines ou les aminosides).

NALOXONE

Indications

Antagoniste des morphiniques ayant une action sur les récepteurs μ, sans propriété agoniste, utilisé pour :

- Traiter les effets secondaires (dépression respiratoire, prurit, rétention urinaire) induits par les morphiniques utilisés par voie péridurale, intrathécale ou générale.
- Traiter une intoxication par overdose morphinique. Aide au diagnostic différentiel d'un coma toxique.

Contre indications

- Absence de surveillance après injection IV seule.
- Coronaropathie ou HTA sévère.
- Hypersensibilité.

Posologie : traitement des effets secondaires des morphiniques

- Diluer une ampoule (0,4 mg) avec 9 mL de soluté injectable. Dilution obtenue : 1 mL = 0,04 mg (40 μg).
- Injecter 2 mL (0,08 mg) IVL/3 minutes ; si l'amélioration clinique n'est pas suffisante, réinjecter par fraction de 2 mL jusqu'à l'obtention d'une FR > 10/min.
- La durée d'action de la naloxone par voie IV est de 60 min.
- Relais par perfusion si risque de remorphinisation secondaire : 0,2 mg/h pendant la période où persiste le risque (1 à 3 heures si morphinique IV, 6 à 18 heures si administration péridurale ou intrathécale).

FLUMAZÉNIL

Indication

- Utilisation exceptionnelle en anesthésie = antagonisation (au moins provisoirement) des effets hypnotiques et sédatifs des benzodiazépines, voire les effets adverses paradoxaux, telle l'agitation.
- En réanimation = diagnostic et/ou traitement d'un surdosage en benzodiazépines. Diagnostic étiologique d'un coma inexpliqué afin de distinguer ce qui revient éventuellement à une intoxication aux benzodiazépines.

Contre indications

- Allergie aux benzodiazépines.
- Traitement chronique par les benzodiazépines (risque de syndrome de sevrage).
- Épilepsie traitée de façon chronique par les benzodiazépines.
- Toxicologie : intoxication en association avec des produits convulsivants.

Précautions d'emploi

- Les doses utilisées doivent être soigneusement ajustées afin de ne pas lever totalement une sédation et de ne pas provoquer un état d'agitation ou un syndrome de sevrage.

La durée d'action du flumazénil est plus brève que celle des benzodiazépines. En anesthésie ambulatoire, il existe un risque de réapparition des effets des benzodiazépines.

Posologie IV

- En réanimation = 0,2 mg IVL. Puis réinjections toutes les minutes à la dose de 0,2 mg, sans toutefois dépasser la dose totale de 2 mg. En cas de récurrence de la somnolence ou d'emploi d'une forte dose ou de suspicion de prise d'une benzodiazépine de longue durée d'action, on peut prendre le relais par une perfusion continue de 0,1 à 0,4 mg/h.

SUGAMMADEX

Indications

- Antagonisation des curares stéroïdiens : rocuronium.
- Aucune efficacité sur les autres curares (atracurium, cisatracurium, mivacurium…).
- Décurarisation urgente (efficacité en moins d'une minute) d'un bloc profond (TOF = 0) chez un patient qui n'est ni ventilable ni intubable après administration de rocuronium.
- Décurarisation en fin d'intervention d'un bloc neuromusculaire plus ou moins profond après administration de rocuronium.

Contre indications

- Enfants de moins de 2 ans : pas d'AMM
- Insuffisance rénale : un risque théorique de recurarisation tardive (après la 24e heure) quand clairance de la créatinine < 30 mL/min.
- Dyalisable, ainsi que le complexe sugammadex-rocuronium.

Précautions d'emploi

L'utilisation du sugammadex chez les patients présentant une insuffisance rénale sévère avec ou sans dialyse (DFG < 30 mL/min) n'est pas recommandée.

Sa durée d'action longue (24 heures) nécessite l'emploi de curares non stéroïdiens (ex : atracurium) en cas de nécessité d'une recurarisation pendant ce délai.

Posologie IV

Chez l'obèse : calculer la dose à partir du poids réel.

- Décurarisation pharmacologique d'urgence : **16 mg/kg** ; délai médian de récupération du rapport T4/T1 à 0,9 = 1,5 min.
- Après réapparition de 1 à 2 réponses minimum au Compte Post Tétanique (PTC) : **4 mg/kg** ; délai médian de récupération du rapport T4/T1 à 0,9 = 3 min.
- Après réapparition spontanée de la 2e réponse au train-de quatre (T2) : **2 mg/kg** ; délai médian de récupération du rapport T4/T1 à 0,9 = 2 min.

NB : pas de recommandation spécifique pour la dose de sugammadex lorsque 4 réponses sont visibles, qu'elles apparaissent égales ou non. Dans cette situation, la néostigmine a démontré son efficacité même si son délai d'action est plus long.

COLORANTS UTILISÉS EN ANESTHÉSIE

- Carmin d'indigo → coloration des urines → chirurgie du petit bassin → injection intraveineuse (utilisé en anesthésie).
- Bleu patenté → repérage des voies lymphatiques → chirurgie du sein → injection in situ chirurgicale (utilisé en chirurgie).
- Le bleu de méthylène n'a plus d'indication au bloc opératoire.
- Rangement des produits à 2 endroits distincts pour éviter les erreurs d'injection.
- Le chirurgien doit préciser le nom du colorant à injecter (ne pas dire « le bleu »).

CARACTÉRISTIQUES DES DIFFÉRENTS COLORANTS

Bleu patenté	Carmin d'indigo	Bleu de méthylène
• Bleu patenté IV sodique Guerbet® 2,5 %, injectable sous cutanée ou IV.	• Solution injectable IV 0,8 % - 5 mL (40 mg).	• Proveblue® 0,5 % (5 mg/mL), solution injectable IV.
• Élimination rénale et bilaire. • Forte liaison protéique (albumine).	• 1/2 vie plasmatique : 4,5 min. • Élimination rénale, 10 % de la dose est éliminée dans la première heure.	• Élimination rénale (75 %) • Non lié aux protéines.
	Indication thérapeutique	
• Injection in situ par le chirurgien : repérage des vaisseaux lymphatiques et des territoires artériels (≤ 10 mL), des ganglions sentinelles (1 à 2 mL). (ex : cancer du sein) (AMM).	• Chirurgie du petit basin (injection intraveineuse) : vérification de l'intégrité des voies urinaires, identification des voies urinaires en cas de tumeurs de vessie. • Endoscopie :digestive (pulvérisation) : marquage des marges d'une tumeur, non coloration des irrégularités muqueuses. • Gynécologie (injection in situ) : perméabilité des trompes. Disponible en préparation hospitalière « produit selon la formule », pas d'AMM (depuis 1997).	• Traitement de la méthémoglobinémie (ATU).
	Toxicité	
• Aucun cas de surdosage rapporté.	• Effet toxique si dose ≥ 200 mg/kg • Dose léthale : 50 à 300 mg/kg.	• Neurotoxicité en cas d'injection intrathécale. • Surdosage : peut induire une méthémoglobinémie (> 7 mg/kg).
	Effets secondaires et contre indications (CI)	
• Perturbation du signal de SpO_2 = fausse ↓ SpO_2 de 5-10 %. • Coloration de la peau : disparaît en 36-48 h mais une zone colorée au point d'injection peut persister 8-10 jours.	• Peu de perturbation du signal de SpO_2.	• Perturbation du signal de SpO_2 = fausse ↓ SpO_2 de 5-10 %. • Décoloration des urines. • Précaution en cas d'insuffisance rénale (dose < 1 mg/kg). • Vertiges, trémulations, confusion, douleur thoracique, vomissements. • Augmentation des RVS et RVP ¥, voire IC. • Syndrome sérotoninergique chez des patients sous antidépresseurs • CI : hypersensibilité aux dérivés thiazidiques, déficit en G6PD, en méthémoglobine réductase
• Urticaire (fréquent), angioedème, choc anaphylactique, réaction croisée avec allergie au bleu de méthylène. • Déconseillé pendant la grossesse.	• Réactions d'hypersensibilité : éruption cutanée, prurit, bronchospasme £, hypotension ££, hypertension, bradycardie (rares).	

£ : Les effets d'hypersensibilité immédiate pourraient être liés aux conservateurs contenus dans le carmin d'indigo commercial.

££ : Le carmin d'indigo a une structure chimique proche de la sérotonine.

¥ : RVS : résistances vasculaires systémiques RVP : résistances vasculaires pulmonaires. IC : insuffisance cardiaque. Effet bloqueur du NO. Les propriétés vasoconstrictrices du bleu de méthylène ont été utilisées dans les chocs vasoplégiques.

AIVOC

DÉFINITION

L'Anesthésie Intra Veineuse à Objectif de Concentration ou AIVOC est un mode d'administration des agents anesthésiques intraveineux où l'anesthésiste choisit directement la concentration « cible » qu'il veut obtenir dans le sang ou au site d'action (i.e le système nerveux central) du patient. Les doses nécessaires pour atteindre et maintenir cette concentration « cible » sans la dépasser sont calculées et administrées par un dispositif médical spécifique qui associe un module de calcul, un modèle pharmacocinétique publié du médicament (qui relie la dose administrée à la concentration prédite dans le sang) et un pousse-seringue.

INDICATIONS ET BÉNÉFICES ATTENDUS

- L'AIVOC peut être utilisée dans tous les cas où la perfusion continue est indiquée. Elle ne modifie pas les propriétés pharmacocinétiques et pharmacodynamiques des agents (propriétés qui doivent être connues des utilisateurs) mais permet d'optimiser les doses administrées en combinant bolus, perfusion continue et arrêt de perfusion pour obtenir des paliers de concentration. À ce jour, cette concentration est prédite par le calcul à partir de la dose et du modèle pharmacocinétique du médicament mais ne repose pas sur des valeurs mesurées sur le patient.
- L'AIVOC prend en compte les covariables pharmacocinétiques les plus cliniquement pertinentes (poids, âge, sexe) dans le calcul des doses à administrer.
- Elle améliore la stabilité et facilite le contrôle de la profondeur de l'anesthésie et de l'analgésie.
- Elle permet une titration par paliers selon les besoins de chaque patient et les temps opératoires.
- L'AIVOC permet le maintien d'une ventilation spontanée, ce qui est particulièrement appréciable lorsque le contrôle des voies aériennes est compromis (intubation difficile, pneumothorax non drainé, endoscopie...).
- Elle améliore la stabilité hémodynamique tout en limitant le nombre d'interventions humaines.
- En limitant le surdosage au cours d'une perfusion continue, elle peut permettre d'anticiper et de raccourcir les délais de réveil.
- L'AIVOC ne permet pas d'éviter totalement l'accumulation en cas d'administration de longue durée (propofol et surtout sufentanil). Mais la surveillance du temps de décroissance (temps prédit mis pour atteindre la concentration supposée de réveil à l'arrêt de la perfusion) permet d'alerter le praticien sur le risque de retard de réveil et lui suggère de diminuer la cible et de faire jouer la synergie hypnotique-morphinique.

MATÉRIEL ET MODALITÉS D'UTILISATION

Pour être utilisé en pratique clinique, un dispositif médical d'AIVOC doit avoir fait l'objet d'une analyse de risques fournie aux autorités européennes par le fabricant et qui donne droit au marquage « CE ».

Actuellement, plusieurs systèmes marqués CE sont disponibles en Europe.

- Le Diprifusor™ (Astra-Zeneca) commercialisé en 1996, est limité au propofol, cible le plasma et n'utilise que des seringues pré remplies munies d'un tag de reconnaissance du produit et de sa dilution. Le modèle pharmacocinétique est celui de Marsh (adultes jeunes, ajusté au poids). Les concentrations prédites par ce modèle sont sous-estimées chez les patients âgés ce qui impose de réduire la concentration cible par rapport à un sujet jeune et de titrer l'administration de propofol selon les effets observés (perte de conscience, EEG, effets secondaires)...
- La Base Priméa™ (Frésénius Kabi) peut piloter par un socle commun jusqu'à 8 perfusions dont 2 en AIVOC, pour le propofol (modèle de Marsh ou modèle de Schnider ajusté au poids et à l'âge), le sufentanil (modèle de Gepts), le rémifentanil (modèle de Minto ajusté au poids et à l'âge) ou l'alfentanil (modèle de Scott).

Elle permet de cibler soit le plasma soit le site d'action. En pilotant plusieurs modules, elle est bien adaptée à l'anesthésie totale intraveineuse (TIVA) ou à la chirurgie lourde.

- L'Asena PK™ (Carefusion), l'Injectomat TIVAT™ (Frésénius Kabi) et les pompes Arcomed µSP 6000 et µVP7000 permettent de faire de l'AIVOC avec les mêmes modèles que la base Priméa™, mais sur une seule voie de perfusion. Plus petits et maniables, ils conviennent bien à l'AIVOC de morphinique couplée à un halogéné, mais aussi à la sédation hors du bloc opératoire (endoscopie).
- Le Perfusor Space™ (B-Braun) est utilisable en AIVOC avec les mêmes modèles que ses concurrents. Il peut fonctionner comme un pousse-seringue monovoie, ou dans une station de perfusion de plusieurs modules.
- Enfin la station Concert-CL (Veryak) peut faire de l'AIVOC sur le propofol et le rémifentanil et de l'anesthésie en boucle fermée sur le propofol asservi au BIS™ ou le curare asservi au train de quatre.
- D'autres logiciels (Stanpump, Rugloop, PAMO, Toolbox...) sont disponibles mais, en l'absence de marquage CE, ils sont utilisés sous la seule responsabilité du praticien ou dans le cadre de protocoles de recherche. Ils peuvent piloter des pompes standards et permettent d'administrer également d'autres agents anesthésiques (curares, benzodiazépines) ou être utilisés en simulation dans une démarche pédagogique.
- L'AIVOC nécessite de connaître les concentrations cibles recommandées, qui sont disponibles dans les notices d'AMM des médicaments et sont détaillées ci-dessous.
- Lors du réglage de la concentration cible, la plupart des dispositifs d'AIVOC affichent les doses correspondantes ce qui permet à l'utilisateur de vérifier si ces doses sont conformes à ses choix.
- Cibler le site d'action permet d'atteindre plus vite l'effet recherché au prix d'un surdosage transitoire de la concentration sanguine.
- À ce jour, l'utilisation clinique de l'AIVOC est théoriquement limitée à un âge > 16 ans et à un poids > 30 kg, mais des modèles pharmacocinétiques pédiatriques sont disponibles dans la littérature.
- Les modèles de Schnider (propofol) et de Minto (rémifentanil) ne doivent pas être utilisés sans correction chez l'obèse car ils utilisent une formule estimant la masse maigre qui n'est pas valide pour un index de masse corporelle > 42 kg/ m^2 chez l'homme ou > 35 kg/m^2 chez la femme, ce qui induit un risque de sous-dosage du rémifentanil et de surdosage du propofol. Comme par ailleurs, ces populations constituent une excellente indication d'AIVOC, il est conseillé de sous-estimer le poids de ces patients pour revenir à une zone de validité des modèles.
- L'AIVOC peut être utilisée pour une induction en séquence rapide à condition d'augmenter la cible pour que la dose initiale soit similaire aux doses recommandées en mode manuel, en sachant que ce surdosage accélère la perte de connaissance mais majore le risque d'hypotension.
- La formation est indispensable avant toute utilisation clinique.

CONDUITE DE L'ANESTHÉSIE : AIVOC DE PROPOFOL

Induction

- Une concentration cible plasmatique entre 4 et 8 µg/mL ou une cible au site d'action entre 3 et 6 µg/mL permet d'obtenir la perte de connaissance en 1 à 3 minutes, avec une concentration au site d'action à la perte de conscience entre 1 et 4 µg/mL. Pour raccourcir ce délai, on peut choisir une concentration cible initiale plus élevée puis réajuster dès la perte de conscience obtenue.
- La prémédication, l'administration de morphinique, l'âge avancé et l'instabilité hémodynamique diminuent de 20 à 50 % la concentration cible nécessaire à l'induction.
- Pour minimiser les effets hémodynamiques et titrer la sensibilité du patient, la concentration cible peut aussi être augmentée par paliers toutes les 2 à 3 minutes.
- La concentration nécessaire à la perte de connaissance est en général insuffisante pour pratiquer la laryngoscopie, pour laquelle il faut augmenter la cible et/ou ajouter un morphinique et/ou un curare.

- Lorsque l'intubation est suivie d'une période peu douloureuse de préparation de la chirurgie, il est recommandé de diminuer la concentration cible de propofol (sans descendre en dessous de la concentration au site d'action au moment de la perte de conscience) pour éviter une accumulation de propofol inutile ou une hypotension.
- Lorsque le maintien de la ventilation spontanée est recherché, une induction par titration avec une concentration cible initiale de 2 à 3 µg/mL est recommandée. La concentration cible est ensuite augmentée par paliers de 0,5 à 1 µg/mL toutes les 2 à 3 minutes jusqu'à la perte de conscience. L'association d'un morphinique sera évitée ou titrée avec prudence dans ce cas car elle potentialise la dépression respiratoire centrale du propofol.

Entretien

- La concentration cible de propofol au cours de l'entretien se situe en général entre 2 et 8 µg/mL et varie selon le patient, le geste chirurgical et la concentration de morphinique associée.
- L'ajustement de la cible peut être guidé par le monitorage de la profondeur de l'anesthésie pour diminuer à la fois le surdosage et le risque de réveil peropératoire, en particulier si le patient est curarisé. Ce monitorage peut être assuré par l'index bispectral de l'EEG (BIS™) qui doit être entre 40 et 60 pour une probabilité de mémorisation < 5 % ou par d'autres moniteurs de l'EEG spontané (Entropie™ ; Neurosense™ ; Sedline™...).
- Dans certaines situations cliniques (chirurgie cardiaque, patients ASA 3-4..), la concentration cible de propofol peut être inférieure à 2 µg/mL. Dans ces situations, le monitorage de la profondeur de l'anesthésie est encore plus recommandé.
- Le surdosage peut induire une hypotension, plus rarement une bradycardie et, chez le patient non intubé, une apnée obstructive, qui sont le plus souvent réversibles rapidement après baisse de la concentration cible. Il peut aussi être asymptomatique mais se traduire par un retard de réveil (voir réveil).
- Les concentrations cibles requises en fin de chirurgie (fermeture) sont moindres que celles requises pendant l'entretien. La concentration cible doit donc être diminuée pendant cette phase pour réduire le délai de réveil.
- Enfin, se développent actuellement des systèmes experts d'administration de l'anesthésie totale intraveineuse en boucle fermée, guidée par un moniteur de profondeur de l'anesthésie (BIS™, Entropie™...).

Réveil

- À l'arrêt de la perfusion, la concentration de propofol diminue d'autant plus lentement que la concentration d'entretien a été haute et l'administration prolongée. Un réveil rapide se prépare donc en limitant la cible tout au long de l'entretien à la valeur minimum nécessaire, en tirant profit des interactions avec les autres agents administrés (morphinique, ALR...).
- L'augmentation progressive du temps de décroissance au cours de l'entretien constitue un signe d'alarme qui doit conduire à modifier l'équilibre entre propofol et morphinique pour limiter la cible et l'accumulation de propofol.
- En règle générale, la concentration au site d'action de réveil (réglable et utilisée pour calculer le temps de décroissance) est de 1,5 à 2,5 µg/mL et est voisine de la concentration prédite à la perte de conscience. Néanmoins, la prémédication et l'interaction avec les morphiniques ne sont pas prises en compte dans ce calcul.

AIVOC DE MORPHINIQUE

- Sufentanil, rémifentanil ou alfentanil peuvent être administrés en AIVOC en association au propofol ou aux halogénés. Le choix d'un morphinique par rapport à un autre obéit aux mêmes critères qu'avec et sans AIVOC. Alfentanil et rémifentanil sont équivalents en terme de délai d'action après un bolus alors que le sufentanil est 3 fois plus lent. Lorsqu'une réversibilité rapide est souhaitée (endoscopie, risque d'événement hémodynamique intercurrent, chirurgie longue), le rémifentanil est préférable aux autres.

Induction

- L'administration de morphinique à l'induction a pour principal but de limiter la réaction à l'intubation. Le démarrage sera donc synchronisé avec l'administration

d'hypnotique et de curare pour atteindre le pic d'action au moment de la laryngoscopie (soit une anticipation par rapport à la laryngoscopie de 5 à 6 min pour le sufentanil et de 1,5 à 2 min avant pour rémifentanil ou alfentanil). Sur la base Primea™, l'affichage graphique des concentrations prévues dans le futur permet de démarrer le propofol et le morphinique de façon à synchroniser les pics d'action. Le démarrage précoce du rémifentanil peut néanmoins permettre de raccourcir le délai d'endormissement mais induit une dépression respiratoire centrale qui diminue l'effet bénéfique de la préoxygénation.
- La concentration cible nécessaire pour bloquer toute réponse à l'intubation est plus élevée lorsque l'intubation est réalisée sans curare. Inversement, la cible nécessaire pour insérer un masque laryngé est un peu plus faible.

Entretien
- Les concentrations cibles habituellement nécessaires sont résumées dans le tableau ci-dessous. Les valeurs doivent être diminuées et titrées chez les patients âgés ou fragiles (ASA III-IV) ou en chirurgie cardiaque pendant la CEC.
- À chaque temps opératoire, il est important de régler la concentration cible sur la valeur minimum nécessaire, même en l'absence d'effets secondaires hémodynamiques afin d'éviter à la fois une accumulation avec retard de réveil (sufentanil) et l'induction éventuelle d'une tolérance et d'une hyperalgésie (tous).
- Dans cette optique, la concentration de morphinique nécessaire peut aussi être réduite par l'application d'une stratégie d'analgésie multimodale associant kétamine, ALR, lidocaïne IV aux agents principaux.
- Le surdosage induit en premier lieu une bradycardie, parfois une hypotension ainsi qu'une bradypnée d'origine centrale chez le patient non intubé. Ces signes sont le plus souvent rapidement réversibles après baisse de la cible avec le rémifentanil mais peuvent nécessiter un traitement symptomatique avec le sufentanil ou l'alfentanil.

Réveil
- L'AIVOC ne modifie pas les propriétés cinétiques des morphiniques. À l'arrêt de l'administration, la concentration de sufentanil et d'alfentanil diminue d'autant plus lentement que la durée de perfusion a été longue et laisse une analgésie résiduelle, ce qui n'est pas le cas avec le rémifentanil. L'initiation de l'analgésie postopératoire après rémifentanil doit donc être anticipée d'au moins 30 à 60 minutes pour être efficace dans les minutes qui suivent l'arrêt du rémifentanil.

	Rémifentanil		Sufentanil		Alfentanil	
	Concentration cible (ng/mL)	Vitesse (µg/kg/min)	Concentration cible (ng/mL)	Vitesse (µg/kg/h)	Concentration cible (ng/mL)	Vitesse (µg/min)
Induction / intubation	3 - 6	bolus 0,5 - 1 µg/kg	0,3 - 0,4	bolus 0,2 - 0,3 µg/ kg	100 - 200	bolus 10 - 20 µg/
		0,1 - 0,3 µg/kg		-		-
Préparation	0 - 2	0,05 - 0,1	0 - 0,1	Stop après bolus	0 - 30	Stop aprè bolus
Incision	2 - 4	0,07 - 0,15	0,1 - 0,2	0,1 - 0,2	30 - 50	40 puis 2
Chirurgie cardiaque	5 - 20	0,15 - 0,6	0,4 - 2	0,4 - 2	200 - 400	40 - 80
Chirurgie abdominale	3 - 8	0,1 - 0,3	0,15 - 0,6	0,15 - 0,6	120 - 250	20 - 40
Chirurgie cervico faciale	2 - 5	0,05 - 0,2	0,1 - 0,3	0,1 - 0,3	50 - 100	10 - 20
Chirurgie périphérique	2 - 4	0,05 - 0,15	0,05 - 0,2	0,05 - 0,2	30 - 50	10
VS/ extubation	< 1	-	0,1	-	50	-

HALOGÉNÉS

- Les agents halogénés sont des anesthésiques administrés par voie inhalatoire. En France sont utilisés le desflurane, l'isoflurane et le sévoflurane.
- Ils sont liquides à température et pression ambiantes car leur pression de vapeur saturante est plus faible que la pression atmosphérique.
- Ils nécessitent des évaporateurs spécifiques pour chacun d'eux afin de permettre leur administration sous forme de gaz. L'utilisation de système d'administration en circuit fermé avec bas débit de gaz frais permet de réduire le coût de la consommation d'agents halogénés et l'impact environnemental de la pratique de l'anesthésie.

PROPRIÉTÉS PHYSICOCHIMIQUES

- Isoflurane et desflurane : famille des méthyléthyléthers.
- Sévoflurane : famille des isopropyléthers.
- Plus l'halogéné est soluble, plus la captation tissulaire sera grande, plus le délai de réveil sera long.
- Liposolubilité décroissante : isoflurane > sévoflurane > desflurane.

MÉTABOLISME ET TOXICITÉ

Métabolisme principalement hépatique

- Réaction phase I : oxydation ou réduction, CYP450.
- Réaction phase II : conjugaison avec glycine, acide glucuronique et sulfate.

Toxicité

- Hépatique : hépatite bénigne, ictère, hépatite fulminante après administration répétée d'halothane (mécanisme probablement immunologique). Rare avec isoflurane, aucun cas décrit avec sévoflurane.
- Rénale : liée aux ions fluor produits par le métabolisme hépatique des éthers. Peu de données humaines.
- Interaction avec chaux sodée.
  - Intoxication au monoxyde de carbone : en cas de chaux déshydratée (oxygène laissé ouvert pendant plusieurs heures, par exemple). La production de CO peut être importante avec le desflurane.
  - Formation du composé A (ou oléine) après utilisation longue de sévoflurane, avec une toxicité rénale possible (études animales).
- Risque d'hyperthermie maligne (tous les halogénés) chez les sujets prédisposés (cf. *Hyperthermie maligne*).
- Par ailleurs, les halogénés sont de puissants gaz à effet de serre. Le plus polluant est le desflurane. Son potentiel de réchauffement global à 100 ans est de 2540 équivalent-CO_2 contre 130 pour le sévoflurane.

PHARMACODYNAMIQUE

- Effets cardiovasculaires : diminution dose-dépendante de la pression artérielle moyenne, du baroréflexe et de l'inotropisme.
- Effets respiratoires : dépresseurs respiratoires, bronchodilatateurs (sévoflurane), peu d'inhibition de la vasoconstriction pulmonaire hypoxique.
- Effets neurologiques : dépression du SNC, faible effet analgésique.
- Effets cérébraux : pas de variation cliniquement pertinente de la PIC, altération de l'autorégulation du débit sanguin cérébral à forte dose (> 1,5 CAM pour le sévoflurane et > 1 CAM pour isoflurane et desflurane), diminution dose dépendante de la $CMRO_2$. En l'absence de signe d'HTIC les halogénés restent indiqués pour l'entretien de l'anesthésie avec une préférence pour le sévoflurane. En cas d'HTIC ou de risque d'HTIC peropératoire, l'usage du propofol est préférable pour son respect de l'hémodynamique cérébrale et systémique et ses conséquences moindres sur la PIC.

EFFICACITÉ

- Jugée sur la concentration alvéolaire minimale (CAM ou MAC des anglo-saxons) : concentration alvéolaire pour laquelle 50 % des patients n'ont pas de réponse motrice lors d'une incision chirurgicale.

- Induction possible avec sévoflurane (oxygène pur ou avec N_2O).
- Rapidité de réveil à l'arrêt : sévoflurane et desflurane (environ 4 min).

Variations de la CAM en fonction de l'âge et de la composition des gaz inhalés			
CAM (%)	**Isoflurane**	**Desflurane**	**Sévoflurane**
100 % O_2			
Adulte	1,1	6,0	1,7
Nourrisson	1,6	9,1	2,5
Sujet âgé	1,0	5,2	1,5
60 % N_2O			
Adulte	0,5	2,8	1

EFFETS SECONDAIRES

- Hypotension artérielle.
- Nausées-vomissements.
- Hyperthermie maligne.
- Effets arythmogènes à fortes doses.

NOUVEAUTÉS DANS L'ADMINISTRATION DES HALOGÉNÉS

- Anesthésie inhalatoire à objectif de concentration (AINOC) : (cf. *AINOC*).
- Injection directe des halogénés dans le circuit inspiratoire (sans passer par un évaporateur) pour s'affranchir des effets des variations du débit de gaz frais sur les concentrations délivrées.
- Administration par voie inhalée sur n'importe quel respirateur à l'aide d'un évaporateur miniature perfusé par des halogénés. Le système AnaConda™ est prévu pour l'administration d'isoflurane ou de sevoflurane mais pas pour le desflurane. Utilisations possibles en anesthésie, pour la sédation en réanimation et dans le traitement de l'asthme aigu grave. Adaptation du débit de perfusion en fonction de la ventilation minute. Nécessité de monitorage de la fraction expirée des halogénés pour éviter un surdosage.

AINOC

DÉFINITION

L'Anesthésie Inhalatoire à Objectif de Concentration (AINOC) est une technique d'administration des agents anesthésiques inhalés (AAI) pour laquelle l'anesthésiste choisit des fractions cibles : fraction expirée en agent halogéné, fraction inspirée en oxygène. Ces valeurs sont atteintes et conservées automatiquement par la machine d'anesthésie grâce à une boucle d'asservissement qui contrôle le débit de gaz frais, les fractions délivrées en agents anesthésiques inhalés, en oxygène et en protoxyde d'azote. La captation des AAI dépend de leur coefficient de partage, du débit cardiaque et des gradients de pressions partielles.

BOUCLE D'ASSERVISSEMENT

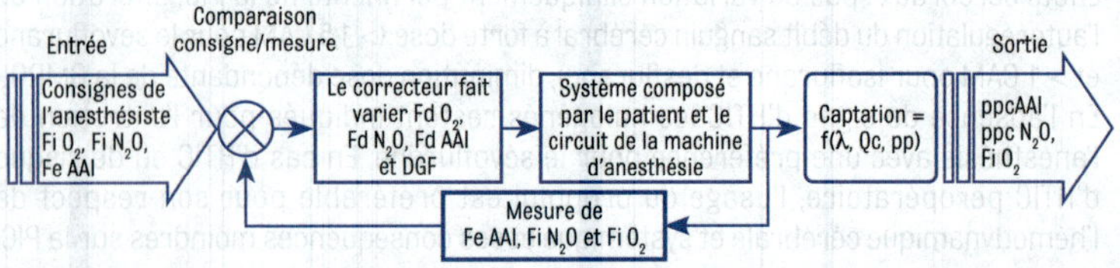

Fi O_2 : fraction inspirée en oxygène ; Fe O_2 : fraction expirée en oxygène ; Fd O_2 : fraction délivrée en oxygène ; Fe AAI : fraction expirée en agent anesthésique inhalé ; Fd AAI : fraction délivrée en agent anesthésique inhalé ; ppc AAI : pression partielle cérébrale en agent anesthésique inhalé ; DGF : débit de gaz frais ; Qc : débit cardiaque ; λ : coefficient de partage ; pp : pression partielle.

BÉNÉFICES ATTENDUS

- Diminution cumulée de la consommation des AAI, pour les interventions de plus de 30 minutes d'anesthésie : intérêt environnemental et médico-économique.
- Diminution de la consommation des gaz frais (O_2 ; N_2O ; air comprimé).
- Confort d'utilisation pour l'anesthésiste : diminution du nombre d'ajustements de la délivrance des AAI par heure d'anesthésie.

LIMITES DU SYSTÈME

- Augmentation de la consommation de chaux sodée en rapport avec le passage automatique en circuit fermé et la baisse du débit de gaz frais.
- Augmentation de la consommation des AAI pour les interventions courtes (moins de 30 minutes).
- Le système ne sait pas bien gérer les fuites (chirurgie thoracique avec fuite, ventilation avec un dispositif supraglottique à une pression supérieure à la pression de fuite).

EN PRATIQUE

- L'anesthésiste détermine les cibles (Fi O_2 ; Fi N_2O ; Fe AAI) à atteindre et à maintenir. La Fe AAI est choisie en fonction des interactions médicamenteuses (Fi O_2, morphiniques, myorelaxants…) au cours de l'anesthésie ainsi que des caractéristiques du patient.
- Le système pilote automatiquement le débit de gaz frais et la Fd AAI pour atteindre ces objectifs.

ANESTHÉSIE SANS OPIOÏDES (OFA)

PRINCIPE

- Association de médicaments réduisant la consommation de morphiniques périopératoire et inhibant le système nerveux sympathique (place centrale des agonistes α2).
- S'intègre dans une stratégie d'anesthésie multimodale avec une place importante de l'ALR.

AVANTAGES THÉORIQUES

- Diminution de la douleur et de la consommation de morphine postopératoire et de ses effets indésirables (NVPO, hypoventilation, prurit, iléus, troubles cognitifs…)
- Pas d'hyperalgésie induite de façon dose-dépendante par les morphiniques
- Pas d'immunomodulation ayant un potentiel impact négatif sur les pathologies cancéreuses

PROBLÉMATIQUES

- La kétamine modifie l'EEG peropératoire, ce qui peut poser des difficultés de monitorage avec le BIS™. La kétamine augmente la valeur du BIS™ pour des doses ≥ 0,5 mg/kg ; en dessous de 0,2 mg/kg, elle ne modifie pas la valeur du BIS™.
- Équilibre entre excès et insuffisance de sympatholyse (utilisation de vasopresseurs/noradrénaline ou de bêtabloquants/esmolol) parfois difficile à trouver, nécessitant une courbe d'apprentissage
- Données de la littérature hétérogènes et parfois contradictoires : **les avantages théoriques de l'OFA restent à prouver**.

INDICATIONS POSSIBLES

Selon chirurgie

- Chirurgie carcinologique
- Chirurgie à risque de douleurs chroniques postopératoires

Selon terrain

- Obésité
- Douleur chronique, toxicomanie
- Insuffisance respiratoire, SAHOS, BPCO sévère

CONTRE INDICATIONS

Absolues

- Allergie à un des médicaments
- Troubles de la conduction intra-cardiaque sévères, bradycardie
- Coronaropathie non équilibrée, pathologie cérébro-vasculaire aiguë (vasoconstriction à doses élevées)
- Hypotension non contrôlée

Relatives : considérer une diminution des doses

- Insuffisance hépatique, rénale (diminution de la clairance des médicaments)
- Traitement par bêtabloquant, dysautonomie (risque de bradycardie profonde)
- Patient âgé

PROPOSITION DE PROTOCOLE

Dès l'arrivée en salle d'intervention

- Dexmédétomidine (Agoniste $\alpha 2$ spécifique) : 0,5 µg/kg maximum en bolus IVL sur 5 minutes, 10 minutes avant induction ; idéalement, pas de bolus (limiter le risque de bradycardie) et début du traitement IVSE 30 minutes avant l'induction par exemple en pré-induction chez un patient scopé

Induction

- Lidocaïne :en l'absence d'ALR : 1,5 mg/kg en bolus IVL
- Sulfate de magnesium : 40 mg/kg en bolus IVL (irritant, brûlures à l'injection rapide : à mélanger avec la lidocaïne dans 100 mL de NaCl 0,9 % ; diminuer les doses si insuffisance rénale)
- Propofol à doses réduites (en général environ 1mg/kg)
- Kétamine 0,2 à 0,5 mg/kg en bolus
- Curarisation pour l'intubation
- Dexaméthasone 8 mg IVD après les hypnotiques (risque de prurit, flush)

Entretien

- Hypnotiques : propofol AIVOC ou halogénés pour objectif de BIS™ 40 à 60 (monitorage indispensable)
- Curares : fréquemment nécessaire pour adaptation au respirateur en l'absence de morphinique ; attention, si entretien du sulfate de magnésium (1 mg/kg/h), curares potentialisés : (monitorage indispensable)
- Dexmédétomidine : 0,5 à 1,2 µg/kg/h IVSE
  - Moduler selon la réponse hémodynamique par palier de 0,1 µg/kg/h
  - Arrêt de la perfusion 30 min avant le réveil
- Kétamine 0,2 mg/kg/h IVSE
  - Arrêt de la perfusion 30 minutes avant le réveil
- Lidocaïne 2 mg/kg/h IVSE
  - Arrêt de la perfusion 1 heure avant la réalisation d'une ALR, ou réduction de la dose et poursuite en SSPI
- Anticiper l'analgésie, notamment AINS ou anti COX-2 en l'absence de contre indication

Postopératoire

- Poursuite possible de la lidocaïne IVSE pendant 24h (sauf si ALR) à 1,5 mg/kg/h (surveillance scopée nécessaire et personnel formé à la prise en charge d'une toxicité systémique des anesthésiques locaux)
- Place de l'ALR fondamentale
- Les modalités d'analgésie postopératoires doivent suivre les protocoles habituels (titration de morphine si nécessaire, analgésie multimodale, etc)

PRODUITS DE REMPLISSAGE VASCULAIRE

Les solutions intraveineuses sont des médicaments présentant des caractéristiques pharmacocinétiques et pharmacodynamiques spécifiques qu'il importe de connaître avant de les administrer car ils peuvent avoir un impact majeur sur le devenir des patients

BUT DU REMPLISSAGE VASCULAIRE

- Augmenter le volume liquidien dans le réseau veineux capacitif pour augmenter le retour veineux, la précharge cardiaque et le volume d'éjection systolique (VES) (cf. *Réponse à l'expansion volémique*).
- Effets variables selon que le produit a une osmolarité ou un pouvoir oncotique inférieur, égal ou supérieur à celui du plasma (≈ 300 mOsm/L).
- Tout remplissage doit être réalisé sous surveillance hémodynamique étroite et arrêté dès lors que les objectifs sont atteints ou que la tolérance est mauvaise.

PROPRIÉTÉS PHARMACOCINÉTIQUES ET HÉMODYNAMIQUES

Les solutés glucosés

- Ce ne sont pas des produits de remplissage vasculaire.
- Normo ou hyperosmolaires au plasma mais hypotoniques (une fois le glucose métabolisé, il ne reste dans le secteur plasmatique que de l'eau pure ou des solutions hypotoniques contenant de faibles quantités d'électrolytes).

Les cristalloïdes

- Solutions ne contenant que des électrolytes, quitteront facilement l'espace vasculaire.
- Pouvoir d'expansion proportionnel au gradient osmotique qu'ils créent entre les secteurs intra et extravasculaires. Il est faible (20 à 25 % du volume perfusé) et bref, sauf pour le sérum salé hypertonique.
- Soluté balancé ou non, en fonction de la concentration en électrolytes qui doit être la plus proche du plasma.
- Le Ringer lactate est discrètement hypotonique au plasma (osmolarité à 275 mOsm). Attention chez le traumatisé crânien.
- Le NaCl 0,9 % entraîne une acidose hyperchlorémique pour des quantités perfusées importantes. Trouble métabolique iatrogène expliqué par une concentration en chlore (154 mmol/L) plus importante que dans le plasma (140 mmol/L) avec retentissement sur la morbimortalité (cf. *Troubles acido-basiques*).

Les colloïdes

- Naturels (sang, PFC, albumine humaine) ou synthétiques (dextrans, gélatines, amidons).
- Leur efficacité repose sur leur pouvoir oncotique lié à des principes actifs de grande taille de nature glucidique (amidons) ou protidique (gélatines, albumine).
- Ces solutions ne s'administrent jamais seules mais en complément d'une perfusion cristalloïde.

Albumine humaine

- Colloïde naturel, obtenue lors du fractionnement du plasma humain.
- Poids moléculaire de 69 000 Da
- Solutions concentrée à 20 % ou non concentrée à 4 % (avec RL).
- Effet oncotique (60 à 80 % de la pression oncotique du plasma).
- Grandes variations interindividuelles des effets sur le volume plasmatique.
- Pas d'argument pour son indication comme produit de remplissage.
- Indications : pertes protidiques massives et prolongées, défauts de synthèse. L'apport d'albumine peut être licite pour maintenir une pression colloïdo-oncotique > 12 mmHg ou une albuminémie > 20 g/L.
- Compte tenu de sa composition, la transmission des agents infectieux ne peut pas être totalement exclue.

Les dextrans

- Ces dérivés polysaccharidiques ont été surtout utilisés par le passé en raison de leurs propriétés non seulement oncotiques, mais également rhéologiques.
- En raison de leurs effets secondaires tant allergiques que sur l'hémostase, leur emploi a été pratiquement abandonné.

Gélatines fluides modifiées

- Obtenues par dégradation du collagène d'os de bœuf aboutissant à la formation de peptides de gélatines qui sont associées pour former des molécules dont la masse moléculaire moyenne est d'environ 35 000 Da.
- Solubilisées dans une solution avec un cristalloïde
- Chaque gramme de gélatine retient environ 40 mL d'eau.
- Durée d'expansion : 2-3 heures.
- Élimination par voie urinaire (60 % dans les 24 h = diurèse osmotique) et par voie fécale (10 %).
- Risque d'histaminolibération non spécifique.
- Il y a relativement peu d'études cliniques sur ces solutions, en partie parce qu'elles ne sont pas disponibles aux États-Unis.
- Leur indication principale étant celle d'un "fluid challenge" (test de remplissage), en raison de leur effet plus marqué que les cristalloïdes, mais aussi leur élimination rapide en cas de négativité du test.

Hydroxyéthylamidons (HEA)

- Extraits du maïs (amylopectine) ou de la pomme de terre (amylose).
- Ce sont des polysaccharides naturels modifiés.
- Se distinguent par leurs paramètres physicochimiques : le poids moléculaire, la concentration d'HEA en solution (%), le taux de substitution molaire et le rapport C2/C6 (position du groupement hydroxyéthyl sur le nombre total de molécule de glucose).
- Comme les cristalloïdes, ils peuvent être balancés ou non balancés
- Pouvoir d'expansion au moins égal au volume perfusé avec une durée d'efficacité de 6 à 8 h.
- Posologie maximum : 33 mL/kg/j (AMM).
- Élimination prédominante par voie urinaire.
- Moindre influence sur le facteur VIII et le facteur Willebrand avec les HEA de dernière génération.
- L'utilisation d'HEA de dernière génération ne s'accompagne pas d'accumulation ni de dégradation de la fonction rénale chez les patients sans facteur de risque d'IRA, dans le contexte périopératoire ou en l'absence d'altération préalable de la fonction rénale.
- Probable effet bénéfique sur l'inflammation et le syndrome de fuite capillaire.
- Attention, longue persistance dans le système réticulo-endothélial mais apparemment sans conséquence néfaste, hormis un prurit signalé parfois longtemps après la perfusion
- Ces solutions sont les plus souvent utilisées en médecine périopératoire comme « fluid challenge » dans le cadre d'un remplissage vasculaire ciblé sur les objectifs hémodynamiques.
- Récemment, l'Agence Européenne des Médicaments (EMA) et l'Agence nationale de sécurité du médicament et des produits de santé (ANSM), ont strictement limité l'utilisation des solutions d'HEA au traitement de l'hypovolémie lorsque l'effet des solutions cristalloides seules n'est pas jugé suffisant.
- L'EMA considère que les HEA sont contre indiquées notamment chez les malades septiques, chez les patients de soins intensifs, en cas d'insuffisance rénale, de déshydratation, de désordres hydroélectrolytiques sévères, de brûlures, d'insuffisance hépatique sévère, d'hémorragie intracrânienne ou en cas de coagulopathie sévère.
- Elle stipule en outre que les solutions d'HEA resteront sur le marché à condition que des formations, un accès contrôlé et des mises en garde soient mise en place dans un délai relativement bref.

RISQUE ALLERGIQUE

- Les solutés exclusivement cristalloïdes sont dépourvus de risque allergique.
- Tous les colloïdes sont susceptibles d'induire une réaction d'hypersensibilité immédiate (non immunologique ou immunologique de classe E ou G).
- Incidence des réactions d'hypersensibilité immédiate liées aux colloïdes : 3 % dont 80-90 % avec les gélatines et 10-20 % avec les HEA.
- Symptomatologie clinique rapide compte tenu de la voie d'administration imposant l'arrêt immédiat de la perfusion en cours.

EFFETS SUR L'HÉMOSTASE

- Les conséquences sur l'hémostase sont « non spécifiques » dépendant de l'hémodilution entraînée et « spécifiques » induites pas des effets propres sur l'hémostase.
- Tous les solutés induisent une hypocoagulabilité pour une hémodilution > 50 % (NaCl 0,9 %, RL, Alb < gélatines < HEA) (éviter un seuil d'hématocrite < 27 %).
- Tous les colloïdes de synthèse sont contre indiqués de principe chez les malades ayant une maladie de Willebrand ou une hémophilie.

Osmolalité, composition, efficacité volémique et durée d'efficacité des différents solutés de remplissage utilisés en France

	Osmolarité (mosm/L)	Composition de la solution (Na/Cl/K (mmol/L)	Anions métabolisables	Durée de l'effet (heure)
Cristalloïdes				
Balancés				
Ringer lactate	278	130/112/5	Lactate	1-3
Isofundine®	304	140/127/4	Acétate - malate	
Ringer acétate - gluconate (Plasmalyte®)	278	140/98/0	Acétate - gluconate	
Non balancés				
NaCl 0,9 %	308	154/154/0		1-3
NaCl 7,5 %	2548	1275/1275/0		1-4
Colloïdes				
Albumine 4 %	250-320	148/148		8-10
Albumine 20 %	350	148/148		8-10
Gélatines				
Plasmion®	320	150/100/5	Lactate (30 mmol/L)	2-3
Gélofusine®	308	154/125/0		2-3
HEA				
Balancés				
Isovol® (130/0,42/6 %)	278	143/118	Acétate, malate	6-8
Non balancés				
Voluven® (130/0,4/6 %)	308	154/154/0		
Restorvol® (130/0,42/6 %)	308	154/154/0		

RÉPONSE À L'EXPANSION VOLÉMIQUE

PRINCIPE

- Chez un patient présentant une insuffisance circulatoire aiguë, l'expansion volémique est administrée dans le but d'augmenter le débit cardiaque.
- À cause de la relation physiologique de Frank-Starling, l'expansion volémique ne résulte en une augmentation significative du volume d'éjection systolique (VES) et du débit cardiaque que s'il existe une précharge-dépendance. La pente de la courbe dépend de la fonction ventriculaire systolique des deux ventricules.
- Plusieurs tests permettent de prédire la réponse à l'expansion volémique avant de l'administrer.

ATTENTION : l'état de précharge-dépendance est un état normal. La seule positivité d'un des tests ne doit pas abusivement conduire à une expansion volémique. Celle-ci ne s'envisage que si le patient présente des signes d'insuffisance circulatoire aiguë.

ATTENTION : aucun seuil n'a évidemment de valeur diagnostique absolue. Plus la valeur de l'indice de précharge-dépendance est en-dessous du seuil, moins la précharge-dépendance est probable. Plus l'indice est au-dessus du seuil, plus la précharge-dépendance est probable.

LES TESTS

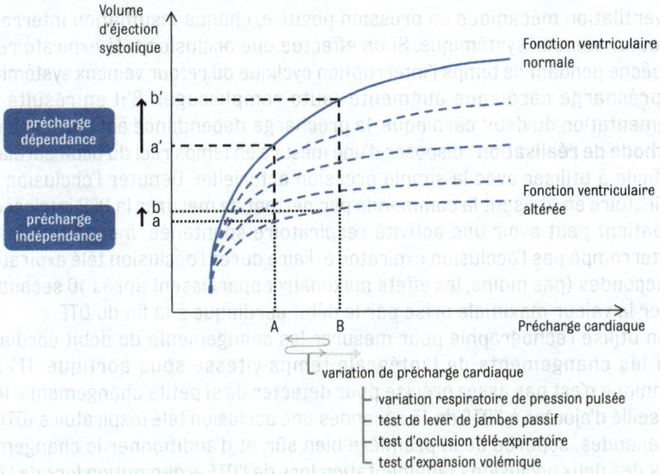

VARIABILITÉ RESPIRATOIRE DE LA PRESSION ARTÉRIELLE PULSÉE (ΔPP)

- La ventilation en pression positive induit des variations cycliques du retour veineux et donc de la précharge cardiaque. Si cela résulte en une variation significative du VES, c'est qu'il existe un état de précharge-dépendance.
- Le VES peut être estimé par la pression artérielle pulsée. ΔPP est l'indice de variation respiratoire qui est le plus simple à obtenir (mesure automatique par beaucoup de moniteurs) et disposant du plus haut niveau de preuve. Le VES peut aussi être estimé par analyse du contour de l'onde de pouls, Doppler œsophagien, amplitude du signal de pléthysmographie (ΔPOP).
- ΔPP ne peut être utilisé en cas de :
  - Arythmie cardiaque
  - Activité respiratoire spontanée (même sous ventilation mécanique)
  - SDRA avec faible volume courant et/ou compliance pulmonaire abaissée
  - Thorax ouvert
  - Très haute fréquence respiratoire

TEST DE PASSIVE LEG RAISING (PLR) OU LEVER DE JAMBES PASSIF

- Le transfert d'un patient depuis la position semi-assise à 45° vers la position où les membres inférieurs sont surélevés à 45° induit le transfert de sang veineux vers le cœur. Si cette augmentation de précharge induit une augmentation significative du débit cardiaque, la précharge-dépendance est très probable.
- **Méthode de réalisation** : disposer d'une mesure en temps réel du débit cardiaque (ne pas utiliser la simple pression artérielle, faute d'obtenir de nombreux faux négatifs). Partir de la position semi-assise à 45° (pas de la position allongée car cela diminue la sensibilité du test) et mesurer le débit cardiaque. Utiliser la manipulation électrique du lit pour abaisser le tronc à l'horizontale qui élève automatiquement les membres inférieurs à 45° (ne pas élever manuellement les membres inférieurs du patient). Attendre que l'effet sur le débit cardiaque soit maximal (survient généralement en moins d'une minute) avant de mesurer le débit cardiaque. Repositionner le patient en position semi-assise. Mesurer à nouveau le débit cardiaque pour vérifier qu'il retourne à sa valeur de base.
- Le test de PLR ne peut être utilisé :
  - En l'absence de monitorage continu et en temps réel du débit cardiaque,
  - Si on ne peut mobiliser le patient,
  - En cas d'hypertension intracrânienne,
  - En cas de contention veineuse élastique,
  - En cas d'hyperpression intra-abdominale (faux négatifs).

TEST D'OCCLUSION TÉLÉ EXPIRATOIRE (OTE)

- En ventilation mécanique en pression positive, chaque insufflation interrompt le retour veineux systémique. Si on effectue une occlusion télé expiratoire, on empêche pendant ce temps l'interruption cyclique du retour veineux systémique. La précharge cardiaque augmente (auto-remplissage). S'il en résulte une augmentation du débit cardiaque, la précharge-dépendance est très probable.
- **Méthode de réalisation** : disposer d'une mesure en temps réel du débit cardiaque (difficile à utiliser avec la simple pression artérielle). Débuter l'occlusion télé expiratoire en utilisant la commande permettant de mesurer la PEP intrinsèque. Le patient peut avoir une activité respiratoire spontanée, à condition qu'elle n'interrompe pas l'occlusion expiratoire. Faire durer l'occlusion télé expiratoire 15 secondes (pas moins, les effets maximaux apparaissent après 10 secondes). Noter la valeur maximale prise par le débit cardiaque à la fin du OTE.
- Si on utilise l'échographie pour mesurer les changements de débit cardiaque (via les changements de l'intégrale temps-vitesse sous aortique, ITV), la technique n'est pas assez précise pour détecter de si petits changements. Il est conseillé d'ajouter à l'OTE de 15 secondes une occlusion télé inspiratoire (OTI) de 15 secondes, séparée de la première bien sûr, et d'additionner le changement d'ITV des deux occlusions (augmentation lors de l'OTE + diminution lors de l'OTI). Le seuil diagnostique est alors de 15 %. La même méthode, avec un seuil de 15 %, est utilisable avec le Doppler œsophagien.
- Le test d'OTE ne peut être utilisé :
  - En cas d'activité respiratoire spontanée empêchant la réalisation d'une occlusion expiratoire de 15 secondes,
  - Chez un patient non intubé,
- Par ailleurs, le OTE est plus difficile à utiliser en l'absence de monitorage continu du débit cardiaque.

MINI FLUID CHALLENGE

- Le but est de rechercher la précharge-dépendance en administrant un faible volume de remplissage vasculaire.
- L'inconvénient majeur de la méthode est que, si le test est négatif, il n'aura eu pour effet que de majorer la surcharge liquidienne du patient.
- **Méthode de réalisation** : injecter 100 à 150 mL de produit de remplissage vasculaire (soluté cristalloïde ou colloïde). Mesurer ses effets sur le débit cardiaque. Poursuivre l'administration liquidienne si le test est positif.
- Le seuil diagnostique est une augmentation du débit cardiaque de 10 %.

MESURE DE LA RÉPONSE À L'EXPANSION VOLÉMIQUE

Une fois l'expansion volémique réalisée, il faut en mesurer les effets sur le débit cardiaque pour constater la réponse positive. Le seuil habituellement retenu pour juger la réponse positive à 500 mL de soluté cristalloïde est de 15 %.

- Si le débit cardiaque n'est pas mesuré directement, mesurer les effets sur la pression artérielle pulsée (systolique – diastolique). Ne pas juger des effets de l'expansion volémique sur la pression artérielle moyenne (tend à rester constante à cause des variations de tonus sympathique).
- Les effets sur l'oxygénation tissulaire s'évaluent par l'amendement des signes d'hypoperfusion périphérique (marbrures, augmentation du temps de recoloration cutanée, oligo/anurie...), augmentation de SvO_2 ou $ScvO_2$ si elles étaient abaissées, diminution de la lactatémie dans les heures suivantes.

	Seuil de positivité
ΔPP	≥ 13 %
Test de PLR	Augmentation du débit cardiaque ≥ 10 %
Test d'OTE	Augmentation du débit cardiaque ≥ 5 %
Mini fluid challenge	Augmentation du débit cardiaque ≥ 10 %

PARTICULARITÉS DE L'OPTIMISATION HÉMODYNAMIQUE PÉRIOPÉRATOIRE

- En dehors de la chirurgie cardiaque, les effets bénéfiques de l'optimisation hémodynamique périopératoire sont une réduction des complications postopératoires (cardiaques, rénales, digestives).
- Cette optimisation hémodynamique périopératoire devrait logiquement s'appliquer à toutes les chirurgies majeures chez le sujet à haut risque. Pas de bénéfice clinique démontré chez le patient ou les chirurgies à faible risque, en chirurgie cœlioscopique ou en cas de réhabilitation précoce.
- Identification des patients à haut risque :
  - Pathologie cardiaque, respiratoire avec limitation fonctionnelle sévère.
  - Pathologie intra-abdominale aiguë et grave (pancréatite aiguë, perforation d'un organe creux, saignement digestif, anévrisme de l'aorte abdominale).
  - Patient âgé > 70 ans et limitation fonctionnelle d'un ou plusieurs organes.
  - Chirurgie digestive carcinologique majeure avec anastomose digestive.
  - Sepsis sévère ou choc septique.
  - Insuffisance respiratoire aiguë et/ou ventilation mécanique > 48 h.
  - Insuffisance rénale aiguë ou chronique modérée ou sévère.
  - Pertes sanguines estimées > 2,5 litres
- Cette optimisation est basée sur l'emploi d'un monitorage hémodynamique « avancé » permettant d'obtenir des variables telles que le débit cardiaque (DC) et le volume d'éjection systolique (VES) afin de guider le remplissage vasculaire périopératoire.

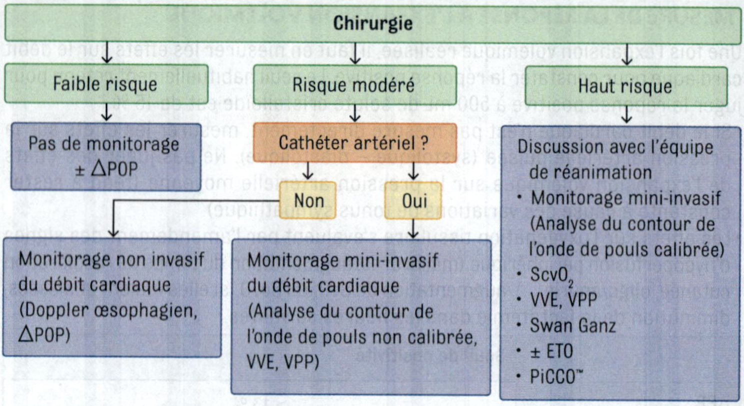

STRATÉGIE GÉNÉRALE

- Apport liquidien limité couvrant les besoins de base : 2-4 mL/kg/h avec un cristalloïde balancé en combinaison avec un ou plusieurs « fluid challenge » (250 mL)
- Optimisation du VES selon l'algorithme suivant :

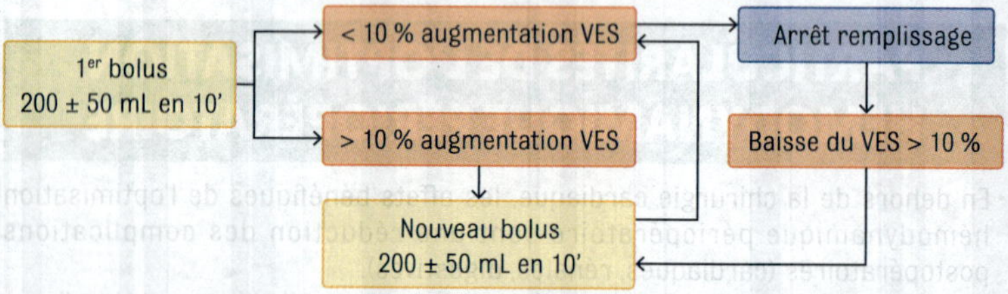

- Le meilleur paramètre de surveillance hémodynamique semble être le VES mais cela nécessite d'avoir accès à un monitorage hémodynamique « avancé ».
- En l'absence de monitorage hémodynamique « avancé », une titration afin de minimiser les variations respiratoires de la pression artérielle pulsée (VPP) est également intéressante car moins coûteuse. Cette variable est fréquemment disponible sur la plupart des scopes des patients au bloc opératoire.
- Le choix du meilleur soluté à utiliser pour effectuer le « fluid challenge » demeure incertain. Cependant, si de grandes quantités de liquides sont nécessaires, un colloïde peut être intéressant pour son plus grand pouvoir d'expansion volémique par rapport à un cristalloïde permettant ainsi de diminuer la quantité totale de liquide peropératoire et d'obtenir une balance liquidienne plus faible en fin de chirurgie.
- Maintenir une PAM > 65 mmHg dans tous les cas) avec des vasopresseurs. Chez les patients hypertendus, il faut probablement viser des niveaux de PAM > 70 mmHg. L'adjonction précoce de noradrénaline à faible dose par voie périphérique est réalisable dès l'induction de l'anesthésie afin de limiter les effets sympatholytiques de l'AG.
- Enfin, il convient de ne pas oublier de monitorer et d'optimiser la profondeur d'anesthésie et le taux plasmatique de lactate au cours de l'intervention.

ABORDS VASCULAIRES ÉCHOGUIDÉS

MATÉRIEL

- Échographe équipé de la fonction Doppler couleur. Le choix de la sonde dépend du vaisseau à cathétériser et du patient. La sonde linéaire haute fréquence (8-13 MHz) est utilisée pour les abords veineux ou artériels classiques.
- La sonde de petite taille et de très haute fréquence (18 MHz) est utile en pédiatrie ; chez l'adulte elle est utile pour les abords veineux périphériques difficiles, l'artère radiale mais aussi parfois pour la veine subclavière.

DANS TOUS LES CAS

- Avant la mise en place des champs, exploration bilatérale pour choisir, si possible, le meilleur côté et identifier les éléments anatomiques (veine, carotide, adénopathie, etc.).
- Optimisation de la position du patient pour améliorer la visualisation de la veine (proclive, rotation de la tête…).
- Exploration large de la zone de ponction avant préparation cutanée.
- Vérification de la perméabilité de la veine : absence de thrombus intraveineux et persistance d'un flux au Doppler couleur.
- Gaine stérile pour la sonde et le câble. Gel stérile.
- Organisation de l'espace de travail pour avoir dans le même axe de vision, le patient (point de ponction), ses mains et l'écran de l'échographe.
- Champage large pour éviter les fautes d'asepsie.
- La ponction échoguidée en temps réel est recommandée chez l'enfant et chez l'adulte.
- L'échorepérage seul est inefficace.
- Désinfection cutanée par un antiseptique alcoolique idéalement en solution colorée (risque de confusion avec l'anesthésique local ou le NaCl 0,9 %, exiger des cupules de couleurs différentes pour les 3 liquides).

VEINE JUGULAIRE INTERNE

- L'abord grand axe dans le plan est le plus souvent recommandé. Il est difficile et pas toujours réalisable (cou court, veine non linéaire, enfant). La sonde est placée dans le cou de façon à obtenir une image en petit axe de la veine, qui est centrée au milieu de l'écran, puis la sonde effectue une rotation de ± 90° dans le sens horaire pour visualiser la veine en grand axe.
- Le reflux de sang dans la seringue confirme la bonne position de l'aiguille dans la veine ; il est important de ne pas perforer le plan profond de la veine.
- Le guide-J est introduit et son passage dans la veine est visualisé.
- Le cathéter glissé le long du guide-J est repéré dans la veine.
- L'abord petit axe - hors du plan, préféré par certains, n'est techniquement pas plus difficile.

Positions probables de la VJI par rapport à la carotide

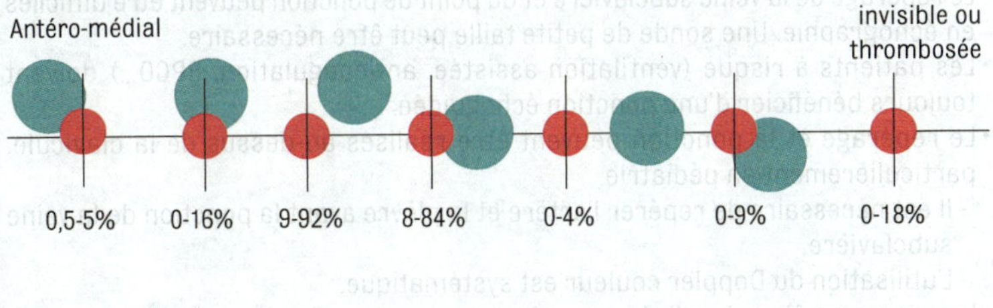

Abord jugulaire interne échoguidé : petit axe hors du plan

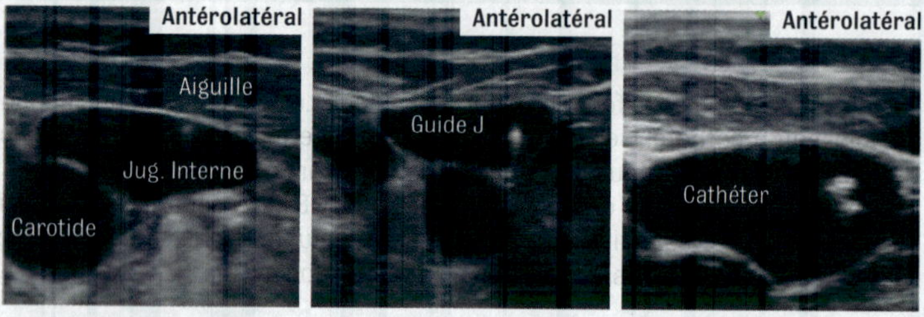

Abord jugulaire interne échoguidé : grand axe dans le plan

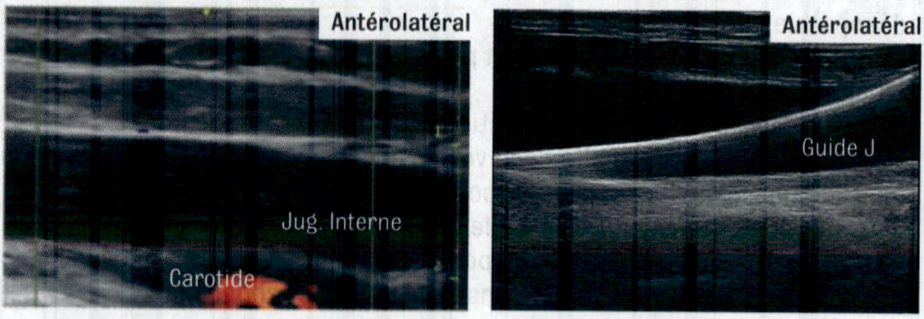

VEINE FÉMORALE

- L'exploration avant ponction identifie les éléments anatomiques (veine, artère fémorale, adénopathie, etc.) et recherche le recouvrement de la veine fémorale par l'artère fémorale ou ses branches.
- Technique de ponction (cf. Veine jugulaire interne).

Positions relatives (en %) de la veine et de l'artère fémorale.

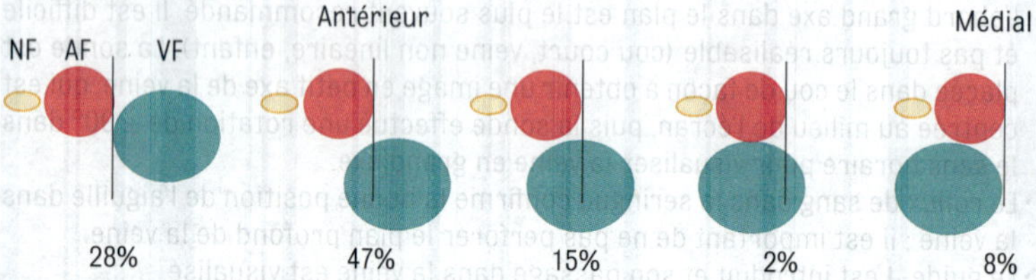

De la gauche vers la droite, la veine fémorale passe sous l'artère fémorale, pour finir par être complètement recouverte par elle.

VEINE SUBCLAVIÈRE

- Le repérage de la veine subclavière et du point de ponction peuvent être difficiles en échographie. Une sonde de petite taille peut être nécessaire.
- Les patients à risque (ventilation assistée, anticoagulation, BPCO...) doivent toujours bénéficier d'une ponction échoguidée.
- Le repérage et la ponction peuvent être réalisés au-dessus de la clavicule, particulièrement en pédiatrie.
  - Il est nécessaire de repérer l'artère et la plèvre avant la ponction de la veine subclavière.
  - L'utilisation du Doppler couleur est systématique.
- La veine peut être visualisée en petit axe ou en grand axe.
- La ponction dans le plan est recommandée, particulièrement chez les patients à risque.

CATHÉTÉRISME ARTÉRIEL

- La ponction échoguidée en temps réel de l'artère radiale est probablement recommandée ; elle améliore le taux de succès.
- Pas de recommandation pour les autres artères mais ceci est susceptible d'évoluer.

PICCLine (« PERIPHERALLY INSERTED CENTRAL CATHETER »)

- Cathéter veineux central inséré par une veine périphérique au-dessus du pli du coude (v. basilique ++ ou brachiale, céphalique en dernier recours).
- Équivalent à un cathéter veineux central mais avec une diminution du risque traumatique lors de la pose et du risque infectieux à distance. La nécessité d'injection à haut débit (par exemple un scanner injecté) doit faire préférer un PICCLine en polyuréthane (souvent appelé « PowerPICC ») permettant un débit jusqu'à 7 mL/s selon le diamètre.
- Probable majoration du risque de thrombophlébite au site d'insertion. Le diamètre du PICCLine doit être inférieur au tiers de celui de la veine (avec garrot axillaire) pour réduire ce risque, et il faut préférer un monolumière de diamètre inférieur ou égal à 4 F si possible.
- Pose sous échoguidage recommandée, permettant de localiser la veine, de s'assurer de sa perméabilité et d'affirmer la position initiale du cathéter.
- Contrôle final de la position centrale du cathéter par radiographie ou par système de « tracker ».
- Pour réduire le risque infectieux, il est recommandé de ne pas suturer à la peau un PICCLine ni un MidLine. La fixation doit être assurée par des systèmes de fixation autocollante (Statlock®, Grip-Lok®, PICC/CVC Securement Device®, ou autre). Le système de fixation doit être changé toutes les semaines ; une formation des équipes paramédicales est indispensable. Le rinçage pulsé est effectué par du NaCl 0,9 % 10 à 20 mL (seringue d'au moins 10 mL pour éviter les hyperpressions).
- Les contre indications sont les suivantes : insuffisance rénale chronique en attente de fistule artério-veineuse, curage axillaire ancien ou récent, lymphœdème du membre supérieur, lésions infectieuses du membre supérieur ou cutanées chroniques non contrôlées. Les contre indications relatives sont une maladie thromboembolique génétique connue, un antécédent de radiothérapie homolatérale sur le membre supérieur ou la région scapulaire, un antécédent de thrombophlébite du membre supérieur.

MidLine (CATHÉTER DE LONGUEUR INTERMÉDIAIRE)

- Cathéter veineux périphérique (ne dépassant pas la ligne axillaire) pouvant être maintenu en place pendant 28 jours, pour la perfusion de solutions autorisées pour la voie périphérique (osmolarité < 600-900 mOsm/L, non vésicante, non irritante).
- Indiqué chez les patients difficiles à perfuser et/ou justifiant d'une perfusion prolongée.
- Il existe 2 types de MidLine :
  - Les modèles « tout-en-1 » ressemblant à une canule intraveineuse classique comportant dans un système clos une canule en PU (disponibles en 18 à 22 G, et en longueur de 8 à 10 cm), l'aiguille de ponction et le leader métallique déjà monté dans l'aiguille ;
  - Les modèles avec un dilatateur veineux à poser selon la méthode de Seldinger.
- Un cathéter à une seule voie doit être mis en place de préférence en l'absence d'indication spécifique d'un cathéter multivoies (solutés incompatibles).
- Pose sous échoguidage recommandée, ponction de la veine basilique en priorité.
- Les MidLines avec prolongateur intégré doivent être considérés comme des cathéters veineux centraux pour ce qui concerne l'asepsie lors de la pose, de l'entretien et des manipulations quotidiennes. Quand ils ne sont pas utilisés en perfusion continue, ces cathéters doivent être rincés après usage (3 rinçages pulsés avec du NaCl 0,9 %, avec une seringue d'au moins 10 mL pour éviter les hyperpressions).

VEINES PÉRIPHÉRIQUES

- La ponction échoguidée est utile chez les patients difficiles à perfuser : obèses, multiperfusés, toxicomanes...
- La probabilité de réussite diminue si la profondeur de la veine dépasse 1,6 cm et si son diamètre est inférieur à 4 mm.
- Un cathéter de plus de 40 mm de long est souvent nécessaire chez l'adulte, car le point de ponction est éloigné de la veine, qui est profonde.
- L'utilisation d'une canule artérielle 4 ou 5 F est préconisée par certains (aiguille longue, guide métallique, technique de Seldinger et canule souple).
- Le garrot est placé en amont, à distance du point de ponction.

Perfusion : choix de la voie d'abord et du dispositif médical

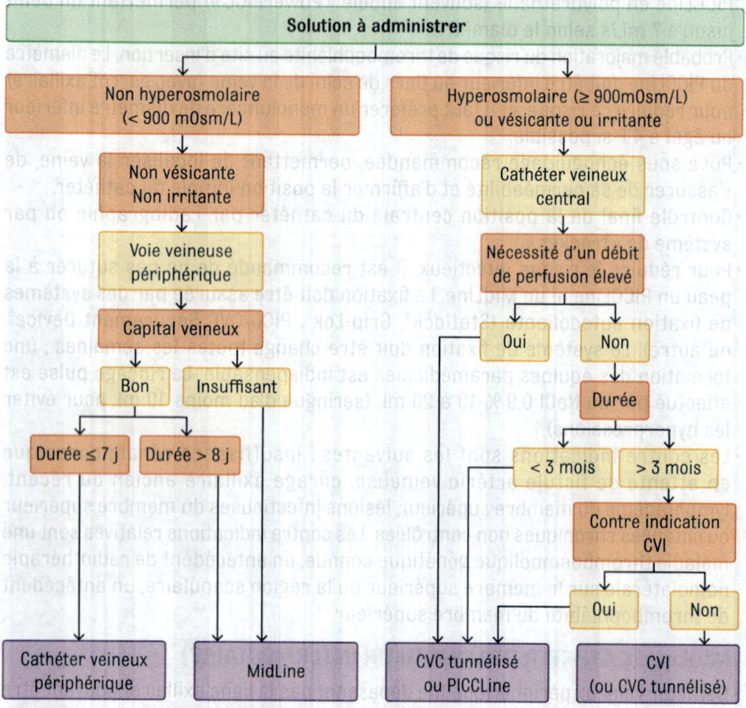

CVI : chambre veineuse implantée. CVC : cathéter veineux central

UTILISATION DES CHAMBRES À CATHÉTER IMPLANTABLES POUR ACCÈS VEINEUX

UTILISATION

- Utilisation possible d'un topique anesthésique monodose à base de prilocaïne au moins une heure avant la ponction.
- Asepsie rigoureuse indispensable (pour la perfusion et les manipulations proximales) : tenue professionnelle propre, masque chirurgical, coiffe, gants stériles, détersion cutanée puis désinfection avec antiseptique alcoolique majeur. Patient également muni d'un masque chirurgical ou, à défaut, tête tournée du côté controlatéral. Utilisation possible d'un champ stérile troué. Manipulation de la ligne veineuse de façon aseptique au moyen de compresses stériles imprégnées d'un antiseptique alcoolique.
- Raccorder l'aiguille de Huber (à biseau tangentiel) à un prolongateur relié à un robinet à 3 voies avec valves (robinet proximal) connecté à la ligne principale

munie d'un porte-rampe. Utilisation préférentielle d'aiguille de Huber type 2 (prolongateur intégré) sécurisée, d'un calibre de 22 G sauf cas particulier. La longueur est à adapter à la corpulence du patient et à la profondeur de la chambre. Utiliser des rampes ou des robinets 3 voies avec valves.

- Purger l'ensemble avec du NaCl 0,9 %.
- Ponctionner, en tenant entre le pouce et l'index d'une main la chambre perçue sous la peau, de l'autre l'aiguille que l'on enfonce perpendiculairement à la peau jusqu'à obtenir le contact avec le fond de la chambre.
- Contrôler le bon fonctionnement du dispositif : présence du reflux veineux, absence de douleur spontanée ou à l'injection, bon débit de perfusion, injection à la seringue aisée.
- Rincer avec au minimum 10 mL de NaCl 0,9 % en 10 impulsions de 0,5 seconde. Utilisation préférentielle de seringues pré-remplies Luer-Lock pour limiter le risque de faute d'asepsie et d'embolie gazeuse. Ne pas utiliser de seringue de moins de 10 mL (surpression dans la chambre avec risque de rupture).
- Remplacement des tubulures des lignes secondaires entre deux produits différents + rinçage efficace.
- En fin d'utilisation : rinçage soigneux au NaCl 0,9 % puis retirer l'aiguille en maintenant une pression positive sur le piston de la seringue. Compression légère du point de ponction avec une compresse imprégnée d'antiseptique.

CAS PARTICULIERS

Perfusion continue

- Changer le point de ponction tous les 8 jours maximum (changement de la ligne principale toutes les 96 heures maximum), plus souvent si l'inspection de la zone l'impose.
- Préférer un système actif d'injection (pompe) à la perfusion par gravité.

Prélèvements sanguins

- Utiliser des aiguilles 20 : G.
- Purger le système en prélevant un tube sec de 10 mL à jeter, puis prélever la quantité souhaitée.
- Pas de purge préalable pour les hémocultures.
- Rinçage (cf. supra) en s'assurant de l'absence de tout résidu.

Transfusion sanguine

- Privilégier un autre accès veineux si possible.
- Aiguille 19 G de préférence.
- Rinçage (cf. supra) en s'assurant de l'absence de tout résidu.

Obstruction par caillot

- Altéplase : préparer une solution de 1 mg/mL avec le solvant prévu dans une seringue de 10 mL.
- Injecter 2 mg sans exercer de surpression.
- Attendre 2 heures, puis aspirer.
- Possibilité de répéter la dose de 2 mg une fois en cas d'obstruction persistante.
- Efficacité dans plus de 80 % des cas.
- Pas de risque hémorragique en respectant la dose et les contre indications.

SUSPICION D'INFECTION

(cf. *Suspicion d'infection sur cathéter central*)

CŒLIOCHIRURGIE ET ANESTHÉSIE

- Les indications de la cœliochirurgie sont très larges et ses bénéfices sont importants en terme de réhabilitation postopératoire (vs une chirurgie par laparotomie).
- Les exigences de la cœliochirurgie (insufflation de CO_2, hyperpression intra-abdominale, position déclive ou proclive) induisent des variations hémodynamiques et ventilatoires qu'il faut prendre en compte en anesthésie :
- **Conséquences hémodynamiques** : baisse du débit cardiaque par compression de la VCI lors de l'insufflation, augmentation de la pression intrathoracique et augmentation des résistances vasculaires systémiques (baisse de la précharge et augmentation de la postcharge).
- **Conséquences respiratoires** : hypercapnie par absorption du CO_2 péritonéal, augmentation des pressions des voies aériennes, diminution de la compliance, de la capacité vitale et de la capacité résiduelle fonctionnelle et altération des rapports ventilation/perfusion.
- **Avantages** : moins de saignement, diminution de l'intensité et de la durée de la douleur post-opératoire, reprise plus rapide du transit et de la fonction respiratoire, diminution de la durée d'hospitalisation (et donc du coût), plus esthétique.

EN PRÉOPÉRATOIRE

Contre indications absolues

- Emphysème pulmonaire bulleux et pneumothorax spontané récidivant
- Communication interauriculaire ou ventriculaire
- Dérivation ventriculo ou lombopéritonéale et shunt péritonéo-jugulaire (shunt de Leveen)
- Hypertension intracrânienne
- Glaucome aigu
- Hernie diaphragmatique ou pariétale irréductible

Contre indications relatives

- Situations à risque : hypertension pulmonaire, insuffisance cardiaque décompensée, insuffisance coronaire instable (augmentation des besoins en O_2 et augmentation des RVS), valvulopathies sténosantes (baisse brutale du retour veineux), BPCO, obésité, grossesse et les antécédents chirurgicaux abdominaux multiples.

EN PEROPÉRATOIRE

- **Anesthésie générale** : systématique en raison notamment de l'irritation diaphragmatique par le CO_2, des frissons peropératoires et des positions nécessaires pour la cœlioscopie ; ne laissant pas de place à l'anesthésie locorégionale. Compte tenu de la nécessité de maintenir la curarisation jusqu'à l'exsufflation et de la brièveté du temps de fermeture des incisions, il est conseillé d'utiliser des curares de durée d'action courte ou intermédiaire avec un monitorage (± antagonisation).
- **Gestion des voies aériennes supérieures** : IOT ou masque laryngé dont l'usage est de plus en plus répandu (cœlioscopies courtes notamment en chirurgie gynécologique, cholécystectomie...). Utilisation du masque laryngé déconseillée chez l'obèse ou si nécessité de positions déclives ou proclives importantes et/ou prolongées.
- **Ventilation** : mode pression ou volume contrôlé (avec surveillance de la Pplat), objectif Pplat < 25 cmH_2O, Vt = 6 à 8 mL/kg pour $etCO_2$ < 38 mmHg. Intérêt d'une PEP (5 cmH_2O) malgré la baisse du retour veineux car augmente la CRF. Éviter le protoxyde d'azote car diffuse rapidement dans le pneumopéritoine et il existe un risque théorique d'explosion de l'hydrogène ou du méthane en cas de perforation digestive. De plus, il est émétisant et diffuse en cas d'emphysème.
- **Monitorage** : selon la chirurgie et les comorbidités du patient. Pression et gazométrie artérielles (cathéter artériel) pour évaluer le gradient artériolo-alvéolaire de la PCO_2 (qui peut s'élever en cas de pneumopathie, d'insuffisance cardiaque), débit cardiaque et fonction VG (Doppler transœsophagien), BIS...

- **Analgésie** : infiltration chirurgicale d'anesthésiques locaux sur le site chirurgical (cf. *Blocs de paroi*) et au niveau des orifices de trocards (ex : ropivacaïne 2 mg/ mL, 10 mL en sous cutané). L'analgésie par péridurale thoracique peut être indiquée pour des chirurgies sous mésocoliques ou en cas de risque élevé de conversion en laparotomie. Une perfusion continue de xylocaïne + kétamine peut également être indiquée, en alternative à l'APD, pour certaines chirurgies longues et douloureuses, dans le but d'une épargne morphinique.
- **Surveillance spécifique à la cœlioscopie** :
  - Pression d'insufflation abdominale < 15 mmHg.
  - Pression d'insufflation rétropéritonéale < 10 mmHg.
  - Pression d'insufflation thoracique < 10 mmHg.
  - Position déclive (Trendelenburg) ou proclive : < 15° (attention au risque de chute).
  - Protection des points de compression : épaulières, position des membres supérieurs.
  - Veiller à une bonne exsufflation (possibles poussées hypertensives par levée du retour veineux).

COMPLICATIONS

- **Embolie gazeuse de CO_2** : survient surtout au début de l'insufflation péritonéale, plus rarement au cours de la chirurgie, ou après l'exsufflation. Forme subaiguë initiale, augmentation mal contrôlable de l'etCO_2 ; ou aiguë d'emblée. En l'absence de traitement, la forme subaiguë évolue vers la forme aiguë : tachycardie, hypotension, collapsus, baisse de l'etCO_2, signes d'insuffisance cardiaque droite, baisse du débit cardiaque, arrêt cardiaque. Traitement symptomatique : exsufflation, 100 % FiO_2, Trendelenburg et DLG, hyperventilation et caisson hyperbare. (cf. *Embolie gazeuse*).
- **Collapsus cardiovasculaire** : il est dû à une lésion d'un gros vaisseau ou à l'association de la diminution du retour veineux et de l'augmentation des résistances vasculaires systémiques (risque majoré si cardiopathie préexistante).
- **Troubles du rythme cardiaque** : consécutifs à l'hypercapnie ou à l'irritation myocardique mécanique (thoracoscopie).
- **Pneumothorax** : baisse de la SpO_2, emphysème sous-cutané, augmentation des pressions d'insufflation ± collapsus cardiovasculaire (penser à l'exsufflation à l'aiguille si gravité clinique).
- **Pneumomédiastin**
- Emphysème ± extensif par fuite pré ou rétropéritonéale ou insufflation extra péritonéale.
- Intubation bronchique sélective, secondaire, survenant après l'insufflation abdominale et la mise en position déclive.
- Inhalation bronchique sur reflux gastro-œsophagien.
- Traumatisme chirurgical à l'insertion des trocards (perforation vasculaire, digestive ou urinaire).
- Réactions vagales par distension péritonéale et traction des séreuses.

EN POSTOPÉRATOIRE

- La présence d'un emphysème sous cutané doit faire rechercher un épanchement pleural et médiastinal. Il existe alors un risque de résorption secondaire du CO_2 avec hypercapnie.
- Traitement anti-émétisant systématique.
- Traitement analgésique multimodal : infiltration chirurgicale, antalgiques de palier 1 dont AINS (efficace sur les douleurs scapulaires dues à l'irritation péritonéale) et morphiniques.

CHIRURGIE ROBOTIQUE ET ANESTHÉSIE

La chirurgie robotique connaît un essor important depuis plusieurs années en améliorant les conditions d'accès au site opératoire pour le chirurgien. Elle présente cependant des difficultés techniques nécessitant une technique d'anesthésie adaptée.

- Le robot est composé de 3 éléments :
  - Une colonne technique : lumière, insufflation, moniteur 2D ;
  - Une unité opératoire avec plusieurs bras robotisés interactifs ;
  - Une console de commande permettant la manipulation des instruments au moyen de manettes par le chirurgien, à distance du patient avec application des mouvements en temps réel.
- Elle présente plusieurs avantages :mais aussi des inconvénients :
  - Avantages :
    - . Pour le chirurgien : meilleure qualité de l'image, précision des gestes, gain en confort et en fatigue
    - . Pour le patient : technique mini-invasive, parcours de réhabilitation précoce, moins de complications par rapport à la cœliochirurgie (pertes sanguines, douleur, complications postopératoires, taux de laparoconversion), diminution de la durée de séjour pour certaines procédures spécifiques.
  - Inconvénients :
    - . Coût élevé : robot, maintenance, consommables
    - . Pour le chirurgien : sensation au toucher différente (pas de retour de force), courbe d'apprentissage
    - . Pour le patient : temps d'installation long, durée opératoire plus longue (selon la chirurgie), pas de différence sur la durée d'hospitalisation entre chirurgie robotique et cœlioscopique pour toutes les procédures dans leur ensemble.

COMPLICATIONS LIÉES À LA CHIRURGIE ROBOTIQUE

- **Complications liées à l'installation** : installation initiale définitive, accès aux bras du patient variable selon la chirurgie (2 bras le long du corps si patient en décubitus dorsal ou position gynécologique), degré de Trendelenburg extrême (20°) ou cassure de la table au niveau du flanc si patient en décubitus latéral. Risque de compression de tous ordres, lésions nerveuses, rhabdomyolyse.
- **Complications liées au robot** : les bras du robot sont fixes (pas de retrait des bras si mouvement du patient), risque de dysfonctionnement du matériel. Le mouvement des bras du robot peut être asservi aux mouvements de la table d'opération.
- **Complications hémodynamiques** : majorées par rapport à celle de la cœliochirurgie du fait de position plus extrêmes (Cf. *Cœliochirurgie et anesthésie*). Risque d'hyperpression intrathoracique pouvant entraîner une baisse du débit cardiaque et une baisse de la pression de perfusion cérébrale par diminution du retour veineux.
- **Complications respiratoires** : majorées par rapport à celle de la cœliochirurgie du fait de position plus extrêmes et de l'insufflation du CO_2 (intra ou extra-péritonéal). Risque de diminution de la CRF et de la compliance, hypercapnie, emphysème sous cutané, pneumothorax, embolie gazeuse.
- **Complications oculaires** : par augmentation de la pression intra-oculaire. Risque d'ulcères de cornée, neuropathie optique ischémique (diminution des apports en oxygène au nerf optique et augmentation de la congestion veineuse et de la pression intra-oculaire), occlusion veine/artère centrale de la rétine pouvant entraîner une cécité définitive.
- **Modifications des voies aériennes en postopératoire** : risque d'augmentation du Mallampati, de la circonférence du cou, macroglossie persistants 2 heures après l'opération donc risque d'œdème laryngé. Attention à l'extubation.

SPÉCIFICITÉS DE LA PRISE EN CHARGE ANESTHÉSIQUE

- Induction en proclive, préoxygénation en VS-AI, limiter la FiO_2 en peropératoire, manœuvres de recrutement horaires (modalités selon la tolérance hémodynamique).

- Mise en place de prolongateurs sur les voies veineuses : pas d'accès aux bras du patient pendant la chirurgie si chirurgie en décubitus dorsal ou position gynécologique.
- Nécessité d'une sédation et d'une curarisation profonde (objectif PTC < 2) jusqu'à la fin de la chirurgie : monitorage par BIS, TOF/PTC.
- Protection oculaire soignée.
- Attention particulière à l'installation du patient : pas de réinstallation possible après la mise en place du robot.
- **Limiter le Trendelenburg** : 20° maximum acceptés.
- **Prise en charge analgésique multimodale et anesthésie locorégionale** : ne pas mésestimer le risque de conversion et les temps chirurgicaux par mini-laparotomie.
- Extubation prudente si position extrême et durée opératoire prolongée. Risque d'œdème laryngé.
- Nécessité d'établir et de diffuser une procédure d'urgence de désarrimage en cas de saignement ou de complications liées au patient : kit de désarrimage robot et boîte de laparotomie disponibles en salle de bloc (les consignes pour le désarrimage d'urgence sont données par le chirurgien opérateur à la console).

ANESTHÉSIE EN IMAGERIE PAR RÉSONANCE MAGNÉTIQUE (IRM)

DÉFIS LIÉS À UNE ANESTHÉSIE HORS BLOC

- Site distant de la pharmacie et des consommables
- Environnements bruyants
- Espace de travail limité, petite salle d'intervention
- Éclairage inadéquat
- Équipement ancien, voire méconnu
- Manque de personnel d'anesthésie
- Accès et visibilité du patient limités pendant les procédures
- Radioprotection

INDICATIONS

- Nourrissons et enfants atteints de maladies neurologiques, de malformations vasculaires ou de croissances tumorales oncologiques.
- Enfants âgés entre 3-6 mois et 6 ans, surtout si IRM de longue durée.
- Enfants ou adultes ayant des troubles d'apprentissage.
- Patients dont la pathologie gêne l'immobilité complète requise par l'examen.
- Claustrophobie.
- Patients ventilées et autres patients de réanimation/soins continus.
- Certains patients subissant des procédures neurochirurgicales stéréotaxiques.

ÉQUIPEMENT ET MONITORAGE

- Équipement utilisé en IRM classé en :
  - « MR-compatible » : matériel non magnétique, pouvant être utilisé dans l'IRM.
  - « MR-conditionnel » : utilisable à proximité de l'aimant sans interférer sur l'acquisition des images sous certaines conditions définies par le constructeur.
  - « MR-dangereux » : objet ferromagnétique ne devant pas être introduit à proximité de l'aimant.
- Surveillance en IRM conforme aux mêmes normes du bloc
- Conditions de sécurité optimales : personnel en nombre et formé, équipement et monitorage spécifiques IRM (MR-compatible ou MR-conditionnel).
- Il est préférable d'employer des méthodes de surveillance télémétrique, évitant ainsi de longues connexions électriques entre le patient et le moniteur
- Une check-list de sécurité doit être effectuée pour chaque patient et pour le personnel soignant présent à proximité de l'aimant (prothèse, implants, corps étrangers, clip ferromagnétique, pacemaker, défibrillateur implantable,

stimulateur médullaire, implant dentaire, téléphone portable, carte de crédit, clé, stéthoscope, stylo, piercing…).

- Le matériel intracrânien moderne (coils, clips, DVE, DVP) est compatible avec l'IRM, mais il peut entraîner des artéfacts d'images importants.
- Les fils (scope, capteur de pression) peuvent être source de production importante de chaleur (importance du tressage des câbles et protection de la peau). Ils peuvent aussi être source d'artéfacts, d'où l'intérêt de les tresser.

TECHNIQUE D'ANESTHÉSIE

- La technique d'anesthésie n'est pas conditionnée par l'IRM (anesthésie intraveineuse ou inhalatoire possibles selon l'équipement disponible).
- Ne pas improviser en situation d'urgence. (Anesthésie hors bloc donc plus à risque)
- Réalisation de l'induction et du réveil en dehors de la pièce d'IRM (SAS à proximité immédiate).
- Bonne indication de masque laryngé (non armé).
- Les seringues électriques peuvent être placées dans une cage de faraday, mais leurs débits ne pourront alors plus être modifiés.
- Mise en place de bouchons d'oreilles ou d'un casque, même sous AG (bruit important dans l'aimant et potentiel risque de perte de l'audition).
- En cas de DVP réglable ou de pompe implantable, il est important de vérifier le réglage après l'IRM.
- Les manœuvres nécessitant le transport d'un patient intubé et ventilé accroissent le risque global.
- En cas de problème durant l'examen, il faudra sortir le patient de la salle d'IRM et entreprendre les actions adéquates dans le SAS d'induction.

LE QUENCH

- L'IRM contient de l'hélium liquide ayant pour but de refroidir la bobine de l'aimant. Il n'est pas directement toxique pour l'organisme mais devient dangereux quand il se vaporise et envahit la salle d'examen. En cas de quench, un dégagement massif d'hélium gazeux se produit. Cette vaporisation a pour conséquences :
  - Diminution très rapide de la teneur d'oxygène dans l'air ambiant avec un risque d'asphyxie du patient et du personnel présents dans la salle (surveillance par un oxymètre placé au mur)
  - Augmentation significative de la pression dans la salle
  - Baisse importante et brutale de la température dans la salle avec des risques de brûlures par le froid
  - Transition brutale de la bobine de l'aimant supraconducteur vers l'état résistif, la disparition du champ magnétique, et des risques de détérioration irréversible de l'aimant.
- Le quench peut être volontaire pour réduire rapidement le champ magnétique (par exemple en cas de risque projectile) ou accidentel (fuite par exemple). La teneur de l'hélium dans l'enceinte de l'anneau est réduite par la présence d'un tube d'extraction.
- En cas de quench, il faut sortir le patient de la salle de l'aimant le plus rapidement possible, faire évacuer la salle puis refermer la porte.

LASER CO_2 EN ORL

INDICATIONS

- Chirurgie du larynx (papillomatose, sténose, polype de corde vocale) ou de la trachée (sténose).
- Nécessite habituellement une laryngoscopie en suspension (LES).

AVANTAGES

- Grande précision, stérilité parfaite, hémostase, épargne des tissus sains, réduction de la douleur postopératoire et de l'œdème, cicatrisation plus rapide qu'après microchirurgie.

RISQUES POUR LE PATIENT

- Brûlures cutanées, oculaires, lésions de l'émail dentaire.
- Lésions voire perforations d'organes, essentiellement la trachée.
- Perforation ou ignition de la sonde endotrachéale ou du cathéter de jet ventilation avec brûlure des voies aériennes. La fréquence de l'incendie est de 1 %.

RISQUES POUR LE PERSONNEL

- Par réflexion du rayon laser sur des surfaces réfléchissantes : atteinte oculaire.
- Par inhalation de fumées provenant de la vaporisation des tissus, et capables en théorie de véhiculer des agents pathogènes (virus, cellules malignes...).

ANESTHÉSIE POUR LASER CO_2 EN ORL

Impératifs de la chirurgie

- Immobilité des cordes vocales, abolition des réflexes pharyngo-laryngés (déglutition, toux), diminution des sécrétions salivaires, larynx visible dans sa totalité.

Anesthésie sans intubation

- Ventilation spontanée : AL du pharyngo-larynx + AIVOC (propofol).
- Jet ventilation transglottique (sur cathéter spécifique) ou transtrachéale.

Anesthésie avec intubation

- Anesthésie IV : AIVOC (propofol+ rémifentanil) et curarisation profonde.
- Utiliser une sonde spéciale laser de faible diamètre, à double ballonnet.

RÈGLES DE SÉCURITÉ

- Protection du patient : champs humides, pansements oculaires humides.
- Protection du personnel : bavette, lunettes à protections latérales adaptées à la longueur d'onde du laser utilisé. Aspiration continue des fumées.
- Ventilation
  - Utilisation de sondes ou de cathéters spécifiques (± sonde laser en aluminium ou cathéter de jet en teflon non inflammable). Gonfler le ballonnet avec de l'eau.
  - Protection du ballonnet par des cotonoïdes humides.
  - Monitorer la FiO_2 et n'utiliser qu'une $21 < FiO_2 < 40$ %.
  - Ventiler avec un mélange air-oxygène (ou hélium-oxygène pour les patients hypoxémiques). Ne pas utiliser le protoxyde d'azote.
  - Monitorer la SpO_2, en réglant la FiO_2 la plus basse pour $SpO_2 \geq 95$ %.
  - Ne jamais utiliser le bypass (= oxygène pur).
  - Halogénés : non inflammables et non explosifs aux concentrations habituelles. En cas d'incendie, entretiennent la combustion et libèrent des fumées toxiques.
- L'atropine permet de réduire les sécrétions et ainsi améliore l'efficacité du laser.
- Chirurgie peu douloureuse, antalgiques classiques suffisent.
- Conduite à tenir en cas d'incendie (cf. *fiche Urgences - Feu au bloc*)
  - Couper le laser au moyen de l'interrupteur d'urgence.
  - Arrêter l'oxygène, déconnecter la sonde du respirateur, retirer la source de feu et irriguer le larynx de solutés salés.
  - Une fois le feu éteint : s'assurer que des fragments de la sonde d'intubation ne sont pas restés dans les voies aériennes.
  - Extuber le patient et le ventiler en O_2 pur au masque ou le réintuber si nécessaire

VIDÉOLARYNGOSCOPES (VL)

- Le vidéolaryngoscope est un dispositif médical, réutilisable ou à usage unique, permettant de réaliser l'intubation de la trachée avec ou sans mandrin tout en visualisant indirectement le larynx au moyen d'un système optique plus ou moins complexe (système vidéo, jeux de miroirs, canal optique...).
- Le fibroscope d'intubation n'entre pas dans cette catégorie.

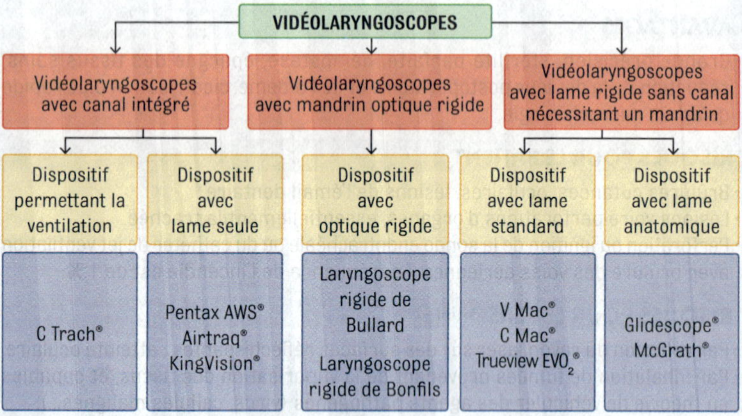

POSITIONNEMENT PAR RAPPORT AUX TECHNIQUES CONVENTIONNELLES

- Par rapport à l'intubation conventionnelle (utilisation du laryngoscope avec lame de Miller ou de McIntosh), les vidéolaryngoscopes améliorent souvent l'exposition de la glotte et peuvent diminuer les réactions neurovégétatives et hémodynamiques lors de l'intubation. Ils peuvent permettre une intubation avec une moindre mobilisation du rachis cervical. Ils peuvent avoir une place dans le contrôle des voies aériennes des patients obèses morbides.
- Ces techniques sont faciles d'apprentissage mais à chaque dispositif correspond une technique d'utilisation particulière.
- Leur rapport coût/bénéfice ne permet pas encore de les positionner en première intention dans l'intubation standard réglée.
- Certains d'entre eux sont entièrement à usage unique et directement prêts à l'emploi. D'autres nécessitent l'assemblage d'une lame réutilisable ou non avec un système optique.
- Les videolaryngoscopes peuvent être utilisés simultanément au fibroscope d'intubation qui est alors utilisé comme mandrin articulé. Cette technique dite combinée nécessite la coordination de quatre mains (un opérateur au vidéolaryngoscope et un opérateur au fibroscope), un des opérateurs assurant le leadership de la procédure.
- Pour certains auteurs, le vidéolaryngoscope pourrait être une alternative à l'utilisation du fibroscope d'intubation. Cette pratique n'est pas, à l'heure actuelle, validée.
- Les videolaryngoscopes permettent le contrôle des voies aériennes du patient tout en maintenant l'opérateur à distance de celles-ci. Leur utilisation est indiquée en première intention en cas de risque de contamination par voie d'aérosol.

POSITIONNEMENT DANS L'ALGORITHME D'INTUBATION DIFFICILE

- Intubation difficile prévue : si anesthésie générale d'emblée décidée, le vidéolaryngoscope peut être utilisé en 1re intention.
- Intubation difficile imprévue : après échec d'une laryngoscopie classique et du mandrin d'Eschmann, le vidéolaryngoscope pourrait trouver sa place.

DISPOSITIFS SUPRAGLOTTIQUES

On parle aussi de dispositifs extraglottiques ou de masque laryngé (ML).

- Certains de ces dispositifs sont réutilisables. Ils peuvent être décontaminés puis passés à l'autoclave jusqu'à 40 fois avant remplacement. Pour tous ces dispositifs non jetables, les procédures de stérilisation doivent être rigoureuses. La traçabilité doit être assurée par un étiquetage approprié sur le dossier d'anesthésie du patient.
- Ils ne sont pas, en routine, recommandés en cas d'estomac plein mais ils peuvent être utilisés comme dispositifs de sauvetage.

Le choix de la taille du dispositif s'effectue en fonction du poids du patient.

- Chaque taille de dispositif est adaptée au poids du patient. Ces informations sont portées, par le fabricant, sur l'emballage du dispositif ou sur le dispositif lui-même.
- Il est recommandé de gonfler le coussinet (lorsque le dispositif en dispose) à une pression maximale de 60 cmH_2O. Sans dépasser le volume préconisé.

DISPOSITIFS DE PREMIÈRE GÉNÉRATION

- Dispositif destiné à assurer la liberté des voies aériennes supérieures. Sa mise en place facile ne nécessite pas de laryngoscope.
- Ils sont formés : d'un coussinet qui, une fois placé et gonflé dans le pharynx, vient mouler l'entrée du larynx; d'un tube qui prolonge le coussinet, dont une extrémité est adaptable à la valve d'un ballon de ventilation ou à un circuit de ventilation et dont l'autre extrémité est, selon les modèles, barrée par deux bandes verticales qui évitent l'intrusion de l'épiglotte dans le tube.

DISPOSITIFS DE SECONDE GÉNÉRATION

- Ils sont constitués de 2 tubes pour séparer la voie aérienne et la voie digestive (le diamètre de cette voie ne permet généralement pas de le passage d'une sonde gastrique de calibre suffisant à la vidange gastrique). Il présente toutes les caractéristiques et les avantages du dispositif de première génération et offre une protection supplémentaire grâce au tube de drainage.
- **Avantages** : le coussinet redessiné, la pression de fuite est plus élevée. Le tube de drainage se place dans le sphincter supérieur de l'œsophage. Il peut permettre le drainage des sécrétions, donner l'accès à l'estomac en permettant le passage d'une sonde gastrique de petit calibre à l'aveugle et protège d'une éventuelle insufflation gastrique.
- **Indications** : remplacement du masque facial pour toute chirurgie périphérique laissant un accès possible à la tête chez un patient avec estomac vide. Difficultés de ventilation au masque, prévues ou inattendues.
- **Contre indications** : estomac plein, ventilation assistée avec pressions d'insufflation > 20 cmH_2O, position ventrale, reflux gastro-œsophagien, obésité pathologique, grossesse > 14 semaines.

TECHNIQUE D'INSERTION ORIGINELLE DU DISPOSITIF DE PREMIÈRE GÉNÉRATION

Insertion

- Vider le coussinet avec une seringue et s'assurer qu'il tient le vide; lubrifier la face postérieure du coussinet avec un lubrifiant.
- Insertion au moment d'une phase d'anesthésie profonde sinon risque de rejet du dispositif et de laryngospasme, la curarisation n'est pas indispensable.
- Tête en hyperextension, tenir le dispositif avec la main dominante comme un crayon et l'enfoncer avec l'index en maintenant sa pointe plaquée sur le palais puis sur le mur postérieur du pharynx; pousser jusqu'à bout de doigt sans lâcher le dispositif et jusqu'à sentir une résistance élastique; le repère noir doit se trouver en face de la lèvre supérieure; lâcher alors le dispositif tout en

maintenant le tube avec l'autre main puis gonfler le ballonnet, le dispositif doit légèrement remonter (témoin de son bon positionnement).
- Vérifier par quelques insufflations que le patient est facile à ventiler. Ausculter au cou pour détecter une fuite (témoin d'une malposition ou d'un ballonnet insuffisamment ou trop gonflé).
- Fixer l'ensemble en position médiane (sparadrap collé sur le maxillaire).

Surveillance peranesthésique
- S'assurer de l'absence de déplacement par la position du repère en face de la lèvre supérieure.
- Ausculter le cou pour détecter une fuite, témoin d'un déplacement du ML ou d'un réveil du patient.
- Contrôler le volume expiratoire et adapter un capnomètre sur le circuit expiratoire. La ventilation assistée est possible, si les pressions d'insufflation restent < 20 cmH_2O (< 30 cmH_2O avec le LMA Pro-Seal™) ; une fuite discrète est néanmoins tolérable.
- Bien ajuster le dispositif pour éviter une dilatation gastrique (en cas de besoin, mise en place de la sonde gastrique en passant en arrière du masque ou dans le canal latéral en cas d'utilisation d'un dispositif de seconde génération).

Ablation
- Le dispositif est laissé en place jusqu'au réveil complet, il est retiré semi dégonflé quand le patient a récupéré ses réflexes de déglutition et peut ouvrir la bouche à la demande (il peut être retiré par le patient lui-même) : il emporte les sécrétions présentes dans le pharynx (il est donc en général inutile d'aspirer la cavité buccale du patient qui déglutit le reste).

Accidents, complications
- Difficulté de positionnement :
  - Ne pas forcer mais vérifier en particulier que la pointe du dispositif ne s'enroule pas contre le mur postérieur du pharynx
  - Si le dispositif a du mal à descendre, mettre la tête en hyperextension et tirer la mandibule vers l'avant
  - Retirer complètement le dispositif, reventiler le patient et approfondir l'anesthésie si besoin, puis replacer le dispositif.
- Réveil brutal et/ou laryngospasme, favorisés par un allégement de l'anesthésie ou par toute mobilisation du dispositif : ventiler en $FiO_2 = 1$ et approfondir rapidement l'anesthésie.
- Inhalation en cas de vomissements.
- Comme pour tout dispositif oropharyngé, ils peuvent être associés à des bris dentaires en particulier en cas de mauvais état dentaire préalablement identifié.

LMA-FASTRACH™ = MASQUE LARYNGÉ POUR INTUBATION DIFFICILE = ILMA (INTUBATING LARYNGEAL MASK AIRWAY)

Indications
- Intubation difficile prévue ou non prévue.
- Anomalies anatomiques, rachis cervical instable.
- Désaturation au cours des tentatives d'intubation.
- Ventilation difficile ou impossible au masque facial.
- Extubation à risque.
- Il permet la ventilation et guide l'intubation. Il est d'apprentissage rapide (environ 10 patients) et sans latex.

Technique de pose
- Lubrifier la sonde d'intubation et l'intérieur du tube du LMA-Fastrach™ par des mouvements de va-et-vient de la sonde à l'intérieur du tube.
- Poser la pointe du coussinet préalablement dégonflé et lubrifié bien à plat sur le palais osseux.
- Faire glisser le LMA-Fastrach™ vers l'arrière en suivant la courbure des voies aériennes et en maintenant une pression contre les structures postérieures.
- Gonfler le coussinet sans tenir le tube ni la poignée jusqu'à obtenir une étanchéité suffisante.

- Brancher le LMA-Fastrach™ sur le ballon d'anesthésie et vérifier la possibilité de ventilation.
- Procéder à l'intubation avec une sonde spécifique de préférence.
- S'il n'y a aucune résistance, pousser doucement la sonde tout en immobilisant le LMA-Fastrach™ par la poignée jusqu'à ce que l'intubation soit réalisée, puis gonfler le ballonnet de la sonde. En cas de difficulté, réaliser la manœuvre de Chandy. Vérifier la bonne position de la sonde par le capnographe et l'auscultation. Une fois l'intubation réalisée, le LMA-Fastrach™ peut être retiré après avoir dégonflé le coussinet. Pendant cette manœuvre la sonde est maintenue avec un «tube poussoir» de 15 cm de long et de diamètre proche de celui de la sonde pour empêcher l'extubation. Ce tube poussoir est retiré pour permettre le passage du ballonnet témoin de la sonde. La sonde doit être maintenue avec deux doigts au niveau de l'arcade dentaire pendant le retrait complet du LMA-Fastrach™. Vérifier de nouveau que la sonde d'intubation est bien en place.

Manœuvre de Chandy

- Elle comporte deux étapes :
  - La première étape consiste à établir une ventilation optimale. Le LMA-Fastrach™ est légèrement tourné dans le plan sagittal à l'aide de la poignée jusqu'à obtenir une moindre résistance à la ventilation avec le ballon d'anesthésie.
  - La seconde étape est réalisée juste avant l'intubation à l'aveugle : la poignée est utilisée pour soulever légèrement vers l'avant (mais sans l'incliner) le LMA-Fastrach™, en avant de la paroi pharyngée postérieure, ce qui facilite le passage en douceur du tube endotrachéal spécifique.

Contre indications

- Tumeur ORL.
- Estomac plein.
- En fait, aucune contre indication absolue dès lors qu'il s'agit d'une situation d'urgence avec intubation difficile et ventilation au masque facial difficile.

LMA Supreme™

- Il est à usage unique sans latex et comporte deux canaux (ventilation, passage d'une sonde gastrique), des languettes latérales pour éviter l'obstruction épiglottique. Son ouverture de forme ovale aplatie, avec extrémité plus allongée, s'insère dans la bouche œsophagienne et assure une meilleure étanchéité. Le cale-dents intégré évite la morsure du tube.
- L'insertion se fait classiquement dégonflé puis après positionnement et fixation, il est gonflé à une pression < 60 cmH_2O (vérifiée au manomètre). Le taux de succès d'insertion lors de la 1re tentative est très élevé (90-98 %).
- Il présente l'avantage d'une pression de fuite élevée (24-30 cmH_2O vs 20 cmH_2O pour le Classic™), permettant son emploi dans des situations où les pressions ventilatoires sont plus élevées (cœlioscopie, obèse). Les pressions de fuite sont proches de celles obtenues avec l'I-gel™.
- Les complications sont rares (maux de gorge, compressions nerveuses) si les pressions du ballonnet sont respectées.
- Le LMA Supreme™ peut être utilisé comme matériel d'oxygénation en sauvetage en cas d'intubation ou de ventilation difficile mais les languettes gênent l'intubation à travers le masque, contrairement au Fastrach™. De plus, en raison du diamètre limité de ce ML, il est difficile de glisser une sonde d'intubation de gros diamètre. Le LMA Supreme™ n'est donc pas une solution idéale en cas d'intubation difficile imprévue.

I-gel™

- Dispositif supraglottique sans ballonnet, à usage unique, avec un bourrelet en élastomère souple thermoplastique qui s'adapte étroitement aux structures laryngées en épousant leur forme.
- L'extrémité se trouve dans la bouche œsophagienne, et isole l'orifice œsophagien de l'entrée du larynx. L'orifice distal du canal gastrique permet le passage d'une sonde gastrique de petit calibre. Un bloqueur épiglottique et une nervure de

protection aident à empêcher l'épiglotte de se replier vers le bas ou d'obstruer l'orifice distal du dispositif. Le cale-dents intégré évite la morsure du tube.

- Il est surtout utilisé lors d'anesthésies de routine, la pression de fuite (24-26 cmH_2O) est plus élevée qu'avec un masque laryngé classique, rendant possible son utilisation au cours de la cœlioscopie ou chez l'obèse. Son insertion est facile en « sniffing position » et la courbe d'apprentissage courte. Le taux d'insertion à la 1re tentative est > 90 %. Le fabricant recommande une lubrification des deux faces du bourrelet.
- Le taux de maux de gorge et de complications locales est faible (≤ 3 %).
- Il est possible d'insérer une sonde d'intubation au travers du tube de l'I-gel™ (les I-gel™ 3-4-5 acceptent respectivement une sonde d'intubation 6-7-8), un mandrin ou un fibroscope pour guider le passage d'une sonde d'intubation.

MESURE DE LA PRESSION DE FUITE (ADULTE)

- Une fois le patient installé en position définitive avec un plan d'anesthésie stabilisé et après avoir attendu quelques minutes en cas d'utilisation d'un I-gel™, le respirateur d'anesthésie est mis en position manuelle, la valve APL réglée sur 30 cm H_2O et le débit de gaz frais à 3 L/min. La pression du circuit respiratoire se stabilise et la pression de fuite correspond à la pression des voies aériennes (Paw) lue sur le respirateur ou un manomètre.
- Après avoir effectué la mesure, le respirateur est remis en mode adapté (mode contrôlé ou assisté), la valve APL est remise à 0 cm H_2O et le débit de gaz frais progressivement diminué.

INTUBATION TRACHÉALE FIBRO-ASSISTÉE DE L'ADULTE

Cette procédure est réalisée en équipe coordonnée par un Team Leader qui assigne un rôle à chaque intervenant.

INDICATIONS

- Intubation difficile prévue.
- Limitation de l'ouverture de bouche quelle que soit l'étiologie (ankylose temporo-maxillaire, ATCD chirurgicaux).
- Spondylarthrite ankylosante.
- Polyarthrite rhumatoïde.
- Traumatisme facial ou du rachis cervical avec ou sans minerve.
- Trismus secondaire aux infections dentaires.
- Pathologie tumorale ORL : pharynx - larynx.

MATÉRIEL

- Fibroscope bronchique (usage unique ou réutilisable) fin (Regular™ : diamètre de l'embout distal 5,5 mm et diamètre maximal du canal opérateur 2,2 mm) permet l'insertion d'une sonde de 6 mm de diamètre interne et le passage d'un accessoire endoscopique de 2,0 mm. Les dispositifs à usage unique sont utilisés avec une colonne vidéo spécifique, ils ont une source de lumière intégrée. Un fibroscope plus fin (Slim™ : 3,8 mm / 1,2 mm) est indispensable en cas d'intubation avec une sonde à double lumière ou en cas d'utilisation d'un mandrin d'Aintree™.
- Sondes endotrachéales souples n° 7,5 - 7 - 6,5 plongées dans un flacon (1 L) d'eau stérile tiède (36°C) pendant tout le temps de l'installation du patient, de la mise en route de la sédation et de la réalisation de l'anesthésie locale en vue de ramollir la sonde d'intubation (en PVC) et de rendre le passage endonasal le moins traumatique possible.
- Lubrifiant type Optilube® ou lidocaïne en gel visqueux.
- Mèches nasales non tissées + pince de Polizer.
- Anesthésiques locaux utilisables (cf. *Sécurité en ALR*) :

• Lidocaïne à 5 % à la naphazoline : 1 flacon + 1 cupule.	• Lidocaïne à 2 % : 2 mL (+1 seringue de 5 mL).
• Lidocaïne à 1 % : 10 mL (+1 seringue de 10 mL).	• Lidocaïne visqueuse à 2 % en gel.

- Sonde vésicale béquillée pour femme, charrière 10.
- Source d'oxygène raccordée à.
  - oxygénation nasale à haut débit (ONHD) ou
  - lunettes à oxygène (au moins 5 à 10 L/min).
- Circuit d'aspiration (source de vide) raccordé au fibroscope.
- Compresses non tissées et eau stérile (500 mL) pour nettoyer l'optique et le canal opérateur du fibroscope en cas de besoin.
- Équipements de protection individuelle pour l'opérateur et ses assistants : gants, lunettes ou visière de protection, casaque, solution hydro-alcoolique…
- Tout le matériel et les agents usuels pour une anesthésie générale avec ventilation contrôlée.

PATIENT

En préopératoire

- Lors de la consultation d'anesthésie, on essaiera de préciser les difficultés d'intubation et on expliquera la technique au patient en le rassurant.
- À l'arrivée au bloc opératoire du patient à jeun, on met en place le monitorage standard et une voie d'abord veineuse.
- L'administration d'atropine est à discuter
  - en prévention de réflexe vagal,
  - pour favoriser l'assèchement des muqueuses.
- Éviter l'administration d'agents dépresseurs respiratoires avant l'intubation. Une sédation par rémifentanil seul en mode AIVOC conservant la ventilation spontanée et le contact avec le patient est possible.

TECHNIQUE

Anesthésie locale

- Patient perfusé et monitoré en décubitus dorsal (ou assis) : pratiquer un méchage des 2 fosses nasales à l'aide de la pince de Polizer et des mèches imbibées de lidocaïne naphazolinée. Attendre 5 minutes.
- Retirer les mèches puis injecter avec la seringue de 10 mL, prolongée par la sonde vésicale béquillée, 10 mL de lidocaïne à 1 % dans la narine la plus perméable en avançant progressivement et en demandant au patient de se gargariser avec l'anesthésique local, sans l'avaler. Aspirer l'excédent. Attendre de nouveau 5 minutes.
- Brancher l'aspiration sur le fibroscope. Lubrifier l'extérieur de la sonde et le fibroscope en protégeant l'optique au mieux avec une compresse imbibée d'une solution antibuée. Vérifier la mobilité et l'orientation de l'extrémité du fibroscope. Vérifier le bon fonctionnement de l'aspiration, des connexions diverses et de la lumière.

Intubation

- Placer le patient perfusé et monitoré soit en position assise, opérateur face à lui, soit en position couchée, opérateur derrière lui. Maintenir en place l'oxygénation (au mieux : ONHD ou à défaut : lunettes).
- **Technique A** : Mettre en place, en premier, la sonde endotrachéale (sans son raccord) dans la fosse nasale la plus perméable. Après franchissement du cornet par le ballonnet de la sonde, avancer le fibroscope à travers la sonde, vers le larynx.
- **Technique B** : Mettre en place, en premier, la sonde endotrachéale (sans son raccord) sur le fibroscope jusqu'au raccord de sonde à la base de la poignée. Insérer le fibroscope par la fosse nasale la plus perméable. Avancer le fibroscope vers le larynx.
- Après avoir temporairement arrêté l'aspiration, il est alors possible d'injecter 2 mL de lidocaïne à 2 % par le canal opérateur du fibroscope sur les cordes vocales. Franchir le plan glottique et faire progresser le fibroscope jusqu'à la carène. L'intubation trachéale est pratiquée en faisant glisser la sonde sur le fibroscope (technique de Seldinger).
- Mesurer sous fibroscopie la distance carène-extrémité distale de la sonde avant de retirer le fibroscope.

Après l'intubation trachéale

- Le patient étant toujours en ventilation spontanée, contrôler sur le capnogramme la position de la sonde. Gonfler le ballonnet et vérifier la symétrie de la ventilation. Aspirer éventuellement les sécrétions endotrachéales. Fixer la sonde.
- Puis pratiquer l'anesthésie générale (et vérifier éventuellement par laryngoscopie directe les difficultés d'intubation potentielles pour une prochaine anesthésie).
- Consigner toutes ces données sur le dossier d'anesthésie et prévoir de remettre au patient un compte rendu détaillé du contrôle des voies aériennes, précisant la technique employée et les difficultés éventuellement rencontrées.
- Cette technique d'intubation peut se pratiquer sous bloc laryngé (cf. *Anesthésie locorégionale pour intubation trachéale*), mais ne dispense pas d'une anesthésie locale des fosses nasales.

INTÉRÊTS DE LA MÉTHODE

- Le patient est toujours vigile, coopérant en ventilation spontanée : on peut donc « prendre son temps ».
- Lorsque le patient est en position assise, on diminue le risque de bascule postérieure de l'épiglotte et de la langue.
- La naphazoline entraîne une vasoconstriction et une rétraction des muqueuses, limite le risque hémorragique et minimise la résorption des anesthésiques locaux.

DANGERS ET LIMITES

- La bonne position de la sonde est confirmée par la visualisation de l'arbre bronchique avant le retrait du fibroscope et par l'observation d'un capnogramme **(no capno trace = wrong place)**. En l'absence de ces deux éléments, la sonde d'intubation n'est pas en place.
- En postopératoire, attendre la levée de l'anesthésie locale avant l'extubation. Planifier l'extubation en ayant à disposition le matériel nécessaire à l'oxygénation et à une réintubation éventuelle. Ne pratiquer l'extubation du patient qu'après avoir évalué la faisabilité en toute sécurité, la disponibilité des équipements et celle des intervenants.
- Il peut être utile, avant l'extubation, d'effectuer un test de fuite après avoir dégonflé le ballonnet. L'extubation sur mandrin ou sur guide permet une éventuelle réintubation en cas de défaillance respiratoire.

CRICOTHYROÏDOTOMIE TECHNIQUE DITE « CHIRURGICALE »

(Cf. *Fiche Urgences. Intubation difficile*).C'est une technique de sauvetage. Cette technique « Bistouri - Mandrin - Tube » a un meilleur taux de succès que la technique par Seldinger.

INDICATION

- Ventilation au masque ($FiO_2 = 1$) inefficace.
- Échec d'intubation ou de mise en place d'un dispositif supra glottique. Pas de réveil du patient possible et report de l'intervention non retenue.
- Appeler à l'aide et appliquer l'algorithme CICO (**C**annot **I**ntubate, **C**annot **O**xygenate).

MATÉRIEL NÉCESSAIRE

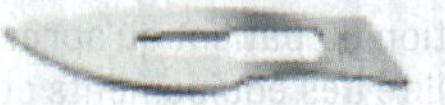

Équipement de protection individuelle : gants stériles, lunettes ou visière de protection. Compresses, antiseptique.

- Bistouri avec lame n°23 ; long mandrin béquillé souple (mandrin d'Eschmann) de calibre 14 Fr long de 40 cm ou plus.
- Une sonde d'intubation avec ballonnet de 6 mm de diamètre interne (pour glisser sur le mandrin 14 Fr).
- Un raccord annelé.
- Une seringue de 10 mL pour gonfler le ballonnet de la sonde.
- Nécessaire de fixation (sparadrap, lien en coton ...).
- Un lubrifiant (Optilube®) peut être utile.

TECHNIQUE

- Idéalement, la membrane inter-crico-thyroïdienne a été repérée et marquée avant de réaliser l'anesthésie par palpation ou par examen échographique (Cf. *Échographie et intubation*).
- Installer la tête du patient en hyper extension, mettre si possible un billot sous les épaules.
- Effectuer la détersion cutanée cervicale.
- Palper la membrane inter crico-thyroïdienne avec l'index de la main non dominante = dépression existant entre les cartilages thyroïde en haut et cricoïde en bas.
- Stabiliser le larynx avec la main non dominante.

La membrane inter-crico-thyroïdienne est palpable ou a été identifiée avant la procédure

- Inciser horizontalement la peau et la membrane inter-crico-thyroïdienne avec le bistouri à lame n° 23.
- Maintenir le bistouri perpendiculairement à la peau et le tourner de 90° sur son grand axe de façon à diriger caudalement son bord tranchant.
- Appliquer une légère traction latérale sur le bistouri pour laisser apparaître un orifice.
- Introduire perpendiculairement à la peau le mandrin béquillé dans l'orifice puis le diriger caudalement de 10 à 15 cm environ dans la trachée.
- Retirer le bistouri de l'orifice.
- Maintenir le mandrin en place et y faire glisser la sonde d'intubation n° 6 selon la technique de Seldinger sur 6 à 8 cm. Il peut être nécessaire de lubrifier la sonde d'intubation.
- Retirer le mandrin béquillé tout en maintenant en place la sonde d'intubation. Veiller à ne pas réaliser une intubation sélective (anneau de repère noir à la peau).
- Gonfler le ballonnet avec le volume minimal permettant l'étanchéité de la trachée.
- Maintenir la sonde d'intubation en place et la connecter avec le raccord annelé au système de ventilation (circuit du respirateur, ballon autoremplisseur à valve unidirectionnelle (= BAVU).
- Démarrer la ventilation.

- Vérifier la position de la sonde d'intubation par les moyens habituels (capnographie). Le succès de la procédure est attesté par la visualisation du capnogramme (**no capno trace = wrong place**), il reste visible même en cas d'arrêt cardiaque.
- Fixer la sonde au cou du patient avec du sparadrap ou un lien en coton.
- Aspirer la trachée si nécessaire avec une sonde d'aspiration (≤ 16 Fr ou ≤ 5,3 mm).

La membrane inter-crico-thyroidienne n'est pas palpable et/ou n'a pas été identifiée avant la procédure

- Pratiquer une incision cutanée cervicale médiane verticale dans le plan sagittal.
- Disséquer les tissus au doigt afin de palper et d'identifier la membrane inter-crico-thyroidienne.
- Inciser horizontalement la membrane inter-crico-thyroidienne avec le bistouri à lame n° 23 et continuer la procédure comme ci-dessus : membrane inter-crico-thyroidienne palpable.

Technique en images

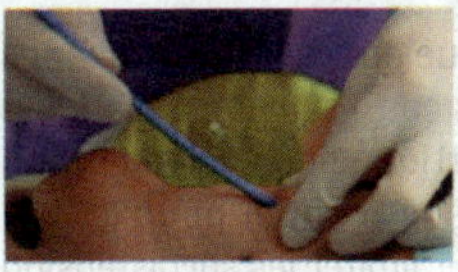

Insertion du mandrin

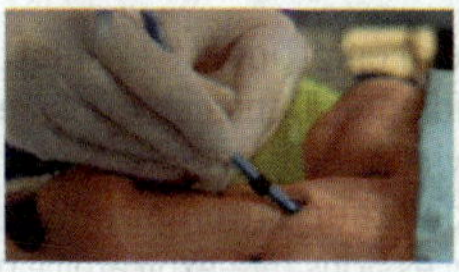

Insertion du tube (Seldinger)

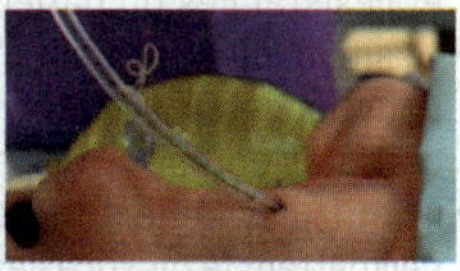

Tube en place

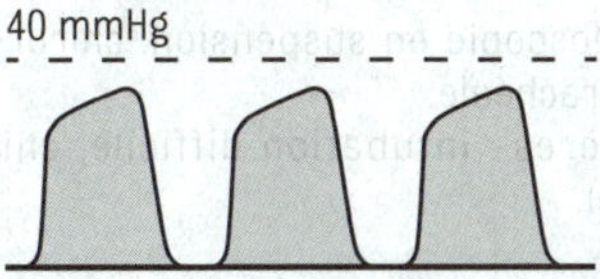

Succès

La conversion en trachéotomie sera réalisée par les chirurgiens ORL dans les 24 heures.

JET VENTILATION À HAUTE FRÉQUENCE EN ORL (JVHF)

Technique de ventilation qui consiste à injecter dans la trachée un jet de gaz avec une pression élevée, à travers un fin cathéter, à une très grande vitesse.

Ventilation alvéolaire VA = FR x Vt avec Vt = (Vd + Ve) - Vr

Vd = volume délivré par l'appareil fonction de sa pression d'utilisation.

Ve = volume entraîné par le gaz délivré (effet Venturi).

Vr = volume de reflux qui apparaît lorsque la pression dans les voies aériennes devient supérieure à la pression du gaz délivré.

- Ve = 5 x Vd chez l'adulte. Les facteurs faisant varier l'entraînement modifieront considérablement la VA.
- Facteurs modifiant Vd + Ve : le respirateur, le cathéter d'injection, compliance et résistances du patient.
- Le site d'injection peut être préglottique, transglottique ou transtrachéal après ponction inter-crico-thyroïdienne. Dans ces 2 derniers cas, l'extrémité distale du cathéter doit se situer environ 5 cm sous le plan glottique pour un Ve optimal.
- Il faut privilégier un respirateur automatique versus manuel pour la JVHF permettant la mesure des pressions télé-expiratoire pour limiter les surdistensions et barotraumatismes.

INDICATIONS

- Chirurgie ORL : laryngoscopie en suspension, chirurgie laryngée par laser, résection de sténose trachéale.
- Indications particulières : intubation difficile, chirurgie trachéale (ex : résection-anastomose).

LIMITES

- Obésité morbide : difficulté à maintenir une capacité résiduelle CRF suffisante.
- Terrain respiratoire précaire ou emphysémateux, BPCO sévère pour problèmes d'échanges gazeux.
- Estomac plein et chirurgie hémorragique du fait de l'absence de protection des voies aériennes.

CONTRE INDICATION ABSOLUE

- Obstruction des voies aériennes supérieures (tumeur) : blocage à l'expiration et barotraumatisme.
- Il n'existe aucune contre indication dans le cas d'un patient hypoxique, non ventilable.

CONTRE INDICATIONS RELATIVES

- Infection cutanée ou en regard de l'orifice de ponction.
- Intubation récente et risque de granulome post-intubation dans la zone de ponction.
- Néoplasie laryngée à extension sous-glottique.

RÉGLAGE DU VENTILATEUR (MONSOON®)

- Pression de travail (bars) : 1,8 - 2 adulte / 0,5 enfant. C'est le réglage principal pour augmenter ou diminuer la VA.
- Fréquence (FR) : 100 -180/min, T insp (%) 30 %, pression inspiratoire de pointe (PIP) 20 mbar.
- FiO_2 : 30 % si laser.
- Alarme de surpression (pression télé-expiratoire : PTE) qui interrompt l'injection lorsque la pression dans l'alvéole en fin d'expiration atteint un seuil réglable (PTE 5 mbar).

PROBLÈMES RENCONTRÉS

- Désaturation : ventilation insuffisante ou sélective -> repositionner la sonde et augmenter la FiO_2.
- PTE haute : blocage expiratoire -> dégager les VA (luxation, retraits instruments chirurgicaux).
- PIP haute : bronchospasme ou présence de sécrétions -> approfondir AG, aspiration

ANESTHÉSIE

- Objectifs : champ opératoire immobile, exsangue et libre au maximum.
- Neutraliser les réflexes pharyngés, laryngés et cardiovasculaires.

Anesthésie générale indispensable

- Narcose profonde : idéalement propofol en AIVOC, les halogénés ne peuvent être utilisés à cause des fuites sur la ventilation.
- Curarisation : succinylcholine ou rocuronium avec monitorage.
- Analgésie en fonction du type de chirurgie et de la douleur prévue. Généralement le rémifentanil en AIVOC est bien adapté.
- Monitorage de l'index bispectral.
- Positionnement du cathéter : selon l'indication chirurgicale, préglottique, transglottique ou transtrachéale. Le cathéter de Jet peut être inséré aussi à travers une sonde d'intubation.
- Réglages et mise en route du respirateur (mélange gazeux O_2 + air).
- Injection préalable de corticoïdes surtout si chirurgie glottique, pour limiter le risque d'œdème.

En peropéraoire

- Pas de mesure précise de Vt, FiO_2 et $etCO_2$.
- Mesure d'$etCO_2$ aléatoire. Intérêt d'un monitorage transcutané de la $PaCO_2$ sur les chirurgies prolongées > 30 min.
- Avoir à portée de main le matériel nécessaire pour intuber et ventiler de façon conventionnelle en cas de problème.
- Le réveil peut s'effectuer soit sur le cathéter de jet, soit au masque facial ou sur un dispositif conventionnel mis en place en fin d'intervention (tube, I-gel™, ...).

COMPLICATIONS PEROPÉRATOIRES

- Barotraumatisme (pneumothorax) si surpression en cas d'obstacle à l'expiration, si blessure directe ou si position bronchique du cathéter.
- Hypercapnie et hypothermie si intervention longue.
- Complications liées à la ponction inter-crico-thyroïdienne : déplacement secondaire, emphysème sous cutané, fausses routes.
- Complications hémorragiques avec inhalation de sang.

COMPLICATIONS POSTOPÉRATOIRES

- Emphysème sous cutané : soit simplement palpable, lié à la ponction inter-crico-thyroïdienne et à une petite fuite de gaz, sans conséquence ; soit visible à l'œil nu, nécessitant une radiographie du thorax qui peut montrer un pneumothorax et/ou un pneumomédiastin (évocateur d'une plaie trachéale ou œsophagienne).
- Œdème laryngé : prévenu par corticoïdes injectables et/ou en aérosol, plus lié à la chirurgie qu'à la JVHF (risque réduit par utilisation du laser).

EXCLUSION PULMONAIRE

VENTILATION UNIPULMONAIRE : INDICATIONS FORMELLES

Quand un des deux poumons est le siège d'une suppuration, d'un saignement avec risque de contamination controlatérale, en cas de fistule broncho-pleurale, de plaie bronchique sous ventilation.

VENTILATION UNIPULMONAIRE : INDICATIONS RELATIVES

- Pour toute chirurgie d'exérèse pulmonaire, pleurale (pneumothorax…), de sympathectomie, de chirurgie de l'anévrisme aortique thoracique, de l'œsophage, du rachis dorsal par thoracoscopie.
- Différentes techniques sont possibles :
  - **Intubation par sonde double lumière gauche ou droite** : technique de référence pour l'exclusion pulmonaire. Le choix de la sonde est fonction de la chirurgie (site intéressant la carène, anastomose bronchique…) et du patient (sexe, taille). Le contrôle fibroscopique pour s'assurer de la bonne position du tube est fortement recommandé à la pose et après installation du patient. Le poumon exclu est accessible pendant le geste à une aspiration bronchique ou à des manœuvres de recrutement. Il existe aussi le Trachéopart™ (sonde à double lumière) pour trachéotomie.
  - **Les bloqueurs bronchiques** : le principe repose sur l'introduction sous contrôle fibroscopique de petit diamètre d'un ballonnet dans la bronche à exclure. L'orientation du bloqueur peut être facilité par un lasso (Arndt), un béquillage fixe (Univent, Fuji), un béquillage mécanique (Cohen) ou par un Y inversé portant 2 ballonnets (EZ Bloqueur) permettant d'exclure le côté droit ou gauche.
  - **Sonde d'intubation orotrachéale « classique » positionnée sous fibroscopie, sélectivement** dans une des 2 bronches souches. Solution d'urgence mais peu satisfaisante (pas d'accès au poumon exclu, risque d'obstruction lobaire supérieure droite si sonde positionnée dans la bronche souche droite, pas de protection du poumon exclu contre l'inhalation).

SONDE À DOUBLE LUMIÈRE

Choix de la sonde à double lumière

- Dans la plupart des cas, une sonde double lumière gauche suffit en dehors des situations avec une lésion bronchique gauche proximale. A l'inverse, la sonde droite expose au risque de trouble ventilatoire du lobe supérieur droit par occlusion de la bronche lobaire supérieure droite.
- Choix de la taille de la sonde fonction du sexe et la taille et de l'imagerie (TDM) :

Taille de sonde	Diamètre externe (mm)	Caractéristiques patients
28	10,0	Enfant > 30 kg
35	12,5	Si 37 inadapté
37	13,2	Femme petite taille
39	13,9	Femme grande taille et homme petite taille
41	14,6	Homme grande taille > 180 cm

Mise en place de la sonde à double lumière

- Introduction sous laryngoscopie directe. La sonde est présentée devant la glotte avec son extrémité bronchique en avant et en haut. L'introduction nécessite ensuite un mouvement double : pousser la sonde puis, après passage des cordes vocales, lui imprimer un mouvement de rotation de 90° en anti-horaire. La sonde est ensuite poussée jusqu'à se bloquer.
- Gonflage du ballonnet trachéal à fuite et vérification de l'intubation trachéale (capnographie).

- Réalisation de l'exclusion pulmonaire : gonflage du ballonnet bronchique. Mise en place du clamp sur le raccord en Y. Ouverture du canal exclu pour vidange passive du poumon.
- Contrôle de l'exclusion pulmonaire : le contrôle fibroscopique est recommandé pour vérifier la bonne position, optimiser la position et vérifier l'absence de hernie du ballonnet bronchique dans la trachée. L'épreuve de bulles dite de Benumoff est possible en l'absence de fibroscopie. Une sonde d'aspiration est insérée dans un des tubes bronchiques dont la branche ventilatoire est clampée, l'autre extrémité est plongée de 1 ou 2 cm dans un flacon de liquide (NaCl 0,9 %). Au cours de la ventilation par l'autre tube, le ballonnet bronchique est gonflé jusqu'à la disparition de la fuite marquée par la disparition des bulles dans le flacon de liquide. Procéder de la même manière du côté opposé.
- Attention aux mobilisations secondaires de la sonde lors du décubitus latéral. Revérifier systématiquement le bon positionnement de la sonde après tout changement de position.
- Conserver la ventilation bipulmonaire le plus longtemps possible et n'exclure le poumon opéré que juste avant la pleurotomie. Procéder à une manœuvre de recrutement avant ventilation unipulmonaire et lors de la reventilation bipulmonaire.

BLOQUEUR BRONCHIQUE DE ARNDT

- Le bloqueur bronchique de Arndt se positionne **sous guidage fibroscopique via un lasso à son extrémité**. Il est introduit au travers d'un raccord à 3 entrées spécifiques que l'on positionne sur la sonde d'intubation (une entrée pour le circuit de ventilation, une pour le fibroscope et une avec un pas de vis pour le bloqueur et son immobilisation). Le bloqueur est ensuite positionné à l'endroit désiré (il peut permettre une exclusion supra-sélective dans certains cas). Le lasso est relâché permettant de le larguer avec un repositionnement secondaire pour éviter toute hernie du ballonnet dans la trachée.
- La sonde d'intubation doit être d'un diamètre suffisant pour permettre le passage conjoint du fibroscope et du bloqueur dans la sonde d'intubation.

BLOQUEUR DE TYPE « EZ-BLOCKER™ »

- L'EZ-Blocker a une forme en Y permettant son positionnement à cheval sur la carène. Il s'introduit dans une sonde endotrachéale classique au moyen d'un port d'accès spécifique. Son positionnement est satisfaisant à la condition que la sonde soit à distance suffisante de la carène pour permettre le déploiement des deux branches. Chacune des extrémités distales est équipée d'un ballonnet permettant d'exclure au choix l'un ou l'autre des poumons. Un contrôle fibroscopique du positionnement du dispositif est recommandé.

IOT DIFFICILE + EXCLUSION PULMONAIRE INDISPENSABLE

- Intubation avec sonde d'intubation classique quelle que soit la méthode (intubation via dispositif supra glottique, fibroscopie nasale ou orale...), puis pose d'un bloqueur bronchique ou d'une sonde double-lumière via un guide échangeur dédié.
- Contrôle fibroscopique dans tous les cas car l'utilisation d'un guide échangeur conduit souvent à la mise en place du tube bronchique à droite quelle que soit la sonde utilisée.

RECOMMANDATIONS

- Éviter le N_2O en cas de chirurgie thoracique.
- Si pneumothorax non drainé : exclusion d'emblée du poumon atteint, pas de N_2O.
- Limiter les apports hydriques peropératoires en raison du risque d'œdème pulmonaire postopératoire sur le poumon contus (poumon opéré, non ventilé).
- Ventilation bipulmonaire : Vt = 6-8 mL/kg de poids idéal avec fréquence ventilatoire pour $etCO_2$ = 30-35 mmHg, PEP = 5-10 cmH_2O sur poumons sains, manoeuvres de recrutement après tout dérecrutement.

- Ventilation unipulmonaire : Vt = 5-6 mL/kg de poids idéal, Pplat < 30 cmH_2O, maintien de la PEP.
- Garder en tête la possibilité de pneumothorax controlatéral (poumon ventilé) de diagnostic et de traitement (exsufflation par fenêtre médiastinale) difficiles

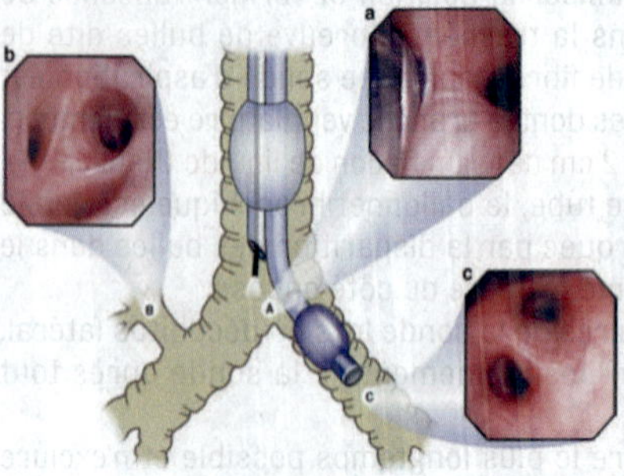

Exclusion pulmonaire par un tube double lumière

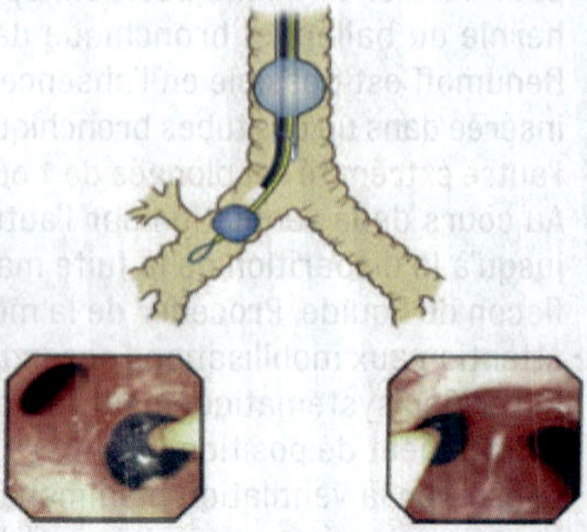

Exclusion pulmonaire par un bloqueur

(Cf. *Anesthésie pour chirurgie pulmonaire*).

RÉHABILITATION POSTOPÉRATOIRE PRÉCOCE

- Les programmes multidisciplinaires et multimodaux de réhabilitation précoce postopératoire ou récupération améliorée après chirurgie (RAAC) ou « Fast track », décrivent une prise en charge globale du patient en périopératoire avec de nombreux avantages : réduction de la morbimortalité postopératoire, baisse des effets de iatrogénie, déambulation précoce, récupération fonctionnelle et autonomie plus rapidement atteintes. Diminution de la durée d'hospitalisation avec ses conséquences médico-socio-économiques.
- Ils impliquent un rôle actif des anesthésistes-réanimateurs, des chirurgiens, de l'équipe douleur, du personnel paramédical (kinésithérapeutes, infirmiers, aides-soignants), des services sociaux et de l'administration hospitalière. Le programme doit être écrit sous la forme d'une stratégie et d'un parcours patient détaillés pré, per et postopératoires.
- Le modèle le plus développé est celui de la chirurgie colorectale, mais il existe pour la plupart des chirurgies (orthopédie, urologie, gynécologie ...)

LE MODÈLE CLASSIQUE : PROGRAMME DE RÉHABILITATION EN CHIRURGIE (PRC) COLORECTALE

Période préopératoire

- Standardisation des bilans pré-opératoires demandés à l'issue de la consultation de chirurgie dont les résultats sont apportés lors de la consultation d'anesthésie. Le patient rentre dans un parcours de soins.
- Information orale et écrite en consultation : éducation du patient, anxiolyse.
- Préhabilitation ++ (kiné respiratoire si indication ou kiné respiratoire pédagogique).
- Consultation infirmière RAAC.
- Optimiser les dysfonctions d'organes et les traitements.
- Traitement de l'anémie préopératoire (selon résultats du bilan martial).
- Dépistage des apnées obstructives du sommeil (appareillage pré-opératoire possible si indiqué).
- Optimisation du traitement anti-diabétique éventuel (consultation de diabétologie).
- Arrêt du tabac +++, idéalement 4-8 semaines avant l'acte : diminue les complications respiratoires et infectieuses, permet l'amélioration de la cicatrisation, du flux vasculaire, réduit la durée de séjour. Un intervalle même plus court est bénéfique. Période intéressante pour envisager un sevrage. Consultation en addictologie en accord avec le patient si nécessaire.

- Arrêt de l'alcool : effets proches de ceux de l'arrêt du tabac. Consultation en addictologie en accord avec le patient si nécessaire.
- Évaluation nutritionnelle : IMC, perte de poids, albuminémie, stratification du risque et adaptation de la prise en charge (Cf. *Nutrition périopératoire*).
- Immunonutrition systématique si cancer par Oral Impact® : 3 briquettes/j pendant 5-7 j (ordonnance de produit d'exception).
- Pas de préparation colique sauf si chirurgie rectale (discutée).
- Cœlioscopie > laparotomie mini-invasive > laparotomie.
- Admission le jour de l'intervention (J0).
- Charge glucidique (maltodextrine) préopératoire (Preload Clinutren®, Preop®) chez le patient non diabétique, sans problème de vidange gastrique.
- Limiter le jeûne : 2 h pour liquides clairs et 6 h pour les solides.

Période peropératoire

- Administration d'une dose unique de corticostéroïdes (8 mg de déxaméthasone) en préopératoire immédiat diminuant les complications postopératoires et la durée de séjour en plus de l'effet anti-émétique et analgésique. Prévention NVPO systématique (Cf. *NVPO*). Antibioprophylaxie selon protocole habituel.
- Analgésie multimodale :
  - Si laparotomie ou cœlioscopie avec risque élevé de conversion ou proctectomie : pose d'une péridurale thoracique en préopératoire immédiat associant anesthésique local et morphinique.
  - Si cœlioscopie ou absence de péridurale : lidocaïne-kétamine IVSE ± bloc de paroi, ± cathéter d'infiltration cicatriciel.
- Association d'antalgiques de palier I.
- Antihyperalgésique : kétamine peropératoire.
- Protocole d'anesthésie : ALR autant que possible. Anesthésie générale (IV ou inhalée) : produits d'élimination rapide, épargne morphinique voire anesthésie sans opiacés : intérêt de la kétamine – dexmédétomidine – lidocaïne IVSE, monitorage de la profondeur d'anesthésie. Personnalisation de la ventilation au cours de l'intervention : ventilation protectrice, manœuvres de recrutement répétées selon la tolérance hémodynamique, FiO_2 selon SpO_2 cible.
- Personnalisation de l'hémodynamique au cours de la période opératoire : apports hydriques guidés par le monitorage de la volémie (de préférence non invasif type Doppler transœsophagien ou mesure non invasive continue de la pression artérielle) (Cf. *Particularités de l'optimisation hémodynamique périopératoire*).
- Normothermie : monitorage thermique, couverture air pulsé, réchauffeur de perfusion si surface recouverte insuffisante, variations volémiques importantes ou transfusion.
- Extubation en postopératoire immédiat, titration morphine en SSPI.

Période postopératoire immédiate

- Pas de SNG sauf exception. Pas de drains abdominaux systématiques (drain aspiratif si anastomose sous péritonéale).
- Ablation sonde urinaire : le plus rapidement possible sans excéder 24 h de pose.
- Analgésie multimodale du peropératoire poursuivie.
- Lutte contre hypoxémie : oxygénothérapie « facile » avec un objectif de SpO_2 personnalisé.
- Prévention thromboembolique : pendant 28 jours postopératoires si cancer, posologie « risque élevé ».
- Contrôle glycémique.
- Mastication de gommes avant reprise alimentaire : diminue la durée de l'iléus postopératoire.
- Hydratation et réalimentation orales précoces (< 24 h) : boisson dès J0 à H4 (mais souvent possible dès la SSPI) et alimentation dès J1.
- Apports I.V. : soluté glucosé si l'apport oral est insuffisant puis déperfusion dès la réalimentation.
- Mobilisation précoce < 24 h : J0 : 1er lever ± fauteuil 2 h minimum ; J1 : déambulation et fauteuil > 6 h.
- Évaluation de la sortie dès J2 - J3.

Points clés :

- Informer le patient, obtenir son adhésion, et le former à la démarche (parcours de soins)
- Anticiper l'organisation des soins et la sortie du patient
- Réduire les conséquences du stress chirurgical
- Contrôler la douleur dans toutes les situations
- Favoriser et stimuler l'autonomie du patient.

ANESTHÉSIE AMBULATOIRE

Anesthésie destinée aux patients bénéficiant d'actes diagnostiques ou thérapeutiques, médicaux ou chirurgicaux, permettant de regagner le domicile ou un hébergement proche, moins de 12 h après l'admission en hôpital de jour. Une hospitalisation ne doit répondre qu'à un événement inattendu.
L'ambulatoire repose sur l'organisation, la gestion des flux de patients et la qualité (anticipation, programmation, choix de l'anesthésie).
La prise en charge anesthésique en est un maillon important. La gestion d'un risque médical, social, économique pré, per et postopératoire s'appuie sur l'anticipation, la rigueur et l'évaluation. L'autonomisation du patient est également importante. Le temps gagné sur une hospitalisation se « paie » à toutes les étapes de la prise en charge.

SÉLECTION DES ACTES

- Pas de liste d'actes mais une éligibilité selon une décision d'équipe. Critères identiques pour les urgences.
- Critères :
  - actes programmés, de durée prévisible, peu hémorragiques,
  - et sans risque de décompensation d'une pathologie préexistante
  - et analgésie et suites gérables à domicile.

SÉLECTION DES PATIENTS

- ASA 1, 2, 3 stabilisés.
- Critères médicaux d'exclusion : IDM < 6 semaines, sténose aortique significative, asthme mal contrôlé, HTAP. Un risque ou un antécédent d'intubation difficile fait préférer une prise en charge conventionnelle (risque de report, durée de la procédure).
- Critères médicaux n'étant pas une CI d'emblée mais faisant discuter l'ambulatoire au cas par cas (en fonction du couple acte-patient et des possibilités de la structure) : Le grand âge (à privilégier si critères environnementaux réunis), l'obésité morbide, SAHOS (SAHOS sévère non appareillé = non stable), épilepsie, insuffisance respiratoire, rénale, hépatique, stabilisés.
- Critères d'autonomie psycho-environnementaux, pointés dès la consultation de chirurgie :
  - Possibilité d'accès aux soins proche (l'éloignement du domicile n'est pas un facteur d'exclusion si accès aux soins proches).
  - Capacité à comprendre et respecter des consignes ++, adhésion du patient (traducteur si non francophone).
  - Retour à domicile accompagné par un tiers mais exception au cas par cas (ex : ALR membre supérieur). Pas de conduite.
  - Présence d'un proche pendant 24h en fonction de l'acte et du patient.

CONSULTATION D'ANESTHÉSIE

Objectifs

- Confirmer l'éligibilité à la prise en charge ambulatoire proposée (risque prévisible proche de 0), définir la stratégie pré, per, et postopératoire, et les facteurs influant sur la programmation (allergie au latex, diabète, jeunes enfants, durée de surveillance postopératoire).
- Anticiper sur l'autonomie au moment de la sortie et au domicile.

Moyens

- Communication avec l'opérateur, le médecin traitant et/ou le consultant spécialiste avant et après l'acte ambulatoire.
- Démarche, évaluation du bénéfice-risque et contenu de la consultation identique à celui d'une consultation pour acte en chirurgie conventionnelle, stratégie discutée avec le patient, conclusion du dossier avant la programmation J-1.
- Information de responsabilisation du patient, orale et écrite :
  - Déroulement de la prise en charge en HDJ et contraintes : jeûne, préparation cutanée, accompagnement nécessaire pour le retour et les 24 premières heures, effet de l'anesthésie pendant 12 h postopératoires sur les fonctions cognitives, pas de conduite ou prise d'alcool, de décisions importantes, consignes en cas de complications.
  - Procédures prévues : traitement personnel à domicile, relais d'anticoagulants, mode d'anesthésie, antibioprophylaxie.
  - Donner les ordonnances postopératoires et information des suites opératoires prévisibles (sédation, douleurs, nausées…).
- Une consultation délocalisée est possible sous réserve de concertation et acceptation préalables avec le médecin anesthésiste la réalisant.
- Pour des actes itératifs de même nature et sans problèmes médicaux intercurrents, il est rarement nécessaire de multiplier les consultations.
- Dans les jours précédents l'ambulatoire, la structure contacte le patient pour réitérer les consignes et conditions de l'ambulatoire.

VISITE PRÉANESTHÉSIQUE

Réalisée et consignée dans le dossier par l'anesthésiste responsable du patient, à son arrivée en HDJ (H-1), confirme la faisabilité en ambulatoire et le consentement à l'acte.

PRÉMÉDICATION

- Anxiolytique rarement nécessaire. Rôle positif de l'information et du dialogue préalables.
- Analgésie per os.
- ± traitement personnel.

PÉRIODE OPÉRATOIRE

- AG = ALR : globalement pas de différence sur la récupération postopératoire et le retour à la vie quotidienne (moins de NVPO avec ALR)
- Anesthésie générale :
  - Produits rapidement réversibles (propofol, rémifentanil, sufentanil, desflurane, sévoflurane).
  - Kétamine possible ≤ 0,15 mg/kg, pour potentialiser les analgésiques en diminuant leurs effets secondaires en cas de chirurgie douloureuse.
  - ALR en complément
- ALR : attention à anticiper l'analgésie à la levée du bloc sensitif.
  - Médullaire : rachianesthésie : chloroprocaïne (40-50 mg) ou bupivacaïne (≤ 10 mg) ± sufentanil 2,5 µg possible. Risque de rétention urinaire faible en l'absence de facteurs de risque (ATCD, hernies, chirurgie pelvienne). Préférer les vasoconstricteurs à l'expansion volémique en cas d'hypotension.
  - Blocs périphériques : attention aux blocs proximaux (interscalénique, sciatique-fémoral) qui nécessitent une compétence et organisation qui peuvent limiter leur emploi. Relais ++ des antalgiques à domicile.
  - Péribulbaire : mépivacaïne 2 % ou ropivacaïne 7,5 %.
  - Prévention des nausées et vomissements : en fonction des interventions à risque et du score d'Apfel mais ne pas hésiter à élargir les indications. Déxamétasone ± dropéridol.

PÉRIODE POSTOPÉRATOIRE

- **SSPI** :
  - Pas de temps minimal obligatoire. Surveillance, dépistage et traitement des effets indésirables ou complications : hypoxémie, douleur, NVPO, hémorragie.

- **Sortie de SSPI vers l'HDJ** :
  - Décidée selon le score choisi : Aldrete modifié ≥ 9 ou KB = 0 ou Bicêtre = 0 (EVA ≤ 4, pas/peu de nausées, pas de complication chirurgicale…)
  - Possibilité de sortie de SSPI validée par l'IDE sous condition de score si protocole local écrit et IDE formé(e)
  - Après rachianesthésie, la position assise doit être tolérée sans différence de PA.
- **HDJ** :
  - Le patient peut être surveillé en HDJ avec une sonde vésicale, un drain de redon ou un bloc nerveux périphérique.
  - S'assurer de l'équilibre glycémique. Une glycémie > 16,5 mmol/L doit faire discuter une hospitalisation.
  - Avant la sortie, « premières » doses orales d'antalgique du traitement de sortie selon l'horaire.
  - Il n'est pas recommandé d'imposer une réalimentation liquide et solide avant la sortie
  - L'absence de miction (sans globe vésical), en dehors des facteurs de risque lié au patient ou à la chirurgie, ne contre indique pas le retour à domicile.
  - L'absence de levée du bloc périphérique ne contre indique pas le retour à domicile si information précise donnée.
- **Sortie de la structure ambulatoire** :
  - Si le score de Chung est ≥ 9, avec accompagnant et autorisation formalisée par la signature d'un des médecins de la structure. La sortie d'unité de chirurgie ambulatoire peut être signée par un médecin (chirurgien ou anesthésiste) sous condition de la valeur d'un score déterminé par un IDE formé et que les actes, voire les patients figurent dans la charte de fonctionnement de l'UCA.
  - Quel que soit le médecin signataire, la responsabilité professionnelle de chacun des praticiens reste engagée.
  - Consignes à domicile expliquées et fiches écrites remises : comptes rendus opératoire et anesthésique, prescriptions médicales, risque de complications et conduite à tenir (n° de téléphone 24h/24), pas de conduite de véhicule, ni prise d'alcool.
- Contact de la structure au patient entre J1 et J3 pour vérifier l'absence de complication.

SCORE DE CHUNG

Constantes vitales : T°, FC, PA, FR 2 : valeur entre - 20 % et + 20 % de la valeur préopératoire 1 : valeur entre - 40 % et - 20 % ou + 20 % et + 40 % de la valeur préopératoire 0 : valeur au-delà de - 40 % ou + 40 % de la valeur préopératoire
Déambulation 2 : assurée 1 : avec assistance 0 : pas de déambulation, vertiges
Nausées et vomissements 2 : minimes 1 : modérés 0 : sévères
Douleur 2 : minime 1 : modérée 0 : sévère
Saignement chirurgical 2 : minime 1 : modéré 0 : sévère

SCORE D'ALDRETE MODIFIÉ

Motricité spontanée ou à la demande	4 membres	2
	2 membres	1
	Immobile	0
Respiration	Respiration profonde et toux possibles	2
	Dyspnée, respiration superficielle, limitée	1
	Apnée	0
Pression artérielle : écart avec mesure préopératoire	≤ 20 %	2
	20 à 50 %	1
	≥ 50 %	0
Conscience	Parfaitement réveillé	2
	Se réveille à la demande	1
	Ne répond pas aux ordres simples	0
Saturation en O_2	SpO_2 > 92 % en air ambiant	2
	O_2 nécessaire pour SpO_2 > 90 %	1
	SpO_2 < 90 % sous oxygène	0

• Sortie SSPI si score Aldrete = 9 ou 10

CRITÈRES DE SORTIE DE SSPI UTILISÉS À L'HÔPITAL DE BICÊTRE

1. SpO_2 après 10 min sans O_2	> 95 %	0
	< 95 %	1
2. Conscience	Réveillé ou facilement réveillable	0
	Endormi ou difficilement réveillable	1
3. Douleur postopératoire	EVA < 30 mm	0
	EVA > 30 mm	1
4. Température	> 36°	0
	< 36°	1
5. Variation de la pression artérielle / variation de la fréquence cardiaque	< 20 % par rapport à la valeur de base	0
	> 20 % par rapport à la valeur de base	1
6. Nausées Vomissements	Absents ou minimes	0
	Présents ou imposant un traitement	1
7. Globe vésical	Absent	0
	Présent	1
8. Motricité des membres inférieurs	Normale	0
	Anormale ou limitée	1
9. Saignement anormal	Absent	0
	Suspicion ou évidence	1
10. Examens biologiques, radiologiques, ECG : à récupérer avant la sortie	Non	0
	Oui	1

- Sortie de SSPI si score KB = 0

PRÉVENTION ET TRAITEMENT DES NVPO EN ANESTHÉSIE CHEZ L'ADULTE

« Big little problem »

- Risque de NVPO en moyenne de 30 % en l'absence de prévention, jusqu'à 80 % dans les populations à risque.
- Peut entacher le ressenti, laisse un mauvais souvenir, surtout en chirurgie mineure et ambulatoire.
- Prévention nécessaire aussi en chirurgie majeure (complique l'évolution postopératoire, voire retarder la sortie)
- Le risque de NVPO existe surtout au cours des 24 premières heures (donc prévention importante car sinon trop tard). En chirurgie majeure, si utilisation de morphiniques en postopératoire, poursuive la prophylaxie.

CONSULTATION PRÉOPÉRATOIRE

- Rechercher le **score d'Apfel** (0-4 points) chez tous les patients.
- Noter la valeur dans la conclusion du dossier d'anesthésie.
- Informer le patient de la prise en charge prévue.

AU BLOC OPÉRATOIRE

- Sonde gastrique préventive inutile
- Il peut être licite de ne pas prescrire de prophylaxie antiémétique systématique chez les patients à faible risque (Apfel 0-1) mais la facilité d'emploi, la très bonne tolérance et le faible coût des antiémétiques usuels rend l'emploi d'une prophylaxie systématique logique. Chaque produit réduit le risque de NVPO de 30 % environ et leurs effets sont synergiques.
  - Score d'Apfel 0-1 : rien ou prophylaxie (1 ou 2 agents)
  - Score d'Apfel 2-3 : prophylaxie (2 agents)
  - Score d'Apfel 4 : ajouter à la prophylaxie antiémétique médicamenteuse (3 agents), plusieurs autres stratégies antiémétiques en combinaison :
    . Éviter les halogénés et préférer l'AIVOC propofol (injection unique à l'induction peu efficace)
    . Réduire les doses d'opioïdes pendant et après l'intervention (analgésie multimodale) (Cf. *Anesthésie sans opioïdes*).
    . Éviter néostigmine
    . Éviter N_2O
    . Préférer ALR si indiquée
    . Hydratation préopératoire favorisée jusqu'à H-2
- Prévoir un traitement de secours systématiquement sur la feuille de prescription postopératoire, surtout en ambulatoire (prescription de sortie).

AGENTS UTILISABLES EN PROPHYLAXIE EN 1RE LIGNE

- **Dropéridol** : plus antinauséeux qu'antivomitif. Posologie : 0,625 - 1 mg IV (au-delà risque d'akathisie et effet sédatif) à administrer plutôt en fin d'intervention. Si PCA IV, dropéridol 2,5 mg dans 100 mL et 100 mg de morphine (2,5 µg/mg de morphine/mL)
- **Dexaméthasone** : 8 mg IV à administrer plutôt en début d'intervention. Préférer 4 mg chez le diabétique. Prurit génital décrit chez le patient éveillé. Pas de risque infectieux si dose unique. Prolonge la durée des ALR.

AGENTS UTILISABLES EN PROPHYLAXIE EN 2NDE LIGNE

- **Ondansétron** :
  - Plus antivomitif qu'antinauséeux. Posologie : 4 mg IV très lente (cas de complications cardiaques si bolus) à administrer plutôt en fin d'intervention.
  - À réserver au traitement curatif (sauf si Apfel 3-4) car plus efficace que dropéridol ou dexaméthasone en cas de NVPO présentes

- Prescription systématique du traitement de secours sur la feuille postopératoire pour faciliter la rapidité du traitement.

- **Métoclopramide** : moins souvent utilisé. Efficace en prévention seulement si dose ≥ 0,5 mg/kg. Effets extra-pyramidaux rares dans ce contexte.
- **Acupuncture ou acupression au point MC6** (face interne du poignet, 1 doigt au-dessus du pli de flexion du poignet entre les tendons du grand et du petit palmaire) : aussi efficace en prophylaxie que les antiémétiques. Peut être combinée aux agents pharmacologiques.
- Les médicaments usuels ont un effet qui peut se prolonger jusqu'à 24 h, ne nécessitant pas de réinjection.
- **Les morphiniques par voie périmédullaire** augmentent le risque de NVPO. Prévoir un protocole prophylactique systématique. Effets dose-dépendants.
  - Rachianesthésie avec morphine 100 µg : risque faible, si dose ≥ 200 µg : risque accru.
  - Péridurale : utiliser la dose la plus faible possible :
    . Injection unique : 2 mg de morphine
    . Perfusion péridurale continue : sufentanil ≤ 0,3 µg/mL, morphine ≤ 50 µg/ mL
  - Naloxone en perfusion continue IV 0,25 µg/kg/h si effets indésirables importants et non contrôlés par traitements IV.

TRAITEMENT CURATIF

- Plutôt préférer un agent non utilisé en prophylaxie
- L'ondansétron est le seul agent dont l'efficacité curative est démontrée. En secours, peut être utilisé en tablette sublinguale (film orodispersible, 4 mg) en l'absence de voie veineuse.
- Toujours prévoir un traitement curatif de secours, y compris sur la prescription de sortie en ambulatoire.

AVOIR UN PROTOCOLE LOCAL

- L'écrire, le faire valider et le diffuser.
- Audits de pratique nécessaires pour en vérifier l'application.

HTA PÉRIOPÉRATOIRE

DÉFINITIONS ET CLASSIFICATION DES NIVEAUX DE PRESSION ARTÉRIELLE

Catégorie	PAS (mmHg)		PAD (mmHg)
Optimale	< 120	et	< 80
Normale	120-129	et/ou	80-84
Normale haute	130-139	et/ou	85-89
Pour MAPA 24h	> 130	et/ou	> 80
Âge ≥ 80 ans	> 150		

Catégorie	PAS (mmHg)		PAD (mmHg)
HTA grade 1	140-159	et/ou	90-99
HTA grade 2	160-179	et/ou	100-109
HTA grade 3	≥ 180	et/ou	≥ 110
HTA systolique isolée	≥ 140	et	< 90

STRATIFICATION DU RISQUE CARDIOVASCULAIRE DE L'HTA À 10 ANS

FDR (autres que l'HTA), atteinte d'organes cibles ou maladie cardiovasculaire	Grade de PA (mmHg)			
	Normale élevée PAS 130-139 PAD 85-89	Grade 1 PAS 140-159 PAD 90-99	Grade 2 PAS 160-179 PAD 100-109	Grade 3 PAS ≥ 180 PAD ≥ 110
Pas d'autres FDR	Pas de risque	Risque faible	Risque modéré	Risque élevé
1-2 FDR	Risque faible	Risque modéré	Risque modéré à élevé	Risque élevé
≥ 3 FDR	Risque faible à modéré	Risque modéré à élevé	Risque élevé	Risque élevé
AOC, IRC grade 3, Diabète sans AOC	Risque modéré à élevé	Risque élevé	Risque élevé	Risque élevé à très élevé
Maladie CV établie, IRC grade ≥ 4, Diabète avec AOC	Risque très élevé	Risque très élevé	Risque très élevé	Risque très élevé

- **FDR** : âge (H > 55, F > 65 ans) ; tabac ; dyslipidémie ; diabète ; Dyslipidémie ; ATCD cardiovasculaires familiaux précoces (H < 55 ans, F < 65 ans) ; obésité (IMC ≥ 30) ; sédentarité ; alcoolisme
- **Atteinte d'organes cibles (AOC)** : cardiopathie (HVG) ou néphropathie (microalbuminurie)
- **Maladies CV et rénales** : IR (DFG < 60 mL/min) ou protéinurie, pathologie cérébrovasculaire (AIT ou AVC) ; coronaropathie ; artériopathie périphérique
- **Syndrome métabolique (SM)** regroupe diverses combinaisons : intolérance au glucose, diabète, dyslipidémie, HTA.

ÉVALUATION PRÉOPÉRATOIRE

- Mesurer la PA selon les recommandations (couché au repos depuis plusieurs minutes).
- Différencier l'HTA permanente de l'HTA dite « de consultation » qui diminue rapidement après quelques minutes de repos.
- Le plus souvent : hypertension surtout systolique et dysfonction diastolique (sensibilité accrue aux variations de précharge dans les deux sens).
- Rechercher les signes fonctionnels cardiovasculaires, le retentissement sur les organes majeurs (ECG, fonction rénale, échocardiographie si intolérance à l'effort, ionogramme si diurétique).
- Autres facteurs de risque à évaluer.
- Adaptation des traitements : maintien ßbloquant, inhibiteur calcique et α2 agoniste en prémédication, dernière dose IEC/sartan la veille au matin.

GESTION PEROPÉRATOIRE

- Hémodynamique souvent instable (variations fréquentes de la PA) et effets des agents anesthésiques souvent plus importants qu'usuellement avec des conséquences délétères qui rendent compte du risque cardiovasculaire périopératoire chez ces patients.
- En peropératoire, élévation tensionnelle le plus souvent liée à une augmentation du tonus adrénergique suite aux stimuli nociceptifs, mais aussi suite à certains actes chirurgicaux comme le clampage aortique ou du pédicule hépatique, la cœlioscopie ou la pose d'un garrot orthopédique.
- Monitorage non invasif de la PA le plus souvent suffisant (par minute ou toutes les 2 minutes en permanence).
- Monitorage invasif de la PA indiqué si haut risque hémorragique, chez les patients ayant une PA non équilibrée ou si terrain cardiovasculaire à risque.
- Surveillance du segment ST pour mettre en évidence des éventuelles ischémies myocardiques.

- Monitorage du retentissement cardiaque (précharge et réponse au remplissage notamment), de la profondeur de l'anesthésie et de la douleur si possible.
- Assurer la perfusion des organes majeurs : viser une PAM ≥ 70 % de la valeur préopératoire, ne pas tolérer une PAM < 65-70 mmHg et correction rapide par vasopresseur.
- Éviter une accélération délétère de la fréquence cardiaque
- Hypotension à l'induction (vasoplégie) d'autant plus importante que la pression artérielle est élevée avant l'induction.
- Induction anesthésique à titrer lentement (doses croissantes), avec de préférence un monitorage de la sédation.
- Hypertension après laryngoscopie
  - Prévention par fentanyl (5 µg/kg) ou sufentanil (0,5 µg/kg) ou rémifentanil (0,5-1µg/kg) 5 min avant induction
  - Utiliser un masque laryngé si possible
- L'approfondissement de l'analgésie et/ou du niveau d'anesthésie permet de contrôler la plupart des élévations de PA.
- Le bloc rachidien expose à un risque d'hypotension plus marquée que chez les patients normotendus surtout si patients sous IEC ou diurétiques
- Cas particulier de l'HTA sous garrot : après 20-30 min de garrot, augmentation progressive de la PA et de la fréquence cardiaque, non bloquée par l'approfondissement de l'anesthésie générale mais retardée par l'injection de morphinique. Moins fréquente si ALR périmédullaire, surtout si rachianesthésie.

PÉRIODE POSTOPÉRATOIRE

- Objectif du traitement : PA ≤ 140/90 mmHg voire plutôt 130/80 mmHg surtout chez le diabétique
- Une analgésie efficace réduit les pics hypertensifs et les dysfonctions d'organe
- Reprendre les traitements anti-hypertenseurs dès que possible si PA remontée à des valeurs proches des valeurs préopératoires : éviter l'hypotension postopératoire (aussi dangereuse que l'hypotension peropératoire)

URGENCE HYPERTENSIVE

- PAS ≥ 180 mmHg ou PAD ≥ 110 mmHg. Une élévation rapide de la PA, même inférieure à ces valeurs peut constituer une urgence hypertensive s'il existe une souffrance viscérale, en particulier chez la femme enceinte.
- Gravité de l'HTA appréciée selon
  - La présence de signes d'atteinte neurologique, cardiovasculaire, rénale et/ou oculaire
  - Le niveau de PA habituel
  - La rapidité d'installation et la durée de l'élévation tensionnelle aiguë
- Rechercher une cause et la traiter : rétention aiguë d'urines, douleur aiguë ou chronique, prise de toxiques sympathomimétiques (cocaïne, LSD, amphétamines), traitement limitant l'efficacité du traitement antihypertenseur (AINS, pansements gastriques), stimulus chirurgical, analgésie insuffisante, profondeur d'anesthésie insuffisante.
- Traitement symptomatique :
  - Nicardipine IVD : bolus répétés si besoin (0,25 - 0,5 mg/5 min) puis relais IVSE si nécessaire : avec augmentation par paliers de 0,5 - 1mg/h (max 15 mg/h).
  - Urapidil IVD : bolus répétés si besoin (110 à 25 mg/5 min) puis relais IVSE (max 60 mg/h).
- Cas particulier d'une HTA aiguë post AVC (Cf. *Accidents vasculaires cérébraux*)

TROUBLES DE LA CONDUCTION

BAV I

- Allongement permanent de l'espace PR au-delà de 0,20 s.
- Asymptomatique, il est généralement de nature dégénérative, mais il peut être secondaire à une augmentation du tonus vagal.
- Il ne pose pas de problème particulier pour l'anesthésie mais doit faire rechercher une cardiopathie.

BAV II

Type Mobitz I

- Allongement progressif de l'espace PR jusqu'à une onde P bloquée (périodes de Luciani-Wenckebach).
- La lésion responsable est le plus souvent nodale. Il pose peu ou pas de problèmes anesthésiques car sensible à l'atropine.

Type Mobitz II

- Espace PR constant jusqu'à une onde P bloquée. La pause incluant l'onde P bloquée est égale à 2 cycles P-P.
- Il est dû à une lésion organique au sein du réseau de His-Purkinje. Le blocage est le plus souvent infra-Hissien → QRS larges. Il peut être intra-Hissien → QRS fins. Son mauvais pronostic inclut l'évolution vers le BAV III ou la mort subite.
- Il est insensible à l'atropine et à l'isoprénaline qui peuvent même majorer le blocage. Il nécessite un bilan invasif pour préciser le siège du bloc.

Pacemaker préopératoire si antécédent de syncope ou siège infra-nodal.

BAV III

- Dissociation AV complète : ondes P et complexes QRS dissociés (QRS +/- larges selon le niveau de l'échappement (jonctionnel/infra-Hissien)).
- Causes réversibles : troubles hydroélectrolytiques, ischémie myocardique transitoire réversible, inflammation du tissu de conduction, causes pharmacologiques.
- Lésion organique : infranodale (++) dans le tronc du faisceau de His ou de ses branches / intranodale dans le nœud AV.
- Il peut se compliquer d'arrêt cardiaque (mort subite).
- Il est insensible à l'atropine IV. L'isoprénaline peut permettre d'accélérer le rythme d'échappement.

Si le sujet n'est pas porteur d'un pacemaker, l'entraînement électrosystolique définitif préopératoire s'impose.

LE BLOC DE BRANCHE DROIT (BBD)

- Le BBD isolé est fréquent (1 %) de nature dégénérative et pose peu de problèmes anesthésiques mais peut traduire une cardiopathie ischémique ou congénitale, embolie pulmonaire, HTAP, cœur pulmonaire chronique.
- Le BBD incomplet (durée de QRS entre 0,07 et 0,11 s) peut être associé à une pathologie sous-jacente. Dans ce cas, c'est la pathologie sous-jacente qui peut poser problème.

LE BLOC DE BRANCHE GAUCHE (BBG)

- Isolé, il ne pose pas de problème anesthésique.
- Cependant, il peut être associé à une pathologie ischémique.
- Comme dans le cas du BBD, c'est souvent la pathologie sous jacente qui peut être préoccupante pour l'anesthésie.
- La pose d'une sonde de Swan Ganz s'accompagne, dans 3 % des cas, d'un BBD, généralement transitoire. La survenue d'un tel BBD chez un sujet porteur d'un BBG entraîne l'équivalent d'un BAV III. La mise en place d'une Swan Ganz chez ces patients doit être réfléchie et entourée de précautions. L'utilisation de sonde type Pace-Port® doit être envisagée.
- L'existence d'un BBG rend plus difficile en per et postopératoire le diagnostic d'une ischémie myocardique.

LES BLOCS BIFASCICULAIRES

- L'association BBD + HBAG est plus fréquente et moins grave que l'association BBD + HBPG.
- Pour l'association BBD + HBAG, il n'y a pas, en l'absence d'antécédent de syncope, d'indication à un entraînement électrosystolique.
- L'association BBD + HBPG impose une exploration du faisceau de His et l'entraînement électrosystolique si elle est symptomatique.

LES BLOCS TRIFASCICULAIRES

- **L'association BBD + HBPG + BAV I doit être considérée comme un BAV III et nécessite donc les mêmes mesures préventives.**
- L'association BBD + HBAG + BAV I est rarement un vrai bloc trifasciculaire.

CHOIX DES AGENTS ANESTHÉSIQUES

Anesthésie générale

- Tous les agents anesthésiques sont permis. Ils ne peuvent agir sur la conduction qu'en augmentant le tonus vagal. L'aggravation du bloc sous halogénés, thiopental, succinylcholine ou morphiniques reste sensible à l'atropine.

Anesthésiques locaux

- Il n'y a pas de contre indication à l'utilisation des anesthésiques locaux.

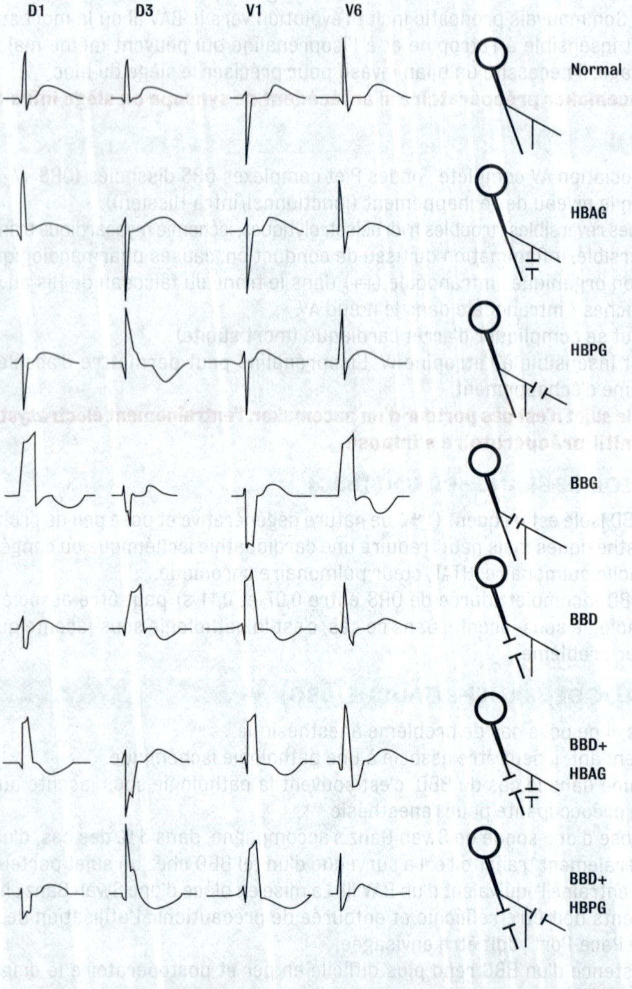

DIAGNOSTIC D'UNE BRADYCARDIE

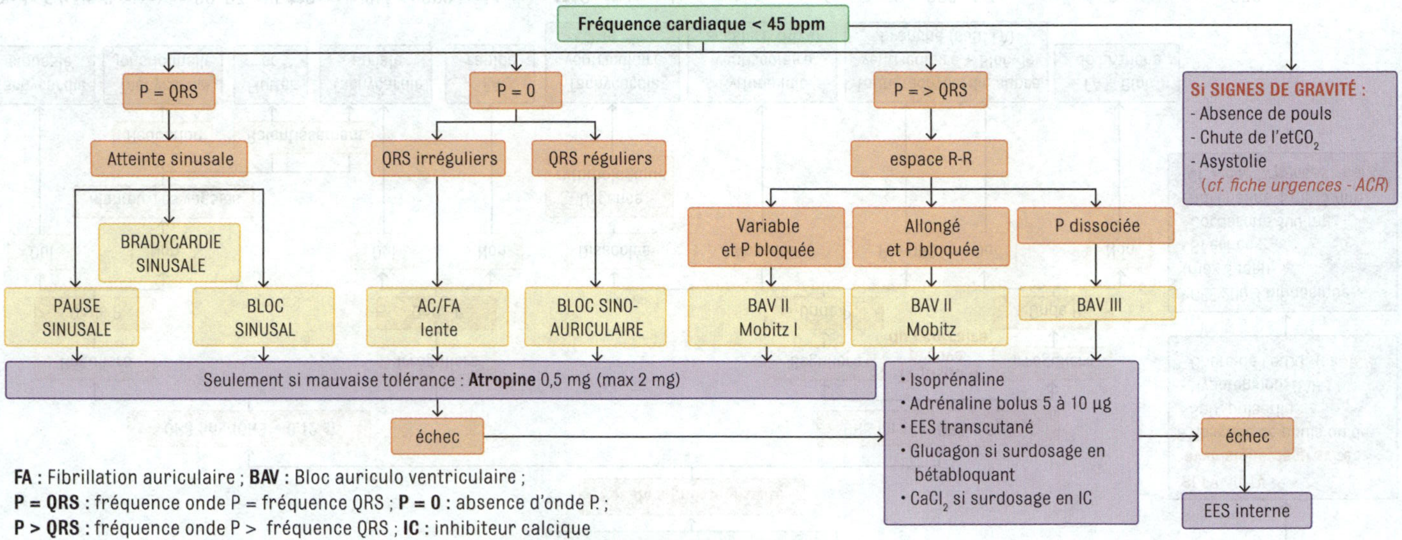

FA : Fibrillation auriculaire ; **BAV** : Bloc auriculo ventriculaire ;
P = QRS : fréquence onde P = fréquence QRS ; **P = 0** : absence d'onde P. ;
P > QRS : fréquence onde P > fréquence QRS ; **IC** : inhibiteur calcique

DIAGNOSTIC D'UNE TACHYCARDIE

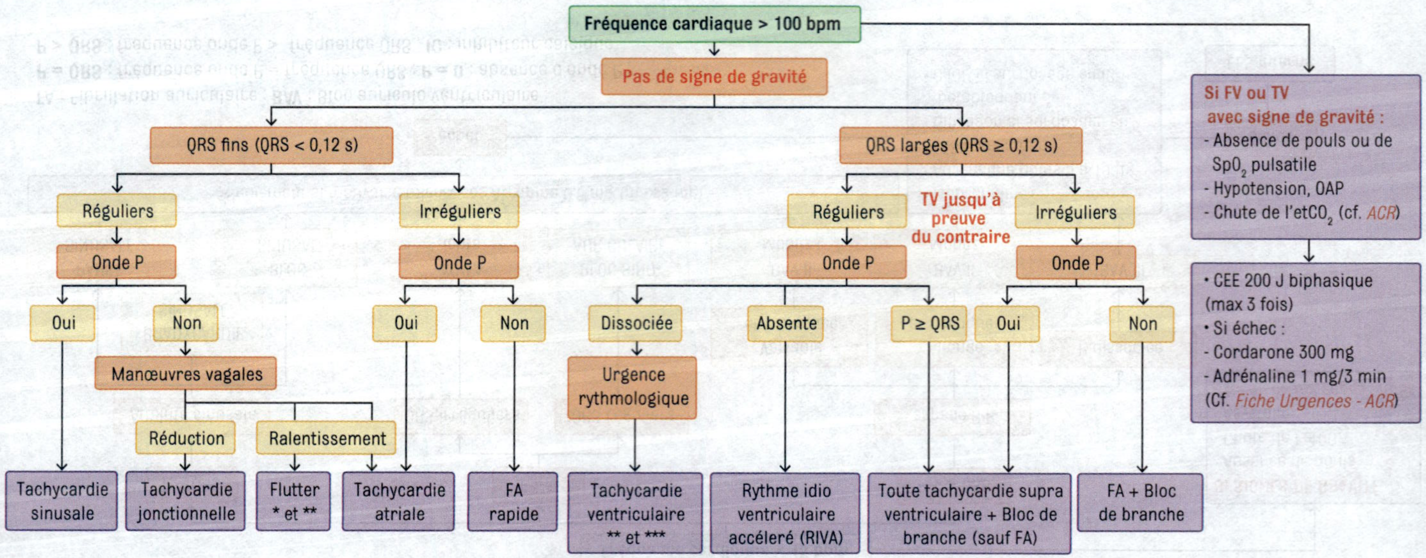

***Onde F** (toit d'usine) en D2, D3, aVF **Possibilité de QRS irréguliers ***Complexe de « capture » et « fusion » P > QRS : fréquence onde P > fréquence QRS

FIBRILLATION ATRIALE AU BLOC OPÉRATOIRE ET EN RÉANIMATION

GÉNÉRALITÉS

- Trouble du rythme le plus fréquent, notamment après chirurgie cardiaque, thoracique ou œsophagienne. Survient entre J2 et J4, résolution dans la majorité des cas dans les 4-6 semaines, le plus souvent paroxystique. Réduction spontanée dans 50 % des cas, récidive > 40 % des cas.
  - FA postopératoire : épisode ECG de FA de plus de 30 secondes, symptomatique ou non, survenant après une chirurgie.
  - FA mal tolérée : instabilité hémodynamique, OAP, douleur thoracique, insuffisance cardiaque.
- 3 types de FA : paroxystique (< 7 jours), persistante (> 7 jours) et permanente (FA persistante acceptée, sans volonté de réduction).
- Complications : thromboemboliques (AVC, ischémie aiguë de membre, emboles spléniques et rénaux), insuffisance cardiaque, décès.
- Facteurs de risque de FA périopératoires :
  - Facteurs peropératoires : type de chirurgie (cardiaque, thoracique, abdominale (œsophage ++), vasculaire) ; hypovolémie, hypotension artérielle peropératoire > 10 min ; niveau élevé de catécholamines.
  - Causes réversibles de FA postopératoire : hypovolémie, troubles hydroélectrolytiques (hypokaliémie, hypomagnésémie), hypoxie, hypotension artérielle, surcharge, sepsis (notamment infections pulmonaires), anémie sévère, ischémie myocardique aiguë, OAP, complication postopératoire (tamponnade), hyperthyroïdie, sevrage alcoolique.

TRAITEMENTS MÉDICAMENTEUX ET NON MÉDICAMENTEUX

Prévention

- Poursuite des traitements antiarythmiques (bétabloquants, amiodarone) et statines ou réintroduction précoce.

NB : Pas d'effet des inhibiteurs calciques, de la digoxine ou du magnésium en prévention de la FA postopératoire.

- Identification des patients à risque : CHADS2VASc ≥ 2 et chirurgies à risque de FA postopératoire ; dépistage des facteurs déclenchants.
- Éviter la kétamine chez les patients aux antécédents de FA paroxystique ou permanente ou si facteur de risque de FA.

Algorithme de prise en charge

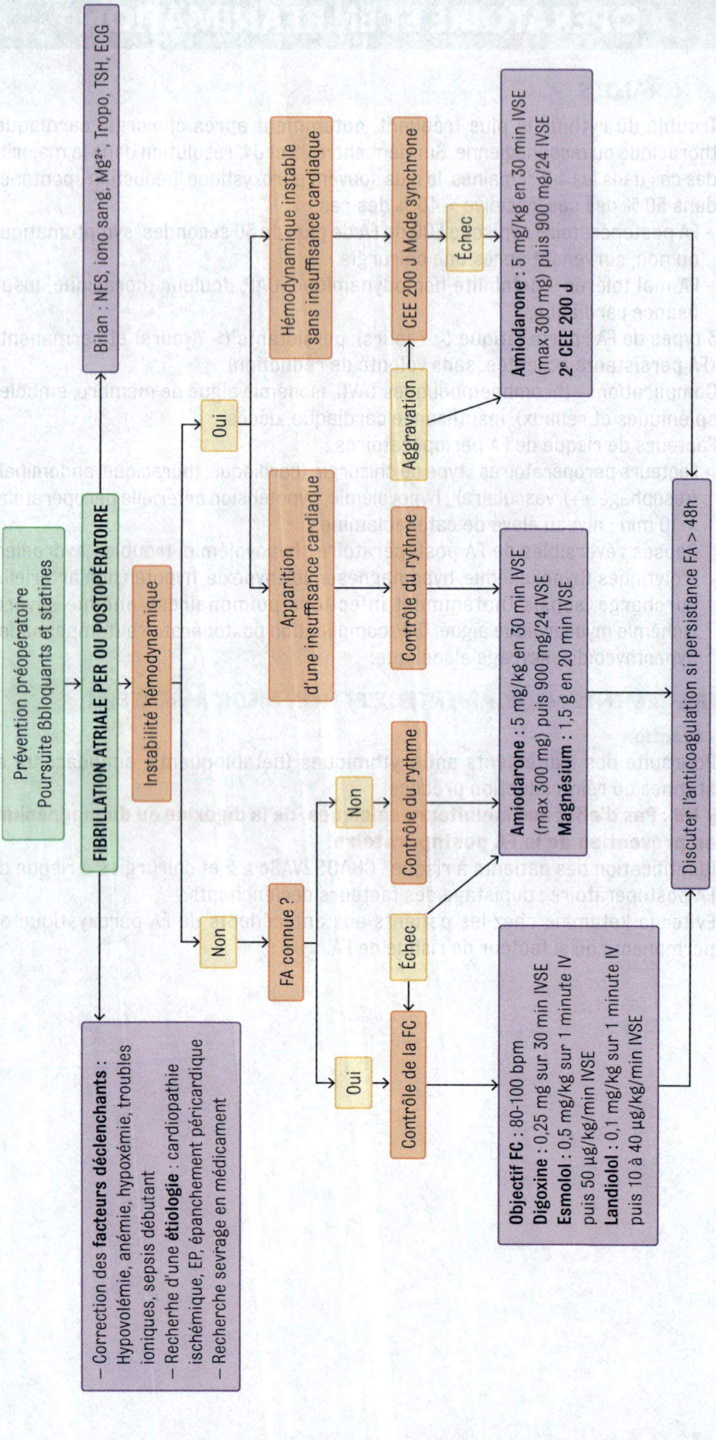

Traitement	Posologie	Contre indications	Effets indésirables	Précautions d'emploi
CEE FA mal tolérée avec instabilité HD	200 J mode synchrone Défibrillation biphasique, patch en antéro-postérieur **NB** : Ne pas mettre les patchs sur les boîtiers de PM/DAI	• Thrombus intra-OG • Hypokaliémie • insuffisance cardiaque évoluée	• Hypotension artérielle • Bradycardie voire pause sinusale • FV/TV	• Si FA > 48h : ETO pré-CEE (ou TDM cardiaque) et nécessité d'une anticoagulation efficace • Si 3 échecs, nouveau CEE après imprégnation par amiodarone 300 mg IVSE sur 20 min
Amiodarone*	5 mg/kg en 20 min puis 900 mg/24h IVSE	Hyperthyroïdie, grossesse	• Dysthyroïdies et complications pulmonaires si administration prolongée (> 3 mois) • Surdosage en digoxine et AVK	• Pas de bolus IVD (effet inotrope négatif) • Délai d'action : 15 min • Durée d'action : 4 h
Magnésium (sulfate)	1,5 g en 20 min IVSE		• Hypotension artérielle si perfusion trop rapide • Hypermagnésémie : inhibition réflexes rotuliens, somnolence, sensation de chaleur, troubles du langage, paralysie musculaire notamment muscles respiratoires	• Objectif Mg^{2+} > 0,8 mmol/L • Contre indiqué si clairance créatinine < 30 mL/min

Aussi utilisée pour le contrôle de la FC.

Contrôle de la FC

Traitement	Posologie	Délai d'action	Demi-vie	Contre indications	Effets indésirables	Précautions d'emploi
Digoxine Si dysfonction VG	0,25 mg en 30 min à 2 heures IVSE, puis 0,25 mg/2-6 heures, max 1,5 mg en 24 heures	10-30 min (voie IV)	36 h	WPW ou CMH Tachycardie après tachycardie	• Toxicité (nausées, troubles visuels) augmentée en cas d'hypokaliémie, hypercalcémie, hypomagnésémie	• Attention au K^+ et à la fonction rénale • Dosage de digoxinémie si traitement > 1 semaine ou si insuffisance rénale
Esmolol	0,5 mg/kg sur 1 min en IV puis 50 µg/kg/min IVSE	2 min	9 min	BPCO ou asthme après asthme, IC sévère, HTAP, troubles de conduction AV	• Dysfonction VG et décompensation cardiaque • Bronchospasme	Utile comme test thérapeutique
Landiolol	0,1 mg/kg sur 1 min puis 10 à 40 µg/kg/min IVSE, max 80 µg/kg/min	2-4 min	4 min	IC sévère, HTAP, troubles de conduction AV, asthme aigu	• Dysfonction VG et décompensation cardiaque	• Utile comme test thérapeutique • Haute sélectivité β1 adrénergique • Si dysfonction VG : diminuer dose initiale : 1 à 10 µg/kg/min

CONDUITE À TENIR POSTOPÉRATOIRE

- Surveillance scopée ≥ 24-48 h, surtout si chirurgie à haut risque de FA postopératoire ou CHADS2VASc ≥ 2.
- Traitement médicamenteux :
  - Si persistance de la FA après 48 heures : stratégie de contrôle de la FC et avis cardiologique.
  - Si réduction en rythme sinusal : poursuite du traitement antiarythmique avec réévaluation cardiologique à 1 mois.
- Introduction d'une anticoagulation efficace sans urgence si CHADS2VASc ≥ 2 et HAS-BLED < 3 par HNF ou HBPM puis relais AVK ou AOD.
- Consultation cardiologique + ETT pour évaluation de la FEVG et de la taille de l'OG à distance si FA récurrente ou persistante et CHADS2VASc ≥ 2.

AUGMENTATION DE LA TROPONINE POSTOPÉRATOIRE

DOSAGE POSTOPÉRATOIRE DE LA TROPONINE

- **Pour qui ?** : patient à risque (pathologie coronaire connue ou risque de maladie coronaire avec score de Lee clinique ≥ 2) ET chirurgie à risque intermédiaire ou élevé (Cf. *Évaluation cardiovasculaire en chirurgie non cardiaque*).
- **Quoi ?** : troponine T hyper-sensible majoritairement (hs-cTnT, norme : < 14 ng/mL), car 1 000 × plus sensible et élévation plus précoce (≤ 3 h) que les troponines « classiques » T ou Ic anciennement dosées.
- **Quand ?** : en postopératoire entre H3 et H24, H48, H72, avec ECG à chaque fois. Idéalement, un dosage préopératoire de troponine permet de s'affranchir des élévations chroniques (fibrillation auriculaire, insuffisance rénale...) en suivant l'évolution du chiffre plutôt que sa valeur absolue.

DOMMAGE MYOCARDIQUE POSTOPÉRATOIRE

- MINS = Myocardial Injury after Non-cardiac Surgery : augmentation postopératoire de la troponinémie due à une ischémie myocardique, avec ou sans symptomatologie ischémique (clinique, ECG ou échographique).
- Augmentation du risque de mortalité et d'évènements cardiovasculaires à 30 jours, et jusqu'à 2 ans après la chirurgie (× 2 à 4), même pour une augmentation de troponine minime et isolée.
- Moins d'un tiers des infarctus postopératoires sont causés par une plaque athéro-thrombotique occlusive nécessitant un geste endovasculaire. Les 2/3 restants et la totalité des MINS asymptomatiques sont uniquement dus à un déséquilibre apports/besoins périopératoire (augmentation du débit cardiaque, hypotension, saignement, ± coronaropathie stable).

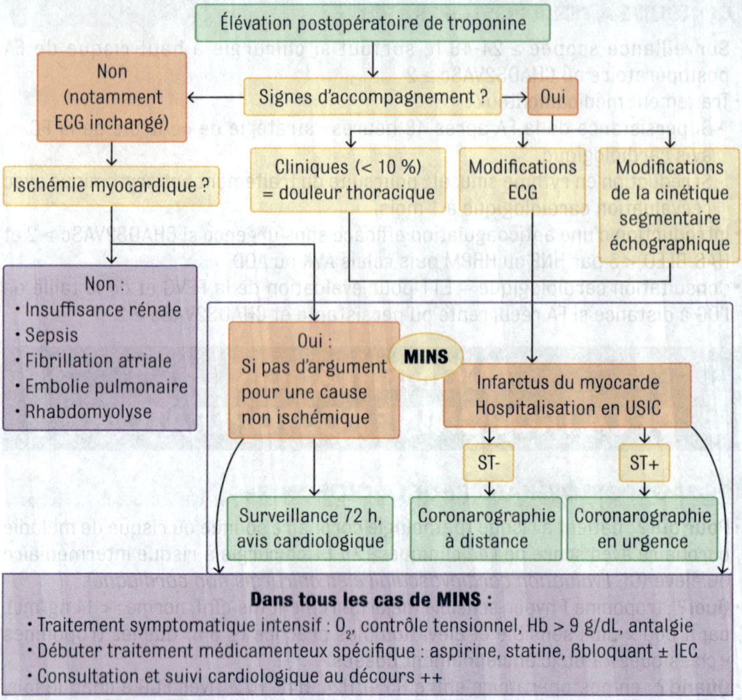

CONDUITE À TENIR ET DIAGNOSTIC ÉTIOLOGIQUE DES RÉACTIONS D'HYPERSENSIBILITÉ IMMÉDIATE (HSI)

Après le traitement immédiat d'urgence (cf. fiche *Urgences - Choc anaphylactique*)

POURSUITE OU NON DE L'INTERVENTION SELON :

- La gravité et l'évolution du choc
- La durée de l'intervention
- La nature et nécessité absolue de l'intervention
- La possibilité de la pratiquer sous ALR

TRAITEMENT SECONDAIRE

- Les glucocorticoïdes pourraient se justifier en prévention de la phase tardive du choc (diminution de l'inflammation des voies aériennes (4-6h après) : hydrocortisone IV 200 mg ou méthylprednisolone 1 mg/kg IV une fois.
- Antihistaminiques type 1 : effet bénéfique sur la réaction cutanée en dehors de l'anesthésie (prurit), pourraient avoir un intérêt pour prévenir les effets retardés du choc.
- Antihistaminiques de type 2 : pourraient avoir un effet bénéfique en cas de choc réfractaire (PAM < 60 mmHg sous catécholamines).
- Surveillance de 6 h minimum en unité de soins intensifs après arrêt du traitement.

DÉCLARATION

- Dans tous les cas, l'anesthésiste-réanimateur en charge du patient est responsable de la déclaration de l'accident au centre régional de pharmacovigilance si un médicament est suspecté (matériovigilance si latex suspecté, hémovigilance si PSL suspecté).

DIAGNOSTIC

Prélèvements à faire en per anesthésie

- **Histamine plasmatique** : prouve l'histamino-libération in vivo (basophiles).
- **Tryptase sérique** : en faveur d'une allergie (dégranulation mastocytaire).
- Ces prélèvements sont à effectuer dans les premières 30 min suivant la réaction puis entre 30 min et 2 h et enfin après 24 h pour la tryptase seulement (taux de tryptase de base variable selon les patients).
- **IgE spécifiques** : leur présence prouve le caractère allergique d'une réaction. Recherche d'IgE des molécules utilisées et pour lesquelles il existe un dosage (myorelaxants, latex, chlorhexidine, thiopental, propofol, morphine, βlactamines, thiopental et protamine).
- Il est conseillé d'avoir dans chaque bloc un kit contenant tubes et demandes de dosages (date et heure indispensables à noter pour chaque tube).

Consultation en allergologie

- Information écrite au malade sur le type de l'accident.
- Adresser le malade en consultation d'allergo-anesthésie avec un courrier détaillant l'anamnèse la chronologie des faits (joindre feuille d'anesthésie) et les résultats biologiques pour effectuer des tests cutanés (gold standard) afin d'établir un diagnostic précis. Elle doit avoir lieu à distance du choc (> 4-6 sem) en évitant la prise d'antihistaminique 8-15 j avant et la prise de neuroleptiques ou sédatifs 4 j avant.
- Des tests cutanés détermineront s'il existe une allergie à une des molécules incriminées et c'est l'ensemble de l'anamnèse, résultats biologiques, résultats des tests cutanés (voire tests cellulaires et de provocation) qui permettra d'établir un diagnostic étiologique précis de l'accident.

Au total

Collaboration indispensable entre anesthésiste et allergologue avec retour clair au patient, à son médecin traitant et dans le dossier d'anesthésie.

BRONCHOSPASME EN ANESTHÉSIE

DIAGNOSTIC POSITIF

En ventilation spontanée :

- Dyspnée expiratoire ± sibilants, tirage, distension thoracique.

En ventilation contrôlée :

- Augmentation des pressions d'insufflation > 40-45 cmH_2O, aspect ascendant du plateau expiratoire du capnographe puis diminution de l'$etCO_2$ avec disparition du plateau, désadaptation du respirateur, râles sibilants à l'auscultation.

Signes de gravité : il ne faut pas les attendre

- Baisse de SpO_2 < 90 %, tachycardie, hypotension artérielle voire collapsus, insuffisance ventriculaire droite, absence de murmure vésiculaire.
- Savoir s'il s'agit d'un symptôme isolé ou faisant partie d'un tableau d'anaphylaxie (choc anaphylactique).

DIAGNOSTIC DIFFÉRENTIEL

Il faut éliminer rapidement :

Une obstruction mécanique

- Vérification de la perméabilité du circuit.
- Lors de la ventilation au masque : chute de la langue, hypertrophie amygdalienne, tumeur.
- Sur sonde d'intubation : coudure/plicature, hernie du ballonnet, extrémité butant sur la carène, obstruction par sécrétions épaisses, corps étranger (dent, poussières de chaux sodée dans le circuit inspiratoire), tumeur.
- Vérification de la perméabilité de la sonde d'intubation à l'aide d'une sonde d'aspiration + vérification de la pression dans le ballonnet + vérification distance

de la sonde à l'arcade dentaire et retrait d'1 cm si doute après contrôle laryngoscopique. Si la solution retenue impose une réintubation, la pratiquer sur guide.

Une baisse de compliance thoracopulmonaire

- Stimulation chirurgicale en anesthésie légère, rigidité morphinique, hyperthermie maligne.

Embolie pulmonaire, insuffisance cardiaque gauche, pneumothorax compressif, intubation œsophagienne

- L'embolie pulmonaire est à la fois un diagnostic différentiel et une cause secondaire de bronchoconstriction, comme l'inhalation.

Un laryngospasme

TRAITEMENT CURATIF

(cf. fiche *Urgences - Bronchospasme chez l'adulte*)

Faire arrêter tout stimulus chirurgical. Appeler à l'aide

- **Ausculter les poumons pour confirmer le bronchospasme** : la diminution ou l'abolition des bruits ventilatoires sont des signes de gravité. Un silence à l'auscultation ne traduit pas forcément une intubation œsophagienne (voir le capnogramme).
- **Instaurer un traitement rapidement** : en effet, une hypercapnie, une hypoxie et une acidose sont des facteurs favorisant les troubles du rythme et une moindre efficacité des traitements bronchodilatateurs.
- Approfondir l'anesthésie (propofol, sévoflurane). Kétamine (1 mg/kg/10 min) utile surtout si instabilité hémodynamique.
- Forcer prudemment la ventilation (risque de pneumothorax), en ventilation manuelle sous O_2 pur et sévoflurane. Si anesthésie au desflurane, remplacer par sévoflurane.
- **Traitement par voie inhalée** :
  - β2-agoniste en spray dans la sonde d'intubation (10 à 15 bouffées) ou par un nébulisateur adapté au respirateur. À réitérer avant l'extubation.
  - Bromure d'ipratropium 0,5 mg.
- **Traitement par IV** :
  - β2-agoniste (salbutamol) IVSE : 0,25 à 5 mg/h.
  - Corticoïdes : peu d'efficacité à la phase aiguë, utile en cas de symptomatologie spastique persistante. Permet d'éviter la récidive. Délai d'efficacité de 4 à 6 h. Méthylprednisolone en IVL : 1 à 2 mg/kg.
  - Sulfate de magnésium (pour certains) en cas de bronchospasme sévère : 2 g en 20 minutes.
  - Adrénaline en cas d'inefficacité des traitements précédents ou d'emblée s'il existe un collapsus associé : adrénaline titration par bolus de 10 à 100 µg en IVD.
- Maintien de l'état hémodynamique du patient (choc anaphylactique associé ou bronchospasme isolé).
  - Si le bronchospasme survient après l'extubation, privilégier les aérosols de terbutaline ± bromure d'ipratropium. À renouveler jusqu'à amélioration de la symptomatologie.
  - L'utilisation de sugammadex (réaction anaphylactoïde) n'est pas recommandée et peut aggraver la situation.

TRAITEMENT PRÉVENTIF

- Il n'existe pas de traitement permettant d'éviter une réaction allergique. L'augmentation du risque de bronchospame périoperaroire est problememnt faible si l'asthme est bien controlé mais l'obésité et le tabagisme restent des facteurs de risque de bronchospame.

EMBOLIE GAZEUSE AU BLOC OPÉRATOIRE

- L'embolie gazeuse (EG) est due à la migration, suite à une brèche vasculaire, de bulles de gaz dans la circulation sanguine. Le gaz concerné est le plus souvent l'air, mais aussi l'oxygène, le gaz carbonique, l'azote, le protoxyde d'azote, l'argon et l'hélium.
- Une fois entrées dans le système vasculaire, les bulles de gaz suivent le flux sanguin jusqu'à ce qu'elles se bloquent dans un vaisseau de petit calibre.
- L'EG cérébrale est une cause rare d'ischémie cérébrale artérielle ou veineuse (mécanisme rétrograde) et la distinction entre ces deux localisations semble difficile. Au niveau médullaire, l'embolie gazeuse est retrouvée quasi exclusivement dans le cadre d'accidents de décompression. L'EG peut être responsable aussi d'ischémie myocardique ou d'autres organes. Elles sont le plus souvent iatrogènes.
- Les déterminants de la morbimortalité sont directement proportionnels au volume de gaz et au taux d'accumulation. Ces deux facteurs sont en relation avec le rayon vasculaire et le gradient de pression.
- Le volume létal chez les adultes est entre 200-300 mL ou 3-5 mL/kg.

Devant une suspicion d'EG, appeler à l'aide, faire approcher le chariot d'urgence et avertir l'équipe rapidement.

DIAGNOSTIC

Clinique

Les signes cliniques ne sont pas spécifiques et c'est le contexte de survenue qui doit faire évoquer une embolie gazeuse.

Présentation clinique de l'embolie gazeuse

Neurologique	Respiratoire	Cardiaque
Confusion	Dyspnée	Tachycardie
Agitation	Toux	Signes d'insuffisance cardiaque droite
Coma	Étourdissement	Altérations de ST-T
Œdème cérébral	Douleur thoracique	Ischémie myocardique
Crise d'épilepsie	Râles sibilants	Hypotension artérielle
Retard de réveil*	Tachypnée	↑ PAP, ↑ PVC*
Déficits focaux** (suspicion de foramen ovale perméable)	↓ $etCO_2$, ↓ SaO_2, ↓ PO_2*	↓ Débit cardiaque*
	↑ Pression des voies aériennes*	Arrêt cardiaque

** Chez les patients sous sédation. ** Période postopératoire*

Imagerie

- La visualisation de bulles circulantes affirme le diagnostic :
  - L'échocardiographie transœsophagienne (ETO) est actuellement l'examen le plus sensible. Elle peut visualiser les emboles gazeux dans les cavités cardiaques ainsi qu'un foramen ovale perméable.
  - L'échocardiographie transthoracique complétée par l'étude Doppler pulsé des flux artériels pulmonaire et aortique peut aussi faire le diagnostic..
- Les autres techniques qui s'appuient sur la détection des modifications cardiorespiratoires sont :
  - Le cathétérisme artériel pulmonaire par sonde de Swan Ganz. Il montre une augmentation de la pression artérielle pulmonaire et permet un traitement par aspiration d'air dans le cœur droit.
  - La capnographie objective une chute brutale de l'$etCO_2$ en cas d'EG.

- D'autres investigations peuvent être mises en œuvre et rechercher des complications comme la radiographie thoracique, le scanner cérébral, l'IRM, l'électrocardiogramme, l'EEG, le gaz du sang ou le fond d'œil.

DIAGNOSTIC DIFFÉRENTIEL

- Embolie pulmonaire fibrinocruorique
- Pneumothorax
- OAP cardiogénique
- Bronchospasme
- Accident vasculaire cérébral
- Troubles métaboliques
- Bas débit cérébral

TRAITEMENT

- Augmenter l'O_2 à 100 % et à haut débit.
- Rincer le champ opératoire avec du NaCl 0,9 % et arrêter l'insufflation au cours d'une cœlioscopie.
- Placer le site chirurgical en dessous du cœur (si possible).
- Aspiration de l'air par le cathéter veineux central cave supérieur, si présent.
- Administrer un remplissage vasculaire rapide pour augmenter la PVC.
- Baisser ou arrêter les anesthésiques halogénés.
- Commencer la RCP si hypotension sévère.
- Envisager d'utiliser l'échocardiographie (ETO ou ETT) pour évaluer la présence d'air et la fonction ventriculaire droite.
- Placer le patient en décubitus latéral gauche, si possible.
- Si EG grave, interrompre la chirurgie le plus rapidement possible.
- L'oxygénothérapie hyperbare précoce < 6 h doit être discutée devant des signes neurologiques, après accident même s'ils ont régressé et sera renouvelée si des signes cliniques persistent.

PRÉVENTION

La prévention des embolies gazeuses est primordiale. La neurochirurgie est la spécialité où le risque est le plus important car l'incision est située au dessus du cœur et le nombre de vaisseaux ouverts dans le champ opératoire élevé.

Risque relatif d'embolie gazeuse par type de chirurgie

Faible < 5 %	Moyen 5-25 %	Haut > 25 %
Chirurgie des nerfs périphériques	Malformation de la colonne vertébrale	Craniotomie en position assise
Rachis cervical par voie antérieure	Laminectomie cervicale	Rachis cervical postérieur / Chirurgie de fosse postérieure
Trou de trépan	Prostatectomie	Cœlioscopie
Chirurgie vaginale	Endoscopie digestive	Prothèse totale de hanche
Chirurgie hépatique	Radiographie de contraste	Césarienne
Circulation extracorporelle	Transfusion sanguine	Pose/ablation de cathéter KTC
	Chirurgie coronaire	Chirurgie de craniosténose

ACCIDENTS D'EXPOSITION AU SANG ET AUTRES LIQUIDES CONTAMINANTS

DÉFINITION ET FACTEURS DE RISQUE

- Toute exposition à du sang ou des liquides biologiques potentiellement contaminants. Transmission possible de VIH, VHB ou VHC au personnel exposé par voie percutanée, muqueuse ou cutanée sur peau lésée.
- Liquides potentiellement infectants : sang et tous les fluides souillés de sang, sécrétions génitales et LCR.
- Liquides infectants mais à moindre risque : liquide amniotique, épanchements péricardiques, pleuraux, péritonéaux et synoviaux.
- Liquides non infectants (en l'absence de contamination par le sang) : les fécès, la sueur, les larmes et les urines
- Le risque de transmission augmente :
  - Si la plaie est profonde, si l'aiguille utilisée pour un geste intravasculaire est de gros calibre et visiblement souillée.
  - Si la virémie du patient source est élevée.
  - En l'absence du port de gants.
- L'incidence de séroconversion à six mois pour le VIH, après piqûre par une aiguille souillée ≈ 0,3 %.
- Après exposition percutanée au sang d'une personne non vaccinée contre l'hépatite B :
  - Patient source AgHBe négatif → taux de transmission ≈ 6 %
  - Patient source AgHBe positif → taux de transmission ≈ 20-30 %.
  - Après exposition percutanée au sang, risque de transmission du VHC ≈ 0,5 %.

PRÉCAUTIONS UNIVERSELLES ET VACCINATION CONTRE L'HÉPATITE B DU PERSONNEL DE SANTÉ

- Lavage et/ou désinfection (solutions hydroalcooliques) des mains : systématique entre deux patients ou deux activités, immédiat en cas de contact avec des liquides potentiellement contaminants.
- Port de gants pour tout contact avec un liquide biologique contaminant, du matériel souillé, des muqueuses ou une lésion cutanée du patient (soins à risque de piqûre et lors de la manipulation de tubes de prélèvements biologiques, linge et matériel souillé).
- Port de gants systématique lors des soins si l'on est soi-même porteur de lésions cutanées. Protéger toute plaie.
- Port de lunettes, masque, surblouse si risque de projection (intubation, aspiration, endoscopie, chirurgie).
- Matériel souillé piquant ou tranchant à usage unique : ne pas recapuchonner les aiguilles, ne pas les désadapter à la main, déposer immédiatement après usage sans manipulation dans un conteneur adapté, situé au plus près du soin et dont le niveau maximal de remplissage est vérifié.
- Matériel souillé réutilisable : manipuler avec précautions si souillé par du sang ou tout autre produit d'origine humaine.
- Surfaces souillées : nettoyer puis désinfecter avec de l'eau de Javel à 9° diluée extemporanément au 1/5e avec de l'eau froide (ou tout autre désinfectant approprié) les surfaces souillées par des projections de sang, ou autre produit d'origine humaine.
- Transport du linge et des matériels souillés (par du sang ou tout autre produit d'origine humaine) : évacués du service dans un emballage fermé étanche, marqué d'un signe distinctif.
- Au bloc opératoire : changer régulièrement de gants, porter deux paires de gants (opérateur principal), lors de la suture des plans pariétaux, porter un masque à visière ou des lunettes de protection.
- Vaccination contre l'hépatite B du personnel de santé : avant exposition potentielle aux sang et liquides biologiques.

- schéma vaccinal : 3 doses intramusculaires : 1re injection, 2e injection à 1 mois et 3e injetion à 6 mois (ou à J0, J7 et J21 selon les cas) ; suivies d'un contrôle immunitaire 2 mois après la dernière dose.
- Sujet vacciné si : Ac anti-HBs > 100 UI/l ou si Ac anti-HBs entre 10-100 UI/L chez sujet avec vaccination menée à terme et documentée associé à l'absence d'Ac Anti-HBc.
- Si anti-HBs < 10 UI/L avec Ac anti-HBc négatif ou Ac anti-HBs entre 10 et 100 UI/L avec vaccination mal menée : il faut effectuer une nouvelle vaccination (maximum 6 injections au total).

MESURES GÉNÉRALES EN CAS D' ACCIDENTS D'EXPOSITION AU SANG (AES)

Traitement local immédiat

- Si blessure ou piqûre : ne pas faire saigner, nettoyer immédiatement la plaie à l'eau et au savon puis rincer. Désinfecter avec dérivé chloré (Dakin ou eau de Javel à 2,6 % de chlore actif diluée au 1/5) ou polyvidone iodée en solution dermique ou alcool à 70° pendant au moins 5 min.
- Si projection sur muqueuses et yeux : rinçage abondant à l'eau ou au NaCl 0,9 % au moins 5 min.

Ensuite

- Sérologies VIH (test rapide VIH), hépatites B et C.
- Contacter un médecin référent (médecin du travail et/ou médecin infectiologue hospitalier) : évaluer le risque de transmission VIH, VHB et VHC et l'indication d'un traitement post exposition (TPE) .
  - Le TPE anti-VIH (si nécessaire) : trithérapie antivirale (2 inhibiteurs nucléosidiques de la transcriptase inverse et 1 inhibiteur non nucléosidique de la transcriptase inverse ou 1 inhibiteur d'intégrase). Débuter le plus tôt possible, dans l'idéal immédiatement et jusqu'à 48 h après l'incident.
  - Le TPE anti-VHB : gammaglobulines spécifiques dans les 48 h associées à une vaccination si le sujet n'est pas immunisé.
  - Le TPE anti-VHC n'existe pas. Plutôt suivi biologique des transaminases, de la sérologie et si besoin de l'ARN-VHC. Traitement par antiviraux d'action directe pendant 3 mois après la découverte de l'infection aiguë si virémie détectable.
- Faire une déclaration d'accident de travail dans les 24 heures.
- Surveillance sérologique.

SUIVI BIOLOGIQUE DES PERSONNES EXPOSÉES AUX VIRUS VIH, VHC, VHB

	AES sans TPE	AES avec TPE
J0	Sérologies VIH, VHC + ALAT Ac anti-HBS si vacciné sans taux connu	NFS, ALAT, créatinine, test de grossesse Sérologies VIH, VHC Ac anti-HBS si vacciné sans taux connu
J15	Pas de bilan biologique	NFS, ALAT ± créatinine
J30	Pas de bilan biologique	NFS, ALAT ± créatinine PCR-VHC si PCR-VHC+ chez la source
S6	Sérologie VIH PCR-VHC + ALAT si PCR-VHC+ chez la source	Pas de bilan biologique
M2	Pas de bilan biologique	Sérologie VIH
M3	Sérologie VIH Sérologie VHC + ALAT si risque VHC Anti-HBc si non répondeur ou non vacciné	Pas de bilan biologique
M4	Pas de bilan biologique	Sérologie VIH Sérologie VHC + ALAT si risque VHC Anti-HBc si non répondeur ou non vacciné
Si patient source séronégatif pour le VIH, pas de surveillance à effectuer sauf si risque de primo-infection chez le sujet source.		

FIÈVRE EN PÉRIOPÉRATOIRE

INTRODUCTION

La survenue d'une fièvre en périopératoire a des implications différentes selon la période concernée.

FIÈVRE PRÉOPÉRATOIRE

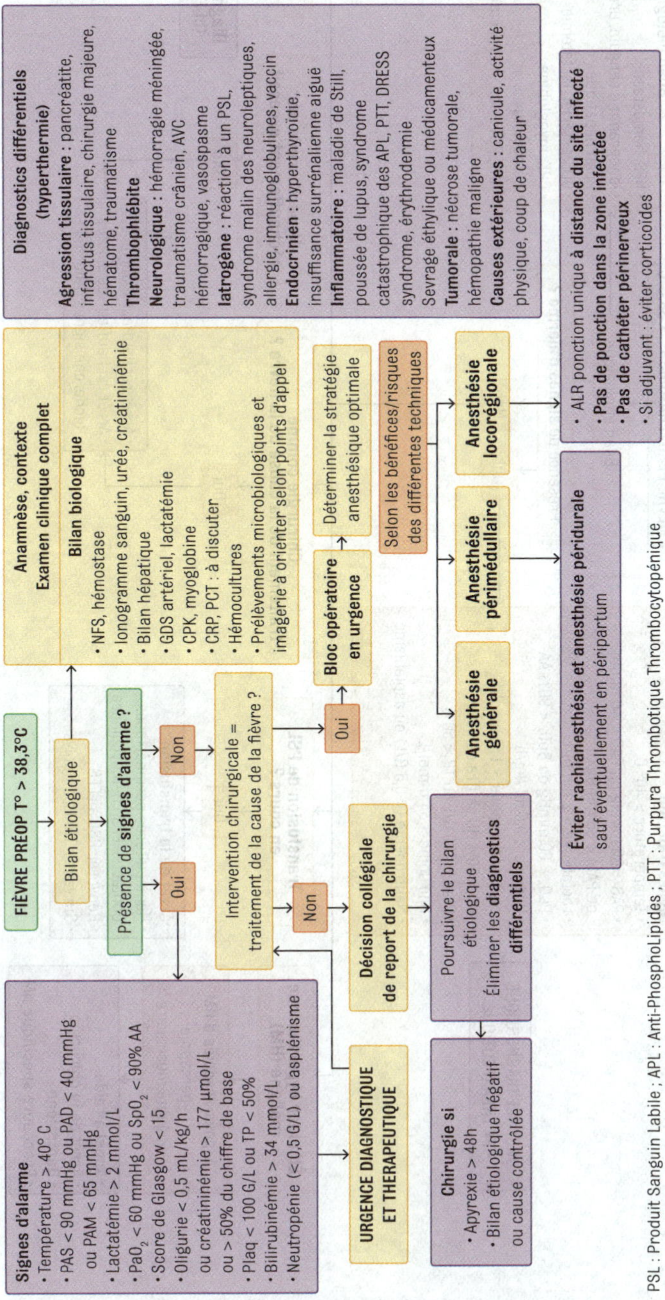

PSL : Produit Sanguin Labile ; APL : Anti-PhosphoLipides ; PTT : Purpura Thrombotique Thrombocytopénique

FIÈVRE PEROPÉRATOIRE

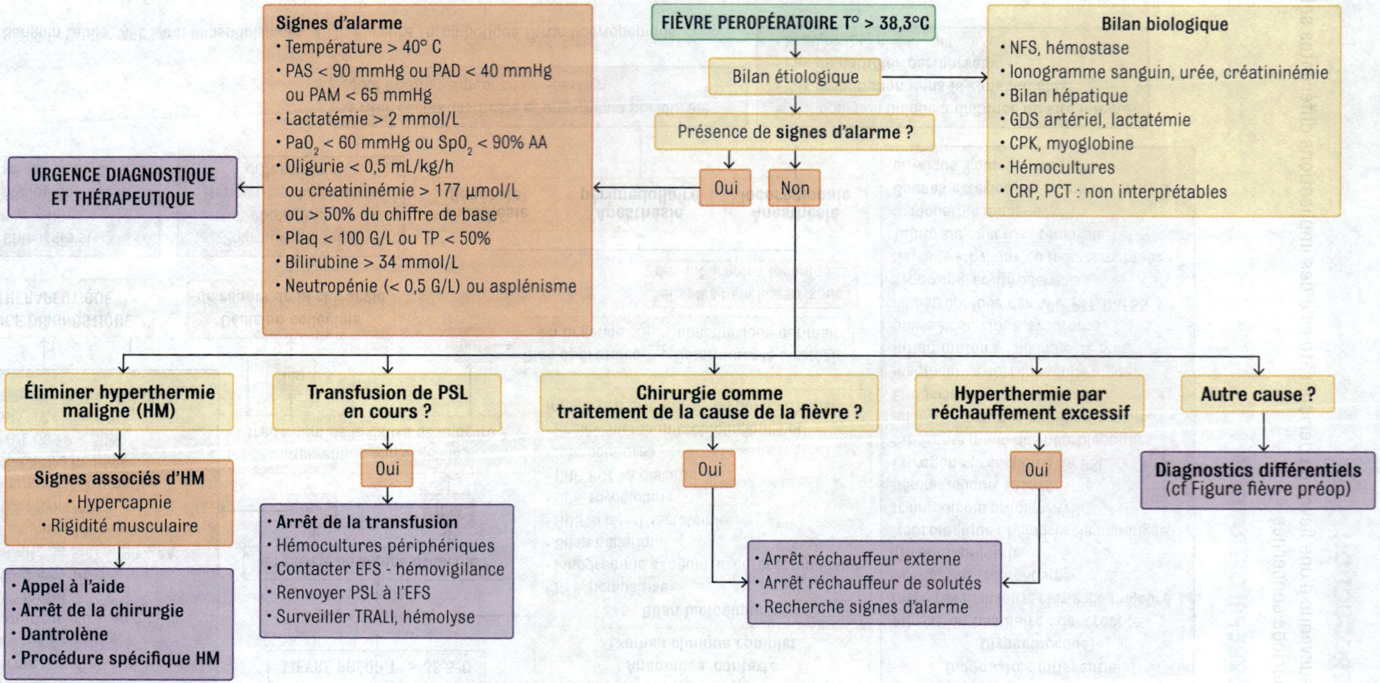

FIÈVRE POSTOPÉRATOIRE

- Si présence de signes d'alarme (Cf. Fièvre préopératoire) : **URGENCE** diagnostique et thérapeutique
- Complications les plus fréquentes à rechercher :
  - Sur le site chirurgical : infection de site opératoire (plus probable si > 24 h postopératoires), hématome
  - Pulmonaire ou infectieuse : atélectasie ou infection pulmonaire, infection urinaire, infection de cathéter
  - Thromboembolique : phlébite, embolie pulmonaire

NB : Si fièvre persistante et hémocultures positives : rechercher endocardite infectieuse, thrombophlébite suppurée

  - Iatrogène : transfusion, médicaments (allergie, syndrome malin des neuroleptiques), lié à l'accès veineux : veinite, lymphangite
  - Autre : métabolique (déshydratation, décompensation de diabète), état cutané (escarre)

GESTION DES COMPLICATIONS NEUROLOGIQUES APRÈS UNE INTERVENTION

Les deux principales complications neurologiques post-interventionnelles sont les AVC et les troubles cognitifs.

AVC POSTOPÉRATOIRES

Incidence

0,1 % des patients après 65 ans hors chirurgie cardiaque et vasculaire ; jusqu'à 10 % après chirurgie cardiaque et vasculaire. Survient le plus souvent dans les 3-4 premiers jours postopératoires.

Mécanisme

Ischémique embolique dans plus de 60 % des cas.

Facteurs de risque

- liés au patient : les mêmes que dans la population générale : hypertension artérielle, insuffisance cardiaque gauche, FA, athérosclérose, insuffisance rénale chronique, diabète, âge > 75 ans, sexe féminin, antécédents d'AVC ou d'AIT.
- liés à la procédure : chirurgie cardiaque ou vasculaire, durée, CEC, clampage ou manipulation aortique, arythmie peropératoire, hypo ou hypertension, hyperglycémie, hypercoagulabilité postopératoire due à l'inflammation systémique induite par le geste chirurgical ; risque aggravé si chirurgie en urgence.

Diagnostic

- AVC suspecté devant un retard de réveil ou un signe de focalisation. Intérêt des échelles ROSIER et NIHSS. Éliminer une hypoglycémie, une hypoxémie, et un bas débit cérébral.
- Faire pratiquer : ECG, NFS, ionogramme, bilan de coagulation et cycle de troponine.
- Imagerie : IRM cérébrale en urgence (séquences diffusion pour l'extension des lésions, et Flair pour évaluer le délai de survenue). En cas de mise en évidence d'un AVC ischémique, un avis neurovasculaire sera nécessaire. En l'absence d'IRM accessible en urgence : TDM sans injection à la recherche d'une hémorragie ou d'un ramollissement puis avec injection pour rechercher une occlusion artérielle, avant le transfert éventuel.

Prise en charge

- AVC ischémique : contre indication absolue à la thrombolyse ; avis d'un centre de neuroradiologie interventionnelle en urgence avant transfert médicalisé pour thrombectomie.
- Optimisation de l'hémodynamique cérébrale, prévention des ACSOS.

Prévention

- Évaluation préopératoire : ETT voire ETO, échoDoppler carotidien, en cas de facteur de risque ou de souffle à l'auscultation. Endartériectomie ou stenting carotidien préalables à discuter en cas d'atteinte carotidienne symptomatique ou de sténose serrée > 70 %.
- En cas d'antécédent d'AVC, il est indispensable d'identifier et traiter la cause de l'AVC avant de programmer une chirurgie.
- Discussion sur le choix de la procédure avec l'opérateur.
- Hémodynamique périopératoire personnalisée avec mesure continue de la TA (non invasive si possible) ; objectif maintien de la PAM habituelle du patient. Prévenir toute agression cérébrale d'origine systémique.

Gestion des thérapeutiques

- Anticoagulation pour FA : relais pré et postopératoire par héparine chez les patients à haut risque thromboembolique, défini par un antécédent d'AVC ou d'AIT < 3-6 mois ou d'embolie systémique ou valve cardiaque mécanique. Dans les autres cas, l'anticoagulation peut être interrompue sans relais préopératoire.
- Agents antiplaquettaires : pas d'arrêt de l'aspirine sauf procédures à risque hémorragique élevé. Si autre antiplaquettaire seul ou en association, relais par aspirine.
- Les statines doivent être poursuivies.

Détection

- Connaître le statut neuro avant l'anesthésie : examen neuro.
- Examen neuro en SSPI +++, répétés les jours suivants surtout chez personnes âgées et si antécédents ou facteurs de risques.

DYSFONCTIONS COGNITIVES POSTOPÉRATOIRES

Deux entités

Syndrome confusionnel, delirium, agitation en SSPI

- Prévalence : jusqu'à 70 % chez la personne âgée de plus de 60 ans.
- Conséquences : facteur indépendant de morbimortalité, d'une durée d'hospitalisation prolongée et de troubles cognitifs et/ou fonctionnels persistants à long terme, à l'origine d'une dépendance et de coûts sociaux et financiers importants.
- Facteurs favorisants : âge > 65 ans, prémédication par benzodiazépine, atropine peropératoire, étomidate, sepsis, déshydratation, type de chirurgie (cardiaque).
- Facteurs protecteurs : réserve cognitive élevée et activité physique régulière, d'où l'intérêt possible de la préhabilitation physique et cognitive.
- Trois types de delirium : hypoactif (ralentissement psychomoteur, réduction de la parole, voire diminution de la vigilance), hyperactif (agitation motrice voire perte de contrôle,) ou mixte (alternance des 2).
- Mécanismes : hypoxie cérébrale, troubles macro- et microcirculatoires, neuroinflammation, …
- Causes : douleur, hypothermie, hypoxie, rétention urinaire, trouble métabolique, AVC, syndrome de sevrage.
- Détection : par les IDE en utilisant une échelle spécifique (Nu-DESC) ou non (score RASS)
- Prise en charge :
  - Traitement de la cause si possible. Il n'existe aucun traitement spécifique.
  - Les antipsychotiques sont indiqués seulement si l'hyperactivité est dangereuse pour le patient, les autres patients ou les soignants : halopéridol, rispéridone, olanzapine, quétiapine ou ziprasidone, de façon titrée.
  - Pas de BZD en 1re intention.

Troubles cognitifs persistants

- Prévalence : touche principalement les sujets âgés, risque majoré en chirurgie cardiaque ou vasculaire.
- Prévention :
  - Évaluation préopératoire du risque et correction des facteurs favorisants. Pas de prémédication avec BZD. Intégration dans des circuits de prise en charge dédiée.
  - Prévention peropératoire des agressions cérébrales d'origine systémique. Hémodynamique peropératoire personnalisée. Monitorage de la profondeur d'anesthésie.
  - Réduction des médicaments à activité anti-cholinergique.
  - Analgésie postopératoire multimodale. L'utilisation d'α2-agonistes (dexmédétomidine ou clonidine) au cours de l'anesthésie pourrait être utile. La kétamine à dose infra-anesthésique (< 1mg/kg) également.

PRINCIPES D'ANTIBIOPROPHYLAXIE

- L'antibioprophylaxie est indiquée pour la chirurgie à fréquence élevée d'infection postopératoire et pour celle dont les complications infectieuses bien que rares, ont des conséquences vitales ou fonctionnelles sévères (chirurgie prothétique).
- La chirurgie de classe I (propre) et II (propre contaminée) d'Altemeier est concernée : antibioprophylaxie dans certaines interventions de classe I et pour toutes les interventions de classe II.
- La chirurgie de classe III et IV relève d'une antibiothérapie curative adaptée à l'infection en cause. Lorsque le patient est pris en charge précocement (avant la 6e heure), le traitement curatif précoce équivaut à une prophylaxie de « l'évolution » de l'infection déjà en place.
- La classification d'Altemeier ne tient compte que de la présence des bactéries présentes sur le site opératoire.
- D'autres facteurs de risque existent : âge, obésité, état nutritionnel, comorbidités, qualité de la préparation préopératoire et de l'asepsie chirurgicale, technique chirurgicale, expérience de l'opérateur, qualité de l'hémostase, drainage du site chirurgical, durée de l'intervention...
- Le score NNIS (National Nosocomial Infections Surveillance) prend en compte 3 facteurs reflétant les 3 aspects du risque infectieux : le score ASA, la durée de la chirurgie et la classe de contamination d'Altemeier. Plus le score NNIS est élevé plus le risque d'infection du site opératoire augmente.
- Des protocoles doivent être définis et écrits localement par l'ensemble des intervenants. Ils doivent être réévalués régulièrement en fonction de l'écologie bactérienne locale. Ces protocoles doivent être consensuels, connus, validés par le CLIN, la COMEDIMS ou la COMAI.
- Ces protocoles doivent être facilement consultables en salle de consultation, en salle d'induction et en SSPI.

RÈGLES DE PRESCRIPTION DE L'ANTIBIOPROPHYLAXIE

- La prescription de l'antibioprophylaxie fait partie intégrante de la consultation d'anesthésie préopératoire (molécule, dose, horaire, durée).
- L'antibiotique choisi doit être actif sur les germes les plus fréquemment impliqués dans l'infection du site opératoire, sans viser toutes les bactéries éventuellement rencontrées.
- En chirurgie cardiovasculaire, orthopédique et neurochirurgicale, les staphylocoques dorés ou blancs et les streptocoques sont les plus fréquents.
- En chirurgie digestive, gynécologique et urologique, les entérobactéries, entérocoques et anaérobies sont le plus souvent retrouvés.
- Il faut choisir les molécules à spectre le plus étroit possible.
- L'antibiotique doit être présent dans le sang et les tissus pendant toute la période opératoire ; il doit atteindre au niveau du site tissulaire concerné des concentrations supérieures aux CMI des germes habituellement responsables.
- À activité égale, l'antibiotique doit être choisi parmi les molécules qui sélectionnent le moins de résistances bactériennes et doit avoir le moins d'effets secondaires possibles, doit être choisi de préférence parmi ceux non utilisés en curatif et à efficacité égale les molécules les moins chères sont privilégiées.
- La voie intraveineuse est la voie d'administration optimale.
- L'injection de l'antibioprophylaxie doit précéder l'incision dans un délai de 30 minutes. Le risque d'infection du site opératoire augmente si la 1re dose est faite après l'incision. L'injection des produits anesthésiques doit être séparée de 5 à 10 min de celle de l'antibiotique pour faire la part des choses en cas de réaction allergique. L'application de la check-list fait vérifier l'administration de l'antibioprophylaxie (Cf. *Check-list*).
- La durée doit être courte : dans la grande majorité des cas limitée à la durée de l'intervention, parfois 24 h, jamais au-delà de 48 h y compris lorsque des drains

ou des cathéters restent en place. Une injection unique d'antibiotique suffit pour modifier la flore bactérienne résidente et sélectionner les bactéries résistantes.

- La dose initiale est le double de la dose unitaire standard pour obtenir une concentration élevée et prolongée dans les tissus. En peropératoire il faut refaire une dose unitaire standard toutes les deux demi-vies pour avoir des taux tissulaires efficaces durant toute l'intervention.
- En postopératoire : la posologie et les intervalles entre les doses doivent être classiques si l'antibioprophylaxie doit être poursuivie 24 à 48 h.
- Plus la durée opératoire augmente, plus l'efficacité de l'antibioprophylaxie diminue.

CAS PARTICULIERS

Patient potentiellement colonisé par une flore nosocomiale

- Patients hospitalisés dans les trois mois précédant l'intervention dans des unités à risque (unités de réanimation, services de long séjour ou de rééducation), soumis à une réintervention précoce pour une cause non infectieuse, ceux ayant bénéficié d'une antibiothérapie récente et ceux ayant voyagé à l'étranger dans l'année qui précède (*a fortiori* s'ils ont été hospitalisés).
- Ces patients sont susceptibles d'être porteurs de bactéries multirésistantes (BMR) ou hautement résistantes (BHR).
- Certaines règles doivent être respectées :
  - Le dépistage de BMR/BHR doit être effectué dès qu'il y a une suspicion de colonisation et le résultat récupéré.
  - Les dérogations aux protocoles habituels doivent être exceptionnelles. Le bénéfice potentiel d'un élargissement de l'antibioprophylaxie pour le patient doit être évalué par rapport aux désavantages pour la collectivité : émergence de souches multirésistantes et surcoûts.
  - En cas de colonisation suspectée ou prouvée à SDMR, il faut soit utiliser la vancomycine, soit rajouter une dose unique de gentamicine (5 mg/kg du poids réel) à la βlactamine, pour les spécialités d'orthopédie, neurochirurgie et chirurgie thoracique.
  - Ajouter une dose unique d'amikacine à l'antibioprophylaxie standard en cas de colonisation à EBLSE pour la chirurgie colorectale.
  - Il n'y a pas d'argument pour couvrir les autres BMR dans le cadre de l'antibioprophylaxie.

Perfusion de vancomycine

- La posologie est de 30 mg/kg de poids réel en 120 minutes sans dépasser une dose totale de 2 g ni la vitesse de 1 g/h SE ; l'administration de vancomycine doit se terminer 30 minutes avant l'incision chirurgicale.

Patient obèse

- Pas de modification des posologies jusqu'à un poids de 100 kg ou d'un poids supérieur à 100 kg mais d'un IMC inférieur à 35 kg/m².
- Si le poids est supérieur à 100 kg et l'IMC est supérieur à 35 kg/m² :
  - Doubler les doses de βlactamines recommandées pour les patients non obèses, même en dehors de la chirurgie bariatrique.
  - La dose initiale de clindamycine passe à 1200 mg.
  - La posologie de gentamicine reste à 5 mg/kg du poids réel (sans limite de dose).
  - La posologie de la vancomycine ne doit pas dépasser 2 g.

Patient immunodéprimé

- Le risque d'infection postopératoire est augmenté par la radiothérapie, chimiothérapie, corticothérapie, traitements immunosuppresseurs, en cas de diabète déséquilibré, chez les sujets très âgés (> 85 ans), obèses ou dénutris.
- Ces facteurs de risques :
  - Font choisir une antibioprophylaxie type pipé-tazo + amikacine en cas de péritonite communautaire (Cf. *Traitement des infections intra-abdominales*).
  - Indiquent une antibioprophylaxie en cas d'intervention intra-oculaire pour les situations d'immunodépression et de diabète.
- Les protocoles habituels doivent être utilisés, aucune transgression des protocoles proposés n'est justifiée.

- Il est licite d'appliquer les recommandations de classe II pour les patients initialement en classe I.

Valvulopathie

(Cf. *Prophylaxie de l'endocardite*).

Patient transplanté, deux situations :

- Patient ambulatoire : l'infection postopératoire est liée à des bactéries communautaires, antibioprophylaxie habituelle selon la chirurgie.
- Patient potentiellement colonisé par une flore nosocomiale : antibioprophylaxie adaptée à l'écologie locale avec des antibiotiques habituellement réservés aux traitements des infections déclarées. Pas d'indication à modifier la durée habituelle de l'antibioprophylaxie.

PROPHYLAXIE DE L'ENDOCARDITE

- Elle doit être limitée aux patients à risque et aux procédures à risque.
- Les mesures de prévention restent fondamentales : hygiène buccale, soins dentaires réguliers et préopératoires, traiter une infection en cours avant l'acte chirurgical, préférer l'IOT à l'INT, peser l'indication et la durée des monitorages invasifs.

PATIENTS À RISQUE

- Prothèse valvulaire de tout type.
- Antécédent d'endocardite infectieuse.
- Cardiopathie cyanogène non opérée, ou opérée mais avec des communications anormales ou du matériel prothétique persistant.
- Cardiopathie cyanogène opérée depuis moins de 6 mois.
- Les autres cardiopathies (anciens groupes B et C) ne sont plus considérées comme à risque.

PROCÉDURES À RISQUE

- Actes bucco dentaires invasifs ne concernant que l'intervention chirurgicale gingivale ou de la région péri-apicale de la dent, ou perforation de la muqueuse orale.
- Les procédures ORL, respiratoires, urodigestives, cutanées ou endoscopiques de tout type ne sont plus considérées comme à risque.

ANTIBIOPROPHYLAXIE RECOMMANDÉE

Dose unique 30 à 60 min avant la procédure			
	Molécule	Adulte	Enfant
Pas d'allergie aux β-lactamines	amoxicilline	2 g PO ou IV	50 mg/kg PO ou IV
Allergie aux β-lactamines	clindamycine	900 mg PO ou IV	20 mg/kg PO ou IV

ANTIBIOPROPHYLAXIE POUR CHIRURGIE ORTHOPÉDIQUE ET TRAUMATOLOGIQUE

Acte chirurgical	Produit	Posologie	Durée
• Arthroscopie diagnostique, ablation matériel • Brochage percutané des fractures du poignet • Plaie simple	Pas d'ABP		
• Prothèse articulaire • Reprise de prothèse articulaire ou de rachis[1]	céfazoline + genta si contexte nosocomial[2]	2 g préop (réinjection perop 1 g/4 h) 5 mg/kg en une injection	Dose unique
	allergie : clindamycine + genta si contexte nosocomial[2]	900 mg (réinj perop 600 mg/4 h) 5 mg/kg en une injection	
• Chirurgie orthopédique avec matériel • Greffe osseuse, ligamentoplastie • Chirurgie du rachis cervical, dorsal, lombaire sans matériel, kyphoplastie • Arthrotomie d'une grosse articulation (épaule, coude, hanche, genou)	céfazoline + genta si contexte nosocomial[2]	2 g préop (réinjection perop 1 g/4 h) 5 mg/kg en une injection	
	allergie : clindamycine + genta si contexte nosocomial[2]	900 mg (réinjection perop 600 mg/4 h) 5 mg/kg en une injection	
• Chirurgie tumorale du bassin et du sacrum	céfoxitine + ornidazole	2 g préop (réinj perop 1 g/2h) puis 1 g/8 h 1 g préop	24 h
• Chirurgie du rachis sacré non tumorale sans matériel	allergie : clindamycine + genta	900 mg (réinj perop 600 mg/4 h) puis 600 mg/6 h 5 mg/kg en une injection	Dose unique
• Chirurgie du rachis avec matériel dont technique percutanée • Fracture fermée avec matériel • Plaie articulaire main / pied	céfazoline + genta si chir sacrum ou contexte nosocomial[2]	2 g préop (réinjection perop 1 g/4 h) 5 mg/kg en une injection	Dose unique sauf si chirurgie du rachis extensive[3]
	allergie : clindamycine + genta si chir du sacrum ou contexte nosocomial[2]	900 mg (réinj perop 600 mg/4 h) 5 mg/kg en une injection	
• Fracture ouverte grade I • Plaie non souillée avec atteinte des structures nobles (artère, nerf, tendon)	céfazoline	2 g préop (réinjection perop 1 g/4 h) puis 1 g/8 h	24 h
	allergie : clindamycine + genta	900 mg (réinj perop 600 mg/4 h) puis 600 mg/6 h 5 mg/kg en une injection	

Acte chirurgical	Produit	Posologie	Durée
• Fracture ouverte grade II et III • Plaie d'une grosse articulation • Plaie souillée	amoxi-clav + genta	2 g préop (réinj perop 1 g/2 h) puis 1 g/6 h 5 mg/kg en une injection	24 h
	allergie : clindamycine + genta	900 mg (réinj perop 600 mg/4 h) puis 600 mg/6 h 5 mg/kg en une injection	
• Morsure (humaine, animal domestique)[3]	amoxi-clav	2 g préop (réinjection perop 1 g/2 h) puis 1 g/6 h	
	allergie : doxycycline	100 mg préop puis 100 mg/12 h	
• Chirurgie de lambeau	Cf. Chirurgie plastique et reconstructrice		
• Amputation	Cf. Chirurgie cardio-thoracique et vasculaire		

1: Si suspicion d'infection, antibiothérapie curative (pipé-tazo [4 g x 4/j en perf de 4 h]+ vanco [30 mg/kg en 2 h SE puis 40 à 60 mg/kg/j SE]) à démarrer en peropératoire après les prélèvements microbiologiques et à adapter à 48 h ; **2** : Contexte nosocomial : patient hospitalisé depuis plus de 48 h ou institutionnalisé (SSR, SLD, EPHAD) ; **3** : Si suspicion d'infection, antibiothérapie curative (amoxi-clav [1 g x 4/j IVD]) à démarrer en peropératoire après les prélèvements microbiologiques, à adapter à 48 h et pour une durée de 5 j ; **4** : Allonger la durée de l'antibioprophylaxie à 24 h en cas de chirurgie du rachis extensive (scoliose, ostéotomie vertébrale, vertébrectomie).

ANTIBIOPROPHYLAXIE EN NEUROCHIRURGIE

Acte chirurgical	Produit	Posologie	Durée
• Craniotomie • Chirurgie de la base du crâne • Chirurgie par voie trans-sphénoïdale ou trans-labyrinthique • Dérivation interne du LCR	céfazoline	2 g préopératoire (réinjection peropératoire 1 g/4 h)	Dose unique
	allergie ou colonisation connue à SDMR : vancomycine	30 mg/kg en 120 min préopératoire cardiothoracique [1]	
• Chirurgie du rachis	Cf. Tableau orthopédie		
• Plaie crânio-cérébrale, embarrure ouverte	amoxi-clav	2 g préopératoire (réinjection peropératoire 1 g/2 h) puis 1 g/8 h (max 6 g/j)	48 h
	allergie : clindamycine + genta	900 mg (réinjection peropératoire 600 mg/4 h) puis 600 mg/6 h 5 mg/kg/j en une injection	
• Fracture du rocher avec otorrhée • Fracture de la base du crâne avec rhinorrhée • Dérivation externe du LCR	Pas d'ABP		

1 : Maximum 2 g, ne pas dépasser la vitesse de 1 g/h, doit se terminer 30 min avant l'incision.

ANTIBIOPROPHYLAXIE EN CHIRURGIE OPHTALMOLOGIQUE

Acte chirurgical	Produit	Posologie	Durée
• Chirurgie de la cataracte	céfuroxime	1 injection intracamérulaire en fin d'intervention	Dose unique
	allergie : lévofloxacine	500 mg PO 12 h avant + 500 mg PO 2 à 4 h avant	
• Chirurgie à globe ouvert chez patient à risque[1]	lévofloxacine	500 mg PO 12 h avant + 500 mg PO 2 à 4 h avant	
• Traumatisme à globe ouvert	lévofloxacine	500 mg IVL à J0 puis 500 mg PO à J1	24 h
• Plaie des voies lacrymales	amoxi-clav	2 g préop (réinjection 1 g/2h)	Dose unique
	allergie : clindamycine	900 mg préop	
• Ponction de la chambre antérieure • Ponction de liquide sous rétinien • Chirurgie à globe fermé	Pas d'ABP		

1 : Patient à risque : diabète, implantation d'un dispositif intra-oculaire autre que pour la chirurgie de la cataracte, antécédent d'endophtalmie, patient monophtalme.

ANTIBIOPROPHYLAXIE POUR CHIRURGIE CARDIOTHORACIQUE ET VASCULAIRE

Acte chirurgical	Produit	Posologie	Durée
• Chirurgie cardiaque	céfazoline	2 g préop + 1 g au priming (réinjection perop 1 g/4 h)	Dose unique
	allergie, colonisation connue ou supectée à SARM : vancomycine	30 mg/kg en 120 min préop[1]	
• Chirurgie de l'aorte • Chirurgie vasculaire des MI et des gros vaisseaux • Endoprothèse artérielle • Dilatation vasculaire (sauf coronaire) avec ou sans stent • Mise en place d'un stimulateur cardiaque • Geste endocavitaire • Chirurgie carotidienne avec patch	céfazoline	2 g préop (réinjection perop 1 g/4 h)	
	allergie, colonisation connue ou suspectée à SARM : vancomycine	30 mg/kg en 120 min préop[1]	
• Exérèse pulmonaire (y compris chirurgie vidéo-assistée) • Décortication • Chirurgie du médiastin • Chirurgie du pneumothorax	céfazoline	2 g préop (réinjection perop 1 g/4 h)	
	allergie : clindamycine + genta	900 mg (réinjection perop 600 mg/4h) puis 600 mg/6 h 5 mg/kg	
• Chirurgie carotidienne sans patch • Dilatation coronaires avec ou sans stent • Chirurgie veineuse • Médiastinoscopie, vidéothoracoscopie • Drainage thoracique ou péricardique • Mise en place d'une ECMO		pas d'ABP	
• Amputation de membre	amoxi-clav	2 g préop (réinjection perop 1 g/2 h) puis 1 g/6 h (max 6 g/j)	48 h
	allergie : clindamycine + genta	900 mg (réinjection perop 600 mg/4 h) puis 600 mg/6 h 5 mg/kg/j en une injection	
• Plaie du thorax opérée	céfazoline	2 g préop (réinjection perop 1 g/4 h) puis 1 g/8 h	48 h
	allergie : clindamycine + genta	900 mg (réinjection perop 600 mg/4h) puis 600 mg/6 h 5 mg/kg	

1 : Maximum 2 g, ne pas dépasser la vitesse de 1 g/h, doit se terminer 30 min avant l'incision.

ANTIBIOPROPHYLAXIE POUR CHIRURGIE PLASTIQUE ET RECONSTRUCTIVE

Acte chirurgical	Produit	Posologie	Durée
	Pas d'ABP en l'absence d'implant		
• Chirurgie propre (classe I d'Altemeier)	céfazoline	2 g préop (réinjection perop 1 g/4 h)	Dose unique
	allergie : clindamycine	900 mg (réinjection perop 600 mg/4 h)	
• Chirurgie propre contaminée (classe II d'Altemeier)	amoxi-clav	2 g préop (réinjection perop 1 g/2 h)	
	allergie : clindamycine	900 mg (réinjection perop 600 mg/4 h)	

ANTIBIOPROPHYLAXIE POUR CHIRURGIE BARIATRIQUE

Acte chirurgical	Produit	Posologie	Durée
	Pas d'ABP en l'absence d'implant		
• Chirurgie propre (classe I d'Altemeier)	céfazoline	2 g préop (réinjection perop 1 g/4 h)	Dose unique
	allergie : clindamycine	900 mg (réinjection perop 600 mg/4 h)	
• Chirurgie propre contaminée (classe II d'Altemeier)	amoxi-clav	2 g préop (réinjection perop 1 g/2 h)	
	allergie : clindamycine	900 mg (réinjection perop 600 mg/4 h)	

ANTIBIOPROPHYLAXIE POUR CHIRURGIE ORL, STOMATOLOGIQUE ET CERVICO-FACIALE

Acte chirurgical	Produit	Posologie	Durée
• Chirurgie cervico ou maxillo-faciale avec ouverture bucco-pharyngée • Chirurgie naso-sinusienne avec méchage • Chirurgie des glandes salivaires avec accès par la cavité bucco-pharyngée	amoxi-clav	2 g préop (réinjection perop 1 g/2 h) puis 1 g/6 h (max 6 g/j)	24 h
• Chirurgie rhinologique avec mise en place d'un greffon ou reprise chirurgicale	allergie : clindamycine + genta	900 mg (réinjection perop 600 mg/4 h) puis 600 mg/6 h 5 mg/kg/j en une injection	Dose unique
• Cervicotomie, trachéotomie, thyroïdectomie • Curage ganglionnaire • Chirurgie de l'étrier • Chirurgie de l'oreille moyenne • Chirurgie des glandes salivaires • Chirurgie vélopalatine • Amygdalectomie • Cholestéatome[1] (si brèche méningée perop, Cf. Protocole craniotomie)	pas d'ABP		
• Chirurgie alvéolaire • Extraction dentaire en milieu non septique	pas d'ABP sauf si prophylaxie de l'endocardite nécessaire		
• Autres actes bucco-dentaires	pas d'ABP		

1 : Le cholestéatome infecté fait partie du cadre de l'antibiothérapie curative.

ANTIBIOPROPHYLAXIE POUR CHIRURGIE GYNÉCOLOGIQUE ET OBSTÉTRICALE

Acte chirurgical			Produit	Posologie	Durée
• Chirurgie par voie abdominale • Chirurgie par voie vaginale (hystérectomie, fertiloscopie) • Cerclage utérin non programmé • Cœliochirurgie (cure d'endométriose, promonto-fixation…) • Plug, laser fœtal • Révision utérine			céfazoline	2 g préop (réinjection perop 1 g/4 h)	Dose unique
			allergie : clindamycine + genta	900 mg préop (réinjection perop 600 mg/4 h) 5 mg/kg	
• Cœlioscopie diagnostique et exploratrice sans incision vaginale (annexectomie, adhésiolyse, kystes ovariens, GEU), hystéroscopie, hystérosalpingographie • Cerclage utérin programmé, conisation, fécondation *in vitro* • Aspiration non hémorragique, dispositif intra-utérin, biopsie endométriale , fausse couche hémorragique			Pas d'ABP		
• Césarienne (programmée ou en urgence)			céfazoline	2 g préop	Dose unique
			allergie : clindamycine	900 mg préop	
• Cure de prolapsus (toute voie d'abord, avec ou sans matériel)			amoxi-clav	2 g préop (réinjection perop 1 g/2 h)	
			allergie : ornidazole + genta	1 g préop 5 mg/kg	
• Interruption volontaire de grossesse	< 25 ans : PCR chlamydiae en consultation	résultat négatif	pas d'ABP		
		résultat positif ou non récupéré	azythromycine 1g PO		
	> 25 ans		métronidazole 1 g PO 1 heure avant et 500 mg PO en post-op		
• Chirurgie mammaire	• mastectomie ± curage • tumorectomie + curage (ou ganglion sentinelle) • reconstruction mammaire, chirurgie plastique		céfazoline	2 g préop (réinjection perop 1 g/4 h)	Dose unique
			allergie : clindamycine + genta	900 mg préop (réinjection perop 600 mg/4 h) 5 mg/kg	
	• tumorectomie simple, réduction mammaire • plastie aérolo-mamelonnaire, abcès du sein		Pas d'ABP		

ANTIBIOPROPHYLAXIE POUR CHIRURGIE UROLOGIQUE (URINES STÉRILES[1])

Acte chirurgical	Produit	Posologie	Durée
• RTUP, adénomectomie voie haute • RTUV • Traitement endoscopique des lithiases rénales et urétérales, urétéroscopie • Montée de sonde JJ ou urétérale • Urétroplastie, uréthrotomie • Néphro-urétérectomie • Néphrostomie percutanée	céfazoline	2 g préop (réinjection perop 1 g/4 h)	Dose unique
	allergie : genta	5 mg/kg préop	
• Uréthrocystoscopie • Prostatectomie totale • Lithotripsie extra-corporelle • Néphrectomie et chirurgie du haut appareil (sans urétérectomie) • Chirurgie verge et scrotum hors prothèse		Pas d'ABP	
• Incontinence urinaire (TVT, TOT) • Sphincter artificiel • Cystectomie (Bricker, Entérocystoplastie) • Cure de prolapsus	amoxi-clav	2 g préop (réinjection perop 1 g/2 h)	Dose unique
	allergie : ornidazole + genta	1 g préop 5 mg/kg en une injection	
• Biopsie trans-rectale de la prostate	lévofloxacine	1 cp PO 1 h avant chirurgie (+ lavement rectal)	
• Prothèse pénienne ou testiculaire	céfazoline	2 g préop (réinjection perop 1 g/4 h)	
	allergie : clindamycine	900 mg (réinjection perop 600 mg/4 h)	
• Transplantation rénale	amoxi-clav	2 g préop (réinjection perop 1 g/2 h)	
	allergie : lévofloxacine	1 cp PO 1 heure avant	
• Prélèvement d'organes	amoxi-clav	2 g préop (réinjection perop 1 g/2 h)	

1 : Si ECBU positif, Cf. *ECBU préopératoire* ; un patient sous antiseptique urinaire doit avoir une antibioprophylaxie si nécessaire.

ANTIBIOPROPHYLAXIE POUR CHIRURGIE VISCÉRALE

Acte chirurgical	Produit	Posologie	Durée
• Chirurgie abdominale sans ouverture du tube digestif[1] • Chirurgie gastroduodénale sans anastomose gastro-jéjunale, tubulisation gastrique, Lewis-Santy • Chirurgie biliaire (cholécystectomie par laparotomie ou par cœlioscopie avec facteur de risque [2]) • Chirurgie pancréatique sans anastomose digestive • Chirurgie hépatique • Chirurgie œsophagienne (sans plastie colique) • Cure d'éventration • Hernie avec plaque	céfazoline	2 g préop (réinjection perop 1 g/4 h)	Dose unique
	allergie : clindamycine + genta	900 mg (réinjection perop 600 mg/4 h) 5 mg/kg	
• Hernie sans plaque • Cholécystectomie par cœlioscopie sans facteur de risque[2]	pas d'ABP		
• Chirurgie colorectale • Chirurgie appendiculaire[3] • Chirurgie de l'intestin grêle, anastomose bilio-digestive • Chirurgie pancréatique avec anastomose digestive sans antécédent de geste endoscopique biliaire • Plastie colique	céfoxitine + ornidazole	2 g préop (réinjection perop 1 g/2 h) 1 g préop	Dose unique
	allergie : ornidazole + genta	1 g préop 5 mg/kg	
• Chirurgie pancréatique avec anastomose digestive avec antécédents de geste endoscopique biliaire	pipé + tazo	4 g préop (réinj. perop 4 g/4 h), max 16 g/j	24 h
	allergie : lévofloxacine + ornidazole	0,5 g IV préop puis 0,5 g x 2/j 1 g préop	
• Cure de prolapsus (toute voie d'abord, avec ou sans matériel)	amoxi-clav	2 g préop (réinjection perop 1 g/2 h)	Dose unique
	allergie : ornidazole + genta	1 g préop + 5 mg/kg	
• Chirurgie proctologique	ornidazole	1 g préop	Dose unique
• Plaies de l'abdomen sans perforation d'organe creux	voir chirurgie colo-rectale		Dose unique
• Plaies de l'abdomen avec perforation d'organe creux			24 h

1 : la prophylaxie des infections tardives post-splénectomie n'entre pas dans le cadre de ces recommandations ; **2** : facteurs de risque : cholécystite récente, immunodépression, exploration des voies biliaires pré ou peropératoire ; **3** : appendice normal ou inflammatoire et absence d'abcès, de perforation, de gangrène…

ANTIBIOPROPHYLAXIE POUR CHIRURGIE PÉDIATRIQUE

- Pédiatrie et antibioprophylaxie Chaque choix est à évaluer en fonction de l'écologie du patient, ne jamais dépasser les posologies adultes.

Acte chirurgical	Produit	Posologie	Durée
• Chirurgie néonatale, occlusion digestive • Atrésie des voies biliaires / œsophagienne	amoxi-clav	50 mg/kg préop	Dose unique
• Canal artériel, valves de l'urètre postérieur • Laparoschisis, omphalocèle	céfazoline	25 mg/kg préop	
• Hernie diaphragmatique si ouverture du tube digestif	céfazoline + ornidazole	25 mg/kg préop + 30 mg/kg préop	
• Hernie inguinale / ombilicale, chirurgie pariétale • Ectopie testiculaire, sténose du pylore	pas d'ABP		
• Cœlioscopie, splénectomie, chirurgie hépatique, rénale • Chirurgie surrénale, vasculaire (anastomose porto-cave) • Gastrostomie endoscopique, sclérose/ligature VO • Chirurgie thoracique, craniotomie • Chirurgie urologique (urines stériles)	céfazoline	25 mg/kg préop (réinjection perop 12,5 mg/kg/4 h) max 50 mg/kg/j	Dose unique
	allergie : clinda + genta	20 mg/kg IVL 30 min + 5 mg/kg IVL 30 min en une injection	
• Chirurgie colique, chirurgie rectale • Ouverture ou fermeture tube digestif • Chirurgie hépato-biliaire (1re intervention) • Drainage des voies biliaires (communautaire)	amoxi-clav	50 mg/kg préop (réinjection perop 25 mg/kg/4 h) max 100 mg/kg/j	
	allergie : lévofloxacine* + ornidazole	10 mg/kg IVL 30 min (max 500 mg) + 30 mg /kg IVL	
• Chirurgie hépatobiliaire (nosocomial) • Drainage des voies biliaires (nosocomial)	pipé-tazo	100 mg/kg préop (réinjection perop 50 mg/kg/4 h) max 300 mg/kg/j	
	allergie : ciprofloxacine* + ornidazole	10 mg/kg IVL 30 min (max 400 mg) + 30 mg/kg IVL	
• Chirurgie orthopédique sans matériel	Pas d'ABP		
• Chirurgie orthopédique avec matériel	céfazoline	25 mg/kg préop (réinjection perop 12,5 mg/kg/4 h) puis 12,5 mg/kg/6 h	24 h
	allergie : clinda + genta	20 mg/kg préop puis 10 mg/kg/8 h IVL 30 min + 5 mg/kg/j IVL 30 min en une injection	

Cf. *Antibiothérapie curative chez l'enfant pour le traitement de la chirurgie appendiculaire et des péritonites.* * hors AMM

ANTIBIOPROPHYLAXIE POUR ENDOSCOPIES DIGESTIVES

Acte chirurgical	Produit	Posologie	Durée
• Fibroscopie œsogastroduodénale avec ou sans biopsie • Coloscopie avec ou sans biopsie • Échoendoscopie sans ponction • Dilatation ou prothèse oesophagienne [1] • Ligature de VO hors hémorragie [2] • Prothèse duodénale • Laser • Dilatation colique • Prothèse colique • CPRE, sphinctérotomie, prothèse biliaire [3]		Pas d'ABP	
• Sclérose de VO hors hémorragie [2] • Echoendoscopie avec ponction trans colorectale ou ponction de kyste pancréatique • Gastrostomie percutanée	amoxi-clav	2 g préop (réinjection perop 1 g/2 h)	Dose unique
	allergie : clindamycine + genta	900 mg (réinjection perop 600 mg/4h) 5 mg/kg	

1 : ABP à discuter si immunodépression profonde (hémopathies, neutropénie < 500 PNN/mm³) ; **2** : La sclérose ou la ligature de VO en période hémorragique s'intègre dans le cadre de l'antibiothérapie curative ; **3** : Antibiothérapie curative selon l'avis de l'opérateur (indication si drainage incomplet, sténose tumorale, transplantation hépatique).

POSOLOGIE DES ANTI-INFECTIEUX

DCI	Nom commercial	Posologie adulte Dose standard à dose max	Posologie enfant (mg/kg/j)	Insuffisance rénale : Cl créat (mL/min)		
				30 à 15	< 15 ou HD	CVVHD
Amikacine	Amiklin	20 à 30 mg/kg/j en 30 min SE	20 à 30	À ajuster à la résiduelle		
Amoxi + clav.	Augmentin	1 g x 4/j IVD	100	0,5 g x 3/j	0,5 g x 2/j	posologie normale [2]
Amoxicilline	Clamoxyl	1 à 2 g x 3 à 6/j IVD ou 2 g IVD puis 3 g / 6 h SE [1]	100 à 300	150 mg/kg/j	75 mg/kg/j	posologie normale [2]
Ampho B liposomale	Ambisome	3 mg/kg/j	ND	3 mg/kg/j	NR	NR
Amphotéricine B	Fungizone	1 à 1,5 mg/kg/j SE en continu	0,5 à 1	0,5 à 1 mg/kg/j	NR	NR
Anidulafungine	Ecalta	200 mg à J1 puis 100 mg/j	NR	Posologie normale		
Azithromycine	Azithromycine	1 g/j	NR	Posologie normale		
Aztréonam	Azactam	1 à 2 g x 3/j ou 2 g IVD puis 3 g/12 h SE [1]	NR	0,5 g x 3/j	1 g/j	posologie normale [2]
Benzylpénicilline	Pénicilline G IV	6 à 50 M d'UI/j SE	50 à 100 000 UI	2 M UI/4 h	1 M UI/12 h	posologie normale [2]
Caspofungine	Cancidas	70 mg à J1 puis 50 mg/j en 60 min	70 mg/m² J1 puis 50 mg/m²	Posologie normale		
Céfazoline	Céfacidal	0,5 à 2 g x 3 à 4/j IVD ou 2 g IVD puis 2 g / 6 h SE1	25 à 50	0,5 g x 2/j	0,5 g/j	posologie normale [2]
Céfépime	Axepim	2 g x 2 à 3/j IVD ou 2 g IVD puis 3 g/12 h SE [1]	50 à 100	1 g x 2/j	1 g/j	posologie normale [2]
Céfidérocol	Fetcroja	2 g x 3 à 4/j en perf de 3 h	NR	1 g x 3/j	0,75 g x 2/j	posologie normale [2]

HD : Hémodialyse intermittente ; **CVVH** : Continuous Veno-Venous Hemofiltration ; **ND** : non déterminé ; **NR** : non recommandé ; **FS** : fin séance HD
1 : administration en continu après une dose de charge en cas d'infection sévère ; **2** : posologie normale si la clairance CVVH + rein est supérieure à 40 mL/min.

DCI	Nom commercial	Posologie adulte Dose standard à dose max	Posologie enfant (mg/kg/j)	Insuffisance rénale : Cl créat (mL/min)		
				30 à 15	< 15 ou HD	CVVHD
Céfotaxime	Claforan	2 g IVD puis 3 g / 6 h SE [1]	100 à 200	150 mg/kg/j	75 mg/kg/j	posologie normale [2]
Céfoxitine	Méfoxin	2 g x 3/j IVD	120 à 150	2 g x 2/j	2 g/j	posologie normale [2]
Ceftaroline	Zinforo	600 mg x 2/j	8 à 12 mg/kg x 3/j	300 mg x 2/j	200 mg x 2 à 3/j	ND
Céftazidime	Fortum	1 à 2 g x 3/j ou 2 g IVD puis 3 g/12 h SE [1]	50 à 200	1 g/j	2 g/48 h	posologie normale [2]
Ceftazidime + avibactam	Zavicefta	2 g x 3/j	NR	0,75 g x 1 à 2/j	0,75 g /2j	ND
Ceftobiprole	Mabelio	0,5 g x 3/IV en perf de 2 h	NR	0,25 g x 2/j	0,25 g/j	ND
Ceftozolane + tazo	Zerbaxa	1 g x 3/j	NR	0,25 g x 3/j	0,1 g x 3/j	ND
Ceftriaxone	Rocéphine	1 à 2 g x 1 à 2/j IVD	50 à 100	50 mg/kg/j		posologie normale [2]
Céfuroxime	Zinnat	0,5 g x 3 à 4/j IVD	30 à 60	0,5 g x 2/j	0,5 g/j	posologie normale [2]
Ciprofloxacine	Ciflox	400 (IV) à 750 (PO) mg x 2 à 3/j	20	400 mg x 2/j IV à 750 mg/j PO		400 mg x 2/j IV
Clarithromycine	Zéclar	0,5 à 2 g/j	15	1 g/j	1 g FS	ND
Clindamycine	Dalacine	600 mg x 4/j	15 à 40	Posologie normale		
Cloxacilline	Orbenine	2 g x 3 à 6/j IVD ou 2 g IVD puis 3 g / 6 h SE [1]	50 à 100	50 à 100 mg/kg/j		
Colistine	Colimycine	9 MUI IVL puis 3 MUI x 3/j	ND	3,5 MUI x 2 /j	3 MUI /j	3 MUI x 3/j
Dalbavancine	Xydalba	1,5 g/j une fois IV	NR	1 g une fois		1,5 g une fois
Daptomycine	Cubicin	8 à 10 mg/kg/j en 1 inj IV de 2 min	NR	6 mg/kg/2j	6 mg/kg FS	ND

HD : Hémodialyse intermittente ; **CVVH** : Continuous Veno-Venous Hemofiltration ; **ND** : non déterminé ; **NR** : non recommandé ; **FS** : fin séance HD
1 : administration en continu après une dose de charge en cas d'infection sévère ; **2** : posologie normale si la clairance CVVH + rein est supérieure à 40 mL/min.

DCI	Nom commercial	Posologie adulte Dose standard à dose max	Posologie enfant (mg/kg/j)	Insuffisance rénale : Cl créat (mL/min)		
				30 à 15	< 15 ou HD	CVVHD
Doripénem	Doribax	0,5 g x 3/j en perf de 4 h SE	NR	0,5 g/12 h	0,5 g/j	posologie normale [2]
Doxycycline	Vibramycine	100 à 200 mg/j	4	Posologie normale		
Ertapénem	Invanz	1 g/j	NR	0,5 g/j		ND
Erythromycine	Erythrocine	0,5 à 1 g x 3/j	30 à 50	1 g x 2/j		ND
Ethambutol	Myambutol	15 à 20 mg/kg/j	25 à 30	20 mg/kg/2j		ND
Fidaxomicine	Dificlir	200 mg x 2/j	NR	Posologie normale		
Fluconazole	Triflucan	12 mg/kg à J1 puis 6 mg/kg/j	NR	400 mg/2j	400 mg FS	400 mg/j
Gentamicine	Gentalline	5 à 8 mg/kg/j en 30 min SE	5 à 8	À ajuster à la résiduelle		
Imipénem	Tiénam	1 g x 3 à 4/j IVD	60 à 100	0,5 g x 3/j	1 g/j	posologie normale [2]
Isavuconazole	Crésamba	200 mg x 3/j pdt 2 j puis 200 mg/j	NR	Posologie normale		
Isoniazide	Rimifon	3 à 5 mg/kg/j	5 à 10	Posologie normale		
Lévofloxacine	Tavanic	500 mg x 1 à 2/j en 60 min IV	20	250 mg/j	250 mg/2j	250 mg/j
Linézolide	Zyvoxid	600 mg x 2/j IV en 30 min	NR	Posologie normale		
Méropénem	Méronem	1 à 2 g x 3/j ou 2 g IVD puis 1,5 g / 6 h SE	60 à 120	1 g x 2/j	1 g/j	posologie normale [2]
Métronidazole	Flagyl	0,5 g x 3/j	20 à 30	0,5 g x 3/j	0,25 g x 3/j	posologie normale [2]
Micafungine	Mycamine	100 mg/j	2	Posologie normale		

HD : Hémodialyse intermittente ; **CVVH** : Continuous Veno-Venous Hemofiltration ; **ND** : non déterminé ; **NR** : non recommandé ; **FS** : fin séance HD
1 : administration en continu après une dose de charge en cas d'infection sévère ; **2** : posologie normale si la clairance CVVH + rein est supérieure à 40 mL/min.

DCI	Nom commercial	Posologie adulte Dose standard à dose max	Posologie enfant (mg/kg/j)	Insuffisance rénale : Cl créat (mL/min)		
				30 à 15	< 15 ou HD	CVVHD
Ofloxacine	Oflocet	200 mg x 2 à 4/j	NR	200 mg x 2/j	200 mg/j	200 mg x 2/j
Ornidazole	Tibéral	1 g/j	20 à 30	1 g/j	0,5 g/j	posologie normale [2]
Pipé + Tazo	Tazocilline	4 g x 4/j en perf de 4 h	300	4 g x 3/j	4 g x 2/j	posologie normale [2]
Pipéracilline	Pipéracilline	4 g x 4/j en perf de 4 h	200 à 300	4 g x 3/j	4 g x 2/j	posologie normale [2]
Pivmecillinam	Selexid	200 à 400 mg x 3 à 4/j IVD	NR	200 mg x 2/j	200 mg/j	posologie normale [2]
Pristinamycine	Pyostacine	1 g x 2 à 3/j	50	Posologie normale		
Rifampicine	Rifadine	10 à 15 mg/kg x 2/j	10 à 30	Posologie normale		
Teicoplanine	Targocid	12 mg/kg x 2/j pdt 4 j puis 12 mg/kg/j	10 mg/kg x 2/j	12 mg/kg/3j à partir de J4		ND
Témocilline	Négaban	2 g x 2 à 3/j	25 à 50 mg/kg/j en 2 fois	1 g /j	1 g FS	posologie normale [2]
Thiamphénicol	Thiophénicol	0,5 à 1 g x 3/j	30 à 100	0,5 g/12 h	0,5 g/24 h	ND
Tigécycline	Tigacyl	100 mg puis 50 mg x 2/j en 30 min	NR	Posologie normale		
TMP + SMZ	Bactrim	800 mg x 2 à 3/j	30	Poso normale	800 mg FS	ND
Tobramycine	Nebcine	5 à 8 mg/kg/j en 30 min SE	5 à 8	À ajuster à la résiduelle		
Vancomycine	Vancocine	30 mg/kg en 2 h SE puis 40 à 60 mgkg/jSE	40 à 60	À ajuster à la résiduelle		
Voriconazole	Vfend	6 mg/kg x 2/j puis 4 mg/kg x 2/j	NR < 2 ans	Posologie normale PO, NR par voie IV		

HD : Hémodialyse intermittente ; **CVVH** : Continuous Veno-Venous Hemofiltration ; **ND** : non déterminé ; **NR** : non recommandé ; **FS** : fin séance HD
1 : administration en continu après une dose de charge en cas d'infection sévère ; **2** : posologie normale si la clairance CVVH + rein est supérieure à 40 mL/min.

ALR

SCANNEZ-MOI et accédez aux vidéos

GÉNÉRALITÉS

BLOCS CENTRAUX

BLOCS DU TRONC

BLOCS PÉRIPHÉRIQUES DU MEMBRE SUPÉRIEUR

BLOCS PÉRIPHÉRIQUES DU MEMBRE INFÉRIEUR

SÉCURITÉ EN ALR

CONTRE INDICATIONS À L'ALR

- Refus du patient (ou de son tuteur)
- Trouble de l'hémostase acquise ou congénitale. Thrombopénie < 50 G/L pour la rachianesthésie et les blocs périphériques, < 75 G/L pour les blocs périmédullaires
- Infection ou altération cutanée dans la zone de ponction (le tatouage n'est pas une contre indication à la réalisation de l'ALR)
- Porphyrie (lidocaïne et ropivacaïne). IMAO de première génération
- Allergie aux anesthésiques locaux

MODALITÉS DE RÉALISATION

- **Examen clinique** à la recherche d'un déficit sensitivomoteur préexistant à notifier dans le dossier d'anesthésie.
- Un bilan d'**hémostase** n'est pas systématique avant une ALR, à la condition d'un interrogatoire et un examen clinique bien conduits.
- **Oxygénothérapie** (lunettes nasales) et **monitorage standard** (ECG continu, PANI et SpO_2) systématiques.
- Vérifier la disponibilité d'un **kit d'urgence** pour intoxication aux anesthésiques locaux (émulsion lipidique et fiche d'urgence).
- **Repérage** préalable pour optimiser l'installation du patient et repérer le site de ponction selon les repères cutanés ou par échographie : l'échoguidage est la technique de référence.
- **Asepsie** :
  - Tenue chirurgicale, charlotte et masque pour toute personne présente en salle, y compris le patient.
  - Lavage antiseptique des mains et port de gants stériles. La casaque stérile est obligatoire lors de la pose d'un cathéter plexique ou péridural (pas exigé en obstétrique).
  - Utiliser un antiseptique coloré pour éviter une confusion avec la solution d'anesthésique local : réaliser une détersion suivie de deux badigeonnages (3 temps) et installer un champ stérile.
  - Respecter le délai d'action de l'antiseptique (au moins une minute) avant la ponction.
  - Garder les aiguilles dans leur étui de protection jusqu'au moment de la ponction. Ne pas toucher le corps de l'aiguille.
  - Les produits injectés par voie intrathécale doivent être préparés extemporanément de manière stérile.
  - Les ampoules ne sont pas toutes dans des conditionnements stériles : l'aide doit nettoyer le collet de chaque ampoule avec de la chlorhexidine alcoolique avant de le casser, le contenu de l'ampoule est ensuite prélevé par la personne réalisant l'anesthésie.
  - Le filtre contenu dans le kit péridural sert à filtrer les débris de verre. Il est aussi utile pour la prévention des complications bactériennes.
  - Ne jamais remettre un bouchon déjà utilisé.
- **Renseigner** la feuille d'anesthésie avec tous les éléments relatifs au bloc réalisé (technique, nerfs localisés et doses injectées, éventuels incidents).

EFFETS INDÉSIRABLES

- Paresthésie : le déclenchement d'une paresthésie s'accompagne parfois de lésions nerveuses responsables de dysesthésie séquellaires (paresthésies, anesthésie, douleur), d'où l'intérêt d'une progression prudente de l'aiguille, des aiguilles à biseau court, de l'échoguidage et de l'hydrolocalisation. Ces paresthésies, plus souvent gênantes que douloureuses, disparaissent en général en quelques semaines. En cas de doute sur une lésion nerveuse, il est important de prévenir le patient de la possibilité et de la durée de cette gêne (*cf. Effets secondaires d'une anesthésie péridurale*).

- Infection du site de ponction
- Intoxication par les anesthésiques locaux (cf. chapitre)
- Effets indésirables spécifiques (cf. chapitres des différents blocs)

LIDOCAÏNE IVSE

INDICATIONS

- Analgésie péri opératoire en chirurgie colorectale et abdominopelvienne par laparoscopie ou par laparotomie si contre indication à l'anesthésie péridurale
- Douleurs viscérales résistantes

CONTRE INDICATIONS

- Allergie aux anesthésiques locaux
- Porphyrie, iMAO de première génération
- Administration concomitante de lidocaïne ou autre anesthésique local par toute autre modalité.
- Insuffisance hépatique, cardiaque ou rénales majeures

MODALITÉS DE RÉALISATION ET PRÉCAUTIONS

Cf. *Sécurité en ALR*

- Dilution 800 mg dans 50 mL de NaCl 0,9 % (16 mg/mL).
- Bolus IVSE de 0,1 mL/kg délivré en 10 minutes, entretien 0,1 mL/kg/h pour une durée maximale de 24h.
- Administration calculée sur le poids idéal, dans tous les cas ne pas dépasser 120 mg/h (soit poids idéal 80 kg). Déconseillée chez les patients ayant un poids inférieur à 40 kg.
- Respecter un délai de **4h** après réalisation d'un bloc ou d'une infiltration d'anesthésiques locaux avant de démarrer la perfusion IVSE.
- Attendre **4h** après l'arrêt de la perfusion IVSE avant de réaliser un bloc ou une infiltration en bolus.
- La perfusion à travers un cathéter d'analgésie sans bolus peut démarrer **30 min** après l'arrêt de la perfusion IVSE de lidocaïne.
- Index thérapeutique bas. La corrélation entre le niveau plasmatique et les signes de toxicité n'est pas linéaire.
- La pharmacocinétique n'est pas linéaire au-delà de 12h de perfusion continue.
- L'acidose, l'hypoxémie, l'utilisation de ßbloquants ou d'amiodarone, une réduction importante de la masse musculaire augmentent le risque de toxicité de la lidocaïne IVSE.

EFFETS INDÉSIRABLES

Cf. *Intoxication aux anesthésiques locaux*

ANESTHÉSIQUES LOCAUX ET ADJUVANTS

ANESTHÉSIQUES LOCAUX

Spécialité	Nom commercial	Fixation protéique	Durée d'action	Voies possibles d'administration
Chloroprocaïne	Clorotekal®	NA	0,5-1 h	Intrathécale
Prilocaïne	Baritékal®	55 %	1,5-2 h	Intrathécale
Lidocaïne	Xylocaïne®, Lidocaïne®	65 %	1,5-2 h	Péridurale, périnerveuse, infiltration, topique
Prilocaïne/ lidocaïne	EMLA®			Topique
Mépivacaïne	Carbocaïne®	75 %	2-3 h	Péridurale, périnerveuse
Bupivacaïne	Marcaïne®	95 %	3-3,5 h	Péridurale, intrathécale
Lévobupivacaïne	Chirocaïne®	95 %	3-3,5 h	Périnerveuse, infiltration
Ropivacaïne	Naropéine®	94 %	2,3-3 h	

- Métabolisme hépatique ou par les estérases plasmatiques (chloroprocaïne)
- La vitesse de résorption dépend de : âge, vascularisation et quantité de graisse dans le site d'injection.
- Toxicités nerveuse et cardiaque en cas de surdosage.
- Risque accru de toxicité par augmentation de la fraction libre (syndrome néphrotique et acidose) et/ou diminution de la clairance (insuffisance cardiaque et hépatique).
- Période postopératoire : diminution de la fraction libre par augmentation de la fraction liée mais diminution de la clairance hépatique.

POSOLOGIES HABITUELLES DES ANESTHÉSIQUES LOCAUX

Pour la posologie maximum, cf. *Intoxication aux anesthésiques locaux*

Agent	Infiltration 20-25 mL	ALRIV 0,5 mL/kg	Bloc plexique 25 à 40 mL	Péridurale (exemple : pour obtenir un niveau T7) 10 mL à 80 ans, 25 mL à 25 ans	Rachi-anesthésie
Lidocaïne	10 mg/mL	5 mg/mL	15 mg/mL à 20 mg/mL ± adrénaline*	20 mg/mL adrénalinée Installation 15 à 20 min Durée : 1,5 à 2 h	Contre indiquée
Mépivacaïne			1,5 à 20 mg/mL	20 mg/mL, équivalent à la lidocaïne 20 mg/mL	Contre indiquée
Bupivacaïne		Contre-indiquée	3,75 mg/mL ± adrénaline* Installation 30 min Durée 3 à 8 h	Anesthésie : 5 mg/mL ± adrénaline* Analgésie : 1,25 mg/mL, 6 à 10 mL/h + adjuvant (sufentanil 0,5 µg/mL)	7,5 à 12,5 mg ± adjuvants
Ropivacaïne	5 à 7,5 mg/mL dose max = 300 mg		7,5 mg/mL Installation 15 à 20 min Durée 3 à 8 h	Anesthésie : 7,5 mg/mL Analgésie : 1 ou 2 mg/mL, 6 à 10 mL/h + adjuvant (sufentanil 0,5 µg/mL)	
Lévobupivacaïne	2,5 à 5 mg/mL dose max = 150 mg		2,5 à 5 mg/mL Installation 15 à 20 min Durée 3 à 8 h	Anesthésie : 5 mg/mL Analgésie : 2,5 à 1,25 mg/mL Obstétrique : 1,25 mg/mL à 0,625 mg/mL	7,5 à 12,5 mg ± adjuvants
Chloroprocaïne					30 à 50 mg
Prilocaïne HB					50 à 80 mg

* L'adrénaline est interdite pour l'œil, la rachianesthésie, le bloc pénien, le bloc interdigital, l'ALRIV.

ADJUVANTS

- Ils sont utilisés pour prolonger la durée d'action des anesthésiques locaux ou en diminuer la toxicité.

Adrénaline

- L'adrénaline permet de diminuer la Cmax (concentration au pic) en retardant peu le Tmax (délai d'apparition du pic).
- Cet effet est variable selon les molécules. La diminution de concentration au pic est de 30 % avec la lidocaïne, 20 % avec la bupivacaïne racémique, moins de 10 % avec la ropivacaïne ou la lévobupivacaïne.
- Ces deux derniers agents ne sont pas disponibles en présentation adrénalinée et il est rare qu'on ajoute de l'adrénaline en raison du gain modeste espéré. La concentration d'adrénaline ne doit pas dépasser 5 µg/mL (1/200 000).
- Peut-être un intérêt à associer l'adrénaline à la ropivacaïne.
- L'injection de solutions adrénalinées est interdite dans les territoires à vascularisation terminale : œil, doigts, **pénis**, rachianesthésie.

Clonidine

- La clonidine est utilisée pour augmenter la durée d'analgésie.
- Utilisation hors AMM
- Il n'y a pas de consensus sur son mécanisme d'action. La clonidine peut provoquer une hypotension et une bradycardie. Associée à un anesthésique local à la dose de 0,5 µg/kg (15 à 50 µg), elle prolonge la durée d'action d'un bloc périphérique d'au moins une heure et demie.
- Elle peut être utilisée en rachianesthésie associée aux anesthésiques locaux à la dose de 15 à 50 µg. La durée du bloc sensitif et moteur est significativement augmentée, mais il existe un risque de bradycardie et surtout d'hypotension.
- Elle améliore la tolérance du garrot lors d'une rachianesthésie en orthopédie.
- Elle améliore la qualité du bloc dans les territoires septiques.
- En pédiatrie, la clonidine à la dose de 1 à 2 µg/kg prolonge la durée de l'anesthésie caudale chez l'enfant (attention, jamais avant l'âge de 1 an).
- En obstétrique, la clonidine est ajoutée dans la solution de péridurale à la dose de 0,75 µg/mL (cf. *Anesthésie péridurale au cours du travail*).

Dexmédétomidine

- La dexmédétomidine est utilisée pour prolonger la durée d'analgésie.
- Utilisation hors AMM
- À la dose de 0,5 à 1 µg/kg, la durée d'analgésie est augmentée de 30 à 50 %. Il existe un risque d'hypotension artérielle.

Dexaméthasone

- La dexaméthasone, associée aux anesthésiques locaux, prolonge de façon importante la durée de l'analgésie des blocs périphériques, à la dose de 1 à 4 mg. Le bloc moteur est aussi prolongé. Il n'y a pas de consensus sur une éventuelle toxicité neurologique de cette molécule, qui semble cependant très faible.
- L'administration de 8 à 12 mg de dexaméthasone IV est efficace pour prolonger la durée d'analgésie sans risque neurologique.
- Chez le patient éveillé, l'injection IV de dexaméthasone peut s'accompagner d'une violente sensation de brûlure péri-anale qui dure plusieurs minutes.

INTOXICATION AUX ANESTHÉSIQUES LOCAUX

INTOXICATION AUX ANESTHÉSIQUES LOCAUX

- **Toxicité neurologique** : confusion, vertige, troubles visuels, gout métallique, bourdonnements d'oreille, bâillement, difficulté d'élocution, fourmillement des lèvres, nystagmus, tremblement, secousses musculaire visage et extrémités.
- **Toxicité cardiologique** : bradycardie sinusale, BAV, élargissement QRS, trouble du rythme (tachycardie auriculaire ou ventriculaire, fibrillation auriculaire), asystolie et arrêt cardiaque.
- Toxicité cardiaque ou neurologique selon la molécule : Bupi > Ropi ≈ L-Bupi > Lido = Mépi
- La bupivacaïne, la ropivacaïne et la lévobupivacaïne peuvent provoquer un arrêt cardiaque, dont la réanimation est difficile.
- **Causes** : injection accidentelle intravasculaire (survenue précoce) ou résorption massive (entre la 5e et la 60e min).
- **Facteurs favorisants** :
  - Modalité et site d'administration (graisse+++, vascularisation+++), jeune âge, augmentation de la fraction libre (hypercapnie, acidose, syndrome néphrotique), diminution du métabolisme (insuffisance cardiaque et/ou hépatique).
  - Vitesse de résorption : IV > bloc intercostal > caudale, péridurale > bloc plexus brachial > bloc fémoral, bloc sciatique > sous-cutanée.

PRÉVENTION

- Tous les anesthésiques locaux peuvent entraîner des intoxications graves.
- Ne pas dépasser les doses maximales préconisées sur le poids idéal.

Médicament	Dose max unique	Dose max/24h
Lidocaïne	6 mg/kg	Non applicable
Bupivacaïne	2 mg/kg	5 mg/kg
Lévobupivacaïne	2 mg/kg	5 mg/kg
Ropivacaïne	3 mg/kg	11 mg/kg

- Un spray de lidocaïne 5 % = 8 mg !
- Monitorage ECG en continu, SpO_2 et PA
- Pratiquer des injections très lentes et doses fractionnées
- Éviter hypoxémie (O_2 nasal pour toute ALR), hypercapnie et acidose.
- Surveiller le patient pendant l'injection et les 60 minutes suivantes.

TRAITEMENT PRÉVENTIF

(cf. *Fiche Urgence Intoxication aux anesthésiques locaux*)

- Dès l'apparition de signes prémonitoires, appeler de l'aide, oxygéner le patient, administrer une solution d'Intralipide® 20 % : 1,5 mL/kg (100 à 200 mL pour un adulte), le plus rapidement possible et même si les symptômes ont disparu afin de prévenir un accident plus grave.

TRAITEMENT EN CAS D'ACCIDENT AVÉRÉ

- Démarrer la réanimation sans attendre l'injection d'Intralipide®
- Contrôler les voies aériennes et oxygéner avec, si besoin, intubation trachéale et hyperventilation pour compenser l'acidose qui peut survenir après un épisode convulsif. La succinylcholine n'est pas contre indiquée.
- Si convulsions réfractaires : benzodiazépines.
- Préférer l'Intralipide® 20 % (1,5 mL/kg) au Médialipide® 20 % (3 mL/kg).
- En cas d'inefficacité, répéter l'injection d'Intralipide® (max 500-600 mL).
- Atropine si bradycardie.

- Massage cardiaque externe en cas d'arrêt ou d'inefficacité cardiaque. Le MCE doit être poursuivi longtemps, des cas rapportant des récupérations après plus d'une heure de MCE.
- En cas de nécessité, adrénaline à faibles doses en bolus successifs de 50 à 100 µg en augmentant les doses prudemment. Les petites doses répétées sont plus efficaces que les doses classiquement recommandées dans l'arrêt cardiaque de cause « indéterminée ».
- Défibrillation en cas de FV.
- Après la récupération d'un rythme sinusal, la nécessité d'une perfusion continue n'est pas clairement démontrée surtout si la dose n'a pas été excessive. L'Intralipide® à fortes doses peut être toxique. En cas de surdosage réel (erreur sur la concentration par exemple) il faut surveiller le patient et ne pas hésiter à réinjecter de l'Intralipide®.
- Surveillance en USI pendant plusieurs heures.

Il est impératif de disposer au bloc opératoire et en salle de travail de 1 000 mL d'Intralipide® 20 % (ou le double en Médialipide® 20 %).

GESTION DES ANTICOAGULANTS ET ANTIPLAQUETTAIRES EN ALR

<table>
<tr><th></th><th colspan="2">Injection unique</th><th colspan="3">Cathéter d'analgésie postopératoire</th></tr>
<tr><th></th><th>Dernière prise avant ALR</th><th>1ère prise après ALR</th><th>1ère prise après ALR</th><th>Dernière prise avant mobilisation KT</th><th>1ère prise après mobilisation KT</th></tr>
<tr><td>HNF préventif SC</td><td>H -8 à 12</td><td rowspan="12">H+6 au plus tôt ;
Le délai en pratique est dicté par les contraintes liées à la chirurgie.</td><td rowspan="10">H+6
HBPM ou HNF préventifs uniquement</td><td rowspan="10">H-12</td><td rowspan="10">H+6
HBPM ou HNF préventifs uniquement</td></tr>
<tr><td>HNF curatif IVSE</td><td>H - 4 à 6</td></tr>
<tr><td>HBPM préventif</td><td>H -12</td></tr>
<tr><td>HBPM curatif</td><td>H - 24</td></tr>
<tr><td>AVK</td><td>J -5</td></tr>
<tr><td>Fondaparinux préventif</td><td>J -3</td></tr>
<tr><td>Rivaroxaban Apixaban préventif</td><td>J -3</td></tr>
<tr><td>Dabigatran préventif</td><td>J -3</td></tr>
<tr><td>Rivaroxaban Apixaban curatif</td><td>J -5</td></tr>
<tr><td>Dabigatran curatif</td><td>J -5</td></tr>
<tr><td>Dipyridamole</td><td>J -1</td><td rowspan="3" colspan="3">Pas de reprise de Clopidogrel, Ticagrélor ou Prasugrel si cathéter d'analgésie</td></tr>
<tr><td>Clopidogrel/Ticagrélor</td><td>J -7</td></tr>
<tr><td>Prasugrel</td><td>J -10</td></tr>
<tr><td>Aspirine</td><td colspan="5">ALR possible en toute circonstance</td></tr>
</table>

- Le maintien du cathéter d'analgésie périmédullaire ou paravertébral n'est envisageable que lorsqu'il est possible de faire une fenêtre d'anticoagulation préventive par HNF ou HBPM.
- Un contrôle de l'activité anti Xa est souhaitable en cas d'insuffisance rénale modérée et sévère et avant pose ou mobilisation du cathéter.
- Pas d'arrêt des AINS
- Exemple : J-1 (H-12) : administration HBPM préventif - J0 (H0) : réalisation ALR avec cathéter d'analgésie - J0 (H+6) : administration HBPM préventif - J1 (soir) : administration HBPM préventif - J2 (soir) : administration HBPM préventif - J3 (jour) : contrôle plaquettes et retrait du cathéter - J3 (soir) : administration HBPM préventif

ÉCHOGRAPHIE EN ALR

INTÉRÊT DE L'ÉCHOGRAPHIE EN ALR

L'échographie permet de visualiser :
- Les plexus, les nerfs et leurs divisions.
- Les structures environnantes, particulièrement les vaisseaux et la plèvre.
- L'aiguille et sa progression en temps réel.
- L'injection de l'anesthésique local et sa diffusion autour du nerf.
- Le cathéter en place.

SÉMIOLOGIE ÉCHOGRAPHIQUE EN ALR

Les différents éléments anatomo-échographiques que l'on peut rencontrer au cours d'une ALR sont regroupés dans le tableau ci-dessous.

Structure	Échographie	Doppler
Racine nerveuse	Hypoéchogène	Aucun effet Doppler
Nerf	Structure hétérogène en « nid d'abeille » : éléments nerveux hypoéchogènes, et tissu conjonctif hyperéchogène	
Muscle	Hypoéchogène, hétérogène	
Tendon	Hyperéchogène, ± homogène	
Fascia	Hyperéchogène, homogène	
Graisse	Hypoéchogène, hétérogène	
Os	Hyperéchogène, cône d'ombre	
Aiguille	Hyperéchogène, homogène, écho de répétition	
Cathéter	Certains cathéters sont échogènes	
Anesthésique local	Anéchogène	Doppler énergie
Artère	Anéchogène, vide échographique, non compressible	Doppler couleur
Veine	Anéchogène, vide échographique, compressible	

CHOIX DES SONDES

- Plusieurs sondes sont nécessaires pour l'échographie en ALR :
  - 1 sonde linéaire haute fréquence centrée sur 7-13 MHz pour les nerfs superficiels ou peu profonds : visualisation optimale sur une profondeur de 2 à 4 cm.
  - 1 sonde centrée autour de 5 MHz : structures nerveuses plus profondes : visualisation des structures au-delà de 5 cm (nerf sciatique à la fesse).
  - 1 sonde ≥ 18 MHz utile pour les branches terminales.
- En pédiatrie, sonde de petite taille et de haute fréquence (≥14-18 MHz).
- La fonction Doppler couleur est indispensable.

ASEPSIE POUR BLOC ÉCHOGUIDÉ

- Désinfection en 3 temps de la zone de ponction.
- Gaine et gel stériles à usage unique en dose individuelle.
- Pour un ou plusieurs blocs simples, gaine courte de 30 cm de longueur.
- Pour un cathéter, gaine de 100 cm de longueur et l'opérateur est habillé stérilement.
- L'aiguille ne doit pas toucher la gaine de protection.
- À la fin de la procédure, la gaine est retirée de façon à ne pas souiller la sonde avec du sang. Si la sonde n'est pas souillée, elle est nettoyée avec une compresse imprégnée d'une solution antiseptique et doit sécher à l'air avant une nouvelle utilisation. Si la sonde est souillée, elle doit être désinfectée.

- Il ne faut pas utiliser les bandes autocollantes, qui lors du retrait peuvent déchirer la gaine. Il existe alors un risque de souillure de la sonde ou du câble qui imposerait alors une désinfection de haut niveau.

TECHNIQUE DE REPÉRAGE

- L'orientation de la sonde d'échographie, donc du faisceau ultrasonore, influence la nature des images.
- Si le faisceau est perpendiculaire au nerf, il sera visualisé sous la forme d'une structure hyperéchogène, plus ou moins circulaire.
- Si l'aiguille est parallèle au faisceau ultrasonore, elle sera directement visualisée comme une longue structure hyperéchogène ; la position de la pointe de l'aiguille pourra être visualisée. Technique *in plane* ou dans le plan.
- À l'inverse, si l'aiguille est perpendiculaire au faisceau, elle sera visualisée sous forme d'un point hyperéchogène ; son identification sera plus difficile, d'autant que des réverbérations postérieures vont parasiter l'image. Il n'y a pas de renseignement sur la position de la pointe de l'aiguille. L'hydrolocalisation renseigne sur la position du biseau. Technique *out of plane* ou hors du plan.

REPÈRES DE PONCTION

- Le nerf est recherché d'abord dans la zone habituelle de ponction, puis l'exploration dépasse largement cette zone pour tenter de visualiser au mieux, le nerf (et ses variations), les vaisseaux, la plèvre le cas échéant.
- L'exploration est réalisée à faible pression pour ne pas écraser les veines et risquer une injection intravasculaire. Le Doppler couleur est utilisé pour distinguer les structures vasculaires.
- La ponction est réalisée là où le nerf est le mieux visualisé et le plus facilement accessible, et là où la ponction n'est pas gênée par une structure anatomique. Le point de ponction peut se trouver distant de plusieurs centimètres par rapport au point de ponction classique.

VISUALISATION DE L'AIGUILLE

- Sans discuter des avantages ou inconvénients relatifs des abords dans le plan ou hors du plan, il faut savoir localiser en permanence l'orifice de l'aiguille, par où est injecté l'anesthésique local, plus que le corps de l'aiguille.

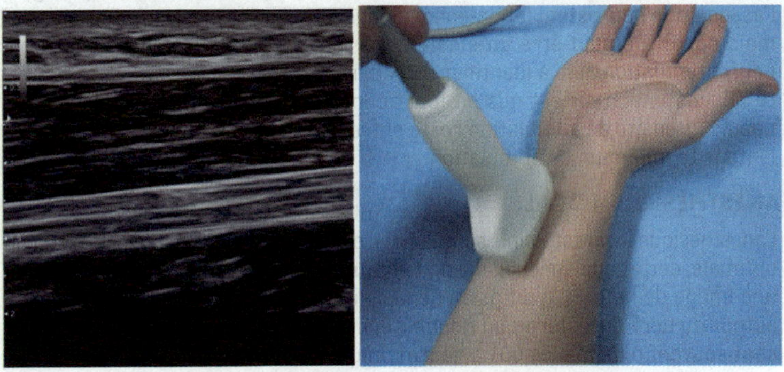

Nerf médian à l'avant-bras, sonde dans le grand axe du nerf

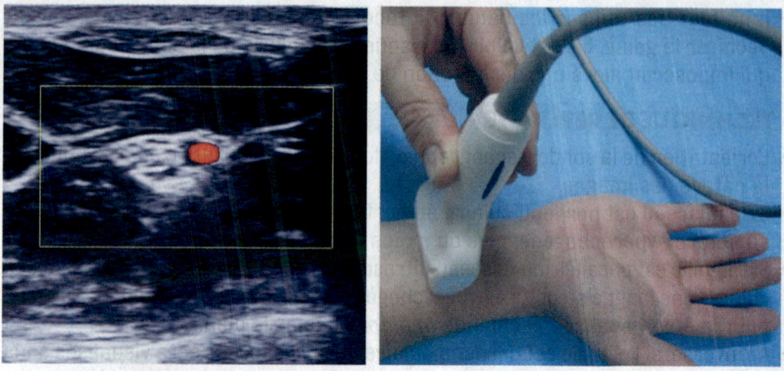

Nerf médian à l'avant-bras, sonde dans le petit axe du nerf

VISUALISATION DIRECTE

Technique *in plane*

- Pour être visualisée, l'aiguille doit passer dans le plan de la sonde, ceci implique une modification de la technique de ponction, l'orientation de l'aiguille étant perpendiculaire à sa direction classique en repérage par neurostimulation.

HYDROLOCALISATION

Technique *out of plane*

- On visualise l'extrémité de l'aiguille en injectant de façon fractionnée des petits volumes d'anesthésique local (ou NaCl 0,9 %, ou G 5 % si neurostimulation) au cours de sa progression. Chaque volume injecté doit être visualisé comme une petite zone hypoéchogène apparaissant au moment de l'injection. L'aiguille est ainsi guidée, pas à pas, jusqu'au nerf à bloquer.
- Si l'injection n'est pas visible, cela signifie que la pointe de l'aiguille n'est pas visualisée.

NEUROSTIMULATION VERSUS ÉCHOGUIDAGE

- Pour un opérateur entraîné, l'échoguidage seul autorise un taux de succès élevé ; la neurostimulation devient un élément complémentaire de repérage.
- L'association neurostimulation-échoguidage n'améliorer pas le taux de réussite, mais constitue peut-être un élément de sécurité. Dans les cas difficiles, la neurostimulation aide à identifier ou repérer un nerf.
- Le neurostimulateur est mis en fonctionnement quand l'aiguille a franchi la peau. L'intensité de stimulation reste entre 0,5 et 1 mA et on ne recherche pas l'intensité minimum de stimulation.

ANESTHÉSIQUE LOCAL

- L'anesthésique local est visible sous l'image d'une zone hypo-anéchogène. De façon optimale, cette zone anéchogène doit entourer le nerf à bloquer dessinant ainsi une image de halo. Si la diffusion de la solution anesthésique est inhomogène autour du nerf, il existerait un risque d'échec du bloc. Les volumes nécessaires sont souvent plus faibles qu'en neurostimulation classique.
- Le Doppler énergie permet de visualiser l'injection. Le liquide injecté créant un « bruit échographique » visualisé sous forme de flammèches colorées.

ALGORITHME ÉCHOGUIDAGE-NEUROSTIMULATION

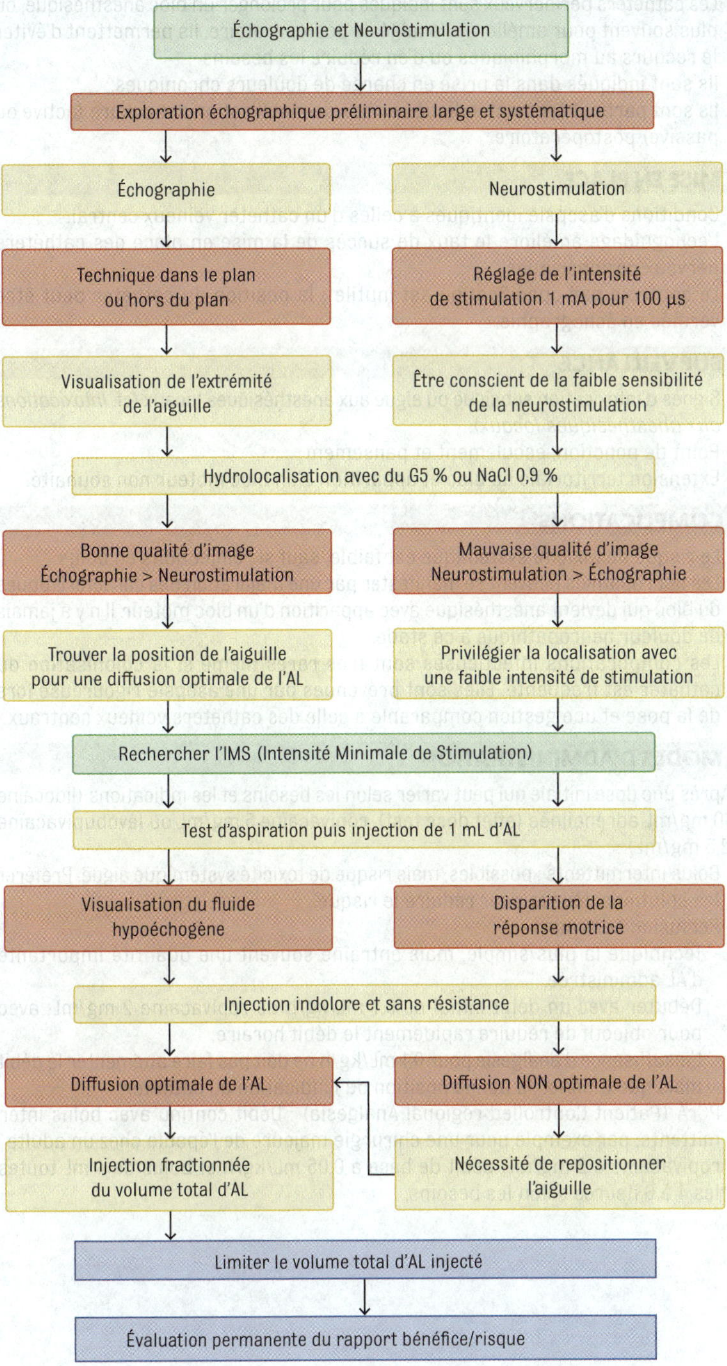

CATHÉTER D'ANALGÉSIE EN ALR

INDICATIONS

- Les cathéters périnerveux sont indiqués pour prolonger un bloc anesthésique, ou plus souvent pour améliorer l'analgésie postopératoire. Ils permettent d'éviter le recours au morphiniques ou d'en réduire les besoins.
- Ils sont indiqués dans la prise en charge de douleurs chroniques.
- Ils sont particulièrement indiqués en cas de mobilisation articulaire (active ou passive) postopératoire.

MISE EN PLACE

- Conditions d'asepsie identiques à celles d'un cathéter veineux central.
- L'échoguidage améliore le taux de succès de la mise en place des cathéters nerveux périphériques.
- Le contrôle par opacification est inutile ; la position du cathéter peut être vérifiée en échographie.

SURVEILLANCE

- Signes d'intoxication subaiguë ou aiguë aux anesthésiques locaux (cf. *Intoxications aux anesthésiques locaux*).
- Point de ponction, écoulement et pansement.
- Extension territoriale du bloc et apparition d'un bloc moteur non souhaité.

COMPLICATIONS

- Le risque de toxicité systémique est faible, sauf si réinjections en bolus.
- Les neuropathies peuvent se manifester par une majoration des caractéristiques du bloc qui devient anesthésique avec apparition d'un bloc moteur. Il n'y a jamais de douleur neuropathique à ce stade.
- Les complications infectieuses sont très rares même si la colonisation du cathéter est fréquente. Elles sont prévenues par une asepsie rigoureuse lors de la pose et une gestion comparable à celle des cathéters veineux centraux.

MODES D'ADMINISTRATION

Après une dose initiale qui peut varier selon les besoins et les indications (lidocaïne 10 mg/mL adrénalinée (effet dose test), ropivacaïne 5 mg/mL ou lévobupivacaïne 2,5 mg/mL) :

- Bolus intermittents : possibles, mais risque de toxicité systémique aiguë. Préférer les solutions diluées pour réduire le risque.
- Perfusion continue :
  - Technique la plus simple, mais entraîne souvent une quantité importante d'AL administrée.
  - Débuter avec un débit initial de 0,1 mL/kg/h de ropivacaïne 2 mg/mL, avec pour objectif de réduire rapidement le débit horaire.
  - L'insuffisance d'analgésie pour 0,1 mL/kg/h ne doit pas faire augmenter le débit mais questionner la bonne position ou l'indication du cathéter.
- PCrA (Patient Controlled regional Analgesia) : Débit continu avec bolus intermittents, par exemple pour une chirurgie majeure de l'épaule chez un adulte : ropivacaïne à 2 mg/mL, débit de base à 0,05 mL/kg/h et bolus de 4 mL toutes les 4 à 6 heures selon les besoins.

BLOCS NERVEUX TRONCULAIRES : GÉNÉRALITÉS

- Les blocs nerveux tronculaires (médian, fémoral, tibial,...) peuvent être utilisés isolément, associés entre eux, ou en complément d'une autre technique. Ils sont indiqués pour l'analgésie postopératoire avec une solution peu concentrée d'un AL de longue durée (ropivacaïne ou lévobupivacaïne).
- Le délai d'installation varie de 5 à 30 minutes en fonction de la solution anesthésique et du nerf bloqué, le bloc du nerf sciatique est toujours long à s'installer pouvant nécessiter un délai de 30 min.
- L'échoguidage est la technique de référence.
- Dans pratiquement tous les cas, il s'agit d'injection paravasculaire, ce qui impose le respect de certaines précautions :
  - Hydrolocalisation
  - Test d'aspiration avant l'injection.
  - Emploi réfléchi et modéré des vasoconstricteurs, qui sont contre indiqués cas d'injection sous cutanée.
  - Injection lente et non douloureuse. Une injection douloureuse impose l'arrêt immédiat et le repositionnement de l'aiguille.

SOLUTIONS ANESTHÉSIQUES UTILISABLES

	Latence	Durée
Lidocaïne 20 mg/mL	5 min	60 à 90 min
Lidocaïne 15 mg/mL + adrénaline	5 min	180 min
Mépivacaïne 10 à 20 mg/mL	5 min	90 à 120 min
Ropivacaïne 7,5 ou 5 mg/mL	10 à 25 min	6 à 10 h
Lévobupivacaïne 5 mg/mL	10 à 20 min	8 à 12 h

ANALGÉSIE INTRA-ARTICULAIRE

- L'analgésie intra-articulaire ne se conçoit qu'au niveau des grosses articulations (genou, éventuellement hanche). La chondrotoxicité des anesthésiques locaux associée à l'hyperpression liée à l'injection interdit cette pratique dans les petites articulations comme l'épaule.
- Il n'y a pas de risque à cette technique après une chirurgie de prothèse totale puisqu'il n'y a plus de cartilage.
- Il ne faut pas en attendre un effet majeur, mais l'analgésie intra-articulaire entre dans la panoplie de l'analgésie multimodale, particulièrement en ambulatoire. Les interventions sous arthroscopie du genou représentent une excellente indication.
- Seuls les anesthésiques locaux, les AINS et les opiacés (en pratique la morphine en raison de sa demi-vie longue) ont fait la preuve de leur efficacité. L'effet de la clonidine reste controversé.

EN PRATIQUE

- Le chirurgien injecte un mélange d'anesthésique local (20 mL de lévobupivacaïne à 2,5 mg/mL ou de ropivacaïne à 2 mg/mL) et de morphine (1 à 3 mg).
- La clonidine (75 µg soit une ½ ampoule) peut éventuellement être ajoutée.

ALR ET CHIRURGIE AMBULATOIRE

- L'ALR pour la chirurgie ambulatoire présente peu de particularités techniques.
- Elle peut être utilisée comme technique d'anesthésie isolée ou être associée à une anesthésie générale pour l'analgésie postopératoire.

AVANTAGES

- Anesthésie de qualité et faible douleur postopératoire.
- Moins d'effets secondaires (NVPO, rétention d'urine) et coût plus faible que l'AG.
- Optimisation de l'utilisation des salles d'opération.

OBJECTIFS

- Mobilisation et déambulation précoce.
- Anticipation et prévention de la douleur à domicile +++
- Optimisation de toute la prise en charge du patient et de l'utilisation des salles d'opération.

STRATÉGIE

- Toutes les techniques d'ALR sont possibles, mais privilégier celles qui présentent la plus faible incidence de complications, immédiates ou retardées, et les blocs les plus distaux possibles compatibles avec l'intervention.
- Privilégier les anesthésiques locaux d'installation rapide et de durée courte pour les blocs centraux ou proximaux, les molécules de longue durée d'action pourront être utilisées pour des blocs très distaux.
- La dexaméthasone (8 mg) administrée en IV au début de la procédure, prolonge l'analgésie, sans effet moteur gênant.
- La mise en place d'un cathéter est possible. Les pompes élastomériques à débit fixe sont probablement le meilleur choix en raison de leur facilité d'utilisation.
- Dans tous les cas, la levée du bloc doit être anticipée par l'administration précoces des antalgiques systémiques.

RACHIANESTHÉSIE ET AMBULATOIRE

- Après une rachianesthésie, il faut s'assurer de la levée :
  - du bloc moteur (flexion-extension du pied),
  - du bloc sympathique (absence d'hypotension orthostatique)
  - du bloc sensitif (récupération de la sensibilité au niveau des fesses)
  - du bloc du détrusor (miction spontanée) : le plus tardif mais pas exigé par l'ensemble des équipes.
- La rachianesthésie avec la prilocaïne ou la chloroprocaïne, parfois préférable aux blocs périnerveux, favorise une récupération motrice rapide et réduit le risque de rétention urinaire.
- L'échographie vésicale (volume maximal 500 mL) permet d'indiquer un sondage évacuateur avant la sortie.

ALR MEMBRE SUPÉRIEUR ET AMBULATOIRE

- La chirurgie de l'épaule en ambulatoire peut être réalisée avec un bloc interscalénique ou un bloc infraclaviculaire.
- La mise en place d'un cathéter est souhaitable dans les chirurgies douloureuses comme les réparations tendineuses.
- Vérifier l'absence de pneumothorax (échographie ou radiographie) avant la sortie à domicile du patient.
- Le bloc axillaire, même de courte durée, peut entrainer un bloc moteur persistant invalidant (difficulté d'habillage ou de préhension pour l'alimentation).
- Les blocs tronculaires distaux limitent l'anesthésie au champ opératoire mais ne couvrent pas la région du garrot.
- Les blocs tronculaires distaux (en dessous du coude) avec des molécules de longue durée d'action sont recommandés pour l'analgésie postopératoire.
- Le bloc de la gaine des fléchisseurs assure une analgésie postopératoire de très longue durée sans effet secondaire gênant (chirurgie du panaris).

ALR MEMBRE INFÉRIEUR ET AMBULATOIRE

- Tous les blocs périnerveux sont utilisables, à la condition d'être totalement levés au moment de la sortie, sinon ils exposent au risque de chute.
- L'utilisation d'anesthésiques locaux de longue durée à faible concentration (ropivacaïne, lévobupivacaïne) assure une analgésie prolongée avec un risque de bloc moteur très bas.
- Problématique du choix entre la déambulation et l'analgésie.
- Le bloc fémoral entraîne un risque d'instabilité et de chute.
- Le bloc poplité est adapté à la chirurgie de cheville ou du pied mais peut être remplacé par les blocs distaux (déambulation plus précoce).
- Anticiper les troubles de déambulation : aide pour la marche (béquilles et attelle).
- Chirurgie de la hanche : PENG block et bloc du nerf fémoral cutané > bloc fémoral
- Chirurgie du genou : bloc IPACK (ou infiltration d'articulation par le chirurgien) et bloc saphène > bloc IPACK et bloc fémoral
- Chirurgie de cheville : bloc sciatique poplité
- Chirurgie du pied (hallux valgus, etc) : Blocs distaux pieds > Bloc sciatique poplité > Rachianesthésie

ALR DU TRONC ET AMBULATOIRE

- Utiliser des anesthésiques locaux de longue durée d'action sauf pour le bloc pudendal ou pour la rachianesthésie
- Chirurgie du sein : bloc PECS, bloc SA
- Chirurgie du rachis : bloc ESP
- Chirurgie abdominale : TAP bloc sous-costal oblique ou bloc des droits de l'abdomen (cure d'hernie ombilicale)
- Chirurgie de la région inguinale : bloc ilio-inguinal et ilio-hypogastrique ou bloc du carré des lombes 1.

CRITÈRES DE SORTIE ET AMBULATOIRE

Les critères de sortie classiques (Aldrete, Chung ou Bicêtre) sont applicables pour l'anesthésie locorégionale ; cependant, dans le cadre de l'anesthésie ambulatoire, d'autres paramètres peuvent être pris en considération :

- Levée complète des blocs périmédullaires.
- Pour les abords plexiques ou tronculaires hauts bloquant une articulation majeure, il faut s'assurer avant la sortie, soit de la récupération motrice totale soit de la sécurisation du membre insensible et parétique, dans une attelle.
- En cas de bloc du nerf sciatique avec des AL de longue durée d'action, il faut interdire le lever et/ou la marche jusqu'à la levée du bloc.
- Pour les blocs péríclaviculaires, une échographie doit vérifier l'absence de pneumothorax avant la sortie.
- Pour les blocs périphériques distaux (ex. blocs médian + ulnaire pour la chirurgie du canal carpien) il n'est pas nécessaire d'attendre la levée complète du bloc avant d'autoriser la sortie.

La sortie avec un cathéter d'analgésie est souhaitable pour certaines interventions comme les arthrolyses d'épaule. Avant la sortie, il faut contrôler :

- Le bon fonctionnement du système (étanchéité, fixation, fonctionnement de la pompe élastomérique ou électronique)
- La compréhension du principe et des consignes de sécurité par le patient
- La prise en charge par le prestataire de services pour le suivi au domicile.

Il est important de s'assurer de la remise des documents écrits et de la compréhension des consignes par le patient. Les antalgiques prescrits lors de la consultation d'anesthésie, doivent être disponibles avant la sortie.

ÉCHOREPÉRAGE DU RACHIS

- Le repérage échographique du rachis permet chez tous les patients de préciser le niveau de ponction et de visualiser l'anatomie de l'espace péridural. Quand l'anatomie est peu favorable, l'échographie permet de pallier les insuffisances du repérage cutané.
- Chez l'adulte, on utilise une sonde abdominale qui permet d'avoir une image nette jusqu'à 12-15 cm. Chez l'enfant, une sonde linéaire peut être plus adaptée.

COUPE PARASAGITTALE MÉDIANE

- Cette coupe permet de préciser le niveau de ponction. La sonde est placée sur l'axe des lames vertébrales, au niveau sacré. La ligne hyperéchogène superficielle et continue représente les lames sacrées fusionnées. Le premier espace est l'espace L5-S1. On peut ainsi en remontant les espaces déterminer avec précision le niveau de ponction choisi.

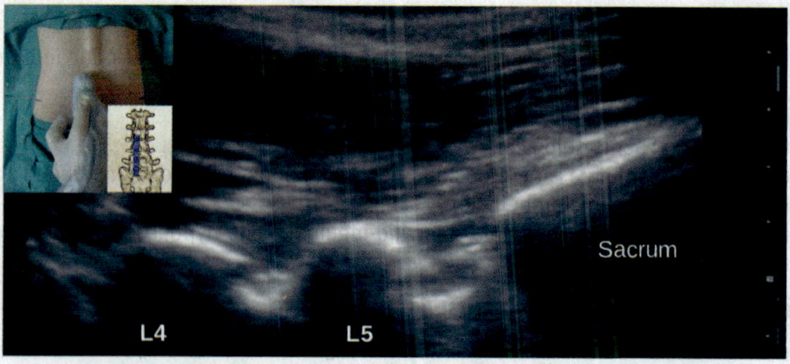

Coupe parasagittale médiane passanr par les lames vertébrales

COUPES TRANSVERSALES

- On décrit 2 coupes transversales, celle qui passe par les processus épineux, et l'autre, par l'espace interépineux sus ou sous-jacent.
- La première coupe permet de visualiser le processus épineux, les lames et les processus transverses.
- Après translation céphalique ou caudale de la sonde on fait apparaître la seconde coupe qui montre le canal médullaire. Cette coupe précise le complexe ligament jaune-dure mère dont on peut mesurer la distance par rapport à la peau.

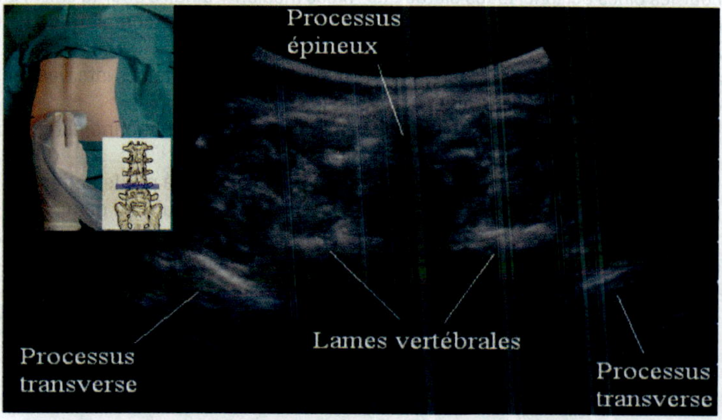

Coupe transversale passant par les processus épineux

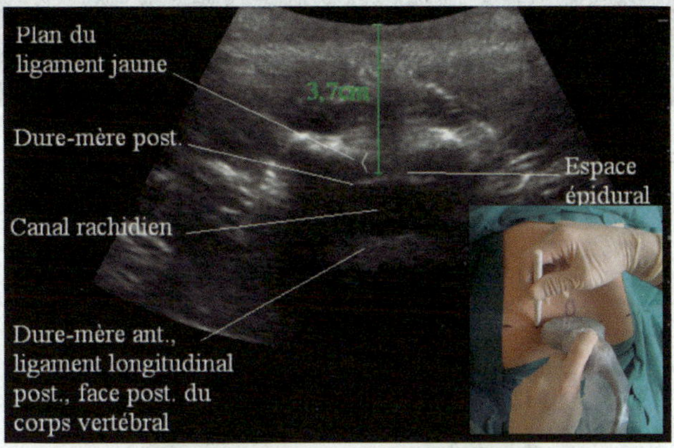

Coupe transversale passant par l'espace interépineux et montrant le complexe ligament jaune-dure mère

COUPE PARAMÉDIANE OBLIQUE

- À partir de la position sagittale médiane, la sonde est translatée de 2 à 3 cm en latéral, puis le faisceau ultrasonore est dirigé vers la ligne médiane. cette coupe parasagittale médiane fait apparaître une fenêtre osseuse qui permet de visualiser le canal médullaire dans son grand axe.

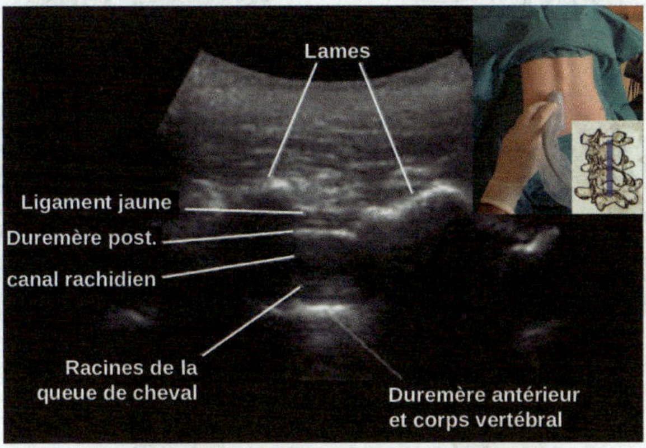

Coupe paramédiane oblique

- Par cette voie il est possible de réaliser la ponction péridurale ou intrathécale, dans le plan, en contrôlant la progression de l'aiguille. La ponction est réalisée dans l'axe caudo-céphalique, latéro-médial.

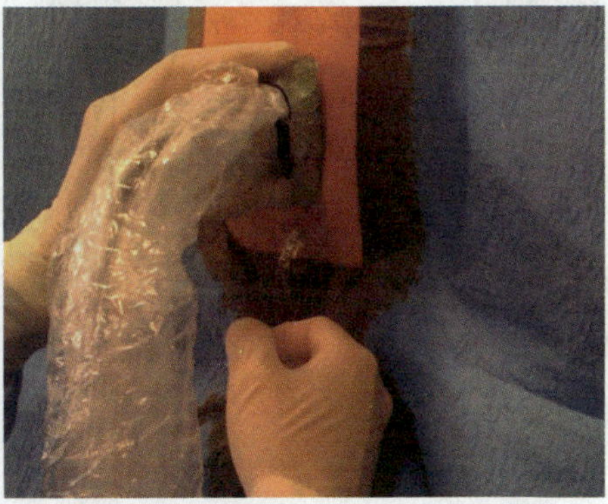

Ponction échoguidée en position paramédiane

TERRITOIRES SENSITIFS : DISTRIBUTION MÉTAMÉRIQUE

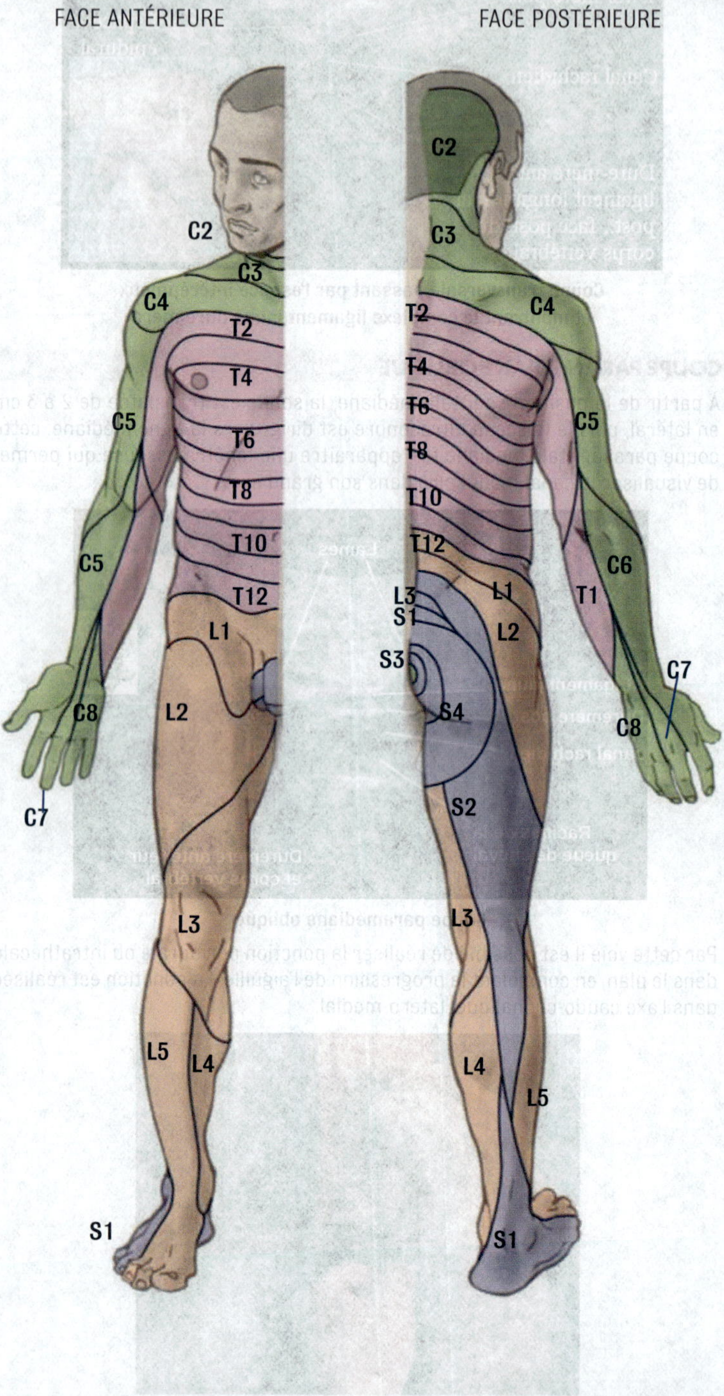

RACHIANESTHÉSIE

PRÉMÉDICATION

- Avant la ponction, l'atropine (10 µg/kg) peut être nécessaire.

PRISE EN CHARGE DU PATIENT

- Vérifier l'absence de contre indication et les modalités générales de réalisation (cf. *Sécurité en ALR* et *Gestion des anticoagulants et antiplaquettaires en ALR*).

PRÉVENTION DU BLOC SYMPATHIQUE

- L'expansion volémique doit être adaptée, en volume et en qualité, au patient et à l'intervention.
- La réduction du volume perfusé permet de minorer l'incidence du globe vésical.
- La noradrénaline diluée à 10 ou 100 µg/mL peut être débutée si nécessaire avant l'injection intrathécale, en particulier chez les patients traités par IEC ou ARA2.

RÉALISATION TECHNIQUE

Position du patient lors de la ponction

- Décubitus latéral : moindre risque de malaise vagal et rachianesthésie latéralisée.
- Solution hypobare : patient couché sur le côté sain et orifice de l'aiguille vers le haut.
- Solution hyperbare : patient couché sur le côté à opérer, et orifice de l'aiguille vers le bas, injection lente.
- Assis : recherche de l'espace plus facile.

Matériel

- Aiguille 25G ou 27G en première intention.

Niveau de ponction

- Désinfection cutanée soigneuse en 3 temps.
- Repérer le niveau de ponction semblant le plus facile d'abord entre L4-L5 et L2-L3. Privilégier l'espace le plus bas possible ; au-dessus de L2, il existe un risque de lésion médullaire.
- Seule l'échographie permet de préciser de façon fiable le niveau de ponction.
- La ligne horizontale passant par les crêtes iliaques (« Ligne de Tuffier ») n'est pas un repère de ponction fiable. Elle correspond :
  - Dans 4 % des cas à l'espace interépineux L3-L4
  - Dans 48 % des cas à l'épineuse de L4
  - Dans 30 % des cas l'espace interépineux L4-L5
  - Dans 13 % des cas l'épineuse de L5
  - Dans 5 % des cas l'espace interépineux L5-S1

Technique

- Après anesthésie locale si besoin, mise en place de l'introducteur sur 2 à 3 cm de profondeur puis de l'aiguille jusqu'à l'obtention d'une sensation de perte de résistance traduisant le passage de la dure-mère.
- Vérifier le reflux de LCR, et injecter la solution. En fin d'injection, nouveau test d'aspiration du LCR pour s'assurer que l'orifice de l'aiguille était toujours dans l'espace intrathécal jusqu'à la fin de l'injection.
- Replacer le mandrin avant de retirer l'aiguille.
- Retirer l'aiguille et recoucher le patient en position adéquate.
- Avec une aiguille de Withacre™ ou de Sprotte™, il faut injecter assez rapidement l'anesthésique pour améliorer la distribution. L'orientation de l'orifice de l'aiguille vers le haut ou le bas permet de moduler l'extension métamérique du bloc.

ANESTHÉSIQUES LOCAUX ET POSOLOGIE

Cf. *Anesthésiques locaux et adjuvants*

Bupivacaïne hyperbare 5 mg/mL

- Dose maximale : 12,5 mg (2,5 mL), risques hémodynamiques (dont arrêt cardiaque) plus fréquents avec des doses plus élevées. Pour une anesthésie de longue durée, il est préférable de faire une péri-rachi combinée.
- Installation : 10 à 15 minutes. Fixation : 20 min en général, ce délai peut s'étendre jusqu'à 60 min. Durée : 2 h 30 à 3 heures.

Lévobupivacaïne isobare 5 mg/mL

- Équivalent à bupivacaïne hyperbare pour les posologies, ne pas dépasser 12,5 mg. L'extension céphalique et la durée peuvent être plus importantes pour une même dose. Durée 2 h 30 à 3 heures.

Chloroprocaïne isobare 10 mg/mL

- Ampoule de 5 mL contenant 50 mg de chloroprocaïne isobare. Indication : rachianesthésie pour une chirurgie d'une durée de moins de 40 minutes. Délai d'action 10 minutes pour 40 mg, 8 minutes pour 50 mg. Durée du bloc de 50 à 100 minutes selon la dose (30 mg = 50 min ; 40 mg = 70 min ; 50 mg = 100 min env.).
- Déambulation possible à H2, sortie possible à H3.

Prilocaïne hyperbare 20 mg/mL

- Ampoule de 5 mL contenant 100 mg de prilocaïne hyperbare. Indication : rachianesthésie de durée intermédiaire. Délai d'action de 5 à 10 minutes. Durée d'action : 30 minutes pour 50 mg jusqu'à 90 minutes pour 80 mg.
- Déambulation possible à H2 après 60 mg.

ADJUVANTS

Cf. *Anesthésiques locaux et adjuvants*

Morphiniques liposolubles à employer préférentiellement

- Fentanyl (25 µg), sufentanil (2,5 à 5 µg) : amélioration de la qualité du bloc et diminution de la dose d'anesthésique local.
- Le risque de dépression respiratoire persiste plus de 3 h chez le sujet âgé.

Morphine

- Très efficace pour l'analgésie postopératoire (12 à 24 h). Pas de bloc moteur ni de bloc sympathique.
- Inconvénients :
  - Risque de dépression respiratoire (nécessitant une surveillance en USI de 18 à 24 h si dose > 200 µg, sujet âgé > 60 ans, et sujet obèse).
  - Prurit et globe vésical plus fréquent.
- Posologie : 100 à 400 µg (maximum = 10 µg/kg). Seule la dose de 100 µg semble ne pas comporter de risque de dépression respiratoire.

Clonidine

- Prolonge la durée des blocs sensitif et moteur, et en augmente l'intensité.
- Semble réduire l'incidence du globe vésical par rapport à la morphine, donne une meilleure tolérance du garrot.
- Inconvénients : risque de bradycardie, augmentation du bloc moteur et prolongation des épisodes hypotensifs, somnolence.
- Posologie : 0,5 µg/kg (15 à 50 µg).

FACTEURS INFLUENÇANT LE NIVEAU DU BLOC

Ce qui fait élever le niveau :

- Plus la quantité (en mg) est importante, plus l'extension est importante.
- Solution hyperbare + position de Trendelenburg.
- Obésité, grossesse, insuffisance rénale chronique, âge.
- Direction de l'orifice vers le haut, avec les aiguilles de Sprotte™ ou Withacre™.
- Position du patient pendant les minutes qui suivent la ponction.

COMPLÉMENT DE SÉDATION

- Non nécessaire si patient calme.
- Midazolam ± morphinomimétiques IV si besoin, ou propofol en AIVOC.

INDICATIONS

- Chirurgie sous ombilicale.
- Intubation difficile ou impossible
- Allergie, asthme, emphysème, insuffisance respiratoire (le bloc moteur doit être < T7).
- Coronaropathie (à condition qu'il n'y ait pas de chute du retour veineux, la prévention de l'hypovolémie est donc importante).
- Diabète, estomac plein, âge avancé, hyperthermie maligne, myopathies.

CONTRE INDICATIONS

Cf. *Sécurité en ALR, Contre indications.*

- Syndrome septicémique.
- Hémodynamique : état de choc et hypovolémie non corrigée, cardiomyopathie obstructive, rétrécissement aortique ou mitral serrés, insuffisance cardiaque sévère décompensée.
- Respiratoire : insuffisant respiratoire si le niveau nécessaire du bloc est supérieur à T7.
- Neurologiques : hypertension intracrânienne, syringomyélie, SEP en poussée, neuropathies démyélinisantes, syndrome de Guillain Barré.

INCIDENTS ET COMPLICATIONS IMMÉDIATES

Dans les minutes qui suivent l'injection :

- **Bradycardie :** elle est habituellement le témoin d'une hypovolémie, le bâillement est un signe d'alerte. Traitement par expansion volémique, éphédrine (jusqu'à 30 mg), adrénaline en bolus (10 à 100 µg) si hypotension associée ou atropine (0,5 à 1 mg) en l'absence d'hypotension.
- **Hypotension artérielle :** traitement par expansion volémique et éphédrine (jusqu'à 30 mg). En cas d'hypotension réfractaire, noradrénaline diluée (10 ou 100 µg/mL) sur veine périphérique.
- **Rachianesthésie totale :** oxygène, intubation et ventilation assistée. Traitement symptomatique de l'hypotension. Surveiller en postopératoire l'apparition d'un globe vésical.
- **Intoxication aux anesthésiques locaux** (cf. *Intoxication aux anesthésiques locaux*).

COMPLICATIONS À DISTANCE

Hématome périmédullaire

- À suspecter devant une douleur rachidienne et/ou l'absence de récupération neurologique dans les heures qui suivent l'intervention, en particulier dans un contexte de traitement anticoagulant.
- Diagnostic par TDM ou IRM en urgence.

Céphalée postponction

- Secondaires à une brèche durale. Cliniquement caractérisées par des céphalées apparaissant en orthostatisme et exacerbées en position assise avec nausées, vertiges. Calmées par le décubitus dorsal. Traitement par Blood patch ou une technique alternative (cf. *Blood Patch*).

Syndrome de la queue de cheval

- Décrit surtout avec la lidocaïne (désormais contre indiquée) au décours de rachianesthésies continues avec des doses élevées (> 100 mg). Il se caractérise par l'apparition de troubles sphinctériens dans la journée qui suit la rachianesthésie. Des séquelles sont possibles.

Irritation radiculaire transitoire (IRT)

- Décrit essentiellement avec la lidocaïne (dans 30 % des cas) et la mépivacaïne qui ne sont plus indiquées pour la rachianesthésie, mais possible avec tous les anesthésiques locaux.
- Dans les heures qui suivent la levée du bloc, apparition de douleurs ou de paresthésies irradiant dans les membres inférieurs.
- L'examen clinique est normal (ROT normaux).
- Disparition des douleurs en 2 à 3 jours.
- Amélioration possible de la symptomatologie par les AINS.

RACHIANESTHÉSIE TITRÉE (CONTINUE)

INDICATIONS

- Besoin d'induire très lentement une rachianesthésie pour éviter les variations hémodynamiques chez ses sujets fragiles ou âgés.
- Anesthésie médullaire prolongée avec un bloc moteur d'excellente qualité.

CONTRE INDICATIONS

(Cf. *Rachianesthésie* et *Sécurité en ALR* et *Gestion des anticoagulants et antiplaquettaires en ALR*).

RÉALISATION

Matériel

- Kits spéciaux (par exemple : Miniset Epilong Pajunk™ avec aiguille de Sprotte™ 19 G et microcathéters de 23 G).
- Kit classique pour anesthésie péridurale (aiguille 18 G et cathéter 21 G) : diminution du risque de plicature du cathéter.

Réalisation

- Habillage chirurgical et champage stérile.
- La ponction est sans particularité. Un angle de 30° en direction céphalique et l'orientation céphalique de l'orifice de l'aiguille diminuent la probabilité de migration caudale du cathéter et le risque de distribution inhomogène.
- Introduction du cathéter dans l'espace sous-arachnoïdien de 3 cm au maximum.

Expansion volémique

- Limitée avant l'injection, cf *Rachianesthésie*

Induction de la rachianesthésie

- Il faut prendre le temps d'une installation de la rachianesthésie sans variations hémodynamiques (30 min au minimum).
- Injection initiale de 1 mL de bupivacaïne diluée à 2,5 mg/mL + sufentanil 5 µg.
- Réinjection de 1 mL de bupivacaïne 2,5 mg/mL, ou même moins en fonction des besoins et de l'extension du bloc, après 10 à 15 minutes en corrigeant les éventuelles variations hémodynamiques (expansion volémique, éphédrine).
- L'utilisation d'un filtre est recommandée. Il faut faire attention à la résistance à l'injection créée par le filtre et tenir compte de l'espace mort du filtre (qu'il faut remplir avant avec la même solution).
- Si la rachianesthésie n'est pas obtenue avec des volumes et des doses habituelles ou si l'anesthésie est très localisée sur un ou deux métamères, il existe un risque neurologique lié à une dose trop importante d'anesthésique local concentré (non dilué par du LCR). On évoque la possibilité que le cathéter pénètre dans un récessus radiculaire. Il faut dans ce cas impérativement :
  - Ne pas augmenter les doses ni répéter les injections.
  - Changer de technique d'anesthésie.

Réinjection de la rachianesthésie

- À la demande, dès que le niveau supérieur du bloc commence à régresser. Bolus de 1 mL de la même solution.
- À la fin de l'intervention on peut injecter 50 à 100 µg de morphine pour l'analgésie postopératoire, à la condition d'une surveillance prolongée en SSPI.

Retirer le cathéter en fin d'intervention ou en SSPI.

Il existe des risques de syndrome de la queue de cheval : rapportées avec la lidocaïne (contre-indiquée en rachianesthésie), avec des cathéters très fins (< 28 G) ou avec des doses très élevées d'anesthésique local.

La rachianesthésie continue ne majore pas l'incidence des céphalées post-ponction.

Attention à la fixation et aux plicatures cutanées du cathéter qui peuvent empêcher l'injection.

Complications immédiates et à distance (cf. *Rachianesthésie*).

RACHIANESTHÉSIE-PÉRIDURALE COMBINÉE

L'objectif est de profiter des avantages de chaque technique et d'en compenser les limites ou inconvénients par l'autre, en réalisant avec une seule ponction, une rachianesthésie et en mettant en place un cathéter péridural pour moduler l'extension et/ou la durée de l'analgésie.

INDICATIONS ET AVANTAGES

- La rachianesthésie permet une installation rapide et fiable de l'anesthésie (analgésie et bloc moteur).
- Le cathéter permet de corriger une extension insuffisante du bloc en raison d'un volume initial réduit, et de titrer l'extension, l'installation du bloc sympathique et la durée de l'anesthésie, par des réinjections adaptées en per ou postopératoire, chez les patients concernés par une intervention urologique, gynécologique ou orthopédique.
- Le cathéter péridural peut être laissé en place pour l'analgésie postopératoire.
- Utilisation systématique d'aiguille de rachianesthésie 27 G.
- Modulation possible du bloc moteur en fonction des besoins entre orthopédie (bloc profond) ou obstétrique (pas de bloc moteur).
- Césarienne programmée ou en semi-urgence.
- Analgésie du travail avancé (dilatation cervicale ≥ 6 cm).

CONTRE INDICATIONS

(Cf. *Rachianesthésie* et *Sécurité en ALR et Gestion des anticoagulants et antiplaquettaires en ALR*).

INCONVÉNIENTS

- Le risque de rachianesthésie totale ou de passage intravasculaire des anesthésiques locaux impose des injections titrées par le cathéter.

MATÉRIEL

Nécessité d'un matériel adapté. Différents kits spécifiques sont disponibles, aucun n'a fait la preuve de sa supériorité, certaines caractéristiques sont utiles ou nécessaires :

- L'aiguille de rachianesthésie doit dépasser de plus de 13 mm l'extrémité de l'aiguille de péridurale, pour éviter les échecs de ponction de la dure-mère (phénomène de « tenting », la dure-mère est repoussée sans être perforée).
- Des aiguilles de Tuohy de type « back-eye », avec lesquelles le cathéter et l'aiguille de rachianesthésie passent par 2 orifices différents.
- La possibilité de solidariser et de bloquer l'aiguille de rachianesthésie au moment de l'injection (docking system).

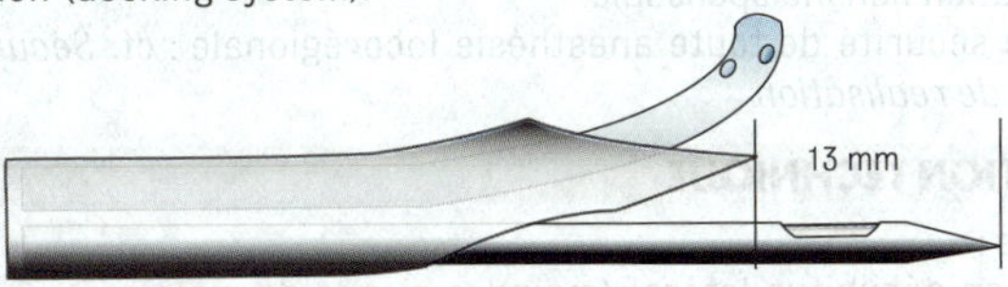

PRÉVENTION ET CORRECTION DU BLOC SYMPATHIQUE

(Cf. *Rachianesthésie*)

RÉALISATION

- Patient en position assise ou décubitus latéral
- Désinfection cutanée et champage large, asepsie chirurgicale.
- Repérage de l'espace péridural par la technique de perte de résistance, en injectant le moins possible de liquide dans l'espace péridural.

- Introduction de l'aiguille de rachianesthésie dans l'aiguille de Tuohy, jusqu'à la sensation de franchissement de la dure-mère : le reflux de LCR est lent avec les aiguilles de 27 G.
- Immobilisation de l'aiguille de rachianesthésie, injection intrathécale de la quantité souhaitée, puis retrait de l'aiguille.
- Introduction du cathéter dans l'espace péridural sur 3 à 4 cm.
- Il est déconseillé de tourner sur elle-même l'aiguille de Tuohy de 180°, pour éloigner l'orifice du cathéter du point de ponction dural ; cela majore le risque de brèche durale. Il est préférable d'utiliser une aiguille de type « back eye ».

INJECTION DE L'ANESTHÉSIQUE LOCAL

- Une dose-test doit être réalisée environ 15 minutes après la mise en place du cathéter, ce qui permet de s'assurer de sa bonne position initiale (Cf. *Dose test*).
- Si on désire une installation progressive du bloc chez un sujet âgé ou fragile :
  - Bupivacaïne 2,5 à 5 mg en intrathécal + sufentanil 2,5 à 5 µg.
  - Puis, bolus périduraux de 5 mL de (lévo)bupicacaïne 0,5 % ± adrénalinée ou de ropivacaïne selon le niveau et la rapidité d'installation souhaitée.
- Chaque injection dans le cathéter doit être considérée comme une dose test (bolus de 5 mL toutes les 5 minutes).
- L'injection dans le cathéter péridural majore l'extension céphalique du bloc. Si l'injection intrathécale avait permis d'atteindre un niveau céphalique suffisant, une injection péridurale trop précoce peut entraîner une extension céphalique excessive.
- Particularités obstétricales : cf. *Anesthésie péridurale au cours du travail.*
- Complications immédiates et à distance (cf. *Rachianesthésie*).

ANALGÉSIE PÉRIDURALE EN CHIRURGIE (APD)

AVANTAGES

L'analgésie péridurale permet une diminution du stress peropératoire et des besoins en morphiniques favorisant un réveil et une analgésie de qualité et l'accélération de la reprise du transit.

CONTRE INDICATIONS

Cf. *Sécurité en ALR* et *Gestion des anticoagulants et antiplaquettaires en ALR*

- Sepsis localisé ou généralisé. État hémodynamique instable. Pas de ponction au travers d'un angiome, d'une tache cutanée ou d'un tatouage inflammatoire.

PRISE EN CHARGE DU PATIENT

- Prémédication non indispensable.
- Règles de sécurité de toute anesthésie locorégionale : cf. *Sécurité en ALR, Modalités de réalisation.*

RÉALISATION TECHNIQUE

- Conditions :
  - Patient en décubitus latéral (moindre risque de malaise vagal) ou assis (réalisation plus facile)
  - Asepsie chirurgicale
  - Habillage chirurgical de l'opérateur

- Niveau de ponction :

Indications	Analgésie	Ponction
Œsophagectomie, thoracotomie	T3-T12	T5-T7
Chirurgie sus-ombilicale, laparotomie	T4-T12	T7-T10
Chirurgie sous-ombilicale, laparotomie	T6-L2	T8-T10
Laparotomie xyphopubienne	T4-L2	T7-T10
Cystectomie (avec ou sans reconstruction)	T4-L2	T7-T10
Néphrectomie par lombotomie ou sous-costale	T4-T12	T6-T8
Chirurgie sous-ombilicale, cœlioscopie	T6-L2	T8-T12
Chirurgie de la hanche	T10	L3-L4
Membre inférieur avec garrot	T10	L3-L4

Recherche de l'espace

- Ponction avec aiguille de Tuohy (17 ou 18 G) après anesthésie locale de la peau.
- Abord médian classique ou abord paramédian. Pour l'abord paramédian : ponction 1 cm latéralement à la pointe de l'épineuse supérieure. On dirige l'aiguille de Tuohy avec un angle de 30° médialement. Après progression prudente avec le mandrin liquide, le contact osseux implique un nouveau positionnement de l'aiguille avec un angle plus céphalique. On procède ainsi jusqu'à la perte de résistance.
- Technique de perte de résistance avec mandrin liquide (NaCl 0,9 %). Le mandrin gazeux doit être abandonné, responsable d'embolies gazeuses systémiques et d'anomalies d'installation de l'anesthésie.
- Vérifier l'absence de reflux de LCR et/ou de sang.

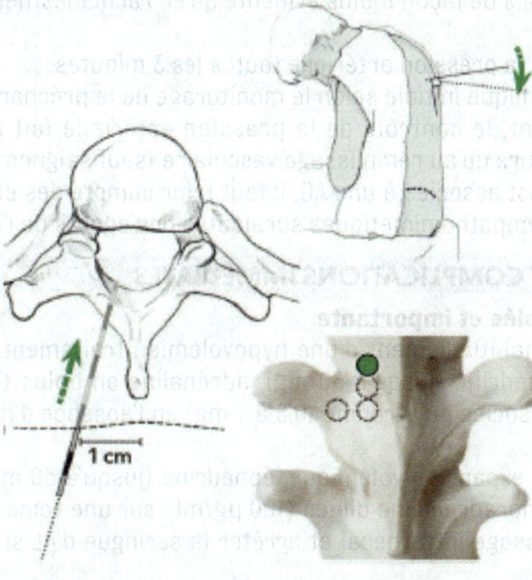

Ponction péridurale : abord paramédian

Mise en place du cathéter

- Pour injection per et/ou postopératoire.
- La montée doit être facile. On cathétérise l'espace péridural sur 4 à 5 cm maximum.
- Il ne faut jamais retirer le cathéter à travers l'aiguille (risque de section).

Dose test par le cathéter (cf. *Chapitre*)

- 3 mL de lidocaïne (20 mg/mL) adrénalinée (5 µg/mL)

Anesthésiques locaux et adjuvants (cf. *Chapitre*)

- La ropivacaïne ou la lévobupivacaïne sont les molécules de choix pour l'analgésie postopératoire (délai d'action long mais durée d'analgésie prolongée). On associe habituellement un morphinique pour réduire les besoins en anesthésiques locaux, ou éventuellement de la clonidine.

- Morphiniques :
  - Les agents morphiniques ne modifient pas la pharmacocinétique des AL mais prolongent la durée d'analgésie.
  - Il existe toujours un risque de dépression ventilatoire qui peut être majoré par une sédation excessive. Elle est de courte durée (< 4 h) avec le fentanyl et le sufentanil et supérieure à 12 h pour la morphine. Effets secondaires possibles (plus fréquents avec la morphine) : nausées, vomissements et prurit.
- Clonidine : à la posologie de 0,5 à 1 µg/kg, elle améliore la qualité de l'anesthésie. Elle expose à une majoration des effets hémodynamiques et à une somnolence chez certains patients.

Installation du bloc

- De façon optimale l'APD est utilisée durant la période opératoire. Le volume diffusé optimal est de 10 à 20 mL. Il est fonction du type de chirurgie, du niveau de ponction, de la taille et surtout de l'âge du patient (l'âge augmente l'extension et réduit la durée du bloc).
- À l'étage thoracique, le même volume entraîne une extension métamérique plus étendue qu'à l'étage lombaire.
- Une ponction en T4 entraîne en général une distribution (± T2/T6) homogène vers le haut et le bas.
- Une ponction en T8 entraîne habituellement une distribution (± T4/T9) plus caudale que céphalique.

Attention, les ponctions thoraciques basses sont pourvoyeuses de faiblesses motrices des membres inférieurs et d'une vasoplégie plus importante.

- Le bolus initial (5 à 10 mL) et le débit (5 à 10 mL/h) sont à adapter à l'extension souhaitée du bloc (jugée par la consommation morphinique pendant le bloc) et à la tolérance du patient (jugée par la stabilité hémodynamique en dehors de facteurs confondants). La position (déclive ou proclive) agit sur le niveau du bloc obtenu, mais de façon moins évidente qu'en rachianesthésie hyperbare.

Surveillance

- Surveillance de la pression artérielle toutes les 3 minutes.
- Expansion volémique initiale selon le monitorage de la précharge.
- Secondairement, le contrôle de la pression artérielle fait plus appel aux vasoconstricteurs qu'au remplissage vasculaire (sauf saignement).
- Lorsque l'APD est associée à une AG, il faut tenir compte des effets vasodilatateurs et parasympathomimétiques surajoutés des agents de l'AG.

INCIDENTS ET COMPLICATIONS IMMÉDIATES

Bradycardie isolée et importante

- Elle témoigne habituellement d'une hypovolémie : traitement par expansion volémique, ephédrine (jusqu'à 30 mg), adrénaline en bolus (10 à 100 µg) si hypotension associée ou atropine (0,5 à 1 mg) en l'absence d'hypotension.

Hypotension

- Traitement par expansion volémique, éphédrine (jusqu'à 30 mg) et démarrer rapidement la noradrénaline diluée (100 µg/mL) sur une veine périphérique.
- Évoquer un passage intrathécal et arrêter la seringue d'AL si hypotension et bradycardie.

Brèche durale

- Faire une rachianesthésie (± cathéter) si l'intervention le permet. Ou recommencer à un niveau différent. Un blood patch préventif peut être réalisé immédiatement (cf. *Blood patch*).

Péridurale extensive

- L'opacification postopératoire du cathéter est souhaitable afin d'éliminer un mauvais placement en sous-dural (cf. ci-dessous). Penser à rincer le cathéter avec du NaCl 0,9 % (3 mL) pour éliminer les produits de contraste.
- Maintien d'une pression artérielle à un niveau satisfaisant, en sachant qu'une ventilation spontanée efficace est compatible, chez le sujet indemne de tare respiratoire, avec un niveau de bloc sensitif élevé.

Rachianesthésie totale

- Brèche durale méconnue. Le traitement vise à corriger :
  - Le collapsus : expansion volémique et noradrénaline IVSE
  - La paralysie respiratoire : intubation et ventilation contrôlée.

Anesthésie sous-durale

- Le cathéter (ou l'injection) est placé entre la dure-mère et l'arachnoïde, dans l'espace virtuel sous-dural.
- L'installation des blocs sympathique et sensitif est rapide et extensive. Le bloc moteur est retardé ou absent. Possible signe de Claude Bernard Horner. L'opacification du cathéter montre une classique image en « double rail ». L'ablation du cathéter est la règle.

Effets toxiques systémiques des anesthésiques locaux

Cf. *Intoxication aux anesthésiques locaux*.

PROTOCOLE DE GESTION DE LA PÉRIDURALE THORACIQUE

Une fois le cathéter posé et la dose test réalisée (cf. *Dose test*).

CHOIX DE LA SOLUTION (EXEMPLE À BICÊTRE)

- Ropivacaïne 1 mg/mL + morphine 25 µg/mL ou ropivacaïne 2 mg/mL + morphine 50 µg/mL
- ou lévobupivacaïne 1,25 mg/mL morphine 50 µg/mL

MODE D'ADMINISTRATION

- Réalisation d'un bolus d'induction de 5 à 10 mL de solution
- Puis choix entre :
  - Réinjections itératives : lorsque le bloc commence à régresser de 2 ou 3 métamères ou si le niveau obtenu n'est pas suffisant. Toujours précédées d'une aspiration dans le cathéter, vérifiant l'absence de sang ou de LCR. Volume : du tiers à la moitié du volume initial.
  - Perfusion continue par perfusion au pousse seringue électrique ou pompe élastomérique (marge d'imprécision de 15 % en début et fin de l'élastomère)
  - PCEA : on programme l'administration d'un débit continu faible d'une solution d'anesthésique local associée à un morphinique avec une possibilité d'auto-administration de bolus par le patient. Cette modalité permet une meilleure adaptation des doses d'anesthésique local administrées aux besoins d'analgésie du patient, une diminution moyenne de 30 % des quantités d'anesthésique local et une potentielle réduction des effets indésirables liés aux anesthésiques locaux. Il nécessite une participation active du patient pour anticiper les éventuels besoins en fonction de la mobilisation.
- Il n'existe pas de protocole supérieur à un autre, l'important est la dose de produits en mg/h et l'extension souhaitée ; ainsi une solution d'anesthésique local moins concentrée nécessitera des volumes horaires plus élevés.

Exemple de réglage de PCEA

Drogue	Ropivacaïne	Morphine
Concentration	1 ou 2 mg/mL	25 ou 50 µg/mL*
Débit horaire (5 mL/h)	5 ou 10 mg/h	125 ou 250 µg/h
Bolus (3 mL)	3 ou 6 mg	75 ou 150 µg
Période réfractaire	20 minutes	20 minutes
Dose max horaire	-	-
Durée	3 jours	3 jours

* Soit 5 ou 10 mg de morphine pour une poche de 200 mL de ropivacaïne

Exemple de réglage de perfusion continue

Drogue	Ropivacaïne	Morphine
Concentration	1 mg/mL	25 µg/mL
Débit horaire initial	10 mL/h soit 10 mg/h	10 mL/h soit 250 µg/h
Durée	3 jours	3 jours

PRINCIPES DE MODIFICATIONS THÉRAPEUTIQUES

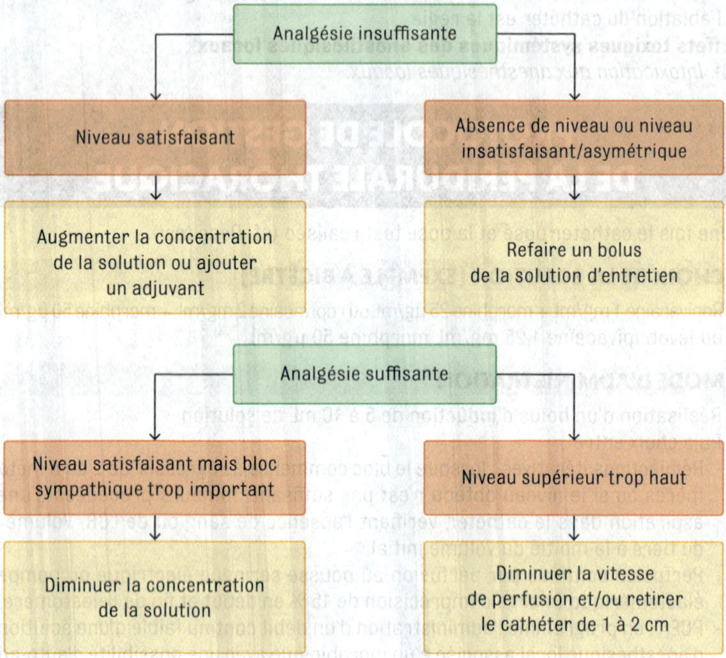

Si effets secondaires des adjuvants : en réduire la posologie ou les retirer de la solution prescrite.

PRESCRIPTION DU RETRAIT DU CATHÉTER DE PÉRIDURAL

- Généralement à J3.
- Douze heures après la dernière injection d'anticoagulation préventive par HBPM ou HNF, (cf. *Gestion des anticoagulants et antiplaquettaires en ALR*).
- Reprise de l'anticoagulation préventive 6 h après le retrait du cathéter.
- L'anticoagulation curative est possible avec un cathéter péridural en place.
- L'ablation du cathéter nécessite une fenêtre d'anticoagulation identique à celle de la mise en place.
- Relais antalgique per os.

GESTION DE L'APD EN SALLE D'HOSPITALISATION

- Téléphone à joindre en cas de besoin.
- Mise au fauteuil possible et à encourager avec l'APD analgésique.
- Sonde urinaire non indiquée pour l'APD (contraction du sphincter urétral externe strié via le nerf pudendal S2-S4).

DOSE TEST

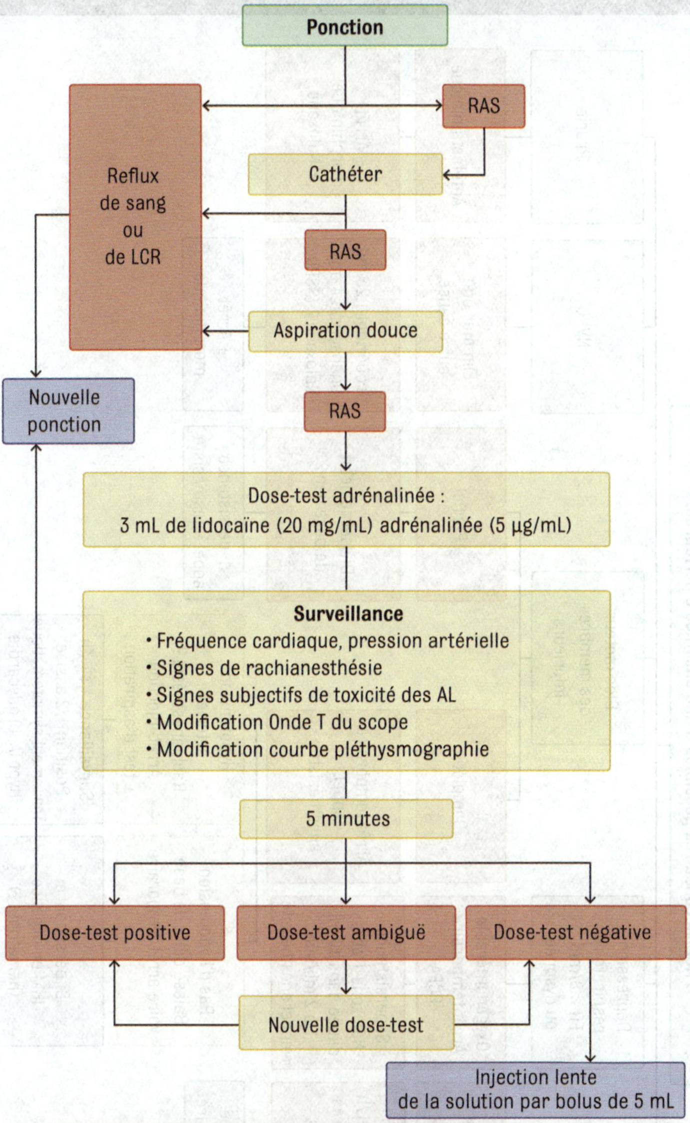

Dose-test positive

- Augmentation FC : 30 bpm
- Augmentation PAS : 30 mmHg
- Diminution amplitude courbe pléthysmographie
- Modification ou inversion de la morphologie de l'onde T
- Pendant au moins 30 s puis normalisation progressive

EFFETS SECONDAIRES D'UNE ANESTHÉSIE PÉRIDURALE

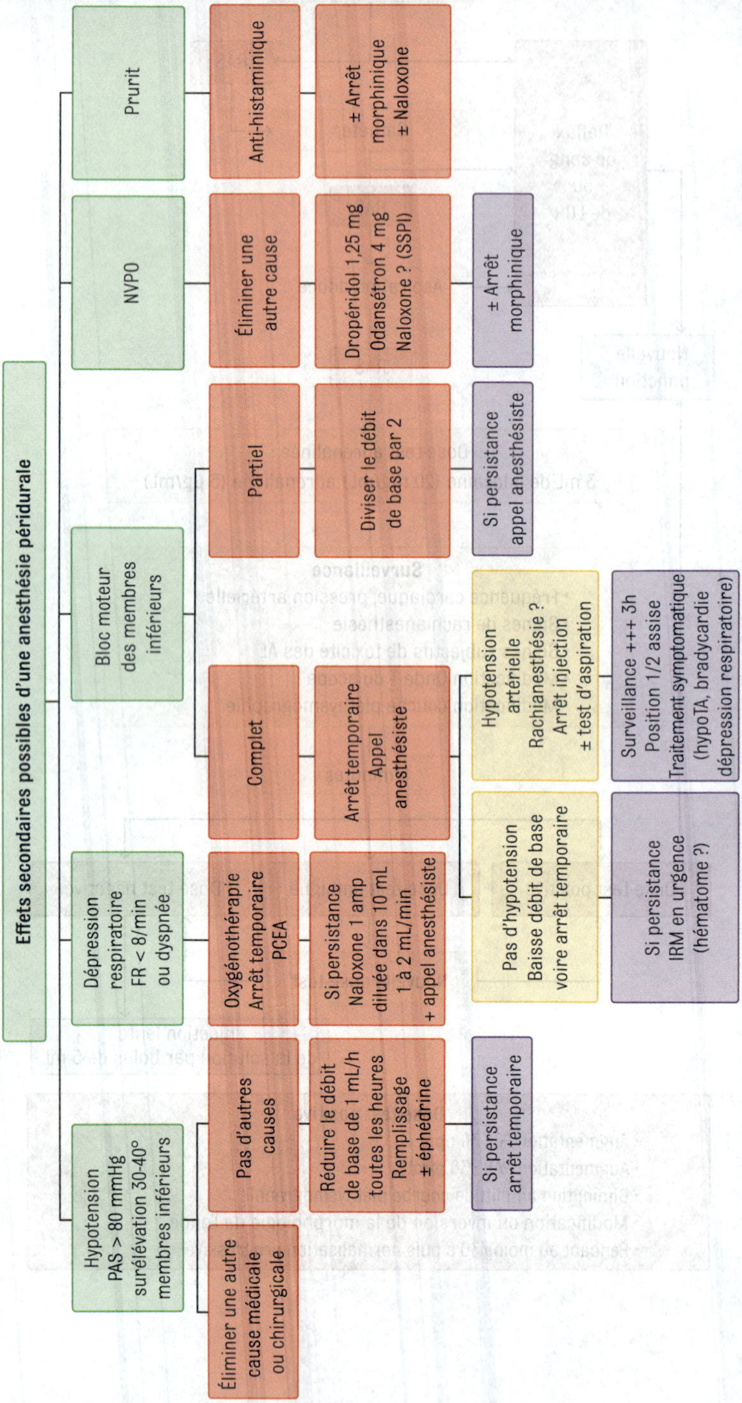

BLOOD PATCH

INDICATIONS

- Céphalées post-brèche durale ne cédant pas après 24 à 36 h de traitement conservateur, ou sévères d'emblée ou à distance de la brèche durale (plusieurs semaines ou mois après la ponction). Les céphalées peuvent être au second plan devant des troubles auditifs, visuels…
- En obstétrique, le blood patch (BP) prophylactique réalisé avec 20 mL de sang autologue ne réduit pas l'incidence des céphalées mais il en minore l'intensité et la durée. Il peut être recommandé en prophylaxie. L'incidence des échecs de péridurale obstétricale n'est pas accrue chez les femmes qui ont déjà bénéficié d'un blood patch.
- Céphalées chroniques par hypotension du LCR sans brèche iatrogène.
- Le BP reste efficace même plusieurs mois après la brèche durale ; il a été rapporté efficace dans le traitement de fistules durales.
- En cas de doute sur la nature d'une céphalée, l'IRM est l'examen de référence, montrant les signes typiques. La TDM n'est que d'un intérêt limité.

CONTRE INDICATIONS

- Contre indications habituelles de la péridurale.
- Les anticoagulants ou antiplaquettaires seront interrompus dans un délai adapté à la molécule utilisée pour une ponction sans risque.

PRINCIPES

- Si l'intensité de la céphalée le permet, l'abord péridural est au mieux réalisé en position assise, sinon en décubitus latéral.
- Même si un seul blood patch est le plus souvent suffisant, il faut toujours prévenir le patient qu'il peut être nécessaire d'en pratiquer 2, 3, ou plus.

RÉALISATION

- Le BP est précédé par un interrogatoire et un examen clinique soigneux à la recherche d'une méningite (diagnostic différentiel).
- Le BP peut être réalisé en ambulatoire.
- Le BP est réalisé au bloc opératoire avec une asepsie chirurgicale et un monitorage anesthésique.
- Abord veineux permettant un prélèvement facile (18G) au pli du coude.
- Sédation parfois nécessaire. Anesthésie générale chez l'enfant.
- Une bradycardie est fréquente lors de l'injection du sang dans l'espace péridural. Chez l'homme particulièrement, l'atropine peut être utilisée de façon préventive.
- La ponction est réalisée si possible un espace plus bas que la ponction initiale, la migration du sang injecté étant plus céphalique que caudale.
- Anesthésie locale. Le franchissement du ligament jaune et la perte de résistance peuvent être moins nets que d'habitude, d'autant qu'il peut exister un méningocèle responsable d'un retour de quelques gouttes de LCR, mais à basse pression.
- Quand l'espace péridural est repéré, l'assistant prélève 20 à 30 mL de sang, de façon la plus aseptique possible.
- La réalisation d'hémocultures à ce moment n'a pas intérêt.
- Le sang est injecté lentement dans l'espace péridural en surveillant :
  - La fréquence cardiaque : bradycardie possible.
  - L'apparition d'une douleur de l'hypochondre ou du flanc droit, ou dans une fesse (irritation d'une racine nerveuse par du sang sortant par un foramen intervertébral). Ces douleurs peuvent persister quelques jours.
- L'apparition d'une lombalgie qui doit faire interrompre l'injection.
- En l'absence de douleur le volume maximum est de 25 mL en première intention.

ÉVOLUTION

- Dans les cas les plus spectaculaires, la douleur cède dans la minute qui suit l'injection. Ailleurs, elle s'estompe plus progressivement.

- Un décubitus de 2 h après l'injection améliore la réussite.
- Une fébricule dans les heures suivant le blood patch et persistant 24 à 36 h n'est pas rare. Une fièvre est suspecte ; elle fait rediscuter l'étiologie de la céphalée et impose la recherche d'une méningite (PL) ou une autre complication (IRM).

COMPLICATIONS

- Des lombalgies banales sont les complications les plus fréquentes.
- L'irritation d'une racine nerveuse n'est pas rare et reste d'évolution simple.
- L'hématome compressif n'a jamais été rapporté, pas plus que l'infection locale.

INDICATIONS PARTICULIÈRES

- Des acouphènes, une hypoacousie ou un vertige invalidant peuvent justifier d'un blood patch s'ils sont gênants et persistants.

DANS L'ATTENTE DU BLOOD PATCH

- Paracétamol et AINS sont utiles.
- Le repos au lit, et l'hyperhydratation n'ont pas d'intérêt ; les triptans sont inefficaces. La caféine et la codéine sont inefficaces et majorent l'inconfort des patients.
- Le tramadol est peu ou pas efficace et il aggrave les nausées-vomissements.

ALTERNATIVES AU BLOOD PATCH

- La prégabaline (100 mg x 3 /j pdt 3 j) ou la gabapentine (400 mg x 3 /j pdt 3 j) sont rapportées utiles dans le soulagement des céphalées.
- Le bloc bilatéral du nerf grand occipital est proposé dans plusieurs études, avec des résultats favorables (amélioration ou guérison).
- La théophylline LP à 200 mg/j est rapportée efficace pour minorer la céphalée.
- Le tétracosactide (ACTH) 500 µg (perfusion de 30 min) peut être efficace.
- La perfusion continue de NaCl 0,9 % par un cathéter péridural est peu efficace.
- Les colloïdes sont une alternative possible en cas d'hémopathie.

BLOC DU GANGLION SPHÉNOPALATIN

- Le ganglion sphénopalatin est situé dans la fosse homonyme, en arrière des fosses nasales. Il reçoit des afférences végétatives parasympathiques et sympathiques et des afférences sensitives du nerf maxillaire. Les efférences sont représentées par les nerfs pharyngien et orbitaires.
- Le mécanisme d'action supposé est une inhibition de la vasodilatation réflexe des vaisseaux méningés par le blocage parasympathique.
- Patient en décubitus dorsal, tête en hyper-extension. De longs Cotons tiges imprégnés de xylocaïne visqueuse à 2 % sont introduits dans chaque narine jusque dans le nasopharynx. De la xylocaïne à 2 % est instillée par le canal de chaque Coton tige jusqu'à ce que le patient en ressente le passage dans le pharynx. Les Cotons tiges sont laissés en place pendant 10 min, puis retirés. Si la céphalée persiste, les Cotons tiges ré-imprégnés de gel de xylocaïne, sont replacés à nouveau 10 min puis retirés définitivement.
- À 24 h le taux de guérison serait équivalent à celui du blood patch.

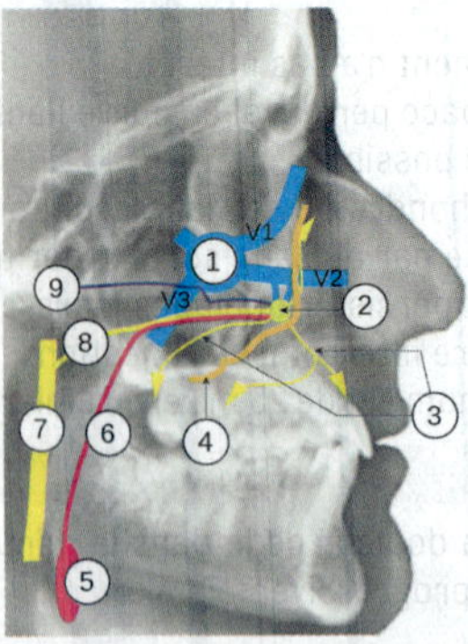

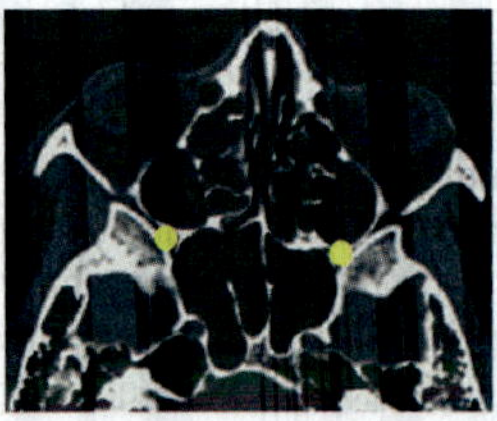

1: Ganglion de Gasser ; 2: Ganglion Sphéno-palatin ; 3: Branches efférentes du GSP ; 4: muqueuses des fosses nasales ; 5: Ganglion cervical (sympathique) ; 6 : Afférence sympathique ; 7: nerf facial ; 8: Grand nerf pétreux ; 9: Afférence parasympathique

ALGORITHME DE PRISE EN CHARGE

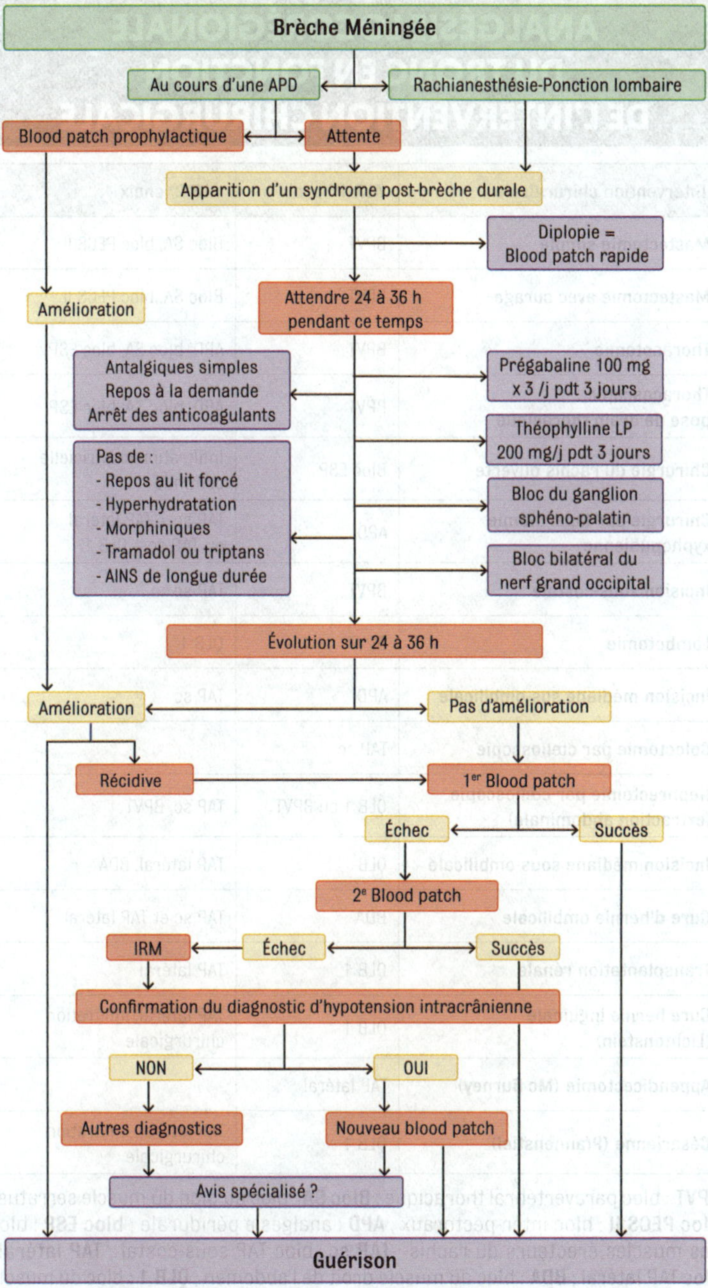

La prégabaline peut être remplacée par la gabapentine (300 mg x 3 /j pdt 3 jours)
Les deux gabapentinoïdes sont contre indiqués au cours de l'allaitement.

ANALGÉSIE LOCORÉGIONALE DU TRONC EN FONCTION DE L'INTERVENTION CHIRURGICALE

Intervention chirurgicale	ALR 1er choix	ALR 2e choix
Mastectomie simple	BPVT	Bloc SA, bloc PECS II
Mastectomie avec curage	BPVT	Bloc SA, bloc PECS II
Thoracotomie	BPVT	APD, bloc SA, bloc ESP
Thoracoscopie, pose de drain thoracique	BPVT	APD, bloc SA, bloc ESP
Chirurgie du rachis ouverte	Bloc ESP	Infiltration cicatricielle continue
Chirurgie par laparotomie xyphopubienne	APD	TAP sc + TAP latéral ou TAP sc + QLB 1
Incision sous-costale	BPVT	TAP sc
Lombotomie	BPVT	QLB 1
Incision médiane sus-ombilicale	APD	TAP sc
Colectomie par cœlioscopie	TAP sc	
Néphrectomie par cœlioscopie (extraction abdominale)	QLB 1 ou BPVT	TAP sc, BPVT
Incision médiane sous-ombilicale	QLB	TAP latéral, BDA
Cure d'hernie ombilicale	BDA	TAP sc et TAP latéral
Transplantation rénale	QLB 1	TAP latéral
Cure hernie inguinale (Lichtenstein)	QLB 1	TAP latéral, infiltration chirurgicale
Appendicectomie (Mc Burney)	TAP latéral	
Césarienne (Pfannenstiel)	QLB 1	TAP latéral, infiltration chirurgicale

BPVT : bloc paravertébral thoracique ; **Bloc SA** : bloc du plan du muscle serratus ; **Bloc PECS II** : bloc inter-pectoraux ; **APD** : analgésie péridurale ; **bloc ESP** : bloc des muscles érecteurs du rachis ; **TAP sc** : bloc TAP sous-costal ; **TAP latéral** : bloc TAP latéral ; **BDA** : bloc du muscle droit de l'abdomen ; **QLB 1** : bloc du muscle carré des lombes 1.

BLOCS PÉRIPHÉRIQUES DU TRONC

GÉNÉRALITÉS ET INDICATIONS

- Blocs de diffusion : injection d'AL dans un espace constitué (BPVT) ou dans un plan intermusculaire dans lequel chemine le nerf responsable de l'innervation de la région à analgésier.
- Analgésie unilatérale et, en dehors du BPVT, analgésie de paroi donc pas d'effet sur la douleur viscérale.
- Dans une stratégie d'analgésie multimodale, ils permettent une épargne morphinique.

RÉALISATION ET COMPLICATIONS

- Les nerfs cheminent dans des plans intermusculaires spécifiques par nerf et niveau métamérique ; les muscles sont entourés par des fascia qui permettent le passage des nerfs et facilitent le mouvement. Étant donnée la faible échogénicité des structures nerveuses, on visera les plans intermusculaires correspondants au passage des nerfs. Injection échoguidée avec l'aiguille dans le plan des ultrasons chez le patient éveillé ou sous anesthésie générale.
- Le risque de traumatisme nerveux est négligeable. Mais le risque persistant, même sous échoguidage, d'intoxication aux AL ou de ponction vasculaire accidentelle, est prévenu par des injections fractionnées, des solutions diluées d'AL et la fonction doppler couleur.
- Anesthésique local de longue durée d'action : ropivacaïne ou lévobupivacaïne 1-2 mg/mL, pas de consensus sur l'utilisation d'adjuvants. Chez l'adulte, 20 mL peuvent suffire pour une analgésie sur 3 métamères contigus en moyenne avec une variabilité importante. Si l'analgésie est nécessaire sur un nombre de métamères plus important, répartir le volume d'AL en deux injections séquentielles (10-15 mL x2).
- Il y a souvent plusieurs blocs possibles pour analgésier un territoire donné : le choix se fera en fonction de l'incision chirurgicale, de la présence d'une cicatrice préalable (l'intégrité des plans intermusculaires favorise la diffusion de l'AL), de l'échogénicité du patient ou de la mise en place d'un cathéter pour l'analgésie continue.

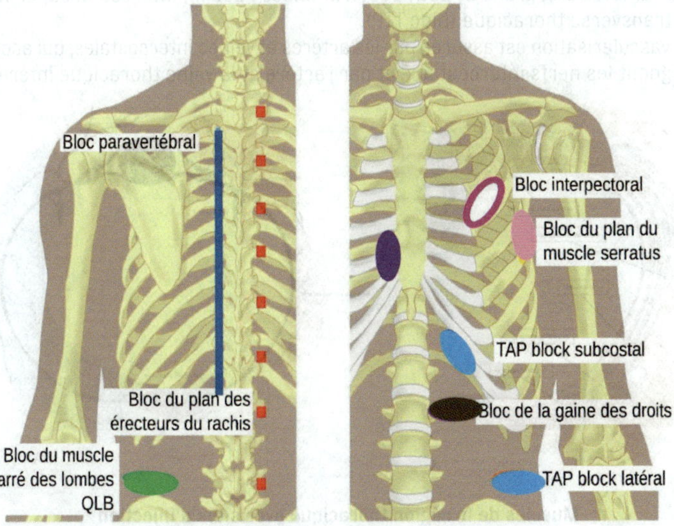

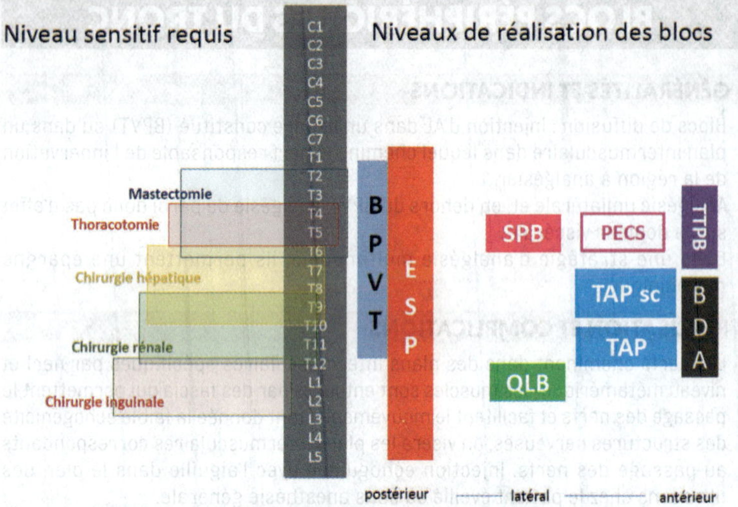

ANATOMIE DE LA PAROI THORACIQUE

L'innervation de la paroi du tronc est assurée par :

- Les nerfs pectoraux médial et latéral, long thoracique et thoraco-dorsal (racines C5-T1, issus du plexus brachial). Ils assurent l'innervation des muscles pectoraux, serratus et grand dorsal.
- Les nerfs spinaux de T1-T6. Chaque nerf spinal donne les rameaux :
  - communicant pour la sensibilité viscérale,
  - postérieur, antérieur et cutané latéral pour l'innervation de la paroi postérieure, antérieure et latérale.
- L'innervation du creux axillaire dépend essentiellement du nerf intercosto-brachial (T2).
- Les muscles qui sont repérés pour la réalisation des blocs sont : les érecteurs du rachis, le rhomboïde et le trapèze (bloc ESP), le serratus antérieur et le grand dorsal (bloc SA), grand et petit pectoral (blocs PECS II), intercostal superficiel et transverse thoracique (bloc TTP).
- La vascularisation est assurée par les artères et veines intercostales, qui accompagnent les nerfs intercostaux, et par l'artère et la veine thoracique interne.

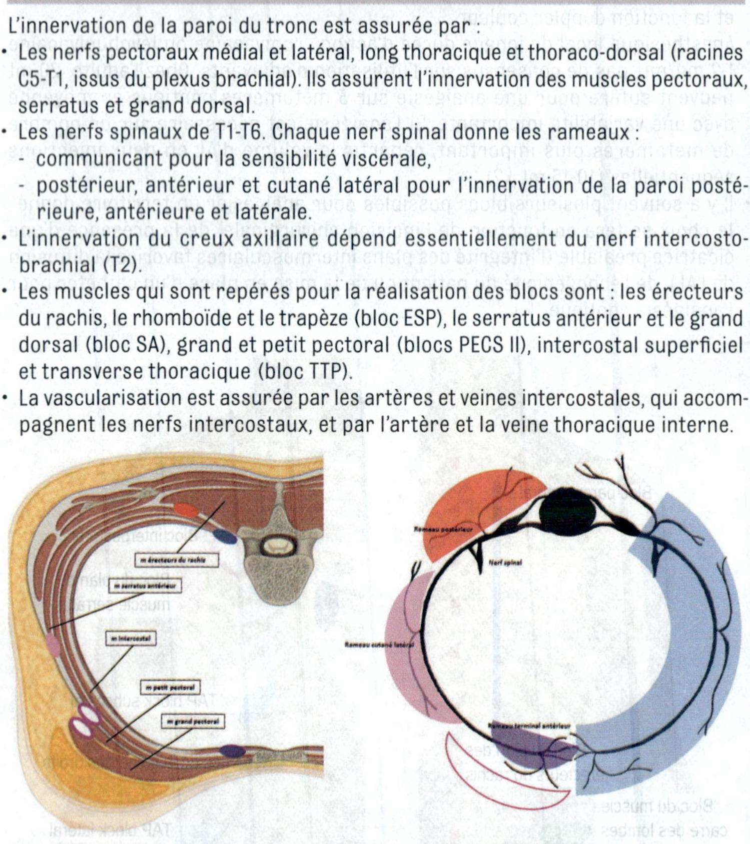

Muscles de la région thoracique avec sites d'injection et espaces de diffusion des blocs

ANATOMIE DE LA PAROI ABDOMINALE

- L'innervation de la paroi abdominale est assurée par les nerfs spinaux de T6-L1, qui donnent les rameaux communicant (sensibilité viscérale), postérieur, et antérieur intercostal. Les rameaux antérieurs, au niveau de la ligne axillaire postérieure, abandonnent un rameau cutané latéral responsable de l'innervation de la paroi latérale, puis continuent leur chemin comme rameaux antérieurs terminaux qui, une fois le bord costal antérieur atteint, continuent leur chemin sur le plan du muscle transverse, où ils forment des plexus qui s'engagent dans la gaine du droit de l'abdomen.
- La racine L1 passe antérieurement au muscle carré des lombes, donne son rameau cutané latéral et s'engage dans le plan du muscle transverse en se divisant en nerf ilioinguinal et nerf iliohypogastrique, responsables en partie de l'innervation de la paroi de la région inguinale.
- Les muscles repérés pour la réalisation des blocs sont : les érecteurs du rachis (bloc ESP), le carré de lombes (QLB 1), le transverse (TAP latéral), l'oblique interne, l'oblique externe et le droit de l'abdomen (BDA).
- La vascularisation de la paroi abdominale est assurée par les artères épigastriques inférieure et supérieure (face ventrale du muscle droit, ligne parasternale) et par l'artère circonflexe (plan du muscle transverse, ligne médioclavicilaire).

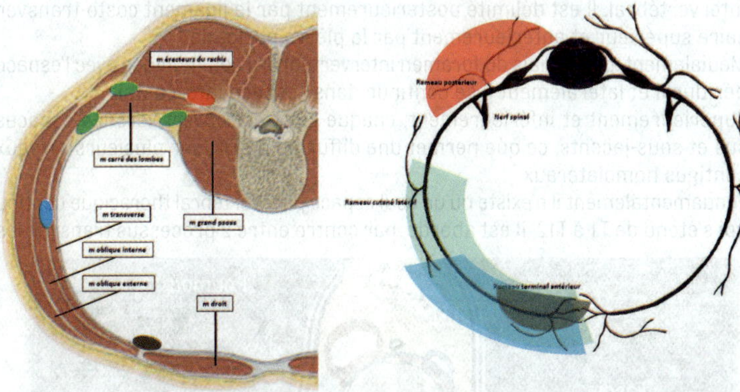

Muscles de la région abdominale avec sites d'injection et espaces de diffusion des blocs

BLOC PARAVERTÉBRAL THORACIQUE (BPVT)

INDICATIONS

(Cf. *Blocs périphériques du tronc*)

- Analgésie unilatérale de l'ensemble de la paroi thoracique et abdominale ainsi que des viscères. L'injection se réalise au niveau de l'espace paravertébral thoracique (EPVT) qui abrite le nerf spinal thoracique.
- Qualité d'analgésie comparable à celle de l'analgésie péridurale (unilatérale) mais bloc sympathique moindre. Extension péridurale possible mais sans retentissement hémodynamique.
- Possibilité de mise en place d'un cathéter pour l'analgésie continue.
- T2 - T6 : chirurgie du sein, thoracotomie
- T6 - T9 : chirurgie hépatique et toute incision par voie sous-costale
- T9 - T12 : chirurgie par lombotomie

ANATOMIE DE L'EPVT

- L'EPVT se situe entre deux processus transverses contigus, en regard du foramen intervertébral. Il est délimité postérieurement par le ligament costo-transversaire supérieur et antérieurement par la plèvre pariétale.
- Médialement, par le biais du foramen intervertébral il communique avec l'espace péridural et latéralement il se continue dans l'espace intercostal.
- Supérieurement et inférieurement, chaque EPVT est ouvert vers les espaces sus et sous-jacents, ce que permet une diffusion de l'AL sur plusieurs niveaux contigus homolatéraux.
- Fondamentalement il n'existe qu'un seul espace paravertébral thoracique continu, qui s'étend de T1 à T12, il est abordé, par contre entre 2 processus transverses.

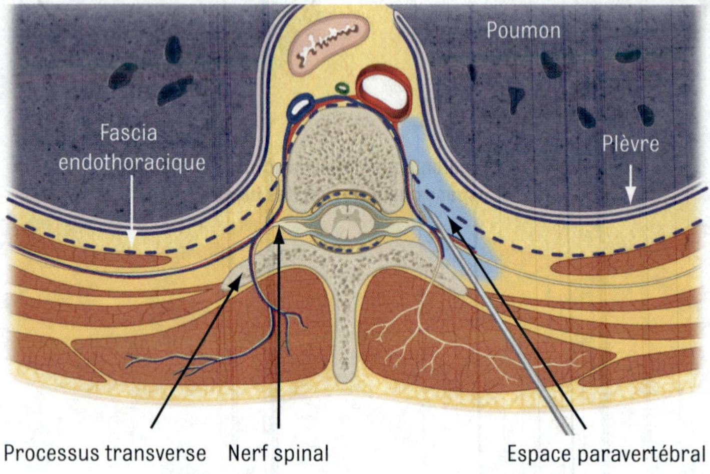

Espace paravertébral thoracique : vue transversale

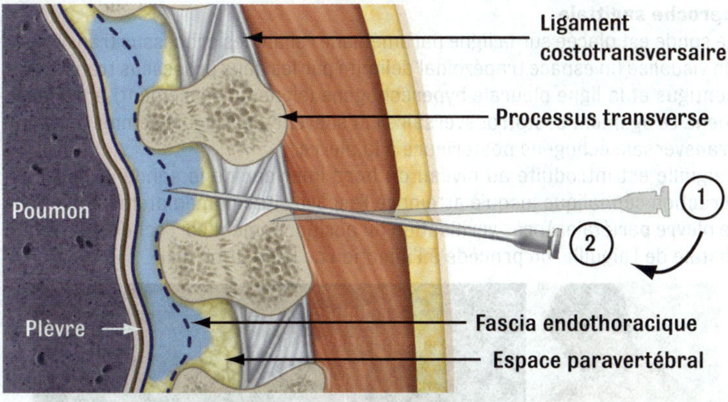

Espace paravertébral thoracique : vue saggitale

RÉALISATION

Indépendamment de la technique utilisée, le BPVT peut être réalisé sur un patient installé en position assise, en décubitus latéral ou ventral.

TECHNIQUE AVEC PERTE DE RÉSISTANCE : AIGUILLE DE TUOHY AVEC MANDRIN LIQUIDE

On utilise une aiguille de Tuohy. Le point de ponction est situé sur une ligne paramédiane à 3 cm de la ligne interépineuse. L'aiguille est introduite perpendiculairement au plan cutané jusqu'à obtenir le contact osseux avec le processus transverse de la vertèbre (Fig. 1). Puis l'aiguille est réorientée en direction céphalique (niveau thoracique haut) ou caudale (niveau thoracique bas) et dirigée à nouveau antérieurement avec une progression selon la technique du mandrin liquide : la perte de résistance signe le franchissement du ligament costotransversaire et l'entrée dans l'EPVT. La sensation de perte de résistance est moins nette que celle du passage dans l'espace péridural. Même en l'absence de perte de résistance, la progression de l'aiguille en direction antérieure ne doit pas dépasser 1,5 cm par rapport au premier contact osseux.

TECHNIQUES ÉCHOGUIDÉES

Selon la position de la sonde, on distingue une approche transversale ou sagittale. Les repères principaux sont : les cônes d'ombre provoqués par les côtes, le processus transverse, le processus articulaire inférieur et la ligne hyperéchogène de réflexion des ultrasons correspondant à la plèvre. Les abords dans le plan permettent une meilleure visualisation de l'aiguille par rapport à la plèvre et au foramen intervertébral. L'absence de pneumothorax est vérifiée en fin de procédure par la persistance du glissement pleural dans la zone de ponction.

Approche transversale

- La sonde est placée latéralement au processus épineux, entre deux complexes processus transverse-côte contigus. L'EPVT est délimité médialement par le cône d'ombre du processus transverse et antérieurement par la ligne oblique pleurale hyperéchogène (signe du glissement). Le ligament costo-transversaire, situé postérieurement n'est pas toujours visible.
- L'aiguille est introduite au niveau de l'extrémité latérale de la sonde, dirigée médialement et antérieurement (dans le plan des ultrasons) en direction de l'EPVT et restant postérieurement à la plèvre.
- Après un test d'aspiration négatif pour l'air (signe d'une brèche pleurale) ou le sang (brèche vasculaire), l'injection de 2-3 mL de solution 0,9 % de NaCl entrainera un refoulement antérieur de la plèvre : signe du positionnement correct de l'extrémité de l'aiguille.

Approche sagittale

- La sonde est placée sur la ligne paramédiane reliant les processus transverses. On visualise un espace trapézoïdal délimité par les deux processus transverses contigus et la ligne pleurale hyperéchogène (signe du glissement) antérieurement. Le ligament costotransversaire est souvent identifiable comme une ligne transversale échogène postérieure à la plèvre.
- L'aiguille est introduite au niveau du bord inférieur de la sonde, avancée en direction céphalique jusqu'à atteindre l'espace situé immédiatement derrière la plèvre pariétale. Après vérification du positionnement correct de l'extrémité distale de l'aiguille, on procède à l'injection de la solution d'AL.

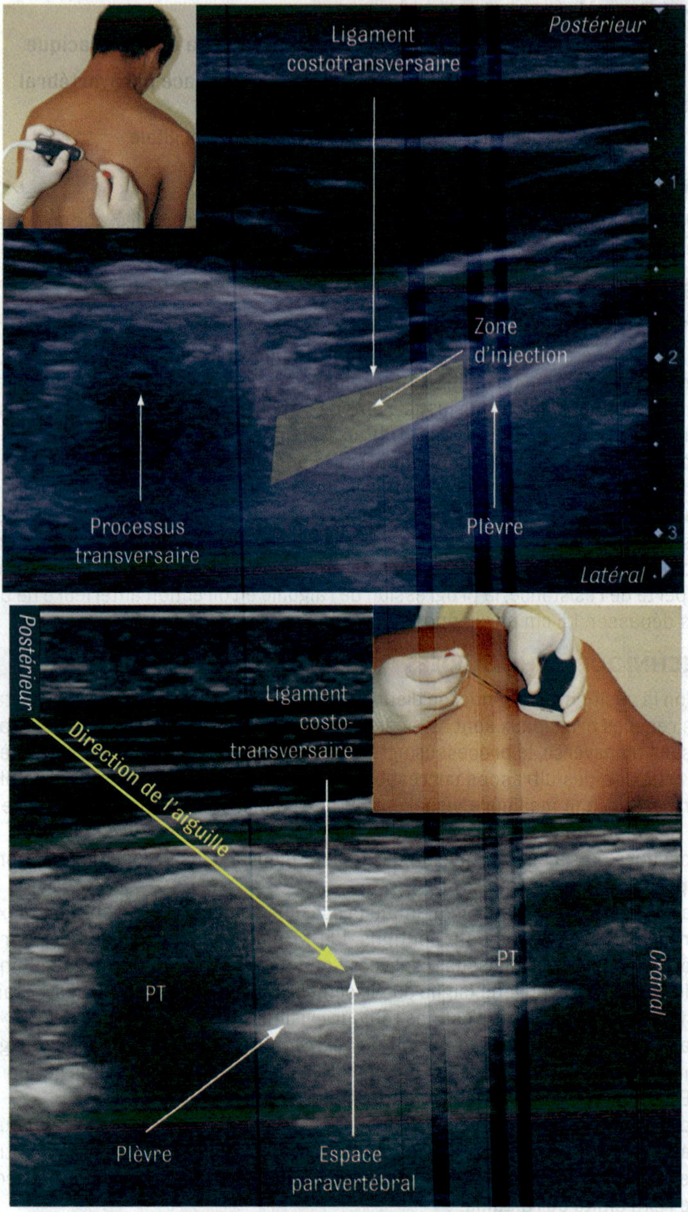

Bloc paravertébral thoracique : approche transversale (schéma du haut) et saggitale (schéma du bas)

Mise en place du cathéter

- Après injection d'un bolus, le cathéter est introduit en direction céphalique et avancé 3 à 4 cm dans l'EPVT.
- Réaliser une dose test (4 mL de lidocaïne 2% adrénalinée) afin d'éliminer un passage intravasculaire ou intrarachidien.
- Les cathéters échogènes, peuvent être visualisés en échographie, toutefois un contrôle radiographique avec opacification à l'aide de 8-10 mL de produit de contraste permet de visualiser la position du cathéter ainsi que l'extension de la diffusion (rincer avec du NaCl 0,9% afin d'éviter l'occlusion du cathéter par du produit de contraste visqueux).
- Entretien avec la ropivacaïne ou la lévobupivacaïne 1-2 mg/mL, 10-14 mL/h en débit continu, avec ou sans bolus.

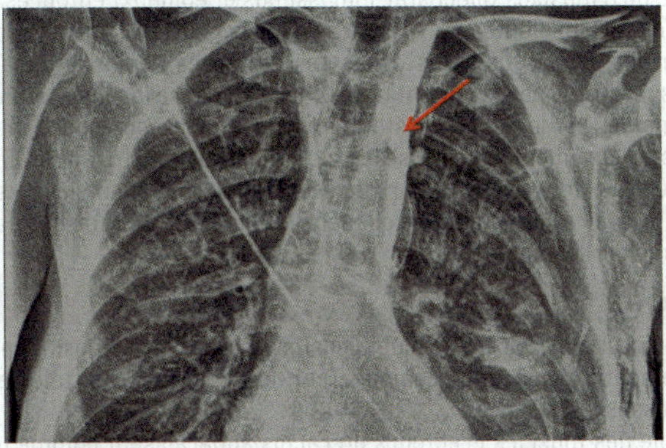

Opacification à travers un cathéter paravertébral thoracique

COMPLICATIONS

- Pneumothorax, ponction vasculaire accidentelle.
- Syndrome de Claude Bernard-Horner si diffusion au tronc sympathique cervical (BPVT haut) : régresse avec la levée du bloc.

BLOC DU PLAN DES MUSCLES ÉRECTEURS DU RACHIS (BLOC ESP)

INDICATIONS

Analgésie unilatérale de la paroi thoracique et abdominale postérieures et postérolatérales.

ANATOMIE

(Cf. *Blocs périphériques du tronc*)

Les muscles érecteurs du rachis sont responsables de l'extension du rachis. C'est un groupe de 3 muscles (iliocostal, longissimus et épineux) entourés ensemble par le fascia thoracolombaire, et insérés dans la gouttière entre les processus épineux et les processus transverses des vertèbres depuis la base du crâne jusqu'au sacrum. Ils représentent la couche musculaire la plus profonde du dos. Ils sont innervés par le rameau postérieur du nerf spinal correspondant qui quitte l'EPVT postérieurement et traverse le fascia thoracolombaire antérieur avant de se distribuer aux muscles érecteurs du rachis et aux téguments correspondants. Au niveau lombaire, le dermatome est décalé d'un niveau plus en bas par rapport au myotome correspondant.

TECHNIQUE

- Patient en position assise, en décubitus latéral ou ventral. On positionne la sonde parallèlement à la ligne interépineuse, sur une ligne parasagittale passant par les processus transverses.
- L'ensemble des muscles érecteurs du rachis apparaissent comme une bande longitudinale hypoéchogène posée sur les processus transverses, délimitées par deux lignes hyperéchogènes, représentés par les deux faces du fascia thoracolombaire.
- L'aiguille est introduite au niveau d'un des deux bords latéraux de la sonde et dirigée, céphaliquement ou caudalement, à la recherche du contact osseux avec le processus transverse.
- Elle est retirée de 1-2 mm, et après test d'aspiration négatif, on injecte l'AL entre les muscles érecteurs et le processus transverse : le décollement des tissus est visualisé comme une image anéchogène de forme allongée qui s'étend aux niveaux sous et sus jacents.
- Un cathéter uni ou bilatéral peut être mis en place pour une analgésie prolongée.

COMPLICATIONS

Aucune contre indication ou complication spécifique n'est rapportée pour ce bloc

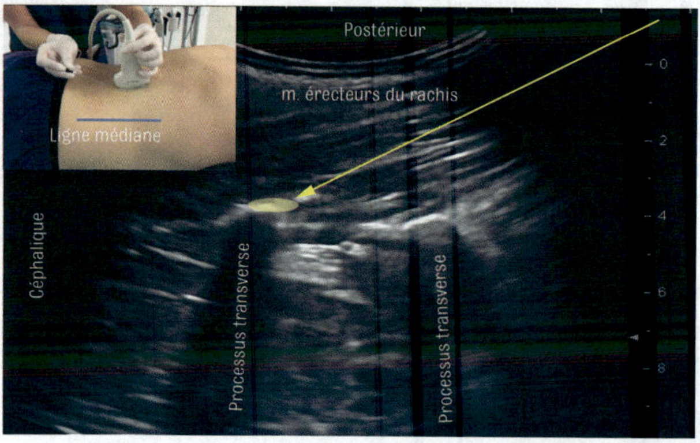

Bloc du plan des muscles érecteurs du rachis

BLOC DU PLAN DU MUSCLE SERRATUS (BLOC SA)

INDICATIONS

Analgésie de la paroi thoracique latéro-antérieure et du sein (quadrants externes du sein).

ANATOMIE

(Cf. *Blocs périphériques du tronc*)
La paroi latérale thoracique et la région axillaire sont innervées par les nerfs intercostobrachial (T1-T2), rameaux cutanés latéraux T3-T9, long thoracique et thoracodorsal. Ils se situent, avec l'artère thoracodorsale, entre les muscles grand dorsal et serratus antérieur, entre les lignes axillaires moyenne et postérieure.

RÉALISATION

- Patient en décubitus dorsal, bras écarté à 90° ou derrière la tête, on repère l'espace entre la 4ᵉ et la 5ᵉ côte, on déplace la sonde latéralement dans le creux axillaire à la recherche des muscles grand dorsal (superficiel) et du serratus antérieur (profond et reposant sur les côtes). On peut également positionner la sonde directement dans le creux axillaire à cheval entre la 4ᵉ et la 5ᵉ côte.
- Après avoir repéré l'artère thoracodorsale à l'aide du doppler, on insère l'aiguille au niveau d'une des extrémités de la sonde en la dirigeant dans le plan des ultrasons.
- L'injection peut se réaliser superficiellement ou profondément (souhaitable en cas de curage axillaire) par rapport au muscle serratus antérieur.

COMPLICATIONS

- Pneumothorax.

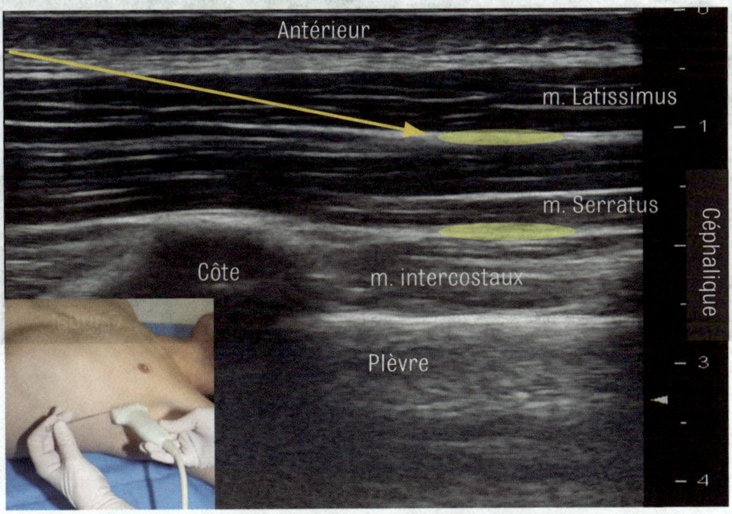

Bloc du plan du muscle serratus

BLOC INTERPECTORAL II (BLOC PECS II)

INDICATIONS

Analgésie des muscles pectoraux et du creux axillaire.

ANATOMIE

(Cf. *Blocs périphériques du tronc*)

Le nerf pectoral latéral innerve la partie supérieure du muscle grand pectoral et le nerf pectoral médial la partie inférieure ainsi que le muscle petit pectoral. Le nerf intercosto-brachial est responsable de l'innervation du creux axillaire.

RÉALISATION

- Patient en décubitus dorsal, le bras écarté à 90° ou derrière la tête, on positionne la sonde sur la paroi thoracique antérieure, au niveau du 3e espace intercostal et du tiers externe de la clavicule.
- On visualise le muscle grand et petit pectoral et le bord antérieur du muscle serratus, situé latéralement le muscle petit pectoral.
- Après repérage de l'artère thoraco-acromiale, on introduit l'aiguille au niveau du bord médial de la sonde et dirigée latéralement : la première injection est réalisée entre les 2 muscles pectoraux, et la deuxième entre le muscle petit pectoral et le serratus.

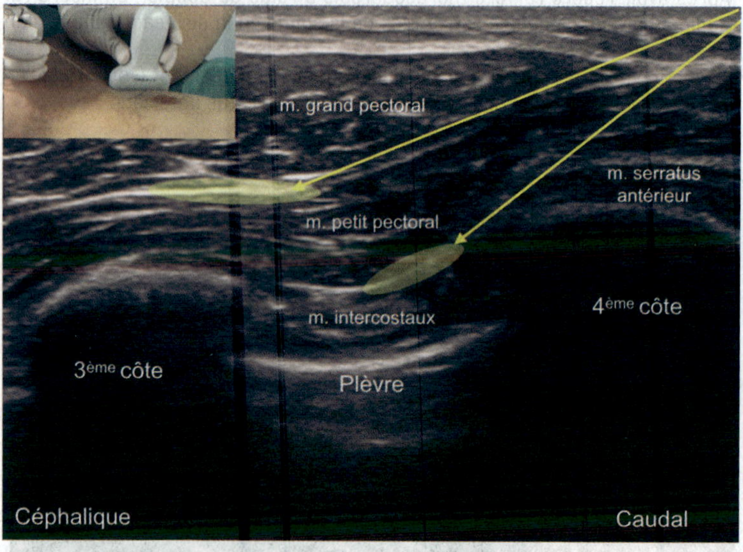

Bloc interpectoral II

BLOC DU PLAN DU MUSCLE TRANSVERSE THORACIQUE (BLOC TTP)

INDICATIONS

Analgésie de la paroi thoracique antérieure.

ANATOMIE

(Cf. *Blocs périphériques du tronc*)
Les muscles transverse du sternum s'étendent de la face postérieure du processus xiphoïde aux cartilages costaux 3 et 6. Les rameaux terminaux antérieurs des nerfs intercostaux se glissent entre les muscles transverses et les muscles intercostaux.

RÉALISATION

- Patient en décubitus dorsal, sonde longitudinale sur la ligne médio-claviculaire : au-dessus du muscle grand pectoral on visualise l'espace entre deux cartilages costaux contigus.
- Le muscle transverse du thorax est situé juste au-dessus de la plèvre et en dessous du muscle intercostal.
- L'aiguille est introduite au niveau du bord céphalique ou caudal de la sonde et l'injection (10 mL) est réalisée entre le muscle transverse et le muscle intercostal interne.

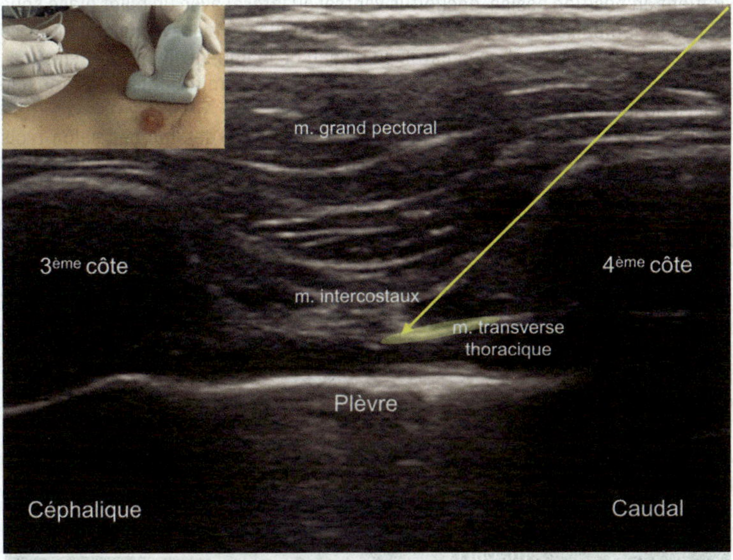

Bloc du plan du muscle transverse thoracique

COMPLICATIONS

- Pneumothorax, ponction de l'artère thoracique interne

BLOCS DU PLAN DU MUSCLE CARRÉ DES LOMBES (QLB 1, 2 ET 3)

INDICATIONS

Analgésie de la paroi abdominale latérale et antérieure et de la région inguinale.

ANATOMIE

(Cf. *Blocs périphériques du tronc*)

Le muscle carré des lombes est un muscle de la paroi abdominale postérieure, tendu entre la partie postérieure de la crête iliaque et la douzième côte : il se situe postérieurement au muscle grand psoas et antérieurement des muscles érecteurs du rachis. Entouré par le fascia thoracolombaire, le muscle carré des lombes se fixe médialement aux processus transverses de L1-L5 et latéralement, son aponévrose rejoint les aponévroses des muscles oblique interne et transverse de l'abdomen. Le rameau antérieur de T12-L1-L2 donnent les nerfs ilioinguinal et iliohypogastrique qui cheminent sur sa face ventrale avant de s'engager dans le plan du muscle transverse de l'abdomen. Les 4 artères lombaires longent sa face postérieure. Le fascia transversalis, qui délimite la face ventrale du muscle, se continue avec le fascia endothoracique, facilitant la diffusion de l'AL aux niveaux thoraciques inférieurs.

RÉALISATION

- Patient en position assise, décubitus ventral ou latéral avec un billot placé sous le rachis lombaire, la sonde échographique est placée transversalement entre la crête iliaque et le rebord costal, au niveau de la ligne axillaire postérieure.
- On visualise l'extrémité postérieure du TAP et l'extrémité latérale du muscle carré de lombes.
- L'injection est réalisée dans le plan du muscle carré des lombes selon trois approches possibles : latéralement (QLB 1), postérieurement (QLB 2) ou antérieurement (QLB 3).

COMPLICATIONS

- Faiblesse transitoire du muscle quadriceps par diffusion de l'AL au plexus lombaire : rare dans les approches QLB 1 et 2. Ponction accidentelle du rein ou de l'artère lombaire : anecdotiques et pas associées au QLB 1.

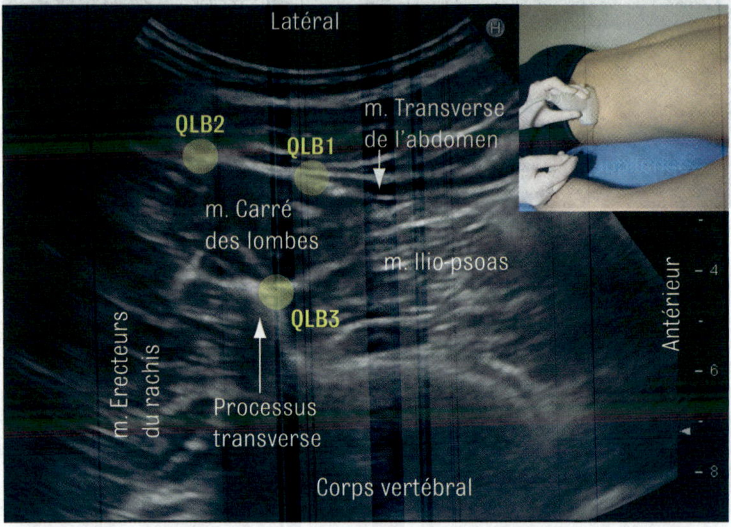

Bloc du plan du muscles carré des lombes

TAP BLOC SOUSCOSTAL OBLIQUE (TAP sc)

INDICATIONS

Analgésie de la paroi abdominale antérieure : extension possible de T6 à T12.

ANATOMIE

(Cf. *Blocs périphériques du tronc*)

- Les nerfs intercostaux longent le bord inférieur de la côte correspondante,, donnent un rameau cutané latéral au niveau de la ligne axillaire postérieure, et une fois rejoint le bord costal antérieur, continuent leur chemin sur le plan superficiel du muscle transverse de l'abdomen (TAP) s'étendant jusqu'à la ligne médiane sous forme d'un plexus.
- L'injection vise les rameaux antérieurs terminaux au niveau du rebord costal, au moment où ils s'engagent dans le TAP.

RÉALISATION

- Patient en décubitus dorsal, la sonde est positionnée parallèle et juste en dessous du rebord costal. En fonction du niveau on visualisera le muscle transverse de l'abdomen, recouvert par le muscle oblique interne (arcade costale inférieure) ou le muscle droit de l'abdomen (arcade costale supérieure).
- L'aiguille est introduite au niveau du bord latéral de la sonde et dirigée médialement (l'inverse est également possible) et profondément jusqu'à atteindre la face superficielle du muscle transverse.
- L'injection d'AL produit une image anéchogène lenticulaire.
- Lorsque l'on vise une analgésie étendue à plus de trois niveaux, il est souhaitable réaliser deux injections séquentielles (15 mL x2).

COMPLICATIONS

- Ponction intra-abdominale.

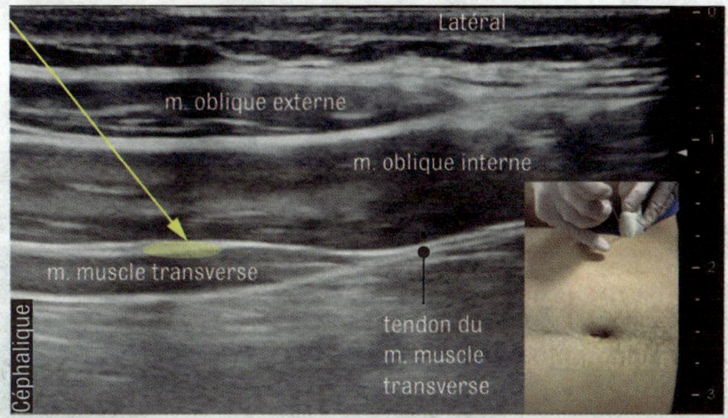

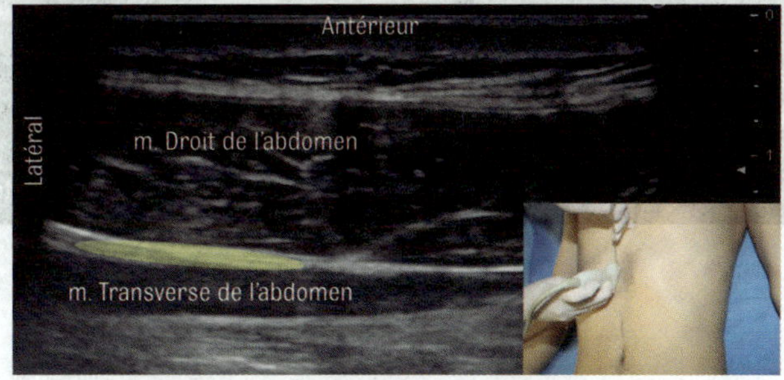

TAP bloc sous-costal oblique en double injection

TAP BLOC LATÉRAL (TAP LATÉRAL)

INDICATIONS

Analgésie de la paroi abdominale antérieure sous-ombilicale et inguinale (inconstante).

ANATOMIE

(Cf. *Blocs périphériques du tronc*)

La paroi antérieure sous-ombilicale est innervée par les rameaux antérieurs terminaux des racines T10-T12. La région inguinale est innervée par les nerfs ilioinguinal et iliohypogastrique (L1 avec des contingents de T12 et L2) qui cheminent sur la face superficielle du muscle transverse de l'abdomen, avant de se terminer dans des plexus à proximité de la ligne blanche. Les nerfs ilioinguinal et iliohypogastrique rentrent dans le TAP au niveau de la crête iliaque mais ils se superficialisent assez précocément et de façon très variable : par conséquent une injection dans le TAP entraine une analgésie de la paroi inguinale dans seulement 50 % des cas.

RÉALISATION

- Patient en décubitus dorsal, la sonde est positionnée au-dessus de la crête iliaque, sur la ligne axillaire moyenne. On visualise trois couches musculaires superposées : les muscles transverse, oblique interne et oblique interne.
- Le TAP est identifié par la ligne hyperéchogène entre le muscle transverse (couche plus profonde) et le muscle oblique interne (couche intermédiaire).
- L'aiguille est introduite au niveau de la ligne axillaire antérieure et dirigée postérieurement vers la ligne axillaire postérieure pour réaliser l'injection au niveau du TAP. L'injection d'AL produit une image anéchogène lenticulaire.

COMPLICATIONS

- Ponction intra-abdominale.

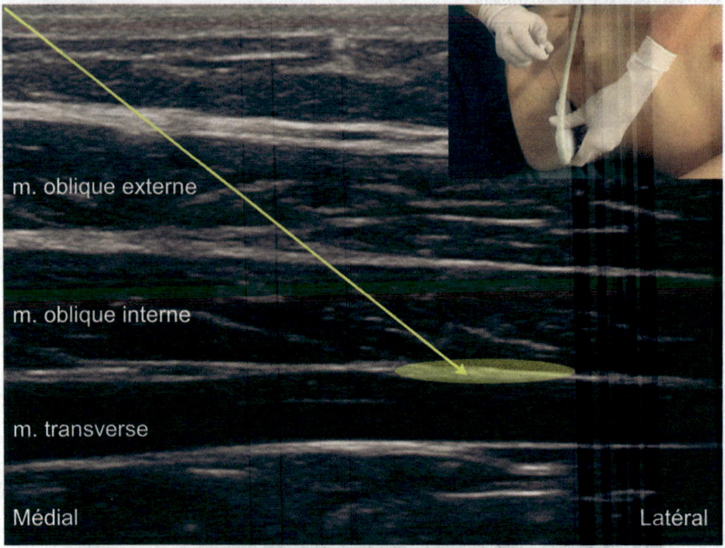

TAP bloc latéral

BLOC DE LA GAINE DES MUSCLES DROITS (BDA)

INDICATIONS

Analgésie unilatérale des muscles droits de l'abdomen et des téguments correspondants niveaux de T6 à T10 (injection sus-ombilicale) ou T10-T12 (injection sous-ombilicale).

ANATOMIE

(Cf. *Blocs périphériques du tronc*)

Les muscles droits de l'abdomen sont situés de part à l'autre de la ligne médiane de l'abdomen. Enveloppés dans leur gaine, leur innervation, ainsi que celle des téguments associés, est assurée par les rameaux antérieurs terminaux des racines T6-L1, qui s'engagent progressivement dans le TAP dans le sens médio-latéral dès la ligne parasternale. Médialement à la ligne médioclaviculaire, les rameaux s'organisent en 2 plexus (sus- et sous-ombilical) qui traversent la gaine postérieure des muscles droits pour terminer entre la face ventrale et leur gaine postérieure. Du fait des riches anastomoses nerveuses, l'extension longitudinale du bloc des muscles droits est souvent plus importante que dans le TAP bloc.

RÉALISATION

- Patient en décubitus dorsal, sonde en position transversale, au niveau de l'ombilic pour repérer la ligne blanche entre les muscles droits de l'abdomen. Elle est en suite translatée, en fonction du niveau d'analgésie souhaité, vers le bord latéral du muscle. L'aiguille est introduite au niveau du bord latéral du muscle et dirigée profondément.
- L'injection, réalisée entre la face ventrale du muscle et sa gaine profonde (T6-T10) ou entre le muscle et le fascia transversalis (T11-T12), produit une image anéchogène lenticulaire.

COMPLICATIONS

- Ponction intra-abdominale, ponction vasculaire : artère épigastrique supérieure ou inférieure (ligne parasternale) ou circonflexe (ligne médioclaviculaire) qui sont situées profondément au muscle droit. Un repérage doppler couleur est souhaitable.

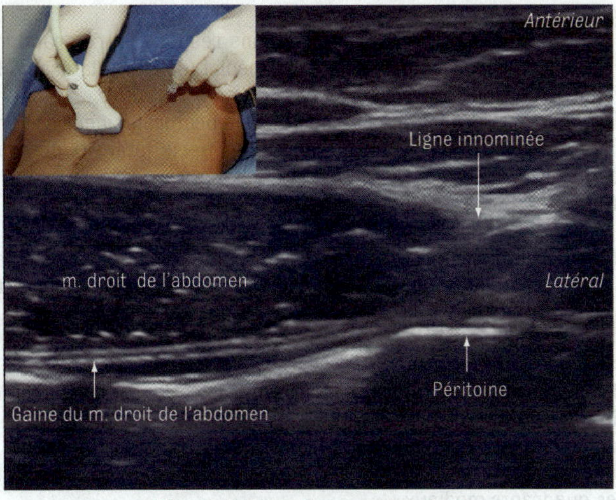

Bloc de la gaine des muscles droits

ANALGÉSIE EN CHIRURGIE DU SEIN

En chirurgie du sein, la douleur postopératoire est fonction de l'extension de la chirurgie. Plusieurs techniques d'analgésie sont envisageables avec des indications différentes. Le bloc le plus constant est le bloc paravertébral. Les blocs interpectoraux (PECS I ou II) ou le bloc du plan du muscle serratus ont des indications plus spécifiques. L'analgésie péridurale est rare.

ANATOMIE

(Cf. *Blocs périphériques du tronc*)

- Le sein est innervé par les 3e, 4e et 5e nerfs intercostaux. Sur la ligne axillaire, chaque nerf se divise en rameau cutané latéral et antérieur.
- Le rameau cutané latéral traverse le muscle serratus antérieur, pour se placer entre les muscles serratus antérieur et petit pectoral : il innerve les quadrants latéraux du sein et la région aréolaire.
- Le rameau antérieur, plus profond, se superficialise dans la région para-sternale et il assure l'innervation des quadrants médiaux du sein.
- L'innervation sensitive de la fosse axillaire dépend essentiellement du nerf intercosto-brachial (nerf intercostal T2). Ce nerf est fréquemment lésé en cas d'exérèse du ganglion sentinelle ou de curage ganglionnaire complet.
- Le muscle grand pectoral, sur lequel repose le sein est mis en tension lors de la pose de prothèse de reconstruction par voie rétropectorale. L'innervation des muscles pectoraux dépend des nerfs pectoraux latéral et médial, issus du plexus brachial : le nerf pectoral latéral innerve la partie supérieure du muscle grand pectoral et le nerf pectoral médial innerve la partie inférieure du muscle grand pectoral et le muscle petit pectoral.

BLOC PARAVERTÉBRAL

(cf. *Bloc paravertébral thoracique*)

La technique est classique et comporte soit une seule injection centrée sur T3 (15 mL) soit 2 injections sur T2 et T4 (10 mL x 2), rarement 3 injections (+T5 ou T6).

Indications

- Tumorectomies avec curage axillaire, mastectomies avec ou sans curage.
- Mastectomies avec reconstruction par prothèse ou lambeau de muscle grand dorsal. Dans ce cas un cathéter pour prolonger l'analgésie est souhaitable.

BLOCS INTERPECTORAUX

(cf. *Bloc interpectoral II*)

- PECS I : injection de l'anesthésique local dans l'espace entre grand et petit pectoral pour bloquer les nerfs pectoraux médial (C5-C7) et latéral (C8-T1) et le nerf thoracique long (C5-C7).
- PECS II = PECS I + une injection entre le muscle pectoral mineur et le muscle serratus. Cette deuxième injection bloque les nerfs latéraux des muscles intercostaux.

Indications

- PECS I : expandeurs, prothèses rétropectorales
- PECS II : tumorectomies des quadrants externes (moins efficace sur les quadrants médiaux), tumorectomies avec ganglion sentinelle unique, mastectomies

BLOC DU PLAN DU MUSCLE SERRATUS

(Cf. *Bloc du plan du muscle serratus*)

Le bloc du plan du muscle serratus vise les branches latérales des nerfs intercostaux.

Indications

- Approximativement les mêmes que celles des PECS II :
  - Expandeurs, prothèses, tumorectomies des quadrants externes, moins efficace sur les quadrants médiaux
  - Tumorectomies avec ganglion sentinelle unique.

ANALGÉSIE PÉRIDURALE THORACIQUE

(Cf. *Anesthésie péridurale en chirurgie*)

- La technique est classique et comporte une ponction en T4, la mise en place d'un cathéter et un volume initial de 10 à 15 mL.
- Bien qu'aussi efficace que le bloc paravertébral, l'APD thoracique reste rare dans cette chirurgie en raison des effets secondaires possibles (hypotension artérielle, brèche durale, etc.)

Indications

- Chirurgie majeure avec reconstruction, patient fragile, chirurgie bilatérale.

BLOCS DU RAMEAU ANTÉRIEUR DU NERF INTERCOSTAL

(Cf. *Bloc du plan du muscle transverse thoracique*)

Injection parasternale entre le muscle grand pectoral et intercostal (bloc du plan pecto-intercostal, PIFB) ou entre le muscle thoracique transverse et le muscle intercostal interne (bloc du plan du muscle transverse thoracique, bloc TTP)

Indications

- Analgésie de la partie antérieure ou parasternale du thorax
- Tumorectomies du quadrant interne, complément du bloc du serratus ou du PECS II pour bloquer la sensibilité latérale et antérieure du thorax (mastectomies, prothèses).

QUELS BLOCS POUR QUELLE CHIRURGIE DU SEIN ?

	BPVT	PECS I	PECS II	Bloc SA	Bloc parasternal (PIFB ou bloc TTP)	Infiltration (simple ou avec KT)	TAP latéral
Tumorectomie						+	
Curage axillaire	++		++	++			
Mastectomie	++		++ (± bloc TTP)	++ (± bloc TTP)	+		
Reconstruction par muscle grand dorsal	++ (KT)						
Reconstruction par prothèse	++ (KT)	+	++		+		
Reconstruction par DIEP						++ (KT)	++

DERMATOMES, MYOTOMES ET SCLÉROTOMES DU MEMBRE SUPÉRIEUR

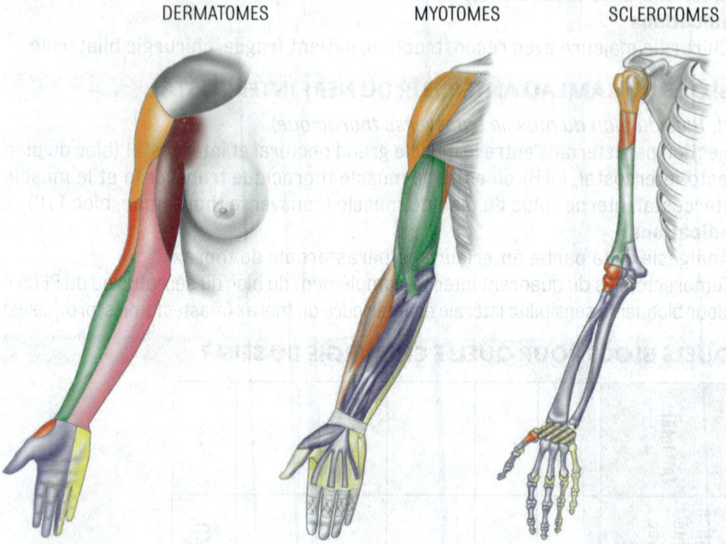

Vue antérieure

- Plexus cervical superficiel
- Nerf suprascapulaire
- Nerf axillaire
- Nerf musculocutané
- Nerf médian
- Nerf ulnaire
- Nerf radial
- Nerf cutané médial avant bras
- Nerf cutané médial bras

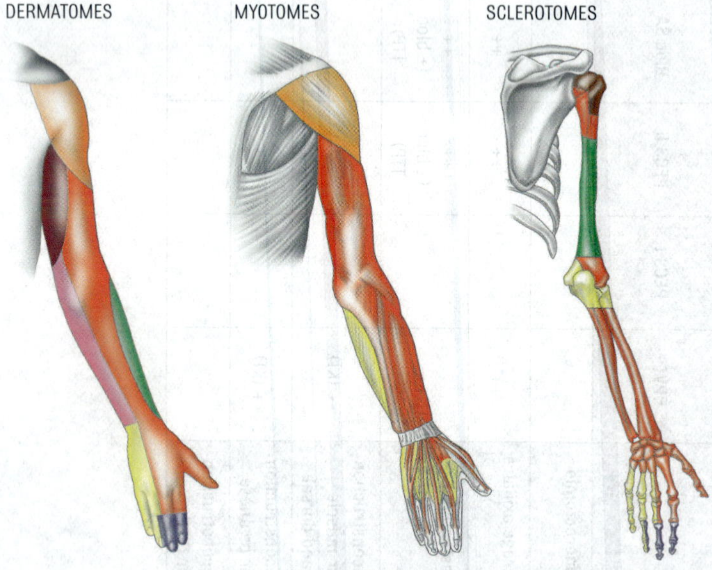

Vue postérieure

TERRITOIRES SENSITIFS CUTANÉS DE LA MAIN

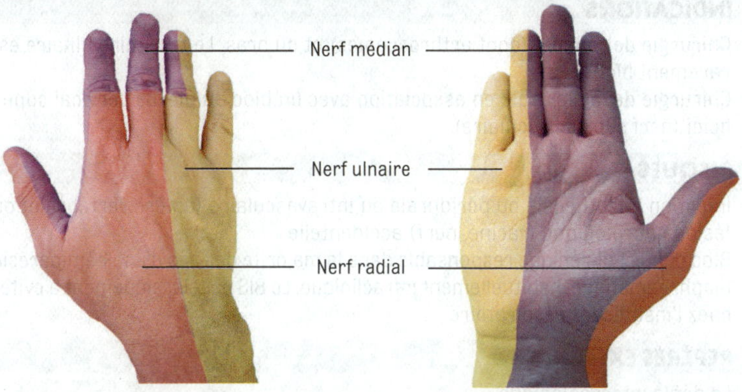

CHOIX DU BLOC POUR UNE CHIRURGIE DU MEMBRE SUPÉRIEUR

Indications chirurgicales	Type de bloc	Cathéter
Épaule Prothèse, arthrolyse Suture de coiffe, acromioplastie Bankart, butée Luxation acromio-claviculaire	BIS	Nécessaire Non nécessaire Non nécessaire Non nécessaire
Clavicule	BIS + BPCs	Non nécessaire
Humérus Chirurgie de la tête Distal	 BIS ± BPCs BSC	Non nécessaire
Coude Arthrolyse, rééducation précoce Prothèse, fracture, neurolyse Épicondylite, arthroscopie	BSC ou BIC	Nécessaire Non nécessaire Non nécessaire
Avant-bras, poignet Fracture, traumatisme simple Traumatisme complexe	BIC ou BAX	Non nécessaire Parfois nécessaire
Main Simple Complexe	 BAX BAX + blocs tronculaires	 Non nécessaire Parfois nécessaire
Fistule artério-veineuse	BIC ou BAX	Non nécessaire

BIS : bloc interscalénique ; **BPCs** : Bloc du plexus cervical superficiel ; **BSC** : bloc supra claviculaire ; **BIC** : Bloc infra claviculaire ; **BAX** : bloc axillaire.

BLOC DU PLEXUS BRACHIAL PAR VOIE INTERSCALÉNIQUE (BIS)

INDICATIONS

- Chirurgie de l'épaule (dont arthroscopies) et du bras. Le territoire ulnaire est rarement bloqué.
- Chirurgie de la clavicule en association avec un bloc du plexus cervical superficiel (nerf supraclaviculaire).

RISQUES

- Injection intrathécale ou péridurale ou intravasculaire (artère vertébrale) ou lésion neurologique (racine, nerf) accidentelle.
- Bloc du nerf phrénique responsable dans la majorité des cas d'une hémiparésie diaphragmatique, habituellement infraclinique. Le BIS est classiquement à éviter chez l'insuffisant respiratoire.

REPÈRES EXTERNES

- Le défilé interscalénique.
- La veine jugulaire externe.
- L'horizontale du cartilage cricoïde.

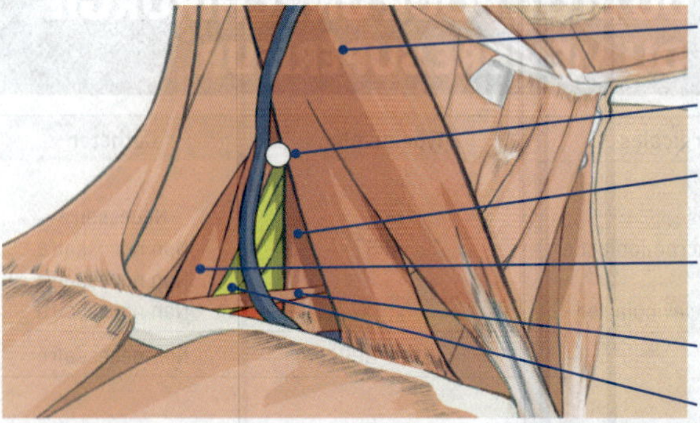

Bloc interscalénique : rapports anatomiques et repère de ponction

INSTALLATION

- Décubitus dorsal surélevé avec la tête tournée du côté opposé ou décubitus contrôlatéral.

ÉCHOGUIDAGE

- La sonde posée transversalement au cou est placée 3 cm au-dessus de la clavicule pour visualiser le plexus brachial en petit axe.
- Deux repères de hauteur sont importants à connaître : en C4 la bifurcation carotidienne, et C7, la première vertèbre cervicale dont le processus transverse n'est pas bifide. Le tubercule antérieur de l'apophyse transverse de C6 est bifide (tubercule de Chassaignac).
- Le plexus brachial est localisé à une profondeur de 1 à 3 cm environ.

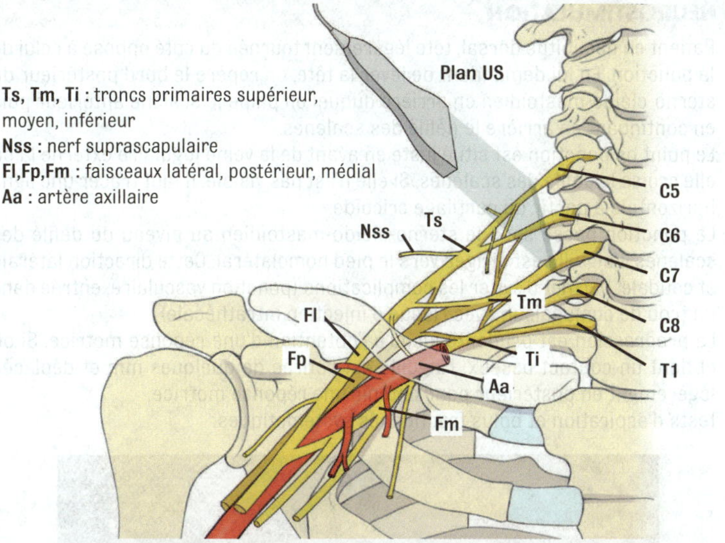

Plan ultrasonore passant par les racines (rameau ventral) du plexus brachial

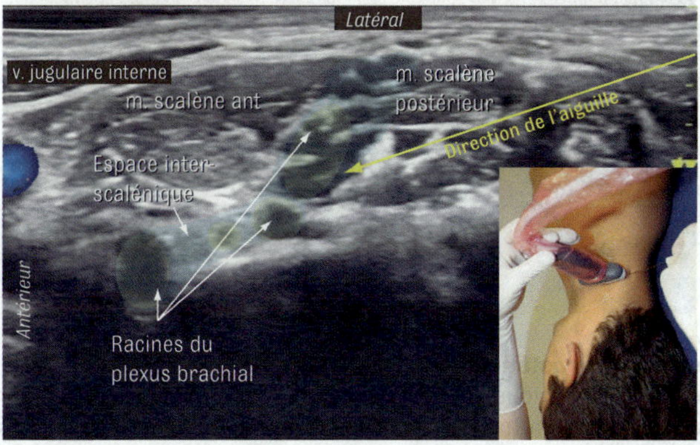

Bloc interscalénique échoguidé : abord postéro-antérieur

- Le plexus est visualisé sous forme de plusieurs cercles hypoéchogènes de taille variable entre les muscles scalènes. Le Doppler couleur, indispensable, permet d'identifier les structures vasculaires de voisinage.
- Une exploration échographique attentive de cette région permet de retrouver parfois des racines ou des nerfs en position intramusculaires (racine C5 dans le scalène antérieur, nerfs thoracique long ou dorsal de la scapula dans le scalène moyen). La racine C6 est aussi souvent divisée (double image lacunaire). Ces nombreuses variantes anatomiques peuvent favoriser une injection intraneurale accidentelle.
- Le plexus brachial, parfois plus facile à identifier dans la fosse supraclaviculaire, sera suivi secondairement jusque dans le défilé interscalénique.
- L'abord peut être réalisé hors du plan ou dans le plan des ultrasons, le plus souvent latéro-médial et postéro-antérieur (pour réduire le risque de lésion du nerf phrénique, plus antérieur). L'injection réalisée entre les racines C5-C6 ou C6-C7 dissèque l'espace interscalénique et entraîne un déplacement du plexus brachial par l'AL. La diffusion de celui-ci doit être harmonieuse dans l'espace pour un bloc homogène. Il faut éviter les injections multiples inutiles.
- L'échoguidage qui permet une réduction des volumes injectés, entraîne une incidence plus faible d'hémiparésie diaphragmatique.

NEUROSTIMULATION

- Patient en décubitus dorsal, tête légèrement tournée du côté opposé à celui de la ponction. En lui demandant de lever la tête, on repère le bord postérieur du sterno-cléido-mastoïdien en arrière duquel on palpe le scalène antérieur puis, en continuant en arrière le défilé des scalènes.
- Le point de ponction est situé juste en avant de la veine jugulaire externe là où elle croise le défilé des scalènes. Si elle n'est pas visible, il faut tracer une ligne horizontale à partir du cartilage cricoïde.
- La ponction passe sous le sterno-cléido-mastoïdien au niveau du défilé des scalènes. L'aiguille est dirigée vers le pied homolatéral. Cette direction latérale et caudale, permet d'éviter les complications (ponction vasculaire, entrée dans un trou de conjugaison avec risque d'injection intrathécale).
- La progression est prudente jusqu'à l'obtention d'une réponse motrice. Si on obtient un contact osseux, l'aiguille est retirée de quelques mm et déplacée légèrement en postérieur pour obtenir une réponse motrice.
- Tests d'aspiration et bolus fractionnés systématiques.

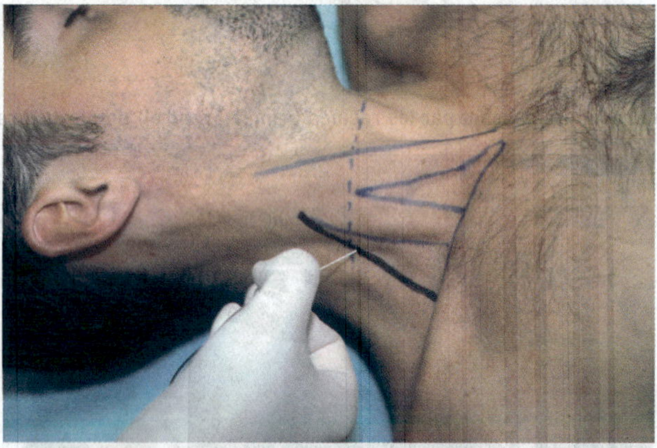

Réponses en neurostimulation

- À l'étage interscalénique, la neurostimulation peut traduire une réponse sur une racine ou sur un tronc primaire, il n'est pas toujours possible d'obtenir une réponse précise sur un nerf déterminé. Mais, il faut refuser une réponse traduisant la stimulation d'un nerf ayant déjà quitté le défilé des scalènes au point de ponction, comme les réponses des muscles de la partie postérieure de l'épaule (nerf suprascapulaire) et obtenir une réponse traduisant une stimulation du nerf médian, du nerf radial, ou du nerf musculo cutané.
- Une contraction du diaphragme indique une stimulation du nerf phrénique, cela signifie que l'aiguille est trop antérieure.
- Une réponse en neurostimulation dans le territoire du nerf ulnaire signifie que l'aiguille est à proximité du dôme pleural. Elle ne doit pas être enfoncée plus avant.

VOLUMES

- Avec le guidage échographique, le volume ne dépasse pas 10-15 mL (parfois moins).
- Le volume est plus important entre 25 et 30 mL avec la neurostimulation seule.
- La mise en place de cathéter pour un bloc continu est possible.

BLOC DU NERF SUPRASCAPULAIRE

INDICATIONS

- Toute chirurgie du membre supérieur, le bloc anesthésique de l'épaule est inconstant.
- Bloc analgésique de l'épaule.
- Alternative intéressante au BIS chez le patient insuffisant respiratoire (préserve la fonction diaphragmatique).

REPÈRES ANATOMIQUES

- Le muscle omo-hyoïdien (face ventrale) comme repère superficiel.
- La partie supraclaviculaire du plexus brachial (le tronc supérieur et ses divisions postérieure et antérieure) voire la racine C5.

INTÉRÊT

- Il s'agit d'un bloc nerveux sélectif dans la région supraclaviculaire à une distance relative de l'émergence du nerf phrénique donc en théorie bloc d'« épargne diaphragmatique ».

RISQUES

- Risque réduit mais présent d'hémiparésie diaphragmatique.
- Risques théoriques de ponction de l'artère subclavière et de la plèvre.

VOIE ANTÉRIEURE ÉCHOGUIDÉE

- La sonde est positionnée presque parallèlement à la clavicule dans la fosse supraclaviculaire avec une inclinaison caudale.
- L'exploration, de latéral en médial, recherche :
  - le plexus brachial (cercles multiples hypoéchogènes de différentes tailles) avec la disposition suivante : nerf suprascapulaire (le plus petit), divisions postérieure et antérieure du tronc supérieur (le tronc moyen et la racine C8 sont parfois visibles).
  - l'artère et la veine subclavières.
- Sont identifiés en superficie le muscle omo-hyoïdien et en profondeur la première côte et la plèvre (glissement pleural).
- L'utilisation du Doppler couleur est systématique pour prévenir une injection intravasculaire.

DIRECTION DE L'AIGUILLE

- L'approche assez superficielle (1,5 cm environ) se fait dans le plan des ultrasons selon une orientation transverse oblique sous le muscle omo-hyoïdien et vers le nerf suprascapulaire identifié en petit axe après son émergence latérale du tronc supérieur.

VOLUME

- Injection unique de 5 mL autour du nerf suprascapulaire (un volume plus important risque de s'étendre au nerf phrénique).
- Diffusion proximale fréquente de l'anesthésique local au tronc supérieur en raison de sa proximité (division postérieure).

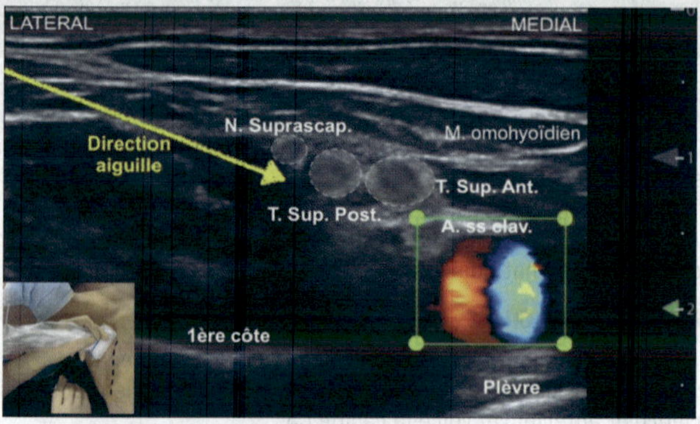

Bloc suprascapulaire échoguidé par voie antérieure : image caractéristique. Ponction latéromédiale

BLOC SUPRACLAVICULAIRE (BSC)

INDICATIONS

Toute chirurgie du membre supérieur, le bloc chirurgical de l'épaule est inconstant.

REPÈRES

- Le bord latéral du chef latéral du sterno-cléido-mastoïdien.
- La clavicule et l'artère subclavière.

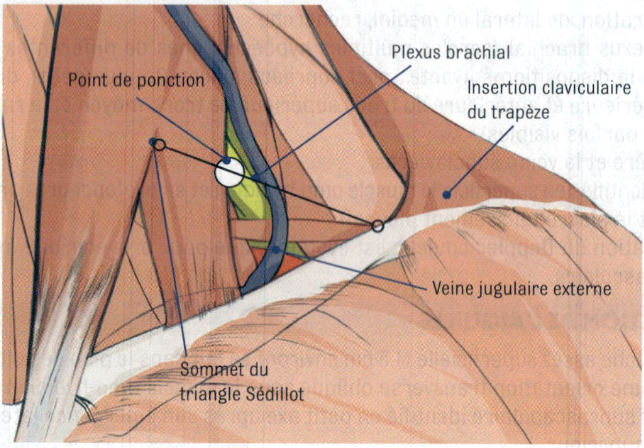

Bloc susclaviculaire : rapports anatomiques et repères de ponction

AVANTAGES

- Il s'agit en pratique d'un abord interscalénique externe bas.
- À la base du cou, les éléments visés du plexus brachial sont les troncs qui à ce niveau sont groupés latéralement à l'artère subclavière.

RISQUES

- Pneumothorax, hémothorax, ponction vasculaire (artère subclavière, veine jugulaire interne), lésions nerveuses, syndrome de Claude-Bernard-Horner.

ÉCHOGUIDAGE

- Le repérage échographique facilite le bloc, accélère sa réalisation, augmente le taux de succès et limite les complications.
- Le bloc du nerf phrénique est beaucoup moins fréquent (1 %) qu'avec le bloc interscalénique, d'autant plus que le volume d'AL est limité.
- Le bloc s'installe rapidement et provoque une anesthésie du membre supérieur en aval de l'épaule.

Repères

- La sonde est placée dans la fosse supraclaviculaire, juste au milieu et au-dessus de la clavicule (incidence transversale).
- L'exploration, réalisée dans le sens antéro-postérieur, recherche :
  - Le plexus brachial souvent visualisé sous la forme d'une grappe correspondant à ses troncs (supérieur, moyen, inférieur) et divisions (antérieure et postérieure) ; parfois coupé en deux par une artère.
  - La première côte et la plèvre (glissement pleural).
  - La racine C8 que l'on voit souvent apparaître quand la sonde est dirigée en postérieur.
- L'utilisation du Doppler couleur est indispensable pour repérer et prévenir une injection intravasculaire (par exemple l'artère dorsale de la scapula passant souvent entre les troncs supérieur et moyen).
- On repère le plexus brachial assez superficiel, latéralement et postérieurement à l'artère subclavière (multiples cercles hypoéchogènes).
- On choisit un plan de ponction comprenant la première côte et évitant les vaisseaux.

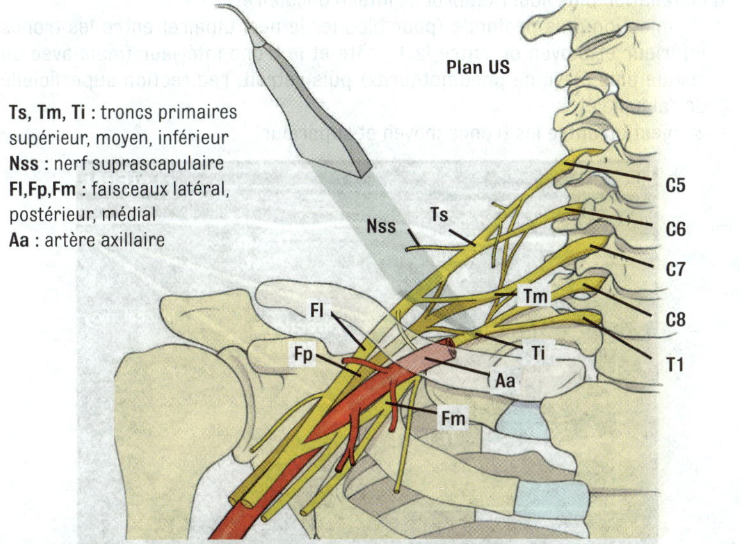

Plan ultrasonore passant par les troncs primaires et divisions du plexus brachial

Directions de l'aiguille

- Soit abord dans le plan des ultrasons, de latéral vers médial en visant la partie profonde du plexus brachial au-dessus de la 1ère côte (qui protège théoriquement la plèvre en regard), soit abord hors du plan, antéropostérieur avec une aiguille échogène de 50 mm.
- Selon les habitudes, on peut s'aider de la neurostimulation.

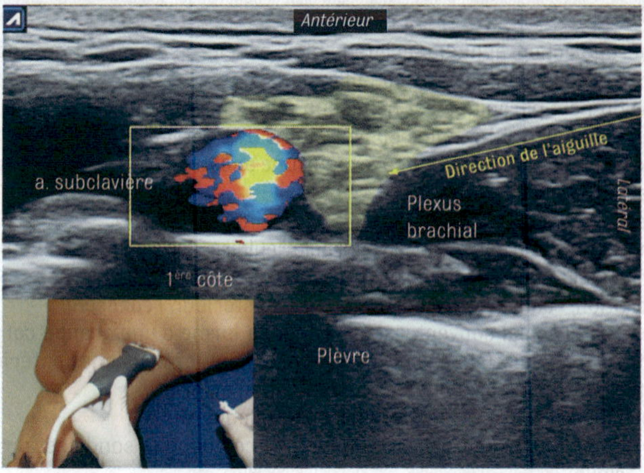

Bloc supraclaviculaire échoguidé : image caractéristique et position de la sonde, ponction latéromédiale

Volume

- Soit une injection unique de 20 mL autour des formations nerveuses (technique traditionnelle)
- Soit 2 injections séparées de 10 mL pour une diffusion optimale et avec un délai d'installation plus court (approche intertronculaire) :
  - 1ère injection plus profonde (pour bloquer le nerf ulnaire) entre les troncs inférieur et moyen ou entre la 1re côte et le tronc inférieur (mais avec un risque plus élevé de pneumothorax) puis retrait, redirection superficielle de l'aiguille et
  - 2e injection entre les troncs moyen et supérieur.

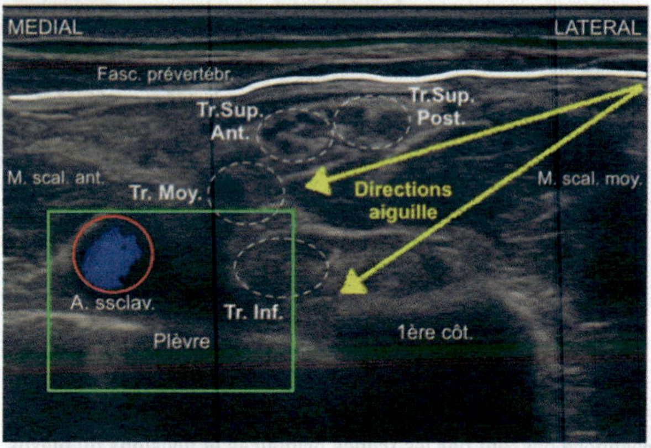

Bloc supraclaviculaire échoguidé (approche intertronculaire). Vue caractéristique

- La mise en place d'un cathéter d'« analgésie » entre les troncs inférieur et moyen est possible.
- Un bloc sélectif du tronc supérieur, à mi-chemin entre les blocs classiques supraclaviculaire et interscalénique, permet de réduire l'incidence de blocage phrénique et fait partie des blocs alternatifs d'« épargne diaphragmatique » pour la chirurgie de l'épaule. Le tronc supérieur est facile à identifier en échographie. La ponction étant réalisée superficiellement au muscle scalène moyen, le risque de lésion nerveuse traumatique accidentelle est réduit. L'utilisation du Doppler couleur reste systématique pour éviter une injection intravasculaire (artère transverse du cou). Un volume d'AL de 10 mL suffit habituellement.

NEUROSTIMULATION

Réalisation

- Patient en décubitus dorsal.
- Tête légèrement tournée du côté opposé à celui de la ponction.
- On repère le sommet du triangle de Sédillot, puis l'insertion claviculaire du muscle trapèze que l'on rejoint par une ligne droite.
- Point de ponction = croisement de la veine jugulaire externe avec cette ligne droite.
- La direction de l'aiguille est donnée par la position de la main de l'opérateur qui est placée sur le pavillon de l'oreille du patient.
- Ponction avec un angle de 20 à 30° par rapport au plan cutané.
- L'aiguille introduite sur 30 mm au maximum.
- Repérage par neurostimulation.

Réponses en neurostimulation

- Si toutes les réponses situées au niveau du bras ou de l'avant-bras sont possibles, il est toujours préférable d'obtenir une réponse en dessous du coude.
- Une réponse dans le territoire ulnaire suppose que l'aiguille est très proche du dôme pleural et ne doit plus être enfoncée plus avant.

Volumes

- 25 à 35 mL selon la corpulence du patient.

Avantages

- Cette technique minimise le risque de pneumothorax. Il persiste un risque, au moins théorique, de ponction de la veine jugulaire interne, traduisant une ponction trop antérieure.

BLOCS INFRACLAVICULAIRES

INDICATIONS

- Toute chirurgie du membre supérieur sous le tiers moyen de l'humérus.
- Alternative au bloc axillaire.
- Bloc anesthésique non recommandé pour la chirurgie de l'épaule.
- Bloc analgésique de l'épaule avec l'approche costoclaviculaire.

ANATOMIE

- Dans la région infraclaviculaire, les divisions des 3 troncs primaires (supérieur, moyen et inférieur) du plexus brachial se rejoignent pour former 3 faisceaux qui accompagnent les vaisseaux axillaires au sein d'un espace vasculonerveux avant de se scinder en différents nerfs.
- On peut bloquer le plexus brachial dans un espace relativement restreint dans la fosse infraclaviculaire latérale ou proximale.

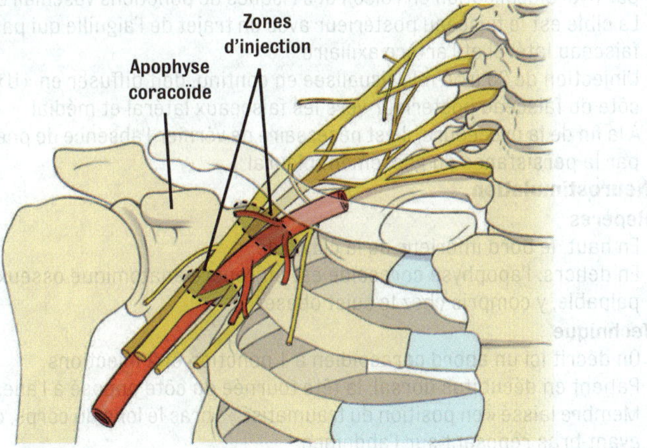

Bloc infraclaviculaire : rapports anatomiques

BLOC INFRACLAVICULAIRE CLASSIQUE (FOSSE INFRACLAVICULAIRE LATÉRALE)

Avantages

- Possibilité de ne pas mobiliser le membre supérieur pour la réalisation du bloc (ou bras en abduction à 90° avec coude fléchi pour réduire la profondeur des faisceaux du plexus brachial).
- Possibilité de compléter en distalité le bloc en cas d'échec partiel.
- Intérêt de cette voie pour la pose d'un cathéter, le plexus brachial étant quasi-tangentiel à l'axe de la ponction.

Risques

- Ponction des vaisseaux axillaires, dont la compression est difficile.
- Pneumothorax (le risque est quasi-nul avec l'approche paracoracoïdienne si l'on s'interdit d'orienter l'aiguille en direction médiane).

Échoguidage

- La sonde placée en position sagittale dans le sillon deltopectoral, recherche les vaisseaux axillaires, qui sont le repère principal.
- Les 3 faisceaux antérolatéral et médial et postérieur, hyperéchogènes, dont la position est variable, sont localisés autour de l'artère axillaire.

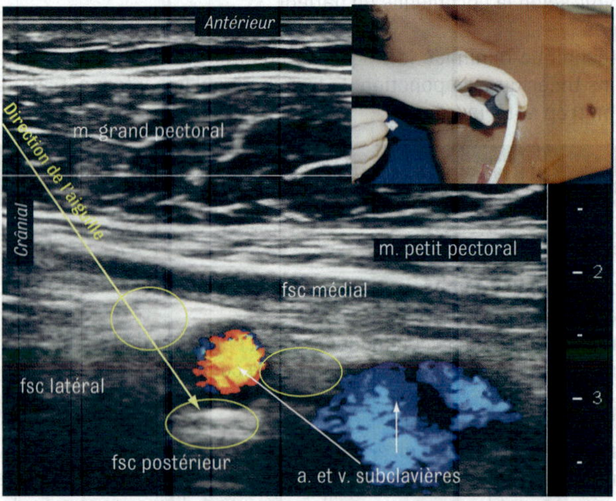

Bloc infraclaviculaire échoguidé

- La ponction est réalisée avec une direction crânio-caudale dans le plan de l'aiguille dont on tente de visualiser pendant toute la procédure la position du biseau par hydrolocalisation en raison des risques de ponctions vasculaire et pleurale.
- La cible est le faisceau postérieur avec un trajet de l'aiguille qui passe entre le faisceau latéral et l'artère axillaire.
- L'injection de 25 à 30 mL, visualisée en continu, doit diffuser en « U » de chaque côté du faisceau postérieur vers les faisceaux latéral et médial.
- À la fin de la procédure, il est nécessaire de vérifier l'absence de pneumothorax, par la persistance du glissement pleural.

Neurostimulation

Repères

- En haut, le bord inférieur de la clavicule.
- En dehors, l'apophyse coracoïde est un repère anatomique osseux facilement palpable, y compris chez le sujet obèse.

Technique

- On décrit ici un abord coracoïdien à 1 ponction et 2 injections.
- Patient en décubitus dorsal, la tête tournée du côté opposé à l'anesthésie.
- Membre laissé « en position du traumatisé » : bras le long du corps, coude fléchi, avant-bras reposant sur l'abdomen.

- Une aiguille de 80 mm est nécessaire.
- Après anesthésie locale, le point de ponction est localisé 1 cm caudal à la clavicule et 1 cm médial à l'apophyse coracoïde. L'aiguille est dirigée vers la fosse axillaire (angle de 45° environ).
- La première réponse motrice recherchée est celle du faisceau latéral de type « musculocutané » (flexion du coude par contraction du biceps). Une première injection de 8 à 10 mL d'anesthésique local est réalisée sur ce nerf après un test d'aspiration. En fait, le nerf musculocutané quitte souvent la gaine vasculonerveuse à la hauteur de l'apophyse coracoïde, d'où la nécessité de le bloquer de façon élective.
- L'aiguille est ensuite retirée et réorientée très légèrement en arrière et en dedans à la recherche d'une réponse motrice distale de type « radial ». On injecte alors 20 à 25 mL de la solution après un test d'aspiration.
- On finit par une infiltration sous-cutanée à la racine médiale du bras pour bloquer les nerfs intercostobrachial et cutanés médiaux du bras et de l'avant-bras (de la sensibilité de la face médiale du bras et de l'avant-bras).

Bloc continu

- Pour la pose d'un cathéter d'analgésie, le point de ponction est plus médian (médioclaviculaire) et l'aiguille inclinée à 45° afin d'aborder le plexus plus tangentiellement et de cathétériser la gaine vasculonerveuse. En neurostimulation, le cathéter est placé sur une réponse motrice radiale.
- Intérêts : fixation aisée du cathéter à la peau, risque septique faible dans cette région, faible risque de déplacement lors de la mobilisation du bras.

BLOC COSTOCLAVICULAIRE (FOSSE INFRACLAVICULAIRE PROXIMALE)

Particularités anatomiques

- Dans l'espace costoclaviculaire, (tunnel intermusculaire entre les muscles grand pectoral (pectoralis major) et subclavier antérieurement et serratus antérieur postérieurement), les faisceaux du plexus brachial cheminent ensemble latéralement à l'artère axillaire.

Intérêts

- Les structures vasculonerveuses sont plus superficielles et très proches entre elles. Une seule incidence échographique suffit donc pour les identifier.
- Les rapports anatomiques entre les faisceaux du plexus brachial et l'artère axillaire sont assez constants.

Échoguidage

Installation et repérage :

- Patient en décubitus dorsal, membre à bloquer en abduction à 90° de préférence.
- La sonde est positionnée parallèlement à la clavicule sous son milieu et selon une inclinaison crâniale (incidence transversale oblique). L'exploration permet de visualiser :
  - médialement, les vaisseaux axillaires et la plèvre
  - latéralement, les 3 faisceaux hyperéchogènes regroupés (faisceau latéral antérieurement aux deux autres et faisceau postérieur latéralement au faisceau médial).

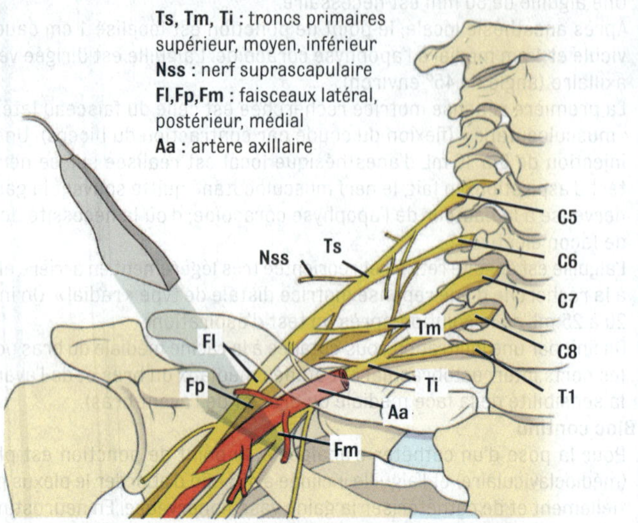

Plan ultrasonore passant par les faisceaux du plexus brachial

Direction de l'aiguille :

- La ponction est réalisée dans le plan des ultrasons selon une direction médiale et céphalique de l'aiguille.
- Avec cette approche latérale, une ponction pleurale et/ou vasculaire reste possible. Pour réduire ce risque, une autre voie est décrite avec un trajet médial-latéral de l'aiguille qui reste superficielle à l'artère axillaire.
- L'utilisation du Doppler couleur est systématique pendant la procédure pour prévenir une injection intravasculaire (veine céphalique ou artère thoracoacromiale ou vaisseau aberrant traversant l'espace costoclaviculaire).

Volume :

- En cas d'injection unique, un volume total de 20 mL d'anesthésique local est déposé au milieu du triangle formé par les 3 faisceaux ; du fait de la présence fréquente de septum de tissu conjonctif, un schéma à 2 injections est préférable avec respectivement 5 mL et 15 mL de l'AL injecté dans les compartiments superficiel (faisceau latéral) et profond (faisceau médial et postérieur).

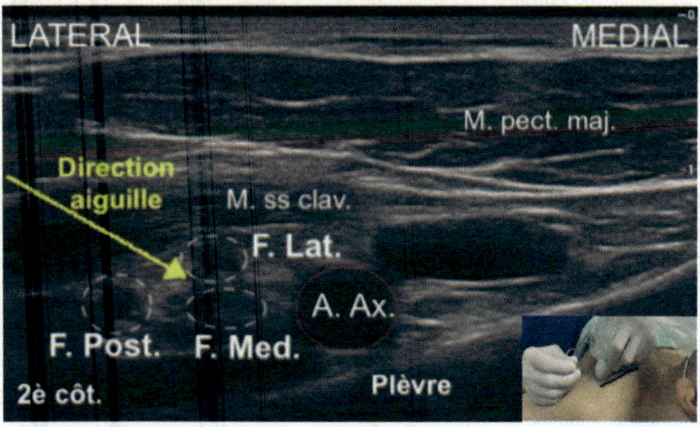

Bloc costoclaviculaire échoguidé. Image caractéristique. Ponction latéromédiale.

BLOC AXILLAIRE (BAX)

INDICATIONS

- Chirurgie de la main, de l'avant-bras et du 1/3 inférieur du bras incluant le coude.

AVANTAGES

- Pas de risque de pneumothorax.

INCONVÉNIENTS

- Le moignon de l'épaule n'est pas bloqué.
- Contre indiqué en cas d'adénite de l'aisselle.

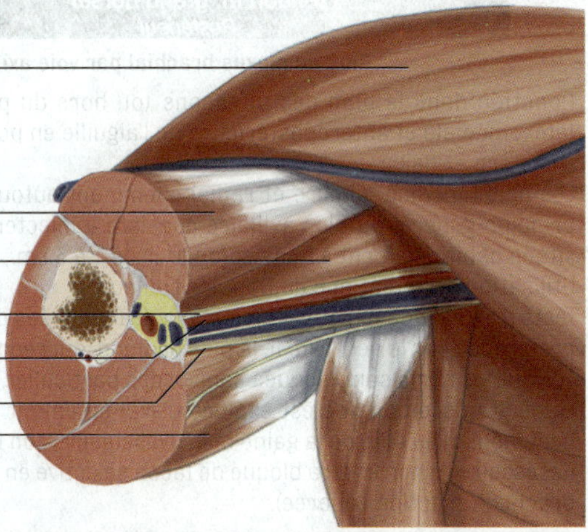

Bloc axillaire : rapports anatomiques et repères de ponction

INSTALLATION

- Bras en abduction à 60° ou 90°, coude fléchi ou non, main en supination.
- Désinfection large de la zone de ponction. Gel stérile. Habillage stérile de la sonde. Aiguille échogène longue de 80-100 mm.

ÉCHOGUIDAGE

- Sonde linéaire à hautes fréquences.
- Positionnement transversal de la sonde au pli axillaire (intersection des muscles biceps brachial et grand pectoral).
- Exploration de la région axillaire en faisant attention à ne pas comprimer les veines, et en recherchant particulièrement les nerfs radial et musculocutané, les nerfs médian et ulnaire étant habituellement facile à localiser (structures hyperéchogènes arrondies ou ovalaires). Le nerf musculocutané apparaît le plus souvent hypoéchogène avec des contours hyperéchogènes (fascia).
- Les nerfs médian, ulnaire, et radial sont situés dans la gaine du plexus brachial contrairement au nerf musculocutané souvent intermusculaire.
- La région d'intérêt (gaine neurovasculaire du plexus brachial) est triangulaire et délimitée par les muscles :
  - Biceps brachial antérieurement et superficiellement,
  - Coracobrachial antérieurement et profondément,
  - Tendon conjoint du grand dorsal (latissimus dorsi) et grand rond (teres major) postérieurement et médialement.

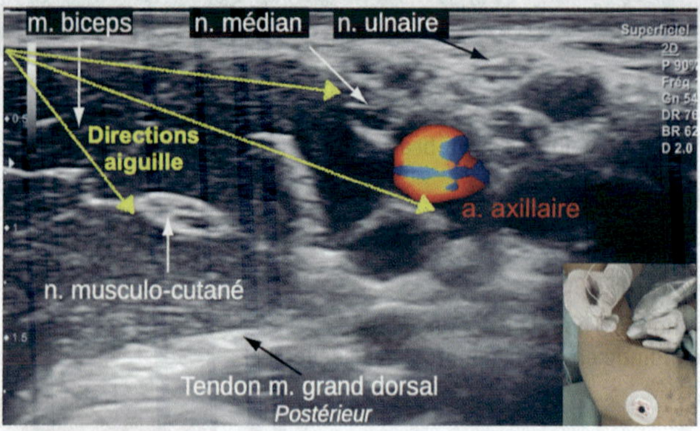

Bloc du plexus brachial par voie axillaire

- Ponction dans le plan des ultrasons (ou hors du plan) avec une direction latéromédiale et antéropostérieure de l'aiguille en pointant le plan postérieur à l'artère axillaire.
- Les nerfs médian, ulnaire et radial cheminant autour de l'artère axillaire, le principe général du bloc axillaire consiste à injecter autour de cette artère située habituellement à une profondeur de 1 à 3 cm.
- Utilisation systématique du Doppler couleur.
- Tests d'aspiration itératifs et injections fractionnées de l'AL en commençant de préférence par le nerf radial, le plus profond, qui repose sur le tendon conjoint.
- Les autres nerfs sont bloqués sans ordre particulier.
- Le nerf musculocutané est exploré d'aval en amont. S'il est visualisé avec le nerf médian au sein de la gaine neurovasculaire, son blocage sélectif n'est pas nécessaire ; sinon, il sera bloqué de façon sélective en arrière du muscle biceps brachial (injection séparée).

NEUROSTIMULATION

Ponction

- Le nerf médian, repère principal, est recherché à proximité de l'artère.
- Si le nerf médian n'est pas palpé, le point de ponction se situe là où l'artère axillaire est la mieux perçue dans le creux axillaire.
- La ponction avec une aiguille de 50 mm à biseau court avec un angle de 10 à 20° par rapport au plan cutané sur une distance de quelques millimètres, en se dirigeant vers le nerf médian, le plus souvent au-dessus de l'artère.
- Progression lente, parallèle au paquet vasculonerveux. Le franchissement de la gaine est habituellement perçu.
- Par voie axillaire, le taux de réussite du bloc augmente avec le nombre de nerfs bloqués. Le nerf musculocutané est bloqué hors de la gaine.
- Le bloc est complété par une infiltration sous-cutanée pour bloquer les nerfs cutanés médiaux du bras et de l'avant-bras.

Réponses en neurostimulation

- **Nerf médian** : stimulation des muscles palmaires et identification des mouvements des 2 tendons palmaires (flexion des doigts + flexion du poignet).
- **Nerf ulnaire** : stimulation du muscle fléchisseur ulnaire du carpe + flexion du 4e et 5e doigt + adduction du pouce.
- **Nerf radial** : stimulation des muscles de la loge postérieure de l'avant-bras dont le long extenseur du pouce.
- **Nerf musculocutané** : contraction du biceps brachial.

DANS TOUS LES CAS

- Bloc des nerfs cutanés médiaux du bras et de l'avant-bras : après l'injection dans la gaine du plexus brachial, l'aiguille est retirée jusqu'au plan sous-cutané, puis redirigée vers le bord inférieur de l'aisselle. Pendant la progression on infiltre le territoire sous-cutané avec 3 à 5 mL d'AL.

- Le nerf musculocutané est bloqué après redirection (transmusculaire) de l'aiguille.
- Un bloc complémentaire du nerf intercostobrachial issu des racines T1 et parfois T2 (infiltration sous-cutanée médiale et proximale du bras) peut être nécessaire pour le garrot.

SOLUTIONS ANESTHÉSIQUES

- Bloc de courte durée (inférieur à 4 h), lidocaïne adrénalinée à 15 ou 20 mg/mL, ou mépivacaïne à 15 ou 20 mg/mL.
- Bloc de longue durée, ropivacaïne 7,5 ou 5 mg/mL ou lévobupivacaïne 5 mg/mL.
- La clonidine (0,5 µg/kg) prolonge l'analgésie postopératoire.
- En postopératoire, ropivacaïne 2 mg/mL.

VOLUMES

- Avec l'échoguidage : 15 à 20 mL en moyenne (un bloc avec de plus faibles volumes est possible).
- En neurostimulation : 5 à 10 mL/nerf stimulé + 5 mL/nerf cutané médial du bras et de l'avant-bras.

BLOC DU NERF MUSCULOCUTANÉ

INDICATIONS

- Chirurgie ou analgésie dans le territoire d'innervation, seul ou en association avec un autre bloc tronculaire, ou en complément d'un bloc du plexus brachial, particulièrement par voie axillaire.

ANATOMIE

- Le nerf musculocutané (C5-C7), sujet à de nombreuses variations anatomiques, assure la flexion de l'avant-bras sur le bras (biceps brachial et coracobrachial) ainsi que l'innervation sensitive du bord latéral de l'avant-bras (nerf cutané latéral de l'avant-bras). Son territoire sensitif peut atteindre la main.

BLOC DU NERF MUSCULOCUTANÉ DANS LE BRAS

- Le nerf quitte la gaine du plexus brachial au niveau de l'apophyse coracoïde. Dans la fosse axillaire, il a déjà quitté le plexus brachial pour traverser le corps du muscle coracobrachial, puis se place entre les muscles biceps et brachial.

Échoguidage

- L'exploration se fait de distal en proximal. Le nerf musculocutané repéré sous le muscle biceps est suivi le long de son trajet vers la fosse axillaire à la recherche d'une division précoce.
- Pour un bloc complet, moteur et sensitif, il est bloqué avant cette division avec 3 à 5 mL d'AL.

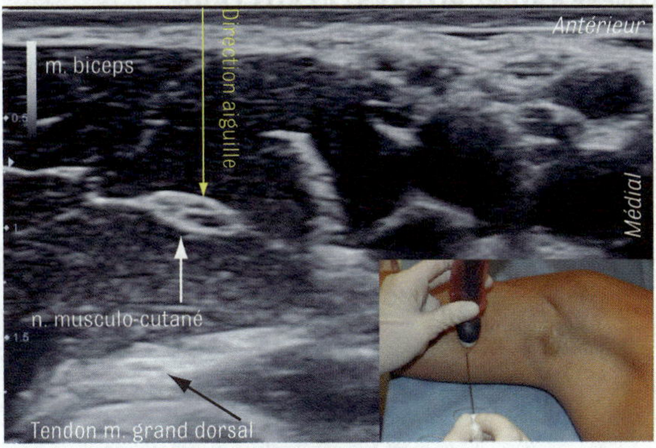

Bloc du nerf musculocutané

Neurostimulation

- Dans la fosse axillaire, l'aiguille est dirigée perpendiculairement au grand axe de l'humérus. La neurostimulation recherche une contraction du muscle biceps, avec flexion de l'avant-bras sur le bras.
- 5 mL d'anesthésique local sont suffisants.

BLOC DU NERF MUSCULOCUTANÉ AU COUDE

- Au coude, le nerf devenu le nerf cutané latéral de l'avant-bras, exclusivement sensitif, est repéré en échographie latéralement au tendon du muscle biceps.
- L'anesthésie est obtenue soit par une injection échoguidée de 3 à 5 mL, soit à l'aveugle par une infiltration sous-cutanée réalisée à 2 cm latéralement au tendon du biceps sur le pli de flexion du coude dirigé vers le bord latéral de l'avant-bras.
- 5 mL d'anesthésique local sont injectés au cours de progression de l'aiguille.

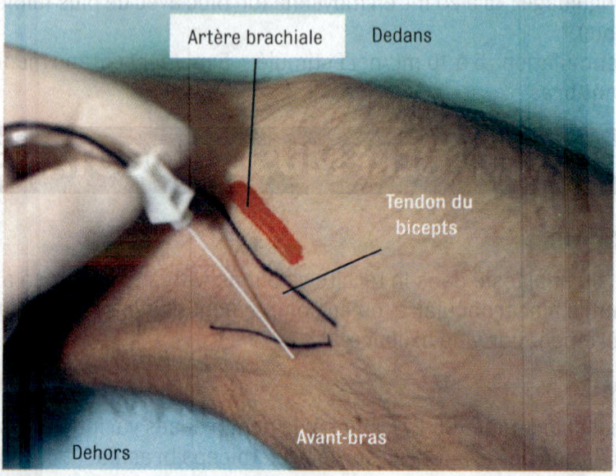

Bloc au coude

BLOC DU NERF RADIAL

INDICATIONS

- Chirurgie ou analgésie dans le territoire d'innervation, isolément ou en association avec un autre bloc tronculaire, ou en complément d'un bloc plexique.

ANATOMIE

- Le nerf radial croise l'humérus par derrière et rejoint la face antérieure du bras latéralement au tendon du muscle biceps.

BLOC DU NERF RADIAL AU BRAS OU AU COUDE

Échoguidage : bloc du nerf radial au bras

- Le nerf radial est localisé au bord latéral du tiers distal du bras. On vérifie au Doppler la position de l'artère satellite.
- La ponction peut être réalisée dans le plan ou hors du plan.
- 4 à 5 mL sont suffisants.

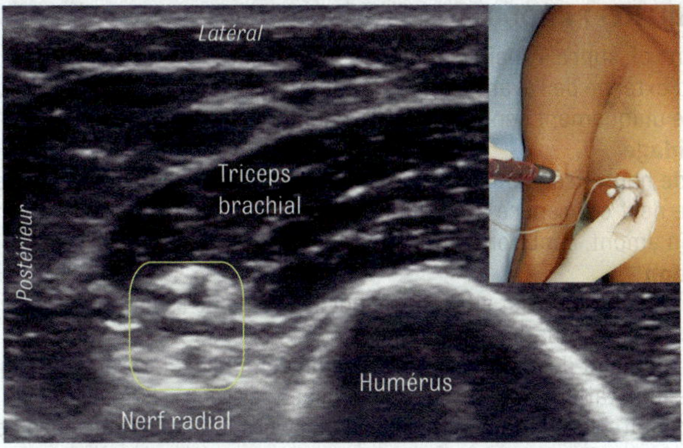

Bloc du nerf radial au coude en neurostimulation

Neurostimulation : bloc du nerf radial au coude

- Blocage sensitif et moteur du nerf radial à l'avant-bras et à la main.
- Membre supérieur en abduction à 90°, main en supination.
- Le repère principal est le bord latéral du tendon du biceps brachial.

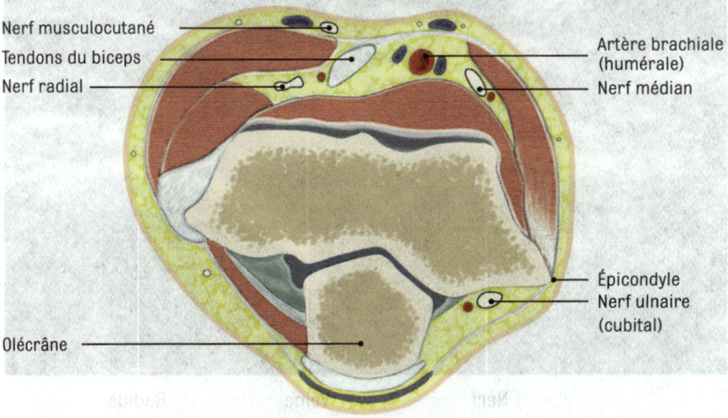

Coupe transversale au niveau du coude

- Le point de ponction est situé à 2 cm du bord latéral du tendon bicipital, 2 à 3 cm au-dessus du pli de flexion du coude, dans la gouttière située entre le tendon du biceps et le corps du muscle brachioradial (long supinateur).
- Aiguille en direction céphalique. Neurostimulation : extension des doigts et extension radiale du carpe. 5 à 7 mL de la solution d'AL choisie sont suffisants.

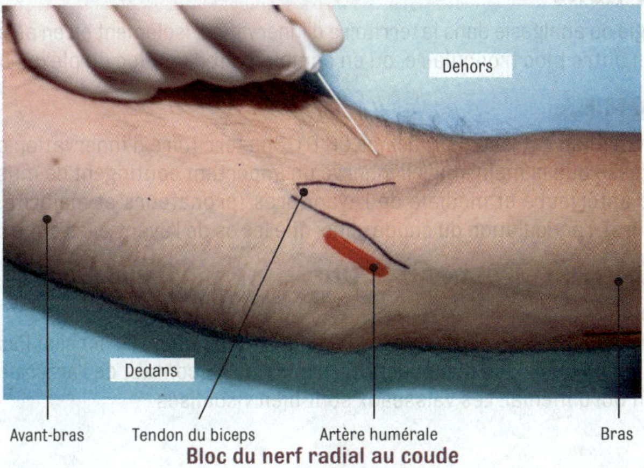

Bloc du nerf radial au coude

BLOC DU NERF RADIAL AU POIGNET

- Position : cf. supra + main en position indifférente.
- Le bord externe de l'avant-bras, et la tabatière anatomique.
- Blocage uniquement sensitif. Neurostimulation inutile.

Échoguidage

- La sonde haute fréquence étant placée au 1/3 distal du bord radial de l'avant-bras, le nerf est repéré à proximité de la veine radiale dilatée par un garrot placé en amont. 3 mL sont suffisants.

Infiltration

- Le point de ponction est situé sur le bord externe de l'avant-bras environ 5 cm au-dessus de la tabatière anatomique.
- À partir du point de ponction, on réalise un demi-bracelet d'anesthésique local par une infiltration sous-cutanée « qui laisse sa trace ». L'aiguille (23 G, 50 mm) est introduite vers la face antérieure, puis vers la face postérieure de l'avant-bras et 3 mL (x 2) de la solution choisie sont injectés.

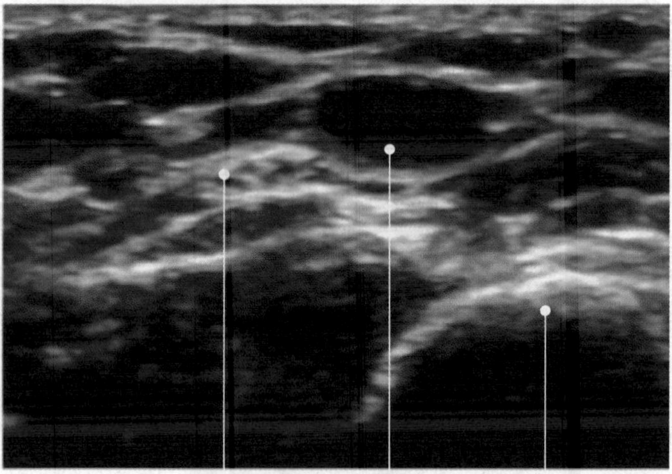

Bloc du nerf radial au poignet

BLOC DU NERF MÉDIAN

INDICATIONS

- Chirurgie ou analgésie dans le territoire d'innervation, isolément ou en association avec un autre bloc tronculaire, ou en complément d'un bloc du plexus brachial.

ANATOMIE

- Le nerf médian est issu des racines C6-D1. Son territoire d'innervation cutanée n'intéresse que la main, mais il innerve un important contingent de muscles de la loge antérieure et médiale de l'avant-bras (pronateurs et majorité des fléchisseurs), l'articulation du coude, ainsi que les os de l'avant-bras et de la main).

BLOC DU NERF MÉDIAN AU COUDE

Échoguidage

- Membre supérieur en abduction à 90°, main en supination. Le nerf est localisé au niveau du pli de flexion du coude, à proximité ou au contact de l'artère cubitale sur son bord médial. Les vaisseaux sont bien visualisés.

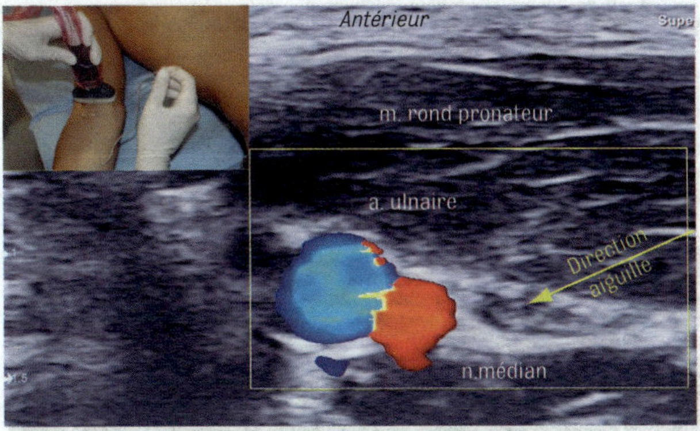

Bloc du nerf médian au coude

- L'abord peut être médial dans le plan, ou antérieur hors du plan.
- 4 à 5 mL sont suffisants.

Neurostimulation

- Membre supérieur en abduction à 90°, main en supination.
- Repérer l'artère dans son trajet brachial. L'aiguille est introduite tangentiellement au plan cutané en dedans de l'artère. Injection de 7 à 10 mL d'AL.
- Neurostimulation : mouvement des tendons palmaire et fléchisseur, visibles et palpables, flexion des doigts et mouvement de pronation.

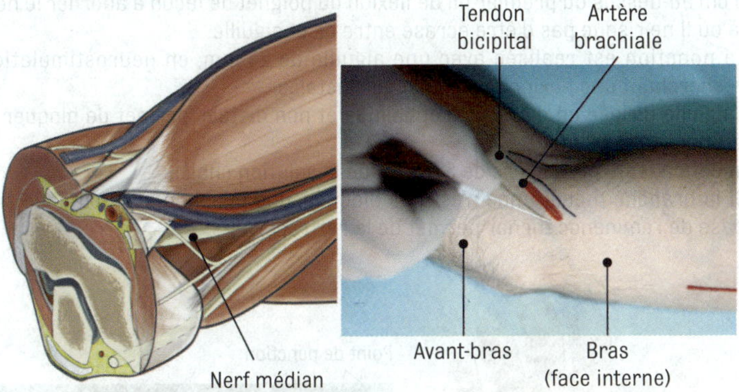

Bloc du nerf médian au coude : rapports anatomiques et repère de ponction (coupe du coude au niveau de l'olécrâne)

BLOC DU NERF MÉDIAN AU POIGNET

Échoguidage

- Le nerf médian est repéré au ¼ distal de l'avant-bras, entre les tendons palmaires.
- Le Doppler retrouve parfois l'artère médiane dans l'espace du nerf.
- L'abord peut être dans le plan ou hors du plan, 4 à 5 mL sont suffisants.

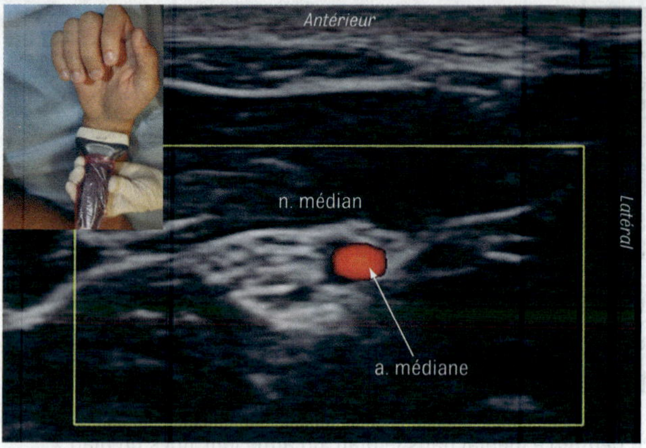

Bloc du nerf médian au poignet

Neurostimulation

- Les repères sont constitués par les tendons des muscles long palmaire et fléchisseur radial du carpe (extendons palmaires).
- La main étant en supination, demander au patient de la relever contre résistance, ce qui permet de faire saillir sous la peau les deux tendons.
- Le point de ponction se trouve dans la dépression entre ces deux tendons, 4 à 5 cm au-dessus du premier pli de flexion du poignet de façon à aborder le nerf là où il ne risque pas d'être écrasé entre os et aiguille.
- La ponction est réalisée avec une aiguille de 25 mm, en neurostimulation, recherchant une flexion des phalanges distales.
- L'aiguille dirigée en direction céphalique et non distale, permet de bloquer la branche thénarienne.
- Injection lente et indolore de 5 à 6 mL de la solution choisie.
- Si la branche thénarienne n'est pas bloquée, une injection sous-cutanée à la base de l'éminence thénar permet de la rattraper.

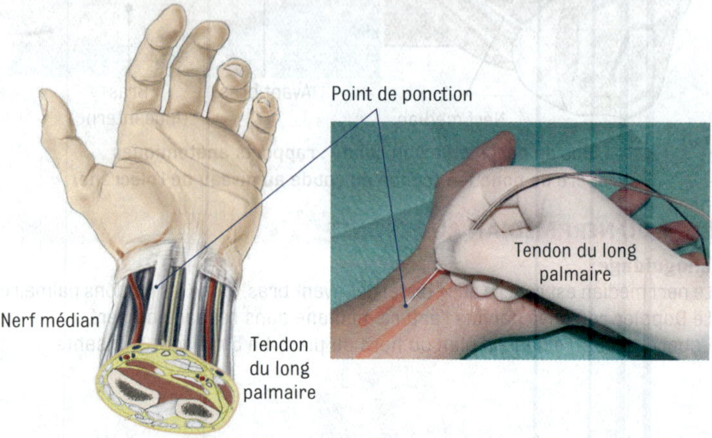

Bloc du nerf médian au poignet : rapports anatomiques et repère de ponction

BLOC DU NERF ULNAIRE (CUBITAL)

INDICATIONS

- Chirurgie ou analgésie dans le territoire d'innervation, isolément ou en association avec un autre bloc tronculaire ou en complément d'un bloc du plexus brachial, particulièrement par voie interscalénique.

ANATOMIE

- Le nerf ulnaire est issu des racines de C6-D1. Son territoire sensitif cutané n'intéresse que le bord médial de la main et la face dorsale des doigts jusqu'au niveau de la première phalange. Son innervation profonde est plus importante, du coude à l'extrémité des 4ᵉ et 5ᵉ doigts concernant les muscles adducteur et court fléchisseur du pouce, ainsi que tous les muscles interosseux de la face dorsale de la main.

BLOC DU NERF ULNAIRE AU COUDE

- Quel que soit le site de ponction ou la technique, 4 à 5 mL sont suffisants pour un bloc complet.

Échoguidage

- L'abord le plus aisé est situé en amont du coude, là où le nerf est encore sous-cutané, à la face antéro-médiale du bras
- La ponction est réalisée dans le plan ou hors du plan.

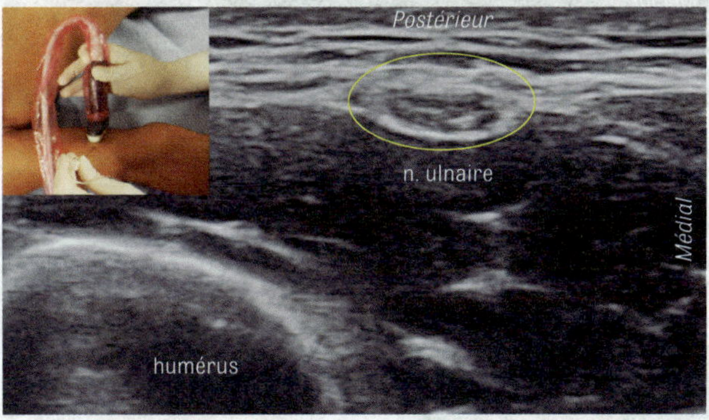

Bloc du nerf ulnaire au bras

Neurostimulation

- Le nerf est abordé 2 à 3 cm en aval de la gouttière.
- Ponction presque tangentiellement au plan cutané, profondeur de 1,5 à 2 cm.
- Neurostimulation : inclinaison cubitale du carpe et/ou une flexion des 4ᵉ et 5ᵉ doigts.

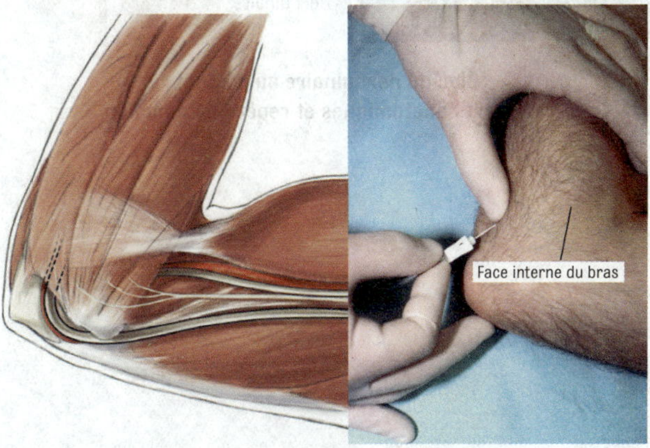

Bloc du nerf ulnaire au coude : rapports anatomiques et repères de ponction

BLOC DU NERF ULNAIRE AU POIGNET

Échoguidage

- La sonde est placée sur la face antéro-médiale du poignet.
- Le nerf est repéré à proximité de l'artère cubitale (Doppler couleur), en arrière du plan du muscle fléchisseur ulnaire du carpe et de son tendon.
- Le bloc est réalisé dans le plan.

Neurostimulation. Voie latérale

- Les repères sont le tendon du muscle fléchisseur ulnaire du carpe et le troisième pli de flexion du poignet. L'aiguille est introduite en direction céphalique, juste en arrière du tendon du fléchisseur ulnaire du carpe, en arrière du 3e pli de flexion du poignet.
- Progression de 1 à 2 cm. Neurostimulation : flexion des 4e et 5e doigts ou du pouce. Test d'aspiration.

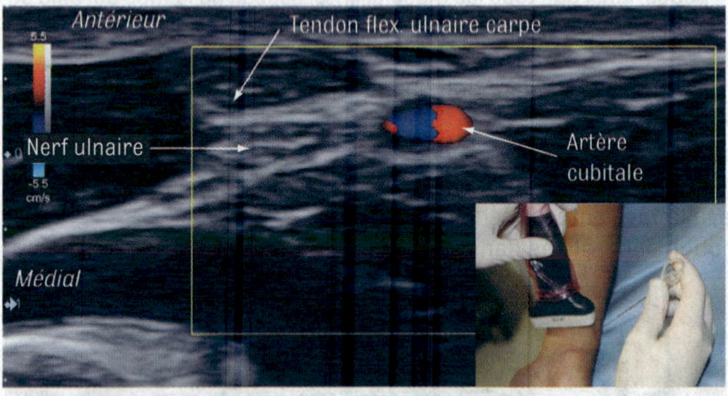

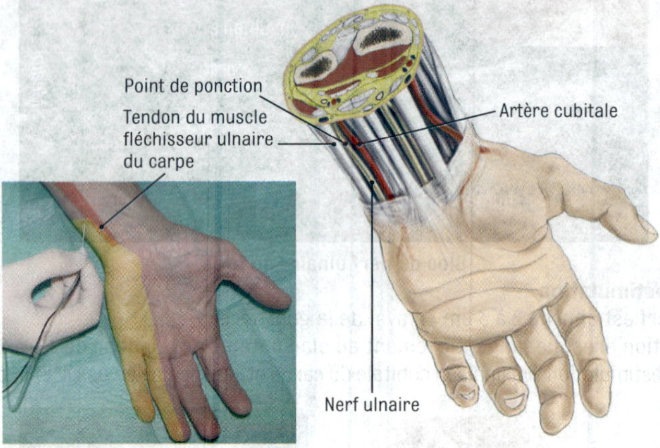

Bloc du nerf ulnaire au poignet :
rapports anatomiques et repère de ponction

ANESTHÉSIE INTRATHÉCALE DES DOIGTS

ANATOMIE

- Les nerfs collatéraux palmaires innervent la face palmaire de tous les doigts et la face dorsale des 2e et 3e phalanges.
- Les nerfs collatéraux dorsaux innervent la face dorsale du 1er et du 5e doigt et la face dorsale de la première phalange des 2e, 3e et 4e doigts.
- Les gaines des tendons fléchisseurs enveloppent les tendons des muscles fléchisseurs des 2e, 3e et 4e doigts. Les nerfs collatéraux cheminent de chaque côté de cette gaine. Ainsi l'anesthésie intrathécale dans la gaine des fléchisseurs intéresse surtout les 2e, 3e et 4e doigts.
- Il existe une gaine du tendon fléchisseur du pouce, mais elle est difficile à atteindre, sauf en échoguidage.
- Le pouce est bloqué par un abord des nerfs radial et médian.
- Le 5e doigt est bloqué par un abord du nerf ulnaire au coude.

INDICATIONS

- Anesthésie-analgésie prolongée pour chirurgie de courte durée des doigts.
- Anesthésie pour panaris et chirurgie ambulatoire des doigts.

TECHNIQUE

- Asepsie draconienne.
- Utilisation d'une aiguille de type intradermique (26,5 G, 12 mm de long), non montée sur la seringue.
- La ponction et l'injection sont plus ou moins douloureuses : prévenir le patient.
- Ponction au niveau de l'articulation métacarpo-phalangienne, en regard du tendon fléchisseur, l'aiguille étant dirigée vers le doigt.
- Quand l'aiguille est en place dans les tendons, les mouvements du doigt entraînent sa mobilisation.
- L'aiguille est alors retirée de 1 mm, et on injecte facilement 3 à 4 mL de bupivacaïne, de lévobupivacaïne à 5 mg/mL ou de ropivacaïne à 7,5 mg/mL chez l'adulte (0,5 à 1 mL chez l'enfant).
- La clonidine (30 µg) améliore la qualité du bloc pour la chirurgie du panaris.
- L'anesthésie obtenue se prolonge sur 20 h, la gaine servant de réservoir.

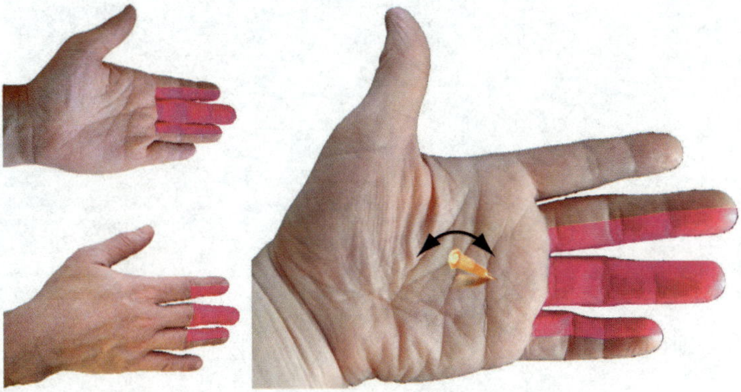

Bloc intrathécal des doigts : repères de ponction et extension du bloc

ÉCHOGRAPHIE

- Avec une sonde superficielle de haute fréquence, toute l'anatomie est parfaitement visualisée, les deux tendons, la tête du métacarpien, la gaine sous forme d'un halo anéchogène entourant les deux tendons, les artères digitales et parfois même les deux nerfs collatéraux.

- La profondeur de la gaine est d'environ 5 mm.
- La ponction est réalisée hors du plan. L'abord juste latéral au tendon permet de ne pas le transfixier, ce qui préserve son intégrité. Une aiguille de 25-30 mm, est nécessaire.
- L'injection de liquide (NaCl 0,9 % au début, ou solution d'anesthésique local) permet de savoir si l'extrémité de l'aiguille est à proximité ou dans la gaine, ce qui est facilement visualisé par son élargissement au cours de l'injection. 4 à 5 mL sont injectés. La bonne position de l'aiguille est confirmée par l'élargissement du halo anéchogène entourant les deux tendons. Sinon l'aiguille est repositionnée.
- La bonne diffusion dans la gaine est observée au cours de l'injection.

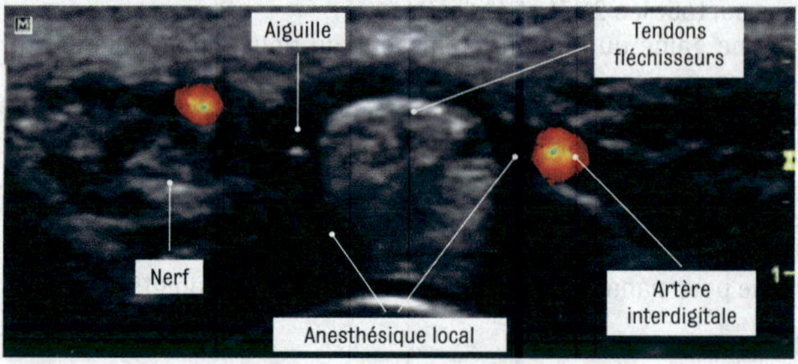

Bloc intrathécal du doigt

- Les 2 tendons sont facilement repérés.
- L'artère interdigitale est latérale aux tendons. Le nerf est à côté de l'artère.
- Abord hors du plan. L'aiguille est visible dans la gaine.
- L'anesthésique local injecté entraîne un élargissement de la gaine, qui signe la bonne position dans la gaine.

LIMITES

- Nécessité d'un garrot à la racine du doigt, pour une durée brève.
- Si un abord de la face dorsale de la première phalange ou de l'articulation P1-P2 est envisagé, un bloc complémentaire par une infiltration dorsale à la base du doigt est indispensable

DERMATOMES, MYOTOMES ET SCLÉROTOMES DU MEMBRE INFÉRIEUR

DERMATOMES

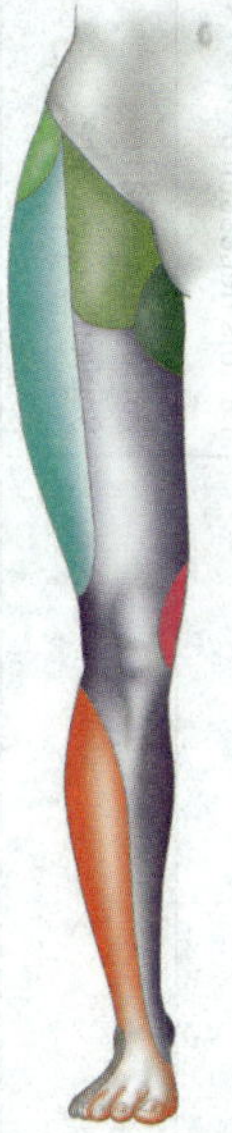

MYOTOMES

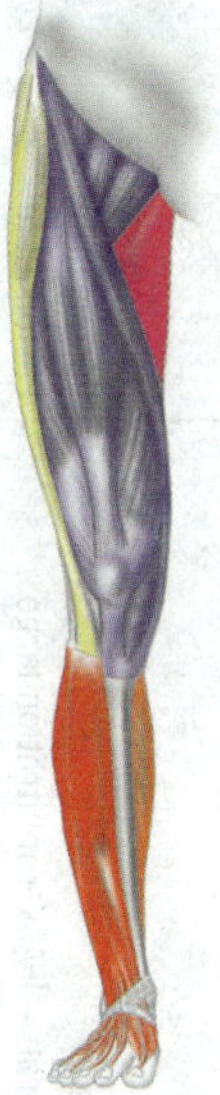

SCLEROTOMES

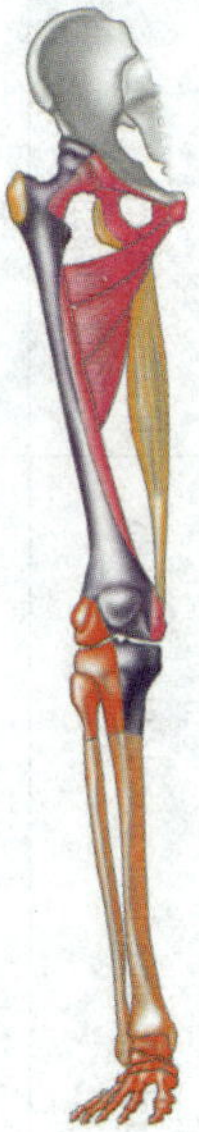

- Nerf iliohypogastrique
- Nerf génitofémoral
- Nerf ilioinguinal
- Nerf fémoral
- Nerf cutané latéral de cuisse
- Nerf obturateur
- Nerf glutéal supérieur
- Nerf glutéal inférieur
- Nerf cutané postérieur cuisse
- Nerf tibial
- Nerf péronier commun
- Nerf sural

DERMATOMES

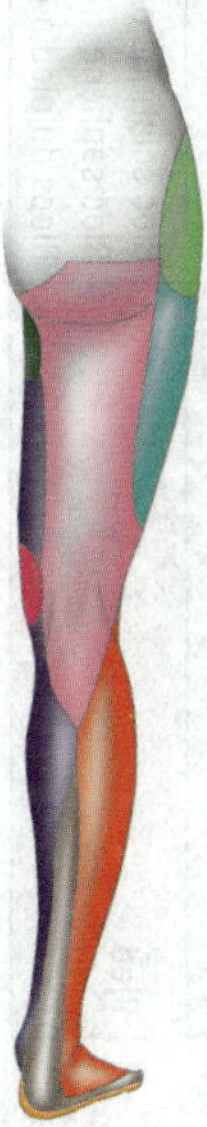

MYOTOMES

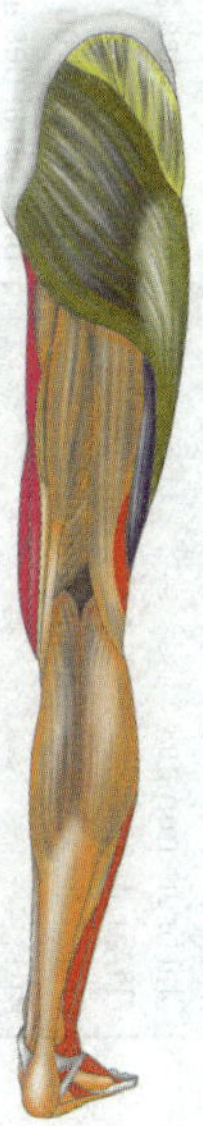

SCLEROTOMES

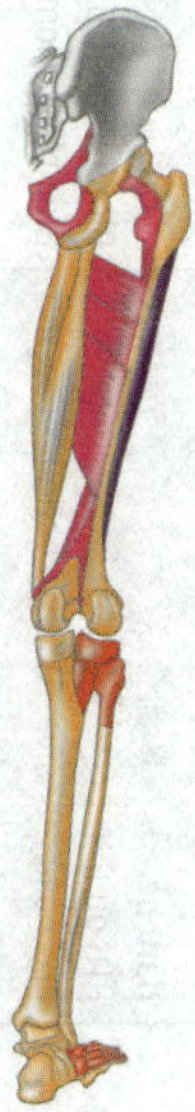

CHOIX DU BLOC POUR UNE CHIRURGIE DU MEMBRE INFÉRIEUR

Indications chirurgicales	Type de bloc	Cathéter
Hanche PTH ou PIH Prothèse massive, reconstruction	Bloc fémoral, BIF ou Peng Block ; en cas d'abord antérieur, pas de bloc ou QLB3 Bloc plexus lombaire ± plexus sacral	Non nécessaire Parfois nécessaire
Fémur Fracture diaphyse, ostéotomies	Bloc fémoral	Parfois nécessaire
Genou Chirurgie mineure TTTA, rotule Chirurgie arthroscopique majeure PTG	Analgésie intra-articulaire, infiltration Bloc fémoral Bloc fémoral ou canal des adducteurs Bloc canal des adducteurs (ou bloc fémoral) + IPACK ± infiltration large	Non nécessaire Parfois utile Parfois utile
Jambe	**Attention au syndrome des loges** Bloc sciatique et fémoral Pas d'AL de longue durée d'action	Non
Cheville	Bloc sciatique et saphène	Parfois nécessaire
Pied	Bloc sciatique ou bloc tibial postérieur Bloc saphène Blocs du pied à la cheville	Parfois nécessaire Souvent nécessaire

PLEXUS LOMBOSACRÉ : ORGANISATION GÉNÉRALE

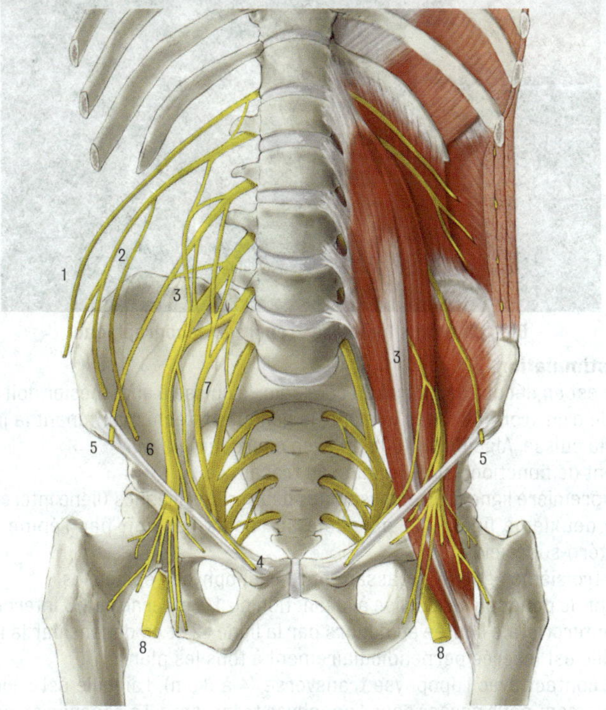

1 : Nerf subcostal
2 : Nerf iliohypogastrique
3 : Nerf ilioinguinal
4 : Nerf génito fémoral
5 : Nerf cutané latéral de la cuisse
6 : Nerf fémoral
7 : Nerf obturateur
8 : Nerf sciatique

BLOC DU PLEXUS LOMBAIRE

ANATOMIE

Le plexus lombaire donne :

- pour la paroi abdominale les nerfs ilioinguinal, iliohypogastrique,
- pour le membre inférieur les nerfs génito fémoral, cutané latéral de la cuisse, fémoral et obturateur. Ils innervent la face antérieure et latérale de la cuisse et le bord médial du genou et de la jambe.

INDICATIONS

Chirurgie du membre inférieur en association avec le bloc du nerf sciatique.

RÉALISATION

Échoguidage

- Le patient est en décubitus ventral ou latéral ; sonde curviligne 2-5 MHz placée 2 à 3 cm latéralement à la ligne des épineuses en L2-L4 pour visualiser les processus transverses. Entre les ombres acoustiques de ces processus, se trouve le muscle psoas, dans le corps duquel est parfois visualisée une racine du plexus lombaire, à 6-8 cm de profondeur, sous forme d'une ligne blanche hyperéchogène (en coup d'ongle). Le doppler couleur recherche une branche artérielle qui aide au repérage de la racine.

- La ponction est réalisée dans le plan (en direction céphalique) ou hors du plan. L'hydrolocalisation est indispensable. La réalisation est difficile.

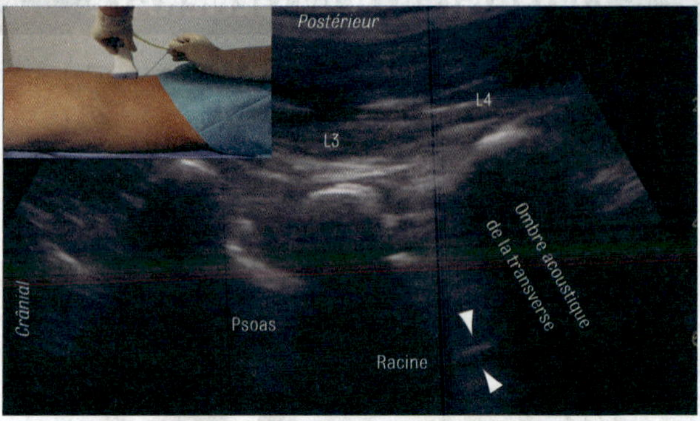

Bloc du plexus lombaire : repérage échographique

Neurostimulation

Patient est en décubitus latéral du côté sain, la cuisse à anesthésier doit former un angle d'environ 140° avec le tronc, le genou est fléchi maintenant la jambe à 90° de la cuisse. Aiguille de 100 mm avec neurostimulateur.

- Le point de ponction est déterminé en traçant :
  - Une première ligne (L1) réunissant les deux crêtes iliaques (ligne intercristale).
  - Une deuxième ligne (L2) parallèle au rachis passant par l'épine iliaque postéro-supérieure.
  - Une troisième ligne (L3), passant par les apophyses épineuses
- Le point de ponction se localise à la jonction du 1/3 externe et 2/3 interne sur la ligne intercristale limitée en dehors par la ligne L2 et en dedans par la ligne L3.
- L'aiguille est insérée perpendiculairement à tous les plans.
- Après contact avec l'apophyse transverse (4 à 6 cm), l'aiguille est réorientée caudalement pour passer sous l'apophyse transverse. La réponse en neurostimulation est obtenue environ 2 cm après l'apophyse transverse.
- Stimulation du nerf fémoral : contraction du quadriceps et extension de la jambe sur la cuisse.
- Stimulation du nerf obturateur : mouvement d'adduction de la cuisse.
- Stimulation des nerfs destinés au psoas : flexion de la cuisse sur le bassin.

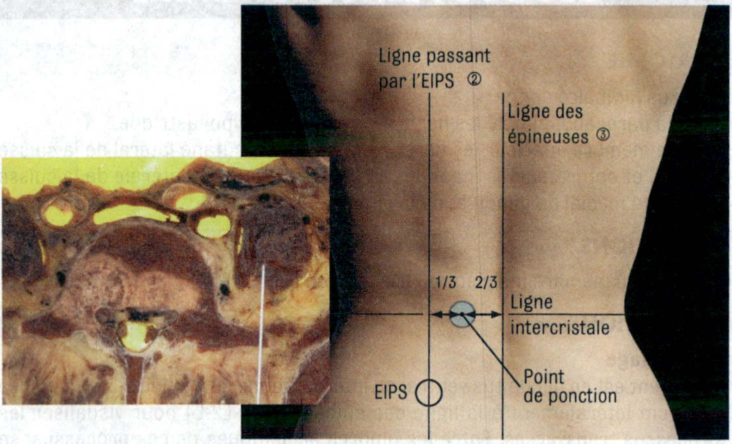

Bloc du plexus lombaire par voie postérieure : rapports anatomiques et repères de ponction modifiés

DROGUES/VOLUMES

- Lidocaïne adrénalinée (1/200000 ou 1 mL = 5 µg) 15 ou 20 mg/mL.
- Ropivacaïne 5 mg/mL ou lévobupivacaïne à 2,5 mg/mL.
- L'addition de clonidine (0,5 µg/kg) est possible.
- Volume de 20 à 25 mL.
- En cas de bi-bloc, réduire les concentrations pour ne pas dépasser les doses maximales autorisées.

DÉLAI D'INSTALLATION

- Environ 25 à 30 minutes.

COMPLICATIONS

- L'injection péridurale ou sous arachnoïdienne est la principale complication. La vigilance doit être aussi importante qu'avec une anesthésie rachidienne.
- L'injection intravasculaire est un risque, prévenu par une dose test adrénalinée.
- Risque de ponction du rein lors des abords en L3 à droite.

Remarques

La réalisation conjointe du bloc sciatique sera effectuée par voie postérieure sans mobilisation du patient. Il est conseillé de commencer par le blocage du sciatique, le délai d'installation de l'anesthésie pour ce nerf étant plus long.

BLOC DU NERF SCIATIQUE

ANATOMIE

- Le nerf sciatique est constitué de fibres issues de toutes les racines composant le plexus sacré. Il quitte le bassin par la grande échancrure ischiatique. Il est accompagné à la fesse par le nerf fémoral cutané postérieur (sensitif) et le nerf glutéal inférieur (moteur du muscle grand glutéal).
- Dans la fesse, le nerf sciatique se localise entre la tubérosité ischiatique et le grand trochanter, puis il descend en ligne droite vers la fosse poplitée.
- Plus ou moins haut au cours de ce trajet à la cuisse, il se divise en ses 2 branches terminales, les nerfs tibial et fibulaire (péronier) commun.

INDICATIONS

- Anesthésie et analgésie du membre inférieur.
- Isolé : pied.
- En association avec d'autres blocs : tout le membre inférieur.

BLOC DU NERF SCIATIQUE PAR VOIE GLUTÉALE

Installation du patient

- Patient en décubitus ventral ou latéral (côté à bloquer vers le haut, cuisse fléchie à 135-140°, genou fléchi à 90°). Sont repérés successivement et marqués sur la peau : le bord supérieur du grand trochanter, l'épine iliaque postéro-supérieure (EIPS), et le hiatus sacrococcygien.
- On trace une première droite reliant le bord supérieur du grand trochanter et le hiatus sacrococcygien (ligne de Winnie, projection cutanée du bord inférieur du muscle piriforme). Puis on trace une seconde droite qui relie le bord supérieur du grand trochanter et l'EIPS. À partir de son milieu, on descend une perpendiculaire qui va couper la première droite.
- L'intersection de ces 2 droites représente le point de ponction en neurostimulation ou le point à partir duquel on commence la recherche en échographie.

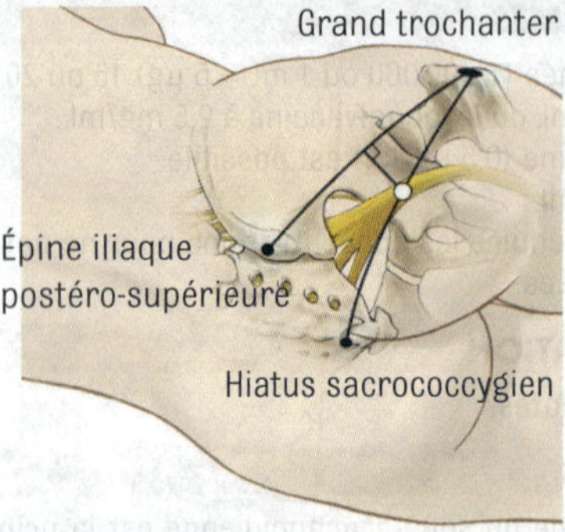

Bloc du nerf sciatique par voie glutéale : rapports anatomiques et repères de ponction

Échoguidage

- On recherche l'image caractéristique ovoïde du nerf sciatique, en avant du muscle grand glutéal.
- On recherche en Doppler couleur, les branches artérielles et particulièrement l'artère glutéale supérieure pour éviter de la ponctionner.
- Ponction dans le plan ou hors du plan, avec une aiguille 80-100 mm.

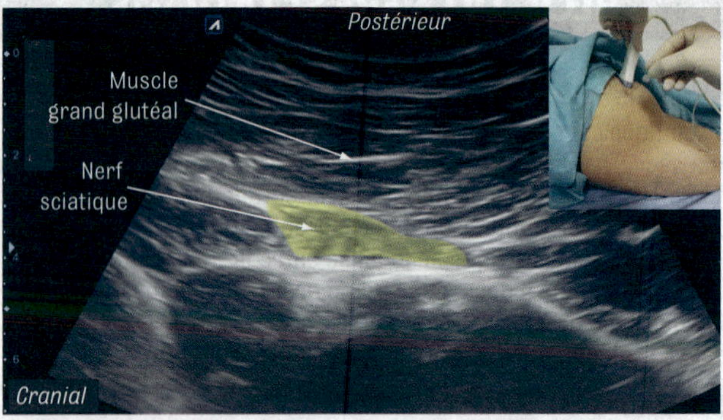

Bloc du nerf sciatique glutéal : repères de ponction

Neurostimulation

- Ponction perpendiculaire au plan cutané avec une aiguille de 100 mm. Après une progression de 4 à 6 cm, une contraction des muscles de la fesse traduit la proximité du nerf glutéal inférieur au contact du nerf fémoral cutané postérieur (sensitif).
- La réponse est optimisée de façon habituelle et 5 à 7 mL d'anesthésique local sont injectés. Ceci permet une anesthésie de la partie inférieure de la fesse et du haut de la face postérieure de la cuisse.
- La progression est reprise après avoir augmenté l'intensité de neurostimulation entre 1,5 et 2 mA. 1 à 2 cm plus profondément est trouvé le nerf grand sciatique, avant le contact osseux qui doit être évité.
- Deux réponses sont possibles :
  - Stimulation du contingent tibial : contraction du triceps sural, flexion plantaire des orteils ou inversion du pied.
  - Stimulation du contingent fibulaire commun : extension des orteils ou éversion du pied (rotation externe).
- Quand une des 2 réponses est obtenue, on injecte 10 à 12 mL de la solution choisie, puis on recherche la deuxième réponse en se déplaçant le long de la ligne de Winnie, mais ni au dessus, ni en dessous.
- Si le nerf tibial a été bloqué en premier, le contingent fibulaire doit être recherché plus latéralement et légèrement plus profondément.

- Si le contingent fibulaire a été bloqué en premier, le nerf tibial sera recherché dans une position plus médiale et légèrement moins profonde.
- Le deuxième nerf sera aussi bloqué avec 10 à 12 mL d'AL.
- Une réponse localisée au niveau de la cuisse doit être rejetée.
- Cette voie d'abord bloque aussi le nerf fémoral cutané postérieur et offre donc une anesthésie de la face postérieure de la cuisse et de la jambe.

BLOC DU NERF SCIATIQUE PAR VOIE INFRAGLUTÉALE

Installation

Identique à la voie glutéale.

Technique échoguidée avec ou sans neurostimulateur

- Le repérage du nerf sciatique est relativement aisé dans l'espace subglutéal. Cet espace est délimité latéralement par le grand trochanter et médialement par la tubérosité ischiatique. Il est limité en arrière par le muscle grand glutéal et en avant par le muscle carré fémoral. Le nerf sciatique se trouve au milieu de l'espace ainsi délimité.
- Repérage : sonde abdominale 2-5 MHz, placée perpendiculairement au plan cutané sur la ligne reliant le grand trochanter et la tubérosité ischiatique. Le nerf a une forme ovale d'un diamètre de 1,5 à 2 cm.
- Ponction : aiguille de 150 ou 100 mm, dans le plan pour un abord latéromédial ou hors du plan de la sonde pour un abord médial, à mi-chemin de la ligne grand trochanter-tubérosité ischiatique. Injection circonférentielle de l'anesthésique local.
- Faible risque de ponction vasculaire.

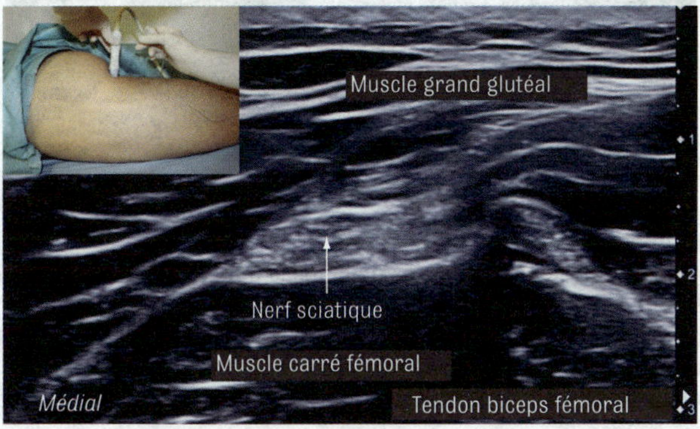

Bloc du nerf sciatique par voie infraglutéale

Drogues et délai d'installation

- Le choix entre les différentes solutions dépend de la durée souhaitée du bloc.
- Il n'est pas nécessaire de dépasser 20 mL d'anesthésique local.
- En raison d'une faible résorption locale, le bloc du nerf sciatique est généralement prolongé.
- La clonidine (0,5 µg/kg) améliore la qualité du bloc et en prolonge la durée.
- Le nerf sciatique étant le plus volumineux de l'organisme, le délai d'installation peut être long, variant entre 15 et 30 min.

BLOC DU NERF SCIATIQUE PAR VOIE POPLITÉE

Indications

- Anesthésie et analgésie de la jambe (sauf face médiale), de la cheville et du pied, en association avec un bloc du nerf saphène.
- Analgésie postopératoire après chirurgie du pied et de la cheville.
- Analgésie pour les douleurs vasculaires chroniques du pied.

Particularités

- Avantage : possibilité de mettre en place un cathéter pour analgésie prolongée.
- Le nerf fémoral cutané postérieur n'est pas bloqué. Si un garrot de jambe est utilisé, un bloc du nerf saphène est souhaitable.

Abord postérieur

Patient en décubitus ventral

Échoguidage

- Le repérage échographique localise facilement le nerf et permet de voir le niveau de division en ses 2 branches terminales.
- On repère les vaisseaux poplités en positionnant la sonde perpendiculairement au plan cutané de manière transversale ; juste en arrière se trouve le nerf sciatique.
- Le niveau de ponction optimal est l'endroit où les 2 contingents commencent à se séparer. À cet endroit le nerf sciatique apparaît plat et ovoïde.
- En décubitus ventral : ponction hors plan, aiguille à 45-60° en direction céphalique, jusqu'au franchissement de la gaine du nerf sciatique permettant une injection circonférentielle de l'anesthésique local.

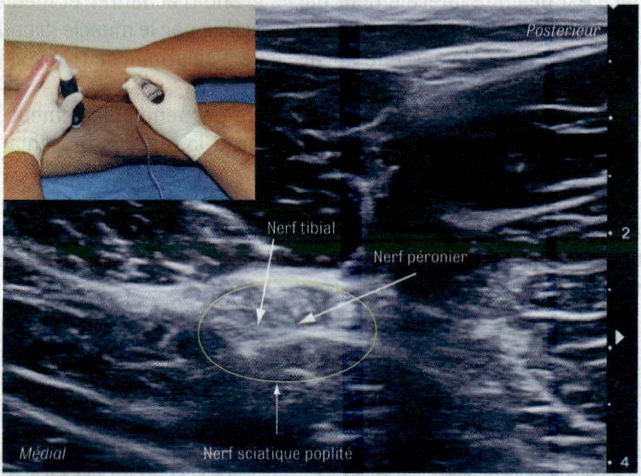

Bloc du nerf sciatique par voie poplitée, abord postérieur

Neurostimulation

- On repère les 2 bords musculaires de la fosse poplitée, muscle long biceps en dehors et muscles semi-tendineux et semi-membraneux en dedans.
- L'aiguille de 5 cm est introduite avec un angle de 45° dirigé vers le haut.
- La profondeur habituelle est de 3 à 5 cm, superficielle au plan vasculaire. Cet abord permet de bloquer le nerf, le plus souvent, avant sa bifurcation.

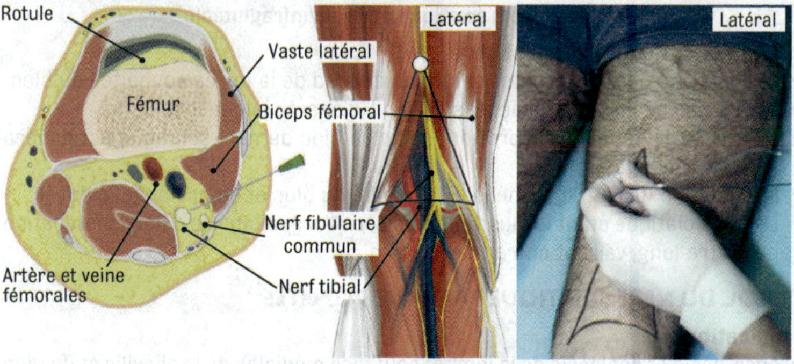

Bloc du nerf sciatique par voie poplitée postérieure de Singelyn : rapports anatomiques et repères de ponction

Abord latéral

Patient en décubitus dorsal. Ponction au niveau de la dépression entre le bord postérieur du vaste latéral et le bord antérieur du tendon du biceps fémoral.

Échoguidage

- La ponction est réalisée par un abord latéral avec l'aiguille dans le plan jusqu'à atteindre l'espace du nerf sciatique. L'injection circonférentielle entoure complètement le nerf sciatique.

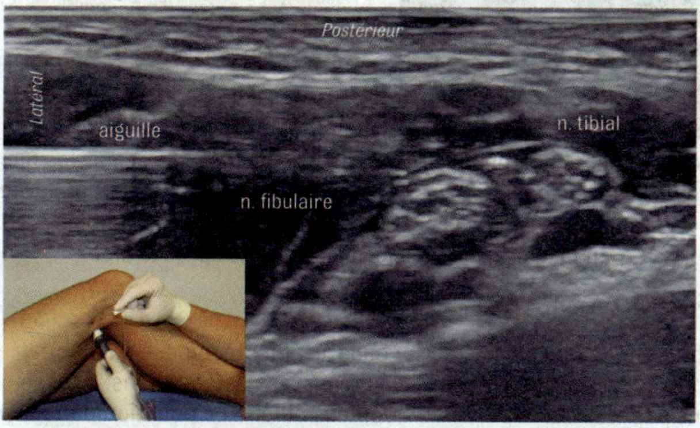

Bloc du nerf sciatique par voie latéro-poplitée de Zetlaoui : rapports anatomiques et repères de ponction

Neurostimulation

- Patient en décubitus dorsal, genou fléchi pour repérer le tendon du biceps fémoral et la dépression située juste en avant. Puis la jambe est remise en extension. Le point de ponction est situé dans cette dépression, 5 à 7 cm au-dessus de l'interligne articulaire.
- L'aiguille est dirigée en bas (vers le pied) et en arrière, surtout pas sur un plan horizontal pour éviter les vaisseaux poplités.
- On recherche spécifiquement les nerfs péronier commun et tibial. Chaque nerf est bloqué individuellement avec 8 à 10 mL d'AL.
  - Contingent péronier commun : contraction des muscles de la loge antérolatérale avec dorsiflexion (nerf péronier profond) ou une éversion du pied (nerf péronier superficiel).
  - Contingent tibial : flexion plantaire des orteils ou une inversion du pied.
- La présence de varices poplitées est une contre indication théorique.

IPACK

- **I**nfiltration between the **P**opliteal **A**rtery and the **C**apsule of the **K**nee : infiltration entre l'artère poplitée et la capsule articulaire du genou

INDICATIONS

- Analgésie de la capsule postérieure du genou : prothèse ou chirurgie arthroscopique majeure du genou, en épargnant les troncs principaux des nerfs tibial et fibulaire et en conservant la fonction sensorielle/proprioceptive et motrice du membre inférieur.

ANATOMIE

- L'innervation de la capsule articulaire postérieure du genou est sous la dépendance de 5 nerfs. Les nerfs tibial (branches supérieure et inférieure) et obturateur postérieur y participent toujours. Des rameaux issus du nerf fibulaire commun et du nerf sciatique lui-même y participent de façon variable. Le but est de bloquer ces branches articulaires distales (nerfs géniculés) dans l'espace entre l'artère poplitée et les condyles fémoraux.

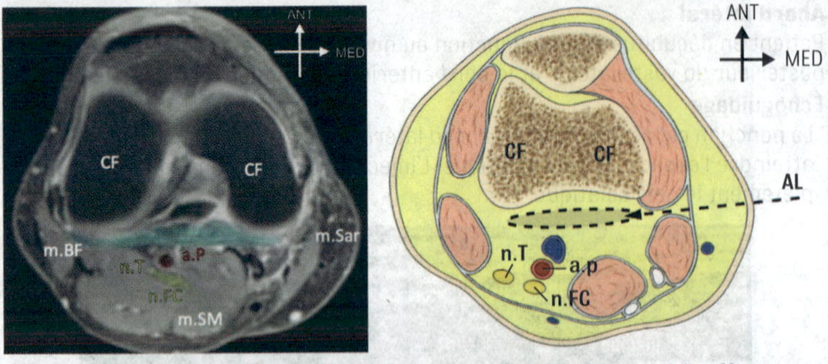

Bloc iPACK : repères anatomiques ; a.P : artère poplitée ; CF : condyles fémoraux ; m.BF : muscle biceps fémoral ; m.SM : muscle semi membraneux ; m.Sar : muscle sartorius ; n.FC : nerf fibulaire commun ; n.T : nerf tibial. En bleu clair : image localisée de l'AL après le bloc.

ÉCHOGUIDAGE

- Le patient est en décubitus dorsal ou latéral (côté opposé au bloc).
- La sonde convexe 2-5 MHz est placée transversalement dans la fosse poplitée. L'artère poplitée est repérée au Doppler couleur. La ponction dans le plan est réalisée par abord médial du genou, avec une aiguille de 100 mm, pour atteindre l'espace compris entre les condyles fémoraux en avant et l'artère poplitée en arrière. Cet espace se situe en général entre 4 et 6 cm de profondeur.
- Injection de 20 mL d'AL lors du retrait de l'aiguille de distal en proximal le long de la ligne entre les deux coques condyliennes.
- L'aiguille doit rester à proximité des condyles fémoraux pour éviter les lésions nerveuse ou vasculaire.
- Il existe une approche alternative en plaçant la sonde sur la face médiale du genou, 3 cm au-dessus de la patella.

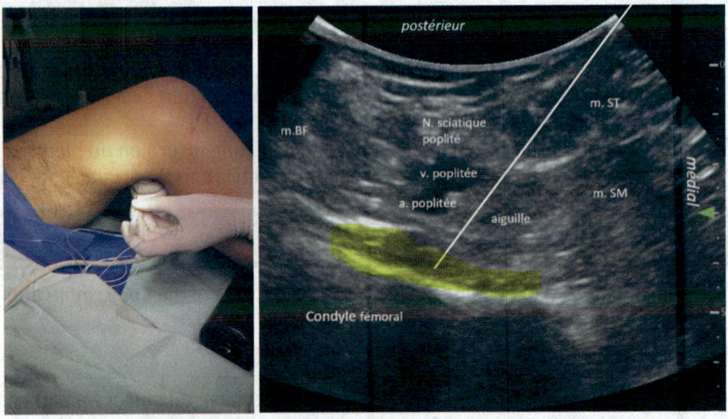

IPACK : repères de ponction, direction de l'aiguille, et vue sono anatomique. m.BF : muscle biceps fémoral ; m.ST : muscle semi tendineux ; m.SM : muscle semi membraneux

PENG BLOCK

INDICATION

- Le **PE**ricapsular **N**erve **G**roup **block** est utilisé pour l'analgésie périopératoire des fractures du col fémoral, intertrochantérienne et de la branche iliopubienne, ainsi que pour les luxations de hanche. Les nerfs bloqués ne dépassant pas la ligne inter trochantérienne, toute fracture au-dessous de cette ligne n'est pas anesthésiée par le PENG block.

ANATOMIE

Les branches articulaires des nerfs fémoral, obturateur et obturateur accessoire cheminent dans le plan entre le tendon du muscle psoas et l'ilium et atteignent l'articulation de la hanche entre l'épine pubienne médialement et l'épine iliaque antéro-inférieure latéralement :

- Branche articulaire du nerf fémoral : innervation sensitive de la partie latérale supéromédiale de la capsule articulaire antérieure de la hanche.
- Branche articulaire du nerf obturateur : innervation sensitive de la partie inféromédiale de la capsule articulaire antérieure.

TECHNIQUE

- Sonde abdominale convexe, initialement parallèle au ligament inguinal. Déplacement caudo-crânial jusqu'à la visualisation de l'ilium (ligne osseuse continue). Les vaisseaux fémoraux sont localisés au Doppler couleur. À ce niveau, les branches nerveuses articulaires passent en profondeur du muscle psoas latéralement à l'artère fémorale.
- Aiguille : 80-100 mm, 22 G. Ponction dans le plan, de latéral en médial ; hydrodissection. Le biseau de l'aiguille doit être positionnée entre le tendon du muscle psoas et Ilium. Après le contact osseux avec l'ilium, l'aiguille est retirée de 2 à 3 mm. Injection de 20 mL au moins d'une solution diluée d'AL (par ex. ropivacaïne 2 mg/mL). La surélévation du muscle psoas est un signe de réussite du bloc. Tests d'aspiration répétés tout au long de l'injection en raison de la proximité des vaisseaux fémoraux.

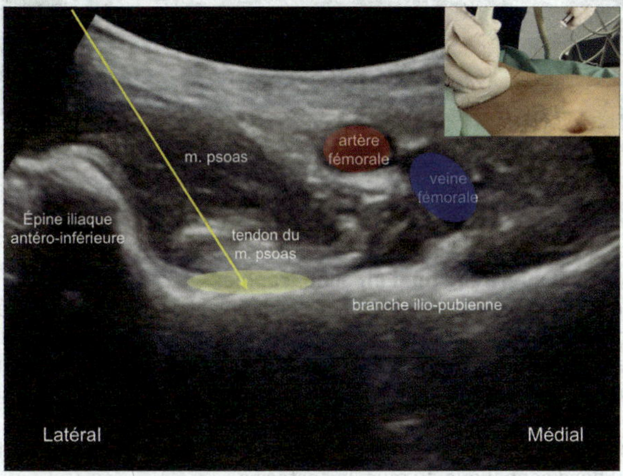

PENG block : rapports anatomiques et repères de ponction

BLOC ILIOFASCIAL (BIF)

INDICATIONS

- Chez l'adulte, bloc analgésique pour la chirurgie de la hanche et du genou.
- Analgésie préopératoire dans la fracture de l'extrémité supérieure du fémur.
- Chez l'enfant, bloc anesthésique.

AVANTAGES

- Absence d'élément anatomique noble au point de ponction.
- Extension fréquente au nerf cutané latéral de cuisse.

PRINCIPE

- L'anesthésique local est injecté entre le fascia iliaca (FI) et le corps du muscle iliaque, cet espace de diffusion étant utilisé pour véhiculer l'AL vers le plexus lombaire.

RÉALISATION DU BLOC

Bloc iliofascial infra-inguinal en échographie

- On place la sonde transversalement à la cuisse au niveau du pli de flexion. On repère l'artère et le nerf fémoral recouverts par une structure aponévrotique dense, le fascia iliaca. La sonde est translatée latéralement, centrée sur le muscle sartorius, puis tournée de 90° pour passer dans le sens longitudinal, en gardant toujours la vision du fascia iliaca qui devient alors une ligne oblique légèrement courbe.
- La ponction est réalisée dans le plan, en direction céphalique. L'hydrolocalisation permet de décoller l'espace entre le fascia iliaca et le muscle iliaque.
- La mise en place d'un cathéter est facile (kit péridural).

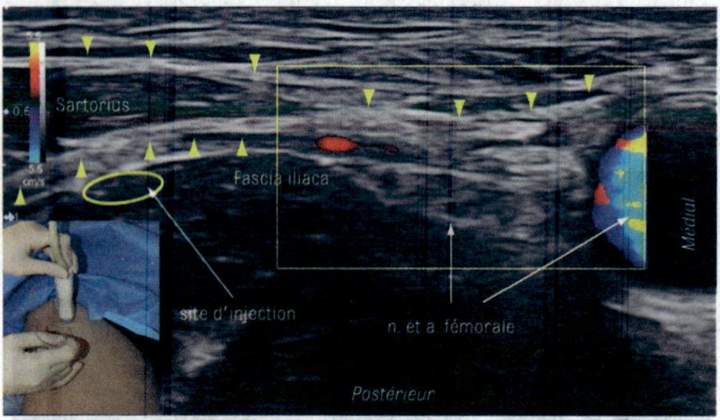

Bloc iliofascial infra-inguinal (fascia iliaca = têtes de flèche)

Bloc iliofascial supra-inguinal en échographie

- La sonde est placée juste médialement et caudalement à l'épine iliaque antéro-supérieure, orientée vers l'ombilic pour être perpendiculaire au ligament inguinal. L'image obtenue montre de la superficie à la profondeur le plan sous-cutané, les muscles sartorius et oblique interne superficiels au muscle iliaque recouvert par le fascia iliaca. Le plan profond est représenté par l'ilium.
- La ponction est réalisée de caudal en céphalique. L'aiguille pénètre sous le fascia iliaca au bord céphalique du muscle sartorius.
- L'injection sépare le fascia iliaca du muscle iliaque. 30 à 40 mL d'une solution diluée d'AL de longue durée d'action sont injectés.

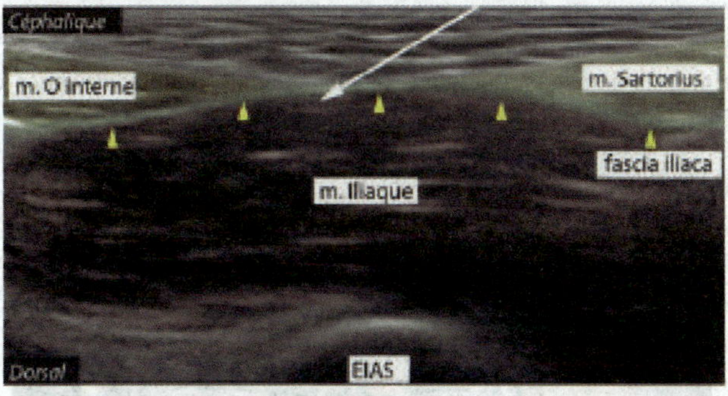

Bloc iliofascial supra-inguinal

À l'aveugle : double ressaut

- Le risque d'une injection mal localisée est de 50 %, raison pour laquelle il faut préférer un bloc échoguidé.
- Le principal repère est le pli de flexion de la cuisse. Le point de ponction est situé dans la cuisse, 1 à 2 cm en dessous de la jonction 1/3 externe - 2/3 interne de l'arcade fémorale, au bord médial du muscle sartorius.
- L'aiguille est orientée en direction céphalique. Après franchissement de la peau, on recherche les 2 résistances du fascia lata, puis celle plus sensible du fascia iliaca. Chez l'adulte, la distance varie entre 20 à 40 mm à partir du plan cutané.
- L'injection est réalisée en appliquant une pression en aval du point de ponction.

VOLUME ET SOLUTION

- Volume de 0,4 mL/kg chez l'adulte. Volume plus important chez l'enfant, variant de 1 mL/kg (5 à 10 kg de poids corporel) à 0,5 mL/kg (20 à 50 kg de poids corporel).
- Il s'agit d'un bloc analgésique, un AL de longue durée d'action est recommandé.

EXTENSION DU BLOC

- La qualité du blocage du nerf fémoral est similaire à celle obtenue avec le bloc fémoral direct mais le bloc du nerf latéral cutané de cuisse est plus fréquent.
- Chez l'enfant, les branches supérieures du plexus lombal (branche fémorale du génitofémoral) sont aussi bloquées.

BLOC DU NERF FÉMORAL

INDICATION

Anesthésie - analgésie : fracture et chirurgie de la hanche, du fémur, de la rotule, rupture du tendon quadricipital. Chirurgie et kinésithérapie du genou.

ANATOMIE

- Nerf mixte issu de L2 à L4, il se dégage latéralement du muscle psoas et glisse sur la face antérieure du muscle iliaque puis s'engage sous le ligament inguinal latéralement à l'artère fémorale, dont il s'éloigne quelques fois. Il se divise en 7 branches, habituellement en aval du ligament inguinal, mais parfois en amont, ce qui peut expliquer certains blocs incomplets. Le nerf saphène est la branche terminale, purement sensitive du nerf fémoral (cf. *Bloc au canal des adducteurs*).
- Le nerf fémoral assure l'innervation des muscles de la flexion de la cuisse sur le tronc et l'extension de la jambe. Il est accessoirement adducteur. Il assure l'innervation sensitive de la partie antérieure et interne du membre inférieur.

ÉCHOGUIDAGE

- Sonde linéaire haute fréquence, placée transversalement, dans le pli de flexion de la cuisse.
- Aiguille : 22 G 50 à 80 mm (isolée si neurostimulation),

- Au niveau du pli inguinal, le nerf adopte un aspect triangulaire limité en dedans par l'artère fémorale (Doppler couleur), en avant par le fascia iliaca et en arrière par le muscle iliopsoas. Certaines branches sont parfois détachées du nerf fémoral au niveau inguinal.
- La ponction de latéral en médial « dans le plan » est préférable pour une ponction unique ; l'abord hors du plan est possible.
- Injection de 10-15 mL d'anesthésique local après les tests d'aspiration.

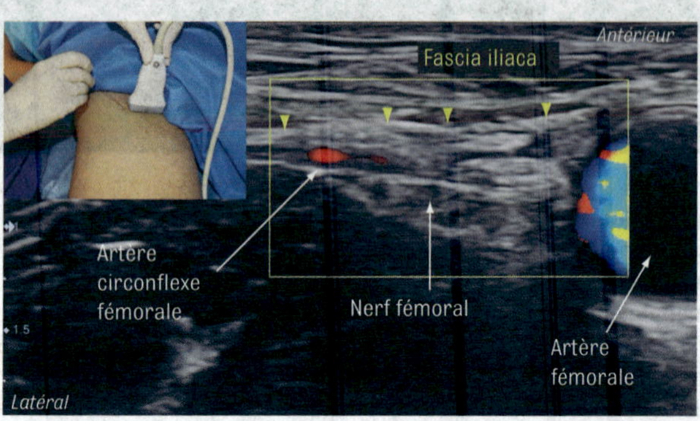

CATHÉTER PÉRINERVEUX ÉCHOGUIDÉ

- Pour favoriser la progression du cathéter, la ponction est réalisée hors du plan.
- L'hydrodissection permet la progression de l'aiguille, et l'ouverture du plan de diffusion situé entre le fascia iliaca et l'aponévrose du muscle iliopsoas.
- Le cathéter est introduit de 5 à 6 cm dans l'axe du nerf, pour éviter les déplacements lors de la kinésithérapie.
- Il existe des cathéters en « queue de cochon » qui réduiraient les risques d'arrachage accidentel.
- Un contrôle échographique de sa position est souhaitable (image 2D et Doppler énergie) ; pas de contrôle radiologique nécessaire.
- Bolus initial de 5 à 10 mL. Entretien par ropivacaïne à 1 ou 2 mg/mL.
- Débit initial maximal de 0,1 mL/kg/h, secondairement adapté.
- Les bolus itératifs sont déconseillés.
- La technique de PCrA (Patient Controlled regional Analgesia), est probablement la plus adaptée, mais dépend des moyens matériels disponibles. Le débit de base est de 0,05 mL/kg/h, avec des bolus de 4 à 5 mL toutes les 4 à 6 heures en fonction des besoins et de la réponse analgésique.

NEUROSTIMULATION

- Palpation de l'artère fémorale ; l'aiguille est introduite au-dessous du ligament inguinal à 1,5 cm latéralement à l'artère fémorale.
- La meilleure réponse est une « ascension de la rotule ». La position optimale est atteinte quand les contractions persistent à 0,3-0,4 mA. Les réponses localisées dans les muscles vaste médial ou vaste latéral comportent le risque d'un bloc exclusif des nerfs spécifiques.
- Injection de 20 mL d'AL après aspirations répétées.

BLOC DE L'ARTÈRE FÉMORALE

- Il permettrait de limiter les réactions sympathiques (tachycardie - hypertension) liées à la présence d'un garrot de cuisse.
- Le nerf fémoral émet une branche collatérale pour l'innervation de l'artère fémorale (nerf de Schwalbe). Ce nerf est bloqué par une injection de 10 mL d'AL de courte durée (par ex. lidocaïne 1 %) réalisée sous contrôle échographique au bord médial de l'artère fémorale.
- En pratique, une fois réalisée l'injection pour le bloc du nerf fémoral, l'aiguille est redirigée en avant de l'artère fémorale, puis orientée dans le quadrant « midi-3h » (entre l'artère et la veine) pour l'injection de l'AL après tests d'aspiration.

BLOC AU CANAL DES ADDUCTEURS

INDICATION

- Anesthésie et/ou analgésie pour la chirurgie du genou, partie médiale de la jambe et la cheville.

ANATOMIE

- Le canal des adducteurs appelé aussi canal de Hunter est un tunnel aponévrotique limité en proximal par le sommet du triangle fémoral et en distal par le hiatus tendineux du grand adducteur. Il prolonge le canal fémoral.
- Le canal des adducteurs est recouvert médialement par le fascia du muscle sartorius, ventralement par le fascia du muscle vaste médial et dorsalement par le muscle grand adducteur.
- Le nerf saphène (et le nerf saphène accessoire), l'artère et la veine fémorale traversent ce canal. Le nerf du vaste médial, les nerfs cutanés antérieurs cutanés de la cuisse et dans quelques cas, des branches antérieures du nerf obturateur passent parfois par ce canal.
- Le nerf saphène, branche terminale sensitive du nerf fémoral innerve la partie antéro-médiale de la jambe jusqu'à la malléole médiale. Il est en partie responsable de l'innervation du bord médial du tibia.
- Le nerf du vaste médial, branche de la division postérieure du nerf fémoral, innerve la capsule articulaire du genou, le réticulum médial et le périoste, structure importante pour la douleur après une arthroplastie du genou.

ÉCHOGUIDAGE

- La sonde linéaire superficielle (ou abdominale convexe selon la morphologie du patient) est placée transversalement, à la jonction du tiers moyen et du tiers distal de la cuisse
- L'artère fémorale est repérée (Doppler couleur) au point où le muscle sartorius rejoint le bord médial du muscle grand adducteur.
- Ponction dans le plan de préférence (hors du plan possible); aiguille 22 G, 50 à 80 mm ; profondeur : jusqu'à 6 cm selon les patients
- Placer l'aiguille à 9 heures de l'artère fémorale. Injection de 5-10 mL d'anesthésique local, de longue ou courte durée d'action selon la durée du bloc souhaitée.
- Le blocage saphène (sensitif) est systématique alors que celui des autres nerfs du canal des adducteurs est inconstant. La fonction motrice du muscle quadriceps est préservée (réhabilitation précoce).

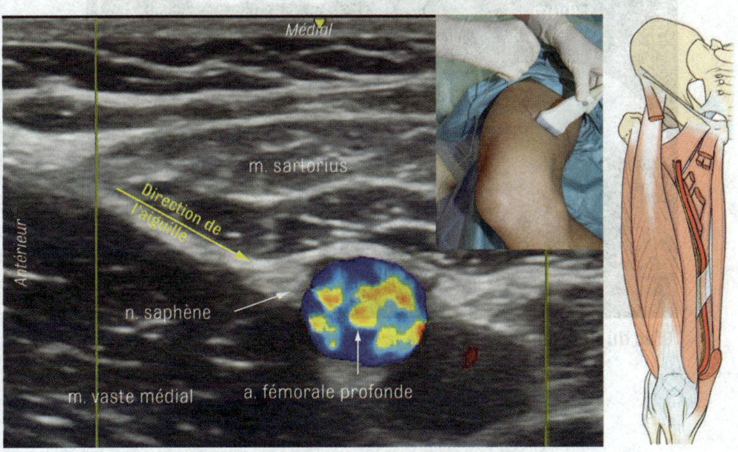

Bloc au canal des adducteurs

BLOC DU NERF CUTANÉ LATÉRAL DE LA CUISSE

INDICATIONS

- Chirurgie superficielle de la face latérale de la cuisse : greffe de peau, biopsie musculaire.
- Analgésie complémentaire pour la chirurgie de la hanche, douleur au garrot de cuisse.
- Diagnostic et traitement de la méralgie paresthésique.

ANATOMIE

- Nerf sensitif (L2-L3), il émerge latéralement au niveau de la crête iliaque et passe sous le ligament inguinal à 1 cm environ en dedans de l'épine iliaque antéro-supérieure, croisant la face ventrale du muscle sartorius. Il se divise en 2 branches terminales :
  - Branche dorsale : innervation cutanée de la région, supérolatérale de la cuisse.
  - Branche ventrale : innervation cutanée de la région antérolatérale de la cuisse du grand trochanter jusqu'au genou.
- Ce nerf est parfois absent et il est donc impossible de le localiser en échographie : il est remplacé par une branche du nerf fémoral ou une branche du nerf ilio-inguinal.

ÉCHOGUIDAGE

- À partir de l'artère fémorale dans le pli de flexion, la sonde linéaire superficielle, placée transversalement est déplacée latéralement jusqu'à la jonction entre les muscles tenseur du fascia lata et sartorius (profondeur : 0,5 à 3 cm).
- L'aiguille (22G, 50 ou 80 mm) progresse entre le fascia lata et l'aponévrose ventrale du muscle sartorius jusqu'à son bord latéral. Injection de 4 à 7 mL d'AL.

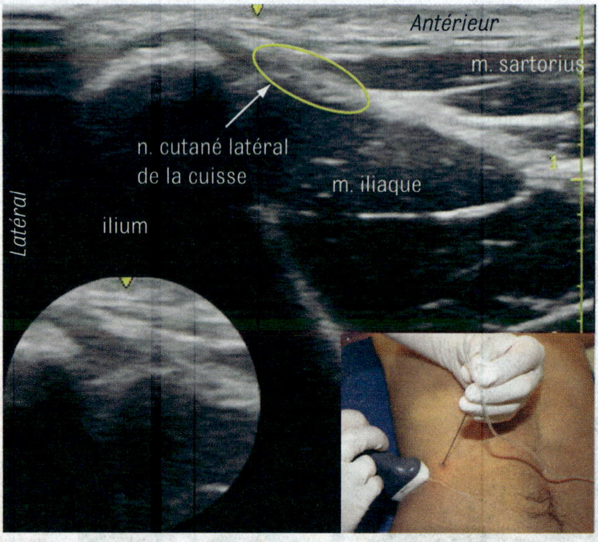

Bloc du nerf cutané latéral de la cuisse : repères échographiques

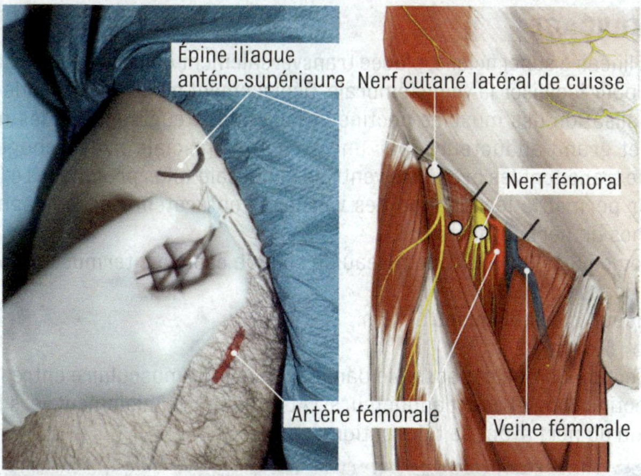

Bloc du nerf cutané latéral de la cuisse : rapports anatomiques et repère de ponction

NEUROSTIMULATION

- Rechercher des paresthésies électriques (aiguille isolée) dans le territoire du nerf cutané latéral de la cuisse (en cas de doute échographique).

INFILTRATION AVEUGLE

- Ponction réalisée 2 cm en dessous et 2 cm en dedans de l'épine iliaque antéro-supérieure, sous l'arcade crurale. Aiguille de 50 mm introduite perpendiculairement au plan cutané jusqu'à sentir le franchissement de l'aponévrose du fascia lata.
- On injecte 2 mL d'anesthésique local trois ou quatre fois en éventail en se dirigeant vers le bord latéral de la cuisse. Un volume de 10 mL est suffisant.

BLOC DU NERF OBTURATEUR PAR VOIE INGUINALE

INDICATION

- Anesthésie de la région médiale de la cuisse et du genou, en association aux blocs des nerfs fémoral, cutanée latéral de la cuisse et sciatique.
- Prévention de la douleur du garrot de cuisse.

ANATOMIE

Nerf mixte (L2, L3, L4), cheminant le long du muscle obturateur interne et sortant du bassin par le canal obturateur où il se divise ensuite en deux branches terminales :

- Branche ventrale : elle est située entre les muscles pectiné et long adducteur ventralement et les muscles obturateur externe et court adducteur dorsalement. Elle innerve les muscles long et court adducteurs, gracile et souvent pectiné. Un rameau cutané innerve inconstamment une zone médiale de la moitié caudale de la cuisse et/ou du genou.
- Branche dorsale : elle descend entre les muscles court et grand adducteurs. Elle donne l'innervation motrice des grand et court adducteurs, des rameaux articulaires pour l'articulation coxo-fémorale et innerve la face dorsale de l'articulation du genou.

ÉCHOGUIDAGE

- Sonde, linéaire superficielle, placée transversalement dans le pli de flexion de la cuisse pour localiser la veine fémorale. Déplacement médial de la sonde jusqu'à la visualisation des muscles pectiné et long adducteur, séparés des muscles court et grand adducteurs, par une structure fasciale hyperéchogène par laquelle transitent les branches ventrale et dorsale (plus profonde). Le Doppler couleur permet la localisation des vaisseaux obturateurs accompagnant les branches du nerf obturateur.
- Injection de 5 à 10 mL d'AL au niveau de chaque espace intermusculaire après aspirations répétées.
- Profondeur : variable jusqu'à 7 cm.
- Aiguille : 80 mm, 22 G.
- Une injection unique est possible dans l'espace intermusculaire entre les muscles pectiné, long et court adducteurs, l'AL diffusant crânialement vers le tronc commun du nerf avant sa bifurcation.

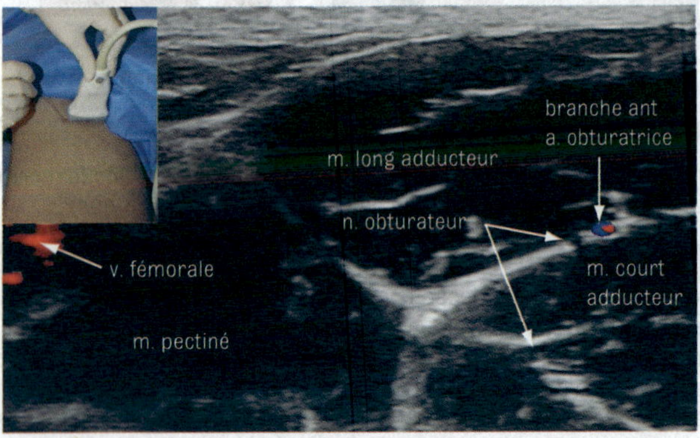

Bloc du nerf obturateur : repérage échographie, rapports anatomiques et repères de ponction

NEUROSTIMULATION

- Cuisse en rotation externe. Palpation de l'artère fémorale, identification de l'insertion du tendon du muscle long l'adducteur au niveau de la branche supérieure du pubis. Aiguille insérée au milieu de l'interligne tracé entre l'artère et le tendon. Ponction à 45° en direction céphalique avec une aiguille de 50 mm.
- Stimulation de la branche antérieure du nerf obturateur : contraction des muscles long adducteur et gracile, injection de 5 mL d'AL.
- L'aiguille est avancée légèrement, 1,5 cm plus latéralement à travers le muscle court adducteur en cherchant la branche postérieure du nerf obturateur : contraction du muscle grand adducteur : injecter à nouveau 5 mL d'AL.

CONTRE INDICATIONS RELATIVES

- Névralgie obturatrice, lésion du nerf par la tête fœtale lors d'un accouchement difficile, fracture du pubis, après chirurgie génito-urinaire, après position de lithotomie.

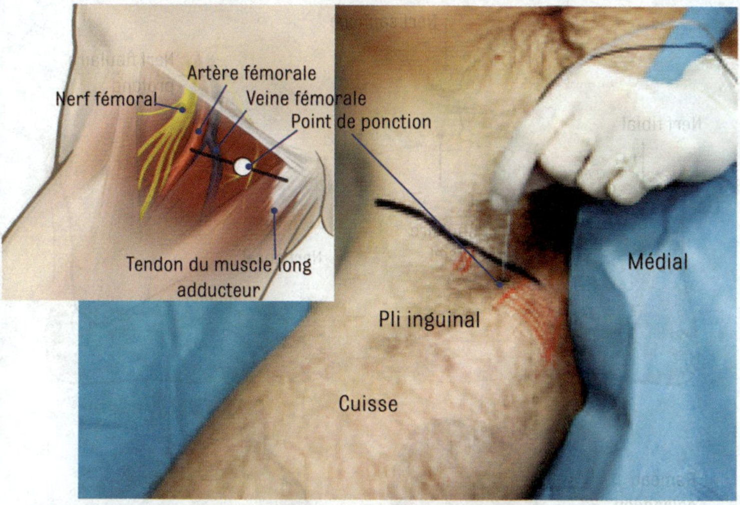

Bloc du nerf obturateur : rapports anatomiques et repère de ponction

BLOCS DU PIED

ANATOMIE

Le pied est innervé par 5 nerfs :

- Le nerf tibial (NT) aborde le pied en passant derrière l'artère tibiale postérieure, en arrière de la malléole médiale où il abandonne la branche calcanéenne. En passant sur la face plantaire du pied, il se divise en 2 branches terminales, les nerfs plantaires médial et latéral.
- Le nerf sural (NSu) devient sous-cutané au dessus de la malléole latérale derrière laquelle il chemine.
- Le nerf fibulaire (anciennement péronier) profond (NFP) accompagne l'artère tibiale antérieure entre les tendons des muscles extenseur propre de l'hallux et extenseur commun des orteils. Sur le dos du pied, il se situe en dedans de l'artère pédieuse.
- Le nerf fibulaire (anciennement péronier) superficiel (NFS) devient sous-cutané quelques centimètres au dessus de la cheville puis se divise rapidement en plusieurs branches cutanées. Il s'anastomose avec les nerfs fibulaire profond et sural pour assurer l'innervation exclusivement cutanée de la face dorsale du pied.
- Le nerf saphène (NSa), branche sensitive terminale du fémoral, devient souscutané au tiers inférieur de jambe avec la veine saphène.

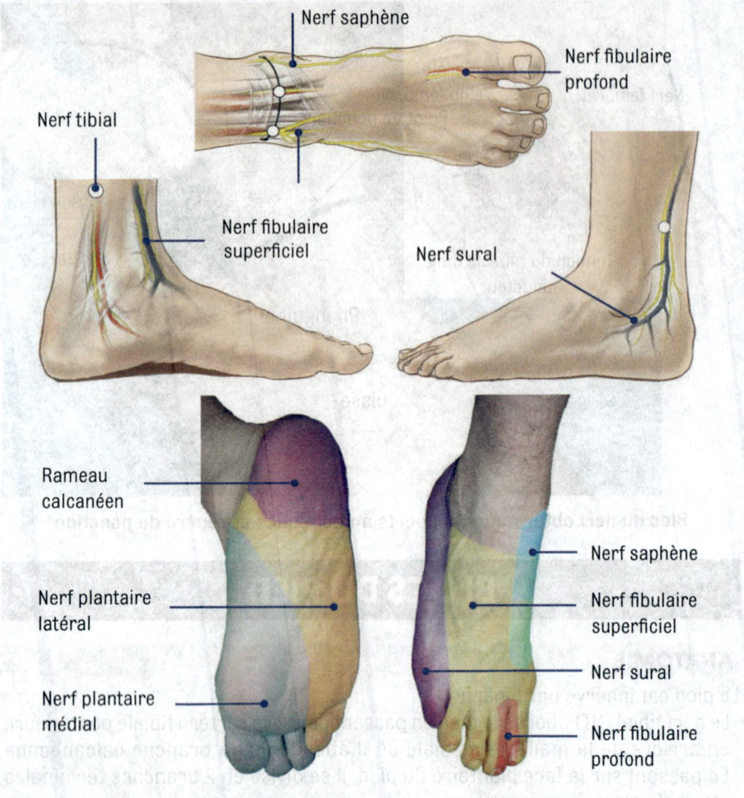

Bloc du pied : rapports anatomiques et innervation sensitive

INDICATIONS

- Pour une chirurgie sous anesthésie générale ou rachianesthésie, blocs analgésiques :
  - Chirurgie de l'avant-pied : blocs du NFP et du NT suffisants pour l'analgésie profonde (plan cutané peu douloureux)
  - Chirurgie de l'arrière-pied (plus douloureuse et souvent plus complexe) : bloc sciatique poplité ou bloc du NT ± cathéter d'analgésie (ponctionner en direction céphalique)
  - Envisager un bloc de l'artère fémorale (cf. *Bloc du nerf fémoral*) pour limiter la réponse hémodynamique d'un garrot placé à la cuisse
- Pour une chirurgie sous ALR périphérique exclusive, s'interroger sur la position du garrot.
  - Si le garrot est placé à la cuisse et chirurgie de l'arrière-pied : bloc du nerf fémoral + bloc du nerf sciatique subglutéal ± cathéter d'analgésie (envisager un bloc de l'artère fémorale pour la tolérance du garrot).
  - Si le garrot est placé à la jambe :
    . Chirurgie de l'arrière-pied : bloc sciatique poplité ± cathéter d'analgésie + bloc du NSa
    . Chirurgie de l'avant-pied : bloc sciatique poplité + bloc du NSa.
  - Si le garrot est placé à la cheville et chirurgie de l'avant-pied (situation la plus fréquente en chirurgie ambulatoire) :
    . Bloc du nerf sciatique poplité anesthésique (AL de courte durée d'action) + blocs distaux analgésiques (AL de longue durée d'action)
    . Blocs distaux anesthésiques et analgésiques (mélange AL courte/longue durée d'action ou longue durée d'action d'emblée).

TECHNIQUE SANS ÉCHOGRAPHIE

Patient en décubitus dorsal, genou fléchi, la jambe à bloquer reposant sur l'autre jambe pour exposer la malléole médiale.

- Pour le NT : le point de ponction se trouve au bord médial du tendon d'Achille, l'aiguille étant dirigée vers le milieu de la malléole médiale. En neurostimulation, la réponse est une flexion plantaire des orteils. Au cours du retrait de l'aiguille on réalise une infiltration sous-cutanée jusqu'au tendon d'Achille pour le rameau calcanéen.
- Le NSa est bloqué par une infiltration sous-cutanée, légèrement au-dessus de la malléole médiale, avec 3 à 4 mL de la même solution.
- Puis, la jambe est remise en extension pour bloquer les autres nerfs.
- Le NFP est bloqué au niveau du cou de pied, dans la gouttière située entre les tendons des muscles extenseur propre du 1er orteil et extenseur commun des orteils. L'aiguille est dirigée « plus vers le genou que vers le talon ». On injecte lentement 5 mL de la même solution après un test d'aspiration.
- Le NFS est bloqué à partir du même point de ponction. L'aiguille étant dirigée vers la malléole latérale, on réalise une infiltration sous-cutanée avec 3 à 5 mL de la solution anesthésique.
- Le NSu est bloqué par une infiltration de 4 mL, 5 à 6 cm au-dessous de la malléole latérale en direction du tendon d'Achille.

TECHNIQUE AVEC ÉCHOGRAPHIE EN DEUX PONCTIONS

Patient en débubitus latéral, billot entre les jambes, pied opéré en haut.

- Pour les nerfs fibulaires : sonde à haute fréquence placée à la jonction 1/3 moyen 1/3 inférieur de jambe, en antéro-latéral. Ponction antéro-latérale dans le plan, 2 cm latéralement à la crête tibiale pour le NFS (3 à 5 mL) puis redirection prudente hors du plan vers la membrane interosseuse et l'artère tibiale antérieure (Doppler couleur) pour le NFP (5 à 8 mL).
- Pour le NSu et le NT : sonde à haute fréquence placée transversalement au tendon d'Achille en amont des malléoles. Ponction postéro-latérale dans le plan en commençant par le NSu (3 à 5 mL) puis progression postéro-médiale en longeant le bord antérieur du tendon d'Achille pour atteindre le NT en sécurité vis-à-vis des vaisseaux tibiaux postérieurs.
- Pour le NSa : sonde à haute fréquence placée transversalement en amont de la malléole interne. On place un garrot en amont de la cheville pour mieux visualiser la veine grande saphène. Ponction antéro-postérieure dans le plan pour bloquer les deux branches du nerf saphène au contact de la veine (3 à 5 mL).

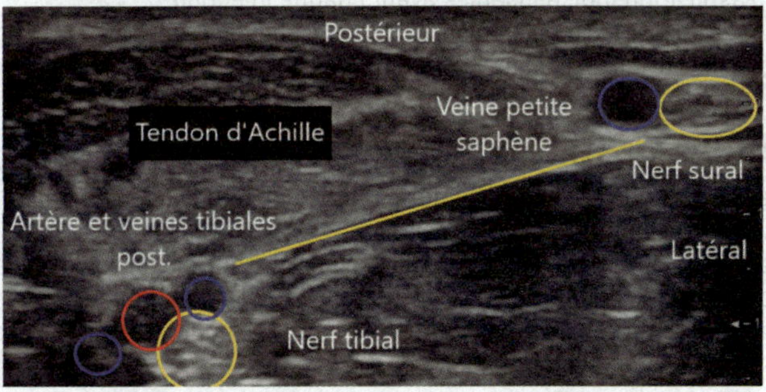

Bloc des nerfs tibial et sural en une seule ponction

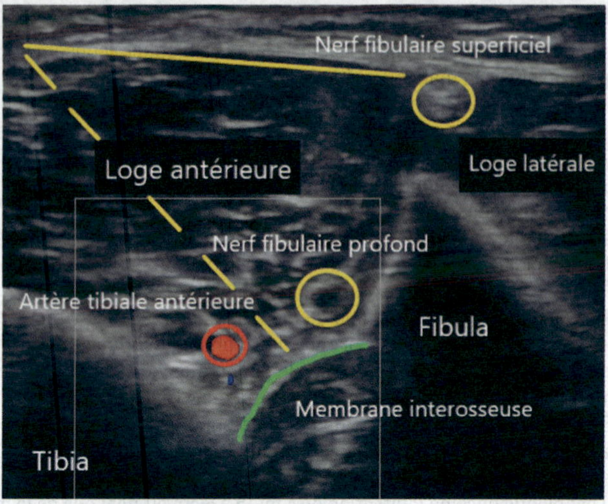

Bloc des nerfs fibulaires superficiel et profond en une seule ponction

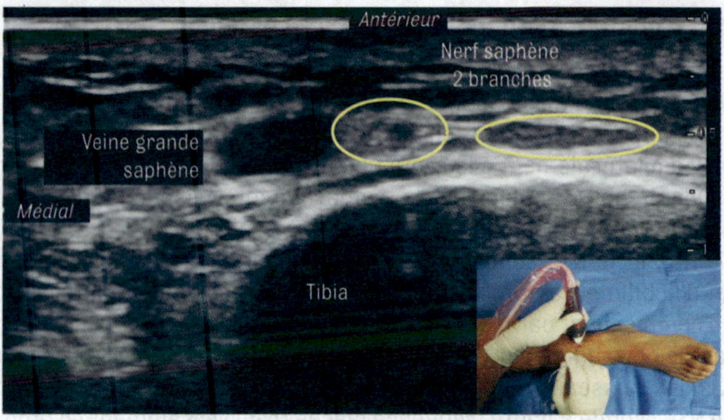

Bloc du nerf saphène à la cheville

REMARQUES

- Tests d'aspiration indispensables avant chaque injection.
- Le blocage du NSa n'est pas toujours indispensable mais peut être recommandé en cas de chirurgie de l'hallux valgus sous ALR exclusive (territoire d'innervation cutanée dans la zone d'incision dans 3 % des cas).

SOLUTIONS ANESTHÉSIQUES

- Lidocaïne ou mépivacaïne 10-15 mg/mL (blocs anesthésiques en ambulatoire), adrénaline possible pour le bloc sciatique.
- Ropivacaïne 2-3,75 mg/mL ou lévobupivacaïne 2,5-5 mg/mL (blocs analgésiques).
- Les solutions adrénalinées sont contre indiquées en distalité.
- Clonidine (0,5 µg/kg) ou dexaméthasone 8 mg IVL pour prolonger l'analgésie postopératoire de plusieurs heures.

CHOIX DU BLOC POUR UNE CHIRURGIE DE LA TÊTE ET DU COU

	Bloc principal	Complément
Thyroïde, carotide	Plexus cervical superficiel	Complément au niveau de l'angle de la mâchoire de la branche cervico-faciale du VII
Œil Segment postérieur Segment antérieur, conjonctive	Péribulbaire Topique, sous-ténonienne	Strabisme : péribulbaire antalgique
Oreille	Nerfs auriculo-temporal, grand auriculaire	Infiltration de branche auriculaire du nerf facial
Face	Nerf trijumeau	Selon les zones, compléments par infiltrations des branches faciales du VII
	Bloc mentonnier	Menton, lèvre inférieure, dents 31, 32, 33, 41, 42, 43
Nez	Nerf nasociliaire	Nerfs infraorbitaire et supraorbitaire
Craniotomie	En fonction de l'incision et de la têtière de Mayfield	Cf. zones d'innervation cutanées infiltrations aux points d'insertion ou bloc tronculaires
Névralgie d'Arnold	Bloc du nerf grand occipital	Avec ou sans échoguidage
Paupière supérieure **Paupière inférieure**	Nerf supra-orbitaire ou infra-orbitaire	

NERF TRIJUMEAU : TERRITOIRES SENSITIFS

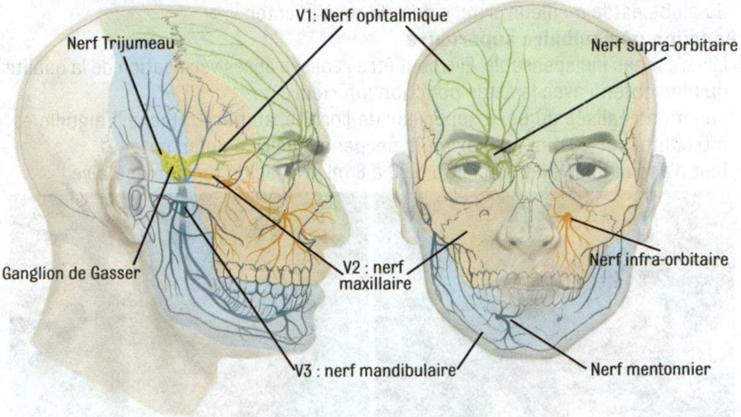

ANESTHÉSIES PÉRIBULBAIRE ET CARONCULAIRE

INDICATIONS

- Anesthésie péribulbaire (APB) : toute la chirurgie de l'œil, segment antérieur et postérieur (décollement de rétine, électrocoagulation, etc.).
- Anesthésie caronculaire, sous ténonienne ou topique : cataracte avec ou sans implant, trabéculectomie, ptérygion.

AVANTAGES

- Injection peu douloureuse, faible augmentation de la pression intra-orbitaire.
- Risque faible de ponction du globe oculaire, vasculaire ou musculaire.
- Pas de risque d'atteinte du nerf optique, pas d'altération de la vision.

ANATOMIE

La cavité orbitaire est divisée en deux parties.

L'espace rétrobulbaire ou intraconique

- Centré par le nerf optique, il est délimité par les 4 muscles droits.
- Il contient outre le nerf optique, l'artère et les veines ophtalmiques, les nerfs moteurs oculaires commun et externe, le nerf nasociliaire issu du V, le ganglion ciliaire qui innerve la cornée, l'iris et le muscle ciliaire.

L'espace péribulbaire ou extraconique

- Espace adipeux cloisonné par des expansions aponévrotiques, il est délimité par les parois de l'orbite, et l'espace intraconique.
- Il contient les muscles obliques et releveur de la paupière.

ANESTHÉSIE PÉRIBULBAIRE : TECHNIQUE

- Patient en décubitus dorsal, tête en rectitude dans l'axe, paupières fermées
- Abord veineux, en général sans perfusion.
- Surveillance ECG en raison du risque de réflexe oculo-cardiaque.
- Atropine disponible lors de la réalisation du bloc.
- Oxygène sous les champs durant l'intervention.
- Aiguille à ponction péribulbaire, de 30 mm, biseau court, champ troué.
- Désinfection cutanée péri-oculaire à la Bétadine® ophtalmologique.

Ponction péribulbaire inférieure

- Réalisée en premier.
- Ponction cutanée au bord inférieur de l'orbite au tiers externe. Le biseau de l'aiguille reste à distance du globe, ce qui garantit sa position péribulbaire. Elle est introduite sur 30 mm au maximum au bord de l'orbite.
- Après un test d'aspiration, injection lente de 6 à 8 mL d'AL. Cependant la tension du globe est le meilleur critère de volume à injecter.

Ponction péribulbaire supérieure

- Elle n'est pas indispensable. Elle peut être réalisée après vérification de la qualité du bloc obtenu avec la seule ponction inférieure.
- Ponction réalisée au bord supérieur de l'orbite, au tiers interne. L'aiguille est introduite sur 20 mm au maximum perpendiculaire au plan cutané.
- Test d'aspiration, injection lente de 6 à 8 mL d'AL selon tension oculaire.

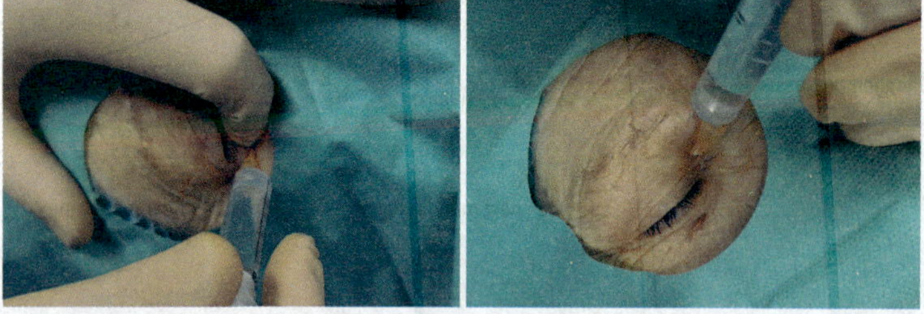

Précautions

- Après chaque ponction, avant l'injection, on demande au patient d'ouvrir les paupières et de mobiliser son œil dans 2 directions (dedans, dehors). Ces mouvements ne doivent pas mobiliser l'aiguille.
- L'injection doit être peu sensible. Toute douleur doit faire suspecter une ponction du globe oculaire et faire interrompre l'injection.

Solution anesthésique local et volume

- Injection de mépivacaïne 20 mg/mL si durée de l'intervention < 60 min.
- Ropivacaïne à 7,5 mg/mL pour un bloc et une analgésie postopératoire plus prolongée.
- Le volume total peut être inférieur à 10 mL.
- Le volume maximal est déterminé par la palpation régulière du globe et la sensation de la mise en tension de l'orbite.
- L'apparition d'un chémosis ne signifie pas que le volume injecté est suffisant.

Compression par ballonnet de Honan

- Une compresse non-tissée est posée sur les paupières et le ballon est mis en place sur l'œil. Pression de 30 mmHg pendant 10 minutes, au maximum.
- A la 5e min, le ballon est retiré pour vérifier la qualité de l'akinésie. Complément de 5 mL parfois nécessaire puis le ballon est regonflé pendant 5 min.

Complications

- Elles sont exceptionnelles.
- Hématome au point de ponction, pouvant diffuser en péribulbaire. Prolonger de 5 minutes la compression par le ballonnet.
- Faible risque de ponction vasculaire ou musculaire.
- Il ne faut pas arrêter l'aspirine avant une APB.

Contre indications

- Patient agité ; toux rebelle ; myopie importante avec diamètre du globe > 30 mm ou staphylome myopique ; troubles de l'hémostase.

ANESTHÉSIE CARONCULAIRE : TECHNIQUE

- Ponction trans-conjonctivale au niveau de la caroncule (canthus médial). Après avoir senti un ressaut, l'aiguille est enfoncée de 15 à 20 mm en profondeur de façon verticale avec une orientation médiale pour s'éloigner du globe.
- Tests d'aspiration ; injection lente ; volume 6 à 10 mL et compression du globe 5 à 10 min (30 mmHg), produit : idem APB.
- Cette technique peut être utilisée en première intention.
- A priori moins de risque de ponction oculaire + injection unique.

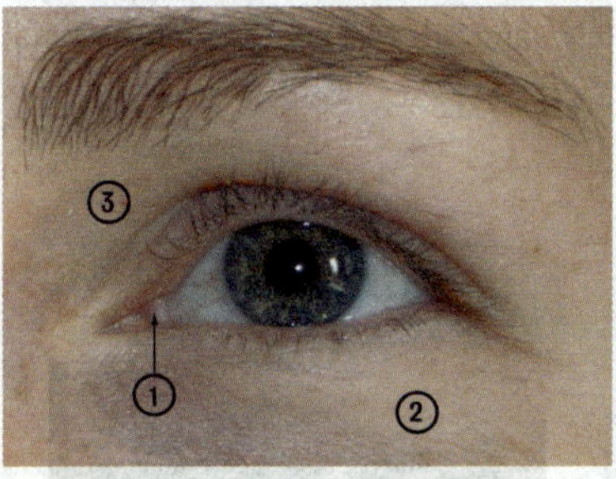

1 : caroncule médiale
2 : point de ponction inférotemporal
3 : point de ponction supéromédial

BLOC DU NERF MENTONNIER

INDICATIONS

L'anesthésie obtenue intéresse, sur l'hémiface homolatérale :

- La lèvre inférieure, le menton,
- Les muqueuses labiale et gingivale,
- Les incisives, les canines et les prémolaires inférieures (préférable par voie endobuccale).

ANATOMIE

Le nerf mentonnier est la branche terminale du nerf alvéolaire, branche du nerf mandibulaire (V3). Quand il émerge au niveau du foramen mentonnier, il se divise en deux branches terminales, les nerfs mentonnier et incisif (dents).

RÉALISATION

- Voies transcutanées :
  - Le nerf est repéré en échographie, en dessous de la commissure labiale : ponction latéromédiale, dans le plan sans pénétrer dans le foramen.
  - À l'aveugle : ponction 1 cm au-dessus et 1 cm en dehors du foramen mentonnier, situé à l'aplomb de la prémolaire inférieure, direction en bas et en dedans, sans pénétrer dans le canal.
- Voie endobuccale : à l'apex de la première prémolaire en bas avec la pointe de l'aiguille vers le foramen.
- Le bloc peut être bilatéral.

VOLUMES ET SOLUTIONS

- 2 mL d'anesthésique local sont suffisants pour chaque côté.
- En fonction des indications, le choix se portera sur la lidocaïne ou la mépivacaïne, ou sur la ropivacaïne ou la lévobupivacaïne.
- Les solutions adrénalinées ne sont pas recommandées.

PARTICULARITÉS, CONTRE INDICATIONS

- Souvent nécessité d'un bloc bilatéral.
- Pas de contre indication spécifique.
- Le bloc complet du maxillaire inférieur est impossible par cet abord.

COMPLICATIONS

- Traumatisme direct du nerf par l'aiguille, quand l'aiguille pénètre dans le canal et déclenche une paresthésie.

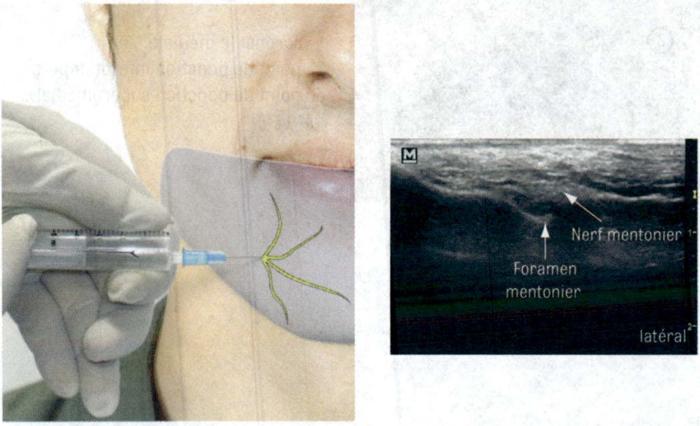

Bloc du nerf mentonnier : repère de ponction et territoire bloqué

BLOC DU NERF INFRA-ORBITAIRE

INDICATIONS

- Bloc par voie transcutanée : chirurgie cutanée de la région sous-orbitaire. Pour la chirurgie de la lèvre supérieure, le bloc doit être bilatéral.
- Bloc par voie endobuccale : chirurgie dentaire et sinusienne.

ANATOMIE

Le nerf infra-orbitaire, branche terminale du nerf maxillaire (V2), émerge au niveau du foramen infra-orbitaire.

REPÈRES

On cherche le foramen infra-orbitaire par :

- Voie transcutanée :
  - Le point de ponction se situe à l'intersection de deux lignes : une ligne passant par la pupille centrée et une ligne passant sur la partie plus haute de l'aile du nez, environ 2-3 cm en dessous du rebord orbitaire inférieur et 2 cm du nez.
  - En échographie, le foramen est identifié comme une lacune osseuse, environ 1 cm en dessous du rebord orbitaire.
- Voie endobuccale à l'apex de la fosse canine.

TECHNIQUE

- Voie transcutanée : l'aiguille (25 mm, biseau court) est dirigée vers l'angle latéral de l'œil, de façon légèrement ascendante.
- Échoguidage : ponction dans le plan, latéromédiale vers le foramen.
- Voie endobuccale : ponction ascendante, dans la fosse canine vers le foramen infra-orbitaire, sans le pénétrer.

VOLUME ET SOLUTIONS

- Anesthésique local, non adrénaliné : 2 mL sont suffisants.
- Lidocaïne ou mépivacaïne 10 mg/mL. Ropivacaïne ou lévobupivacaïne pour analgésie prolongée.

COMPLICATIONS

Exceptionnelles :

- Traumatisme nerveux lors de la ponction.
- Hématome par ponction des vaisseaux infra-orbitaires.

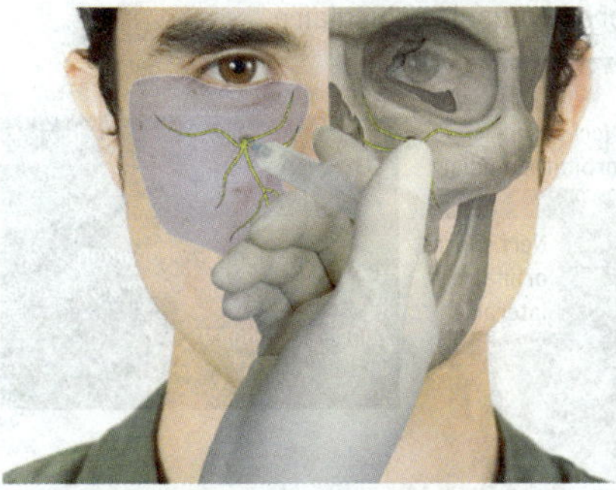

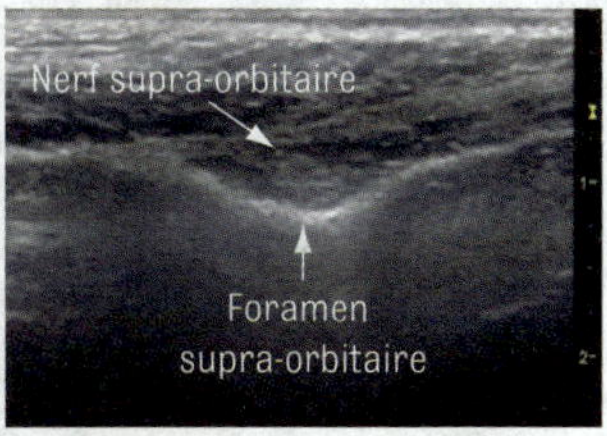

Bloc du nerf infra-orbitaire : repère de ponction et territoire bloqué

BLOC DU NERF FRONTAL

INDICATIONS

- Anesthésie et analgésie du front, des paupières et de la racine du nez.
- Blocage bilatéral pour la chirurgie médiane du front et de la racine du nez.

ANATOMIE

- Le nerf frontal, branche terminale du V1, innerve la paupière supérieure et l'hémifront jusqu'à la suture coronale.
- Il se divise en 3 branches :
  - Nerf supra-trochléaire : branche la plus médiale
  - Nerf supra-orbitaire médial
  - Nerf supra-orbitaire latéral
- Il est accompagné par le nerf nasociliaire (nerf nasal externe) qui participe à l'innervation de la portion médiale de la paupière supérieure (de la caroncule et du sac lacrymal) et des téguments de la racine du nez.

RÉALISATION

- En échographie, le ou les foramen du nerf apparaissent comme une ou deux lacunes osseuses au bord médial du rebord orbitaire. On retrouve fréquemment une artériole qui accompagne le nerf. La ponction est réalisée dans le plan, l'aiguille ne doit pas pénétrer dans le foramen.
- Bloc du nerf supra-trochléaire : le nerf se situe au niveau de l'incisure supra-orbitaire (au bord supéromédial de l'orbite) à proximité du nez.
- Blocs des nerfs supra-orbitaires (médial et latéral) : les nerfs se situent au niveau du rebord orbitaire supérieur, au niveau du foramen supra-orbitaire, à l'aplomb de la pupille centrée. Pour les bloquer, on pose le doigt sur le foramen supra-orbitaire, on introduit l'aiguille 0,5 cm sous le rebord du sourcil en direction du foramen sans le pénétrer.

MATÉRIEL, VOLUME ET SOLUTIONS

- Aiguille à biseau court 25 G de 25 mm pour anesthésie péribulbaire.
- 2-3 mL pour chaque nerf de chaque côté, 10 mL pour un bloc bilatéral.
- Lidocaïne ou mépivacaïne 10 mg/mL pour un bloc de courte durée.
- Ropivacaïne ou la lévobupivacaïne pour une analgésie prolongée.
- Les solutions adrénalinées ne sont pas recommandées.

COMPLICATIONS

- Ptosis transitoire par diffusion vers le muscle orbiculaire.

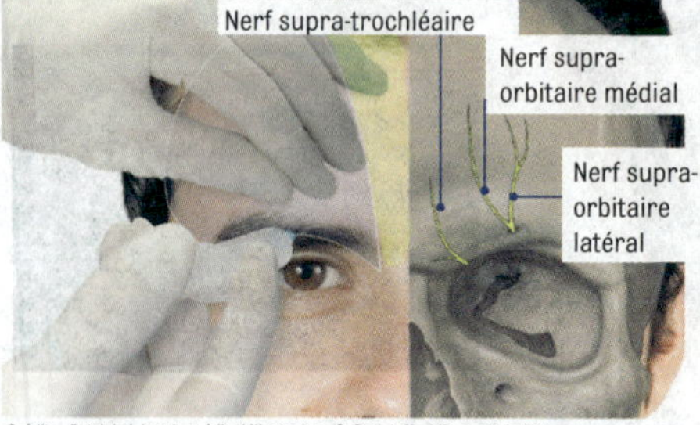

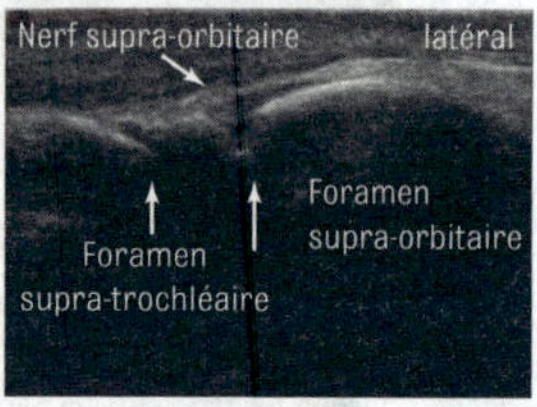

Crédits : Patrick J. Lynch, médical illustrator ; C. Carl Jaffe, MD, cardiologist.

Bloc du nerf supra-orbitaire : repère de ponction et territoires bloqués

BLOC DU NERF MAXILLAIRE V2

ANATOMIE

- Le nerf maxillaire, sensitif pur, innerve la partie moyenne du visage :
  - Rameau méningé et éthmoïdal
  - Nerf ptérygopalatin : voile du palais et voûte palatine.
  - Nerfs alvéolaires supérieurs : maxillaire supérieur et dents.
  - Nerfs zygomatico-temporal et zygomatico-facial : front et face.
  - Nerf infra-orbitaire : paupière inférieure, partie médiale de la joue, hémi-lèvre supérieure et partie postérieure des fosses nasales.

INDICATIONS

- Chirurgie (fente palatine) et douleurs chroniques dans le territoire.
- Contre indiqué si anomalie spontanée ou induite de la coagulation.

TECHNIQUE

Neurostimulation

- Ponction perpendiculaire au niveau de l'angle formé par le bord externe de l'orbite et l'apophyse zygomatique. Progression de l'aiguille jusqu'au contact osseux avec l'arête temporale du sphénoïde, puis réorientation caudale et postérieure. Le fond de la fosse ptérygo-maxillaire se trouve à 4 cm de profondeur, 5 mm sous le trou rond.
- La neurostimulation sensitive provoque des dysesthésies dans le territoire d'innervation. La mise en place d'un cathéter est possible.

Échoguidage

- Sonde convexe abdominale placée sous le zygoma ; doppler couleur. La sonde est progressivement orientée en direction céphalique jusqu'à la visualisation de l'artère maxillaire ; le nerf rarement identifié précisément est localisé en profondeur par rapport à l'artère. La ponction peut être réalisée en supra ou infra-zygomatique. L'aiguille est dirigée vers les vaisseaux ; l'injection décolle le nerf. Les tests d'aspiration sont répétés pendant l'injection des 3 ou 5 mL.
- Chez l'enfant, réduire la dose de 30 %, et bloc bilatéral pour la chirurgie palatine.

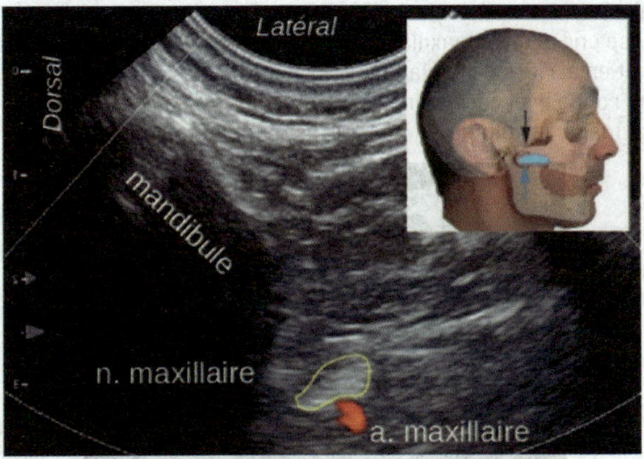

Bloc du nerf maxillaire
Le nerf maxillaire est repéré à proximité de l'artère maxillaire (doppler couleur). La ponction peut être supra ou infra-zygomatique (flèches).

COMPLICATIONS

- Trismus par traumatisme musculaire.
- Risque de pénétration accidentelle dans l'orbite ou dans la boite crânienne.
- Dans tous les cas, surveillance pendant 30 minutes après l'injection car la diffusion de l'AL au tronc cérébral ou à d'autres nerfs crâniens est possible.

BLOC DU NERF MANDIBULAIRE V3

ANATOMIE

- Le nerf mandibulaire V3, sensitivomoteur, sort du crâne par le foramen ovale et se divise en 2 troncs, antérieur et postérieur qui donnent plusieurs nerfs :
  - Nerf buccal : peau et muqueuse de la joue.
  - Nerf temporal profond et nerf massétérique
  - Nerf auriculo-temporal : région temporale, partie antérieure du pavillon de l'oreille et le conduit auditif.
  - Nerf alvéolaire inférieur : mandibule.
  - Nerf lingual (moteur) : 2/3 antérieurs de la langue et plancher de la bouche.

INDICATIONS

- Analgésie pour la chirurgie mandibulaire et du plancher de la bouche, et cutanée de la partie inférieure de la joue.
- Douleur chronique dans le territoire du V3.
- Contre indiqué si anomalie spontanée ou induite de la coagulation.

TECHNIQUE

Neurostimulation

- Ponction réalisée sous l'arcade zygomatique au niveau de la dépression entre le processus coronoïde et le processus condylien. Ponction perpendiculaire au plan cutané. À une profondeur de 3 cm, l'aiguille bute sur l'apophyse ptérygoïde. Elle est réorientée en céphalique et 1 cm en dorsal vers le foramen ovale. Volume : 5 à 7 mL.
- Neurostimulation : réponse motrice sur la langue. Cathéter pour analgésie possible.

Échoguidage

- Sonde linéaire (15 MHz) positionnée transversalement juste caudale au zygoma et antérieure à la branche de la mandibule : doppler couleur. L'image montre en avant du condyle l'artère et la veine alvéolaires à côté du nerf (ovoïde et hyperéchogène). Ponction hors du plan juste au-dessus de la sonde.
- Sonde (micro)convexe sous le zygoma, en avant de la branche montante de la mandibule. Orientation dorsale de 15° environ. En arrière de l'apophyse ptérygoïde, on visualise une artère (maxillaire ou sa branche alvéolaire). En profondeur de l'artère, et en arrière de la plaque ptérygoïde, le nerf est visualisé comme une structure ronde hyperéchogène. Ponction dans le plan.
- En échoguidage un volume de 3 à 5 mL est suffisant pour entourer le nerf.

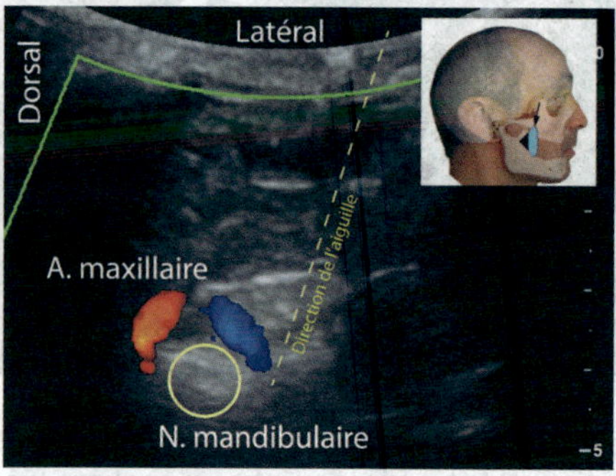

Bloc du nerf mandibulaire

Le nerf est repéré à proximité de la portion distale de la branche alvéolaire de l'artère maxillaire (doppler couleur). Ponction dans le plan. L'aiguille insérée en arrière de la sonde est avancée jusqu'à ce qu'elle soit adjacente au nerf.

COMPLICATIONS

- Parésie faciale transitoire par diffusion, et ponction de l'artère maxillaire.

BLOC DU PLEXUS CERVICAL

INDICATIONS

- Chirurgie carotidienne, en associant bloc cervical intermédiaire et bloc de la branche maxillaire du V2. L'intérêt principal est de garder le patient éveillé pour la surveillance neurologique.
- Chirurgie mineure de la région cervicale.
- Chirurgie thyroïdienne ou parathyroïdienne unie ou bilatérale.
- Douleurs chroniques, anesthésie locale pour abords vasculaires.

ANATOMIE

- Le plexus cervical est formé par les branches antérieures des 4 premiers nerfs cervicaux qui sont reliés entre eux par les anses cervicales (rameaux anastomotiques que chaque racine envoie à la racine sous-jacente) de C1 à C2 : anse de l'atlas, de C2 à C3 : anse de l'axis, de C3 à C4 : 3e anse.
- Il se divise en 2 parties : le plexus cervical profond et le plexus cervical superficiel.
  - Le plexus cervical profond donne les nerfs moteurs des muscles du cou, dont la branche descendante qui s'anastomose au nerf grand hypoglosse, et le nerf phrénique (C4 ± C3 ou C5, nerf mixte).
  - Le plexus cervical superficiel est constitué par 4 branches (mastoïdienne, auriculaire, transverse, sus-scapulaire) sensitives cutanées cervico-scapulaires. Elles deviennent superficielles latéralement au bord postérieur du sterno-cléido-mastoïdien.

TECHNIQUE

- Seules les techniques en échoguidage sont décrites.
- Patient en décubitus dorsal, la tête tournée du côté opposé à celui de la ponction.

Bloc du plexus cervical profond

- La technique est la même que celle du bloc interscalénique, 2 espaces plus céphalique.
- L'injection est céphalique à la bifurcation carotidienne (C4), au niveau de la racine C3 (ou de la racine sus-jacente C4) en arrière du muscle long de la tête, médial au muscle SCM.
- Injection lente et fractionnée de 10 mL de la solution choisie.

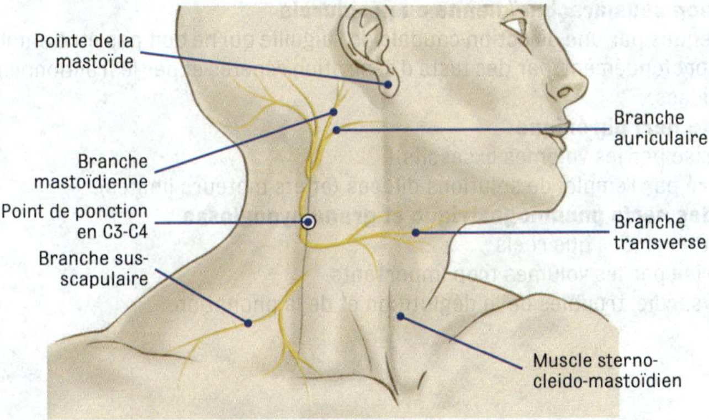

Bloc de plexus cervical profond et superficiel : repère de ponction

Bloc « intermédiaire » du plexus cervical superficiel

- L'objectif est d'injecter l'anesthésique local dans l'espace cervical postérieur, espace virtuel délimité par le fascia cervical, en arrière de l'aponévrose profonde du muscle sterno-cléido-mastoïdien et en avant des aponévroses des muscles du cou (scalènes, long de la tête, long du cou, etc.)
- Abord postéro-antérieur sur un patient en décubitus latéral.

- Abord antéro-postérieur, sur un patient en décubitus dorsal, la tête tournée du côté opposé à celui de la ponction.
- Le bloc bilatéral est possible sans mobiliser le patient. Il est réalisé sous anesthésie générale, si elle est indiquée.
- La sonde linéaire superficielle, placée latéralement au niveau du cou recherche la bifurcation carotidienne en C4, et le tubercule de Chassaignac en C6. Le point de ponction est situé entre ces deux repères.

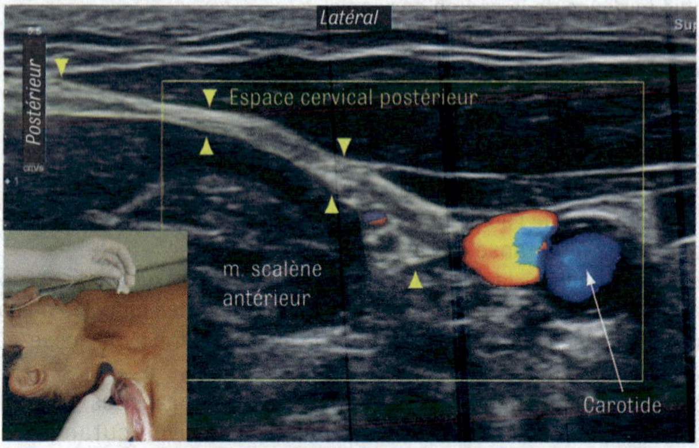

Bloc du plexus cervical postérieur : espace cervical postérieur

- La ponction est réalisée dans le plan. L'aiguille traverse le muscle sterno-cléido-mastoïdien pour se placer dans l'espace cervical postérieur.
- L'hydrolocalisation permet de préciser le site d'injection.
- L'injection de 15 mL, dissèque l'espace qui s'ouvre facilement.
- Si l'on désire centrer le bloc sur les branches à destinées postérieures, on utilise un abord postérieur, l'injection étant toujours réalisée dans l'espace cervical postérieur arrière du bord dorsal du muscle sterno-cléido-mastoïdien.

COMPLICATIONS

Injection intravasculaire

- Dans l'artère vertébrale ou dans la carotide prévenue par l'échoguidage et les tests d'aspiration répétés.

Injection sous-arachnoïdienne ou péridurale

- Prévenues par une direction caudale de l'aiguille qui ne doit pas être enfoncée trop profondément, par des tests d'aspiration répétés et par le fractionnement des doses.

Bloc du nerf phrénique

- Favorisé par les volumes excessifs,
- Minoré par l'emploi de solutions diluées (effets moteurs limités).

Bloc des nerfs pneumogastrique et grand hypoglosse

- Plus théoriques que réels
- Favorisé par les volumes trop importants.
- Tachycardie, troubles de la déglutition et de la phonation.

BLOCS NERVEUX DU SCALP

INDICATIONS

- Analgésie cutanée, sous-cutanée et osseuse pour la chirurgie du scalp et pour la chirurgie intracrânienne supratentorielle.
- Si incision à proximité de la ligne médiane, il faut bloquer le nerf controlatéral.
- Sont douloureux en chirurgie intracrânienne : la peau, le tissu sous-cutané, les muscles peauciers, le périoste, la table externe de l'os crâne.
- Sont peut être douloureux : la dure-mère, les tractions méningées, la région thalamique.
- Ne sont pas douloureux : la diploé, la table interne, le parenchyme cérébral
- La mise en place de la têtière de Mayfield est douloureuse, responsable de pics hypertensifs (délétères en cas d'hypertension intracrânienne) bloqués par l'ALR.

ANATOMIE

L'innervation sensitive du scalp et du crâne dépend du nerf trijumeau, du plexus cervical superficiel et des premiers nerfs cervicaux :

- Nerf trijumeau :
  - V1 innerve la partie antérieure et médiane du front jusqu'à l'aplomb des yeux, par le nerf supra-trochléaire et les nerfs supra-orbitaires, branches terminales du nerf frontal.
  - V2 innerve la face antérieure et latérale du front par le nerf zygomatico-temporal.
  - V3 est responsable de la sensibilité cutanée de la tempe et la face latérale du crâne par la branche auriculo-temporale.
- Le plexus cervical superficiel innerve les régions latérodorsales par les nerfs grand auriculaire et petit occipital
- Premiers nerfs cervicaux
  - Le sommet du crâne jusqu'à une ligne horizontale passant par le haut des hélix est innervé par le nerf grand occipital (nerf d'Arnold), branche du rameau dorsal de C2.
  - La région supérodorsale du crâne est innervée par des rameaux issus de C2 et C3.
- Le nerf facial innerve la région péri-auriculaire et de la conque de l'oreille.

RÉALISATION

Tous ces nerfs sont bloqués par une série de 4 injections adaptées à la chirurgie prévue. L'échographie (sonde haute fréquence) améliore la procédure.

Blocs des branches du nerf frontal

- Introduction de l'aiguille 1 cm au-dessus du foramen supra-orbitaire, à l'aplomb du canthus médial de l'œil. Infiltration de médial en latéral, au-dessus et tout le long du sourcil (zone d'infiltration n°4).
- En échographie, repérage du foramen supraorbitaire ; injection à proximité des nerfs.

Bloc du nerf zygomatico-temporal

- Infiltration profonde, 2 cm en dehors et 1 cm au-dessus de la fente palpébrale (zone d'infiltration n°3).
- Pas de repérage échographique du nerf, mais repérage possible en doppler couleur de l'artère homonyme qui accompagne le nerf.

Bloc du nerf auriculo-temporal

- Injection en éventail 1,5 cm en avant et 1 cm au-dessus du tragus, afin d'éviter l'artère temporale, l'articulation temporo-maxillaire et le nerf facial nez (zone d'infiltration n°2).
- En échographie le nerf est habituellement postérieur à l'artère temporale superficielle (doppler couleur), à moins de 1 cm de profondeur.

Bloc des branches auriculaires postérieures du nerf grand auriculaire

- 1,5 à 2 cm derrière l'oreille à hauteur du tragus, au niveau de l'apophyse mastoïde.
- En échographie, les nerfs sont repérés au bord postérieur du muscle sternocléido-mastoïdien

Bloc des nerfs petit occipital, grand occipital (nerf d'Arnold) et 3e occipital

- L'artère occipitale se trouve à mi-distance entre l'apophyse mastoïde et la protubérance occipitale, au niveau de la ligne nucale supérieure (rejoignant l'apophyse mastoïde à la protubérance occipitale supérieure). Les nerfs se trouvent de chaque côté de l'artère occipitale. (zone d'infiltration n°1 : sur le long de la ligne nucale supérieure).
- En échographie, les nerfs sont repérés de chaque côté de l'artère occipitale.

MATÉRIEL, VOLUMES ET SOLUTIONS

- Aiguille à biseau court 25 G de 25 mm pour anesthésie ou aiguille échogène si échoguidage.
- La ropivacaïne ou la lévobupivacaïne permettent une analgésie prolongée.
- Pour des blocs du scalp associés à l'infiltration adrénalinée chirurgicale, les produits et doses proposés sont :
  1. Blocs du scalp : lévobupivacaïne 2,5 mg/mL, dose max. = 1 mg/kg.
  2. Infiltration chirurgicale de la zone d'incision : utiliser lidocaïne 0,5 % adrénalinée, dose max. = 3 mg/kg.

COMPLICATIONS

- Ptosis transitoire par diffusion vers le muscle orbiculaire pour le bloc du nerf frontal.
- Ponctions des artères temporales et occipitales, sans conséquence si hémostase par compression.
- Risque de lésion du nerf facial lors du bloc auriculo-temporal.

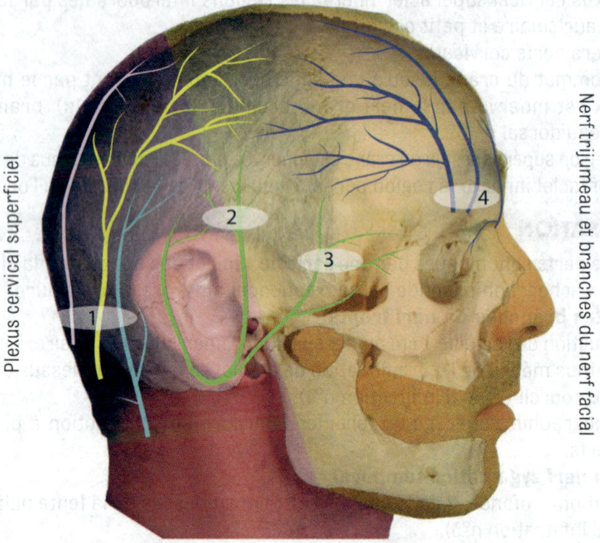

Innervation sensitive du scalp et technique de blocage simplifiée d'après Costello et Cormack adaptée par P. Zetlaoui

BLOC DU PAVILLON DE L'OREILLE

INDICATIONS

Anesthésie et analgésie postopératoires pour la chirurgie du pavillon de l'oreille.

ANATOMIE

- L'innervation du pavillon de l'oreille est complexe, sous la dépendance :
  - Du nerf grand auriculaire issu du plexus cervical superficiel.
  - Du nerf auriculo-temporal branche du V3 et
  - De la branche auriculaire du VII (zone de Ramsay-Hunt).
- Innervation réflexe par le X au niveau de la conque.

Risque

- Les solutions adrénalinées sont contre indiquées.

TECHNIQUE

Infiltrations

- Infiltration sous cutanée faisant le tour de l'oreille ou limitée aux régions concernées.
- La branche auriculaire du nerf facial n'est a priori pas repérable en échographie.

Échoguidage

- L'échoguidage permet de repérer certains des nerfs.
- Le nerf auriculo-temporal est repéré au bord antérieur du pavillon, juste en arrière de l'artère temporale superficielle (doppler), moins de 10 mm sous la peau.
- Le nerf grand auriculaire (branche du plexus cervical superficiel) est repérable en arrière ou au bord postérieur du sterno-cléido-mastoïdien, approximativement au niveau de l'angle de la mâchoire. Il est légèrement caudal au nerf petit occipital qui devient sous cutané dans la même région. Il est aussi responsable de l'innervation sensitive de l'angle de la mâchoire.
- Le nerf petit occipital, dont la participation est inconstante, est repéré au bord postérieur du sterno-cléido-mastoïdien, céphalique au nerf grand auriculaire.
- Ces 2 nerfs peuvent être bloqués sous le sterno-cléido-mastoïdien, ou au niveau de son bord postérieur lors de leur émergence.

MATÉRIEL, VOLUME ET SOLUTION

- Aiguille de 50 mm à biseau court, échogène pour l'échoguidage.
- 3 mL d'anesthésique local sont suffisants pour chaque nerf.

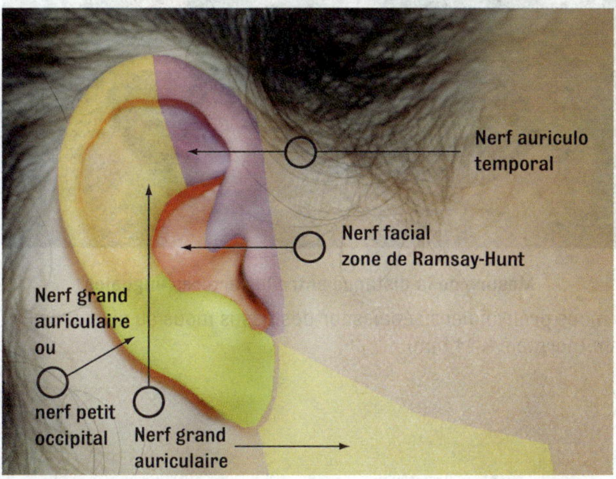

Bloc du pavillon de l'oreille : points de ponction (0) et zones d'innervation

ÉCHOGRAPHIE ET INTUBATION

- L'exploration échographique des voies aériennes nécessite plusieurs sondes.
  - superficielle pour les structures superficielles (os hyoïde, trachée, plèvre)
  - convexe pour les structures non linéaires (langue)
  - cardiaque (ou micro-convexe) pour le poumon
  - petite empreinte-haute fréquence, en pédiatrie, nerf laryngé

CRITÈRES PRÉDICTIFS D'UNE INTUBATION TRACHÉALE DIFFICILE (ITD)

Le risque d'ITD est mieux évalué avec une exploration échographique que par les critères cliniques habituels. Aucun critère isolé n'est suffisant.

- Distance hyomentonnière :
  - Distance entre pointe du menton et os hyoïde < 52 ± 6 mm (normale = 65 ± 4 mm).
  - Rapport hyo-mentonnier (extension max /neutre) < 1,1.
- Macroglossie : épaisseur de la langue > 60 mm.

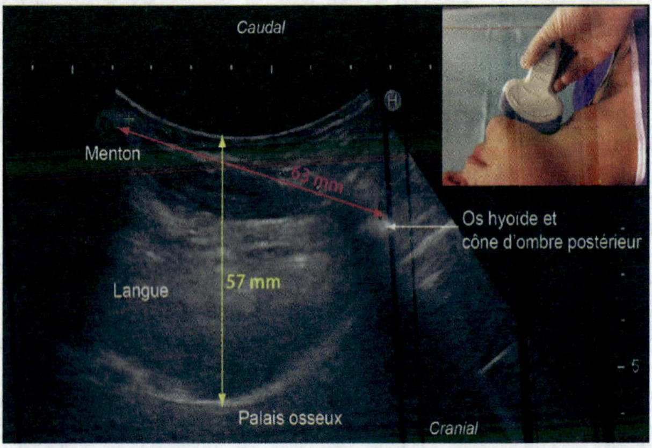

Mesure de la distance hyomentoninière et de l'épaisseur de la langue

- Artères linguales : distance entre les artères linguales > 28 mm.

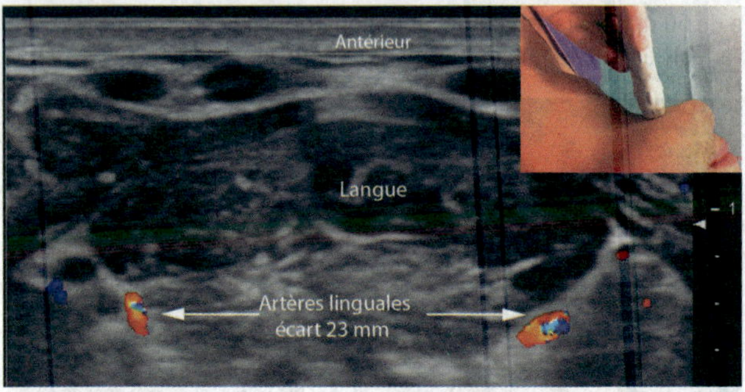

Mesure de la distance entre les artères linguales

- Tissus mous préhyoïdiens : épaisseur des tissus mous au niveau de l'os hyoïde > 17 mm (normale = 14 mm).

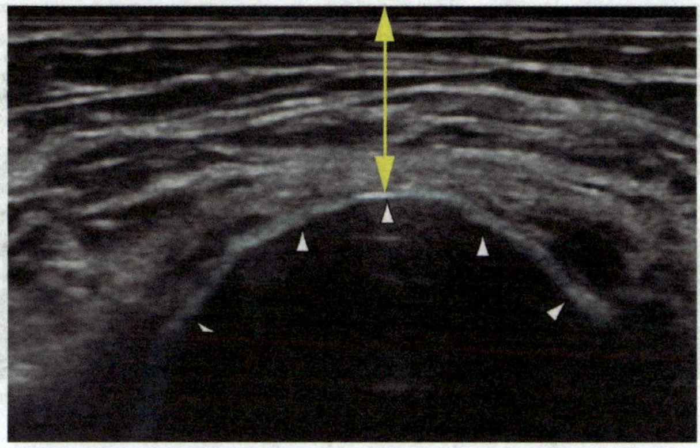

Mesure de l'épaisseur des tissus mous préhyoïdiens

DÉTERMINATION DU DIAMÈTRE DE LA SONDE D'INTUBATION

Le choix optimal du diamètre de la sonde trachéale est au mieux précisé par l'échographie trachéale.

Diamètre trachéal

- Mesuré en coupe transverse, au dessus du sternum (sonde linéaire).

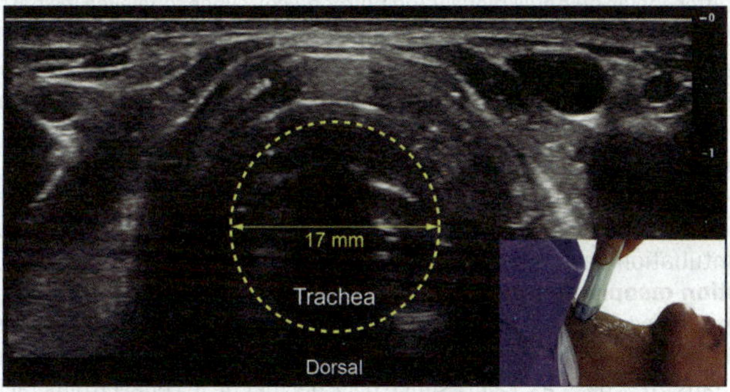

- Surtout utile chez le nouveau-né et l'enfant : si diamètre de la trachée = 5 mm, diamètre maximal de la sonde = 4,5 (diamètre de la sonde = diamètre interne).
- Tube à double lumière, patients de petite taille : le diamètre en mm doit être multiplié par 3 pour la correspondance en French (un diamètre de 13 mm correspond à une sonde de 39 F). Échographie trachéale pour évaluation de la taille maximale de la sonde utilisable.

Sténose trachéale

- Coupe transverse : mesure du diamètre trachéal au niveau de la sténose, choix du diamètre de sonde.
- Coupe sagittale longitudinale : longueur de la sténose.

VÉRIFICATION DE LA POSITION DE LA SONDE D'INTUBATION

Visualisation intratrachéale de la sonde d'intubation

- La sonde est visualisée comme un anneau hyperéchogène dans la trachée. En coupe transverse, elle est visualisée comme un double écho linéaire médian dans la trachée.

Sans visualisation de la sonde trachéale

- Présence d'artefacts de répétition (fausses images linéaires intratrachéales) : la trachée n'est pas intubée.
- Présence d'artefacts en queue de comète et de cônes d'ombre postérieure : la trachée est intubée.

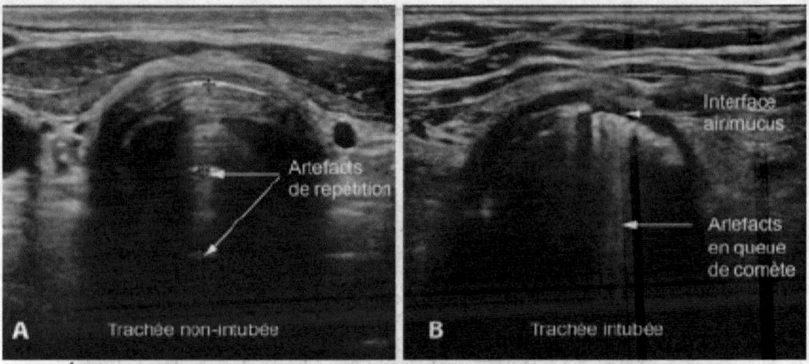

Échographie trachéale : A = trachée non intubée, B = trachée intubée

Visualisation de la plèvre ; glissement pleural (GP)

- Patient en décubitus dorsal, sonde linéaire entre 2 côtes sur la paroi antérieure du thorax. Le GP en mode temps-mouvement visualise la ventilation du poumon sous-jacent :
  - Si le GP est présent, on affirme que le poumon sous la sonde est ventilé. En l'absence de GP, le poumon n'est pas ventilé quelle qu'en soit la cause.
  - Absence bilatérale de GP : le patient n'est pas ventilé ; sonde d'intubation (probablement) pas trachéale.
  - Absence de GP à gauche et présence à droite : intubation sélective droite.
- GP : à différencier du pouls pleural (ou pulmonaire), synchrone avec les battements cardiaques. Le Doppler énergie visualise la ventilation du poumon sous-jacent.
- Intubation sélective volontaire : Pas de GP sur un poumon exclu, si un GP est retrouvé, cela signifie que le poumon n'est pas exclu. GP controlatéral à l'exclusion : poumon que l'on souhaite ventiler, effectivement ventilé.
- L'association échographie trachéale et GP confirme dans 100 % des cas la position de la sonde d'intubation.
- Le GP permet la vérification de l'exclusion volontaire avec une VPP de 100 % pour intubation droite sélective.

Intubation œsophagienne

- L'œsophage cervical est fermé, donc difficile à visualiser (coupe transverse). Il est habituellement postérolatéral gauche accolé à la trachée, mais rétrotrachéal dans 20 % des cas. La présence d'air permet de le repérer plus facilement.
- Si l'intubation n'est pas trachéale, on retrouve une image de « deuxième trachée », l'œsophage étant dilaté par la sonde et le ballonnet gonflé, et la trachée est déviée en avant ou vers la gauche.

CRICOTHYROÏDOTOMIE

Cricothyroïdotomie

- La réalisation d'une cricothyroïdotomie en urgence est facilitée et sécurisée par un repérage échographique préalable.
- Les cartilages cricoïde, thyroïde et les premiers anneaux trachéaux sont repérés avec une sonde superficielle. Les cartilages cricoïde et thyroïde sont reliés par la membrane cricothyroïdienne (longueur 13 à 15 mm chez l'adulte).
- Avant une intubation difficile programmée, il faut localiser la membrane cricothyroïdienne et marquer son emplacement sur le cou, en cas d'abord cricothyroïdien de sauvetage.

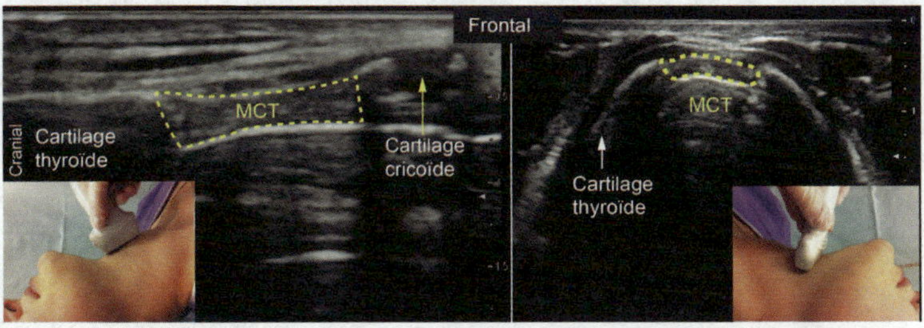

Visualisation de la membrane cricothyroïdienne (MCT) en coupe saggitale longitudinale et transverse

BLOC DES NERFS LARYNGÉS SUPÉRIEURS

- Le nerf laryngé supérieur, rarement visualisé en échographie, innerve le larynx et les cordes vocales, mais il est aisé de repérer l'espace dans lequel il transite, entre la grande corne de l'os hyoïde (céphalique) et le cartilage thyroïde (caudal), en arrière de la membrane thyrohyoïdienne, accompagné par l'artère homonyme (doppler couleur).
- La ponction est réalisée dans cet espace, juste caudale à la grande corne de l'os hyoïde.
- L'échographie facilite le repérage et la ponction de l'espace contenant le nerf laryngé supérieur.

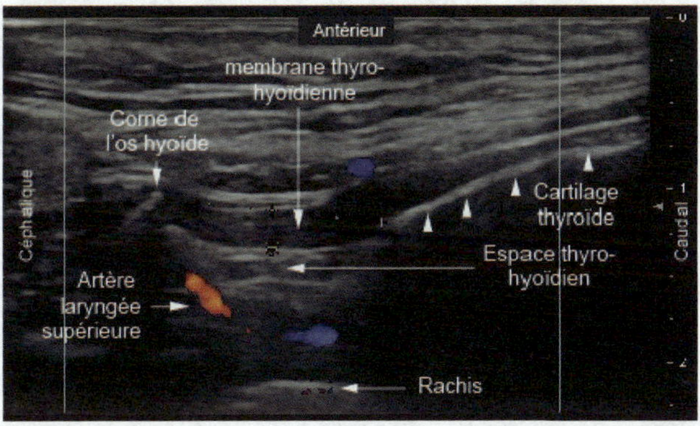

Repères échographiques pour le bloc des nerfs laryngés supérieurs

OBSTÉTRIQUE

GÉNÉRALITÉS

ANESTHÉSIE - ANALGÉSIE

COMPLICATIONS

DIVERS

PHYSIOLOGIE DE LA GROSSESSE

MODIFICATIONS MATERNELLES

Modifications cardiovasculaires

Paramètres	Avant G	Pendant G	À l'accouchement
Débit cardiaque (DC)	4-5 L/min	+ 30 à 50 %	+ 60 %
VES	50 - 100 mL	+ 30 à 50 %	+ 300 mL (contractions)
FC	70 bpm	+ 15 à 25 %	↑ si douleurs
PAS/PAD (mmHg)	110/80	- 5 à 20 %	Diastolique ↓↓ jusquà la 20e SA
RVS dyn.s.cm^{-5}	800 - 1200	- 20 %	Secondairement à la diminution des RVS
RVP dyn.s.cm^{-5}	35 - 250	- 35 %	
PAPO (mmHg)	8 - 12	stable	
PVC (mmHg)	5	stable	
Osmolarité (mosm/L)	287	- 5 à 10 mosm/L	
Rénine (ng/mL)	16	41	Rétention hydrosodée
Volume plasmatique (mL)	2 500	+ 45 à 55 %	Anémie dilutionnelle ≈ 11 g/dL
Volume érythrocytaire (mL)	1 500	+ 15 à 20 %	

Examen clinique au cours de la grossesse normale

- Auscultation cardiaque : éclat de B1, B3, souffle mésosystolique d'hyperdébit pulmonaire.
- Râles aux bases disparaissant à l'inspiration profonde.

Électrocardiogramme (ECG)

- Tachycardie sinusale.
- Axe gauche, QRS inchangé.
- PR raccourci, QT raccourci, onde Q et onde T inversées en DIII.
- ESA ou ESV occasionnelles.

Échocardiographie cardiaque

- Régurgitation tricuspide, pulmonaire, mitrale.
- Cavités droites et diamètre télédiastolique du VG (dTDVG) augmentés.
- HVG relative.
- Épanchement péricardique minime.

Une particularité : le syndrome de compression cave

En décubitus dorsal, l'utérus gravide est un obstacle au retour veineux. Le DC peut chuter de 30 à 40 %. **Ce syndrome apparaît dès 20-22 SA et augmente avec la taille de l'utérus (grossesses multiples, hydramnios). Le décubitus latéral gauche à 5-10° pour lever la compression cave est le 1er geste à faire** en cas d'hypotension artérielle ou malaise.

La diminution du retour veineux provoque une stase au niveau des membres inférieurs : œdèmes, varices, thromboses.

Modifications respiratoires

Ventilation minute	+ 45 à 50 % Volume courant + 40 à 45 % Fréquence respiratoire + 0 à 15 % dès le 1er trimestre
CRF	- 20 % (ascension du diaphragme)
Consommation O_2	+ 20 % à terme, + 40 à 75 % per accouchement

$PaCO_2$	Passe de 40 à 30 mmHg suite à l'augmentation de la ventilation minute
HbO_2	Déplacement à droite de la courbe de dissociation (meilleur apport en O_2)

Modifications anatomiques des voies aériennes supérieures

Engorgement, œdème et friabilité tissulaire
Majoration des risques de saignement, ventilation et intubation difficile
Prise de poids et augmentation de volume mammaire
Risque d'intubation difficile x 8

Modifications gastriques

Compression de l'estomac et déplacement intrathoracique
+ imprégnation hormonale :
↓ compétence du sphincter œsophagien inférieur
Gastrine sécrétée par le placenta : ↑ la sécrétion H^+ et ↓ le pH
Risque d'inhalation très important

Modifications de la coagulation

Augmentent	Facteurs I, VII, VIII, IX, X, XII et Willebrand Fibrinogène + 100 à 200 %
Diminuent	Facteurs XI, XIII, antithrombine III, protéine S (hypercoagulabilité)

Modifications biologiques

Hémoglobine	≥ 11 g/dL, sinon c'est une vraie anémie Le transport en O_2 est inchangé grâce à l'augmentation du débit cardiaque
Leucocytes	↑ à partir du 2e trimestre 20 G/L autour de l'accouchement, se normalisent à J+5
Plaquettes	Thrombopénie physiologique fréquente (8%) Modérée (≈ 100 G/L) sans risque hémorragique Éliminer un HELLP syndrome
Phosphatase alcaline	x 2 la normale à cause de la sécrétion placentaire ↓ vidange de la vésicule + changement composition de la bile : ↑ risque cholécystite aiguë
Albuminémie	- 25 % par hémodilution
Protéines sériques	- 10 % (risque d'hypercoagulabilité)
Pseudo-cholinestérase	- 25 à 30 % de la 10e SA à la 6e semaine postpartum sans prolongation évidente du bloc moteur de la succinylcholine

Modifications rénales et métaboliques

Créatinine et urée	- 50 %
DFG	+ 50 à 60 % de la fin du 1er trimestre jusqu'à 3 mois postpartum Augmentation du volume rénal avec légère dilatation des cavités excrétrices
	↑ de la protéinurie (≤ 300 mg/24 h) et glycosurie (≤ 10 mmoL/24 h)
pH	7,44 légère alcalose (alcalose respiratoire + compensation rénale)
HCO_3^-	20 mmol/L à terme

Modifications endocriniennes

Hyperinsulinisme et résistance périphérique à l'insuline

Sensibilité aux produits anesthésiques augmentée

- Hypnotiques intraveineux et morphiniques : réduire les doses de 30 % car diminution des protéines plasmatiques et augmentation du taux de progestérone.
- Halogénés : CAM réduite de 30 %, maintenir < 0,6 CAM car risque d'atonie utérine.
- Anesthésiques locaux en périmédullaire : réduire les doses de 25 % (augmentation de taille des veines péridurales entraînant une diminution de taille de l'espace péridural et rachidien).

Difficultés techniques liées à la grossesse

- Risque d'inhalation : « Estomac plein » à partir de 20 SA et tonus du sphincter œsophagien abaissé.
- Intérêt de l'échographie gastrique au-delà de 20 SA.
- Si AG : préoxygéner en FiO_2 90 % et garder les lunettes d'O_2 (oxygénation apnéique), intubation en séquence rapide, sonde 6,5 cm, chariot d'intubation difficile à proximité.
- L'oxygénation prime sur l'intubation : ne pas s'acharner à intuber mais ventiler (masque facial, masque laryngé). (cf. algorithme IOT difficile femme enceinte)
- ALR périmédullaire :
  - Augmentation risque de ponction vasculaire par la turgescence veineuse péridurale.
  - Œdème des tissus mous : risque de fausse perte de résistance.

RETENTISSEMENT FŒTAL

Pas d'autorégulation vasculaire placentaire : le fœtus est directement sensible à l'hypotension, l'hypoxémie, l'hypo/hypercapnie et l'hypoglycémie maternelles.

EXAMENS RADIOLOGIQUES

Précautions

Aucun examen radiologique n'est contre indiqué pendant la grossesse, après avoir pesé le rapport bénéfice/risque.

- Les doses utilisées doivent rester < 50 mGy. La cavité pelvienne doit être protégée par un tablier de plomb. Le risque fœtal est réel pour une irradiation > 100 mGy (interruption de grossesse conseillée au-delà). Le technétium 99 passe la barrière fœto-maternelle mais ne pose pas de problème d'irradiation.
- La thyroïde fœtale est fonctionnelle dès la 20e semaine. Les produits de contraste iodés entraînent un risque d'hypothyroïdie fœtale au-delà de 28 SA : celle-ci doit être recherchée à la naissance par un dosage systématique de T3, T4, TSH. Pas de risque d'hypothyroïdie si injection d'iode inférieure à 60 mL.

Irradiation induite par les examens radiologiques et isotopes	
Radio thorax	< 0,01 mGy
Scintigraphie pulmonaire	
Perfusion	0,1 - 0,2 mGy
Ventilation	0,1 mGy
Angioscanner spiralé	
1er trimestre	3 - 20 µGy
2e trimestre	8 - 80 µGy
3e trimestre	50 - 130 µGy
Angiographie pulmonaire par voie brachiale, par incidence	0,1 µGy

Algorithme Intubation difficile en obstétrique.

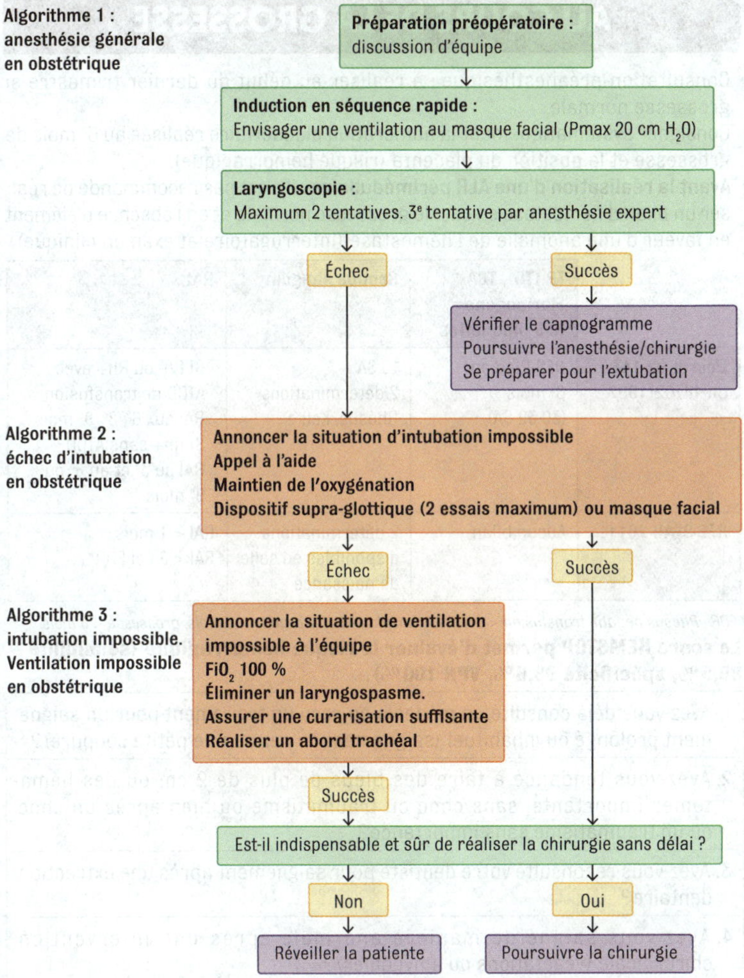

BILAN SANGUIN AU COURS DE LA GROSSESSE

- Consultation préanesthésique : à réaliser au début du dernier trimestre si grossesse normale.
- Consigner systématiquement la numération plaquettaire réalisée au 6e mois de grossesse et la position du placenta (risque hémorragique).
- **Avant la réalisation d'une ALR périmédullaire :** il n'est pas recommandé de réaliser un bilan d'hémostase en cas de grossesse normale et en l'absence d'élément en faveur d'une anomalie de l'hémostase (interrogatoire et examen clinique)

	TP (TQ), TCA Fibrinogène NFS-plaquettes	Groupe sanguin	RAI
Décret 92-143 du 14/02/1992	NFS-Plaq au 6e mois (30-32 SA)	10 SA : 2 déterminations Rhésus, Kell	• Si Rh- ou Rh+ avec ATCD de transfusion : RAI aux 6e, 8e, 9e mois • Si Rh+ sans ATCD : RAI au 3e et au 8e ou 9e mois
RFE SFAR 2011	Aucun bilan	2 déterminations disponibles en salle de naissance	RAI < 1 mois RAI < 3 j si FDR*

** FDR : Rhésus négatif, transfusion < 6 mois, transplantation d'organe < 6 mois, grossesse < 6 mois.*

Le score HEMSTOP permet d'évaluer le risque hémorragique (sensibilité 89,5 %, spécificité 98,6 %, VPN 100 %).

1. Avez-vous déjà consulté un médecin ou reçu un traitement pour un saignement prolongé ou inhabituel (saignement de nez ou une petite coupure) ?
2. Avez-vous tendance à faire des bleus de plus de 2 cm ou des hématomes importants, sans choc ou traumatisme ou bien après un choc ou un traumatisme sans importance ?
3. Avez-vous reconsulté votre dentiste pour saignement après une extraction dentaire ?
4. Avez-vous saigné de manière anormale après une intervention chirurgicale (végétations ou amygdales) ?
5. Y a-t-il des membres de votre famille proche suivis pour une maladie de la coagulation (maladie de Willebrand, hémophilie) ?
6. Avez-vous consulté un médecin ou reçu un traitement pour des règles trop abondantes (contraception orale, traitement par fer, Exacyl) ?
7. Avez-vous saigné de façon anormale après un accouchement ?
Un score ≥ 2 établi sur le nombre de OUI obtenus sur les 6 questions = bilan d'hémostase (TP TCA Fg) ± consultation hématologue

Un bilan d'hémostase récent est également justifié dans les situations obstétricales suivantes :

- HELLP syndrome
- Hématome rétroplacentaire ou suspicion
- Chorioamniotite
- Trouble d'hémostase connu
- Le délai entre le bilan d'hémostase (+ numération plaquettaire) et la réalisation de l'ALR périmédullaire dépend de la rapidité de consommation des facteurs de coagulation et des plaquettes, donc de la pathologie.

ANTICOAGULATION ET GROSSESSE

RISQUE DE MALADIE THROMBOEMBOLIQUE VEINEUSE (MTEV) ET THROMBOPROPHYLAXIE

Concernant le risque thrombotique, la clinique (ATCD personnel de MTEV) prime sur la biologie (bilan de thrombophilie).

	Facteurs de risque	Thromboprophylaxie pendant la grossesse	Thromboprophylaxie postpartum
Risque majeur	• Traitement anticoagulant curatif à vie • ATCD de MTEV multiples	• Bas antithrombose + poursuite du traitement curatif • HBPM (tinzaparine 1 inj/j ou énoxaparine 2 inj/j) en préconceptionnel ou • Relais AVK-HBPM avant 8 SA puis reprise AVK de 12 à 35 SA puis HBPM > 35 SA	• Reprise du traitement antérieur à la grossesse
Risque élevé	• Tout ATCD personnel de MTEV (sauf post chirurgie lourde) • Syndrome d'hyperstimulation ovarienne au 1er trimestre	• Bas antithrombose + • HBPM à dose préventive : énoxaparine 40 mg/j • Toute la grossesse (pour le syndrome d'hyperstimulation ovarienne) ou à partir de 28 SA	• Énoxaparine : 40 mg/j 6 à 8 semaines
Risque modéré	• ATCD de MTEV post chirurgie lourde • Thrombophilie à haut risque[(1)] sans ATCD de MTEV • > 1 facteur de risque majeur[(2)] • ≥ 3 facteurs de risque mineur[(3)] • Chirurgie majeure en cours de grossesse (ex : appendicectomie)	• Bas antithrombose + • Discuter HBPM à dose préventive : énoxaparine 40 mg/j à partir de 28 SA	• Bas antithrombose + • Énoxaparine 40 mg/j 4 à 6 semaines • La durée peut être réduite (à 7 à 10 j) selon les facteurs de risque ± persistants
Risque faible	• Thrombophilie à bas risque[(4)] sans ATCD de MTEV • < 3 facteurs de risque mineur[(3)]	• Non	• Bas antithrombose

1. Thrombophilie asymptomatique à haut risque : déficit en antithrombine, syndrome des antiphospholipides, mutation homozygote du facteur V Leiden, mutation de la prothrombine G202010A homozygote, déficit combiné (surtout facteur V Leiden hétérozygote + mutation 20210A du gène facteur II).

2. Facteurs de risque majeur : cancer, insuffisance cardiaque, lupus en poussée, polyarthrite rhumatoïde ou MICI en poussée, syndrome néphrotique, diabète type 1 + néphropathie, drépanocytose symptomatique, IMC > 40 en début de grossesse, hyperemesis gravidarum

3. Facteurs de risque mineur : césarienne, âge > 35 ans, obésité (IMC > 30 en début de grossesse), varices, tabagisme actif, multiparité > 3, prééclampsie, alitement strict prolongé, hémorragie du postpartum grave > 1 L, grossesse multiple, thrombophilie à bas risque, ATCD familiaux 1er degré de MTEV spontanée ou sous œstroprogestatif.

4. Thrombophilie asymptomatique à bas risque : mutation du facteur V Leiden hétérozygote, mutation de la prothrombine G202010A hétérozygote, déficit en protéine C, déficit en protéine S.

THROMBOPROPHYLAXIE POSTCÉSARIENNE

- Le risque thromboembolique dépend de l'odd ratio (OR) global calculé **en multipliant** les OR des principaux facteurs de risque rencontrés lors de la césarienne (cf. tableau).
- OR global < 10 : bas antithrombose de classe 2 seuls.
- OR global ≥ 10 : prophylaxie : énoxaparine 4000 UI x1/j ou tinzaparine 4500 UI x 1 / jour ou daltéparine 5000 UI x1/j.
- Durée du traitement :
  - 15 > OR global ≥ 10 : prophylaxie anticoagulante, durée 7 jours.
  - 20 > OR global ≥ 15 : prophylaxie anticoagulante, durée 15 jours.
  - 30 > OR global ≥ 20 : prophylaxie anticoagulante, durée 4 à 6 semaines.

Facteurs de risque	OR ajusté
Antécédent thromboembolique avec ou sans thrombophilie sous-jacente	> 20
Thrombophilie asymptomatique à haut risque *	> 20
Syndrome des antiphospholipides symptomatique	> 20
Immobilité prolongée et complète	11
Hémorragie du postpartum nécessitant un acte chirurgical	12
Âge > 35 ans	1,4
Obésité (IMC > 30) ou poids > 120 kg	4
Parité > 3	2
Tabagisme (> 10 cigarettes/jour avant la grossesse ou tabagisme persistant pendant la grossesse)	3
Varices importantes	2
Drépanocytose	4
Cardiopathie majeure	7
Lupus érythémateux disséminé	8
Maladie inflammatoire de l'intestin	4
Thrombophilie asymptomatique à bas risque	3
Anémie pendant la grossesse ou hémorragie pendant grossesse	3
Grossesse obtenue par PMA	4
Prééclampsie	3
Prééclampsie grave ou avec RCIU	4
Grossesse multiple	4
Accouchement prématuré < 37 SA	3
Césarienne urgente	3
Hémorragie grave du postpartum (saignement > 1 litre et/ou transfusion)	3
Infection du postpartum	4

** cf. Thrombophilie asymptomatique à haut risque*

SITUATIONS PARTICULIÈRES

Adaptation de la dose d'HBPM préventive chez l'obèse (poids de début de grossesse)

Poids de la patiente	Énoxaparine	Daltéparine	Tinzaparine
50 - 90 kg	40 mg/j	5000 UI/j	4500 UI/j
91 - 130 kg	60 mg/j*	7500 UI/j	7000 UI/j*
131 - 170 kg	80 mg/j*	10 000 UI/j	9000 UI/j*
> 170 kg	0,6 mg/kg/j*	75 UI/kg/j	75 UI/kg UI/j*

La dose peut être donnée en deux injections

Allaitement et anticoagulant

- Possible sans problème avec les HBPM (tinzaparine, daltéparine, énoxaparine) et les HNF.
- Possible sans problème avec la warfarine et l'acénocoumarol.
- À éviter avec les anti IIa et anti Xa oraux.
- Au conditionnel avec fondaparinux et danaparoïde (peu de données).

Indication du bilan de thrombophilie

- À rechercher si contexte familial (1er degré c'est à dire parents ou fratrie) ou antécédent personnel documenté de MTEV (y compris veines ovariennes, territoire cave supérieur, thromboses veineuses superficielles récidivantes).
- Dans le cadre du déficit familial en protéine S, la patiente est considérée *a priori* comme porteuse de l'anomalie jusqu'à son accouchement lorsqu'il devient possible de réaliser le dosage (le taux de prot S diminue pendant la grossesse).

	Examens 1re intention	Examens 2e intention	Examens non recommandés
Grossesse avec thrombose évolutive ou ATCD personnel de MTEV	NFS, Plaq, TQ, TCA AT, PC, FV Leiden, F II 20210A, ACL	Si TCA allongé : rechercher ACC Si TCA normal : rechercher ACC méthodes sensibles Anti-β2GP1 si ACL ou LA	PS, Homocystéinémie
Grossesse avec ATCD familiaux de MTEV dans le cadre d'un SAPL	ACL, LA	Si ACL négatif : Anti-β2GP1	AT, PC, FV Leiden, F II 20210A, sauf MTEV familiale
Grossesse avec ATCD familiaux de MTEV sans diagnostic étiologique	AT, PC, FV Leiden, F II 20210A		PS
Grossesse avec ATCD familiaux de MTEV et anomalies héréditaires connues	AT, PC, FV Leiden, F II 20210A		PS

ACC : anticoagulant circulant ; AT : antithrombine ; PC : protéine C ; PS : protéine S ; ACL : anticorps anticardiolipine ; LA : anticoagulant circulant lupique ; MICI : maladie inflammatoire chronique de l'intestin : SAPL : syndrome des antiphospholipides.

ANTICOAGULATION PAR HBPM

Les HBPM ne passent pas la barrière placentaire et le risque de TIH et d'ostéoporose est beaucoup plus faible qu'avec les HNF.

NB : Si utilisation d'HNF SC : 2 ou 3 injections/j, dosage au milieu de l'intervalle entre 2 doses.

Dose préventive

Surveillance 2 à 3 fois par semaine entre J4 et J10 puis 1 fois par semaine pendant 1 mois (ce qui donne J4 J7 J10 J14 J21 J28) puis 1 fois/mois.

Dose curative

- Énoxaparine (1 mg/kg x 2/j) ou tinzaparine (175 UI/kg x 1/j).
- Surveillance : dosage de l'activité anti Xa 4 heures après la 3e injection.
- Adapter la dose pour atteindre la cible d'anti Xa recommandée selon l'HBPM utilisée (énoxaparine : 0,6-1 ; tinzaparine : 0,8-1).
- NFS-plaquettes 2 x/semaine pendant 3 semaines puis 1 fois/mois.

FEMME SOUS ANTICOAGULANT EN COURS DE GROSSESSE : DEUX GRANDES OPTIONS

HBPM

- Peuvent être poursuivies toute la grossesse.
- Risque probablement accru de thrombose par rapport aux AVK, notamment en fin de 2e trimestre.
- Éventuel relais par héparine calcique ou HNF intraveineuse en fin de grossesse (vers 36 SA).

AVK

- Utilisation préférentielle des AVK car leur efficacité est supérieure à celle des HBPM si très haut risque de thrombose de valve (valve de Starr-Edwards, Bjork-Shiley, position mitrale, FA ...)
- Exposent à un risque d'embryopathie surtout entre la 6e et la 13e semaine d'aménorrhée et dose > 5 mg.
- Tératogénicité (6%) : microcéphalie, retard mental, atrophie optique, hypoplasie nasale, épiphyses ponctuées. Une interruption thérapeutique de grossesse peut être discutée en cas de traitement par AVK au 1er trimestre.
- Si maintien des AVK :
  - dose < 5 mg/j : maintien tout au long de la grossesse ou relais par HBPM dès le 1er trimestre.
  - dose > 5 mg : relais par HBPM à dose curative dès le test de grossesse positif jusqu'à la fin du 1er trimestre.
- Reprise AVK au 2e et début du 3e trimestres.
- Relais HBPM ou HNF en fin de grossesse à partir de 36 SA.

Remarques

- La place du fondaparinux est limitée aux rares cas d'allergie à l'héparine (TIH) lorsque le danaparoïde ne peut être utilisé.
- Les nouveaux anticoagulants (directs et anti IIa directs) sont contre indiqués en cours de grossesse et en postopératoire si allaitement.
- Le danaparoïde peut être utilisé pendant la grossesse.

ANALGÉSIE ET ANESTHÉSIE PÉRIDURALES AU COURS DU TRAVAIL

ANALGÉSIE ET ANESTHÉSIE PÉRIDURALES EN OBSTÉTRIQUE (APD)

Avantages

- Efficace dans 90 à 95 % des cas sans retentissement sur la mécanique obstétricale si utilisation d'une solution low dose.
- Sécurité maternelle renforcée : évite AG en urgence (extraction instrumentale, césarienne ou révision utérine).
- Peu de conséquences pour le fœtus.

Inconvénients/complications

- Céphalées post brèche dure-mérienne (0,5 % à 1 %).
- Rachianesthésie totale si effraction durale.
- Intoxication aux anesthésiques locaux si passage intravasculaire ou dose cumulée trop importante.
- Pas de lien retrouvé entre l'analgésie péridurale et les douleurs lombaires chroniques (75 % des parturientes plutôt liées à la grossesse, la prise en poids).

Contre indications

- Refus de la patiente malgré une information bien conduite.
- Parturiente non coopérante
- Troubles de l'hémostase congénitaux ou acquis (thrombopénie, anticoagulation efficace, HELLP syndrome avec thrombopénie d'aggravation rapide).
- Infection de la zone de ponction, sepsis non contrôlé.
- Hypertension intracrânienne aiguë avec risque d'engagement cérébral.
- Hémodynamique maternelle instable.
- La prise d'aspirine seule n'est pas une contre indication.

Indications médicales et obstétricales

- Souhait de la parturiente quelle que soit la dilatation cervicale.
- Travail potentiellement douloureux : déclenchement, présentation postérieure, dystocie dynamique.
- Interruption médicale de grossesse.
- Situations à haut risque de césarienne en urgence : présentation du siège, utérus cicatriciel, grossesse multiple, macrosomie, âges extrêmes.
- Extraction instrumentale, lésions périnéales.
- Cardiopathies (surtout non obstructives) : IM, IAo, CIV, CIA, canal artériel, insuffisance coronaire.
- BPCO, asthme, syndrome restrictif (scoliose paralytique), OAP.
- HTA essentielle, prééclampsie sans troubles de coagulation.
- Hyperventilation à éviter : comitialité, tétanie, spasmophilie, migraine.
- Efforts expulsifs à éviter : décollement de rétine, anévrisme cérébral (sans HTIC).
- Réduction de l'hyperréactivité sympathique : phéochromocytome, paraplégie, tétraplégie.
- AG à risque : myasthénie, myopathie, intubation difficile, allergie, obésité majeure.
- Situations psychologiques particulières : grossesse non désirée, mineure, vaginisme.

Situations à discuter au cas par cas et en fonction du rapport bénéfice/risque

- Cardiopathies nécessitant une stabilité hémodynamique parfaite : RM, RAo, CMO, HTAP, coarctation de l'aorte, tétralogie de Fallot.
- Maladies neurologiques : SEP en poussée (sinon pas de contre indication), méningite ancienne, tumeur cérébrale, spina bifida, myéloméningocèle, syringomyélie, HTIC chronique controlée. Avis neurologique recommandé.
- HRP : selon les résultats de la coagulation car risque élevé de fibrinolyse.

- Chirurgie du rachis, scoliose sévère : risque plus élevé de difficulté de ponctions, de brèche de dure-mère, d'analgésie péridurale imparfaite.

Analgésie péridurale et jeûne

- L'analgésie péridurale n'est pas une indication de jeûne.
- Travail eutocique et analgésie péridurale efficace : liquides clairs non particulaires à volonté (± chewing-gum).
- Si risque de césarienne ou en l'absence de cathéter péridural (contre indiqué ou non encore posé) : jeûne strict.

Analgésie péridurale pour le travail

- Un bilan biologique n'est pas indiqué avant la réalisation d'une APD en l'absence d'anamnèse hémorragique (score HEMSTOP ≤ 2) et si la grossesse est normale.
- Taux de plaquettes ≥ 75 G/L sans cinétique rapide de décroissance, sans traitement anticoagulant.
- Patiente perfusée (≥ 18G) + surveillance PA lors de la pose du cathéter péridural.
- Échorepérage du rachis chez les parturientes à risque de ponction difficile (obésité, scoliose, chirurgie du rachis) ou en cas de repose après un premier échec de ponction.
- Cathéter inséré de 4 à 5 cm dans l'espace péridural. Test d'aspiration (avec une seringue de 2 à 4 mL sans filtre) avant toute injection.
- La dose test à la lidocaïne 2 % adrénalinée peut être remplacée par une injection lente et fractionné de la solution diluée utilisée (5 mL par 5 mL).
- Traçabilité écrite (feuille de surveillance) : niveau et nombre de ponctions, distance peau-espace, repère à la peau, incidents de ponction à détailler.

Produits utilisés (exemples) : l'objectif est d'éviter tout bloc moteur = solutions low dose

- Lévobupivacaïne 0,625 mg/mL + sufentanil 0,45 µg/mL + clonidine 0,7 µg/ mL : prendre une poche de 100 mL de lévobupivacaïne 0,0625 % et ajouter 1 ampoule de 10 mL de sufentanil (50 µg) + 1/2 ampoule (75 µg) de clonidine.
- Ropivacaïne 1 mg/mL + sufentanil 0,25 µg/mL : prendre une poche de 100 mL de NaCl 0,9 % et enlever 15 mL. Rajouter 10 mL de ropivacaïne 1 % + 5 mL de sufentanil 50 µg/10 mL soit 25 µg.

Modalités d'administration

Bolus initial fractionné de 5 mL par 5 mL (chaque 5 mL représente une dose test jusqu'à un total de 15 à 20 mL par l'anesthésiste puis brancher directement la pompe.

Analgésie péridurale avec bolus intermittents programmés : PIEB

- Programmation de bolus automatiques couplés aux bolus demandés par la patiente.
- Ex : bolus automatiques par la pompe : 8 mL toutes les heures, bolus patiente : 8 mL ; période réfractaire entre 2 bolus patiente ou entre bolus automatique et bolus patiente : 10 min. Pas de dose maximale par 4 heures.

Conseils d'utilisation de la PIEB pour les parturientes

- C'est simple « j'ai mal, j'appuie, je n'ai plus mal, je n'appuie pas ».
- Il faut toujours sentir les contractions, mais sans douleur.
- N'hésitez pas à appeler la sage-femme ou l'anesthésiste si vous avez toujours mal malgré vos demandes ou si vous ne vous sentez pas bien.

Recommandations aux sages-femmes

- Ne pas injecter à la place des parturientes.
- Laisser les parturientes réinjecter en fin de travail.
- Appeler l'anesthésiste en cas d'analgésie imparfaite.

Surveillance d'une analgésie péridurale

- Objectif niveau sensitif T10 bilatéral par un test au froid.
- PA toutes les 5 minutes pendant les 30 premières minutes puis toutes les 15 min.
- Évaluation 15 min après le bolus initial puis toutes les heures (à noter sur la feuille de surveillance) : PA, EVA, niveau sensitif supérieur (chaud-froid), bloc moteur (score de Bromage), chaleur face dorsale des pieds.

Analgésie péridurale imparfaite : que faire ?

- VÉRIFIER la position du cathéter et TESTER le niveau supérieur et inférieur.

- Toujours favoriser la réinjection de la solution standard initiale afin de limiter le bloc moteur.
- Si absence de niveau ou niveau insuffisant < T10, défaut de sacralisation, point douloureux et travail rapide : réinjection du mélange initial (peu concentré) 10 à 15 mL.
- Si accouchement imminent ou césarienne : injection de lidocaïne 2% adrénalinée, fractionnée 5 mL par 5 mL (maximum 20 mL).
- Si niveau sensitif asymétrique : vérifier la position du cathéter, retirer le cathéter de 1 cm et réinjection de 5 à 10 mL de la solution low dose selon l'EVA et le niveau sensitif recherché.
- **Repose du cathéter péridural (après repérage échographique) si analgésie inefficace après réinjection, quelle que soit la solution, après 30 minutes.**

Rachianalgésie-péridurale combinée : RPC

- Indications : début du travail (< 5 cm) hyperalgique ou fin de travail rapide.
- Avantage : délai d'efficacité plus court.
- Inconvénient : risque d'hypertonie utérine, hypotension maternelle, prurit.
- Début de travail : 2,5 mg de bupivacaïne hyperbare ou 1,25 à 2,5 mg de lévobupivacaïne ou 2 à 4 mg de ropivacaine + sufentanil 2,5 à 3 µg.
- Fin de travail : 2,5 mg de bupivacaïne hyperbare + sufentanil 2,5 à 3 µg.
- Puis brancher la PIEB d'emblée, sans faire de bolus initial.
- Éviter les rachianesthésies isolées sans mettre en place de cathéter péridural (ex : à dilatation complète).
- La RPC sans injection d'une solution en intrathécal (ponction durale simple et mise en place du cathéter péridural) diminue la durée d'installation et permet une meilleure sacralisation par rapport à l'APD.

Analgésie ambulatoire pour le travail

- Envisageable avec APD low dose standard, RPC ou PIEB.
- Tester la déambulation 30 min après le bolus initial si TA stable (patiente allongée et assise), pas de bloc moteur (s'asseoir, se lever, genuflexion) et RCF normal.
- Faire asseoir la parturiente à chaque bolus supplémentaire.

Délivrance artificielle et révision utérine

- Pas d'APD en cours : soit rachianalgésie avec 2,5 à 5 mg de lévobupivacaïne ou 5 à 10 mg de bupivacaïne hyperbare + 2,5 µg de sufentanil en l'absence de contre indication à l'ALR (hémorragie active, hypovolémie, troubles de l'hémostase), soit AG avec IOT et séquence d'induction rapide ou sédation.
- APD en cours : 5 à 8 mL de lidocaïne 2% adrénalinée.

Extraction instrumentale

- Pas d'APD en cours : soit rachianalgésie, soit AG avec induction en séquence rapide (idem que DA/RU).
- APD en cours : 5 à 8 mL de lidocaïne 2% adrénalinée.

Grossesse gémellaire

- Indication médicale à l'analgésie péridurale.
- Dès la naissance du premier jumeau (aux épaules), injection de lidocaïne 2% adrénalinée (5 à 10 mL) en vue d'une manœuvre ou d'une éventuelle césarienne sur le 2e jumeau (1%).

ALLERGIE AUX ANESTHÉSIQUES LOCAUX

- Les allergies aux anesthésiques locaux (AL) sont exceptionnelles et concernent presque exclusivement les esters (chloroprocaïne, procaïne, tétracaïne). Les allergies croisées esters-amides et amides-amides sont rares. En France, les amides sont principalement utilisés (mépivacaïne, prilocaïne, ropivacaïne, bupivacaïne, lévobupivacaïne, xylocaïne). La réaction est de type hypersensibilité allergique retardée, IgE ou IgG médiée, après un intervalle libre de 1 à 2 heures. Elle est d'expression cutanée locale à type d'érythème, œdème et urticaire au site d'injection dans les heures qui suivent.
- La grossesse ne constitue pas une contre indication à la réalisation des tests cutanés. En urgence, un test de réintroduction des AL peut être réalisé si la négativité des tests cutanés n'a pas été vérifiée avant l'accouchement, et si l'anamnèse n'est pas en faveur d'une réaction sévère.

- Il faut injecter de 0,5 à 1 mL de la solution d'AL non diluée et non adrénalinée par voie sous cutanée. Le test est considéré comme négatif si aucune réaction d'hypersensibilité immédiate ne survient dans les 30 min suivant l'injection.
- Chez la parturiente, il faut réaliser ce test en salle de naissance, 30 min avant la réalisation de l'anesthésie périmédullaire, en ayant prévenu l'équipe obstétricale.

ALTERNATIVES À L'ANALGÉSIE PÉRIDURALE AU COURS DU TRAVAIL

ALTERNATIVES À L'ANALGÉSIE PÉRIDURALE AU COURS DU TRAVAIL

Aucune méthode analgésique alternative n'a l'efficacité de l'analgésie péridurale. Un soutien psychologique et une information claire sur les limites de ces techniques doivent donc être fournis. Les cours de préparation à l'accouchement sont recommandés.

Indications

- Contre indication de l'analgésie péridurale.

Analgésie parentérale par les morphiniques

- Tous les morphiniques IV traversent la barrière placentaire et sont susceptibles de modifier le rythme cardiaque fœtal.

Précautions d'emploi

- Morphinique IV : surveillance de la fréquence respiratoire, de la SpO_2, idéalement de la PCO_2, oxygénothérapie. Prévenir les pédiatres et injection systématique de naloxone (0,1 mg/kg IM) au nouveau né sauf pour le rémifentanil.

Proposition d'un schéma thérapeutique	
Sufentanil en PCA IV	Dose de charge de 2,5 à 5 µg puis bolus de 2,5 µg, période réfractaire de 10 min.

- La PCA rémifentanil a peu ou pas d'effet sur le bien être néonatal, mais est à l'origine de désaturation maternelle voire d'arrêt respiratoire. Le risque maternel peut être diminué par la présence d'un protocole écrit (exemple ci-dessous), une surveillance maternelle rapprochée (présence d'un accompagnant, SpO_2, FC, PA, FR).), l'O_2 nasale systématique, l'utilisation d'un capnographe.

Rémifentanil à 25 µg/mL soit 2 mg de rémifentanil dans 100 mL de NaCl 0,9 %						
À proposer en début de travail. Sur une voie veineuse dédiée. Bolus seul de 20 à 50 µg sans débit continu. Période réfractaire de 2 min. Aucune dose maximum horaire. Augmenter le bolus par palier de 10 µg selon la demande de la patiente. Si bolus insuffisant, rajouter un débit de base : 0,05 µg/kg/min. **Surveillance** O_2 systématique à 4L/min (masque d'O_2 avec capnographe si possible). Prise de pression artérielle sur l'autre bras. Feuille dédiée : scope, PNI, SpO_2, FR, score de sédation, EVA. Présence de l'équipe d'anesthésie pour tout changement de programmation. Prévenir le pédiatre à la naissance. Favoriser la présence de l'accompagnant.						
Poids (kg) IDÉAL	50	60	70	80	90	100 (kg)
Débit continu à 0,05 µg/kg/min	6	7	8	10	11	12 mL/h

- Possibilité d'associer de la kétamine 0,25 mg/mL.

Analgésie par inhalation

Protoxyde d'azote

- Efficacité modeste mais satisfaction maternelle. Pollution atmosphérique (gaz à effet de serre).
- Délivré par un masque facial avec un mélange O_2 - N_2O 50 % - 50 %.

- Débuter l'inhalation dès le début de la contraction. Arrêt de l'inhalation lorsque la contraction commence à céder. Deux à trois inhalations avant chaque effort expulsif.
- Ne pas employer l'association N_2O - morphinique sans la présence de l'équipe d'anesthésie car risque plus élevé de désaturation maternelle.

Autres techniques

- D'autres techniques ont une certaine efficacité : relaxation, acupuncture, hypnose (cf. *Hypnose périopératoire*), bloc des nerfs honteux.

ANESTHÉSIE POUR CÉSARIENNE

RACHIANESTHÉSIE AVEC INJECTION UNIQUE

- Indications : césarienne programmée non compliquée, césarienne en semi urgence (code vert ou orange) en l'absence de cathéter péridural.
- Ponction avec aiguille ≤ 25G pointe crayon après anesthésie locale du point de ponction.
- Injecter 10 mg bupivacaïne hyperbare (5 mg/mL) + sufentanil 2,5 à 3 µg (5 µg/mL) + morphine 100 µg.

RACHIANESTHÉSIE-PÉRIDURALE COMBINÉE (RPC)

- Indications :

1. Situation nécessitant une stabilité hémodynamique stricte (cardiopathie avec obstacle gauche, aortopathie, HTAP)= rachianesthésie low dose = MINI rachianesthésie (ex : bupivacaïne hyperbare 2,5 à 5 mg (5 mg/mL) + sufentanil 2,5 à 3 µg + morphine 100 µg puis bolus fractionné péridural (ex : lidocaïne 2 % adrénalinée 5 mL par 5 mL toutes les 10 min jusqu'à l'obtention du niveau désiré).
2. Durée chirurgicale longue prévisible : utérus multi-cicatriciel, obésité.

- Objectif : non perception du toucher léger < T6 à 10 min.

EXTENSION D'UNE ANALGÉSIE PÉRIDURALE EN COURS

- Indications : césarienne avec délai décision-extraction > 10 min.
- Injection péridurale fractionnée de 20 mL de lidocaïne 2 % adrénalinée (1/200 000) par bolus de 5 mL dès la décision de césarienne prise. Efficacité chirurgicale en 5 à 12 minutes.
- Aucun avantage à utiliser la lévobupivacaïne ou la ropivacaïne pour l'extension.
- Hypotension peu fréquente (20 %).

PRÉVENTION DE L'HYPOTENSION ARTÉRIELLE APRÈS ANESTHÉSIE PÉRIMÉDULLAIRE

- 80 % en cas de rachianesthésie, < 20 % en cas d'extension de l'analgésie péridurale.
- Mesure de la PA **toutes les minutes** jusqu'à l'extraction fœtale.
- Décubitus latéral gauche immédiatement après l'injection intrathécale.
- Maintenir la PAS ≥ 90 % de sa valeur de base.
  - Favoriser les vasopresseurs à démarrer dès l'injection du mélange en intrathécal.
  - « baby » noradrénaline à 10 µg/mL en IVSE à 0,05 µg/kg/min (environ 30 mL/h). Si PAS < 80 % base, faire un bolus de 1 mL = 10 µg. Si PAS < 70 %, bolus 1 mL = 10 µg et doubler la vitesse (60 mL/h) ± atropine si FC < 50 bpm.
  - ou phényléphrine (bolus 100-150 µg) ± éphédrine (bolus 6-9 mg) si FC < 50 bpm.
  - Associer un remplissage vasculaire par 500 mL de cristalloïdes en 5 min débuté au moment de l'injection intrathécale = coremplissage.
  - Limiter le remplissage pour éviter le globe urinaire postopératoire (RAC).

DANS TOUS LES CAS, PRÉVENTION DES NAUSÉES-VOMISSEMENTS

- Dexaméthasone 8 mg avant extraction et dropéridol 0,625 mg après extraction.
- Réduisent le risque de NVPO de 50 % environ.

MÉDICAMENTS UTÉROTONIQUES APRÈS EXTRACTION

- Oxytocine 5 UI IV avec un débit de 1 UI/min à l'extraction puis 10 UI/2h puis stop.
- Carbétocine : analogue de l'oxytocine de longue durée d'action (5 heures), 1 mL en 10 min = 100 µg IVD à l'extraction du nouveau né puis stop.

PARTICULARITÉS DE LA CÉSARIENNE SOUS AG

- Préoxygénation en FiO_2 100 % ($FetO_2$ > 90 %) en position proclive 30° si obèse ± VSAI-PEP + lunettes d'O_2 ≥ 5 L/min (oxygénation apnéique) à garder jusqu'à l'intubation.
- Induction en séquence rapide, chirurgiens habillés, champs posés : thiopental 5 à 7 mg/kg ou propofol 2 mg/kg (poids fin de grossesse), succinylcholine 1 mg/kg (poids fin grossesse) ou rocuronium 1,2 mg/kg (poids idéal fin de grossesse), IOT avec sonde ≤ 7.
- L'adjonction de morphiniques à l'induction doit être systématique si prééclampsie (↑ risque d'AVC), coronaropathie et HTIC : rémifentanil 0,5 µg/kg ou alfentanil 10 µg/kg. Prévenir le pédiatre.
- Avant l'extraction : sévoflurane 0,6-0,7 CAM ou propofol IVSE en AIVOC (concentration cible 2 µg/mL).
- Dès le clampage du cordon : sufentanil, analgésie postopératoire multimodale IV, prévention NVPO.
- TAP bloc bilatéral ou QLB (cf. *Blocs périphériques du tronc*).
- Prévention du PTSD = stress posttraumatique : revoir la femme en postpartum++

Insuffisance d'analgésie au cours de la césarienne sous anesthésie périmédullaire

Informer :
- Techniques anesthésiques en cas de césarienne urgente ou programmée
- Possibilité d'échecs techniques d'APM
- Stratégies proposées en cas d'échec
- Fréquence : 5 à 10 % des cas

Surveiller :
- Qualité et symétrie de APD en cours de travail
- Dose suffisante réinjectée en cas de conversion APD (15 à 20 mL de lidocaine 2 % adrénalinée)
- Niveaux sensitifs symétriques en T6 au toucher/ T3 au froid (mamelon) avant incision
- Analgésie cutanée au test à la pince

↓

Insuffisance d'analgésie au test à la pince / à l'incision

↓

Pause opératoire
Évaluation MAR / Obstétricien du délai d'extraction attendu

↓

Césarienne programmée en urgence différable
- **Échec complet** (aucun niveau) à 30 min : **RPC / 2e RA** (dose idem) **/ AG**
- **Bloc partiel à 30 min :**
  - **RPC :** Bupi hyperbare dose minorée (5 mg) puis AL en APD
  - **APD**
  - **Rachi :** Bupi hyperbare dose minorée (7-8 mg)
  - **AG :** ISR

Césarienne en urgence
- **APD :** poursuite extension
- **AG :** ISR

Césarienne en urgence extrême
- **AG :** informer la patiente
  Préoxygénation
  Induction séquence rapide (ISR)

↓

Insuffisance d'analgésie au test à la pince / à l'incision

↓

Pause opératoire
Évaluation intensité douleur
selon contexte et sévérité de la douleur

↓

Complément analgésique IV
Opioïdes :
- **Rémifentanil :** bolus 0,3 µg/kg puis 0,05-0,1 µg/kg/min
- **Alfentanil :** 5-10 µg/kg

Hypnotiques :
- **Propofol ou kétamine** à dose infra anesthésique

Anesthésie générale

↓

Tracer l'insuffisance d'analgésie ; débriefer avec l'équipe
Visite postopératoire ; identifier l'état de stress postraumatique

↓

*Contexte = critères IOT difficile/ repères anatomiques difficiles / ATCD chirurgie rachidienne…

APM : analgésie périmédullaire ; APD : analgésie péridurale ; RA : rachianesthésie ; AG : anesthésie générale ; RPC : rachianesthésie-péridurale combinée ; KT : cathéter ; VS : ventilation spontanée.

Protocole RAC césarienne

En préopératoire si césarienne programmée	• Information/éducation patiente en consultation d'anesthésie • Entrée le jour même • Douche savon classique x1 • 2 déter groupe, RAI < 21 j ou < 3 j si RAI +, ATCD transfusion, Rh négatif • Jeûne H2 liquides / H6 solides / chewing-gum autorisé • Pas de prémédication (anxiolyse non médicamenteuse) • Ranitidine effervescente 300 mg, 2 cp quelques min avant l'induction • « À pied au bloc »
En peropératoire Valables pour toutes les césariennes sous ALR	• Rachianesthésie ou APD • Morphine 100 µg IT OU 2 mg APD • Réchauffer la patiente + solutés • Remplissage vasculaire associé < 1 000 mL cristalloïde (euvolémie) • Antibioprophylaxie avant clampage du cordon : céfazoline 2 g ou clindamycine 900 mg si allergie • Sondage urinaire • Présence de l'accompagnant au bloc • Désinfection avec un antiseptique alcoolisé • Technique de Joël Cohen • Ocytociques • Prévention NVPO systématique (2 antiémétiques) • Pas d'extériorisation de l'utérus, suture du péritoine • Ablation du cathéter péridural au bloc, VVP obturée si carbétocine • **FAVORISER LE LIEN MÈRE-ENFANT** • Peau à peau : placer les électrodes ECG à l'arrière du thorax, ± passer un jersey autour du thorax de la patiente après l'anesthésie afin de maintenir l'enfant en place, baisser les champs opératoires à la naissance de l'enfant, « faire pousser », sous surveillance de la sage-femme, tétée d'accueil
En SSPI Valables pour toutes les césariennes même en urgence	• Protocole écrit analgésie multimodale orale à H1 (sauf AG) : kétoprofène 50 mg/6 h, paracétamol 1 g/6 h, néfopam 40 mg sur un sucre/6 h à donner en même temps • Morphine orale à libération immédiate (10 à 20 mg), max 6 fois par jour en « si besoin » en cas d'insuffisance des autres antalgiques et/ou de l'analgésie périmédullaire, incluant les 24 premières heures • Ondansétron si besoin • Boissons H1, chewing-gum • Présence accompagnant/mise au sein/peau à peau • Avant sortie SSPI : VVP obturée ± ablation SU
En suite de couche Valables pour toutes les césariennes même en urgence	• Patient Control Oral Analgesia (PCOA) multimodale 72 h postopératoire systématique puis arrêt du kétoprofène. • Lever précoce avec aide dans les 6 à 8 h, max dans les 24 h • Alimentation BYC H4 puis 2e repas normal • Reprise d'une miction dans les 4 à 6 h après retrait de la SU • Médecin prévenu en l'absence de miction spontanée au-delà de 6 h ou protocole (bladder scan) • Sondage vésical si absence de diurèse spontanée à H6-H8 ou volume vésical ≥ 800 mL après la fin de la césarienne. • Maintien d'une VVP pendant 24 h • Thromboprophylaxie médicamenteuse (HBPM) selon facteurs de risque • Immunoglobulines anti-D si mère Rhésus négatif (médicament dérivé du sang, traçabilité). • Sortie à J3 avec suivi à domicile (PRADO)

ANESTHÉSIE POUR INTERVENTION NON OBSTÉTRICALE EN COURS DE GROSSESSE

PRINCIPES GÉNÉRAUX

- Report de toute chirurgie non urgente après la grossesse, sinon à réaliser plutôt au 2e trimestre de grossesse.
- Privilégier l'anesthésie locorégionale.

IMPÉRATIFS ANESTHÉSIQUES

- Maintien de la perfusion utérine et de l'oxygénation du fœtus : éviter l'hypotension artérielle, l'hypoxémie, l'hypo ou l'hypercapnie maternelles.
- Prévention et traitement d'un accouchement prématuré.

MESURES COMMUNES À L'ANESTHÉSIE LOCORÉGIONALE OU GÉNÉRALE

- Ranitidine effervescente 300 mg : 2 cp si terme > 20 SA.
- Prévention du syndrome de compression cave : si la chirurgie le permet, décubitus latéral gauche 5° si terme > 20 SA.

SI AG NÉCESSAIRE

- Aucun agent anesthésique n'est formellement contre indiqué (éviter le N_2O au 1er trimestre).
- Préoxygénation en assurant une FeO_2 > 90 %.
- Induction séquence rapide si terme > 20 SA avec O_2 aux lunettes pour maintenir une oxygénation apnéique.
- L'échographie gastrique peut être utile après 20 SA.
- Sonde d'intubation : taille réduite 6,5 ou 7.
- Plateau d'intubation difficile disponible.
- Si cœlioscopie (à privilégier avant 26 SA) : maintien $etCO_2$ 32-35 mmHg et pression d'insufflation < 12 mmHg.
- Analgésie postopératoire : AINS contre indiqués au 1er trimestre (risque d'oligoamnios par atteinte rénale) et au 3e trimestre (risque de fermeture du canal artériel). Si terme plus précoce, bénéfice tocolytique des AINS avec accord obstétrical nécessaire.

PRÉVENTION DE L'ACCOUCHEMENT PRÉMATURÉ (TOCOLYSE)

- < 24 SA : échograhie fœtale de vitalité pré et postopératoires.
- > 24 SA : échographie fœtale + enregistrement RCF et CU pré et postopératoires, voire peropératoires si possible.
- Tocolyse seulement après 24 SA et après avis obstétrical. En première intention : nifédipine 10 mg : 1 gélule per os toutes les 15 min pendant 1 heure (4 gélules au total) ou nicardipine IV.
- En cas d'échec, prendre un avis obstétrical : atosiban (antagoniste compétitif de l'oxytocine).
- Ne pas oublier la corticothérapie de maturation fœtale entre 24 et 34 SA.

ANALGÉSIE POUR INTERRUPTION MÉDICALE DE GROSSESSE ET MORT FŒTALE IN UTERO

RÈGLES GÉNÉRALES

- Aucun bilan d'hémostase supplémentaire n'est nécessaire (cf. *Analgésie péridurale au cours du travail)*. Vérifier le Rh D.
- SEULES les morts fœtales in utero par HRP ou suspicion d'HRP nécessitent un contrôle de plaquettes, TP, TCA, Fg avant l'ALR car CIVD /fibrinolyse fréquentes.
- Accompagnement renforcé (douleurs physique et psychique) avec explications du déroulement de la procédure, type d'anesthésie. Prendre en compte la douleur fœtale si foeticide.
- Prévoir une prise en charge à l'écart en salle de travail et chambre seule en hospitalisation ; éviter les suites de couches.
- IMG par voie basse sous ALR > 14 SA le plus souvent.

La veille de l'IMG

- Hospitalisation en chambre seule.
- Prémédication per os 1 heure avant la pose de laminaires (Dilapans) car douloureux : paracétamol 1 g, kétoprofène 50 mg, morphine à libération immédiate 20 mg.
- Si insuffisant, ajouter néfopam 40 mg (soit 2 ampoules) sur un sucre.
- Poursuite du traitement antalgique après le geste si besoin.
- Anxiolyse médicamenteuse si besoin la veille et le matin. Ex : alprazolam 0,5 mg per os.

Le jour de l'IMG

- Rachi péridurale combinée afin de raccourcir le délai d'installation d'une analgésie efficace et permettre la réalisation de gestes douloureux (ablation des laminaires, fœticide).
- Vérifier son efficacité avant tout geste (ablation des laminaires, ± fœticide, puis déclenchement du travail).
- Objectif : EVA = 0, niveau analgésique T10-T8.

Exemple de protocole proposé au Kremlin-Bicêtre :

- Rachi péridurale combinée :
  - Doses en rachianesthésie :
    . Si < 25 SA : 7,5 mg de bupivacaïne hyperbare + 2,5 µg de sufentanil
    . Si ≥ 25 SA : 5 mg de bupivacaïne hyperbare + 2,5 µg de sufentanil
  - Puis PIEB (même protocole) : bolus automatique : 8 mL/h, bolus patiente : 8 mL, période réfractaire : 10 min, Pas de dose maximum par 4 h.
  - Faire un bolus initial de 10 mL fractionnés puis brancher immédiatement la PIEB
- À l'expulsion :
  - Renforcer l'analgésie si besoin avant l'expulsion (lidocaïne 1,5 % adrénalinée 5 à 15 mL).
  - Si souhait de la parturiente, sédation IV à l'expulsion. Ex : propofol 20-30 mg ou midazolam 1 à 2 mg.

MORT FŒTALE IN UTERO

- En cas de suspicion d'HRP, contrôler NFS, TP, TCA, Fg avant la pose et avant le retrait du cathéter péridural car risque élevé de fibrinolyse/CIVD.
- Objectif « zéro douleur » : EVA 0.
- Selon le terme, proposer à la parturiente de voir le nouveau né.

ANESTHÉSIE POUR INTERRUPTION VOLONTAIRE DE GROSSESSE

ASPECTS RÉGLEMENTAIRES

- L'IVG doit être pratiquée avant 14 semaines d'aménorrhée (SA).
- La loi de modernisation de notre système de santé du 26 janvier 2016 supprime le délai minimal de réflexion d'une semaine.
- L'autorisation d'opérer une jeune fille mineure n'est pas requise mais celle-ci doit être accompagnée à toutes les étapes par une personne majeure de son choix (adulte référent).

RÈGLES GÉNÉRALES

- Choix de la méthode, médicamenteuse (mifepristone) ou chirurgicale (dilatation-aspiration), discuté en fonction de l'âge gestationnel, des risques et des souhaits de la femme.
- Si recommandée, la technique de préparation cervicale repose sur : mifepristone 200 mg per os 36 à 48 heures ou misoprostol 400 mg par voie orale ou vaginale 3 à 4 heures avant aspiration.
- Au vu de la durée de la chirurgie, le choix se porte le plus souvent sur l'AG sans IOT sauf contre indication.

PÉRIODE PRÉOPÉRATOIRE

Consultation d'anesthésie

- Vérifier le groupe Rhésus avec recherche d'agglutinines irrégulières.
- Le bilan d'hémostase n'est pas systématique.
- Vérifier le terme prévu le jour de l'intervention.
- Prémédication : H-1 paracétamol 1g + kétoprofène 50 mg, pas de prophylaxie de l'inhalation à ce terme de grossesse.
- Recherche systématique de Chlamydiae ou Mycoplasme en consultation et pas d'antibioprophylaxie sauf si prélèvement vaginal positif.

PÉRIODE PEROPÉRATOIRE SOUS ANESTHÉSIE GÉNÉRALE

- Induction par propofol 2,5 à 3 mg/kg + alfentanil 10 à 20 µg/kg ou sufentanil 0,1 à 0,3 µg/kg
- Position gynécologique après induction.
- Éviter les halogénés (risque d'atonie utérine).
- Prévention NVPO (score d'Apfel).
- Ventilation au masque facial, masque laryngé, lunettes O_2.
- Si besoin : injection lente d'oxytocine 5 UI IV en 5 min en fin de procédure.
- Prévention d'une iso-immunisation Rhésus pour les femmes Rhésus négatif (Immunoglobulines anti-D IV, le délai peut aller jusqu'à 72 h).
- Vérification de la vacuité utérine sous échographie.

HÉMORRAGIE DU POSTPARTUM

DÉFINITIONS DES HÉMORRAGIES DU POSTPARTUM (HPP)

- HPP : pertes sanguines ≥ 500 mL dans les 24 premières heures du postpartum, quelle que soit la voie d'accouchement.
- HPP sévère : HPP ≥ 1000 mL.
- Hémorragie secondaire : survient entre 24 h et 6 semaines après l'accouchement.

ANESTHÉSIE POUR DÉLIVRANCE ARTIFICIELLE / RÉVISION UTÉRINE

- Si HPP modérée et stable : ALR périmédullaire.
- Si état hémodynamique préoccupant / HPP sévère : AG avec intubation.
- Si AG, tenir compte de l'hypovolémie et de l'estomac plein.

CRITÈRES CLINIQUES DE SÉVÉRITÉ ET POINTS IMPORTANTS DE LA PRISE EN CHARGE

- Saignement extériorisé persistant spontanément ou lors de l'expression utérine, quantifié par un sac de recueil.
- Persistance d'une instabilité hémodynamique malgré une expansion volémique ou recours à des vasopresseurs.
- Shock Index (SI) : FC/PAS. Un SI > 1 est prédictif d'une transfusion > 4 CGR.
- Apparition ou aggravation d'une anémie sans saignement extériorisé.
- Apparition ou aggravation de troubles de l'hémostase.
- Le débit du saignement est aussi important que le volume des pertes sanguines : débuter la prise en charge si le saignement actif est rapide ou mal toléré même si le volume < 500 mL.
- Utiliser la fiche d'aide cognitive (SFAR) .
- Le retrait du cathéter péridural ne s'envisage qu'après normalisation de la coagulation.
- En postpartum : anticoagulation préventive 4 à 6 semaines si HPP > 1000 mL.

EMBOLISATION ARTÉRIELLE

- Succès dans 90 % des cas.
- Bonnes indications : atonie, déchirures complexes, échecs de la chirurgie.
- Ne s'envisage que si la patiente est stable ou stabilisée sur le plan hémodynamique pour le transport jusqu'à l'unité de radiologie interventionnelle.
- Évaluation du succès sur table de radiologie : absence de saignements extériorisés, utérus tonique.
- Arrêt sulprostone à l'arrivée en salle de radiologie interventionnelle.
- Refaire l'artériographie si échec car la restauration de l'état hémodynamique entraîne une levée du vasospasme de certaines artérioles et de collatérales.

HPP SÉVÈRE ET MASSIVE

- Hypotension permissive avant contrôle du saignement : PAS 80-90 mmHg - PAM 60-65 mmHg.
- Objectif Hb > 8 g/dL, Plaq > 50 G/L, TP > 60 %, Fg > 2 g/L.
- Transfusion sanguine massive : objectif ratio PFC/CGR 1/2 à 1/1
  - Salve 1 : 3 CGR.
  - Salves suivantes : 3 CGR + 3 PFC.
  - Si sang incoagulable d'emblée l'administration de PFC doit être débutée.
- Ne pas attendre les résultats biologiques de laboratoire pour transfuser : se baser sur débit de saignement et son aspect (pas de caillot, « sang trop fluide », Hemocue®, et si disponible l'hémostase délocalisée (TEG®, ROTEM®...)

HPP massive : proposition d'algorithme d'aide à la décision d'administration du fibrinogène avec le thromboélastogramme.

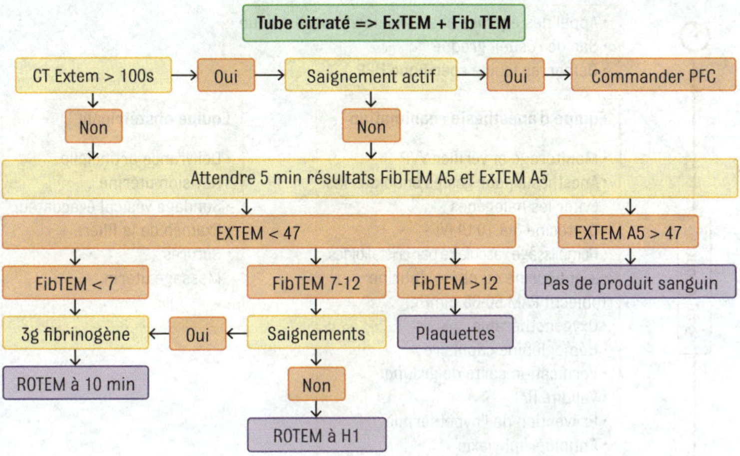

Hémorragie du postpartum
Saignement > 500 mL ou diagnostic indirect (chute hémoglobine, tachycardie, malaise)

- Appel des équipes obstétricale et anesthésique
- Sac de recueil gradué
- Démarrer feuille spécifique HPP

≤ 30 minutes

Équipe d'anesthésie réanimation

- Monitorage et vérifier VVP
- Anesthésie pour gestes endo-utérins.
- Éviter les halogénés
- Oxytocine 5 à 10 UI IVL
- Remplissage vasculaire par cristalloïdes
- ± éphédrine ou phényléphrine (objectif PAM 60-65 mmHg)
- Oxygénothérapie
- Hémoglobine capillaire
- Vérification carte de groupe
- Validité RAI
- Prévention de l'hypothermie
- Antibioprophylaxie

Équipe obstétricale

- Délivrance artificielle
- Révision utérine
- Sondage vésical évacuateur
- Examen de la filière
- Sutures
- Massage utérin

Poursuite du saignement

≤ 30 minutes

- Sulprostone : une ampoule de 0,5 mg dans 50 mL de Nacl 0,9 % sur une heure
- Acide tranexamique 1g IVL 10 minutes
- 2e VVP ≥ 26G
- Bilan : NFS plaquettes, TP, TCA, Fibrinogène ± Hb capillaire
- Sondage vésical à demeure
- Précommande ou commande de PSL (contact EFS)

Si besoin d'une AG : faire induction séquence rapide

Poursuite du saignement

- Option : ballonement tamponnement
- Post césarienne ou doute sur saignement interne : échographie pour éliminer un hémopéritoine

Hémodynamique instable et/ou hémorragie massive et/ou embolisation non disponible

↓

Chirurgie conservatrice (ligatures artérielles et/ou plicature utérine)

Stabilité hémodynamique **et** embolisation disponible

↓

Embolisation

- Remplissage vasculaire
- Bilans biologiques + mesures du lactate répétées (si besoin KTA)
- Poursuite sulprostone : 2e ampoule sur 1 h
- Acide tranexamique : renouvellement 1g sur 4 h
- Fibrinogène (objectif ≥ 2 g/L)
- Calcium : 1g IVL

- Activer le protocole de transfusion massive
- CGR (objectif > 8 g/dL)
- PFC (ratio 1/1 à 1/2)
- Plaquettes (objectif > 50 G/L)
- Réanimation du choc hémorragique : noradrénaline, cathéters artériel et central

Poursuite du saignement

Hystérectomie interannexielle

Option : facteur VII activé recombinant 60 - 90 µg/kg

PRISE EN CHARGE D'UNE FORME SÉVÈRE DE PRÉÉCLAMPSIE

DÉFINITION D'UNE FORME SÉVÈRE DE PRÉÉCLAMPSIE (PE)

- PE = hypertension artérielle gravidique (systolique ≥ 140 mmHg et/ou diastolique ≥ 90 mmHg) + protéinurie ≥ 0,3 g/24h.
- Au moins un des critères suivants pour définir la PE sévère :
  - HTA sévère (PAS ≥ 160 mmHg et/ou PAD ≥ 110 mmHg) ou non contrôlée
  - Protéinurie > 3 g/24h
  - Créatinémie ≥ 90 µmol/L
  - Oligurie ≤ 500 mL/24h ou ≤ 25 mL/h
  - Thrombopénie < 100 G/L
  - Cytolyse hépatique avec ASAT/ALAT > 2 N
  - Douleur abdominale épigastrique et/ou douleur de l'hypochondre droit « en barre » persistante ou intense.
  - Douleur thoracique, dyspnée, œdème aigu du poumon.
  - Signes neurologiques : céphalées sévères ne répondant pas au traitement, troubles visuels ou auditifs persistants, réflexes ostéo-tendineux vifs, diffusés et polycinétiques.
  - L'aggravation de ces paramètres biologiques constitue également un critère diagnostique de PE sévère.
- Certains de ces critères sont des signes cliniques ou biologiques de gravité :
  - PAS ≥ 180 mmHg et/ou PAD ≥ 120 mmHg
  - Douleur abdominale épigastrique et/ou de l'hypochondre droit « en barre » persistante ou intense.
  - Céphalées sévères ne répondant pas au traitement, troubles visuels ou auditifs persistants, déficit neurologique, troubles de la conscience, réflexes ostéo-tendineux vifs, diffusés, et polycinétiques.
  - Détresse respiratoire, œdème aigu du poumon
  - HELLP syndrome
  - Insuffisance rénale aiguë

ÉLÉMENTS DE SURVEILLANCE EN COURS D'HOSPITALISATION

Surveillance clinique au moins toutes les 8 h

- Paramètres vitaux (dont PA automatisée/30 min), diurèse, signes cliniques de gravité, saignements, contractions, perte de liquide amniotique, bilan entrée/sortie, poids.
- RCF x 1/j, échographie fœtale x 2/semaine.

Surveillance biologique

- Par 24 h : bilirubine, haptoglobine, LDH, CPK, ionogrammes sanguin et urinaire, uricémie, créatininémie, protéinurie.
- Par 12 h voire par 8 h dans les formes graves : ASAT, ALAT, numérations globulaire et plaquettaire, recherche de schizocytes, bilan complet de l'hémostase.
- Échographie hépatique si HELLP syndrome ou douleur abdominale.
- TDM ou IRM cérébrale si troubles neurologiques.
- Une mesure de l'enveloppe du nerf optique par échographie (diamètre > 6 mm) ou d'un doppler transcrânien peut être réalisée pour détecter l'apparition d'une HTIC.

MODALITÉS THÉRAPEUTIQUES PRÉPARTUM

Traitement antihypertenseur

- Objectifs tensionnels : PAS < 160 mmHg et PAD < 110 mmHg.
- Le traitement proposé en première intention est le labétalol sauf contre indication.
- Le vecteur de la nicardipine doit être un soluté glucosé.
- Autres agents antihypertenseurs possibles :
  - Urapidil (soit en association avec la nicardipine, soit en remplacement de celle-ci, surtout si céphalées ou troubles neurologiques)

- Alphaméthyldopa (soit si contre indication aux β-bloquants, soit en supplément per os).

Voir algorithme page suivante.

Remplissage vasculaire

- Prudent et non systématique, guidé par un monitorage non invasif (échographies cardiaque et pulmonaire).
- Si oligurie : perfusion en 30 min de 500 mL de soluté cristalloïde possible si l'échographie pulmonaire est normale.
- Furosémide : possible en prépartum si signes d'OAP et notamment lignes B à l'échographie pulmonaire.

Indications du sulfate de magnésium

- Prévention primaire de la crise d'éclampsie = prééclampsie sévère avec signes « imminents » : barre épigastrique, céphalées rebelles, ROT vifs, troubles visuels.
- Traitement de la crise d'éclampsie et prévention secondaire des récidives.
- Posologie : 4 g/20 min IVSE puis 1 g/h pendant 24 h. Attention à la fonction rénale et à la diurèse : risque de surdosage.
- Surveillance rapprochée en SSPI ou USC : conscience, ROT, fréquence respiratoire (> 12/min), diurèse (> 30 mL/h). En cas de manifestations cliniques de surdosage : arrêt de la perfusion, injection 1 g de gluconate de calcium et mesure de la magnésémie.

EN CAS DE HELLP SYNDROME

- La transfusion de plaquettes n'est indiquée qu'en cas de thrombopénie sévère (< 50 G/L) avec saignement actif et risque hémorragique.
- L'administration de corticoïdes pour le traitement du HELLP syndrome n'est pas recommandée car elle n'améliore pas le pronostic maternel et/ou néonatal.

EN CAS D'ÉCLAMPSIE

- Oxygénothérapie impérative, PLS, dégager les voies aériennes.
- Sulfate de magnésium : 4 g/20 min IVSE puis 1 g/h pendant 24 h. L'injection d'une dose additionnelle de 1,5 à 2 g est possible en cas de récidive dans l'heure qui suit le début du traitement.
- Benzodiazépine IV pour interrompre les convulsions (clonazépam ou midazolam) si persistance malgré l'administration de sulfate de magnésium.
- Contrôle de l'HTA par l'association nicardipine + labétalol en particulier s'il existe des anomalies au scanner cérébral.
- Une imagerie cérébrale doit être réalisée dans tous les cas à la recherche de complication (hématome intracérébral) ou de diagnostic différentiel (thrombophlébite cérébrale, hémorragie méningée...)
- Une crise d'éclampsie unique n'est pas nécessairement une indication de césarienne urgente (discuter terme, états maternel et fœtal, récidives).

CRITÈRES D'INTERRUPTION DE LA GROSSESSE SI PRÉÉCLAMPSIE SÉVÈRE

- Avant 24 SA : discuter une IMG.
- Après 34 SA : arrêt de la grossesse.
- Entre 24 et 34 SA :
  - Les indications d'arrêt de la grossesse peuvent être maternelles (HTA non contrôlée, éclampsie, OAP, HRP, aggravation de la thrombopénie (< 50 G/L), hématome sous capsulaire du foie, aggravation de l'insuffisance rénale) ou fœtales (anomalies du RCF, RCIU sévère).
  - Une corticothérapie pour maturation pulmonaire fœtale devra être proposée si les conditions maternelles et fœtales le permettent.

ANESTHÉSIE

- Bilan de coagulation le plus récent possible < 6 h.
- Plaquettes > 75 G/L pour réaliser une péridurale et > 50 G/L pour une rachianesthésie si la thrombopénie est stable.

- En l'absence de contre indication, l'anesthésie locorégionale est la technique de choix.
- En cas de rachianesthésie, limiter le remplissage vasculaire et diminuer le traitement anti hypertenseur.
- En cas d'AG, prévention indispensable de la poussée hypertensive à l'intubation : morphinique (rémifentanil 0,5 µg/kg ou sufentanil 0,1-0,3 µg/kg) ou bolus de βbloquant (esmolol 2 mg/kg ou labétalol 20 mg puis titration 10 mg jusqu'à 1 mg/kg) IV.

PRISE EN CHARGE POSTPARTUM

- Bilan hydrique négatif : réduction des apports liquidiens et diurétiques (20 à 40 mg de furosémide si œdèmes importants après vérification de la volémie et si fonction rénale normale).
- Biologie : une fois par jour voire plus en cas de HELLP sévère jusqu'à amélioration.
- Traitement antihypertenseur (objectifs : PAS ≤ 140 mmHg et PAD ≤ 90 mmHg) en IV puis PO. Antihypertenseurs autorisés pendant la grossesse et l'allaitement : nicarpidine, labétalol, urapidil et α-méthyldopa. Dans certains cas d'hypertension artérielle sévère en postpartum, l'introduction des IEC ou des βbloquants est indiquée. Une double thérapie antihypertensive implique l'arrêt de l'allaitement.
- Si HTA chronique, reprendre le traitement antérieur à la grossesse.
- La bromocriptine (dérivé de l'ergot de seigle) est contre indiquée chez la femme présentant une prééclampsie (risque de crise hypertensive, de convulsions, d'accidents ischémiques cérébraux ou myocardiques).
- Prévention du risque thromboembolique dans les formes graves avec HELLP syndrome et/ou protéinurie importante : HBPM à dose prophylactique forte pendant 6 semaines (traitement à débuter dès la réascension des plaquettes).

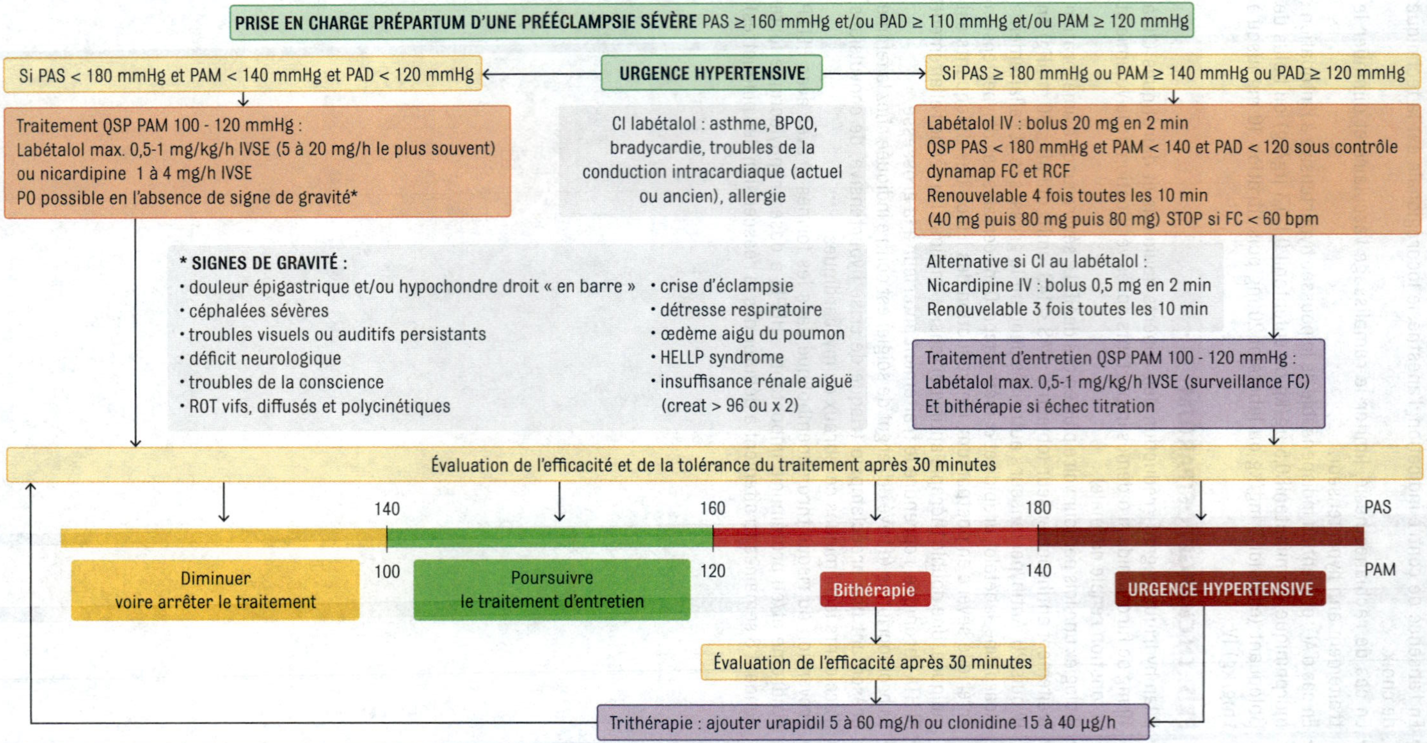

Pression artérielle moyenne (PAM) = [PA systolique + 2 PA diastolique]/3

EMBOLIE AMNIOTIQUE

- Complication secondaire au passage de liquide amniotique dans la circulation maternelle.
- Survenue brutale d'un tableau clinique pouvant prendre 2 directions : collapsus cardiovasculaire ou coagulopathie sévère non expliquée par le volume de saignement.
- Hypothèses actuelles : embolique, anaphylactoïde et par activation du complément.
- Incidence : très variable (1/8000 à 1/120000).
- Facteurs de risque : âge maternel ≥ 35 ans, induction du travail, césarienne, accouchement instrumental, anomalie d'insertion placentaire, rupture de la poche des eaux = toute « manoeuvre » intra utérine.
- Mortalité : environ 10 %, 3e cause de mortalité maternelle en France (1,0/100 000 naissances vivantes), mortalité néonatale (30 %)

DIAGNOSTIC CLINIQUE

- Tableau clinique d'installation brutale et d'aggravation rapide survenue en péri partum : travail, délivrance, rupture des membranes ou en postpartum immédiat.
- Collapsus maternel + au moins 1 des signes suivants :
  - Dyspnée/détresse respiratoire aiguë.
  - Arrêt cardiaque (cf. *fiche Urgences - Arrêt cardiaque chez la femme enceinte*)
  - Convulsions ou troubles de conscience.
  - Anomalies du rythme cardiaque fœtal.
  - Coagulopathie sévère non expliquée par le volume du saignement.
  - Hémorragie maternelle avec coagulopathie précoce.
- Signes prémonitoires fréquents : agitation, malaise, sensation de mort imminente, torpeur, inquiétude inhabituelle.
- Diagnostics différentiels : embolie pulmonaire, embolie gazeuse, hémorragie obstétricale, hématome rétroplacentaire, rupture utérine, éclampsie, cardiomyopathie du péripartum, Tako Tsubo, œdème aigu pulmonaire aux tocolytiques, syndrome coronarien aigu, choc septique ou anaphylactique, toxicité des anesthésiques locaux, rachianesthésie totale...

BILAN BIOLOGIQUE

Non spécifique, pour évaluer la gravité et éliminer un diagnostic différentiel

- Gaz du sang, numération formule sanguine, bilan d'hémostase complet, ionogramme sanguin, bilan hépatique, troponine, BNP plasmatique, électrocardiogramme.
- Échographie cardiaque. La défaillance cardiaque droite classique peut être précédée ou suivie d'une insuffisance ventriculaire gauche.

Bilan spécifique

(cf. aide cognitive)

- Kit de prélèvement préparé à l'avance : doit être disponible en maternité (salle de naissance, bloc césarienne), au même titre que le kit « choc anaphylactique ».
- Dosage plasmatique IGFBP-1 : noter l'heure de début des symptômes. Prélèvement le plus tôt possible car le remplissage vasculaire peut négativer le prélèvement = 1 tube rouge + 1 tube violet EDTA à refaire/2 h.
- Recherche d'éléments amniotiques dans le sang maternel prélevé sur voie veineuse centrale > périphérique, et dans le liquide de lavage broncho-alvéolaire, Seule la présence de cellules amniotiques dans le tissu pulmonaire en cas d'autopsie permet de confirmer le diagnostic.

PRISE EN CHARGE

La prise en charge doit être précoce et agressive (cf. aide cognitive)

Axe cardiovasculaire

- Appeler ou prévoir l'équipe d'ECMO dès le collapsus.
- Décubitus latéral gauche.

- Extraction fœtale si souffrance fœtale aiguë ou ACR maternel non récupéré au bout de 4 min.
- Réanimation de l'arrêt cardiaque (cf. *fiche Urgences - Arrêt cardiaque chez la femme enceinte*)

Axe hémorragie

(cf. *Hémorragie du postpartum*).

Embolie amniotique(aide cognitive)

À suspecter devant
- Détresse respiratoire brutale
- Convulsions/troubles de la conscience
- Collapsus, ACR
- Hémorragie avec coagulopathie précoce

Contexte
- Péripartum : rupture des membranes, examen cervical
- Exceptionnellement en dehors du travail (traumatisme, geste utérus ou col)

APPEL À L'AIDE / ALERTE

Arrêt des autres activités

- MAR-IADE
- Obstétricien
- Pédiatre
- Réanimateur
- Sage-femme
- Biologiste
- Chariot d'urgence
- Matériel de ventilation
- Kit de césarienne
- Échographie cardiaque
- Discuter extraction fœtale
- Kit prélèvement (cf. infra)

SYMPTÔMES PRÉDOMINANTS

Axe cardiovasculaire
- RCP prolongée / planche à masser
- Oxygénation / intubation / FiO_2 1
- Amines : noradrénaline, adrénaline
- Extraction fœtale si nécessaire
- Échographie cardiaque au lit
- Contact ECMO
- Réchauffer activement
- Rechercher +++ coagulopathie

Axe hémorragie

Activer le protocole de transfusion massive incluant :
- Accélérateur réchauffeur de perfusions
- Acide tranexamique 1g IVL 10 min
- Prévention hypothermie
- Traitement hypocalcémie
- Bilans biologiques horaires (KT artériel)
- Hystérectomie / Embolisation

Organiser transfert vers centre de recours réanimation / ECMO

Prélèvement spécifiques (si possible avant la transfusion) : voir *infra*

Si décès, proposer une autopsie

Si hystérectomie : envoyer pièce en anapath

Diagnostics différentiels
- Éclampsie
- Hémorragie obstétricale sévère
- Intoxication aux AL (dosage)
- Cardiomyopathie / IDM
- Choc anaphylactique / septique
- Embolie (fibrino-cruorique, gazeuse)
- Pneumopathie d'inhalation / SDRA
- Rachianesthésie totale
- Erreur médicamenteuse

Numéros utiles

Garde anesthésie : **Garde réa :** **SMUR :**

Cardio : **ECMO :**

Prélèvements non spécifiques répétés

- NFS Plaq TP TCA Fibri ± ROTEM
- Iono sang urée créat, BHC
- GDS lactate, troponine

Prélèvements à visée étiologique

Prélèvements sanguins spécifiques horodatés
(heure de l'événement initial et heure de prélèvement)
2 tubes EDTA + 1 tube Sec

- Jusqu'à 6h après le malaise initial
- Idéalement sur voie veineuse centrale

Dosages **biochimiques** :
- Tryptase : EDTA
- IGFBP1 : tube sec

Recherche de **cellules amniotiques** : tube EDTA + LBA

Lavage broncho alvéolaire ou à défaut aspiration trachéale par aspirateur à mucosités après instillation 20 mL de NaCl 0,9 %
En cas d'extubation, rinçage de la sonde d'intubation pour récupérer les sécrétions.

Conserver et transporter en biochime à 4°C
Le tube sec sera à centrifuger, décanter et congeler au laboratoire si l'envoi doit être différé.
Envoyer le 1er jour ouvrable suivant le prélèvement Via Biomnis ou CERBA vers
CHU LYON, Centre de Biologie Est
59 Bvd Pinel
69500 BRON France

Joindre relevé clinique, nom des correspondants + 4 étiquettes
Prévenir de l'envoi des examens
Dr C Boisson-Gaudin
Tél. 04 72 35 71 91, 04 72 35 71 91
Envoyer un double du résumé par mail à : RMMmaternelleregion-asducloy@chru-lille.fr

Pièce d'hystérectomie : recherche de cellules amniotiques dans les vaisseaux utérins et dans la pièce elle-même.
Conserver l'utérus à l'état frais dans la glacière du bloc, puis l'adresser *via* le service d'ana-path de votre établissement au service d'ana-path conventionné avec un résumé clinique.

SEPSIS ET ANTIBIOTHÉRAPIE EN OBSTÉTRIQUE

SEPSIS

Introduction

- 5 à 10 % des causes de mortalité maternelle.
- Les signes cliniques et biologiques sont frustes du fait des modifications physiologiques liées à la grossesse.
- La CRP est un bon outil de dépistage et de surveillance de l'infection durant la grossesse ; la PCT n'est pas validée.
- Origine rénale ou pelvienne le plus souvent.
- Germes les plus fréquemment retrouvés : streptocoque B, *Escherichia coli*. Le streptocoque A est responsable de 50 % des décès d'origine infectieuse.

Facteurs de risque

- Niveau socio-économique défavorable, obésité, drépanocytose homozygote ou hétérozygote, anémie, diabète gestationnel, infection à VIH, infection vaginale, ATCD d'infection pelvienne, infection à streptocoque B, bactériurie, vaginose.

- Amniocentèse, cerclage cervical, rupture prolongée des membranes, travail prolongé avec examens vaginaux multiples, plaies vaginales, rétention placentaire, césarienne (en urgence, risque majoré de 50 %).

Diagnostic bactériologique/étiologique

En pré/perpartum :

- Systématique : PV, ECBU, hémocultures avec recherche de Listeria.
- Selon points d'appel : Rx/TDM Thorax, ECBC, PDP ou aspi trachéale si intubée, antigénurie légionnelle, pneumocoque, écouvillon (grippe), TDM abdomino-pelvienne, écho voies urinaires, écho fœtale vitalité et quantité de liquide, PL.

En postpartum :

- Systématique : PV, ECBU, hémocultures, TDM abdominopelvienne si pas d'orientation diagnostique surtout si césarienne ou HPP. Examen des seins et du périnée, recherche de lymphangite.
- Selon points d'appel : Rx/TDM Thorax, ECBC, PDP ou aspi trachéale si intubée, antigénurie légionnelle, pneumocoque, écouvillon (grippe), TDM abdomino-pelvienne, écho voies urinaires, PL.

Vaccination

Augmentation de la sensibilité aux infections, principalement aux germes intracellulaires et à certains virus. Recommandation à vacciner les femmes enceintes contre la grippe et la COVID-19.

LES PRINCIPALES INFECTIONS

Chorioamniotite

- Responsable de prématurité (0,5 à 10 % des grossesses) et d'infections fœtales et/ou néonatales, souvent d'origine ascendante et polymicrobienne.
- Fièvre, sensibilité utérine, liquide amniotique purulent ou teinté, tachycardie fœtale, contractions prématurées, atonie utérine postpartum avec hémorragie.
- Streptocoque B principalement ; E. coli : 30 à 50 % des cas (60 % résistance à l'amoxicilline).
- Traitement précoce, même si accouchement imminent, large spectre : ceftriaxone 2 g/j et gentamicine 8 mg/kg.

Infection urinaire

- Le risque de développer une pyélonéphrite ou une infection urinaire basse est dix fois plus élevé au cours de la grossesse.
- Toute bactériurie doit être traitée. Dépistage par bandelette urinaire une fois par mois à partir du 4e mois. Si bandelette positive, faire ECBU et traitement en fonction de l'antibiogramme pendant 5 à 7 jours.
- En cas de cystite, traitement immédiat avant antibiogramme.
- Pyélonéphrite : céphalosporine 3e génération (C3G) en intraveineux, relais per os après 48 heures d'apyrexie, adaptation du traitement après antibiogramme.

Endométrite du postpartum

- La césarienne est un facteur de risque élevé, surtout en urgence.
- Intérêt de l'antibioprophylaxie.
- Antibiothérapie prolongée 10-15 j par C3G ± métronidazole ou amoxicilline + acide clavulanique.
- En l'absence de réponse au traitement : TDM pelvienne (abcès, thrombophlébite ?)

Infection pulmonaire

- Pneumocoque, grippe, varicelle, listeria.
- Attention : les signes pulmonaires (détresse respiratoire, hypoxie) sont en première ligne en cas de sepsis grave, quelle qu'en soit sa cause.
- Traitement précoce : amoxicilline.

Autres causes

- Abcès de paroi, thrombophlébite ovarienne, abcès mammaire et mastite.
- Ne pas oublier les causes non obstétricales (appendicite, grippe, infection à SARS-CoV-2, paludisme, méningite…)

FIÈVRE EN COURS DE TRAVAIL

- L'analgésie péridurale est responsable d'une hyperthermie dans 25 % des cas.
- Mécanisme mal connu mais survenue plus fréquente en cas de chorioamniotite sous-jacente.
- Le taux de leucocytes augmente au cours du travail et peut s'élever jusqu'à 20 G/L.
- Antibiothérapie préalable recommandée avant la pose du cathéter péridural (précaution) : avis d'experts.
- Attention au risque hémodynamique et à la coagulopathie.

PARTICULARITÉS DU TRAITEMENT DE L'ÉTAT SEPTIQUE GRAVE LIÉ À LA GROSSESSE

- Réanimation en décubitus latéral gauche si terme > 24 SA.
- Surveillance fœtale adaptée au terme. Pas d'indication formelle d'extraction fœtale sauf chorioamniotite.
- Prévention thromboembolique impérative.
- Le reste de la prise en charge n'est pas différente des chocs septiques hors contexte obstétrical.

Cas particulier du streptocoque A ß-hémolytique

- Micro-organisme communautaire très répandu : 5 à 30 % de la population en est porteur sain (peau, ORL)
- Présentation clinique : syndrome grippal, rash cutané scarlatiniforme prédominant à la racine des cuisses, très inconstant, état de choc précoce et sévère avec plusieurs défaillances d'organes, nécroses cutanées et musculaires voire gangrènes ou myométrite prurulente.
- Mortalités maternelle et néonatale élevées.
- Traitement : germe sensible à une antibiothérapie précoce (clindamycine pour son effet antitoxinique, pénicilline, érythromycine, vancomycine), et abord chirurgical du foyer infectieux, voire hystérectomie.
- Prévention : information aux parturientes concernant l'hygiène personnelle et le lavage des mains, mesures spécifiques en salle d'accouchement (port du masque).

Cas particulier de la thrombophlébite septique

- Contexte : césarienne, HPP, endométrite du postpartum.
- Douleurs pelviennes fébriles, le plus souvent concerne la veine ovarienne.
- Echographie doppler pelvienne, TDM abdominopelvienne injectée.
- Streptocoques, bactéroïdes.
- Amoxicilline + acide clavulanique 1 g x 4/j pendant 3 semaines + gentamicine 8 mg/kg IVSE en 30 min.
- Anticoagulation efficace pendant 6 mois.
- Imagerie de contrôle à 3 mois.

ANTIBIOTHÉRAPIE

Indications prophylactiques

- (cf. *Antibioprophylaxie en obstétrique*).
- Pas d'antibioprophylaxie spécifique en cas de valvulopathie (cf. *Prophylaxie de l'endocardite*).

Fièvre au cours du travail

- Température > 38,3°C à 2 reprises à 30 min d'intervalle après hydratation et vérification de la température ambiante.
  - Amoxicilline IV 2 g puis 1 g/4 h + gentamicine 8 mg/kg/j jusqu'à l'accouchement.
  - Si allergie à la pénicilline : céfoxitine 2 g toutes les 6 h.
  - Si rupture de la poche des eaux > 48 h : remplacer amoxicilline par amoxicilline - acide clavulanique 2 g IV puis 1 g/4 h.
  - Prélèvements :
    . 3 hémocultures (germes aérobies et anaérobies, recherche de listeria).
    . NFS, CRP.
    . Prélèvement bactériologique du liquide amniotique et ECBU.

- La durée du traitement en postpartum sera discutée selon le contexte au moment de l'accouchement et les antibiotiques adaptés secondairement aux germes retrouvés.

Prévention des infections périnatales à streptocoque B

- Dépistage maternel systématique à 34 SA.
- Risque : 1 à 2% des nouveaux nés de mères colonisées développent une infection à streptocoque B.
- Conduite : antibiothérapie dès le début du travail par amoxicilline IV 2 g puis 1 g/4 h jusqu'à l'accouchement, chez les parturientes ayant :
  - Dépistage positif.
  - Antécédent d'une naissance d'un enfant infecté à streptocoque B.

Infection urinaire à streptocoque B pendant sa grossesse (ajuster en fonction antibiogramme car résistances possibles). IST (Infections Sexuellement Transmissibles)

- Ofloxacine 400 mg x 2/j + métronidazole 500 mg x 2/j pendant 14 jours HORS GROSSESSE. Une injection IM complémentaire de ceftriaxone 500 mg doit être associée secondairement en cas de découverte de gonocoque, ou d'emblée en fonction du contexte.

MICROANGIOPATHIES THROMBOTIQUES ET GROSSESSE

Les microangiopathies thrombotiques (MAT) sont un syndrome caractérisé par l'association d'une thrombopénie périphérique, d'une anémie hémolytique mécanique et d'une défaillance d'organe de sévérité variable.

Penser à une MAT devant toute thrombopénie + schizocytes quel que soit le terme de la grossesse.

- Le purpura thrombotique thrombocytopénique (PTT) et le syndrome hémolytique et urémique atypique (SHUa) sont des formes graves mais rares de MAT. La distribution des lésions microthrombotiques est responsable du tableau du SHU (atteinte rénale prédominante) ou du PTT (atteinte neurologique prédominante). La distinction peut être encore difficile et il est plus pratique de parler de SHUa/PTT.
- Les formes les plus fréquentes de MAT au cours du péripartum sont le HELLP syndrome, l'éclampsie/prééclampsie dont l'arrêt de la grossesse permet l'amélioration (maladie placentaire).
- La stéatose hépatique aiguë gravidique (SHAG) peut aussi être associé à un syndrome de MAT. Elle est rare et là aussi le traitement repose sur l'arrêt de la grossesse.
- Le diagnostic différentiel entre HELLP syndrome sévère et PTT est difficile en postpartum.

PTT : PURPURA THROMBOTIQUE THROMBOCYTOPÉNIQUE = TRAITEMENT URGENT EN RÉANIMATION

Il associe :

- Anémie hémolytique mécanique profonde : schizocytes+++, haptoglobine effondrée, LDH très élevés, bilirubine libre élevée.
- Thrombopénie de consommation constante, souvent < 50 G/L
- Troubles neurologiques (84% à 92%) : convulsions, coma, trouble de conscience, troubles visuels.
- Fièvre (5%)
- Insuffisance rénale souvent modérée (50%) par atteinte glomérulaire.
- L'atteinte peut être multisystémique liée aux microthrombi. vasculaires de l'organe concerné : pancréatite, atteinte surrénalienne, infarctus du myocarde.
- L'hémostase est normale, parfois augmentation modérée des D-Dimères, transaminases normales.

- Diagnostics différentiels : HELLP syndrome (transaminases élevés), paludisme (splénomégalie), CIVD (troubles de l'hémostase).

Épidémiologie

- 1/25 000 grossesses, plus fréquent aux 2e et 3e trimestres.
- Récidive possible au cours des grossesses ultérieures (50 %).
- Facteurs de risque : thrombophilie (mutation facteur V Leiden), obésité, lupus, diabète, prééclampsie, ATCD familiaux de PTT.

Physiopathologie

- Baisse de l'activité de l'ADAMTS 13 (ADAMTS 13 = A Desintegrin And Metalloproteinase with ThromboSpondin type 1 motif 13), protéase responsable du clivage des multimères de vWF. Dans les conditions normales, les multimères du vWF circulent à l'état replié. L'absence d'enzyme de clivage ADAMTS 13 aboutit à l'accumulation de multimères non clivés. Les megamultimères au pouvoir adhésif important sont à l'origine de microthrombi.
- Le mécanisme est auto-immun, lié à la sécrétion d'auto anticorps IgG dirigés contre la protéase ADAMTS 13. Dans le PTT congénital, on retrouve une baisse de l'activité de l'ADAMTS 13 sans autoanticorps.

Diagnostic

- Dosage de l'ADAMTS 13 effondré (< 5 %).

Traitement curatif

Échanges plasmatiques à débuter en urgence (avant les résultats de dosage de l'ADAMTS 13)

- Si échanges plasmatiques non réalisables en urgence : transfusion de plasma frais congelé (60 mL/kg/j) jusqu'à rémission complète (normalisation des paramètres cliniques et biologiques pendant au moins 48 h, taux de plaquettes > 150 G/L). Le taux de plaquettes et les LDH sont les marqueurs les plus sensibles. L'évolution est souvent favorable et l'absence de réponse après 5 j d'échanges plasmatiques correspond à une forme résistante.
- Corticothérapie en association d'emblée ou en cas d'échec des échanges plasmatiques : méthylprednisolone 1 mg/kg/j + folates.
- La transfusion de plaquettes aggrave la maladie.
- La grossesse ne modifie pas la réponse au traitement et l'extraction fœtale ne modifie pas l'évolution de la maladie (à la différence du HELLP et PE/E).

Traitement préventif

Selon le dosage de l'ADAMTS 13 en début de grossesse :

- si < 5 % : plasmathérapie dès le début de grossesse.
- si > 10 % : surveillance au moins une fois par trimestre.

SHUA : SYNDROME HÉMOLYTIQUE ET URÉMIQUE ATYPIQUE

MAT avec atteinte rénale glomérulaire prédominante (mais le tableau clinique peut être trompeur).

Épidémiologie

Fin du 3e trimestre et postpartum (3 à 4 semaines). Souvent 2e grossesse.

Physiologie

- Dérégulation de la voie alterne du complément par mutation de différentes protéines impliquées dans cette régulation (FI, FH, CD46, MCP). L'activation de la voie alterne est à l'origine de la baisse du complément C3. Il en résulte une augmentation du vWF, une activation des plaquettes et une altération de l'endothélium vasculaire à l'origine de thrombi.
- Atteinte prédominante des cellules glomérulaires mais peut toucher tous les organes.
- Mécanisme encore mal connu.

Diagnostic biologique

- Baisse modérée de l'ADAMTS 13, baisse du taux de complément C3.
- Évolution souvent vers une insuffisance rénale terminale.

Traitement

Échanges plasmatiques recommandés si signes neurologiques associés.

AUTRES MAT

HELLP syndrome

- Taux d'ADAMTS 13 plus bas que dans les grossesses normales.
- Régression des anomalies biologiques en postpartum (max 48h).
- Traitement : extraction fœtale.

SHAG : stéatose hépatique aiguë gravidique

- 1/5 000 à 1/10 000 grossesses. Surtout au 3e trimestre et chez les primipares.
- Physiopathologie : mutation de l'enzyme d'oxydation mitochondriale des acides gras à chaine longue (LCHA long chain3-hydroxyacylCoA deshydrogénase).
- Symptomatologie : polydipsie+++, nausées, vomissements, malaise, prurit, troubles neurologiques.
- Biologie : cytolyse hépatique majeure voire tableau d'hépatite aiguë grave : augmentation des transaminases, hémostase effondrée (TP), hypoglycémie, insuffisance rénale.

Traitement

Arrêt de la grossesse, traitement symptomatique.

TABLEAU RÉCAPITULATIF DEVANT UNE THROMBOPÉNIE LIÉE À LA GROSSESSE

	PTT	SHU	HELLP	SHAG
Début	2-3e trimestre	Postpartum	3e trimestre	3e trimestre
↑ Hypertension artérielle	non	non	±	±
Anémie hémolytique	+++	++	++	+
Thrombocytopénie	+++	++	++	±
Atteinte neurologique	+++	±	±	±
Atteinte rénale	±	+++	±	±
Atteinte hépatique	±	±	+++	+++
Diagnostic	ADAMTS 13 < 5 % Larges multimères vWF	ADAMTS 13 > 10 % Atteinte rénale	Transaminases ADAMTS 13 > 10 % Absence de larges multimères vWF	Transaminases Troubles de la coagulation
Traitement	Échanges plasmatiques	Symptomatique Dialyse 81 % cas	Extraction fœtale	Extraction fœtale

DÉFICIT NEUROLOGIQUE EN POSTPARTUM

DÉFICITS NEUROLOGIQUES PÉRIPHÉRIQUES

- Survenue dans 1 % des accouchements.
- Majoritairement d'origine obstétricale (grossesse et accouchement) mais toujours déterminer l'imputabilité de l'analgésie péridurale (1/10 000 analgésies péridurales).
- Atteinte tronculaire (tronc lombosacré) : cause plutôt obstétricale ; atteinte radiculaire : cause plutôt périmédullaire (ALR).
- Durée : entre 3 jours (le plus souvent) et 6 semaines.
- Facteurs de bon pronostic : atteinte sensitive pure, unilatérale.
- Facteurs de risque : nulliparité, manœuvres instrumentales, durée 2e stade travail, temps passé en position gynécologique hyperfléchie, position fœtale haute à la poussée, césarienne en urgence pour non progression.
- La présence d'une ALR périmédullaire, l'âge maternel, l'IMC, la présentation fœtale, le poids de naissance, ne sont pas des facteurs de risque.

Atteintes neurologiques, mécanisme et symptomatologie

Nerf	Racines	Mécanisme	Symptômes
Tronc lombosacré (sciatique)	L4-L5-S1	Forceps, présentation occ-post, bassin aplati	Chute du pied, déficit moteur et sensitif quadriceps/adducteurs
Nerf fémoral (sous l'arcade crurale)	L2-L3-L4	Position gynéco hyperfléchie Tête fœtale	Déficit quadriceps, flexion hanche, ROT rotulien absent Hyperalgie cuisses et mollets
Nerf cutané latéral (sous l'arcade crurale)	L2-L3	Position gynéco hyperfléchie	Hyperalgie face antérieure de cuisse = méralgie
Nerf obturateur	L2-L4	Tête fœtale	Hyperesthésie face interne des cuisses Déficit adduction cuisses
Nerf fibulaire (péronier commun)	L4-S2	Étriers	Chute du pied Hyperesthésie face externe du mollet

Type de lésion et récupération

Lésions	Neurapraxie	Axonotmésis	Neurotmésis
Mécanisme	Écrasement (démyélinisation focale)	Élongation Ischémie (dégénération)	Section
Pronostic	Bon (récupération en quelques semaines)	Moyen	Mauvais

ANALGÉSIE PÉRIMÉDULLAIRE : MÉCANISMES LÉSIONNELS

- Traumatisme direct du nerf (aiguille/cathéter) : des paresthésies à la ponction ou à l'injection sont retrouvées dans 2/3 des cas. Apparition des symptômes parfois après J2 postpartum, 1/3 des déficits sont transitoires (48 h à 3 mois).
- Injection intraneurale : douleur ++ à l'injection.
- Traumatisme médullaire : douleur à la ponction, risque de séquelles très élevé, syrinx à l'IRM. Souvent dû à une erreur de niveau de ponction jugée plus bas que réellement.

Rappel : Ligne de Tuffler = épineuse de L4 ou espace L4-L5 (79 %) espace L3-L4 (4 %). L'obésité augmente le risque de ponction trop haute (67 %) car le pannicule adipeux au-dessus des crêtes iliaques fait se projeter la ligne de Tuffler plus haute qu'attendue.

COMPLICATIONS NEUROLOGIQUES GRAVES (À ÉLIMINER EN 1ER)

- Bien que très rarement en cause, la responsabilité de l'APD doit être systématiquement évoquée.
- Hématome périmédullaire (1/500 000 APD).
  - Facteurs de risque : troubles de coagulation, ponctions multiples, traumatiques.
  - Survenue 24 h à 48 h après ablation du cathéter.
  - Symptômes : rétention d'urine, hypoesthésie en selle, bloc moteur prolongé ou *de novo*.
  - Symptomatologie parfois bruyante : douleur +++, paraplégie flasque.
  - Conduite à tenir : IRM en urgence, ne pas enlever le cathéter et décompression dans un délai < 6 h.
- Abcès périmédullaire : après péridurale (1/500 000 APD).
  - Apparition tardive (4 à 30 jours postpartum) : douleurs dorsales croissantes au point de ponction, fièvre, céphalées, paraplégie flasque progressive.
  - Germes : Staphylococcus aureus, Streptococcus, témoignant d'une asepsie non rigoureuse ou d'un mauvais port du masque par l'opérateur.
  - Conduite à tenir : IRM en urgence, décompression dans un délai < 6 h et antibiothérapie.
- Méningite : plutôt après rachianesthésie (1-3/100 000).
  - Début brutal et bruyant souvent < 12 - 24 h après la rachianesthésie.
  - Staphylococcus aureus, Streptococcus.
  - Si absence de rachianesthésie : méningite communautaire.

INJECTION ACCIDENTELLE DE PRODUIT NEUROTOXIQUE

Tableau clinique variable selon le type de produit injecté.

- Arachnoïdite : pronostic sombre.
- Méningite aseptique : pronostic favorable.
- Syndrome de la queue de cheval : douleur, paraplégie flasque, ROT abolis, anesthésie en selle, troubles sphinctériens.
- Syndrome d'irritation radiculaire transitoire : douleur, dysesthésie fesses et membres inférieurs.
- Attention à l'acide tranexamique dont le pronostic est sombre : insuffisance cardiaque, convulsions, décès.

AUTRES

- Syndrome de l'artère spinale antérieure ou Adamkiewicz (1/500 000).
  - Mécanisme : lésion directe, compression, hypoperfusion, vasoconstriction réflexe (cathéter péridural, adrénaline avec concentration > 1/200 000).
  - Paraplégie flasque, troubles sensitifs et douleur sous lésionnels.
- Atteintes des paires crâniennes (< 4/100 000).
  - Mécanisme : fuite de LCR, baisse de la PIC.
  - Diplopie (nerfs oculomoteurs III IV VI), nerf optique II, trijumeau V, facial VII, cochléovestibulaire VIII.
- Cathéter en sous dural : syndrome de Claude Bernard Horner, analgésie « patchi », hypotension artérielle.

PRISE EN CHARGE D'UN DÉFICIT NEUROLOGIQUE POSTPARTUM

Éliminer les urgences : hématome périmédullaire, abcès, méningite.

1. Caractériser la lésion = examen neurologique complet avec schéma + point de ponction de l'ALR : traçabilité écrite dans le dossier indispensable (médicolégal).
2. Déterminer l'imputabilité de l'analgésie péridurale : évènements lors de l'ALR (nombres de ponction, paresthésies, douleur, bloc moteur) = traçabilité sur la feuille de surveillance APD indispensable.
3. Analyser le partogramme : durée du travail, bloc moteur, durée en position forcée, manœuvres instrumentales.
4. Explications claires à la patiente et réassurance avec traçabilité écrite.
5. Examens complémentaires :
   - Avis neurologue si déficit sévère (moteur et/ou bilatéral) ou atypique : affine l'analyse sémiologique et le suivi à moyen ou long terme.

- Imagerie la plus rapidement disponible (scanner rachis lombaire ± IRM) si suspicion d'urgences graves ou déficit sévère = valeur diagnostique.
- EMG, vitesse de conduction nerveuse, potentiels évoqués bilatéraux et comparatifs : pour les atteintes tronculaires ou radiculaires. Règle des 3 (selon l'évolution) : à faire dans les 3 jours (identifie une lésion préexistante), à 3 semaines (lésion persistante), à 3 mois (séquelles).

PRÉVENTION

- Ponction le plus bas possible, échorepérage++ si IMC élevé, asepsie stricte, éviter le bloc moteur (solution diluée), changer de position toutes les heures au cours du travail.

En cas de doute appeler SOS ALR : tél : 01 45 21 13 47.

CÉPHALÉES DU POSTPARTUM

- 15 % des parturientes après accouchement avec ou sans APD.
- Essentiellement céphalées primaires (de tension ou migraine).

Danger : non reconnaissance des rares céphalées symptomatiques d'une complication neurologique (méningite, hémorragie méningée, hématome sous dural, thrombophlébite cérébrale...)

CÉPHALÉES POST BRÈCHE DURE-MÉRIENNE (CPBDM)

- Incidence de brèche dure-mérienne : 0,5 à 1 % des ponctions péridurales (facteur de risque : inexpérience opérateur). Les symptômes régressent en quelques jours (50 % des cas) voire quelques semaines.
- Incidence de CPBDM en obstétrique : 16 % à 80 % (facteurs de risque : IMC > 22, antécédents de CPBPM, utilisation d'un mandrin gazeux, ponctions multiples).
- Apparition dans les 6 jours post brèche, 90 % dans les 48 premières heures.
- Symptomatologie liée à l'hypotension intracrânienne secondaire à la fuite de LCR, à une traction sur les méninges, les paires crâniennes et cervicales.
- Le diagnostic est clinique et le traitement peut être mis en route sans examen complémentaire si les conditions suivantes sont réunies :

1. Céphalées posturales typiques : apparition ou majoration après 15 min debout, disparition 15 min après le décubitus dorsal. Céphalées bilatérales, en casque, fronto-occipitales, ± associées secondairement à des cervicalgies ou scapulalgies.
2. Association possible : nausées, vomissements, raideur de nuque, troubles visuels (photophobie, diplopie, troubles de l'accommodation), troubles auditifs (acouphènes, hypoacousie, hyperacousie).
3. Absence de fièvre.
4. Brèche durale très probable dans les jours précédents.
5. Examen neurologique normal (aucun signe de localisation). Une discrète raideur de nuque et/ou bradycardie sont possibles. Attention : une diplopie est un argument en faveur de la réalisation d'un blood patch (BP) précoce, car témoigne d'une atteinte du IV ou des nerfs crâniens oculomoteurs III et VII avec un risque de séquelle.
6. Disparition des céphalées 48 h après traitement de la fuite de LCR (blood patch).

NB : Images IRM évocatrices de brèche dure-mérienne : réhaussement diffus des pachyméninges à l'injection, élargissement des sinus veineux (vasodilatation), déplacement caudal des structures encéphaliques, comblement de la fosse postérieure, effacement des citernes de la base du crâne, disparition du 3e ventricule, fuite de LCR en lombaire.

- Traitements symptomatiques : antalgiques non spécifiques (paracétamol). L'alitement, la caféine et l'hyperhydratation ne sont pas recommandés.
- BP curatif : traitement de référence (cf. *Blood Patch*), à faire dès le diagnostic posé, après information de la patiente, dans l'idéal après 24h de délai, en fonction de la tolérance clinique (gêne aux activités courantes, soins au bébé, alitement forcé, ENS/EVA élevées). À réaliser au même espace ou plus bas.

- Administration prophylactique d'ACTH : 1 mg IV, pourrait réduire l'incidence des CPBDM et la nécessité du recours au BP (contre indiqué si virose active).
- En cas de brèche constatée à l'aiguille de Tuohy, il est possible de laisser le cathéter en intrathécal si accouchement imminent ou péridurale d'indication médicale ou pose difficile. Attention aux doses AL + morphiniques injectées = rachi continue. Sécuriser (augmentation du risque infectieux) et avertir les équipes de la position intrathécale du cathéter. La position intrathécale diminuerait l'incidence des CPBDM (réaction inflammatoire autour du cathéter).
- BP prophylactique : à réaliser après l'accouchement et régression complète du bloc. Intérêt non prouvé mais peut être proposé si la ponction a été difficile. Asepsie rigoureuse. Injection de 15 à 20 mL de sang autologue dans le cathéter en retirant le filtre.

THROMBOPHLÉBITE CÉRÉBRALE

Complication plus souvent rencontrée en postpartum ; la relation avec une brèche dure-mérienne est discutée.

Diagnostic

- Deux premières semaines du postpartum.
- Facteurs de risque : thrombophilie, contraception, cancer, infection para méningée (ORL cervico-faciale), maladie systémique. La brèche dure-mérienne augmenterait le risque par vasodilatation des veines cérébrales secondaires à l'hypotension intracrânienne et la stase veineuse.
- Symptômes non spécifiques : céphalées (90 %), nausées, vomissements, signes de localisation, convulsions, troubles de la vigilance, coma.
- **Attention :** la thrombophlébite cérébrale est parfois difficile à distinguer d'une CPBDM : céphalées posturales possibles.

Traitement

- Urgence thérapeutique : anticoagulation par héparinothérapie à dose efficace.
- Traitement de l'hypertension intracrânienne et antiépileptiques si besoin.

PRES SYNDROME (POSTERIOR REVERSIBLE ENCEPHALOPATHY SYNDROME)

- Peut être observé dans la prééclampsie ou l'éclampsie.
- Entité clinico-radiologique associant : céphalées, convulsions, encéphalopathie, troubles visuels.
  - Images au scanner/IRM : œdème vasogénique, surtout occipital.
- Traitement symptomatique.
- Évolution clinique et radiologique favorable en quelques jours/semaines.

SYNDROME DE VASOCONSTRICTION CÉRÉBRALE RÉVERSIBLE (SVCR)

- Facteurs de risque : HTA spontanée ou induite ++ (HTA, prééclampsie, décongestionnants nasaux, anti VEGF, cytotoxiques…)
- Céphalées en coup de tonnerre, uniques ou répétées, comitialité (10 %), déficit (10 %).
- IRM : normale (70 %), hématome sous arachnoidien (20 %), hématome cérébral (10 %), AIT (16 %), infarctus (4 %) (surviennent plus tard que les hémorragies), dissection carotidienne.
- Angiographie : sténoses et ectasies fusiformes segmentaires multifocales.
- Réversible (imagerie normale vers 12 semaines).
- Traitement symptomatique.

DISSECTION CAROTIDIENNE OU VERTÉBRALE

- Facteurs de risque : HTA, prééclamspie, maladie du tissu conjonctif.
- Céphalées ipsilatérales, paralysie faciale, trouble de l'oculomotricité, acouphènes, atteintes des paires crâniennes.
- Urgence thérapeutique, traitement anticoagulant.

PNEUMENCÉPHALIE

Complication rare de l'APD secondaire à l'utilisation d'un mandrin gazeux (technique non recommandée).

Diagnostic

- Céphalées brutales et sévères, immédiates et spectaculaires.
- Douleur initiale au niveau du point de ponction, extension cervicale postérieure puis céphalées frontales et occipitales, rétro-orbitaires ou diffuses ; aggravées par l'orthostatisme.
- Examen neurologique normal.
- L'imagerie confirme la présence d'air.

Traitement

- Dénitrogénation avec haute fraction inspirée d'oxygène.
- Disparition spontanée après quelques jours.

HÉMATOME SOUS DURAL INTRACRÂNIEN (HSD)

Complication exceptionnelle des ponctions dure-mèriennes.

Diagnostic

- Délai variable de survenue : 30 heures à 5 mois.
- À évoquer de principe devant des céphalées persistantes ou récidivantes malgré un traitement bien conduit ou après disparition initiale.
- Troubles sensitivomoteurs transitoires associés (90 % des cas).
- Hypertension intracrânienne, somnolence, troubles visuels, incontinence urinaire, confusion et ataxie.
- Imagerie en urgence.

Traitement

- Urgence neurochirurgicale si HSD compressif, sinon surveillance.
- Bon pronostic et récupération totale si prise en charge rapide.

MIGRAINE

- Influence hormonale, diminution fréquente des crises en cours de grossesse. Recrudescence des crises entre le 3e et le 6e jours post accouchement (chute brutale des œstrogènes).
- Céphalées unilatérales ou bifrontales, pulsatiles, prolongées avec ± photophobie, nausées, anorexie. Parfois signes de localisation transitoire.

CÉPHALÉES DE TENSION

- Les plus fréquentes en postpartum (5-10 % des cas après accouchement).
- Diagnostic d'élimination.
- Topographie variable : céphalées diffuses, à type de serrement, pesanteur, ± associées à des dysesthésies du cuir, chevelu, toujours bilatérales. Intensité jamais sévère.
- Examen neurologique normal, pas de nausée, pas de vomissement, pas de photophobie, phonophobie possible.
- Facteurs favorisants : fatigue, stress, manque de sommeil.
- Antalgiques non spécifiques, aide et soutien.

AUTRES ÉTIOLOGIES

- Hypertension artérielle : rechercher systématiquement des signes de pré éclampsie même en postpartum (ROT vifs, protéinurie, etc).
- Hémorragie méningée : rupture d'anévrisme (75 %), malformation artério-veineuse (25 %).
- Méningites : germes de la flore oropharyngée, cutanés ou méningite aseptique (chlorexhidine). À ÉVOQUER DANS TOUS LES CAS.
- Céphalées d'allaitement (variations des concentrations d'oxytocine).
- Algies vasculaires de la face.
- Céphalées liées à la prise ou au retrait de substances (café).
- Céphalées dites « des spécialistes » : liées à une affection ophtalmologique, ORL ou stomatologique.

- Névralgies, douleurs tronculaires et douleur de désafférentation.
- Tumeurs cérébrales.

Indication d'une imagerie (IRM ou TDM cérébrale ± lombaire avec injection) : toute céphalée atypique d'emblée ou secondairement (perte du caractère postural), signes de localisation, fièvre, modification de la symptomatologie, échec d'un 2e blood patch.

Conduite à tenir devant des céphalées du postpartum

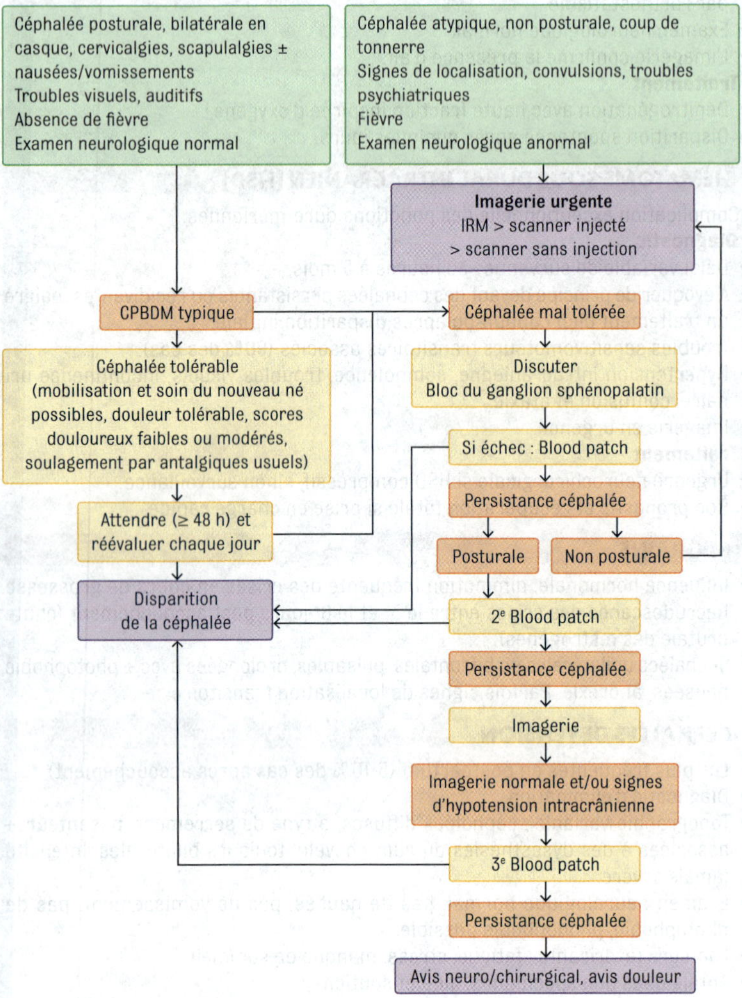

SYNDROME D'HYPERSTIMULATION OVARIENNE

- Complication iatrogène de la stimulation ovarienne sous l'influence d'hormones administrées pour les fécondations in vitro, entraînant la constitution d'un 3e secteur par la mise en jeu de cytokines qui vont augmenter anormalement la perméabilité capillaire.
- Les événements thromboemboliques en sont la première cause de mortalité.
- Le seul traitement efficace est préventif. Poursuivre le traitement de soutien de la phase lutéale.

SHSO mineur

- Pesanteur abdominale, vomissements, diarrhée, augmentation du volume ovarien en échographie.
- En ambulatoire, surveillance du poids, du périmètre ombilical, du taux de β-HCG, antalgiques simples per os.

SHSO modéré

- Épanchements des séreuses, altérations de la viscosité sanguine, diamètre des ovaires > 12 cm.
- Hospitalisation au cas par cas, antalgiques, anti émétiques, nutrition riche en protéines.
- Repos sans être strict, bas anti thrombose, héparine de bas poids moléculaire (HBPM) en prévention forte.
- Bilan entrées et sorties, poids et diurèse par jour, hématocrite, plaquettes, électrolytes, créatinine, échographie pelvienne tous les 3 jours.

SHSO sévère

- Menaçant le pronostic vital = un seul de ces symptômes : ascite sous tension ± épanchement pleural, complication thromboembolique, SDRA, insuffisance rénale, oligo-anurie, hématocrite > 55 %, hyperleucocytose > 25 G/L, cytolyse hépatique, hyponatrémie < 135 mmol/L, hyperkaliémie > 5 mmol/L.
- Hospitalisation en unité de soins intensifs.
- Apports per os limités au confort.
- Perfusion de cristalloïdes pour maintenir une diurèse > 20 mL/h.
- Diurétiques (furosémide) si hyperkaliémie ou dyspnée ou épanchements pleuraux et ascitiques importants et si hématocrite < 38 % et natriurèse > 10 mmol/L, en titration.
- Anticoagulation par HBPM à dose préventive forte pendant 3 mois :
  - Si IMC > 30 ou hématocrite > 45 % : énoxaparine 60 mg/j.
  - Si clairance ≤ 30 mL/min : calciparine 5 000 UI x 2/j.
- Ponction d'ascite transabdominale ou transvaginale et/ou pleurale sous échographie en fonction de la tolérance respiratoire et hémodynamique, du périmètre abdominal, de la diurèse et de la pression intravésicale (syndrome du compartiment abdominal si PIV > 20 mmHg).
- Compensation si > 1 L, volume à volume par albumine 20 % ou cristalloïdes.
- Si dyspnée, douleur thoracique : radio de thorax, ECG, GDS, échographie cardiaque, angioscanner (tablier plombé).
- Si troubles neurologiques : IRM cérébrale.
- Évolution : favorable en 10-14 jours, plus prolongé si grossesse (la survenue d'un SHSO est généralement associé à une grossesse débutante).

ANÉMIE PRÉ ET POSTPARTUM

Dans les pays développés, 25 % des femmes enceintes ont une anémie et 10 à 30 % ont une carence martiale sans anémie. 90 % des anémies maternelles sont ferriprives. La supplémentation systématique en fer et acide folique en cours de grossesse n'est pas recommandée en France. L'anémie augmente le risque d'infection postpartum, de transfusion, d'échec d'allaitement et de dépression du postpartum. Elle augmente le risque d'hypotrophie fœtale et de prématurité.

Définition de l'anémie en cours de grossesse

- Hb < 11 g/dL au 1er et 3e trimestres, < 10,5 g/dL au 2e trimestre.

Dépistage

- NFS obligatoire au 6e mois et recommandée en début de grossesse en cas de facteurs de risque.

DIAGNOSTIC ET ÉTIOLOGIES

- Carence martiale (90 % des cas) : anémie microcytaire arégénérative, évaluée par la ferritinémie (< 15 µg/mL).

Diagnostics différentiels des anémies microcytaires

	Anémie ferriprive	Anémie inflammatoire	Anémie mixte	Thalassémie
Hb	↓↓	↓	↓	↓
VGM	↓↓	→ ou ↓ modéré	↓	↓↓
CCMH / TCMH	↓	→ ou ↓	→ ou ↓	↓
Réticulocytes	→	→	→ ou ↓	↑ ou →
Ferritine	↓	↑ ou →	variable	↑ ou →
CST	↓↓↓	↓ ou →	↓↓	normal
Transferrine	↑	→ ou ↓	variable	normal

Anémies normocytaires

Centrales (réticulocytes bas)	Périphériques (réticulocytes élevés)
Aplasie médullaire (érythroblastopénie) Carence en B12 et folates Envahissement médullaire Insuffisance rénale, hépatique ou endocrine (thyroïde, surrénales, hypopituitarisme ...)	Hémorragie Hémolyse
Drépanocytose Anémie hémolytique, normochrome, normocytaire, régénérative Fer ↑, ferritine ↑ Crise hémolytique : réticulocytes et bilirubine n'augmentent qu'à partir de H48	
Carence en folates (B9) et en B12 Anémie centrale macrocytaire normochrome (TCMH normal ou augmenté) arégénérative Leuconeutropénie, thrombopénie Marqueurs biochimiques d'hémolyse (intramédullaire) : fer sérique ↑, LDH ↑, haptoglobine ↓	

PRISE EN CHARGE DE L'ANÉMIE PAR CARENCE MARTIALE

- Rechercher les facteurs de risque de carence martiale/anémie : ATCD d'anémie, multiparité, grossesses rapprochées < 1 an, régime végétarien ou pauvre en fer, chirurgie bariatrique mal substituée, précarité alimentaire, adolescentes, risque hémorragique (ATCD d'HPP, témoin de Jéhovah, placenta accreta)

- Conseiller une alimentation riche en fer (féculents, poisson, viande).
- NFS plaquettes lors de la 1re consultation, à 28 SA et devant des symptômes ou risque d'anémie
  - En cas d'anémie micro ou normocytaire, le déficit en fer doit être confirmé soit par un test au fer per os (100 mg d'élément fer/jour) (sauf si hémoglobinopathie connue) soit par un dosage de ferritine (ferritine < 12 ng/mL : anémie ferriprive).
    . En l'absence de réponse au fer per os (+ 1 à 2 points d'Hb au bout de 2 à 4 semaines de fer per os bien pris), dosage de B12 et folates.
  - Électrophorèse Hb pour les patientes méditerranéennes, originaires du Proche et Moyen Orient ou d'Afrique.
  - Dosage de ferritine en cas d'anémie chez les patientes avec hémoglobinopathie. Si ferritine < 30 ng/mL : fer per os.

Recommandations

Fer oral	Présentation	Élément fer (mg)	Adjuvants
Fumarate ferreux Fumafer® 200	200 mg	66 mg	
Sel ferreux Ferrostrane® 0,68 %		680 mg/100 mL	
Sulfate ferreux Fero-grad® 500 vitC	325 mg (cp)	100	vit C 500 mg
Sulfate ferreux (desséché) Tardyferon® 80 Timoferol® 50 Tardyferon B9	136 154	80 50 50	Vit C 30 mg Ac folique 0,35 mg

- Indications du fer per os :
  - Anémie de début de grossesse : Hb ≥ 8 g/dL au 1er et 2e trimestres.

Fer per os : 80-100 mg fer ferreux/j + acide folique 400 µg/jour. Poursuivre le fer per os 3 mois.

  - Déficit en fer sans anémie (ferritine < 30 ng/dL) : fer per os 30-60 mg/j.

Augmentation Hb de 2 g/4 semaines ou 0,1 g/jour.

- Indications du Fer IV :
  - Hb < 8 g/dL
  - Hb ≥ 8 g/dL au-delà de 34 SA ou problème transfusionnel (témoin de Jéhovah)
  - Intolérance digestive au fer per os > 14 SA.
  - Échec du fer per os : < 1 point d'Hb en 2 semaines ou < 2 points d'Hb en 4 semaines.

Fer IV	Administration
Sucrose (Venofer®, fer Sandoz)	100 à 200 mg par injection, 1 à 3 x/semaine, en respectant 48 heures entre chaque injection
Carboxymaltose (Ferinject®) 50 mg/mL (flacons de 500 mg ou 1000 mg)	Dose 20 mg/kg, 1 fois/semaine La dose cumulée maximale recommandée de Ferinject® est de 1000 mg de fer/semaine
Saccharose 100 mg/5 mL Fer Arrow, Mylan, Panpharma	100 à 200 mg par injection, 1 à 3 x/semaine, en respectant 48 heures entre chaque injection

- Érythropoïétine recombinante - EPO
  - Indications réservées : insuffisance rénale chronique, groupes rares et difficulté transfusionnelle, ± refus de transfusion.
  - Passage transplacentaire 10 %, non évalué chez la femme enceinte.
  - Modalités : 300 UI/kg x 2/semaine IV ou SC. Associer un apport de fer/acide folique.

PROTOCOLE DU KREMLIN-BICÊTRE

- Conseiller une alimentation riche en fer (féculents, poisson, viande).
- Une NFS est réalisée lors de la 1re consultation et au 6e mois. La supplémentation sera adaptée au résultat.
- Si Hb > 11 g/L : pas de supplémentation martiale systématique.
- Si Hb < 11 g/dL : Timoferol® 1cp/j ou 1cp/2j si intolérance digestive.
- En cas d'anémie, réaliser un bilan complémentaire comprenant : dosage de ferritine et électrophorèse de l'Hb dans les populations à risque si VGM < 75 μm^3 et/ou en cas de résistance de l'anémie au traitement martial.
- En cas d'anémie ferriprive sévère à proximité du terme (Hb < 9 g/dL > 34 SA) + inefficacité ou intolérance digestive au fer per os : envisager un traitement par perfusion de Ferinject® (carboxymaltose).

FERINJECT® = doses selon le poids

Taux d'hémoglobine	Poids		
	35-50 kg	50-70 kg	> 70 kg
< 10 g/dL	2 x 500 mg à 1 semaine d'intervalle	1500 mg (1000 mg puis 500 mg à 1 semaine d'intervalle)	2000 mg en 2 fois à 1 semaine d'intervalle
> 10 g/dL	500 mg en 1 fois	1000 mg en 1 fois	1500 mg (1000 mg puis 500 mg à 1 semaine d'intervalle)

FERINJECT® à diluer dans une poche de 250 mL de NaCl 0,9 % et à faire passer sur 15 minutes. Prélever un dosage de ferritine et folate avant la première cure.

ANÉMIE DU POSTPARTUM (Hb < 10 g/dL)

- Principale étiologie : anémie prépartum ± hémorragie postpartum.
- 14 % à 24 % après accouchement voie basse en fonction de la supplémentation martiale en cours de grossesse.
- Traitement : fer PO 100 à 200 mg/j. NFS à 1 mois.
- Ferinject® (même protocole anémie) si intolérance digestive au fer per os ou Hb < 8 g/dL bien tolérée.
- Transfusion concentrés globulaires si anémie mal tolérée quel que soit le taux d'Hb (1 CGR suffit).

THROMBOPÉNIE ET GROSSESSE

DÉFINITION

- Taux de plaquettes < 150 G/L.
- Éliminer une fausse thrombopénie par l'agrégation in vitro sur tube EDTA (1 % de la population).

POINTS ESSENTIELS

- 6 à 15 % des grossesses dont 1 % plaquettes < 100 G/L.
- 75 à 80 % des thrombopénies découvertes en cours de grossesse sont des thrombopénies isolées dites gestationnelles. Le diagnostic repose sur la normalisation du taux de plaquettes en postpartum.
- Il est impératif d'éliminer une pathologie hématologique ou obstétricale : prééclampsie, HELLP syndrome, MAT, SHAG (Stéatose Hépatique Aiguë Gravidique). Rechercher des schizocytes devant toute thrombopénie même modérée quel que soit le terme de la grossesse.

ÉTIOLOGIES

Thrombopénies sans lien avec la grossesse	Thrombopénies en rapport avec la grossesse		
	Thrombopénies liées à une pathologie obstétricale	Thrombopénies isolées de la grossesse	
		Thrombopénie gestationnelle	PTAI
• Virales : VIH, HBV, HCV, CMV, parvovirus • Bactérienne parasitaire (paludisme) • Immunologiques : lupus, thyroïdite, SAPL • Carence en folates, cancer • Hypersplénisme • Thrombopénie familiale • Maladie de Willebrand 2 B • Médicaments (quinine, rifampicine, triméthoprime-sulfaméthoxazole) • Thrombopénie induite par héparine • Maladie hématologique : May Hegglin, Wiskott-Aldrich, Bernard Soulier, myélodysplasie • Syndrome d'activation macrophagique.	• Prééclampsie, HELLP syndrome • 20 % des thrombopénies du 2e ou 3e trimestre. • SHAG ± CIVD (rare). • Microangiopathie thrombotique, SHU, PTT (rare 1/25000 grossesses). • CIVD : hématome rétro-placentaire, embolie, amniotique, MFIU.	• 75 % des thrombopénies • Thrombopénie modérée > 75 G/L • 2e moitié du 2e ou 3e trimestre • Patiente asymptomatique. • Plaquettes normales hors grossesse. • Guérison spontanée en postpartum (en 2 à 3 mois). • Pas de risque hémorragique. • Thrombopénie néonatale possible si TG sévère < 100 G/L. • Récidive lors des grossesses ultérieures. • Les plaquettes baissent de manière identique (même nadir et au même âge de grossesse (dosage des plaquette à cette date avant l'analgésie péridurale).	• 5 % des thrombopénies. • Rare : 1-5 cas/10 000 grossesses • 1er trimestre : 1re cause de thrombopénie. • Peut être préexistant à la grossesse. • Souvent sévère (< 50 G/L voire < 30 G/L). • Risque hémorragique si Plaq < 10 G/L • 10 % de thrombopénie fœtale (risque hémorragique < 1 %). • Aucune corrélation entre la sévérité de la thrombopénie maternelle et le taux de plaquettes néonatal. • Facteur de risque fœtal : thrombopénie néonatale lors des grossesses antérieures, ATCD de splénectomie (même si plaquettes normales)

CONDUITE À TENIR

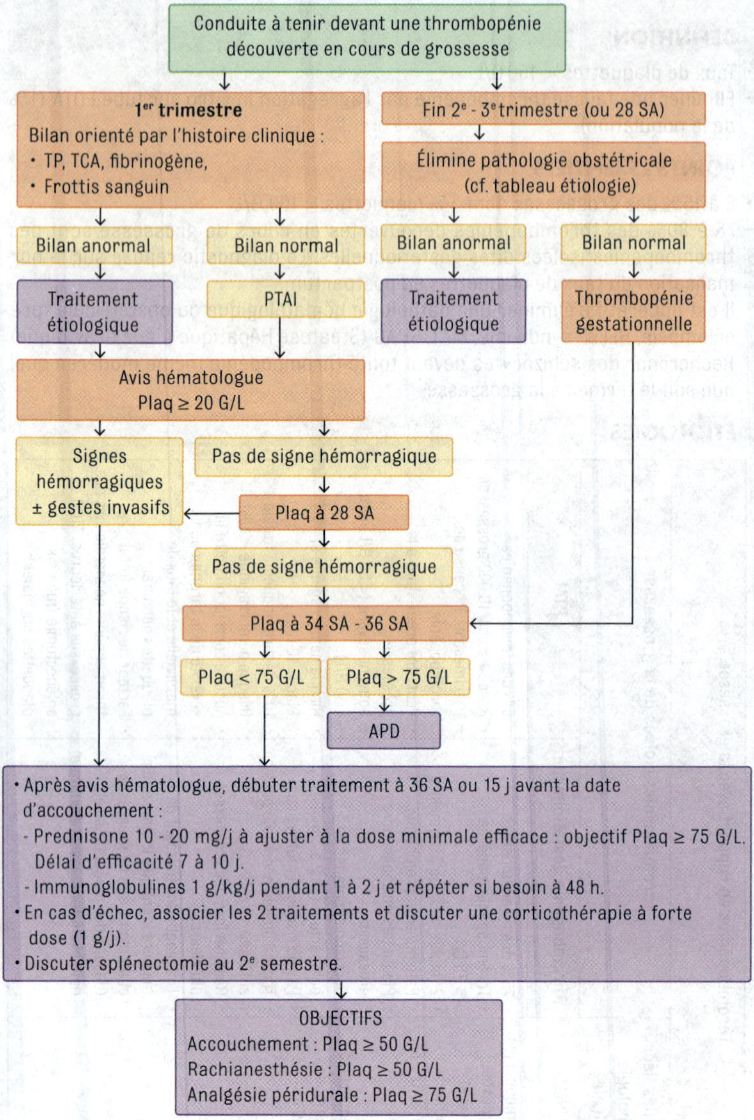

THROMBOPÉNIE ET GESTES INVASIFS : ÉVALUER LA CINÉTIQUE++

- Selon le chiffre, la cause et la cinétique, contrôler le taux de plaquettes avant le retrait du cathéter péridural.
- Limites du taux de plaquettes habituellement fixées pour :
  - Accouchement voie basse et césarienne : Plaq > 50 G/L. Si thrombopénie < 50 G/L, mise en réserve de plaquettes.
  - Analgésie péridurale : Plaq > 75 G/L.
  - Rachianesthésie : Plaq > 50 G/L.
- Contre indications à la mesure du pH foetal au scalp et aux manœuvres instrumentales en cas de risque de thrombopénie fœtale (PTAI surtout).
- Les ROTEM® et TEG ne sont pas recommandés pour l'évaluation du risque de saignement lié à une thrombopénie avant APD.

- Le rapport bénéfice-risque n'est pas en faveur de la transfusion de plaquettes en vue d'une analgésie péridurale ou pour le retrait du cathéter.
- Surveillance nouveau né (cf. Pédiatrie) : risque hémorragique maximal 24 h à 48 h après la naissance.

EN POSTPARTUM

- Plaquettes 2 x/semaine.
- Baisse progressive des corticoïdes.
- Prévoir NFS plaquettes à 3 mois (normalisation en cas de TG).
- Prévention thromboembolique possible si plaquettes > 50 G/L.

DRÉPANOCYTOSE ET GROSSESSE

PHYSIOPATHOLOGIE

- Maladie autosomique récessive (chromosome 11), mutation de la chaîne β de la globine, entraînant la formation d'HbS. L'HbS se polymérise dans des conditions de stress et entraîne une falciformation des érythrocytes responsable d'une hémolyse et d'occlusions vasculaires de petits vaisseaux (crise vaso occlusive ou CVO).
- Il existe plusieurs génotypes : SS (atteinte homozygote), SC (double hétérozygotie), formes composites combinant l'Hb S avec d'autres anomalies de l'hémoglobine comme la β-thalassémie (HbSB thalassémie), l'Hb D, E ou O-Arab. Ces génotypes sont à l'origine du même phénotype (symptômes) de sévérité variable.
- La prise en charge des patientes est identique quelle que soit l'atteinte (fréquence des complications graves identiques pour HbSS et HbSC). L'atteinte hétérozygote AS (trait drépanocytaire) est asymptomatique mais augmente le risque d'infection urinaire.

Conditions de stress

Hypoxie, hypovolémie, hypothermie, fièvre, infection, acidose, chirurgie, grossesse.

Complications aiguës

CVO, anémie sévère, syndrome thoracique aigu (STA), AVC, infection, complications thromboemboliques.

Complications chroniques

- Anémie hémolytique chronique, déficits neurologiques, atteinte rénale ou rétinienne, HTAP, complications ostéoarticulaires (nécrose aseptique tête fémorale), accès vasculaires périphériques difficiles…
- La grossesse augmente le risque de complications (CVO, STA, infections urinaires, AVC, allo-immunisation par transfusions) et la drépanocytose augmente le risque de complications de la grossesse RCIU, MFIU, mort périnatale, accouchements prématurés, césarienne, prééclampsie).
- La mortalité maternelle périnatale survient dans 1 à 2 % des grossesses. Les 2 périodes les plus à risque sont le 3e trimestre de la grossesse et le début de la période postpartum.

PRISE EN CHARGE

Préconceptionnelle

- Contraception.
- Prise en charge multidisciplinaire.
- Tester le procréateur.
- Bilan des complications : échographie cardiaque (HTAP), protéinurie, bilan hépatique, fond d'œil, bilan ferrique (surcharge en fer fréquente chez patientes multitransfusées), RAI positives.
- Vérifier le statut vaccinal (*Neisseria meningitidis C, Streptococcus pneumoniae, Haemophilus influenzae b,* hépatite B, grippe) et l'antibioprophylaxie (pénicilline en cas d'asplénie).

- L'hydroxycarbamide doit être arrêté en préconceptionnel (3 mois) car tératogène chez l'animal.
- Si grossesse : contrôle échographique, pas d'IMG systématique.

Pendant la grossesse

- Acide folique 5 mg/j.
- Supplémentation en fer si déficit en fer avéré.
- Discuter aspirine 75 mg/j.
- Vaccination (sauf viro atténué) et antibioprophylaxie.
- Surveillance rapprochée tous les mois : NFS, réticulocytes, créatinine, transaminases, LDH, RAI, protéinurie, ECBU.
- Pas de transfusion de CGR prophylactique.
- Risque transfusionnel : allo immunisation (18 % à 36 %), surcharge en fer, réaction transfusionnelle retardée (hémolyse), transmission virale.
- ETT au 3e trimestre.
- Consultation préanesthésique plus précoce (environ 25 SA).

Péripartum (30 % de CVO en postpartum)

- Accouchement avant 39 SA.
- Perfusion, O_2 3L/min, analgésie péridurale efficace, chaud, hydratation 2500 à 3000 mL/24h dès le début du jeûne.
- Pas de césarienne systématique (risque majoré de complications : CVO, STA, infections, risque thromboembolique).
- Pas de maturation pulmonaire par bétaméthasone si HbS > 30 % car risque de CVO sévères.
- RAI à jour et prévoir commande de CGR compatibles en réserve.
- Thomboprophylaxie systématique (7 jours si voie basse, 6 semaines si césarienne)
- Contraception progestative.

GESTION DES COMPLICATIONS

Crise vaso occlusive (CVO)

- **50 % des parturientes drépanocytaires font une CVO pendant la grossesse.**
- Hospitalisation si échec des antalgiques de palier II.
- Soins intensifs si nécessaire avec monitorage hémodynamique et EVA.
- Prévenir le médecin référent de la drépanocytose.
- Règles hygiénodiététiques (réchauffer, O_2 pour SpO_2 > 95 %), apport hydrique PO ou IV 60 mL/kg/j (ne pas dépasser 2000 mL/j, attention si prééclampsie), spéciafoldine 2 cp/j.
- Antalgiques : doivent être efficaces en 1 heure maximum. Titration de morphine IV et relais par PCA IV de morphine. Analgésie multimodale PO ou IV, si besoin kétamine. AINS possibles entre 12 et 28 SA. Pas de perfusion continue de morphine.
- Biologie : groupe sanguin, RAI, NFS, réticulocytes, hémostase, créatinine, uricémie, 25-OH vitamine D, ferritinémie, LDH, microalbuminémie, protéinurie/créatininurie, électrophorèse Hb, schizocytes, haptoglobine.
- Thromboprophylaxie,
- Antibiothérapie si fièvre ou forte suspicion d'infection.
- Spirométrie incitative.
- Transfusion ou échanges transfusionnels : selon avis du médecin référent de la drépanocytose.
- Recherche de facteurs favorisants : point d'appel infectieux.
- Prévention effets secondaires de la morphine : laxatifs, anti H2, antiémétiques.
- Rechercher un antécédent d'alloimmunisation ou d'hémolyse post transfusionnelle.

ATTENTION au risque d'évolution vers un STA.

Syndrome thoracique aigu (STA)

- STA : 7 % à 20 % des grossesses. Éliminer l'EP de principe (risque augmenté).
- À évoquer devant : douleur thoracique, toux, expectorations, dyspnée, fièvre, détresse respiratoire.
- Radio pulmonaire : infiltration bilatérale.
- Diagnostic différentiel : pneumopathie, EP, infection H1N1, COVID 19.
- Traitement : idem CVO + antibiothérapie.

- Appel médecin référent pour aide à la gestion transfusionnelle. Transfusion si Hb < 6,5 g/dL + hypoxie sévère. Exsanguinotransfusion (EST) si Hb stable + hypoxie.
- Anticoagulation à dose efficace si forte suspicion EP à débuter avant investigation.
- Réanimation et ventilation mécanique si besoin.
- AVC ischémique ou hémorragique : imagerie cérébrale devant tout déficit neurologique, exsanguinotransfusion en urgence.
- Autres causes d'anémie : infection à Parvovirus B19, crise de paludisme, séquestration splénique, saignement.

PROGRAMME TRANSFUSIONNEL

- Indications transfusionnelles restreintes si ATCD d'alloimmunisation (29 % des cas), d'hémolyse posttransfusionnelle retardée et de groupe sanguin rare.
- Indication au cas par cas selon équipe d'hématologie spécialisée : poursuite du protocole transfusionnel commencé avant la grossesse, complications sévères antérieures (rénale, cardiaque), ATCD obstétricaux sévères, CVO sévères et répétées ou STA pendant grossesses, anémie avec retentissement fœtal ou maternel..

Transfusion

- Objectifs à l'accouchement : HbS < 40 - 60 % et Hb = 8 - 10 g/dL pour l'accouchement.
- CGR déleucocytés, phénotypés pour les systèmes Rhésus, Kell, C, E, s.
- Transfusion sanguine simple si Hb < 7,5 g/dL.
- Échange transfusionnel si Hb > 7,5 g/dL.

Modalités d'exsanguinotransfusion (EST)

- Une saignée simple peut être proposée si :
  - patientes symptomatiques + Hb élevée (spontanément ou secondaire à un traitement par hydroxycarbamide ou érythropoïétine),
  - patientes avec un taux d'Hb correct + surcharge en fer.
- Voie veineuse de bon calibre (18 G minimum)
- Soustraction de 5-10 mL/kg sur une durée de 30 à 60 minutes. Maintenir la volémie durant la saignée (cristalloïde) et compenser l'hémodilution par CGR, objectif : taux d'Hb maximum 10 à 11 g/dL.
- Bilan posttransfusionnel : électrophorèse de l'hémoglobine.

Exemple de protocole transfusionnel pendant la grossesse à Bicêtre

- Objectif : HbA > 60 % au moment de l'accouchement.
- Une EST partielle peut être proposée vers 24 SA suivie de transfusions mensuelles de 2 CGR jusqu'à la veille de l'accouchement programmé.

Objectifs	HbA > 60 % et /ou HbS < 30 - 40 % avec Hb entre 9 et 11 g/dL.
Indications	> 22 SA ; anémie mal tolérée, CVO, antécédent de MFIU, HbA < 40 %.
Modalités	CGR, phénotype étendu, compatibilisés, CMV négatif
	Bilan cytologique et électrophorèse de l'Hb avant et après chaque transfusion.

PATHOLOGIES CARDIOPULMONAIRES ET GROSSESSE

GÉNÉRALITÉS

- 1 % à 4 % des grossesses.
- 150 000 femmes porteuses d'une maladie CV sont en âge de procréer.
- Première cause de décès maternel en France.
- Prise en charge pluridisciplinaire.

Classification selon le grade OMS

	Grade OMS 1	Grade OMS 2
Diagnostic de cardiopathie	• Sténose pulmonaire modérée • Canal artériel modéré • Prolapsus de la valve mitrale peu important • ESV ou ESA isolées • Réparation complète et réussie du canal artériel, de CIA, CIV ou d'anomalies d'insertion des veines pulmonaires	• CIA CIV non opérées • Tétralogie de Fallot réparée • Troubles du rythme cardiaque • Turner sans dilatation aortique
Risque Mortalité Morbidité	Pas d'↑ Pas ou faible ↑	Faible ↑ ↑ modérée
% évènements cardiaques	2,5 % - 5 %	5,7 % - 10,5 %
Évaluation préconceptionnelle	oui	
Maternité de suivi	Proximité	Proximité
Surveillance cardiologique pendant la grossesse	1 ou 2 fois	1 fois par trimestre

	Grade OMS 2-3	Grade OMS 3	Grade OMS 4
Diagnostic de cardiopathie	• Insuffisance ventriculaire gauche avec FEVG > 45 % • Cardiomyopathie hypertrophique • Pathologies valvulaires hors Grade OMS 1 (RM ou RA peu serrés) ou 4 • Marfan ou aortopathie sans dilatation de l'aorte • Bicuspidie aortique + diamètre aorte < 45 mm • Coarctation de l'aorte opérée • Communication atrioventriculaire	• Insuffisance ventriculaire gauche avec FEVG entre 30 % et 45 % • Antécédent de cardiomyopathie du postpartum (CMPP) avec FEVG normale • Valve mécanique • RM modéré • RA sévère asymptomatique • Cardiopathie complexe ou cyanogène non réparée • Fontan bien toléré • TGV avec FEVG correcte • Dilatation aortique modérée : - Marfan entre 40 et 45 mm - Bicuspidie entre 45 et 50 mm • Turner + surface aortique indexée entre 20 et 25 mm/m² • Fallot < 50 mm • TV	• HTAP • FEVG < 30 % ou NYHA III-IV • ATCD CMPP avec FEVG altéré • RM serré • RA serré symptomatique • Fontan avec complications • TGV avec FEVG altérée • Dilatation aortique sévère - Marfan > 45 m - Bicuspidie > 50 mm • Turner + surface aortique indexée > 25 mm/m² • Fallot > 50 mm • Elhers-Danlos vasculaire • Coarctation aorte sévère
Risque Mortalité Morbidité	↑ intermédiaire ↑ modérée à sévère	↑ significative morbidité sévère	Très haut risque de morbimortalité
% évènements cardiaques	10 % - 19 %	19 % - 27 %	40 % - 100 %
Évaluation préconceptionnelle	oui	Avis d'expert	Grossesse médicalement contre indiquée Proposer IMG
Maternité de suivi	Hôpital de référence	Centre expert pour grossesse et chirurgie cardiothoracique	
Surveillance cardiologique pendant la grossesse	Tous les 2 mois	Tous les 1 ou 2 mois	Tous les mois

DEUX SYMPTÔMES NE DOIVENT PAS ÊTRE SOUS ESTIMÉS : LA DOULEUR THORACIQUE ET LA DYSPNÉE

CONDUITE À TENIR DEVANT UNE DOULEUR THORACIQUE EN COURS DE GROSSESSE

- Diagnostics à évoquer : dissection aortique, embolie pulmonaire, syndrome coronarien aigu.
- Caractéristiques de la douleur de dissection aortique : brutale, très intense, transfixiante, irradiant entre les omoplates et dans le dos, à type de déchirement, résistante aux antalgiques de paliers 1 et 2, associée à une agitation, anxiété, dyspnée, orthopnée ou malaise.
- Le scanner thoracique avec injection permet de faire le diagnostic et n'est pas contre indiqué quel que soit le terme de la grossesse (rapport bénéfice-risque)
- Rechercher les signes de gravité associés : signes cardiaques droits, défaillance hémodynamique, convulsion.

CONDUITE À TENIR DEVANT UNE DYSPNÉE EN COURS DE GROSSESSE

- Caractéristiques de la dyspnée inquiétante : dyspnée récente ou s'aggravant en particulier en fin de grossesse et en postpartum, résistante aux traitements, associée à des facteurs de risque cardiovasculaires.
- Diagnostics à évoquer : CMPP, embolie pulmonaire, CMH sur HTA chronique,
- Bilan à réaliser : NFS, troponine, ECG, **NT-proBNP**, D-Dimères.
- ± angioscanner thoracique avec injection.

EMBOLIE PULMONAIRE ET GROSSESSE

- Maladie thromboembolique = 0,8 - 1,7/1000 grossesses, 10 % des décès maternels.
- Risque x 5 en péripartum.
- EP = 30 % de mortalité si non traitée.
- Facteurs de risque : thrombophilie, ethnie, multiparité, césarienne en urgence, tabagisme, obésité, lupus, diabète, ATCD cardiovasculaire, âge > 35 ans, hémorragie du postpartum, prématurité, immobilisation, trajet prolongé, syndrome d'hyperstimulation ovarienne au 1er trimestre.
- Signes cliniques confondants, souvent retrouvés pendant la grossesse (OMI, tachycardie, dyspnée).
- D-dimères dans la norme jusqu'à 20 SA pour 50 % des patientes.

Conduite à tenir selon le score de Years modifié

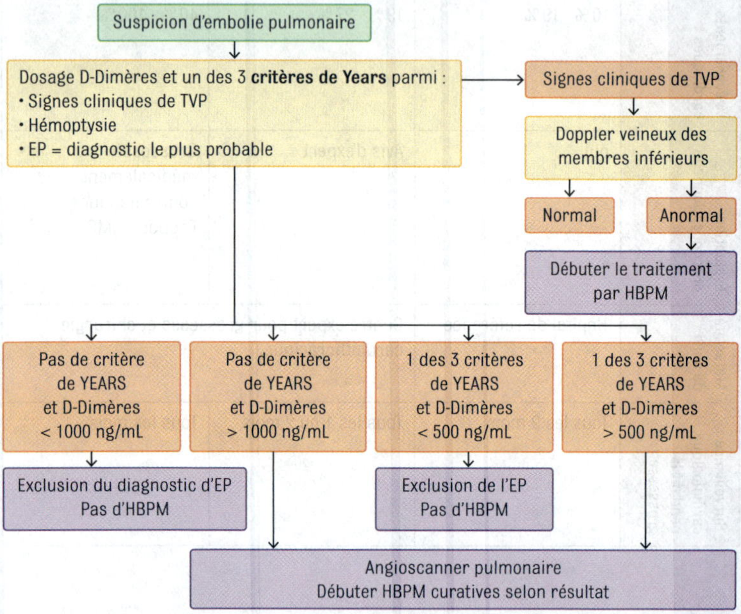

Prise en charge anesthésique selon la cardiopathie

	Effets de la grossesse et accouchement	Objectifs anesthésiques
Coronaropathie	• ↓RVS diminue perfusion coronaire • ↑ FC et DC : ↑risque ischémique **Étiologies :** • dissection coronarienne spontanée postpartum 43 % • athérosclérose coronarienne 18 % • vasospasme coronarien 17 % • facteurs de risque : diabète, âge, obésité, HTA • (oxytocine, bromocriptine)	• Éviter tachycardie • APD efficace et précoce • ECG 5 branches • O_2 • Continuer βbloquant • Éviter β+ (terbutaline) • Thrombolytique (Tissue Plasminogen Activator) possible pendant la grossesse (passage placentaire faible) mais contre indiqué en postpartum immédiat (risque hémorragique)
Insuffisance cardiaque gauche	• ↑ volume sanguine et ↑ DC à risque d'OAP • Arrêter les IEC avant grossesse • Un ATCD de CMPP augmente le risque de décompensation cardiaque • Étiologies : CMPP, CMD • Mauvais pronostic FEVG < 30 %	• Éviter bradycardie, HTA • Maintenir normovolémie • APD efficace • SpO_2, O_2 voire monitorage invasif
Aortopathies	• ↑ dissection aortique • Césarienne programmée en cas de Marfan > 45 mm, bicuspidie > 50 mm, Turner + surface aortique indexée > 25 mm/m², Fallot > 50 mm • Elhers-Danlos vasculaire, coarctation aorte sévère • Si AVB : limiter manœuvre de Valsalva	• Limiter le stress de la paroi aortique • APD efficace titrée • Poursuivre les βbloquants • Stabilité stricte de PA, monitorage invasif • Titration oxytocine en IVL > 5 min
Arythmies	• ↑ arythmies • ESV et ESA très fréquentes et bénignes, rechercher cardiopathie sous jacente (échographie cardiaque), syndrome du QT long (Holter ECG), troubles ioniques, hypothyroïdie	• ECG 5 branches • APD efficace • Poursuivre traitement anti arythmique, cardioversion possible

	Effets de la grossesse et accouchement	Objectifs anesthésiques
Valvulopathies Haut risque de décompensation au 2e trimestre et en péripartum. Surveillance (cf. grade OMS)		
Valves mécaniques	• ↑ thrombose de valve HBPM > AVK • Effet tératogène des AVK • ↑ Risque hémorragique péripartum si anticoagulants	• Voie d'accouchement dépendant de la possibilité d'arrêt des AVK
Sténose mitrale	• Tachycardie ↓ le temps de remplissage du VG et ↑ pressions auriculaires • Hypervolémie = risque OAP + FA	• FC stable, pas d'arythmie • Précharge stable • Favoriser les α-agonistes (phényléphrine) • APD efficace si voie basse • AG ou APD pour césarienne selon la fonction VG, NYHA III/IV et HTAP
Sténose aortique	• Tachycardie ↓ le temps d'éjection ventriculaire et ↑ pressions ventriculaires • Hypervolémie = risque OAP+ FA	• Précharge stable (éviter hypovolémie, vasodilatation, tachycardie, compression cave, bloc sympathique) • Favoriser les α-agonistes (phényléphrine) • APD précoce si accouchement voie basse • AG pour césarienne si RA serré
Insuffisance mitrale/ aortique	• ↓ RVS donc ↓ régurgitation • ↑dilatation OG/VG par hypervolémie = OAP	• Pas d'augmentation de post charge ou de bradycardie. Pas d'arythmie • Favoriser l'éphédrine, éviter les α-agonistes • APD efficace si accouchement voie basse, • AG ou APD pour césarienne selon fonction VG

Cardiopathies arythmogènes

Utilisation possible avec précaution	Contre indications (effets secondaires fœtaux)
• Adénosine • Amiloride • βbloquants • Inhibiteurs calciques • Digoxine, flécaïne, lidocaïne • Mexilétine • Procaïnamide, quinidine	• Inhibiteurs de l'enzyme de conversion (IEC) • Inhibiteurs de l'angiotensine II (malformation rénale, RCIU, anomalies d'ossification) • Amiodarone (hypothyroïdie fœtale, lésions cérébrales, RCIU) • Phénytoïne (malformation cardiaque ou faciale, RCIU) • Spironolactone (malformation génitale) • Nouveaux anticoagulants oraux et AVK

- ESV et ESA très fréquentes et bénignes, FA souvent associée à une anomalie valvulaire mitrale, flutter, tachycardie supraventriculaire paroxystique ou maladie de Bouveret.
- Rechercher une cardiopathie sous jacente (échographie cardiaque), un syndrome du QT long (Holter ECG), des troubles ioniques et une hypothyroïdie.
- Cardioversion possible si FA ou flutter mal toléré.

- **L'APD est d'indication médicale.** L'accouchement doit avoir lieu sous monitorage électrocardiographique et traitements antiarythmiques (pédiatres prévenus).

Cardiomyopathie du péripartum (CMPP)

- Dysfonction ventriculaire gauche survenant en fin de grossesse ou en postpartum, après élimination des autres diagnostics. Une valeur seuil de fraction d'éjection du ventricule gauche (FEVG) n'est plus incluse dans la définition.
- Facteurs prédisposants : originaire d'Afrique sub-saharienne, tabac, diabète, prééclampsie, malnutrition, multiparité et âges extrêmes.
- Hypothèses physiopathologiques : déséquilibre de la balance pro/anti angiogenèse, rôle de la prolactine à l'origine de la sécrétion de 16 kDa prolactine pro apoptotique et angiostatique. Il en résulte une dysfonction endothéliale myocardique.
- Évolution imprévisible et mortalité à 6 mois entre 2 % et 24 %. La non récupération d'une FEVG normale est un facteur de risque de gravité. La bromocriptine améliorerait la récupération d'une FEVG normale.
- La dyspnée est le symptôme principal. Intérêt pronostique du BNP.

Dissection aortique (souvent au 3e trimestre et postpartum immédiat)

- Étiologies : prééclampsie sévère, coarctation de l'aorte, bicuspidie aortique et syndrome de Marfan (3 %), syndrome de Turner, syndrome d'Ehler-Danlos.
- Doit être évoquée devant toute douleur thoracique et dorsale (entre les omoplates) d'autant plus qu'elle est associée à une agitation.
- Suivi échographique régulier pendant la grossesse, voire IRM ou TDM puis dans les 6 premiers mois postpartum.
- Contrôle tensionnel strict pendant la grossesse.
- Accouchement par voie basse possible si diamètre < 40 - 45 mm, sous analgésie péridurale précoce.
- Césarienne à envisager si diamètre > 45 mm et pour les patientes atteintes de maladie d'Ehler-Danlos de type IV.

MODE D'ACCOUCHEMENT ET CARDIOPATHIE

- L'accouchement par voie basse (AVB) est associé à moins de complications maternelles, d'HPP, d'infection, de mort subite et à une durée d'hospitalisation plus courte.
- Date, terme et lieu d'accouchement doivent être planifiés en multidisciplinaire.
- La manœuvre de Valsalva (effort de poussée à glotte fermée) peut théoriquement augmenter la postcharge et diminuer la précharge/débit cardiaque par majoration de la pression intrathoracique. Puis le relachement de l'effort de poussée peut créer un « overshoot » de débit cardiaque.
- L'accouchement instrumental doit être facilité pour éviter les efforts de poussée trop prolongés.

La césarienne programmée est recommandée en cas de :

- HTAP.
- Aortopathies à haut risque de dissection aortique : Marfan avec dilatation de l'aorte > 45 mm, bicuspidie avec aorte > 50 mm, ATCD de dissection aortique, Elhers-Danlos vasculaire, Turner + surface aortique indexée > 25 mm/m^2, Fallot > 50 mm, coarctation aorte sévère.
- Impossibilité d'arrêt des AVK.
- Sténose valvulaire serrée (à discuter).
- Décompensation cardiaque gauche (à discuter).
- Cardiopathie cyanogène (à discuter).

Effets cardiovasculaires des médicaments utilisés en obstétrique

Médicaments utilisés en obstétrique	Effets secondaires maternels	Contre indications
β2 mimétiques	Tachycardie, hypotension, œdème pulmonaire, hypokaliémie	Cardiopathies ne tolérant aucune tachycardie
Sulfate de magnésium	Flush, nausée, paralysie respiratoire	Myasthénie
Inhibiteurs calciques	Hypotension, malaise, flush	Cardiopathies précharge dépendantes
Antagonistes récepteurs de l'ocytocine (ex : atosiban)	Réaction cutanée au site d'injection	Aucune
Inhibiteurs cyclo-oxygénase	Gastrite, nausée	Anomalies plaquettaires, ulcère gastrique, insuffisance rénale
Dérivés nitrés	Hypotension, flush	Cardiopathies précharge dépendantes
Oxytocine en bolus	Vasodilatation, ↓ PAM, ↑ FC ↑DC	HTAP, valvulopathies sévères

ANESTHÉSIE PÉRIDURALE (APD) ET CARDIOPATHIE

Accouchement par voie basse

- L'APD est d'indication médicale et doit être posée précocement sans retentissement hémodynamique en titrant un mélange d'anesthésique local (AL) dilué et de morphiniques liposolubles.
- L'utilisation de solutions d'AL adrénalinés (5 µg/mL d'adrénaline) doit être prudente.

Césarienne programmée

- L'anesthésie générale peut être indiquée en cas d'insuffisance cardiaque gauche, d'obstacle à l'éjection du VG ou si l'arrêt des traitements anticoagulants n'est pas possible. L'utilisation de morphinique permet d'éviter les décharges adrénergiques de la laryngoscopie et de la chirurgie (prévenir les pédiatres).
- La rachianesthésie-péridurale combinée « low-dose » est aussi bien tolérée que l'APD sur le plan hémodynamique. Elle doit être préférée en cas d'insuffisance cardiaque droite ou d'HTAP.
- Exemple : Intrathécal : bupivacaïne hyperbare 2,5 mg à 5 mg + sufentanil 2,5 à 3 µg + morphine 100 µg puis extension très lente par voie péridurale avec 2,5 mL d'AL toutes les 5 min (ex : lidocaïne 2 % adrénalinée).
- La prévention de l'hypotension doit favoriser les vasopresseurs α-adrénergiques (noradrénaline, phényléphrine) surtout en cas de sténose valvulaire, HTAP, cardiopathie ischémique, dissection aortique.

Délivrance

- Bolus IV d'oxytocine absolument proscrit (tachycardie + vasodilatation).
- Perfusion d'oxytocine après le clampage du cordon ombilical maximum 1 UI / min. Dose maximale : 5 UI.
- Carbétocine : pas de données. Si utilisé, perfuser 100 µg en IVSE en 5 min. En pratique non utilisé.

HTAP (HYPERTENSION ARTÉRIELLE PULMONAIRE)

Définition

- Pression artérielle pulmonaire moyenne (PAPm) ≥ 25 mmHg, pression capillaire pulmonaire (PCP) ≥ 15 mmHg (télé-expiratoire), résistances vasculaires pulmonaires (RVP) > 240 dyn.sec.cm^{-5} au cathétérisme cardiaque droit.

- Aggravation pendant la grossesse. Mortalité maternelle un peu réduite (10 - 20%) si prise en charge multidisciplinaire précoce et experte. Grossesse contre indiquée en cas HTAP sévère (précapillaire ou mixte).

Pendant la grossesse

- Facteurs aggravants : hypoxie, hypercapnie, atélectasie, acidose, hypothermie, stress, douleur.
- Réévaluer la classe de l'HTAP : tolérance à l'effort (NYHA, test de marche), échographique et cathétérisme droit. Critères de sévérité : PAPm > 35 mmHg ; SaO_2< 90 % ; Hb > 15 g/dL et dysfonction du VD.
- Interruption médicale de grossesse (IMG) à proposer et à réaliser le plus précocement possible (en lien avec le centre référent : www.reseau-htap.fr).
- Si grossesse suivie dans un centre spécialisé, optimisation du traitement : antagoniste des récepteurs à l'endothéline (bosentan) contre indiqué car tératogène ; à relayer par prostaglandine, sildénafil.
- Relais du traitement de fond AVK (tératogène) par HBPM à dose curative (tinzaparine x 1/j ou énoxaparine x2/j si proche du terme).
- **Dosage proBNP** : pronostic du risque de décompensation.

Prépartum

- Hospitalisation en USI 1 à 2 jours avant accouchement programmé
- Cathétérisme artériel pulmonaire de référence, puis relais par cathéter central (maintien Swan Ganz en péripartum non conseillé car risque d'arythmie).
- Optimisation du traitement (furosémide si besoin, guidé par la FEVD).
- Test de réversibilité au NO.
- Si HTAP d'origine thromboembolique et/ou si thrombophilie biologique majeure, poursuivre héparine non fractionnée jusqu'à 4 heures avant accouchement.
- **Prévenir l'équipe d'ECMO.**

Perpartum

- Monitorage : éléctrocardioscope, SpO_2, KTA, KTC 3 voies (même si accouchement voie basse)
- Intérêt spécifique de la PVC pour évaluer la précharge du VD et ses variations (risque de dilatation VD et de compression VG)
- Éphédrine proscrite ++ car tachycardisante et arythmogène.
- Rachianesthésie-péridurale combinée à privilégier par rapport à l'AG (pour éviter retentissement de la ventilation en pression positive sur le VD).
- Accouchement par césarienne programmée habituellement préféré vers 34 SA.
- Prévention de l'hypotension induite par le bloc sympathique de l'ALR :
  - Noradrénaline à l'induction de la rachianesthésie.
  - Remplissage vasculaire restrictif en évitant le risque de surcharge guidé par la PVC.
- Extraction fœtale = période à risque :
  - ↓PA et ↑DC et ↑PVC = poussée HTAP + défaillance VD par augmentation du retour veineux (autotransfusion par décompression cave et rétraction utérine). Traitement par NO ± iloprost inhalés + ↑ de la NA (prévention ischémie du VD). Si insuffisant, discuter furosémide ± dobutamine.
  - ↓ PA et ↓ DC (ou stable) et ↓ PVC (ou stable) = baisse précharge ± postcharge, évocatrice d'un saignement ou d'un effet vasodilatateur brutal de l'oxytocine.
- Si saignement : pas de contre indication au sulprostone. Ligatures vasculaires ou hystérectomie d'hémostase (discuter ballon de Bakri avant) à débuter précocément.
- Si tachycardie sans saignement (± DC initialement stable) : évoquer une vasodilatation artérielle par surdosage en oxytocine. Arrêt transitoire + ↑ NAD ; reprise secondaire de l'ocytocique à débit plus lent.

Postpartum

- Hospitalisation en USI 2-3 jours minimum.
- Utilisation idéale du cathéter péridural de RPC pour l'analgésie postopératoire.
- Reprise de l'anticoagulation (cf. *Anticoagulation et grossesse*).

COVID ET GROSSESSE

PARTICULARITÉS CHEZ LA FEMME ENCEINTE

- La grossesse augmente le risque d'infection à SARS-CoV-2 de 70 % avec plus de formes sévères.
- Facteurs de risque d'infection à SARS-CoV-2 : obésité > 30 kg/m^2, âge élevé, grossesses multiples, HTA antérieure à la grossesse.
- L'infection à SARS-CoV-2 augmente le risque d'hospitalisation en soins critiques (x 2 à 3), de prééclampsie, d'HTA gravidique, d'HPP, de mort fœtale in utéro (x 2 à 3). L'incidence des fausses couches précoces n'est pas augmentée.
- Risque d'accouchement prématuré, de césarienne et de détresse respiratoire néonatale augmenté, principalement lié à l'arrêt de la grossesse (iatrogénique) devant l'aggravation respiratoire de la mère plutôt qu'à une souffrance fœtale aiguë.
- Transmission du SARS-CoV-2 in utéro < 5 % et plus fréquente dans les 2 semaines suivants l'infection maternelle. Cette transmission verticale n'est pas corrélée à la gravité des symptômes maternels.
- Vaccination indiquée car les anticorps traversent le placenta. Un minimum de 15 jours entre la première vaccination et l'accouchement est nécessaire pour détecter les anticorps chez le nouveau né, avec des niveaux qui augmentent au cours du temps et après la deuxième dose de vaccin.
- Des anticorps de type IgA et IgG sont retrouvés dans le lait maternel après la vaccination, leurs taux augmentent avec le nombre d'injection vaccinale.

PRISE EN CHARGE

- Hospitalisation si fréquence respiratoire > 20/min, $SpO_2 \leq 94$ % en air ambiant, examen clinique inquiétant

O_2 pour $SpO_2 \geq 94\%$ Arrêt aspirine Balance hydrique nulle Prophylaxie thromboembolique	Dexaméthasone 6 mg/j IV pendant 10 jours Tocilizumab selon la gravité (cf. *Pneumopathie à COVID-19*)

- Hospitalisation en soins critiques si $SpO_2 \leq 94$ % sous oxygénothérapie $O_2 \geq 5$ L/min, polypnée > 25/min, difficultés à la parole.
- La prise en charge en soins intensifs ou réanimation n'est pas modifiée par l'état de grossesse (indication de décubitus ventral quel que soit le terme, ventilation mécanique, ECMO...) (cf. *Pneumopathie à COVID-19*).
- L'arrêt de la grossesse est une décision multidisciplinaire (obstétricien, anesthésiste et réanimateur) dépendante du terme (risque de prématurité), de la gravité clinique de la mère et du risque hémorragique augmenté en cas d'anticoagulation efficace (ex. ECMO) et d'accouchement concomitant (voie basse ou césarienne).
- L'extraction fœtale ne semble pas améliorer l'état respiratoire maternel.

ANOMALIES BIOLOGIQUES

- Leucopénie, lymphopénie, neutropénie, allongement du TCA, cytolyse, augmentation des LDH.
- Troubles de l'hémostase fréquents. Bilan systématique avec TP, TCA ± TCK, fibrinogène, D-Dimères. Explorations complémentaires habituelles si anomalies.
- État proinflammatoire : CRP, D-Dimères, ferritine élevée, fibrinogène élevé ou abaissé. Une thrombopénie ou une thrombocytose sont possibles, respectivement dues à une consommation (formation de thrombi) ou à l'orage cytokinique.
- Le risque hémorragique en cas de thrombopénie semble plus faible que le risque thromboembolique.

RISQUES THROMBOEMBOLIQUES

- Les risques thromboemboliques et de CIVD biologique sont multipliés par 3 en raison d'un état proinflammatoire.

- En prépartum, anticoagulation à dose prophylactique intermédiaire si :
  - hospitalisation et
  - facteurs de risque de thrombose majeurs : antécédents personnels thromboemboliques, thrombophilie asymptomatique à haut risque, syndrome des antiphospholipides symptomatique, O_2 > 4 L/min ou ONHD ou ventilation mécanique.
- Ne pas débuter la prophylaxie si accouchement imminent (prévisible dans les 12 heures devant la possibilité d'une ALR).
- En postpartum, réévaluation régulière de la situation COVID (évolution clinique ± virologique). Si guérison consolidée, la prise en charge est similaire à une patiente non COVID.
- (cf. *Pneumopathie à COVID-19*)

RÉANIMATION

SCANNEZ-MOI et accédez aux vidéos

RÉANIMATION TRAUMATOLOGIQUE

RÉANIMATION INFECTIEUSE

PRISE EN CHARGE HOSPITALIÈRE DES TRAUMATISÉS SÉVÈRES

OBJECTIFS

L'accueil hospitalier du patient traumatisé sévère est une période critique qui vise dans le même temps :
- à assurer une prise en charge réanimatoire des fonctions vitales
- à suivre une démarche diagnostique lésionnelle rigoureuse
- à mettre en place une stratégie thérapeutique adaptée.

ANTICIPATION

Après contact avec le médecin régulateur du SAMU, le « trauma leader » anticipe l'arrivée du patient et pré-active l'équipe de traumatologie au sens large : l'équipe du déchocage pour préparation du site, du matériel adapté (cathéters, transfusion, $etCO_2$, etc), le centre de transfusion sanguine, le service de radiologie, l'équipe d'anesthésie et les différents intervenants chirurgicaux potentiellement impliqués. L'anticipation du risque d'hémorragie sévère se fait sur les critères préhospitaliers du Red Flag : Shock Index (FC/PAS) ≥ 1, PAM ≤ 70 mmHg, Hb capillaire ≤ 13 g/dL, fracture cliniquement instable du bassin, intubation orotrachéale. La présence de 2 critères ou plus fait suspecter une hémorragie sévère. Plus le nombre de critères est élevé, plus le risque d'hémorragie sévère est élevé.

À L'ARRIVÉE DU PATIENT À L'HÔPITAL

- Transmission de l'équipe de SMUR et transfert du monitorage sur l'aire d'accueil (SpO_2/ECG/PNI/FR + $etCO_2$ si intubé)
- Transfert du patient en monobloc strict, minerve rigide et plan dur vers le brancard de l'aire d'accueil.
- Examen clinique urgent : arrêt de tout saignement extériorisé (agrafes, pinces, compression, garrot...) et ceinture pelvienne si fracture du bassin, voies aériennes libres ou contrôlées, ventilation correcte, signes de bas débit ; puis examen clinique complet de la tête aux pieds (avec examen du dos en cas de trauma pénétrant ++)
- Biologie délocalisée (par IDE) : glycémie capillaire, hémoglobine capillaire puis groupage (x2), bilan biologique complet d'admission et outils de biologie délocalisée le cas échéant (tests viscoélastiques)
- Imagerie délocalisée (par médecin) :
  - eFAST : recherche d'un épanchement intrapéritonéal, intrathoracique (hémothorax ou pneumothorax), péricardique
  - Doppler transcrânien bilatéral sur l'artère cérébrale moyenne à la recherche d'arguments évocateurs d'une HTIC (Index de pulsatilité ≥ 1,4 et vélocité diastolique ≤ 20 cm/sec)
- Radiographie thoracique : si patient instable ou si doute à la eFAST
- Radiographie de bassin : si choc hémorragique avec bassin suspect

Sur la base de ces premiers examens, le « trauma leader » décide de l'orientation et de la priorisation diagnostique / thérapeutique : bilan lésionnel complet au scanner ou chirurgie / radiologie interventionnelle d'hémostase en urgence.

DÉTRESSE CIRCULATOIRE (HORS TRAUMATISME CRÂNIEN)

- Mise en place d'abords vasculaires fiables et de bon calibre (14G, 16G).
- Si anticipé (= ne pas perdre de temps !), mise en place de cathéters fémoraux (abord simultané, sûr, rapide) pour monitorage invasif de la pression artérielle et voies sécurisées de perfusion ; un abord cave supérieur doit être envisagé si traumatisme délabrant abdominal, pelvien ou des 2 membres inférieurs.
- Transfusion immédiate avec CGR 0 Rh+ (Rh- si femme en âge de procréer) pour un objectif d'Hb entre 7 et 9 g/dL.

- Objectif de PAS à 80-90 mmHg jusqu'à la réalisation de l'hémostase avec remplissage par cristalloïdes et introduction de la noradrénaline IVSE si non obtention des objectifs de PA malgré le remplissage (750-1000 mL).
- En cas d'arrêt cardiaque traumatique ou d'inefficacité circulatoire réfractaire aux premières manœuvres de réanimation : thoracostomie bilatérale (3e espace intercostal ligne axillaire antérieure) pour traiter une potentielle tamponnade.
- En cas de décision d'un geste d'hémostase à réaliser immédiatement : laparotomie d'hémostase, thoracotomie d'hémostase : préparer les dispositifs d'épargne sanguine au bloc opératoire, éventuelle retransfusion d'un hémothorax massif (cf. *Drainage pleural*).
- Traitement de la coagulopathie (cf. *Fiche Urgences - Choc hémorragique traumatique*) :
  - Hémostase interventionnelle dans les plus brefs délais.
  - Acide tranexamique (administration le plus tôt possible mais pas au-delà de 3 h après le début du traumatisme, 1 g en 10 min puis 1 g en 8 h)
  - Objectif hémoglobine 7-9 g/dL avec ratio de PFC/CGR de 1/1 à 1/2.
  - Objectif TP > 40 %, fibrinogène > 1,5 G/L, plaquettes > 50 G/L (ou 100 G/L si hémorragie active) idéalement guidés par test viscoélastique (cf. *Hémostase délocalisée*).
  - Objectif de calcémie ionisée ≥ 1,2 mmol/L.
  - Réchauffement du patient par les solutés, transfusions (via accélérateur – réchauffeur)
  - L'administration de facteur VII activé recombinant ne s'envisage qu'en « sauvetage » après échec des thérapeutiques sus-citées. La dose est de 200 µg/kg, et éventuellement 100 µg/kg une heure plus tard si la première injection n'a pas été efficace.
- Une mesure du débit cardiaque (échographie cardiaque transthoracique) est nécessaire le plus tôt possible pour optimiser le remplissage vasculaire et adapter des vasopresseurs (sans retarder les gestes thérapeutiques).

Remarques :

- **L'etCO$_2$ est un très bon reflet du débit cardiaque.**
- **Une bradycardie dans un choc hémorragique signe une hypovolémie extrême et un désamorçage cardiaque imminent.**

DÉTRESSE RESPIRATOIRE

- Intubation si détresse respiratoire, état de choc profond, traumatisme facial majeur, chirurgie urgente, défaillance neurologique, douleur incontrôlable…
- Intubation en séquence rapide (estomac plein), minerve rigide ouverte, partie postérieure en place : maintien manuel de l'axe tête-cou-tronc, sans traction.
- Chariot d'intubation difficile à disposition.
- Exsufflation à l'aiguille ou drainage en urgence d'un pneumothorax compressif (cf. *Drainage pleural*).
- Objectif de SpO$_2$ > 95 % et un etCO$_2$ à 35-38 mmHg (puis adaptation de la ventilation la plus précoce aux gaz du sang).

DÉTRESSE NEUROLOGIQUE

- Une mydriase signe la plupart du temps un engagement cérébral : osmothérapie immédiate nécessaire (*cf. Osmothérapie*).
- Si traumatisme crânien :
  - En l'absence d'instabilité hémodynamique et de saignement, maintenir une PAM ≥ 80 mmHg.
  - Si choc hémorragique associé, respecter une PAM à 80 mmHg et effectuer le plus vite possible l'hémostase chirurgicale.
  - Maintien d'une hémostase correcte (TP > 60 %, Plaquettes > 100 G/L).
  - Contrôle des ACSOS (cf. *traitement d'une HITC*).
- Si traumatisme médullaire :
  - Toucher rectal (tonus sphinctérien) indispensable pour déceler une lésion médullaire complète, en particulier chez le patient sédaté. Maintenir PAM ≥ 70 mmHg.

LÉSIONS PÉRIPHÉRIQUES

- Immobilisation des fractures par attelles (limite saignement et lésions des paquets vasculonerveux). Nettoyage des plaies souillées.
- Antibioprophylaxie : amoxicilline + ac clavulanique 2 g puis 1 g × 3 /24 h. Ajouter une injection de 5 mg/kg/j de gentamicine en cas de fracture ouverte Cauchoix II ou III (*Bacillus cereus*). Utiliser la clindamycine 900 mg si allergie. Traitement pour 24 h en cas d'ostéosynthèse.
- Analgésie si patient non sédaté. Pas de sédation sans intubation (estomac plein).
- Réalisation d'un Quick test™ (immunisation antitétanique).
- Une fracture-disjonction pubienne doit faire suspecter des lésions urétrales : urétrographie rétrograde systématique. En cas de lésion des voies urinaires, pose de cathéter sus-pubien (après contrôle de l'hémostase).

ORIENTATION DU PATIENT APRÈS L'ÉVALUATION INITIALE

- Patient stable ou instable initialement et stabilisé par les manœuvres de réanimation : tomodensitométrie corps entier : hélice cérébrale sans injection puis base du crâne, cervico-thoraco-abdomino-pelvienne avec injection de produit de contraste afin d'identifier les lésions vasculaires (dissection aortique, TSA, obstruction vasculaire...), les fuites vasculaires actives et d'étudier précisément le parenchyme des organes pleins (rate, foie, reins). Reconstructions osseuses du rachis cervical, dorsal, lombaire et sacré. Scanner interprété en double lecture, selon un protocole précis.
- Patient instable malgré les manœuvres de réanimation : hémostase en urgence après la réalisation des manœuvres de réanimation initiales (les plus courtes possibles) : chirurgie ou artériographie et embolisation vasculaire.

STRATÉGIE DÉCISIONNELLE

- Décision des séquences de soin selon le bilan lésionnel identifié et le plateau technique disponible.
- Approche de type « Damage control » en cas de gravité physiologique importante : hypoxémie sévère, choc persistant avec acidose majeure (pH < 7,20), trouble métabolique (hyperkaliémie, rhabdomyolyse, anurie), d'hypothermie profonde... Seules les lésions dont le traitement ne peut subir aucun délai sont réalisées, par la technique la plus rapide : packing, fixateur externe...
- En cas de coexistence d'une lésion responsable d'un choc hémorragique et d'une lésion neurochirurgicale, il convient d'assurer le plus rapidement possible la chirurgie hémostatique avant d'engager l'intervention neurochirurgicale. Idéalement prise en charge dans une « salle hybride ».

CHOC HÉMORRAGIQUE

Ce chapitre concerne la prise en charge du choc hémorragique au bloc opératoire ou après un traumatisme sévère.

(cf. *fiche Urgences - Choc hémorragique*)

DÉFINITION DU CHOC HÉMORRAGIQUE

Défaillance circulatoire aiguë résultant d'une diminution du volume sanguin secondaire à une hémorragie aboutissant à une baisse du transport en oxygène qui devient insuffisant pour assurer la perfusion tissulaire.

PRISE EN CHARGE DU CHOC HÉMORRAGIQUE

Remplissage vasculaire et objectif de pression artérielle

Tant que le saignement n'est pas contrôlé, il est essentiel d'éviter une aggravation du saignement par une dilution des facteurs de la coagulation et des objectifs de pression artérielle excessifs :

- Limiter le remplissage au strict maintien des objectifs de pression artérielle minimaux.
- Absence de traumatisme crânien grave : objectif de PAS entre 80-90 mmHg (ou PAM entre 60-65 mmHg).

- Présence d'un traumatisme crânien grave (Coma Glasgow Score ≤ 8) : objectif de PAM ≥ 80 mmHg (avant de disposer d'un monitorage cérébral) en dépit du risque d'aggravation du saignement.
- Utiliser en première intention les solutés cristalloïdes en attendant l'obtention des produits sanguins labiles. L'utilisation des colloïdes ne doit s'envisager que lorsque l'utilisation des cristalloïdes seuls est jugée insuffisante pour maintenir les objectifs de pression artérielle.

Vasopresseurs

- Après avoir débuter un remplissage vasculaire, il faut administrer un vasopresseur en cas de persistance d'une hypotension artérielle (PAS < 80 mmHg).
- La noradrénaline, du fait de son action α-adrénergique prédominante, est recommandée en première intention. Un accès veineux périphérique est suffisant à la phase initiale pour ne pas retarder l'hémostase ; il doit être relayé par un accès veineux central ensuite.

Traitement des troubles de l'hémostase

- Le diagnostic précoce des troubles de l'hémostase permet un traitement rapide. Le bilan d'hémostase doit comprendre au minimum la mesure du taux de prothrombine (TP), du fibrinogène et la numération plaquettaire. Les techniques viscoélastiques (ROTEM™, TEG™) permettent d'identifier précocément la coagulopathie et de suivre l'évolution des troubles de l'hémostase avec des délais raccourcis (cf. *Hémostase délocalisée*).
- Un protocole local multidisciplinaire de gestion de l'hémorragie massive doit être élaboré et définir :
  - Les critères de déclenchement du protocole.
  - Les « packs hémostatiques » contenant un nombre prédéfini de concentrés de globules rouges (CGR), de plasma et de plaquettes.
  - La séquence d'administration.
  - La procédure de délivrance rapide.
- Si on ne dispose pas de résultats immunohématologiques :
  - CGR 0 Rh+ utilisés jusqu'à détermination du groupe du patient, sauf pour la femme de la naissance jusqu'à la fin de la période procréatrice,
  - CGR 0 Rh- recommandés en première intention et dans les limites de la disponibilité chez la femme en âge de procréer.
- Il faut transfuser le plasma frais congelé (PFC) en association avec les concentrés de globules rouges (CGR) avec un ratio de 1 PFC pour 1 à 2 CGR.
- Il faut avoir un objectif d'hémoglobine entre 7 et 9 g/dL. Chez les patients coronariens, les patients traités par βbloquant, ou les traumatisés crâniens, un objectif d'hémoglobine plus élevé pourrait être préconisé (visant plutôt 9 g/dL) malgré l'absence d'étude spécifique.
- Il faut déclencher la transfusion plaquettaire précocément, dès 3 à 4 CGR et PFC pour maintenir la numération des plaquettes au dessus de 50 G/L. Ce chiffre doit être porté à 100 G/L en cas de persistance du saignement (ou de TC associé).
- L'administration de concentrés de fibrinogène est recommandée en cas de fibrinogénémie ≤ 1,5 g/L, ou de tests viscoélastiques en faveur d'un déficit en fibrinogène. Une dose initiale de 3-4 g est suggérée.
- L'acide tranexamique doit être administrée dès que possible à la dose de 1 g en bolus IV en 10 min suivi de 1 g perfusé sur 8 h. L'administration d'acide tranexamique ne doit pas être initiée au delà de la 3e heure suivant la survenue d'un traumatisme avec choc hémorragique.
- L'utilisation du rFVIIa ne doit être envisagée que si le saignement ne peut pas être contrôlé par la chirurgie et/ou l'artério-embolisation. La posologie initiale est de 80 µg/kg en cas de chirurgie et de 200 µg/kg en traumatologie.
- Il faut monitorer la concentration de calcium ionisé en cas de transfusion massive afin de la maintenir dans des valeurs normales (1,1 et 1,2 mmol/L).

Patients en choc hémorragique traités par des agents antiplaquettaires ou antivitamines K (AVK) ou anticoagulants oraux directs (AOD)

- Chez les patients traités par AVK, il faut administrer sans délai des concentrés de complexe prothrombinique (CCP) à la dose de 25 UI/kg ou adaptée à l'INR, associés à 5 à 10 mg de vit K en IV.
- Chez les patients traités par clopidogrel, ticagrélor ou prasugrel, on peut transfuser des plaquettes même si l'efficacité n'a pas été démontrée (inefficace si prise ticagrélor <12 h)

Chez les patients traités par AOD, il faut doser en urgence et antagoniser immédiatement sans attendre le dosage par :
- **Andidote spécifique si dabigatran (Idarucizumab 5 g IV), sinon**
- **CCP 50 UI/kg IV (ou FEIBA® 30-50 UI/kg IV)**

(Cf. *Utilisation des anticoagulants oraux directs et antagonisation*)

TRAUMATISMES VERTÉBRO-MÉDULLAIRES

L'objectif de la prise en charge de ces patients est de limiter le handicap.

DIAGNOSTIC

- **Contexte** : accidents à cinétique élevée, chute (patients âgés), traumatisme crânien.
- Symptomatologie : fonction du niveau lésionnel et de la quantité de moelle préservée.
  - Dysfonction respiratoire : perte de l'innervation diaphragmatique pour les lésions au dessus de C5, de l'innervation des muscles intercostaux de T1 à T11 et des muscles abdominaux de T6 à L1.
  - Dysfonction hémodynamique avec choc neurogénique : le plus souvent pour les lésions au dessus de T6 avec hypotension artérielle et bradycardie.
  - Choc spinal : tableau de sidération médullaire avec atteinte des fonctions motrices, sensitives et du système nerveux autonome.
  - Syndrome centro-médullaire : patients âgés, atteinte motrice asymétrique prédominante aux membres supérieurs, dysfonction vésicale.
  - Syndrome de Brown-Séquard (atteinte de l'hémi-moelle) : contexte de traumatisme pénétrant, perte homolatérale de la fonction motrice et proprioception, perte controlatérale de la sensibilité thermoalgique.
- **Examen clinique** : Score ASIA obligatoire dès l'arrivée à l'hôpital (cf. page suivante). Déterminer les niveaux sensitifs des 2 côtés puis les niveaux moteurs des 2 côtés et caractère complet ou incomplet (toucher rectal).
- Imagerie : Scanner. Si symptomatologie évocatrice de lésion médullaire avec scanner normal : IRM

PRISE EN CHARGE INITIALE

- En centre spécialisé
- Immobilisation dès la suspicion diagnostique
- Pas d'hypotension artérielle : objectif de PAS > 110 mmHg et PAM > 70 mmHg pendant la 1re semaine
- **Intubation** :
  - Préhospitalier : induction en séquence rapide sans manœuvre de Sellick, laryngoscopie directe avec bougie de type mandrin d'Eschmann, maintien rachis dans axe.
  - Intrahospitalier : stabilisation manuelle en ligne, vidéolaryngoscope en 1re intention. En dehors de l'urgence, si patient coopérant avec critères de ventilation difficile au masque et ouverture de bouche < 2,5 cm, intubation en ventilation spontanée avec fibroscope.
- **Chirurgie** : urgence relative : dans les 24 heures suivant le traumatisme. Permet la stabilisation des lésions, la levée d'une éventuelle compression médullaire et facilite la prise en charge ultérieure du patient en réanimation (mobilisations).
- Pas d'indication à traitement adjuvant (pas de corticoïdes).

PRISE EN CHARGE EN RÉANIMATION

- **Ventilation** : association de ceinture abdominale, kinésithérapie respiratoire intensive, toux assistée, aérosolthérapie pour faciliter le sevrage de la ventilation mécanique.
- Trachéotomie : à envisager dans les 7 premiers jours si lésions cervicales hautes (C2-C5) ou si échec d'extubation dans les lésions cervicales basses (C6-C8). Si chirurgie par voie antérieure, attendre quelques jours.
- Prise en charge uro-digestive : sonde urinaire à demeure à la phase initiale (7-15 jours) puis sondages intermittents, macrogol et toucher rectal évacuateur quotidiens et lavement bi-hebdomadaire.
- Prévention de la survenue d'escarres, bas de contention de classe II.
- Prise en charge précoce par équipe de rééducation.

Score Asia

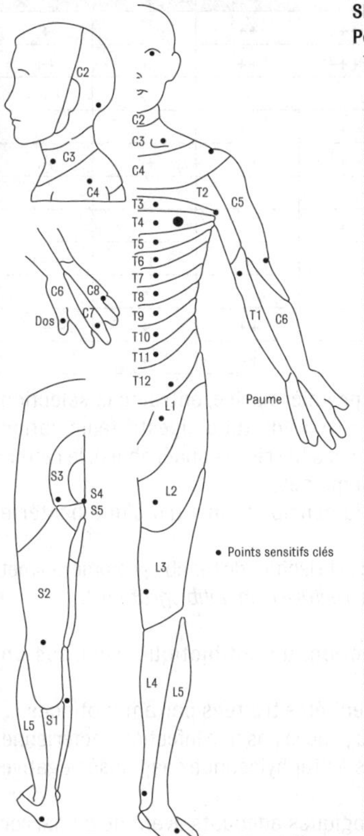

	SENSITIF – Points sensitifs clés – Toucher (LTL)	Piqûre (PPL)	MOTEUR – Muscles clés	
C2				
C3				
C4				
C5				Flexion du coude
C6				Extension du poignet
C7				Extension du coude
C8				Flexion du majeur
T1				Abduction du 5e doigt
T2				
T3				
T4				
T5				
T6				
T7				
T8				
T9				
T10				
T11				
T12				
L1				
L2				Flexion de la hanche
L3				Extension du genou
L4				Dorsiflexion de cheville
L5				Extension du grois orteil
S1				Flexion plantaire de cheville
S2				
S3				
S4-5				

Sensitif
0 : absente
1 : diminuée
2 : normale

Moteur
0 : paralysie totale
1 : contraction visible ou palpable
2 : mouvement actif sans pesanteur
3 : mouvement actif contre pesanteur
4 : mouvement actif contre légère résistance
5 : mouvement actif contre forte résistance

ASIA (toucher rectal)
A : Complet : pas de sensibilité ou motricité en S4-S5
B : Incomplet sensitif : sensibilité préservée au dessous du niveau lésionnel, en particulier en S4-S5 , mais pas la motricité
C : Incomplet moteur : motricité préservée au dessous du niveau lésionnel et plus de la moitié des muscles testés au dessous de ce niveau a un score < 3
D : Incomplet moteur : motricité préservée au dessous du niveau lésionnel et au moins la moitié des muscles testés au dessous de ce niveau a un score ≥ 3
E : Normal : sensibilité et motricité normales. Anomalies des réflexes possibles.

PRINCIPES DE MICROBIOLOGIE ET D'ANTIBIOTHÉRAPIE

- Corps humain :
  - 10^{13} cellules, 10^{12} bactéries sur la peau, 10^{14} bactéries dans le tube digestif.
  - Micro-organismes normalement retrouvés dans l'organisme (flore commensale), de + à +++ = de rare à prédominant.

Nom bactérie	Peau	Conduit auditif externe	Nez	Bouche pharynx	Jéjunum	Côlon
Staphylocoque blanc	+++	+++	+++	++		+
Staphylocoque doré	+	+	+++	++	+	++
Entérocoque				+	+	+++
Pneumocoque			+	++		
Streptocoque			+	++	++	++
Méningocoque				+		
Propionebacterium	++	++	+			
Entérobactéries		+		+	++	+++
Pseudomonas		+				+
BGN anaérobies				++	+	+++
Candida	+			++	+	+

- L'administration d'un antibiotique, dès la première prise, entraîne la sélection de bactéries résistantes, notamment au niveau du tube digestif (élimination des entérobactéries sensibles, destruction des barrières anaérobies), le retour à une flore normale se fait en plusieurs semaines.
- L'antibiogramme permet de déterminer la sensibilité in vitro d'une bactérie pour chacun des antibiotiques testés.
- Les mécanismes de résistance sont multiples et la lecture de l'antibiogramme permet le plus souvent d'en comprendre l'origine (cf. *Lecture d'un antibiogramme*).

Règles de bonne prescription :

- Une fièvre n'est pas synonyme d'infection, un antibiotique n'est pas un antipyrétique.
- Seules les infections bactériennes doivent être traitées par antibiotiques.
- Un prélèvement bactériologique positif ne prouve pas une infection bactérienne.
- Il ne faut jamais traiter les hémocultures à Staphylocoque coagulase négative (en dehors de l'endocardite droite).
- Il faut faire les prélèvements microbiologiques adéquats avant de démarrer le traitement, mais une dose d'antibioprophylaxie ne perturbe pas les prélèvements peropératoires.
- Le choix d'un antibiotique dépend du germe retrouvé, du site de l'infection, de la gravité de l'infection, de l'écologie du patient et du service, des antécédents allergiques du patient, de la présence d'une insuffisance rénale ou hépatique.
- Une antibiothérapie empirique doit toujours être réévaluée à la 48e h après le résultat des examens bactériologiques. Elle doit être arrêtée si l'origine bactérienne du tableau clinique n'est pas confirmée. Sinon elle est toujours désescaladée quand cela est possible.
- Le principe est de choisir l'antibiotique le plus ancien, ayant le spectre le plus étroit sur le germe en cause, en bithérapie initiale seulement dans certains cas (gravité, germes) et sur une durée limitée (48 à 72 heures), avec un relais per os dès que possible.
- Les antibiotiques à large spectre sont à réserver aux bactéries multirésistantes et aux infections graves.

- Il faut majorer les doses unitaires ou raccourcir les intervalles d'injection dans certains cas (état de choc, infection neuroméningée...).
- La durée d'une antibiothérapie doit être limitée : pneumopathies nosocomiales 7 j, pyélonéphrite 7 j, bactériémie à BGN 7 j, bactériémie à S.aureus 14 j, péritonite communautaire non compliquée 4 j, péritonite nosocomiale 8 j, fasciite nécrosante 7 j, méningite nosocomiale 10-15 j, collection intra-abdominale postopératoire 8 j.
- Aminosides : administration à la SE en 30 min ; posologie maximum à utiliser dans les situations de volume de distribution augmenté.

Aminosides	Posologie (mg/kg/j de poids réel)	Objectif pic (mg/L), 30 min après la fin de la SE	Objectif taux résiduel (mg/L) 30 min avant la réinjection
Gentamicine	5 à 8	30 - 40	< 0,5
Tobramycine			
Amikacine	20 à 30	60 - 80	< 2,5

- Vancomycine : commencer par une dose de charge (30 mg/kg du poids réel) en 120 min SE sans dépasser une dose totale de 2 g, à une vitesse maximum de 1 g/h.
- Il faut doser les antibiotiques chez le patient obèse, en état de choc, sous EER ou assistance circulatoire...

Pour chaque infection, se rapporter au chapitre correspondant : *Infection urinaire, Pneumopathie acquise sous ventilation, Infection sur cathéter central, Péritonite, Infection neuroméningée, Infection ostéo-articulaire, Fasciite.*

LIRE UN ANTIBIOGRAMME POUR COMPRENDRE LES RÉSISTANCES

	Péni G	Péni M	Péni A	Amoxi + Clav	Ticar	Céfotaxime	Céfépime	Imipénem	Vanco
Staphylocoque									
• sauvage	S	S	S	S	S	S		S	S
• pénicillinase	R	S	R	S	R	S		S	S
• résistant méticilline	R	R	R	R	R	R		R	S
Pneumocoque									
• sauvage	S		S		S	S		S	S
• sensibilité diminuée Péni G	I		S ou I		S ou I	S ou I		S ou I	S
• résistant Péni G	R		S, I ou R		S, I ou R	S, I ou R		S, I ou R	S
Enterococcus faecium									
• sauvage	I		S			R	R	S	S
• hyperproduction PLP5	R		I ou R			R	R	R	S
• Van-A à Van-E	I ou R		R, I ou S			R	R	R, I ou S	R
Escherichia coli									
• sauvage			S	S	S	S	S	S	
• pénicillinase			R	S, I ou R	R	S	S	S	
• céphalosporinase			I ou R	I ou R	S ou I	S ou I	S	S	
• BLSE			R	I ou R	R	R	R	S	
Klebsiella, C. koseri									
• sauvage			R	S	R	S	S	S	
• pénicillinase			R	I ou R	R	S	S	S	
• BLSE			R	I ou R	R	R	R	S	
• céphalosporinase plasmidique			R	R	R	I ou R	S	S	
• carbapénèmase			R	R	R	R	R	R	
Enterobacter, C. freundii Morganella, Serratia, Hafnia									
• sauvage			R	R	S	S	S	S	
• céphalosporinase à haut niveau			R	R	I ou R	R	S	S	
• BLSE			R	R	R	R	R	S	
• carbapénèmase			R	R	R	R	R	R	
Pseudomonas									
• sauvage			R	R	S	I ou R	S	S	
• imperméabilité sélective OprD			R	R	S	I ou R	S	R	
• imperméabilité/efflux			R	R	I	R	I ou R	S	

SENSIBILITÉ DES BACTÉRIES AUX ANTIBIOTIQUES

Légende :
- 🟢 Habituellement sensible
- 🟡 Modérément sensible ou non validé par études cliniques
- 🔴 Résistant

BACTÉRIES	ANTIBIOTIQUES											
	Pénicilline G	Cloxacilline (Péni M)	Amoxicilline (Péni A)	Amoxicilline-clavulanate	Céfazoline (C1G)	Céfuroxime (C2G)	Céfoxitine (C2G)	Céfotaxime (C3G)	Ceftazidime (C3G)	Ceftazidime-avibactam	Temocilline	Ticarcilline
E. coli			🟡	🟡	🟡	🟢	🟢	🟢	🟢	🟢	🟢	🟢
Salmonella - Shigella			🟡	🟡	🟡	🟡	🟢	🟢	🟢	🟢	🟢	🟢
P. mirabilis			🟡	🟡	🟡	🟢	🟢	🟢	🟢	🟢	🟢	🟢
K. pneumoniae			🔴	🟡	🟡	🟡	🟡	🟡	🟡	🟢	🟢	🔴
K. oxytoca			🔴	🟡	🟡	🟡	🟢	🟢	🟡	🟢	🟢	🔴
C. koseri			🔴	🔴	🟢	🟢	🟢	🟢	🟢	🟡	🟢	🔴
P. vulgaris			🔴	🟢	🔴	🔴	🟢	🟢	🟢	🟡	🟢	🟢
M. morganii			🔴	🔴	🔴	🔴	🟡	🟢	🟡	🟡	🟢	🟢
C. freundii - E. cloacæ			🔴	🔴	🔴	🟡	🔴	🟡	🟡	🟢	🟡	🟢
S. marcescens			🔴	🔴	🔴	🔴	🔴	🟡	🟢	🟢	🟡	🟢
P. aeruginosa			🔴	🔴	🔴	🔴	🔴	🔴	🟢	🟢	🔴	🟢
B. (P) cepacia			🔴	🔴	🔴	🔴	🔴	🔴	🟢	🟢	🟢	🔴
S. (X) maltophilia			🔴	🔴	🔴	🔴	🔴	🔴	🔴	🔴	🔴	🟢
A. baumannii			🔴	🔴	🔴	🔴	🔴	🔴	🔴	🔴	🔴	🟢
H. influenzae	🟡		🟡	🟢	🟢	🟢	🟢	🟢	🟢	🟢	🟢	🟢
Legionella	🔴		🔴	🔴	🔴	🔴	🔴	🔴	🔴	🔴	🟢	🔴
Staphylocoques méti-S	🔴	🟢	🔴	🟢	🟢	🟢	🟢	🟢	🔴	🔴	🔴	🔴
Staphylocoques méti-R	🔴	🔴	🔴	🔴	🔴	🔴	🔴	🔴	🔴	🔴	🔴	🔴
Streptocoques ABCGF	🟢	🟢	🟢	🟢	🟢	🟢	🟢	🟢	🟡	🟡	🔴	🟢
Strepto non groupables	🟢	🟢	🟢	🟢	🟢	🟢	🟢	🟢	🟡	🟡	🔴	🟢
S. pneumoniae péni-S	🟢	🟢	🟢	🟢	🟢	🟢	🟢	🟢	🟡	🟡	🔴	🟢
S. pneumoniae péni-I ou R	🟡	🟡	🟡	🟡	🔴	🔴	🔴	🔴	🔴	🔴	🔴	🔴
E. faecalis	🟡		🟢	🟢	🔴	🔴	🔴	🔴	🔴	🔴	🔴	🟡
E. faecium	🟡		🟡	🟡	🔴	🔴	🔴	🔴	🔴	🔴	🔴	🔴
L. monocytogenes	🟢		🟢	🟢	🔴	🔴	🔴	🔴	🔴	🔴	🔴	🟢
N. meningitidis	🟢		🟢	🟢				🟢	🟢	🟢	🟢	🟢
C. difficile	🔴		🔴	🔴	🔴	🔴	🔴	🔴	🔴	🔴	🔴	🔴
C. perfringens	🟢	🟢	🟢	🟢	🟡	🟢	🟢	🟢	🟡	🔴	🔴	🟢
B. fragilis	🔴		🔴	🟢	🔴	🔴	🟢	🔴	🔴	🔴	🔴	🟢

Légende :

- 🟢 Habituellement sensible
- 🟡 Modérément sensible ou non validé par études cliniques
- 🔴 Résistant

BACTÉRIES \ ANTIBIOTIQUES	Pipéracilline	Pipé-tazobactam	Aztréonam	Céfépime (C4G)	Ceftozolane-tazobactam	Ceftaroline (C5G)	Ceftobiprole (C5G)	Céfidérocol	Imipénem	Ertapénem	Doripénem - Méropénem	Tigécycline
E. coli	🟡	🟢	🟢	🟢	🟢	🟢	🟢	🟢	🟢	🟢	🟢	🟢
Salmonella, Shigella	🟡	🟢	🟢	🟢		🟡	🟡	🟢	🟢	🟢	🟢	🟢
P. mirabilis	🟡	🟢	🟢	🟢	🟢	🔴	🟡	🟢	🟢	🟢	🟢	🟡
K. pneumoniae	🟡	🟡	🟡	🟡	🟢	🟢	🟢	🟢	🟢	🟢	🟢	🟢
K. oxytoca	🟡	🟡	🟢	🟢	🟢	🟢	🟡	🟢	🟢	🟢	🟢	🟢
C. koseri	🔴	🔴	🟢	🟢	🟡		🟡	🟢	🟢	🟢	🟢	🟢
P. vulgaris	🟢	🟢	🟢	🟢	🟡	🔴	🟡	🟢	🟢	🟢	🟢	🟡
M. morganii	🟢	🟢	🟢	🟢	🟡	🟢	🟡	🟢	🟢	🟢	🟢	🟡
C. freundii, E. cloacæ	🟡	🟡	🟡	🟢	🟡		🟡	🟢	🟢	🟢	🟢	🟢
S. marcescens	🟡	🟡	🟡	🟢	🟡		🟡	🟢	🟢	🟢	🟢	🟢
P. aeruginosa	🟡	🟡	🟡	🟡	🟢	🔴	🟡	🟢	🟡	🔴	🟡	🔴
B. (P) cepacia	🔴	🔴	🔴	🔴		🔴	🔴	🟡	🔴	🔴	🟡	🟡
S. (X) maltophilia	🟢	🔴	🔴	🔴			🔴	🟡	🔴	🔴	🔴	🟡
A. baumannii	🟡	🟡	🔴	🟡			🟡	🟢	🟡	🔴	🟡	🟡
H. influenzae	🟢	🟢	🟢	🟢		🟢	🟡	🟢	🟢	🟢	🟢	🟢
Legionella	🔴	🔴	🔴	🔴	🔴	🔴	🟡	🔴	🔴	🔴		🟢
Staphylocoques méti-S	🟢	🟢	🔴	🟢	🔴	🟢	🟢	🔴	🟢		🟡	🟢
Staphylocoques méti-R	🔴	🔴	🔴	🔴	🔴	🟢	🟢	🔴	🔴	🔴		🟢
Streptocoques ABCGF	🟢	🟢	🔴	🟢	🟢	🟢	🟢	🔴	🟢	🟢	🟢	🟢
Strepto. non groupables	🟢	🟢	🔴	🟢	🟢	🟢	🟢	🔴	🟢	🟢	🟢	🟢
S. pneumoniae péni-S	🟢	🟢	🔴	🟢		🟢	🟢	🔴	🟢	🟢	🟢	🟢
S. pneumoniae péni-I ou R	🔴	🔴	🔴	🟡		🟢	🟢	🔴	🟡	🟡	🟡	🟢
E. faecalis	🟢	🟢	🔴	🔴	🔴	🟢	🟢	🔴	🟢	🔴	🟢	🟢
E. faecium	🔴	🔴	🔴	🔴	🔴		🔴	🔴	🔴	🔴	🔴	🟢
Listeria	🟢	🟢	🔴	🔴			🔴	🔴	🟢		🟢	
N. meningitidis	🟢	🟢	🟢	🟢				🔴				
C. difficile	🔴	🔴	🔴	🔴		🔴	🟡	🔴	🟡	🔴	🟡	
C. perfringens	🟢	🟢	🔴	🟢		🔴		🔴	🟢	🟢	🟢	🟢
B. fragilis	🟢	🟢	🔴	🔴		🔴	🔴	🔴	🟢	🟢	🟢	🟢

Légende :

- 🟢 Habituellement sensible
- 🟡 Modérément sensible ou non validé par études cliniques
- 🔴 Résistant

BACTÉRIES	Gentamicine - Tobramycine	Amikacine	Erythromycine	Clindamycine	Métronidazole - Ornidazole	TMP + SMX	Ofloxacine - Ciprofloxacine	Lévofloxacine	Vancomycine - Téicoplanine-Dalbavancine	Linezolide	Daptomycine
E. coli	🟢	🟢	🔴	🔴		🟡	🟢	🟢			
Salmonella - Shigella	🟢	🟢	🔴	🔴		🟢	🟢	🟢			
P. mirabilis	🟡	🟢	🔴	🔴		🟢	🟢	🟢			
K. pneumoniae	🟡	🟡	🔴	🔴		🟡	🟢	🟢			
K. oxytoca	🟡	🟡	🔴	🔴		🟡	🟢	🟢			
C. koseri	🟢	🟢	🔴	🔴		🟡					
P. vulgaris	🟢	🟢	🔴	🔴		🟡	🟢	🟢			
M. morganii	🟢	🟢	🔴	🔴		🟡	🟢	🟢			
C. freundii - E. cloacæ	🟡	🟢	🔴	🔴		🟡	🟡	🟡			
S. marcescens	🟡	🟡	🔴	🔴		🟡	🟡	🟡			
P. aeruginosa	🟡	🟡	🔴	🔴		🔴	🟡	🟡			
B. (P) cepacia	🔴	🔴	🔴	🔴		🔴	🔴	🔴			
S. (X) maltophilia	🔴	🔴	🔴	🔴		🟢	🔴	🔴			
A. baumannii	🟡	🟡	🔴	🔴		🔴	🔴	🔴			
H. influenzae	🟢	🟢	🔴	🔴		🟢	🟢	🟢			
Legionella	🔴	🔴	🟢	🔴		🔴	🟢	🟢			
Staphylocoques méti-S	🟢	🟢	🟡	🟢		🟢	🟢	🟢	🟢	🟢	🟢
Staphylocoques méti-R	🟡	🟡	🔴	🔴		🟡	🔴	🔴	🟢	🟢	🟢
Streptocoques ABCGF	🔴	🔴	🟢	🟢		🟡	🔴	🟢	🟢	🟢	🟢
Strepto non groupables	🔴	🔴	🟡	🟡		🟡	🔴	🟢	🟢	🟢	🟢
S. pneumoniae péni-S	🔴	🔴	🟡	🟡		🟡	🔴	🟢	🟢	🟢	🟢
S. pneumoniae. péni-I ou R	🔴	🔴	🟡	🟡		🟡	🔴	🟢	🟢	🟢	🟢
E. faecalis	🔴	🔴	🟡	🔴		🔴	🔴	🟡	🟢	🟢	
E. faecium	🔴	🔴	🟡	🟡		🔴	🔴	🔴	🟢	🟢	
Listeria	🟢	🟢		🔴		🟢	🔴	🟡	🟢		
N. meningitidis				🔴		🟡	🟢	🟢	🔴	🔴	
C. difficile	🔴	🔴	🔴	🔴	🟢	🔴	🔴	🟡	🟢		
C. perfringens	🔴	🔴	🟡	🟢	🟢	🔴	🔴	🟡	🟢	🟢	🟢
B. fragilis	🔴	🔴	🔴	🟡	🟢	🔴	🔴	🟡	🔴		

COLONISATION À BACTÉRIES MULTIRÉSISTANTES (BMR) ET HAUTEMENT RÉSISTANTES ÉMERGENTES (BHRe)

- Une BMR est un germe multirésistant aux antibiotiques et à risque de diffusion épidémique :
  - Staphylocoque doré méticilline résistant (SDMR).
  - Staphylocoque de sensibilité diminuée aux glycopeptides.
  - Entérobactéries productrices de β-lactamases à spectre étendu (EBLSE). A noter que l'E. coli BLSE a une faible capacité de diffusion épidémique et ne nécessite pas d'isolement.
- Une BHRe est un germe qui n'est plus sensible qu'à 1 ou 2 antibiotiques :
  - Entérobactéries productrices de carbapénèmases (métallo-β-lactamase, oxacillinase).
  - Entérocoque résistant aux glycopeptides.
  - Acinetobacter baumanii résistant à l'imipénem.
- Contrôle de la diffusion épidémique des BMR et des BHRe : précautions contact
  - L'hygiène des mains du personnel hospitalier (désinfection manuelle avec une solution hydroalcoolique, SHA) est à la base de ce contrôle.
  - La désinfection manuelle s'applique à chaque soignant pour tous les patients (soins intensifs, réanimation, salle, colonisation ou pas à BMR…).
  - Le choix d'une stratégie de dépistage est décidé en concertation avec le CLIN local ; on peut proposer :
    . Un patient hospitalisé en réanimation doit avoir un dépistage (écouvillon nasal et rectal) à l'entrée, puis une fois par semaine.
    . Tout patient venant d'une structure à risque (autre réanimation, moyen et long séjour, hôpital étranger) doit être mis en isolement préventif dès son admission, jusqu'au résultat du dépistage initial.
- En cas de colonisation ou d'infection à BMR :
  - Signaler l'isolement du patient sur la porte de la chambre, le lit, le dossier (papier ou informatique), les fiches de liaison, les demandes d'examen, le CRH.
  - Prévenir les services receveurs : examen, bloc opératoire, autre service.
  - Isolement géographique : patient en chambre seule ; si évolution sur le mode épidémique, regroupement des patients colonisés au même germe dans la même unité.
  - Isolement technique : gants non stériles pour les contacts avec les liquides biologiques, la peau lésée ou les muqueuses, tablier plastique en cas de contact avec le patient et son environnement, matériel de soins individualisé en privilégiant le matériel à usage unique.
  - Les bavettes, charlottes, surchaussures sont inutiles.
  - Il n'y a plus d'indication à l'éradication du portage nasal de SDMR.
  - En chirurgie colorectale, il faut associer de l'amikacine à l'antibioprophylaxie standard en cas de colonisation à EBLSE.
- En cas de colonisation ou d'infection à BHRe :
  - Il faut appliquer les mesures ci-dessus.
  - Le patient doit être géré par une équipe médicale et paramédicale dédiée au bloc, en réanimation et à chaque étape.
- Pour les proches des patients : désinfection manuelle suffisante.

CANDIDOSE INVASIVE

GÉNÉRALITÉS

Diagnostic difficile et le plus souvent retardé, mortalité importante (50 à 60 %).

DIAGNOSTIC POSITIF

- Une hémoculture positive suffit.
- Le fond d'œil est systématique en cas de candidémie.
- Le dosage et la cinétique du (1-3)-β-D-glucane peuvent être utiles.
- Le Candica Score et l'index de colonisation n'ont pas d'intérêt.
- L'existence de foyers viscéraux est suspectée sur les données de l'imagerie (TDM, IRM) mais ne peut être confirmée que par la biopsie.
- La présence de levures dans le liquide péritonéal s'interprète en fonction du contexte (cf. *Traitement des infections intra-abdominales*).
- La présence de Candida dans les sécrétions bronchiques et dans les urines n'a aucune valeur.

FACTEURS FAVORISANTS

- Augmentation de la densité de levures dans le tube digestif (secondaire à une antibiothérapie).
- Rupture de la barrière cutanéo-muqueuse : abrasion de la muqueuse intestinale, cathéter, brûlures, perforation du tube digestif.
- Altération de l'immunité cellulaire : neutropénie, déficits fonctionnels des granulocytes, corticothérapie, immunosuppression.
- *C. auris* est un pathogène émergent associé aux soins responsables d'infections graves et difficiles à prendre en charge (diagnostic compliqué, virulence, résistance à plusieurs antifongiques).

SENSIBILITÉ DES CANDIDA LES PLUS FRÉQUENTS

	Ampho B	Fluconazole	Voriconazole	Echinocandines
C. albicans	S	S	S	S
C. parapsilosis	S	S	S	SDD/R
C. tropicalis	S	S	S	S
C. glabrata	S	SDD/R	SDD/R	S
C. krusei	S	R	S	S
C. auris	R	R	SDD/R	S

S = sensible, SDD = sensible dose-dépendant, R = résistant

TRAITEMENT PRÉVENTIF

Pas d'argument suffisant pour l'instauration d'une prophylaxie antifongique en réanimation.

TRAITEMENT CURATIF

- Posologie normale (adulte et enfant et en cas d'insuffisance rénale : cf. *Posologie des anti-infectieux*).

Classe des polyènes : Amphotéricine B

- Action par liaison avec l'ergostérol de la paroi entraînant la lyse fungique :
- Pas d'absorption orale et mauvaise diffusion dans le LCR.
- Élimination principalement biliaire.
- Les réactions d'intolérance et le risque d'insuffisance rénale sont diminués par l'administration en continu sur 24 heures à la SE.
- Les formulations lipidiques peuvent être utilisées même s'il existe une insuffisance rénale. Elles ne diffusent pas dans les urines.

Classe des triazolés

- Action par inhibition de la synthèse de l'ergostérol de la paroi fungique en bloquant le cytochrome P450, nombreuses interactions médicamenteuses notamment avec les anticalcineurines.

Fluconazole

- Très bonne biodisponibilité, bonne diffusion tissulaire et notamment cérébrale, élimination rénale.
- Peu d'effets secondaires.
- L'intervalle entre les prises doit être modifié en cas d'altération de la fonction rénale.

Voriconazole

- Actif sur toutes les espèces de Candida (même pour ceux dont la sensibilité est diminuée au fluconazole, sauf pour *C. auris*).
- Bonne biodisponibilité, en cas d'insuffisance rénale : contre indiqué par voie IV mais possible en PO. Pas de diffusion urinaire.

Classe des échinocandines : caspofungine, micafungine, anidulafungine

- Action par inhibition de la synthèse du (1-3)-β-D-glucane de la paroi fungique.
- N'existent que sous forme IV.
- Actives sur toutes les espèces de Candida (mais CMI élevée pour *C. parapsilosis* et activité inconstante pour *C. auris*).
- Effets secondaires essentiellement hépatiques avec une surveillance des enzymes hépatiques nécessaire. La micafungine est contre indiquée en cas d'atteinte hépatique chronique et doit être utilisée en seconde intention.
- Métabolisme par dégradation plasmatique pour la caspofungine et l'anidulafungine, hépatique pour la micafungine.

PRISE EN CHARGE D'UNE CANDIDÉMIE

- Retrait ou changement de tous les cathéters vasculaires (veineux, artériels, chambres implantables).
- Réaliser une hémoculture par jour jusqu'à négativation.

Traitement empirique

- Échinocandine ou amphotéricine B à formulation lipidique.

Traitement documenté : après identification du Candida

- Candida sensible au fluconazole : fluconazole 12 mg/kg à J1 puis 6 mg/kg/j avec relais PO dès que possible.
- Candida de sensibilité diminuée ou résistant au fluconazole : échinocandine ou amphotéricine B à formulation lipidique, avec relais PO par le voriconazole après vérification des sensibilités sur l'antifongigramme.
- Durée du traitement
  - Candidémie : 15 jours après la dernière hémoculture positive.
  - Candidose péritonéale : 8 jours.

AUTRES INFECTIONS FUNGIQUES

ASPERGILLOSE

Terrain immunodéprimé (neutropénie, maladie hématologique, transplantation) : localisation sinusienne, cérébrale et pulmonaire (contexte favorisant : grippe, Covid-19) : voriconazole en 1re intention avec dosage du taux résiduel (objectif 1 à 5 mg/L). Alternatives : isavuconazole, polyènes.

CRYPTOCOCCOSE

Terrain HIV, localisation méningée : association amphotéricine B + flucytosine en 1re intention.

MUCORMYCOSE

Terrain immunodéprimé, corticothérapie au long cours, maladie hématologique, diabète, transplantation, traumatisme délabrant. Localisation rhino-cérébrale, pulmonaire, cutanée… : traitement chirurgical invasif et polyènes : amphotéricine B liposomale (5 à 10 mg/kg/j) ou amphotéricine B désoxycholate à 1,5 mg/kg/j IVSE hors immunodépression et localisation cérébrale.

PROPHYLAXIE DU TÉTANOS

- Maladie à déclaration obligatoire.
- Sur la période 2005-2017, 112 cas déclarés, dont 86 (77 %) chez des patients de plus 70 ans. Létalité globale de 28 %, justifiant le dépistage et le traitement systématique en cas de suspicion, malgré l'incidence faible.
- Surmortalité importante chez le diabétique justifiant de vérifier le statut immunologique pour tout mal perforant plantaire.
- La prise en charge du risque tétanique repose traditionnellement sur le croisement entre
  - un statut vaccinal rapporté par le patient ou par le médecin traitant
  - un risque de contamination lié à la plaie.
- Cet algorithme décisionnel, à l'origine de nombreux faux positifs et négatifs, a été progressivement remplacé par la mise en place de tests de détection d'anticorps spécifiques qui sont désormais largement utilisés dans les services d'urgence et de traumatologie, en raison de l'impossibilité fréquente d'interroger le patient, des performances excellentes du test (notamment VPN ~ 100 %, et VPP > 90 %), de sa facilité d'utilisation et de la vitesse d'obtention du résultat.
- Plusieurs tests disponibles en France
- En urgence, dans le contexte d'une plaie suspecte, deux cas de figure se présentent :
  - Test positif = immunité contre le tétanos. Pas de sérothérapie ni de vaccination.
  - Test négatif = pas d'immunité. Sérothérapie par immunoglobulines humaines (25 UI) et deux injections d'anatoxine tétanique à 1 mois d'écart. Ne pas injecter les deux produits dans le même bras.

SPLÉNECTOMIE : CONDUITE À TENIR

- Vacciner contre le pneumocoque (Pneumo 23® à 8 semaines, le premier étant plus immunogène), l'Hæmophilus Influenzae de type b (HiB®) et le méningocoque (antiméningococcique A et C). Au minimum 15 jours avant une splénectomie programmée ou au minimum 15 jours après une splénectomie d'urgence. Il faut revacciner à une fréquence de 1 à 5 ans (avec le Pneumo 23®).
- La vaccination antigrippale annuelle est également recommandée chez les patients aspléniques, puisque la grippe favorise les infections à germes encapsulés.
- Signaler la splénectomie au patient (carte, signes d'alerte, conduite à tenir) et au médecin traitant.
- Antibioprophylaxie post-splénectomie pendant au moins 2 ans chez l'adulte (à vie pour certains) et 5 ans chez l'enfant (jusqu'à 16 ans voire à vie) : phénoxyméthylpénicilline.
  - Adulte : 2 millions UI/j en 1 à 2 prises,
  - Enfant : 100 000 U/kg/j jusqu'à 10 kg, 50 000 U/kg/j au-delà en 2 à 3 prises.
- Démarrer dès la période postopératoire (amoxicilline IV 500mg x2/j si PO impossible).
- Si allergie : érythromycine 500 mg/j chez l'adulte.

COLITE À CLOSTRIDIUM DIFFICILE

- Bactérie anaérobie Gram positif responsable de diarrhée, de colite pseudomembraneuse et de colectasie pouvant aller jusqu'à l'état de choc.
- Favorisé par la prise d'antibiotique (altération du microbiote), une injection unique à visée d'antibioprophylaxie est suffisante.
- Diffusion de type épidémique possible au sein d'un service ou d'un établissement, transmission manuportée.
- Récidive fréquente dans les 15 j (20 à 30 % des patients).
- Le diagnostic combine 2 tests, l'un très sensible (recherche de la glutamate déshydrogénase par méthode Elisa ou PCR dépistant les C.difficile toxigéniques), et l'autre spécifique (recherche des toxines A et B par méthode Elisa).

Il est inutile de répéter les tests une fois que le diagnostic est fait : la toxine peut rester positive pendant un mois apès guérison de l'infection à *C.difficile*.

- Prise en charge :
  - Dépistage de l'infection à *C.difficile* dès l'apparition de selles diarrhéiques (≥ 3/j).
  - Arrêt des antibiotiques et des IPP, réanimation symptomatique si besoin.
  - Isolement et signalement des patients, vigilance +++ sur l'isolement technique.
  - Lavage des mains au savon doux puis application de SHA.
  - Traitement antibiotique de 10 j :
    . Forme légère à sévère (diarrhée sans autres signes ou associée à fièvre et polynucléose) : vancomycine 125 mg × 4/j ou fidaxomycine 200 mg × 2/j.
    . Forme compliquée (idem ci-dessus + choc, iléus, colite pseudomembraneuse) : vancomycine 500 mg × 4/j ou fidaxomycine 200 mg × 2/j par voie PO, SNG, rectale ou par iléo ou colostomie. Si iléus ajouter métronidazole 500 mg × 3/j IV
    . Forme récidivante : fidaxomicine 200 mg × 2/j ou transplantation fécale.

CHOC SEPTIQUE

GÉNÉRALITÉS

Le choc septique est la forme la plus grave de réponse immuno-inflammatoire systémique à l'infection. Malgré les progrès en termes de prise en charge, la mortalité du choc septique demeure élevée (40-50 %).

DÉFINITIONS

- Le sepsis se définit par la présence de ces deux critères :
  - Infection connue ou suspectée
  - Dysfonction d'organe mesurée par un score de SOFA ≥ 2 (ou augmentation du score de SOFA d'au moins 2 points si le SOFA basal n'est pas à zéro dans le contexte d'une défaillance d'organe préalable à l'infection).
- Le quick SOFA (qSOFA) permet de manière simplifiée de cibler les patients à risque aux urgences et de les orienter vers un service de soins intensifs si 2 critères sont présents parmi :
  - Pression artérielle systolique ≤ 100 mmHg
  - Fréquence respiratoire ≥ 22/min
  - Confusion
- Le choc septique se définit par l'ensemble de ces critères :
  - Sepsis
  - Hypotension artérielle nécessitant l'utilisation de vasopresseurs pour maintenir une pression artérielle moyenne (PAM) ≥ 65 mmHg
  - Lactatémie > 2 mmol//L

PRISE EN CHARGE

PRISE EN CHARGE ÉTIOLOGIQUE

Traitement de la porte d'entrée

Traitement primordial à envisager en urgence de manière concomitante à la prise en charge réanimatoire :

- Prise en charge chirurgicale : lavage péritonéal et dérivation digestive, dérivation urinaire, débridement et excision de tissus nécrosés…
- Drainage percutané ou perendoscopique
- Ablation d'un cathéter infecté etc.

Traitement anti-infectieux

Antibiothérapie probabiliste, précoce (dans l'heure si choc septique), bactéricide et à large spectre après prélèvements microbiologiques (sans que ceux-ci ne retardent le traitement si choc septique sévère).

Dans la majorité des cas : β**lactamine + aminoside**

- βlactamine de préférence en perfusion continue après un bolus. Dose maximale à J1 même si défaillance rénale (posologies à adapter secondairement).
- Selon porte d'entrée/terrain : céphalosporine de 3e génération ou pipéracilline-tazobactam ou céfépime ou carbapénèmes à discuter si et seulement si (au moins 2 critères) :
  - Colonisation à entérobactérie BLSE ou à *Pseudomonas aeruginosa* résistant à la ceftazidime dans les 3 derniers mois
  - Antibiothérapie dans les 3 derniers mois par céphalosporine de 3e génération, fluoroquinolones ou pipéracilline-tazobactam
  - Hospitalisation dans les 12 derniers mois ou vie en institution.
- Aminoside à associer si choc septique
- **Désescalade de l'antibiothérapie** le plus précocement possible dès résultats des prélèvements microbiologiques.

Durée courte : **7 jours d'antibiothérapie** dans la majorité des cas.

PRISE EN CHARGE HÉMODYNAMIQUE

Le choc septique est une insuffisance circulatoire aiguë liée à une inadéquation entre les besoins et les apports en oxygène des tissus.

Le transport artériel en oxygène (TaO_2) est lié au taux d'hémoglobine, à la saturation artérielle en oxygène (SaO_2) et au débit cardiaque (Qc) par la formule suivante :

$$TaO_2 = Hb \times 1{,}34 \times SaO_2 \times Qc$$

Remplissage vasculaire et monitorage hémodynamique

Le remplissage vasculaire est nécessaire pour augmenter et restaurer un débit cardiaque et donc le transport artériel en oxygène.

- Il doit être débuté le plus rapidement possible en cas d'insuffisance circulatoire à l'arrivée aux urgences.
- Le remplissage vasculaire doit être optimisé à l'arrivée en réanimation avec la mise en place d'un monitorage du débit cardiaque et du volume d'éjection systolique (VES) (cf. *Échographie cardiaque transthoracique, Doppler transœsophagien, analyse du contour de l'onde de pouls…)* pour la réalisation d'épreuves de remplissage.
  - Les solutés à utiliser en priorité sont les cristalloïdes et les solutés balancés. Le NaCl 0,9 % est à éviter en raison de son risque d'acidose hyperchlorémique.
  - Le remplissage vasculaire par colloïdes est possible mais n'a pas montré de supériorité.
  - L'albumine peut être utilisée en complément des cristalloïdes, d'autant plus chez les patients hypoalbuminémiques ou cirrhotiques.
- Le monitorage de la **pression veineuse centrale** (PVC) est débattu. Sa valeur isolée n'a en effet que peu d'intérêt dans la prise en charge hémodynamique, en revanche l'évolution des chiffres de PVC peut guider une poursuite ou un arrêt du remplissage vasculaire.
- La surveillance de la **saturation veineuse centrale en oxygène** ($SvcO_2$) est également remise en question. Elle est néanmoins le reflet de l'adéquation entre apports et besoins en oxygène et pourrait guider les thérapeutiques.

- Le **gradient veino-artériel en CO_2** ($\Delta PaCO_2$), (cf. *Gap CO_2*) indique des anomalies de la microcirculation s'il est > 6 mmHg et peut également guider le remplissage vasculaire.

Vasopresseurs

- La noradrénaline reste la drogue vasoactive de première intention dans le choc septique et doit être débutée le plus précocement possible (effets α et β). Envisager des dilutions plus importantes pour une perfusion continue sur voie veineuse périphérique dans l'attente de la pose d'une voie veineuse centrale.
- L'adrénaline n'est pas recommandée dans le traitement du choc septique.
- La vasopressine (0,5-1 UI/h - à augmenter /15-20 minutes jusqu'à 4 UI/h) est encore en cours d'évaluation dans le choc septique mais pourrait être utilisée de manière précoce notamment pour son rôle de protection endothéliale des vaisseaux. Son effet majeur de vasoconstriction ne s'entend qu'après optimisation du débit cardiaque. Son utilisation est à risque d'ischémie hépato-splanchnique et myocardique, d'hypertension pulmonaire, de lésions cutanées, d'arythmie et de thrombopénie par augmentation de l'agrégation plaquettaire.
- Objectifs de PAM :
  - Initialement, PAM ≥ 65 mmHg
  - Rapidement, individualisation de la cible de PAM selon patient et objectifs cliniques (diurèse, état de conscience, perfusion cutanée, lactatémie, $ScvO_2$...)

Inotropes

- La **dobutamine** (2,5 µg/kg/min à 10 µg/kg/min) est l'inotrope le plus souvent utilisé en cas de défaillance myocardique associée à l'état de choc septique. Son utilisation, se discute en cas de persistance d'une hypoperfusion en dépit du remplissage vasculaire et d'agents vasopresseurs.
- D'autres inotropes comme les inhibiteurs des phosphodiestérases (milrinone) ou le lévosimendan ne sont pas encore utilisés en routine mais sont en cours d'étude.

MODULATION DE LA REPONSE DE L'HÔTE

- Les corticoïdes n'ont plus de place en première intention sauf si insuffisance surrénale préalable. À discuter si choc très réfractaire malgré noradrénaline à doses élevées (> 1 µg/kg/min) : HSHC 50mg x4/j IVL.
- Les traitements antioxydants sont non consensuels (Vitamine C).
- Les autres thérapeutiques immunomodulatrices du sepsis sont encore en cours d'étude mais pourraient s'avérer efficaces : immunoglobulines, βbloquants, adrénomédulline, plasmaphérèse...

PRISE EN CHARGE DES AUTRES DÉFAILLANCES D'ORGANES ET PRISE EN CHARGE GLOBALE

- La sédation et la ventilation mécanique ne sont plus systématiques et ne doivent être réalisées qu'en cas de défaillance respiratoire ou de défaillance neurologique sévères.
  - Si intubation, séquence rapide le plus souvent avec l'étomidate ou la kétamine, éviter le propofol
  - Éviter l'hyperoxie délétère par production de radicaux libres : objectifs de SpO_2 : 93-98 %
- Prise en charge de la défaillance rénale et métabolique par épuration extra-rénale.
- Transfusion de concentrés érythrocytaires (seuils transfusionnels non définis mais un taux d'hémoglobine ≤ 7 g/dL semble être à risque). Transfusion de concentrés plaquettaires si thrombopénie sévère et hémorragie associée.
- Une nutrition entérale sera débutée selon la tolérance, sans chercher à atteindre des objectifs maximaux initialement. Un apport calorique a minima (nutrition à visée trophique/hypocalorique) sera recherché dans les 48-72 premières heures puis augmenté secondairement pour atteindre les objectifs idéaux les jours suivants. La nutrition parentérale ne doit pas être utilisée à la phase aiguë du choc septique. Pas d'administration d'arginine, de glutamine, ni de sélénium dans le traitement du choc septique.
- Contrôle glycémique : maintien d'une glycémie < 10 mmol/L par administration d'insuline (analogue rapide de l'insuline) IVSE ou sous cutanée selon protocole.

CELLULITE ET FASCIITE NÉCROSANTE

GÉNÉRALITÉS

- Regroupées dans le cadre des infections nécrotiques des tissus mous
- Rare mais morbi-mortalité sévère
- Infection bactérienne du tissu sous cutané, dépassant le fascia superficialis et pouvant atteindre les muscles
- Localisation au niveau des membres (gangrène gazeuse), périnéale (gangrène de Fournier), cervico-faciale (syndrome de Lemierre), abdominale (contexte postopératoire)

TERRAIN

- Facteurs généraux : diabète, artérite, obésité, éthylisme, immunodépression, âge > 50 ans
- Facteurs locaux : infection dentaire, angine, ulcère de jambe, mal perforant plantaire, chirurgie, varicelle
- Les AINS sont un facteur aggravant (notamment pour les infections à Streptocoque β hémolytique et à *Staphylococcus aureus*)

TABLEAU CLINIQUE

- Fièvre élevée, signes de sepsis avec parfois choc
- Douleur locale intense, rougeur, extension rapide
- Crépitation cutanée si germes anaérobies
- Utiliser le Fournier Gangrene Severity Index (disponible en ligne)

BACTÉRIOLOGIE

- Origine plurimicrobienne (aérobies gram + et gram -, anaérobies).
- Origine monomicrobienne (Streptocoque β-hémolytique, *Staphylococcus aureus, Clostridium perfringens, Fusobacterium necrophorum*...)
- Diagnostic différentiel : mucormycose (cf. *Autres infections fungiques*)

DIAGNOSTIC

- Clinique
- Examens bactériologiques (hémocultures, prélèvements peropératoires)
- TDM pour l'extension

TRAITEMENT

- Urgence chirurgicale : débridement, excision, amputation si besoin, discuter le cathéter sus-pubien et la colostomie si gangrène de Fournier. Traiter le point de départ.
- Antibiothérapie :
  - Atteinte cervico-faciale ou des membres : pénicilline G + clindamycine, ou amoxicilline-acide clavulanique + gentamicine, ou C3G + métronidazole
  - Atteinte périnéale ou abdominale : pipéracilline-tazobactam + amikacine
- Les inhibiteurs des β lactamases diffusent mal dans les tissus nécrosés.
- La clindamycine et le linézolide pourraient être intéressants pour leur propriété antitoxinique (Streptocoque β-hémolytique, *Staphylococcus aureus* sécréteur de toxine de Panton Valentine).
- Antibiothérapie à adapter au résultat des cultures, en choisissant le spectre le plus étroit sur les germes retrouvés.
- Durée du traitement : 7 j
- Le système VAC (Vacuum Assisted Closure) est devenu un complément important de la prise en charge de ces patients.
- Vérification de l'immunité antitétanique
- Hospitalisation en réanimation avec traitement symptomatique de l'état de choc
- L'oxygénothérapie hyperbare et les immunoglobulines IV pourraient avoir un intérêt.

INFECTION OSTÉO-ARTICULAIRE POSTOPÉRATOIRE

- La prévention est fondamentale : préparation cutanée, installation, technique chirurgicale, antibioprophylaxie, récuser l'intervention s'il existe un foyer infectieux (urines, dents...).
- En cas de suspicion d'infection, il est essentiel d'identifier le germe responsable :
  - Les prélèvements doivent être faits en dehors de toute antibiothérapie.
  - Seuls les prélèvements profonds (expression du pus d'une fistule, ponction chirurgicale, prélèvements peropératoires) sont valables : pas d'intérêt aux écouvillons. Réaliser au moins 5 prélèvements ; un germe cutané nécessite au moins 3 prélèvements positifs pour être incriminé (un seul prélèvement pour un germe non cutané). Plus de 1 700 polynucléaires neutrophiles (PNN) dans une articulation signent l'infection.
- Schéma thérapeutique :
  - Infection précoce (< 2-4 semaines) sur matériel : maintien du matériel, débridement, lavage, drainage, antibiothérapie.
  - Infection tardive (> 4 semaines) sur matériel : ablation du matériel et réimplantation en un temps si conditions favorables (germe sensible, pas d'immunodépression), antibiothérapie.
- Le choix de l'antibiotique dépend du germe identifié, de son antibiogramme et de la pénétration osseuse des antibiotiques.
- Antibiothérapie initiale parentérale (2 semaines) suivie d'un relais PO selon la biodisponibilité des antibiotiques actifs sur les germes retrouvés (durée totale : 6 semaines).
- Les antibiotiques PO ayant la meilleure pénétration osseuse sont les fluoroquinolones, la rifampicine, la clindamycine, le sulfaméthoxazole-triméthoprime et le linézolide.
- La mise en place d'un port-à-cath/PICC Line peut être envisagée rapidement selon l'antibiotique choisi.
- **Proposition d'antibiothérapie empirique** : pipéracilline-tazobactam 4 g x 4/j en perfusion de 4 h + vancomycine 30 mg/kg de poids réel en 120 minutes sans dépasser la vitesse de 1 g/h SE puis 40 à 60 mg/kg du poids ajusté/j SE (objectif vancocinémie 30 à 40 mg/L). La daptomycine à la dose de 10 mg/kg/j en une injection IVL peut remplacer la vancomycine.
- Proposition d'antibiothérapie documentée :

	Traitement IV initial (durée de l'aminoside : 3 j)	Relais PO (en fonction de l'antibiogramme)
Staphylocoque méti-S	cloxacilline	rifampicine + clindamycine, SMX-TMP ou lévofloxacine
Staphylocoque méti-R	vancomycine ou daptomycine	
Streptocoque	amoxicilline (+ gentamicine si entérocoque)	amoxicilline ou clindamycine
Entérobactéries sauvages	céfotaxime	lévofloxacine ou SMX-TMP
Pseudomonas sauvage	ceftazidime + amikacine	ciprofloxacine
Entérobactérie ou Pseudomonas résistant	imipénem + amikacine	Poursuite du traitement IV

Choix d'antibiotiques alternatifs :

- Penser aux céphalosporines de 1re génération si staphylocoque méti-S (par exemple céfazoline à la SE en continu).
- La clindamycine peut être administrée à la SE en continu.
- Linézolide, daptomycine ou téicoplanine si staphylocoque méti-R, mais pas d'AMM.
- La rifampicine à 15-20 mg/kg/j est l'antibiotique de référence des infections osseuses à gram +, mais elle ne doit être utilisée ni en empirique ni en monothérapie ; elle diminue les concentrations de clindamycine et de linézolide.

INFECTIONS ET COLONISATIONS URINAIRES

DÉFINITIONS

- **Colonisation urinaire** (= bactériurie asymptomatique) : pas de symptôme et au moins un micro-organisme sur l'ECBU quel que soit le seuil.
- **Infection urinaire** (IU) :
  - **au moins un symptôme** parmi : fièvre, hypothermie, douleur de fosse lombaire ou sus-pubienne, hématurie, pyurie, signes fonctionnels urinaires (SFU, ininterprétables si dispositif endo-urinaire) : dysurie/impériosités/brûlures mictionnelles/pollakiurie.
  - et **ECBU** avec en culture au moins un (et maximum 2) micro-organisme(s) au seuil ≥ 10^3 UFC/mL (sans sonde) ou ≥ 10^5 (si sonde).
- IU associée aux soins : IU survenant avec dispositif endo-urinaire en place ou retiré depuis < 7 j ou IU survenant > 2 j après chirurgie urologique.
- La distinction entre colonisation et infection se fait sur le caractère symptomatique. Une antibiothérapie n'est indiquée que pour les infections, pas pour les colonisations sauf chez la femme enceinte et/ou avant certains actes diagnostiques ou thérapeutiques sur les voies urinaires (cf. *ECBU préopératoire*).

OUTILS DIAGNOSTIQUES CLINIQUES ET PARACLINIQUES : INTÉRETS ET LIMITES

- Le diagnostic d'**IU en réanimation** est rendu difficile par une forte prévalence de fièvre (d'origine infectieuse ou non), des SFU souvent non interprétables et une forte prévalence de sondage urinaire (SU) donc de colonisation urinaire (incidence de colonisation urinaire : 5 % /j de sondage). L'aspect macroscopique des urines n'a aucune valeur en cas de SU.
- La bandelette urinaire est utile seulement chez les patients non sondés : forte (>95 %) valeur prédictive négative (VPN) chez la femme symptomatique ; forte (90 %) valeur prédictive positive mais VPN faible chez l'homme. La BU n'a pas d'intérêt dans les IU associées aux soins (avec/sans dispositif endo-urinaire).
- Le seuil de positivité de l'ECBU varie de ≥ 10^3 à ≥ 10^5 UFC/mL selon : les recommandations (communautaires/associées aux soins), les micro-organismes présents, le genre du patient et le délai recueil-mise en culture. Il est donc à interpréter en fonction du contexte clinique.
- L'imagerie des voies urinaires (échographie, TDM, IRM) a pour but de rechercher une obstruction ou une atteinte parenchymateuse ou une malformation urogénitale. Les indications sont : pyélonéphrite aiguë (PNA) hyperalgique, grave (défaillance d'organe ou geste urologique), avec facteur de risque de complication (anomalie de l'arbre urinaire, débit de filtration glomérulaire (DFG) < 30 mL/min, homme, grossesse, immunodépression, sujet âgé) ou évolution défavorable à J1-2 du traitement.

PRINCIPES GÉNÉRAUX DU TRAITEMENT

- En dehors d'un état de choc septique, la décision de traiter par antibiothérapie une colonisation urinaire est probablement plus grave que de ne pas traiter une hypothétique IU (sélection de bactéries multirésistantes, colite à C. difficile, toxicité, coût…).

- **Traitement préventif = le plus efficace** : SU uniquement si indication justifiée, asepsie à la pose, hygiène, système maintenu clos en permanence, et discuter tous les jours l'ablation définitive de la SU (au besoin sondage intermittent). Aucun type de SU n'a montré sa supériorité.
- Il n'y a pas d'indication à faire une injection d'antibiotique avant changement de SU.
- Chez le patient sondé, cas le plus difficile et le plus fréquent, l'algorithme suivant peut être proposé :

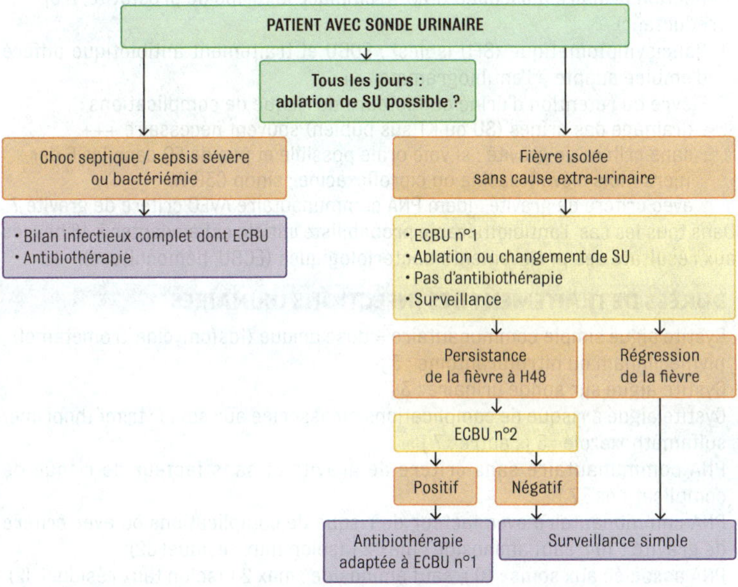

ANTIBIOTHÉRAPIE PROBABILISTE DES INFECTION URINAIRES

1. Pyélonéphrite aiguë communautaire sans critère de gravité (sepsis, choc septique, geste urologique) sans facteur de risque de complications (voir plus haut) : a/ si voie orale possible et pas de fluoroquinolone (FQ) dans les 6 derniers mois : lévofloxacine ou ciprofloxacine sinon : b/ C3G IV : céfotaxime ou ceftriaxone. Si allergie ß lactamines : aminosides ou aztréonam.
2. Pyélonéphrite aiguë communautaire sans critère de gravité AVEC facteur de risque de complication : C3G IV : céfotaxime ou ceftriaxone.
3. Pyélonéphrite aiguë communautaire avec critère de gravité :
   - Pas de facteur de risque de EBLSE (colonisation ou infection urinaire à EBLSE < 6 mois, amoxicilline-acide clavulanique/C2G/C3G/FQ < 6 mois, hospitalisation < 3 mois, voyage récent zone endémie BLSE, institutionnalisation) : cefotaxime 2 g × 3/j ou ceftriaxone 2 g/j + amikacine 30 mg/kg. Si allergie : amikacine + aztréonam 2 g × 3/j.
   - Facteurs de risque de EBLSE :
     . si pas de choc septique et ATCD de souche sensible : pipéracilline/tazobactam 4 g × 4/j (à adapter selon DFG) + amikacine.
     . si choc septique : imipénem ou méropénème : 1 g × 3/j à adapter selon DFG + amikacine
4. Pyélonéphrite aiguë associée aux soins sans critère de gravité : amikacine seulement si drainage des urines (hors simple SU) et ßlactamine selon le cas :
   - Ni colonisation/infection urinaire à P. aeruginosa < 3 mois ni facteur de risque de EBLSE : C3G IV ou pipéracilline-tazobactam
   - Si colonisation ou infection urinaire à P. aeruginosa < 3 mois : ßlactamine selon l'antibiogramme antérieur
   - Si facteur de risque de EBLSE : pipéracilline-tazobactam

5. Pyélonéphrite aiguë associée aux soins avec critère de gravité : amikacine systématique et ßlactamine selon le cas :
   - Ni colonisation/infection urinaire à P. aeruginosa < 3 mois ni facteur de risque de EBLSE : C3G IV ou pipéracilline-tazobactam
   - Si colonisation ou infection urinaire à P. aeruginosa < 3 mois : ßlactamine selon l'antibiogramme antérieur
   - Si facteur de risque de EBLSE : imipénem ou méropénème
6. Infection urinaire masculine (IUM) (remplace le terme de prostatite, trop réducteur)
   - Paucisymptomatique (SFU isolés) : ECBU et traitement antibiotique différé, d'emblée adapté à l'antibiogramme+++
   - Fièvre ou rétention d'urine ou facteurs de risque de complications :
     . drainage des urines (SU ou KT sus-pubien) souvent nécessaire +++
     . sans critère de gravité : si voie orale possible et pas de FQ dans les 6 derniers mois : lévofloxacine ou ciprofloxacine ; sinon C3G IV.
     . avec critère de gravité : idem PNA communautaire AVEC critère de gravité 7.

Dans tous les cas, l'antibiothérapie probabiliste initiale est à adapter à 48 heures aux résultats des prélèvements bactériologiques (ECBU, hémoculture).

DURÉES DE TRAITEMENT DES INFECTIONS URINAIRES

- Cystite aiguë simple communautaire = dose unique (fosfomycine/trométamol) ; pivmécillinam ou nitrofurantoïne : 3 j
- Cystite aiguë sur sonde urinaire : 3 j
- Cystite aiguë à risque de complications ou associée aux soins : triméthoprime/sulfaméthoxazole : 5 j ; autre : 7 j
- PNA communautaire sans critère de gravité et sans facteur de risque de complications : 7 j
- PNA communautaire avec facteur de risque de complications ou avec critère de gravité : 10 j, sauf aminoside : max 2 j (selon taux résiduel J2)
- PNA associée aux soins : 10 j, sauf aminoside : max 2 j (selon taux résiduel J2)
- IUM : 7 j si considérée « cystite-like », 14 j dans les autres cas.
- Bactériurie asymptomatique de la femme enceinte : 7 j (amoxicilline) ou dose unique (fosfomycine/trométamol) avec ECBU de contrôle puis 1/mois.

SUSPICION D'INFECTION SUR CATHÉTER CENTRAL

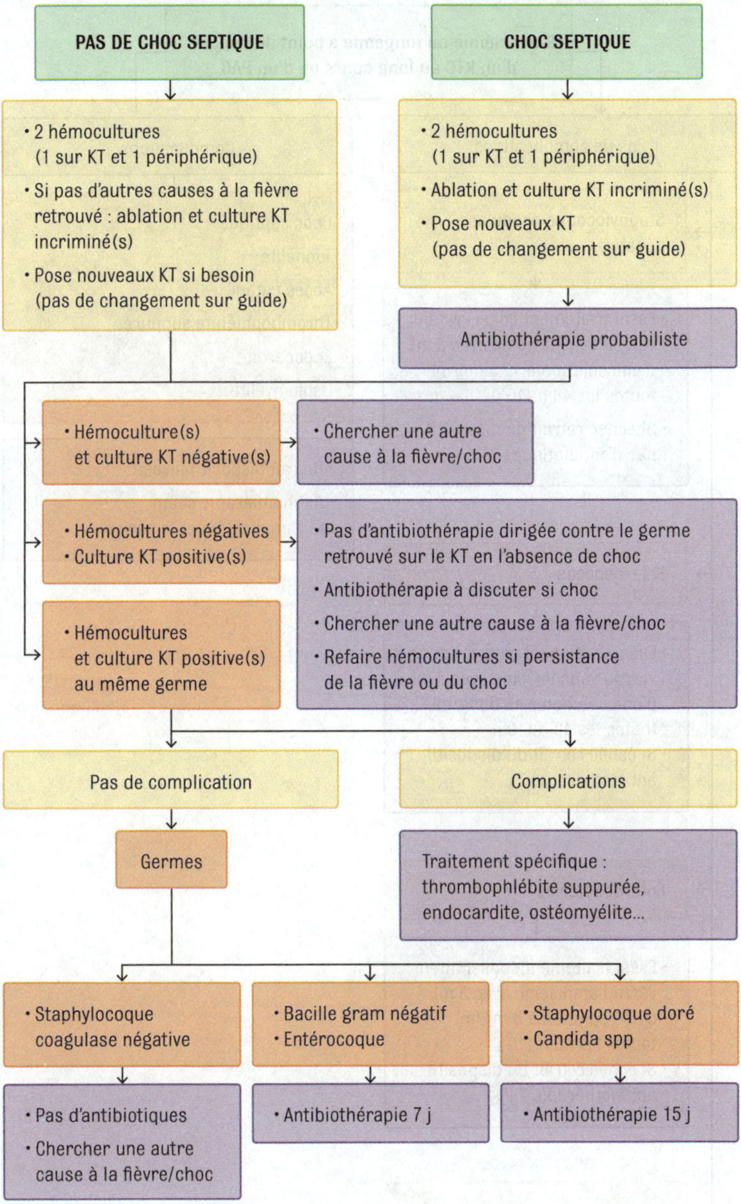

INFECTION SUR PORT-À-CATH OU CHAMBRE IMPLANTABLE

Bactériémie ou fongémie à point de départ d'un KTC au long cours ou d'un PAC

→ Pas de complications

- → Staphylocoque coagulase négative
  - Essai traitement conservateur : verrou vancomycine avec 3 mL d'une solution à 12,5 mg/mL toutes les 48 h (10 j)
  - Si échec retrait du dispositif, pas d'antibiotiques
- → Enterococcus
  - Essai traitement conservateur : verrou vancomycine avec 3 mL d'une solution à 12,5 mg/mL toutes les 48 h (10 j)
  - Si échec retrait du dispositif, antibiothérapie 7 j
- → Entérobactéries
  - Essai traitement conservateur : verrou amikacine avec 3 mL d'une solution à 5 mg/mL toutes les 48 h (10 j)
  - Si échec retrait du dispositif, antibiothérapie 7 j
- → Candida spp, P. aeruginosa, Staphylococcus aureus
  - Retrait du dispositif
  - Anti-infectieux 15 j

→ Complications

Choc septique
Tunnelite
Abcès cutané
Thrombophlébite suppurée
Endocardite
Ostéomyélite…

- Retrait dispositif invasif
- Antibiothérapie selon la complication et le germe

DIAGNOSTIC ET TRAITEMENT DES ENDOCARDITES INFECTIEUSES

GÉNÉRALITÉS

- Diagnostic sur un ensemble d'arguments cliniques, bactériologiques et échographiques (critères de Duke modifiés).
- 80 % des endocardites infectieuses (EI) sont sur valve native, 15 % sur valve prothétique et 5 % sur dispositif intracardiaque.
- Prise en charge médicale (antibiothérapie prolongée) et chirurgicale (chirugie valvulaire nécessaire chez la moitié des patients).
- Patients à risque : cardiopathie à risque (valve mécanique ou biologique), cardiopathie cynaogène non opérée, transplantation cardiaque, antécédents d'EI.
- Les hémocultures sont positives dans 90 % des EI : surtout Staphylocoques, Streptocoques ou Entérocoques.
- Les hémocultures peuvent être négatives quand :
  - Antibiothérapie préalable.
  - Germes du groupe HACEK : *Hæmophilus sp, Actinobacillus ac., Cardiobacterium hominis, Eikenella corrodens, Kingela kingae.*
  - Brucella sp, levures.
- Les hémocultures sont négatives en cas de *Coxiella burnetii, Bartonella sp, Chlamydia sp et Tropheryma whipplei.* Envisager alors d'autres investigations (sérologie, PCR, culture cellulaire, ARN16S).
- Il faut réaliser 3 séries d'hémocultures à 1 heure d'intervalle pendant 48 h.

CRITÈRES DE DUKE MODIFIÉS

Critères majeurs	Critères mineurs
Hémocultures positives - 2 hémocultures positives à 1 h d'intervalle pour staphylocoque, streptocoque, Entérocoque et bactéries du groupe HACEK - 2 hémocultures positives à 12 h d'intervalle ou 3 hémocultures positives pour les autres germes - Sérologie positive pour Coxiella **Argument échographique** - Végétation - Abcès - Désinsertion prothétique	• Facteur de risque (cardiopathie à risque, toxicomanie IV) • Fièvre > 38°C • Complication vasculaire : embol septique, anévrisme mycotique, hémorragie intracérébrale ou conjonctivale, érythème de Janeway • Complication immunologique : facteur rhumatoïde, glomérulonéphrite, nodules d'Osler, tache de Roth au fond d'œil • Argument microbiologique : hémoculture et/ou sérologie positive ne satisfaisant pas un critère majeur

DIAGNOSTIC POSITIF

Diagnostic certain	Diagnostic possible
• 2 critères majeurs • 1 critère majeur et 3 critères mineurs • 5 critères mineurs	• 1 critère majeur et 1 critère mineur • 3 critères mineurs

Les autres combinaisons infirment le diagnostic.

PRINCIPES ET MODALITÉS DU TRAITEMENT ANTIBIOTIQUE

- Administration par voie intraveineuse quasi exclusive.
- Dans quelques situations particulières, un relais PO est possible avec des antibiotiques ayant une excellente biodisponibilité par voie orale (amoxicilline, rifampicine).
- Le traitement de la porte d'entrée est impératif.

- Dans la majorité des cas, les antibiotiques seront administrés en perfusion intraveineuse courte de 30 minutes.
- Pour la pénicilline G, lors de l'utilisation de fortes doses, il est préférable de choisir une administration continue. Ceci évite les pics sériques très élevés qui peuvent entrainer des crises convulsives.
- Pour la vancomycine, perfusion continue sur 24 heures.
- Pour la rifampicine, démarrer 3 à 5 j après le début du traitement par cloxacilline ou vancomycine
- Pour les aminosides, l'administration peut se faire en 1 ou 2 perfusions/j.
- Surveillance dosages pic et résiduel pour la vancomycine et les aminosides.
- Posologies : Péni G 12 à 18 MUI/j, amoxicilline 12 à 16 g/j, cloxacilline 12 g/j, ceftriaxone 2 gx 2/j, gentamicine 3 mg/kg/j, rifampicine 20 à 30 mg/kg/j, vancomycine 30 à 60 mg/kg/j, daptomycine 10 mg/kg/j. Pour les autres antibiotiques et l'administration : cf. *Posologie des anti-infectieux*.

ANTIBIOTHÉRAPIE PROBABILISTE

Valve native Acquisition communautaire	Valve prothétique Acquisition liée aux soins
amoxicilline + cloxacilline + gentamicine	vancomycine + gentamicine

ANTIBIOTHÉRAPIE DOCUMENTÉE

Germe	Antibiotiques	Durée
Staphylocoque méti-S	Valve native : cloxacilline	 6 S
	Valve prothétique : cloxacilline + gentamicine + rifampicine	 6 S 2 S 6 S
Staphylocoque méti-R	Valve native : vancomycine ou daptomycine	 6 S
	Valve prothétique : vancomycine ou daptomycine + gentamicine + rifampicine	 6 S 2 S 6 S
Streptocoques sensibles à la Péni G	Valve native : Péni G ou amoxicilline	 4 S
	Valve prothétique : amoxicilline + gentamicine	 6 S 2 S
Streptocoques de sensibilité diminuée à la Péni G	Valve native : amoxicilline + gentamicine	 4 S 2 S
	Valve prothétique : vancomycine + gentamicine	 6 S 2 S
Entérocoques	Sensibles à l'amoxicilline amoxicilline + gentamicine ou ceftriaxone	 6 S 6 S
	Résistants à l'amoxicilline vancomycine + gentamicine ou ceftriaxone	 6 S 6 S

Germe	Antibiotiques	Durée
Germes du groupe HACEK	ceftriaxone	4 S
Brucella spp	doxycycline + SMX-TMP + rifampicine	3 mois
Coxiella burnetti	doxycycline + ofloxacine	18 mois
Bartonella spp	doxycycline ou amoxicilline + gentamicine	6 S 3 S
Candida spp	amphotéricine B + flucytosine	plusieurs mois

La βlactamine peut être remplacée par la vancomycine ou la daptomycine en cas d'allergie.

PNEUMONIE AIGUË COMMUNAUTAIRE GRAVE

- Infection aiguë du parenchyme pulmonaire acquise en ville ou se déclarant moins de 48 h après l'hospitalisation.
- Incidence de 10 cas pour 1 000 habitants par an en France, plus fréquente chez le sujet de plus de 65 ans. 1ère cause infectieuse de décès dans le monde.
- 10 % des pneumonies aiguës communautaires nécessitent une hospitalisation en réanimation avec une mortalité élevée (30 à 40%).

DIAGNOSTIC/SIGNES DE GRAVITÉ

- Critères diagnostiques :
  - Signes cliniques associant, de façon inconstante, inflammation systémique (fièvre, tachycardie, polypnée) et signes spécifiquement respiratoires (toux, expectorations, dyspnée, douleur thoracique, foyer de crépitants, souffle tubaire).
  - À la radiographie de thorax, grande variabilité sémiologique : opacités alvéolaires systématisées, interstitielles ou en mottes péribronchiques. Le retard radiologique est classique.
  - Examens biologiques : hyperleucocytose, CRP et/ou PCT élevée(s).
- Critère d'admission en réanimation : présence d'au moins un critère majeur ou 3 critères mineurs.

Critères majeurs	Critères mineurs
• Détresse respiratoire aiguë nécessitant une ventilation mécanique ou une oxygénothérapie haut débit • Choc septique	• FR > 30/min • PaO_2 / FiO_2 < 250 • Infiltrats disséminés, pluri-lobaires • Confusion/désorientation • Urée > 7 mmol/L, oligurie • Leucopénie < 4000/mm^3 • Thrombopénie < 100000/mm^3 • Hypothermie < 36°C • Hypotension artérielle nécessitant un remplissage vasculaire

MICROBIOLOGIE

- Pathogènes principaux dans la pneumonie aiguë communautaire grave : *Streptococcus pneumoniae* (pneumocoque), *Staphylococcus aureus*, BGN essentiellement *Legionella pneumophila, Pseudomonas aeruginosa, Haemophilus influenzae*.

- La pneumonie aiguë communautaire à pneumocoque est considérée comme une infection invasive et doit faire rechercher une localisation secondaire (syndrome méningé, purpura nécrotique extensif...).
- Facteurs de risque de pneumonie aiguë communautaire grave à *Pseudomonas aeruginosa*: BPCO sévère avec nombreuses exacerbations, dilatation des bronches, mucoviscidose, corticothérapie au long cours, antibiothérapie itérative récente, portage antérieur connu, hospitalisation ou institutionnalisation dans les 90 jours, dialyse chronique, chimiothérapie.
- Diagnostic microbiologique, à réaliser au mieux avant l'initiation de l'antibiothérapie:
  - Si patient non intubé, ECBC : critères de qualité : PNN > 25/champ; cellules épithéliales < 10/champ ; culture d'un germe $\geq 10^7$ bactéries/mL.
  - Si patient intubé, prélèvement respiratoire selon les habitudes locales : PDP (culture $\geq 10^3$ bactéries/mL), LBA (culture $\geq 10^4$ bactéries/mL).
  - Hémocultures.
  - Antigénuries pneumocoque (risque faux positif si infection à pneumocoque inférieure à 3 mois) et légionelle (dépiste le sérogroupe 1, à refaire à 2 jours si forte suspicion)
  - Écouvillon nasal pour PCR multiplex virus respiratoires et/ou PCR Covid-19 en fonction du tableau et de la période (endémie). Penser aux co-infections ou pneumonie post grippale.
  - Proposer un dépistage VIH si infection à pneumocoque documentée.

TRAITEMENT

- Antibiothérapie urgente, double, probabiliste par voie IV active sur pneumocoque, SAMS, certaines entérobactéries communautaires et les germes atypiques et intracellulaires (*Legionella spp, Mycoplasma pneumoniae, Chlamydia spp*...) :
- Céphalosporine de 3e génération (ceftriaxone 2 g puis 1 g/j ou céfotaxime 1-2 g x 3/j) associée à un macrolide (spiramycine 3 MUI x 3/j) ou une fluoroquinolone antipneumococcique (lévofloxacine 500 mg x 2/j, à réserver aux sujets âgés ou porteurs de comorbidité).
- Éviter les fluoroquinolones pour tous les patients en première intention, risque de sélection de souches résistantes.
- Si suspicion de *Pseudomonas aeruginosa*: βlactamine active (pipéracilline/ tazobactam ou céfépime ou carbapénème) associée à un aminoside (amikacine) et un antibiotique actif sur les bactéries intracellulaires (macrolide).
- Si suspicion de *Staphylocoque aureus* : préférer la céfotaxime à la ceftriaxone (meilleure activité intrinsèque).
- Désescalade thérapeutique dès les résultats des prélèvements :
  - Si pneumocoque (antigénurie ou prélèvements pulmonaires positifs) : amoxicilline 1 g x 3 à 6/j. Durée 7 j
  - Si antigénurie légionelle positive, spiramycine 3 MUI x 3/j pour la légionellose sans signes de gravité, lévofloxacine 500 mg x 2/j pour la légionellose grave ou chez l'immunodéprimé. Durée 14 j
  - Si deux antigénuries légionelles négatives à 48 h d'intervalle et si absence de tableau évocateur, maintien de la C3G seule. Durée 7 j
  - Si absence de documentation microbiologique, poursuite de la bithérapie. Bilan complémentaire : nouvelle antigénurie légionelle si forte suspicion, sérologies de germes intracellulaires et atypiques (*Mycoplasma pneumoniae, Chlamydia spp*...), PCR multiplex sur prélèvements respiratoires, PCR Covid-19 si non déjà fait.
- En l'absence de réponse clinique à 48-72 h, recherche d'un foyer profond passé inaperçu, d'une complication locale (pleurésie, abcès pulmonaire...) par une TDM thoraco-abdomino-pelvienne ou d'une surinfection virale ou mycologique (Aspergillus)
- Si tableau de choc septique, adjoindre traitements symptomatiques habituels (cf. *Choc septique*).

IMAGERIE

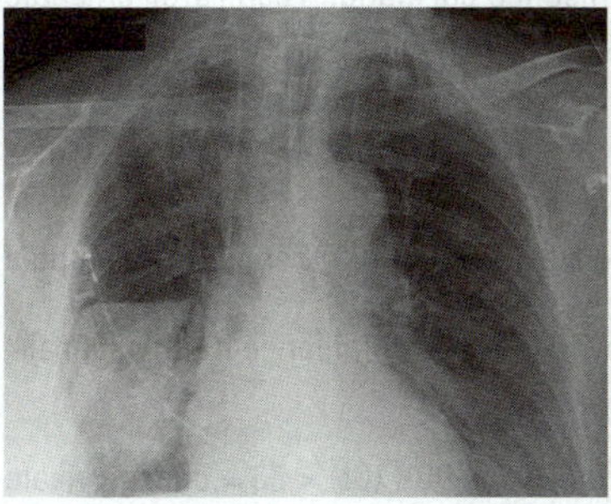
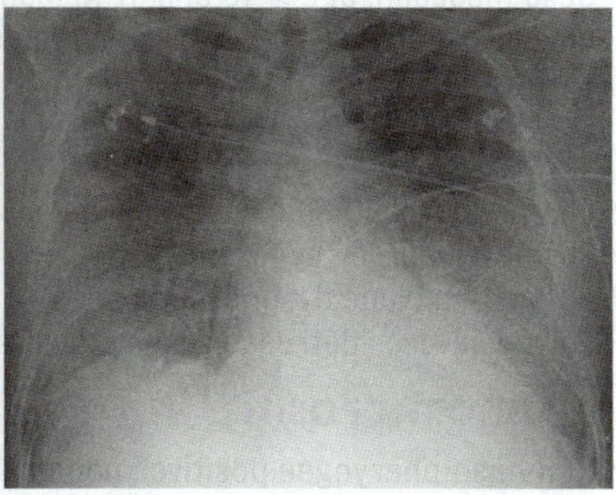

Figure 1 : pneumonie franche lobaire aiguë (pneumocoque)
Figure 2 : infiltrat interstitiel diffus (légionelle)

PNEUMOPATHIE À COVID-19

- La maladie COVID-19 est secondaire à une infection à coronavirus SARS-CoV-2. Elle se présente principalement sous forme d'atteinte pulmonaire à type de pneumonie interstitielle diffuse pouvant évoluer vers un SDRA dans sa forme la plus grave. Cependant, chez certains patients, elle est aussi responsable d'autres défaillance d'organes, notamment le rein, le cerveau, le foie, et le cœur.
- Au sein des patients diagnostiqués, 15 % développent des formes sévères nécessitant une hospitalisation et 5 % nécessitent un support ventilatoire. Ces chiffres varient selon les différentes tranches d'âge et les variants du virus.

PHYSIOPATHOLOGIE

- Virus à ARN monobrin entouré de glycoprotéines de surface (spike). Infection par les voies aériennes respiratoires supérieures puis invasion cellulaire via les récepteurs de surface ACE 2, exprimés par de nombreux tissus. Réplication virale puis cytoxicité au niveau des cellules infectées responsables des lésions tissulaires.
- Dérégulation du système rénine-angiotensine-aldostérone via l'activation du récepteur ACE 2 entrainant des troubles vasomoteurs et une augmentation de la perméabilité vasculaire.
- Endothéliopathie et coagulopathie augmentant les phénomènes de perméabilité vasculaire et des évènements thromboemboliques.
- Dérégulation immunitaire avec une lymphopénie, une augmentation de la sécrétion de cytokines (IL6, TNFα), une dépression de la réponse antivirale IFN et un recrutement de PNN majorant la coagulopathie.
- L'ensemble de ces mécanismes entraine un dommage alvéolaire et une atteinte vasculaire responsables de troubles de la ventilation/perfusion et d'une perte de la vasoconstriction hypoxique avec une hyperperfusion au niveau des zones lésées responsables d'une hypoxémie profonde (cf. *Hypoxémie*).

ÉVOLUTION

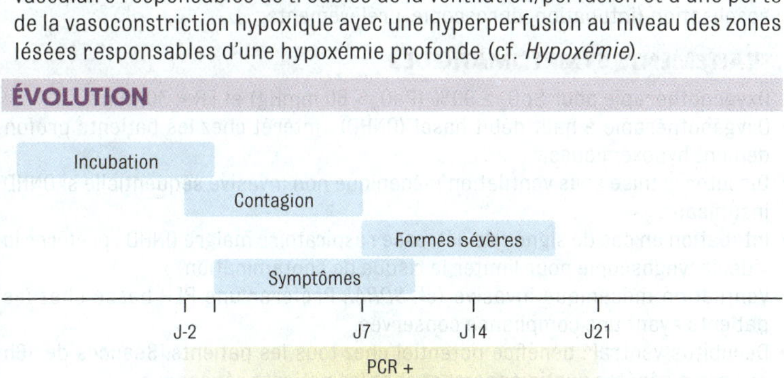

FACTEURS DE RISQUE DE FORME GRAVE

- Sexe masculin, âge > 45 ans, HTA, insuffisance cardiaque/respiratoire/rénale chronique, diabète, surpoids, immunodépression, femme enceinte au troisième trimestre.

SYMPTÔMES

- Fièvre, toux, asthénie, myalgies, anosmie, diarrhées.
- Forme modérée : hypoxémie « heureuse » avec SpO_2 < 90 % sans dyspnée puis apparition d'une dyspnée, polypnée.
- Forme sévère : détresse respiratoire, syndrome de défaillance multiviscérale.

DIAGNOSTIC POSITIF

- PCR naso-pharyngée positive : nombre de cycles PCR (Ct) < 33 = charge virale élevée, contagiosité importante ; Ct > 33 = charge virale faible, infection récente ou ancienne.
- Sérologie positive : détection d'anticorps IgG dirigés contre les protéines S et N, à partir de J7 pour les formes sévères et J14 pour les formes non sévères.
- Atteinte TDM typique : bilatérale, verre dépoli périphérique, condensations associées fréquentes, élargissement vasculaire au sein des zones lésées. Associer un angioscanner pour rechercher l'association d'une embolie pulmonaire.
- Recherche d'une co-infection bactérienne : ECBC, PDP ou LBA chez les patients intubés, antigénuries pneumocoque et légionelle.

ATTEINTE PULMONAIRE

- Atteinte alvéolo-interstitielle avec œdème pulmonaire ± condensations alvéolaires.
- SDRA selon les critères de Berlin (cf. *SDRA*), compliance souvent conservée.
- Embolie pulmonaire fréquemment associée (24 %).

ATTEINTES EXTRA-PULMONAIRES

- TVP périphériques (45 %)
- Rénales (35 %) : IRA fonctionnelle ou organique à type de glomérulopathie collapsante, tubulopathie
- Cardiaques : myocardites, arythmies (15-20 %), IDM
- Neurologiques : céphalées, vertiges, anosmie/agueusie, encéphalopathie (20 %), AVC (2-5 %), thrombophlébite
- Hépatiques (20 %) : cytolyse, cholestase
- Digestives : diarrhées, iléus, ischémie mésentérique
- Hématologiques : lymphopénie (80 %), thrombopénie, leucopénie
- Immunologiques : syndrome d'activation macrophagique, syndrome des anti-phospholipides, vascularite, myosite.

PRISE EN CHARGE

- Isolement gouttelette. Protection renforcée en cas de situation à risque d'aérosolisation (intubation, fibroscopie, prélèvements…).

TRAITEMENTS SYMPTOMATIQUES

- Oxygénothérapie pour $SpO_2 \geq 90$ % (PaO_2 > 60 mmHg) et FR < 30/min
- Oxygénothérapie à haut débit nasal (ONHD) : intérêt chez les patients profondément hypoxémiques.
- Discuter la mise sous ventilation mécanique non invasive séquentielle si ONHD insuffisant.
- Intubation en cas de signes de détresse respiratoire malgré ONHD : préférer la vidéolaryngoscopie pour limiter le risque de contamination.
- Ventilation mécanique invasive (cf. *SDRA).* Préférer une PEP basse chez les patients ayant une compliance conservée.
- Décubitus ventral : bénéfice potentiel chez tous les patients. Séances de 16h environ à répéter quotidiennement chez les patients répondeurs.
- NO inhalé et almitrine (cf. *SDRA*)

- ECMO veino-veineuse : à discuter en cas d'hypoxémie réfractaire malgré un traitement maximal dans les 10 premiers jours après l'admission en réanimation.
- Optimisation hémodynamique : patients souvent hypovolémiques à l'arrivée en réanimation. Expansion volémique guidée par un monitorage du débit cardiaque pour limiter l'œdème pulmonaire.

TRAITEMENTS SPÉCIFIQUES

- Corticothérapie : dexaméthasone 6 mg/j pendant 10 jours à partir de l'initiation de l'oxygénothérapie.
- Tocilizumab (anti-IL6) à discuter en cas d'état hyperinflammatoire (fièvre, CRP > 75 mg/L, ferritine élevée) et d'une aggravation respiratoire malgré 48h de corticothérapie, dans un délai maximal de 72h après l'admission en réanimation. Contre indiqué en cas de co-infection bactérienne, de ventilation mécanique invasive, d'immunodépression sévère.
- Les autres traitements (anti-IL1, antiviraux, hydroxychloroquine, ivermectine, plasma convalescent...) n'ont pas fait leur preuve.
- Anticorps monoclonaux à discuter en cas d'infection précoce, de sérologie négative et en fonction d'identification du variant.
- Antibiothérapie probabiliste : à discuter en cas de symptomatologie clinique ou radiologique de co-infection bactérienne, de ventilation mécanique invasive, de critères de choc septique. Antibiothérapie type infection communautaire (cf. *Pneumonie aiguë communautaire grave*).

ANTICOAGULATION

Risque thrombotique élevé dans les 7-10 premiers jours d'hospitalisation puis risque hémorragique augmenté.

		Dose prophylactique standard	Dose prophylactique intermédiaire	Dose curative
Indication		Tous les patients hospitalisés	• Oxygène >6L/min • ONHD • Ventilation mécanique	• Thrombose veineuse avérée • D-dimères > 5µg/mL ou augmentation rapide (>100% en 24-48h)
Traitement	DFG > 30 mL/min	IMC < 30 : HBPM ex. énoxaparine 4000 UI/24h SC IMC > 30 : HBPM ex. énoxaparine 4000 UI/12h SC	IMC < 30 : HBPM ex. énoxaparine 4000 UI/12h SC IMC > 30 : HBPM ex. énoxaparine 6000 UI/12h SC	HBPM ex. énoxaparine 100 UI/kg/12h SC sans dépasser 10000 UI/12h
	DFG 15-30 mL/min	IMC < 30 : HBPM ex. énoxaparine 2000 UI/24h SC IMC > 30 : HBPM ex. énoxaparine 2000 UI/12h SC	HNF bolus 50 UI/kg puis 200 UI/kg/24h IVSE Objectif anti Xa : 0,2-0,5 UI/mL	HNF bolus 50 UI/kg puis 500 UI/kg/24h IVSE Objectif anti Xa : 0,5-0,7 UI/mL
	DFG < 15 mL/min	IMC < 30 : HNF 10000 UI/24h IMC > 30 : HNF 15000 UI/24h		

- Surveillance régulière de l'hémostase D-dimères, fibrinogène, TP, plaquettes tous les 24-48h.
- En cas d'indication à une dose intermédiaire ou curative à visée prophylactique : durée du traitement 7 à 10 jours puis recherche de thrombose veineuse profonde avant désescalade thérapeutique.

PARTICULARITÉS DE LA FEMME ENCEINTE

(cf. *Covid et grossesse*)

COMPLICATIONS

- Infections bactériennes fréquentes : surinfections pulmonaires, bactériémies. Rechercher un abcès pulmonaire en cas de mauvaise évolution respiratoire, de syndrome inflammatoire persistant ou d'absence de négativation des prélèvements pulmonaires.
- Surinfections à aspergillose : à rechercher en cas de nouvelle dégradation respiratoire.
- Dysfonction ventriculaire droite : à rechercher régulièrement à l'ETT ou en cas de dégradation respiratoire ou hémodynamique. Complique une EP ou un SDRA sévère.
- Insuffisance rénale aiguë : rechercher une origine fonctionnelle. Pas de traitement spécifique pour les causes organiques. Recours à l'EER en cas d'hyperkaliémie, d'acidose métabolique ou de rhabdomyolyse sévère.

PNEUMONIE ACQUISE SOUS VENTILATION MÉCANIQUE

La pneumonie acquise sous ventilation mécanique (PAVM) est la première infection nosocomiale en réanimation. Sa morbidité est bien établie avec une augmentation de la durée de ventilation mécanique et de la durée de séjour mais sa mortalité reste débattue. La mortalité imputable à la PAVM dépend grandement du terrain.

PRÉVENTION

Protocole de soins

Il est conseillé d'utiliser des protocoles de soins associant plusieurs mesures parmi :

- Favoriser le recours à la ventilation non invasive pour éviter l'intubation
- Préférer la voie orotrachéale pour l'intubation
- Contrôler fréquemment la pression du ballonnet
- Réaliser une aspiration sous-glottique à l'aide de sondes adaptées
- Limiter les doses de sédatifs et la durée de sédation
- Initier précocement une nutrition entérale (< 48 heures)
- Maintenir la position du tronc à 30°

Décontamination digestive sélective (DDS)

La DDS intraveineuse vise à réduire l'incidence des PAVM précoces alors que la DDS locale vise les PAVM tardives en réduisant les réservoirs bactériens oropharyngé et gastrique. La DDS pourrait se discuter dans les réanimations avec une prévalence de BMR basse.

DIAGNOSTIC

L'utilisation isolée de critères cliniques n'est pas suffisante chez des patients complexes de réanimation compte tenu de leur absence de spécificité. Cette stratégie peut conduire à une utilisation déraisonnée d'antibiotiques et favoriser l'émergence de bactéries multirésistantes. C'est pourquoi le diagnostic de PAVM repose sur l'association de critères cliniques, radiologiques et microbiologiques.

- **Critère radiologique** : apparition ou majoration d'une opacité évoquant un foyer de pneumonie
- **Critères cliniques** :
  - Un signe parmi :
    . Fièvre ≥ 38,3°C ou hypothermie
    . Leucocytes > 12 G/L ou < 4 G/L
  - Deux signes parmi :
    . Sécrétions purulentes
    . Toux ou dyspnée

. Désaturation ou besoin accru en oxygène
- **Critère microbiologique** : mise en évidence d'un pathogène en culture à taux significatif.

PRÉLÈVEMENTS MICROBIOLOGIQUES

Il n'existe pas de preuve formelle de la supériorité d'un prélèvement invasif versus non invasif, ni des cultures quantitatives versus qualitatives (semi ou non quantitatives). Néanmoins l'utilisation d'une stratégie invasive avec cultures quantitatives semble avoir une meilleure performance diagnostique et permettre une réduction des durées d'antibiothérapie. Les principaux seuils des cultures quantitatives sont :

- **Prélèvements invasifs** :
  - Brosse télescopique protégée : 10^3
  - Lavage broncho-alvéolaire : 10^4
- **Prélèvements non invasifs** :
  - Prélèvement distal protégé : 10^3
  - Aspiration bronchique : 10^6

TRAITEMENT ANTIBIOTIQUE

Principes

L'enjeu de l'antibiothérapie probabiliste est d'être adaptée, toute antibiothérapie inadaptée étant un facteur de risque de mortalité, sans exercer une pression de sélection excessive responsable d'émergence de bactéries multirésistantes au niveau individuel mais également au niveau de l'écologie du service. Pour décider de l'antibiothérapie probabiliste il faut prendre en compte :

- Les facteurs de risques de résistance bactérienne :
  - Bacilles à Gram négatif non fermentants (BPCO, dilatation des bronches, mucoviscidose),
  - Présence de bactéries multirésistantes (antibiothérapie dans les 90 jours, hospitalisation de plus de 5 jours précédant la pneumonie, épuration extra-rénale lors du diagnostic).
- Le caractère précoce ou tardif de la PAVM : avant le 5e jour de ventilation ou à partir du 5e jour respectivement.
- Le terrain rendant un pari microbiologique risqué : immunodépression, choc septique, SDRA.

Proposition d'antibiothérapie

On peut séparer 2 situations :

- Pneumonie précoce et sans facteur de risque de résistance : βlactamine non active sur *P. aeruginosa* (amoxicilline-clavulanate ou céfotaxime)
- Pneumonie tardive ou facteur de risque de résistance : βlactamine active sur *P. aeruginosa* (céfépime, pipéracilline-tazobactam, méropénem)
- Ajout d'un aminoside en cas de choc septique.
- Ne pas cibler le SDMR de manière systématique.

Désescalade

- Après réception des résultats microbiologiques, il convient d'adapter l'antibiothérapie à l'antibiogramme ou d'arrêter l'antibiothérapie si les résultats sont négatifs et le diagnostic de PAVM incertain. Il faut privilégier une monothérapie de 7 jours ou moins y compris sur les bacilles à Gram négatif non fermentants en dehors de l'immunodépression, d'un empyème ou d'un abcès pulmonaire.

PÉRITONITES ET AUTRES INFECTIONS ABDOMINALES

DÉFINITIONS

- Péritonite communautaire : péritonite survenue sans hospitalisation préalable dans les 7 jours.
- Péritonite nosocomiale :
  - Péritonite en postopératoire d'une première chirurgie abdominale
  - Patient hospitalisé plus de 72 h ou dans les 7 j qui ont précédé la péritonite

PRINCIPAUX GERMES IDENTIFIÉS

- Péritonites communautaires
  - Étage sus-mésocolique : majorité d'aérobies. *E. coli*, *Streptococcus* et *Staphylococcus* spp, levures (*Candida albicans*), anaérobies dans les péritonites biliaires : *Peptococcus* et *Streptococcus*.
  - Étage sous-mésocolique : BGN (*E. coli, Klebsiella, Proteus, Enterobacter*), cocci+ (*Enterococcus spp*), anaérobies (*Bacteroïdes, Fusobacterium, Clostridium, Peptococcus et Streptococcus*).
- Péritonites nosocomiales :
  - Flore très diversifiée avec des germes à résistance élevée.
  - *Pseudomonas, Acinetobacter, Stenotrophomonas, Citrobacter, Serratia, Enterococcus et Staphylococcus spp Méti-R.*

TRAITEMENT ANTI-INFECTIEUX

Antibiothérapie empirique : cf. tableau ci-après.

- L'antibiothérapie doit être démarrée avant le résultat des prélèvements peropératoires et après réalisation d'hémocultures (au moins 1).
- Choix antibiotiques alternatifs aux propositions du tableau :
  - Péritonites communautaires : ertapénem (notamment en cas d'allergie aux βlactamines), céfotaxime ou ceftriaxone associée à un imidazolé, pipéracilline-tazobactam en cas de comorbidités : diabète, néoplasie, immunodépression.
  - Péritonites nosocomiales : céfépime associé à un imidazolé.
- Le choix doit être adapté :
  - Pour le traitement empirique : en fonction de l'écologie bactérienne locale, d'une colonisation à BMR connue, du résultat de l'examen direct des prélèvements péritonéaux.
  - Pour le traitement documenté : en fonction du résultat des examens bactériologiques (prélèvements peropératoires et hémocultures) et des antibiogrammes. La désescalade doit être systématique.

Choix d'un traitement antifongique et d'un traitement antibiotique dirigé contre *E. faecium* **:**

- Péritonite communautaire : pas d'indication dans le traitement empirique, ni dans le traitement documenté, même si la culture du prélèvement revient positive à *Candida* et/ou *E. faecium*, et que l'évolution est favorable.
- Péritonite nosocomiale : débuter un traitement anti-infectieux dirigé contre le *Candida* et *l'E. faecium* s'il existe un état de choc septique.
  - Traitement antifongique : échinocandine en empirique, arrêt si la culture est négative et désescalade si le candida est sensible au fluconazole. Durée du traitement antifongique : 8 j.
  - Traitement antibiotique actif sur *E. faecium* : vancomycine. Le linézolide est une alternative mais n'a pas l'AMM dans cette indication. La tigécycline peut être intéressante : action sur les BGN (mais pas sur *P. aeruginosa)* et les entérocoques (faecalis et faecium), mais elle ne doit être prescrite qu'en l'absence d'alternative. Durée 8 j.

Traitement anti-infectieux empirique des affections digestives - A adapter à chaque fois aux résultats des prélèvements bactériologiques

	Induction et peropératoire	Postopératoire	Durée
Péritonite communautaire			
Standard	amoxi-clav 2 g (réinj 1g/2h) + genta 8 mg/kg	amoxi-clav 1 g × 4/j + genta 8 mg/kg/j	4 j[2][4] (genta 2 j)
Allergie βlactamine, ins rénale	lévofloxacine 500 mg + ornidazole 1 g	lévofloxacine 500 mg × 2/j + métronidazole 0,5 g × 3/j	4 j[2, 4]
Choc, comorbidités [1]	pipé-tazo 4 g + amikacine 30 mg/kg	pipé-tazo 4 g × 4/j + amikacine 30 mg/kg/j	4 j[2] (amk 2 j)
Péritonite nosocomiale			
Patient hospitalisé	pipé-tazo 4 g + amikacine 30 mg/kg	pipé-tazo 4 g × 4/j + amikacine 30 mg/kg/j	
Postopératoire	imipénem 1 g + amikacine 30 mg/kg	imipénem 1 g × 3/j + amikacine 30 mg/kg/j	8 j[3] (amk 2 j)
Allergie βlactamine	cipro 400 mg + amikacine 30 mg/kg + ornidazole 1 g	cipro 400 mg × 3/j + amikacine 30 mg/kg/j + métronidazole 0,5 g × 3/j	
Insuffisance rénale	imipénem 1 g + amikacine 30 mg/kg (une fois)	imipénem 1 g × 3/j à adapter à la clairance	
Choc	imipénem 1 g + amikacine 30 mg/kg	imipénem 1 g × 3/j + amikacine 30 mg/kg/j + vancomycine si suspicion E. faecium + caspofungine si suspicion Candida	
Appendicite			
Inflammatoire	amoxi-clav 2 g[3]		Dose unique
Aiguë ou gangréneuse	amoxi-clav 2 g[3]	amoxi-clav 1 g × 4 IV	1 j
Allergie βlactamine	lévofloxacine 500 mg + ornidazole 1 g	lévofloxacine 500 mg IV à H12	1 j
Choc, perforation ou abcès	appliquer protocole péritonite		
Cholécystite			
Inflammatoire, aiguë	ceftriaxone 2 g + ornidazole 1 g		Dose unique
Allergie βlactamine	lévofloxacine 500 mg + ornidazole 1 g	lévofloxacine 500 mg IV à H12	1 j
Choc, gangrène	appliquer protocole péritonite		

	Induction et peropératoire	Postopératoire	Durée
Angiocholite			
Communautaire	ceftriaxone 2 g + ornidazole 1 g	ceftriaxone 2 g/j + métronidazole 0,5 g × 3/j	Drainage : 3 j
Allergie βlactamine	lévofloxacine 500 mg + ornidazole 1 g	lévofloxacine 500 mg × 2/j + métronidazole 0,5 g × 3/j	Pas de
Nosocomiale	pipé-tazo 4 g	pipé-tazo 4 g × 4/j	drainage : 7 j
Choc	appliquer protocole péritonite		
Collection postopératoire			
Standard	pipé-tazo 4 g + amikacine 30 mg/kg	pipé-tazo 4 g × 4/j + amikacine 30 mg/kg/j	8 j (amk 2 j)
Allergie βlactamine	cipro 400 mg + amikacine 30 mg/kg + ornidazole 1 j	cipro 400 mg × 3/j + amikacine 30 mg/kg/j + métronidazole 0,5 g × 3/j	
Abcès marge anale			
Standard	amoxi-clav 2 g		Dose unique
Allergie βlactamine	lévofloxacine 500 mg + ornidazole 1 g		

1. comorbidités = diabète, néoplasie, immunodépression
2. allonger la durée à 7 j si bactériémie
3. arrêter respectivement la vancomycine et la caspofungine si les prélèvements peropératoires sont négatifs pour *E. faecium* et levures. Désescalade thérapeutique dès que possible si les germes sont sensibles (βlactamine, fluconazole). Durée antibiotique 8 j si E. *faecium* positif, et antifongique 8 j si levure positif
4. si perforation digestive opérée dans un délai < 1 j, limiter le traitement à 24 h

ARRÊT CARDIAQUE DE L'ADULTE

cf. fiche Urgences - Arrêt cardiaque chez l'adulte

RECOMMANDATIONS

- Le diagnostic d'arrêt cardiorespiratoire (ACR) est établi chez un patient inconscient après 10 secondes sans respiration ni pouls (ne pas tenir compte des gasps, ne pas prendre plus de 10 secondes pour chercher un pouls et/ou ne pas prendre si non professionnel). Massage cardiaque externe au moindre doute.
- Administrer dès que possible l'adrénaline sur les rythmes non choquables, après le 2e ou 3e choc électrique externe (CEE) sur les rythmes choquables.
- IOT précoce si équipe habilitée, permettant une meilleurs ventilation, une protection des voies aériennes et une surveillance de l'etCO_2.
- Optimiser la réanimation cardiopulmonaire en monitorant l'etCO_2 et la pression artérielle (PA).
- Privilégier l'accès intraveineux par rapport à la voie intraosseuse.
- L'échographie per-ACR peut aider au diagnostic de cause réversible mais ne doit pas interrompre la réanimation.
- Porter une attention particulière à l'oxygénation des patientes enceintes en ACR (risque de lésion anoxique cérébrale fœtale).

RÉANIMATION CARDIOPULMONAIRE (RCP)

- Noter l'heure du début de la RCP
- Réévaluer le pouls et le rythme à chaque cycle de 2 minutes.
- Massage cardiaque externe (MCE)
  - Rythme 100 – 120/min.
  - Profondeur 1/3 du thorax à la pression et relaxation complète permettant une réexpansion thoracique.
  - Changer d'opérateur à chaque cycle.
- Ventilation :
  - Au masque : rapport de 15 compressions pour 2 insufflations
  - Intubé : FR 10/min, PEP 0, FiO_2 1.
  - Objectif si IOT : etCO_2 > 20 mmHg.

DÉFIBRILLATEURS ET DÉFIBRILLATION

- Condition : seulement si rythme choquable : tachycardie ventriculaire (TV) / fibrillation ventriculaire (FV), situation à réévaluer durant toute la RCP.
- Type de défibrillateur : manuel, semi-automatique (DSA) et automatique (DA).
- Position : Antéro (Apex poumon droit) Latérale (Medio-axillaire gauche sous la ligne mamelonnaire).
- Réglage (en cas de système manuel) : > 150 J (2 J/kg) au premier choc, puis augmenter.
- Poursuivre les chocs électriques externes tant qu'il existe un rythme choquable. Reprise immédiate de la RCP après le CEE pour réévaluation en fin cycle.
- Cas particuliers :
  - Épisode de TV/FV monitoré devant témoins / per-procédure : enchainement des 3 premiers CEE.
  - TV/FV récurrente ou réfractaire : augmenter l'énergie des choc (max 10 J/kg), repositionner les électrodes en antéro-postérieur.
  - Dispositif implantable : éloigner l'électrode à plus de 8 cm du site si possible.

ACCÈS VASCULAIRE

- **Préférer une voie veineuse périphérique.**

- **La voie intra osseuse :** alternative à la voie IV : ponction à la face antéro-interne du tibia, à l'aide d'un dispositif adapté. Doit être privilégiée à la voie intratrachéale en cas d'échec de pose de VVP.
- **La voie intratrachéale** peut être utilisée en cas d'impossibilité d'abord IV ou IO (résorption démontrée de l'adrénaline, de l'atropine, de la lidocaïne). Doubler les posologies par rapport à la voie IV. Dilution dans 5-10 mL d'EPPI (adrénaline, lidocaïne) ou de NaCl 0,9 %.

VASOPRESSEURS, ANTIARYTHMIQUES ET TRAITEMENTS NON SPÉCIFIQUES

- **Adrénaline** : dès que l'accès vasculaire est posé dans le rythme chocable après le 2e ou 3e CEE dans la TV/FV. Injecter 1 mg toutes les 3-5 minutes (= 2 cycles). Des doses plus importantes ne sont indiquées que dans les intoxications aux βbloquants et aux inhibiteurs calciques.
- **Amiodarone** : après le 3e CEE dans la TV/FV, à la dose de 300 mg IV lent (2 ampoules). Une dose supplémentaire de 150 mg est administrée en cas d'échec
- **Lidocaïne** : alternative à l'amiodarone si cette dernière n'est pas disponible, utilisée à la dose de 100 mg, renouvelable à 50 mg après le 5e CEE. L'association de 2 antiarythmiques n'est pas recommandée.
- **Sulfate de magnésium** : utilisé dans les torsades de pointe à la dose de 1 à 2 g en IV sur 5-10 minutes, peut être répété, si besoin.
- **Bicarbonate de sodium** : indication restreinte à l'intoxication aux tricycliques : 1 mEq/kg.
- **Gluconate de calcium :** indication en cas d'hyperkaliémie responsable d'un élargissement des QRS ou d'un ACR, et en cas d'intoxication aux anticalciques. Le chlorure de calcium est une alternative mais entraîne des nécroses cutanées en cas d'extravasation vasculaire. Posologie : 1 ampoule à 10 % (10 mL = 1 g) en IVL.
- **Fibrinolyse** : à discuter en cas d'embolie pulmonaire, pas d'indication en cas de suspicion de SCA.

RECHERCHE DE CAUSES REVERSIBLES

6H		4T	
Hypovolémie	Hyper/ Hypokaliémie	Tamponnade	Thrombose (SCA/EP)
Hypoxie	Hypoglycémie	Tension (Pneumothorax)	
Hydrogène (Acidose)	Hyper/Hypothermie	Toxique	

Échographie : elle ne doit pas interrompre la RCP, intérêt diagnostique avec 4 causes réversibles :

- Pneumothorax : rechercher le glissement pleural, les lignes B, un point poumon.
- Tamponnade : rechercher un épanchement péricardique avec une compression des cavités droites.
- Hypovolémie : rechercher un collapsus des cavités droites et gauches
- Embolie pulmonaire : rechercher une dilatation des cavités droites (intérêt seulement si l'échographie est réalisée précocement).

LES SITUATIONS PARTICULIÈRES

- **Traumatologie** : penser aux traitements associés (point de compression/ garrot/ceinture pelvienne, drainage des épanchements pleuraux, exsufflation d'un pneumothorax compressif, hémostase endovasculaire ou chirurgicale...).
- **Femme enceinte** : déplacer l'utérus vers la gauche (compression aorto-cave), anticiper la césarienne d'urgence dès le diagnostic d'ACR, initiation de l'hystérotomie après 4 min de RCP inefficace, prévention de l'hypoxémie précoce (IOT, dispositif supraglottique). Anticiper le choc hémorragique post-césarienne.

- **Bloc opératoire** : interaction avec l'équipe chirurgicale +++. Les étiologies sont multiples : sympatholyse (induction, anesthésie neuraxiale d'un niveau supérieur à T4, douleur), hypovolémie (dissociation électromécanique), hyperthermie maligne, intoxication aux anesthésiques locaux, embolies (gazeuse, ciment, amniotique), anaphylaxie, pneumothorax, trouble du rythme (QT long, WPW, dysfonction pacemaker / dispositif implantable).
- **Incendie** : penser à l'intoxication aux cyanures, antidote avec la vitamine B 12 (hydroxocobalamine, 70 mg/kg IVSE sur 30 minutes)
- **Noyade** : rechercher une lésion du rachis cervical (plongeon), vidanger l'estomac, attention au risque d'hypothermie sévère. Effectuer 5 cycles de RCP conventionnelle avant de donner l'alerte.
- **Hypothermie** : pas d'adrénaline et pas plus de 3 CEE tant que la température centrale est inférieure à 30°C, augmenter l'intervalle entre les injections d'adrénaline (4 cycles / 8 min), prévoir la pose d'une ECMO veno-artérielle, utilité des scores pronostiques HOPE ou ICE.

PRISE EN CHARGE APRÈS RÉCUPÉRATION D'UNE ACTIVITÉ CARDIO-CIRCULATOIRE SPONTANÉE (RACS)

Reprise d'un pouls ou augmentation brutale de l'$etCO_2$ (si doute poursuivre RCP jusqu'au prochain cycle)

Recherche étiologique

- ECG 12 dérivations : coronarographie immédiate si SCA ST+ ou SCA ST- avec stratification du risque élevé.
- Body-scanner injecté précoce si coronarographie normale ou non indiquée.
- Échographie : recherche des causes réversible. Évaluation hémodynamique.

Traitement symptomatique

- **Ventilation** : en l'absence de réveil immédiat, IOT du patient (si non réalisée), ventilation protective (6-8 mL/kg, PEP 6), FiO_2 pour objectif $SpO_2 > 94\,\%$, $etCO_2$ pour surveillance de la récidive d'ACR et objectif de normocapnie. Éviter l'hyperoxie.
- **Hémodynamique** : pression artérielle invasive avec objectif de PAM > 65 mmHg. Noradrénaline en première intention (vasoplégie dans le contexte d'ischémie reperfusion), inotrope positif selon échocardiographie. Envisager assistance circulatoire mécanique si instabilité majeure.
- **Neurologique** : en l'absence de réveil immédiat
  - Poursuite des sédation et curarisation (prévention des frissons)
  - Prévention des ACSOS (glycémie, capnie, traitement de l'épilepsie,.)
  - Contrôle ciblé de la température : après reprise d'une activité circulatoire spontanée. Objectif 36°C pendant 24-48 h quel que soit le rythme cardiaque initial choquable ou non choquable. Refroidir par voie externe si besoin (couverture réfrigérante).

Pronostic neurologique : stratégie multimodale

- Examen clinique : réalisé à distance de l'arrêt des sédations. Signes de mauvais pronostic : absence de réveil, perte des réflexes du tronc cérébral, pupillométrie quantitative, myoclonies précoces (en l'absence de comitialité à l'EEG).
- Paraclinique (permet l'évaluation précoce sous sédation et curarisation) :
  - Électroencéphalogramme : état de mal épileptique ou burst-suppression persistante à l'arrêt des sédation (mauvais pronostic).
  - Potentiel évoqué somatosensoriel (SSEP) : l'absence bilatérale des potentiels corticaux N20 est de mauvais pronostic.
  - IRM : intérêt potentiel des séquences en tenseur de diffusion (lésions axonales).
  - NSE (Enolase Spécifique du Neurone) : dosage entre 48h-72h post ACR. Mauvais pronostic si > 60 mg/L.

Indications à l'assistance circulatoire dans l'arrêt cardiaque réfractaire

- ACR réfractaire : défini par l'absence de reprise d'une activité circulatoire spontanée après au moins 30 min de RCP médicalisée en normothermie. Les durées de no flow (pas de débit cardiaque) et low flow (bas débit cardiaque) sont primordiales pour poser l'indication de l'assistance.

- Indications possibles : intoxications, hypothermie, arrêt sous anesthésie générale (effet protecteur sur l'ischémie cérébrale), signes de vie (mouvements spontanés, absence de mydriase, réactivité pupillaire.
- Indices de mauvais pronostic devant remettre en cause l'indication d'une assistance : comorbidités, durée de no flow > 5 min ou sans témoins, $etCO_2$ bas, période de low flow prolongé ACR > 100 min.

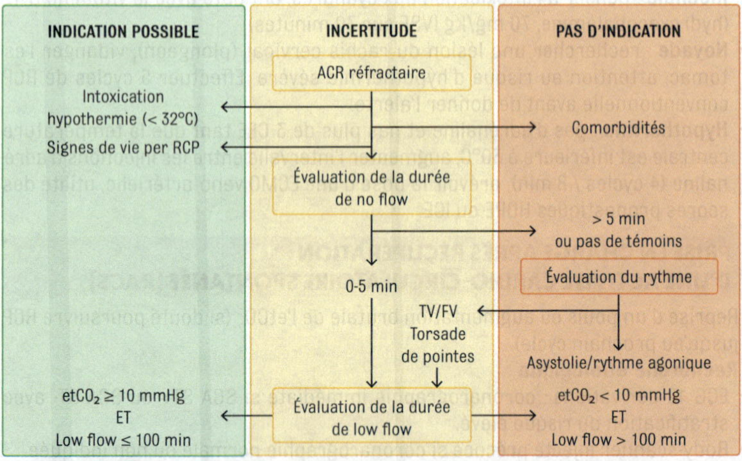

PRÉLÈVEMENTS D'ORGANES CHEZ LES PATIENTS DÉCÉDÉS APRÈS UN ARRÊT CIRCULATOIRE (MAASTRICHT II)

1. Doit s'envisager en cas d'échec de la réanimation de l'arrêt cardiaque
2. Poursuite du MCE (par planche à masser) jusqu'à la mise en place d'une technique de préservation des organes.
3. Organes concernés : reins
4. Dans un hôpital autorisé, après confirmation de décès du patient, mise en place de canules artérielle et veineuse avec occlusion aortique sous diaphragmatique par ballon pour circulation régionale normothermique (CRN)

Critères d'inclusion

- âge de 18 à 55 ans, arrêt cardiaque non récupéré (en dehors de l'ACR après polytraumatisme et atteinte des gros vaisseaux ou hémorragie massive)

Critères d'exclusion

Liés au donneur	Liés au temps d'ischémie
• Absence d'identité • Néoplasie • Antécédents de maladie rénale • HTA • Diabète • Sepsis non contrôlé • Maladie virale	• No flow > 15 min • Délai ACR-CRN > 150 min si planche à masser (120 min sans planche) • Délai CRN-explantation des reins > 240 min • Proches non joints dans les 4h

SYNDROME CORONARIEN AIGU (SCA)

Stratégie de prise en charge des 24 premières heures.

DIAGNOSTIC POSITIF

- Douleur thoracique prolongée (> 20 min) résistante au test des dérivés nitrés (TNT). Présentation typique : douleur rétrosternale avec irradiation à la mâchoire et au membre supérieur gauche. Présentation atypique fréquente (douleur épigastrique, pleurale…). **Préciser l'heure de début de la douleur**.
- ECG 18 dérivations (D1, AVL, D2, D3, AVF, AVR, V1 à V9, V3r, V4r) avant et après test TNT.
- Analyse du segment ST : sus décalage (ST +) si ST > 1 mm (femmes) à 2 mm (hommes) au point J dans deux dérivations contiguës.
- Dépister des signes cliniques de gravité (insuffisance ventriculaire gauche, choc cardiogénique).
- Éliminer les autres étiologies de douleur thoracique non coronarienne (embolie pulmonaire, dissection aortique, péricardite aiguë, pneumothorax…).

POSOLOGIES DES ANTIPLAQUETTAIRES ET ANTICOAGULANTS

	Antiplaquettaires					Héparine	
	Aspirine	Inhibiteur des récepteurs P2Y12			Anti GpIIBIIIA	HBPM	HNF
		Prasugrel	Ticagrélor	Clopidogrel	Abciximab	Énoxaparine	
Angioplastie	150 à 300 mg PO ou 75 à 250 mg IV	60 mg	180 mg	600 mg	0,25 mg/kg IVD puis 0,125 µg/kg par min SE (max 10 µg/min) pendant 12 h	50 UI/kg IVD	70 à 100 UI/kg IVD
Fibrinolyse				300 mg		3000 UI IVD	60 UI/kg (max 4 000 UI) IVD
SCA ST-		60 mg	180 mg	300 à 600 mg		50 UI/kg IVD	70 à 100 UI/kg IVD
Remarques				ne faire que 75 mg per fibrinolyse si âge > 75 ans		Relai SC après fibrinolyse âge < 75 ans : 1 mg/kg/12 h âge > 75 ans : 0,75 mg/kg/12 h	À utiliser en cas d'insuffisance rénale

PRISE EN CHARGE ET TRAITEMENT DES SCA ST +

Indication à la reperfusion

- Tout patient ayant des symptômes < 12 h avec ST + persistant ou BBG/BBD de novo.
- Signes persistants d'ischémie ou si récidive de la douleur et modifications électriques, même si les délais depuis les symptômes initiaux sont > 12 h (privilégier alors l'angioplastie primaire).

Angioplastie primaire

- Technique à privilégier si elle peut être réalisée dans les 120 min après le premier ECG qualifiant.
- Traitements associés en periprocédure :
  - Aspirine et un inhibiteur des récepteurs P2Y12 (prasugrel contre indiqué si antécédent d'AVC/AIT, âge > 75 ans, poids < 60 kg).
  - Énoxaparine ou HNF
  - Anti GP IIb/IIIa en traitement de sauvetage (complication thrombotique, No Reflow).

Fibrinolyse

- Le traitement fibrinolytique est recommandé dans les 12 h suivant l'apparition des symptômes, si une angioplastie ne peut pas être réalisée dans les 120 min après la prise en charge médicale initiale.
- Doit être débutée en préhospitalier.
- Transfert dans un centre de cardiologie interventionnelle après la fibrinolyse.

Contre indications absolues à la fibrinolyse

- Antécédents même lointains d'hémorragie intracrânienne, AVC ischémique < 6 mois, néoplasie ou malformation vasculaire intracrânienne, traumatisme majeur/ chirurgie lourde/traumatisme crânien <1 mois, hémorragie gastro-intestinale < 1 mois, pathologie sévère de l'hémostase, dissection aortique, ponction non compressible < 24 h (biopsie hépatique, ponction lombaire…).

Contre indications relatives à la fibrinolyse

- AIT < 6 mois, traitement par anticoagulants oraux, grossesse et postpartum.
- HTA sévère non contrôlée, pathologie hépatique avancée ou ulcère digestif évolutif.
- Endocardite infectieuse, massage cardiaque externe prolongé.

Fibrinolyse en pratique

- 2 voies veineuses de bon calibre.
- Monitorage continu, oxygénothérapie.
- Défibrillateur en ordre de marche.
- Tenecteplase en bolus IV 0,5 mg/kg sans dépasser 50 mg.

Antiagrégation et anticoagulation

- Aspirine + Clopidogrel
- Énoxaparine ou HNF

Une normalisation du segment ST à la 90e minute et une disparition de la douleur sont en faveur de l'efficacité du traitement fibrinolytique : l'angioplastie de sauvetage est systématique si échec de la fibrinolyse.

Traitements adjuvants quelle que soit la technique

- Oxygénothérapie uniquement si hypoxémie (SpO_2 < 90 % ou PaO_2 < 60 mmHg). Éviter hyperoxie
- Analgésie, morphine en titration IV si besoin.
- Contrôle glycémique
- Thérapeutiques antiarythmiques si besoin.
- βbloquants IV si PAS > 120 mmHg et tachycardie, en l'absence de contre indications (insuffisance cardiaque aiguë, BAV) : aténolol 5 mg IV en 10 min renouvelée si besoin jusqu'à obtention d'une fréquence cardiaque à 60 bpm.
- Initiation d'un traitement par IEC dans les 24 premières heures si insuffisance cardiaque, dysfonction systolique du ventricule gauche ou diabète.

Troubles du rythme et de la conduction associés

Tachycardie ventriculaire (TV) non soutenue ou bien tolérée

- βbloquants IV en première intention si pas de contre indication.
- Amiodarone IV en association si TV persistante : dose de charge de 5 mg/kg sans dépasser 300 mg en 30 min à la seringue électrique puis une dose d'entretien de 600 à 900 mg/24 h IVSE. Attention aux effets inotropes négatifs.

- Correction des troubles hydroélectrolytiques
- En cas d'échec de l'amiodarone, choc électrique externe.

Fibrillation ventriculaire (FV) et TV mal tolérées

- Choc électrique externe.
- ± amiodarone en entretien (600 à 900 mg/24 h IVSE).

Bradycardie

- Atropine 0,5 mg à 1 mg IV à répéter toutes les 5 min sans dépasser 2 mg au total.
- Indication d'entrainement électrosystolique :
  - Bradycardie mal tolérée résistant à l'atropine quel que soit le siège de l'infarctus.
  - Apparition de troubles conductifs successifs d'aggravation progressive.
  - BAV 2 Mobitz 2, BAV 3 mal tolérés.

Choc cardiogénique primaire

- Coronarographie urgente pour angioplastie primaire. Fibrinolyse si délai avant coronarographie > 120 min.
- L'utilisation de la contre-pulsion intraaortique dans cette indication n'est plus recommandée.
- Envisager un transfert dans un centre expert disposant de chirurgie cardiaque et de moyens d'assistance cardiaque (ECMO, assistance ventriculaire gauche percutanée…).
- Réanimation symptomatique avec monitorage de la pression artérielle invasive, intubation et ventilation contrôlée + drogues cardiotropes.
- Intérêt de l'ETT précoce à la recherche de complications mécaniques.

PRISE EN CHARGE ET TRAITEMENT DES SCA ST-

- L'ECG peut être normal dans plus de 30 % des cas. Penser aux dérivations postérieures devant toute suspicion de SCA.

Évaluation du risque ischémique et stratégie interventionnelle

- Un seul critère est suffisant par catégorie de risques.
- Score de GRACE = risque de décès en cas de SCA ST- : calcul disponible en ligne, 8 variables (classe Killip, PAS, FC, âge, créatininémie, ACR à l'admission, modification du ST et augmentation de la troponine). Score à intégrer dans la stratification du risque ischémique.

Risque très élevé
- Instabilité hémodynamique
- Choc cardiogénique
- Douleur thoracique réfractaire/récurrente malgré traitement médical
- Trouble du rythme menaçant
- Complication mécanique d'infarctus du myocarde
- Insuffisance cardiaque aiguë liée au SCA ST-
- Sous-décalage ST > 1 mm dans 6 dérivations + sus décalage ST en aVr et/ou V1

→ **Prise en charge invasive immédiate (< 2h)**

Risque élevé
- Élévation significative de la troponine
- Modification récente du ST ou de l'onde T (symptomatique ou silencieuse)
- Arrêt cardiaque réanimé sans sus-décalage ST ni choc cardiogénique
- Score de GRACE > 140

→ **Prise en charge invasive précoce (< 24h)**

Risque faible
- Faible Risque
- Absence de critères des risques très élevé/ élevé
- Absence de récidive de douleur

→ **Prise en charge du syndrome coronarien chronique**
Évaluation non invasive avec recherche d'ischémie inductible

Évaluation du risque hémorragique

- L'évaluation du risque hémorragique doit être précoce afin d'optimiser la stratégie interventionnelle et pharmacologique. L'utilisation du score CRUSADE ou des critères ARC-HBR permet d'identifier les patients à haut risque hémorragique.

Traitements pharmacologiques

- Aspirine et un inhibiteur du récepteur P2Y12 (ne doit pas être administré avant la coronarographie pour les patients chez qui une stratégie invasive précoce est envisagée).
- Énoxaparine ou HNF
- βbloquants seulement si HTA et/ou tachycardie et en l'absence de signes d'insuffisance cardiaque et de contre indications : aténolol 5 mg IV en 10 min renouvelé si besoin jusqu'à obtention d'une fréquence cardiaque à 60 bpm.
- Dérivés nitrés : trinitrine sublinguale ou IV 0,5 à 2 mg/h en l'absence de contre indication (hypotension artérielle avec PAS < 100 mmHg, hypovolémie, IDM du ventricule droit).

CHOC CARDIOGÉNIQUE

DÉFINITION

- Le choc cardiogénique correspond à une insuffisance circulatoire aiguë d'origine cardiaque (bas débit) qui se manifeste par une hypotension (PAS < 90 mmHg ou la nécessité de recours aux vasopresseurs pour maintenir une PAS > 90 mmHg) associée à la présence de signes d'hypoperfusion (extrémités froides, marbrures, confusion, oligurie, hyperlactatémie).
- L'objectif thérapeutique est de corriger le bas débit (réanimation hémodynamique et traitement étiologique) pour prévenir une défaillance multiviscérale irréversible.

BILAN

Étiologique :

- ECG et troponine à la recherche d'une origine ischémique.
- L'échographie cardiaque est un examen fondamental pour quantifier la fonction cardiaque (fraction d'éjection) droite et gauche, pour évaluer la cause de l'insuffisance cardiaque (valvulopathie, troubles de la cinétique segmentaire au cours d'un infarctus du myocarde, tamponnade, cœur pulmonaire aigu sur une embolie pulmonaire) et pour rechercher des complications mécaniques (rupture de pilier, rupture ventriculaire).
- L'angio TDM cérébrale et thoraco-abdomino-pelvienne complète le bilan à la recherche d'une embolie pulmonaire, d'une dissection aortique ou d'une autre pathologie responsable du choc cardiogénique (sepsis, hémorragie méningée).

Du retentissement :

- GDS artériel (lactate), créatininémie, bilan hépatique, hémostase.

TRAITEMENT ÉTIOLOGIQUE SPÉCIFIQUE

Le traitement spécifique complète le traitement symptomatique réanimatoire commun à tous les états de choc.

Étiologie	Traitement
Infarctus du myocarde (IDM)	La coronarographie suivie d'une revascularisation coronaire par angioplastie ou exceptionnellement d'un pontage aortocoronaire est indiquée quel que soit le délai après le début de la douleur (cf. *SCA*)
Tamponnade	Drainage péricardique (cf. *Tamponnade*)
Embolie pulmonaire	Fibrinolyse ou embolectomie (cf. *Embolie pulmonaire*)
Dissection aortique	Chirurgie cardiaque en urgence

Étiologie	Traitement
FA	Correction indiquée si sa survenue récente participe à l'état de choc (antiarythmiques, cardioversion) (cf. *FA au bloc opératoire et en réanimation*)
Insuffisance aortique **Insuffisance mitrale**	Correction chirurgicale urgente de la valvulopathie
Sténose aortique	Valvuloplastie (pas de TAVI)
Intoxication à un médicament stabilisant de membrane et trouble de conduction intraventriculaire	Bicarbonate molaire 1 à 2 mL/kg
Cardiopathie du péripartum	Considérer l'administration de bromocriptine (2,5 mg × 2/j)
Myocardite **Cardiopathie de stress/Tako Tsubo** **Cardiopathie chronique**	Pas de traitement spécifique

Support hémodynamique

- Le monitorage de la pression artérielle invasive est indispensable pour guider l'administration des médicaments inotropes et vasoconstricteurs. L'objectif de PAM est de 65 mmHg.
- Un monitorage du débit cardiaque est indispensable pour évaluer la réponse aux médicaments inotropes et à la modulation de la postcharge. Le PiCCO™ présente un intérêt supplémentaire pour l'évaluation de l'eau pulmonaire, le cathétérisme artériel pulmonaire garde son intérêt en cas de dysfonction ventriculaire droite (PAP, POD).
- Le monitorage de la $ScvO_2$ (SvO_2 en cas de cathétérisme artériel pulmonaire) permet de juger de l'adéquation entre apports et consommation en oxygène.
- Le dosage régulier du lactate plasmatique, de la créatininémie, du bilan hépatique, et de l'hémostase permet de juger de l'évolution des défaillances d'organes.
- La noradrénaline est la catécholamine de première intention en cas d'hypotension. Elle permet une restauration de la pression de perfusion périphérique et coronaire, et possède des propriétés inotropes. L'adjonction d'un traitement inotrope doit être envisagée en cas de persistance de l'hypoperfusion périphérique sous noradrénaline. La dobutamine est l'inotrope de première intention. Le lévosimendan et les inhibiteurs des phosphodiestérases (milrinone) sont utilisés en deuxième intention. Ils peuvent cependant être proposés en première intention chez les patients sous βbloquant. L'utilisation d'inotrope doit être prudente dans certaines situations comme l'IDM devant un risque d'aggravation de l'ischémie myocardique. L'adrénaline ne doit être utilisée qu'en deuxième intention devant ses effets tachycardisants et proarythmogènes. Elle peut être proposée en première intention dans certaines situations comme un choc cardiogénique associée à une bradycardie sévère.

Inotrope	Dose
Dobutamine	Débuter à 2 µg/kg/min jusqu'à 20 µg/kg/min
Lévosimendan	Débuter à 0,1 µg/kg/min jusqu'à 0,2 µg/kg/min, pas de dose de charge
Milrinone	Dose de charge de 50 µg/kg sur 10 min puis 0,375 à 0,750 µg/kg/min

- Pas de dérivés nitrés ni de βbloquants au cours du choc cardiogénique
- Oxygénothérapie uniquement si hypoxémie (SpO_2 < 90 % ou PaO_2 > 60 mmHg). Éviter l'hyperoxie.
- La VNI peut réduire l'IOT et la mortalité chez les patients présentant une insuffisance respiratoire aiguë secondaire à un OAP (attention si insuffisance ventriculaire droite)
- Utilisation possible des diurétiques en cas de signes congestifs (OAP).

- Indications de l'assistance circulatoire :
  - L'état de choc cardiogénique réfractaire au traitement médical peut faire envisager l'assistance circulatoire (ECMO veino-artérielle ou assistance ventriculaire (Impella® ou Tandem Heart®) seulement si :
    . La pathologie est réversible et on peut s'attendre à une restauration de la fonction cardiaque. L'assistance circulatoire permet de passer un cap aigu : « bridge-to-recovery »
    . La pathologie est non réversible mais une greffe cardiaque ou une assistance circulatoire définitive peut être envisagée, après un bilan exhaustif réalisé dans un centre expert : « bridge-to-transplantation ».
  - Dans les autres cas de figure, l'assistance circulatoire est probablement futile. Néanmoins, la présence d'unités mobiles d'assistance circulatoire (UMAC) permet à la fois une canulation des patients sur site avant leur transfert vers un centre expert, mais également la discussion de chaque indication avec des praticiens rompus à ces pratiques.

ENTRAÎNEMENT ÉLECTROSYSTOLIQUE

- Entraînement systolique (EES) : suppléer une activité ventriculaire déficiente.
- Indications de l'EES en urgence : toute bradycardie symptomatique (i.e. altération des fonctions supérieures, syncope, douleur thoracique, insuffisance cardiaque, hypotension artérielle ou signes de choc) après échec de l'administration d'un traitement chronotrope :
  - Atropine bolus de 0,5 mg/3 min IV, jusqu'à 3 mg au total en première intention
  - Isoprénaline (20-60 µg IVD puis 1-20 µg/min) ou adrénaline IVSE en seconde intention si absence d'ischémie myocardique
- En pratique, surtout BAV de haut degré (BAV II de type 2, BAV III++) ou bloc sino-auriculaire mal tolérés.
- Toujours rechercher une étiologie de ces troubles de la conduction.
- La bradycardie peut être réversible (toxique, médicaments, IDM, myocardite, chirurgie cardiaque, TAVI, trouble hydroélectrolytique) ou non réversible (bradycardie persistante ou intermittente témoignant d'une lésion intrinsèque du nœud sinusal ou du système auriculoventriculaire). Le pacing temporaire est utilisé en cas de bradyarythmie réversible, ou comme bridge vers l'implantation d'un pacemaker permanent.

ENTRAÎNEMENT ÉLECTROSYSTOLIQUE EXTERNE (TRANSCUTANÉ)

- En première intention car rapide à poser, non invasif et simple d'emploi.
- Principe de mise en place d'un EES par voie transcutanée :
  - Appliquer les électrodes de stimulation : électrode antérieure sur le thorax à gauche de la partie inférieure du sternum et électrode postérieure sous l'omoplate gauche.
  - En cas d'arrêt cardiaque ou de mauvaise tolérance hémodynamique, disposition antéro-latérale (électrode antérieure sous la clavicule droite, électrode latérale sur la ligne axillaire moyenne gauche sous le mamelon).
  - Réglage du mode de stimulation : le mode à la demande ou sentinelle permet un envoi des impulsions de stimulation lorsque la FC du patient est inférieure à la fréquence de stimulation choisie. Le mode fixe ou asynchrone permet un envoi des impulsions à une fréquence fixe déterminée.
  - Utiliser le mode sentinelle chaque fois que possible.
  - Réglage de la fréquence de stimulation : en mode à la demande, régler la fréquence seuil sous laquelle il y aura impulsions de stimulation, en mode fixe, appliquer une fréquence déterminée (entre 60 et 90/min).
  - Débuter la stimulation : un spike apparaît sur le scope ECG.
  - Réglage de l'intensité de stimulation (70-120 mA en moyenne) :
  - Maximal d'emblée en cas d'inefficacité circulatoire (150 à 200 mA).
  - Progressif chez le patient conscient, par palliers de 10 mA à partir d'un seuil initial de 10 mA à la recherche du seuil de stimulation.

- Durée de stimulation : 20-50 ms.
- Attention : l'entraînement électrosystolique transcutané peut être mal toléré chez un patient vigile (douleur et/ou inconfort) si intensité > 50 mA. Une sédation et/ou une analgésie prudente peuvent être proposées.
- Si échec de l'atropine et de l'EES externe : adrénaline en titration débutant à 2-10 µg/kg (d'autant plus que la bradycardie est symptomatique).

ENTRAÎNEMENT ÉLECTROSYSTOLIQUE ENDOCAVITAIRE (TRANSVEINEUX)

- Sonde de stimulation au contact de l'endocarde du VD, placée par abord veineux central (jugulaire interne ou subclavière, par voie fémorale sous radioscopie).
- Contre indication : prothèse tricuspidienne, endocardite tricuspidienne.
- Principe de mise en place d'un EES endocavitaire :
  - Réglage du mode et de la fréquence de stimulation (cf. *ci-dessus*).
  - Réglage de l'intensité de la stimulation : valeur initiale 4 mA. Le seuil de stimulation correspond à la plus faible intensité permettant l'électroentraînement. Une valeur de stimulation égale au double du seuil permet un entraînement fiable.
- Tracé d'électrostimulation normal : apparition d'un spike (artéfact de stimulation) puis d'un complexe large avec aspect de retard gauche.
- Complications fréquentes (jusqu'à 40 %) : veineuses liées à la pose du cathéter, échec de position de la sonde, perforation cardiaque, pneumothorax, infections.
- Surveillance quotidienne de la position de la sonde par radiographie de thorax, vérification du seuil et du point de ponction.
- Toujours limiter dans le temps son utilisation compte tenu de l'incidence des complications. La mise en place d'un pacemaker définitif peut être à envisager secondairement selon l'étiologie.
- Pour un pacing transveineux temporaire d'une durée potentiellement prolongée, l'utilisation de sondes transcutanées tunnélisées et reliées à un pacemaker externe doit être envisagée.
- Indications : échec ou mauvaise tolérance de l'entraînement électrosystolique par voie transcutanée. Nécessité d'un pacing temporaire d'une durée prolongée..

TAMPONNADE CARDIAQUE

Épanchement péricardique compressif réalisant un tableau d'insuffisance circulatoire aiguë.

L'examen complémentaire principal à visée diagnostique en urgence est l'échocardiographie.

PHYSIOPATHOLOGIE

- Étirement du péricarde fibreux par accumulation de liquide, de sang ou de caillots jusqu'à un point critique au-delà duquel la compliance du péricarde s'effondre.
- Augmentation de la pression intrapéricardique qui entraîne :
  - Diminution du retour veineux et du remplissage auriculaire.
  - Diminution de la compliance ventriculaire aboutissant à la diminution du volume d'éjection systolique (VES).
  - Au maximum : égalisation des pressions dans toutes les cavités ce qui empêche tout remplissage.
  - Le débit cardiaque dépend alors de la fréquence cardiaque puisque le VES ne peut pas augmenter.
- Mécanismes compensateurs :
  - Tachycardie réflexe.
  - Élévation du tonus sympathique avec élévation des résistances périphériques pour maintenir une pression artérielle.
  - En ventilation spontanée, le ventricule droit se remplit et éjecte à l'inspiration, et le ventricule gauche se remplit et éjecte à l'expiration.

DIAGNOSTIC

Étiologies

- Toutes les causes de péricardite aiguë peuvent se compliquer de tamponnade : sepsis (pyogène, tuberculose++), néoplasie, pathologie de système, post syndrome coronarien aigu (SCA).
- Causes mécaniques : hémopéricarde d'origine traumatique, dissection aortique, postopératoire de chirurgie cardiaque, rupture du cœur compliquant un SCA.

Signes cliniques le plus souvent non spécifiques

- État de choc avec signes d'insuffisance cardiaque droite (turgescence jugulaire, reflux hépatojugulaire, hépatomégalie).
- Association à des degrés divers : dyspnée, orthopnée, tachycardie, oligurie, pouls paradoxal (réduction du pouls à l'inspiration) qui n'est pas constant.
- Les signes droits peuvent manquer si le patient est hypovolémique.

Paraclinique

- Échocardiographie +++. Meilleur outil diagnostique.
  - Présence d'un épanchement intrapéricardique souvent circonférentiel. Aspect de « swinging heart ». Le volume de l'épanchement peut être plus modéré avec parfois présence d'une seule image de caillot comprimant l'OD.
  - Collapsus diastolique de l'OD et du VD gênant le remplissage.
  - Septum paradoxal : compression du VG en diastole par le VD.
- Radio pulmonaire normale ou montrant une silhouette cardiaque élargie.
- ECG : tachycardie sinusale, signes de péricardite, microvoltage, peut être normal, troubles non spécifiques de la repolarisation ou alternance électrique correspondant à une variation de la morphologie et de l'amplitude des QRS (signe pathognomonique).

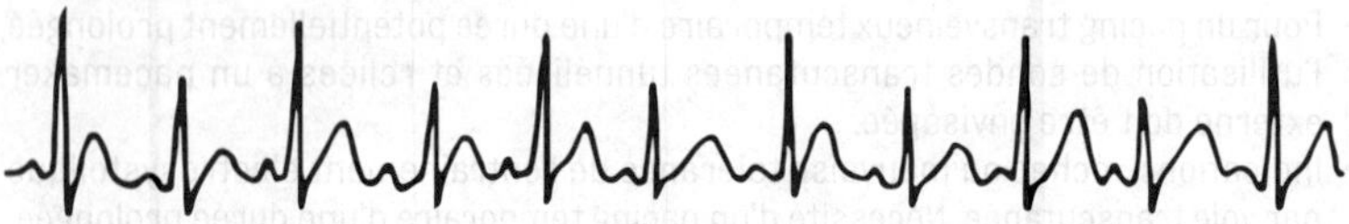

TRAITEMENT

En pratique

- Privilégier toujours une prise en charge chirurgicale au bloc opératoire si le tableau clinique le permet. En cas de collapsus majeur, le drainage péricardique peut être réalisé en urgence au lit du malade sous contrôle échocardiographique.
  - Par ponction soit au niveau de l'angle xypho-costal gauche soit au niveau du 6e espace intercostal gauche.
  - Par péricardotomie sous-xyphoïdienne.
  - Dans le cadre du postopératoire de chirurgie cardiaque, par ouverture de la cicatrice de sternotomie.
- L'évacuation de 100 à 200 mL de liquide est en général suffisante pour décomprimer le cœur.
- Monitorage du patient.
- Expansion volémique +++ pour lutter contre le collapsus diastolique des cavités droites.
- Agents inotropes positifs (adrénaline) permettant le maintien hémodynamique jusqu'à la décompression cardiaque.
- Éviter :
  - La ventilation en pression positive et la mise en décubitus strict (risque de désamorçage de la pompe cardiaque).
  - L'utilisation d'agent bradycardisant ou vasodilatateur.
- L'induction de l'anesthésie générale à très haut risque dans cette situation doit être pratiquée au dernier moment, le patient étant laissé en ventilation spontanée et le chirurgien commençant son geste de décompression simultanément en position 1/2 assise si mauvaise tolérance hémodynamique.

- On utilisera préférentiellement la kétamine pour ses propriétés sympathomimétiques ou l'étomidate peu dépresseur du système cardiovasculaire.

Technique de drainage péricardique par ponction sous xyphoïdienne

- Préparation du matériel : anesthésie locale, cathéter veineux central monolumière.
- Patient scopé, deux voies d'abord de bon calibre, matériel d'intubation et de réanimation à disposition, asepsie stricte.
- Repérage échographique de l'épanchement notamment en regard de la paroi antéro-latérale du VD.
- Repérage de la partie inférieure du sternum.
- Anesthésie locale de la peau et des tissus sous cutanés.
- Ponction à la pointe du sternum avec un angle de 20 à 30° par rapport à l'horizontale en direction de l'épaule gauche.
- Avancée prudente le vide à la main sous contrôle échocardiographique.
- Reflux franc de liquide, pulsatile, avec ± sensation de perte de résistance au passage du péricarde.
- L'évacuation des premiers mL de sang permet souvent une amélioration hémodynamique rapide.
- Montée du guide dans le péricarde à travers l'aiguille en place. Retrait de l'aiguille.
- Mise en place du drain péricardique.
- Retrait du guide, une fois le cathéter en place.
- Vérification à la seringue de la position du drain ± évacuation de sang pour lever la tamponnade selon l'état clinique du patient.
- Vérification de la position du drain en échocardiographie.
- Analyse du liquide de ponction pour recherche étiologique.

ARBRE BRONCHIQUE : PROJECTIONS RADIOLOGIQUES ET FIBROSCOPIQUES

VUES FIBROSCOPIQUES : L'OPÉRATEUR EST EN FACE DU PATIENT

Poumon droit

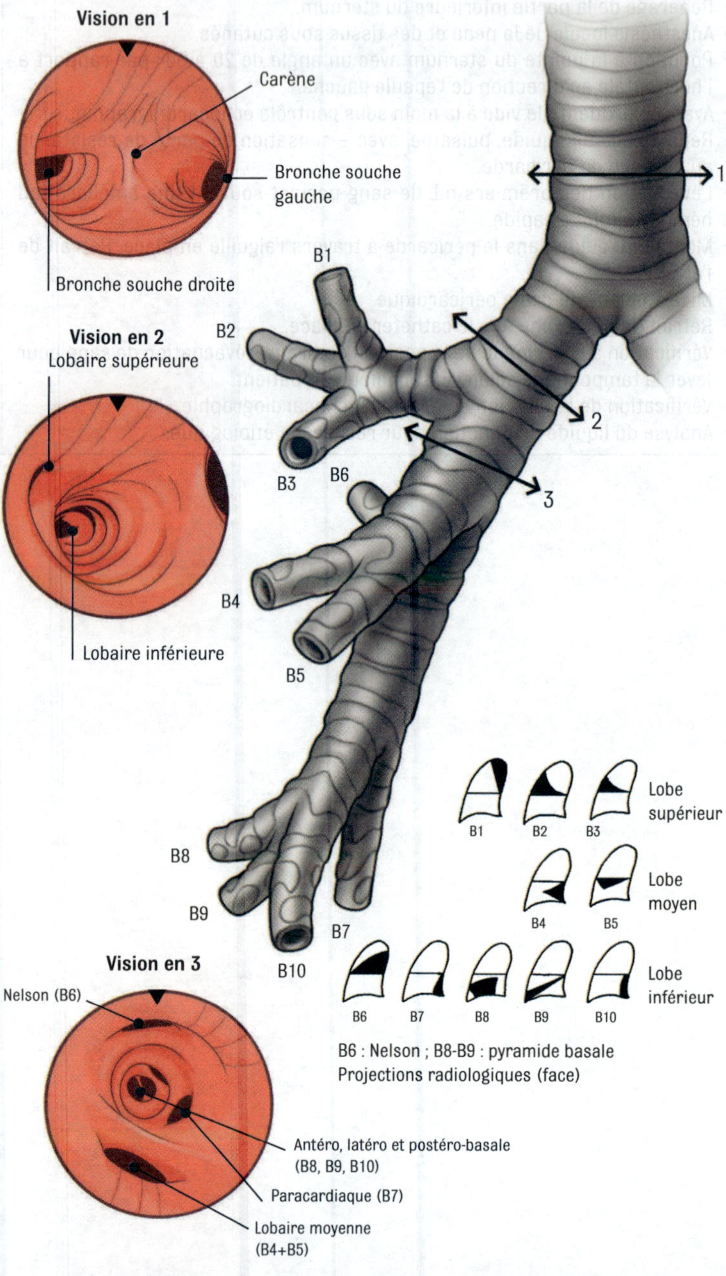

B6 : Nelson ; B8-B9 : pyramide basale
Projections radiologiques (face)

Poumon gauche

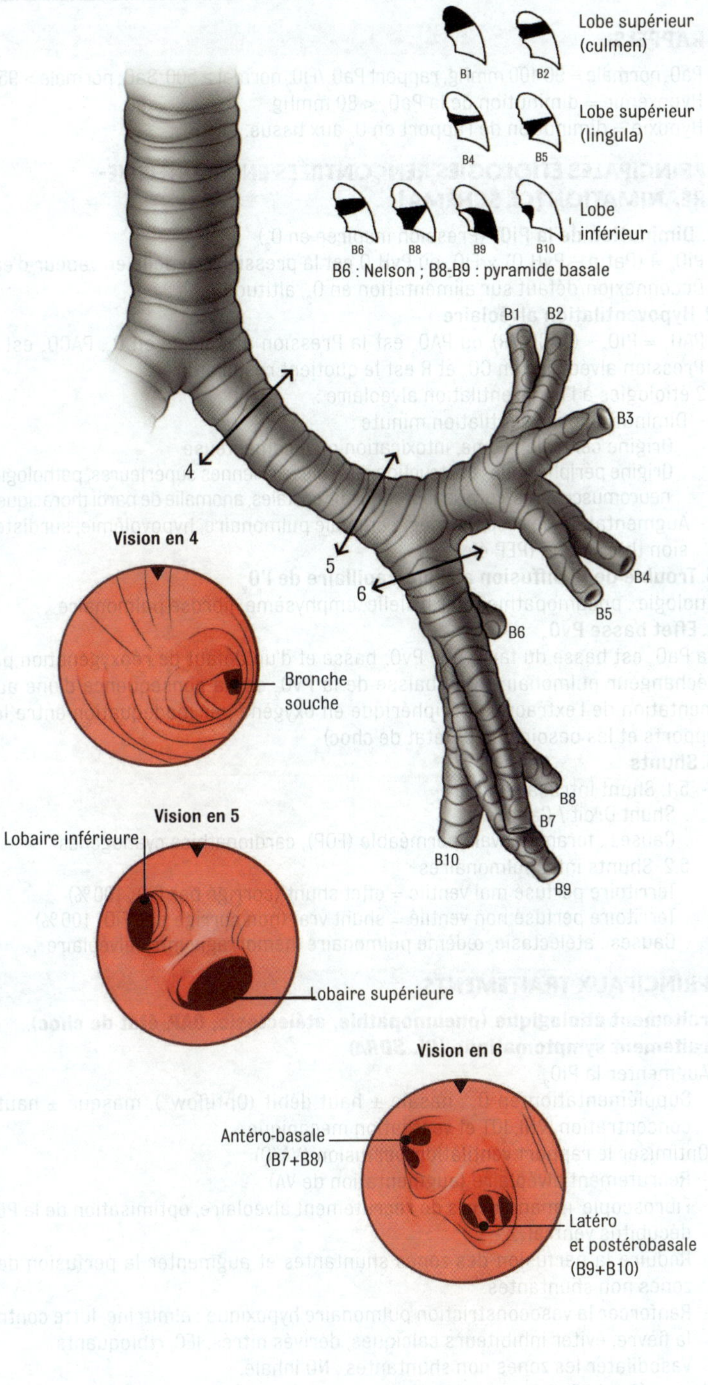

HYPOXÉMIE : ÉTIOLOGIES ET TRAITEMENT

RAPPELS

- PaO_2 normale = 90-100 mmHg, rapport PaO_2/FiO_2 normal ≥ 500, SaO_2 normale > 95 %.
- Hypoxémie = diminution de la PaO_2 < 80 mmHg
- Hypoxie = diminution de l'apport en O_2 aux tissus.

PRINCIPALES ÉTIOLOGIES RENCONTRÉES EN ANESTHÉSIE-RÉANIMATION (Cf. SCHÉMA)

1. Diminution de la PiO_2 (Pression inspirée en O_2)
- PiO_2 = (Patm – PvH_2O) × FiO_2 où PvH_2O est la pression partielle en vapeur d'eau
- Déconnexion/défaut sur alimentation en O_2, altitude.

2. Hypoventilation alvéolaire
- $PAO_2 = PiO_2 - (PACO_2/R)$ où PAO_2 est la Pression alvéolaire en O_2, $PACO_2$ est la Pression alvéolaire en CO_2 et R est le quotient respiratoire.
- 2 étiologies à l'hypoventilation alvéolaire :
  - Diminution de la ventilation minute :
    - . Origine centrale : coma, intoxication médicamenteuse.
    - . Origine périphérique : obstruction des voies aériennes supérieures, pathologies neuromusculaires, curarisation, douleur costales, anomalie de paroi thoracique…
  - Augmentation de l'espace mort : embolie pulmonaire, hypovolémie, surdistension thoracique (PEP élevée)…

3. Trouble de la diffusion alvéolo-capillaire de l'O_2
Étiologie : pneumopathie interstitielle, emphysème, fibrose pulmonaire…

4. Effet basse PvO_2
La PaO_2 est basse du fait d'une PvO_2 basse et d'un défaut de réoxygénation par l'échangeur pulmonaire. Une baisse de la PvO_2 est la conséquence d'une augmentation de l'extraction périphérique en oxygène par inadéquation entre les apports et les besoins en O_2 (état de choc).

5. Shunts
- 5.1. Shunt intracardiaque :
  - . Shunt Droit / Gauche
  - . Causes : foramen ovale perméable (FOP), cardiopathies cyanogènes
- 5.2. Shunts intrapulmonaires :
  - . Territoire perfusé mal ventilé = effet shunt (corrigé par FiO_2 100 %)
  - . Territoire perfusé non ventilé = shunt vrai (non corrigé par FiO_2 100 %)
  - . Causes : atélectasie, œdème pulmonaire, hémorragie intra-alvéolaire…

PRINCIPAUX TRAITEMENTS

Traitement étiologique (pneumopathie, atélectasie, OAP, état de choc)
Traitement symptomatique (Cf. *SDRA*)
- Augmenter la PiO_2
  - Supplémentation en O_2 : nasale ± haut débit (Optiflow®), masque ± haute concentration, VNI, IOT et ventilation mécanique.
- Optimiser le rapport ventilation/perfusion (VA/Q) :
  - Recrutement alvéolaire (augmentation de VA)
  - Fibroscopie + manœuvres de recrutement alvéolaire, optimisation de la PEP, décubitus ventral…
  - Réduire la perfusion des zones shuntantes et augmenter la perfusion des zones non shuntantes.
  - Renforcer la vasoconstriction pulmonaire hypoxique : almitrine, lutte contre la fièvre, éviter inhibiteurs calciques, dérivés nitrés, IEC, αbloquants.
  - Vasodilater les zones non shuntantes : NO inhalé.
- Augmenter la PvO_2
  - Réduire la VO_2 (consommation générale en O_2)
  - Optimisation de l'index cardiaque : expansion volémique, vasopresseurs, inotropes.
- Rechercher un shunt intracardiaque (FOP)
- Extra Corporeal Membrane Oxygenation (cf. *ECMO*)

MÉCANISMES DE L'HYPOXÉMIE

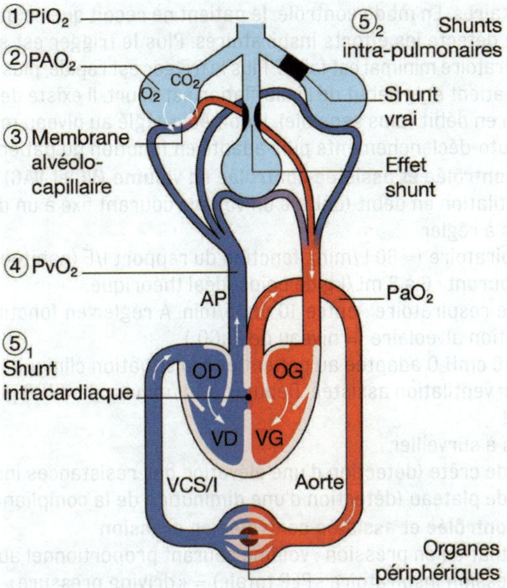

VENTILATION MÉCANIQUE

Objectifs de la ventilation mécanique

- Décharger tout ou partie du travail des muscles respiratoires en cas de défaillance du système ventilatoire pour éviter ou traiter l'épuisement respiratoire.
- OU assurer la fonction ventilatoire lorsque le patient est sous anesthésie avec une dépression respiratoire totale.
- L'objectif est dans tous les cas d'assurer une oxygénation et une élimination du CO_2 optimale, en adéquation avec les besoins métaboliques du patient.

Quelques définitions :

- Pression expiratoire positive (PEP) = pression alvéolaire à la fin d'expiration.
- Compliance : relation pression-volume = volume courant / (Pplateau - PEP)
- Résistance : relation pression-débit = (pression d'insufflation - pression plateau) / débit inspiratoire
- Pression motrice (« driving pressure ») = Pression plateau - PEP

VENTILATION INVASIVE

Elle est réalisée par le biais d'une sonde d'intubation trachéale ou d'une trachéotomie.

Comment je règle la ventilation invasive ?

Ventilation mécanique

- **Contrôlée** → Pas de participation du patient → Volume courant et fréquence des insufflations réglés. Si mode assisté-contrôlé, la FR mesurée peut être différente de la FR imposée si présence d'efforts inspiratoires détectés par le trigger.
- **Assistée** → Participation active du patient → Volume courant dépendant du niveau d'aide inspiratoire délivré. Fréquence respiratoire variable selon les besoins métaboliques du patient et le volume courant généré par l'aide inspiratoire réglée. Le patient adapte sa ventilation à son besoin de volume minute.

- **Mode assisté-contrôlé** : le patient reçoit les cycles imposés (Vt et FR). En cas d'effort inspiratoire du patient au-delà du seuil, il reçoit un ou plusieurs cycles supplémentaires. En mode contrôlé, le patient ne reçoit que ce qui est imposé.
- **Le trigger** : détecte les efforts inspiratoires. Plus le trigger est sensible, plus l'effort inspiratoire minimal est faible. Plus le trigger est rapide, plus le délai entre l'effort du patient et le début de l'insufflation est court. Il existe des triggers en pression ou en débit (plus sensible). Il doit être réglé au niveau minimum pour éviter les auto-déclenchements puis adapté en fonction du patient.

Ventilation contrôlée et assistée-contrôlée en volume (VC et VAC)

Mode de ventilation en débit (délivre un volume courant fixé à un débit donné)

- Paramètres à régler :
  - Débit inspiratoire (≈ 60 L/min), fonction du rapport I/E (habituellement 1/2).
  - Volume courant : 6 à 8 mL/kg de poids idéal théorique.
  - Fréquence respiratoire : entre 10 et 35/min. À régler en fonction du niveau de ventilation alvéolaire (= niveau de $PaCO_2$).
  - PEP : 3 à 10 cmH_2O adaptée au patient et à la situation clinique
  - Trigger : si ventilation assistée. Débuter à 1 L/min ou -1 cmH_2O puis à adapter au patient.
- Paramètres à surveiller :
  - Pression de crête (détection d'une élévation des résistances inspiratoires)
  - Pression de plateau (détection d'une diminution de la compliance)

Ventilation contrôlée et assistée-contrôlée en pression

Mode de ventilation en pression : volume courant proportionnel au gradient de pression (pression inspiratoire - PEP totale) = « driving pressure »

- Paramètres à régler :
  - Pression inspiratoire : maximum 30 cmH_2O, objectif : volume courant à 6 à 8 mL/kg de poids idéal théorique
  - Fréquence respiratoire : entre 10 et 35/min. À régler en fonction du niveau de ventilation alvéolaire (niveau de $PaCO_2$).
  - PEP : 3 à 10 cmH_2O
  - I/E : son augmentation augmente le volume courant délivré.
  - Pente de montée de pression
  - Trigger : si ventilation assistée. Débuter à 1 L/min ou -1 cmH_2O puis à adapter au patient.
- Paramètres à surveiller :
  - Volume courant (détection d'une augmentation de résistance ou de baisse de compliance). Réglage des alarmes de volumes minimums (Vt et volume minute).

Ventilation spontanée en aide inspiratoire (AI)

Mode de ventilation en pression cyclé sur un signal de débit.

Tous les efforts détectés par le trigger font l'objet d'une assistance en pression.

- Paramètres à régler :
  - Trigger : débuter à 1 L/min ou -1 cmH_2O puis à adapter au patient.
  - Aide inspiratoire : 8 à 20 cmH_2O en fonction du volume courant qui en résulte et de la fréquence respiratoire qui y est associée (dépend des besoins métaboliques du patients et de ses capacités ventilatoires).
  - PEP : 3 à 10 cmH_2O
  - Ventilation d'apnée (mode assisté, si le patient arrête de respirer, la machine doit prendre le relai en mode contrôlé).
- Paramètres à surveiller :
  - Fréquence respiratoire
  - Volume courant

Sevrage de la ventilation invasive

L'évaluation doit être quotidienne. Nécessité d'un protocole de soins.

Le patient est-il candidat à une extubation ?

- Absence de sédation, niveau de conscience suffisant, absence de trouble de la déglutition
- Stabilité hémodynamique, résolution de l'épisode aigu ayant motivé l'intubation, absence de sepsis non contrôlé.

- $FiO_2 \leq 50\,\%$, PEP ≤ 5 cmH_2O, toux efficace
- Test de fuite positif. À réaliser si présence d'un FDR d'œdème laryngé (sexe féminin, intubation par voie nasale, sonde de gros calibre, pressions du ballonnet élevées, notion d'intubation difficile, traumatique ou prolongée)
- **NB** : test de fuite : évaluation du risque d'obstruction des voies aériennes par œdème laryngé.
  - Réalisation pratique : méthode quantitative en VAC
    . Première mesure du volume courant inspiré ballonnet gonflé.
    . Dégonfler le ballonnet et mesure du volume courant expiré en moyennant les 3 valeurs les plus faibles sur 6 cycles consécutifs.
  - Positif si différence entre volume inspiré et expiré < 110 mL.
  - Si négatif, discuter une corticothérapie systémique.

Épreuve de ventilation spontanée
- À réaliser si le patient est candidat à une extubation, après une ventilation instaurée depuis plus de 48 heures.
  - Durée : 30 minutes.
- Plusieurs modalités de réalisation :
  - Patient correctement installé, après une séance de kinésithérapie, arrêt de l'alimentation entérale.
  - Pièce en T : débranchement du respirateur.
  - Niveau minimal d'aide inspiratoire ou faible niveau de CPAP.
  - Recherche de signes de mauvaise tolérance :
    . FR > 35/min
    . $SpO_2 < 90\,\%$
    . Variations > 20% de la fréquence cardiaque ou de la pression artérielle systolique
    . Sueurs, agitation, troubles de la vigilance
- Si le patient est candidat à une extubation et ne présente pas de signes de mauvaise tolérance à l'épreuve de ventilation spontanée : EXTUBATION

VENTILATION NON INVASIVE (VNI)

Interface : masque nasal, naso-buccal ou intégral.
Principe : ventilation à « fuites ». Prévenir l'intubation trachéale.
Utilisation en aide inspiratoire +++. Exceptionnellement en mode pression contrôlée ou dans un mode en volume (VAC). Compensation des fuites si mode spécifique de VNI.
- Indications :
  - Décompensations aiguës d'insuffisance respiratoire chronique.
  - Œdème aigu pulmonaire cardiogénique.
  - Insuffisance respiratoire postopératoire de chirurgie thoracique et abdominale.
  - Insuffisance respiratoire aiguë des immunodéprimés.
  - Sevrage ventilatoire.
  - Traumatisme thoracique.
- Contre indications :
  - Troubles de la conscience.
  - Hypoxémie menaçante réfractaire, pneumothorax non drainé.
  - Obstruction des voies aériennes supérieures.
  - Vomissements incoercibles.
  - Chirurgie par voie trans-sphénoïdale.

Comment je règle la VNI ?
- En aide inspiratoire :
  - Débuter à un faible niveau d'AI (3-5 cmH_2O) pour meilleure tolérance du patient
  - Augmentation progressive de l'AI jusqu'à 10-15 cmH_2O avec un objectif de volume courant entre 6 et 8 mL/kg et une fréquence respiratoire ≤ 25/min.
- PEP : augmentation progressive pour meilleure tolérance.
- Objectif : 3 à 10 cmH_2O.
- Trigger inspiratoire en débit : 0,5-1 L/min
- Pente de pressurisation du niveau d'AI : 100-200 ms
- Cyclage inspiration/expiration (trigger expiratoire) : 25 % du débit maximal d'insufflation par défaut, à augmenter à 40-50 % chez les patients BPCO.

- Vérifier en permanence le placement correct de l'interface. Si trop de fuites, pas de détection de l'effort inspiratoire ou impossibilité de cycler l'expiration.

OXYGÉNOTHÉRAPIE À HAUT DÉBIT (OPTIFLOW™)

Interface : canules nasales
Principe : délivrance d'oxygène humidifié et réchauffé à haut débit via des canules nasales.

Avantages

- Diminue l'espace mort anatomique (effet wash-out).
- Génère un niveau faible niveau de pression positive dans les voies aériennes.
- Peut délivrer une FiO_2 à 100 %.
- Confort du patient.

Indications

- Insuffisance respiratoire aiguë hypoxémique sans hypercapnie.
- Insuffisance respiratoire aiguë en postopératoire de chirurgie cardiothoracique.

Comment je règle l'oxygénothérapie à haut débit ?

- Réglage initial du débit à 60 L/min et de la FiO_2 à 1.
- Diminution de la FiO_2 jusqu'à l'objectif de SpO_2 souhaitée.

SYNDROME DE DÉTRESSE RESPIRATOIRE AIGUË (SDRA)

Incidence de 7-12 % en réanimation. Mortalité variable de 25 à 50 % selon sévérité et comorbidités associées.

DÉFINITIONS

Clinique

Le SDRA est défini selon les critères de Berlin (2012) comme :

1. Insuffisance respiratoire aiguë (évoluant depuis moins d'1 semaine)
2. Opacités alvéolaires bilatérales sur la radiographie thoracique
3. Œdème pulmonaire non expliqué totalement par une dysfonction cardiaque gauche ou une surcharge hydrosodée
4. Hypoxémie définie sur un rapport $PaO_2/FiO_2 \leq 300$, avec classification en 3 stades :
   - SDRA léger : $200 < PaO_2/FiO_2 \leq 300$ avec PEP ou CPAP ≥ 5 cmH20
   - SDRA modéré : $100 < PaO_2/FiO_2 \leq 200$ avec PEP ≥ 5 cmH20
   - SDRA sévère : $PaO_2/FiO_2 \leq 100$ avec PEP ≥ 5 cmH20

Histologique

Le SDRA est un **œdème pulmonaire lésionnel**, c'est à dire entraîné par une **augmentation de la perméabilité capillaire pulmonaire** due à une **agression directe ou indirecte de la membrane alvéolo-capillaire**.
L'examen histologique des poumons montre un exsudat riche en polynucléaires neutrophiles avec des zones hémorragiques témoignant d'une destruction de la barrière alvéolo-capillaire.

Tout SDRA est hypoxémique mais toute hypoxémie n'est pas un SDRA.

ÉTIOLOGIES ET PHYSIOPATHOLOGIE

L'agression de la membrane alvéolo-capillaire peut être soit directe (versant épithélial de la membrane) soit indirecte (versant endothélial de la membrane). Le sepsis est ainsi la première cause de SDRA.

Origine pulmonaire = atteinte directe	Origine systémique = atteinte indirecte
• Pneumopathie (bactérienne ou virale) • Inhalation (liquide gastrique, noyade, fumées, toxiques) • Traumatisme thoracique - contusions pulmonaires • Vascularite pulmonaire, embolie graisseuse…	• Sepsis sévère (extra-pulmonaire) • Tout état de choc sauf choc cardiogénique • Polytraumatisme • Pancréatite aiguë • Brûlure sévère • CIVD • Transfusion massive (TRALI)

- Tous ces mécanismes engendrent une production de marqueurs de l'inflammation (IL-1, IL-6, IL-8 TNFα et M-CSF) par les macrophages alvéolaires et par certaines cellules épithéliales et endothéliales de la membrane alvéolo-capillaire. Les cytokines ainsi produites favorisent le recrutement d'autres cellules immunitaires au niveau de la membrane alvéolo-capillaire et notamment des polynucléaires neutrophiles. Ceux-ci sont à l'origine de production de radicaux libres, de molécules du stress oxydatif et de lésions cellulaires et tissulaires. L'importance de l'infiltrat de polynucléaires neutrophiles au niveau alvéolaire est directement liée à la sévérité et au pronostic du SDRA.
- À distance (> J7- J10), une phase de réparation cellulaire se met en place conduisant à la prolifération et différenciation dans la membrane de pneumatocytes de type II en type I, d'infiltrats fibroblastiques et de collagène ainsi que des cellules immunitaires. Dans certains cas, cette phase résolutive n'est pas contrôlée et conduit à une prolifération de fibroblastes pulmonaires aboutissant à une fibrose pulmonaire.
- Le dosage de certains biomarqueurs (VEGF, protéine C, thrombomoduline, cytokines pro-inflammatoires, RAGE...) est en cours d'étude et pourrait guider les thérapeutiques.

PRISE EN CHARGE

1. Traitement étiologique

2. Ventilation mécanique protectrice

- **Objectif** : maintien de niveaux d'oxygénation et de ventilation nécessaires tout en réduisant les risques de lésions pulmonaires induites par la ventilation mécanique (volotraumatisme et baroraumatisme).
- **Principes** :
  - Ventilation « petit volume courant/grande fréquence respiratoire » : Vt ≤ 6 mL/kg du poids idéal théorique, fréquence respiratoire selon $PaCO_2$.
  - Driving Pressure (Pplateau – PEPtot) ≤ 15 cmH_2O. Reflet de la compliance thoracopulmonaire.
  - Réduction de l'espace mort instrumental par utilisation d'un humidificateur chauffant. L'acidose respiratoire n'est pas une indication à la perfusion de bicarbonates.
  - Éviter le dérecrutement lors des aspirations trachéales : pas de déconnexion du respirateur, utilisation de systèmes clos d'aspiration.
- **Réglage du respirateur dans le SDRA**

Mode ventilatoire	VAC
Débit inspiratoire	> 50 L/min
Volume courant	≤ 6 mL/kg de poids idéal théorique Pression de plateau < 30 cm H_2O Driving Pressure ≤ 15 cmH_2O
Fréquence respiratoire	Adaptation à la $PaCO_2$ et à la pression de plateau Son augmentation peut majorer la PEP intrinsèque Hypercapnie permissive tolérée – Objectif pH > 7,20
PEP	Individualisée selon PEP trial
FiO_2	Objectif : 90 < SpO_2 < 95 % ou PaO_2 > 60 mmHg

Devant l'absence de linéarité du rapport PaO_2/FiO_2, il convient d'évaluer l'hypoxémie en réalisant des gaz du sang en FiO_2 100 %.

- **Mesures de recrutement alvéolaire**
  - Le recrutement alvéolaire permet une augmentation transitoire de la pression transpulmonaire pour ré-expandre les zones collabées mais recrutables. Les objectifs du recrutement alvéolaire sont ainsi d'améliorer la compliance et de réduire le shunt (amélioration de l'oxygénation).

- Les modalités de réalisation sont non consensuelles mais l'objectif est d'atteindre une pression alvéolaire (Pplat) d'au moins 45 cmH_2O pendant plus de 10 secondes (à répéter 2 ou 3 fois).

Par exemple :

- Passage en mode pression contrôlée
- PEP fixée sur le PEP de départ du PEP trial (en général 12 ou 15 cmH_2O)
- Pinsp réglée à (45 - PEP fixée) (si PEP fixée à 12 cmH_2O, Pinsp réglée à 33 cmH_2O)
- Réaliser une pause inspiratoire de 10 secondes
- Si la Pplat obtenue est < 45 cmH_2O, répéter la manœuvre en augmentant la Pinsp jusqu'à atteindre une Pplat d'au moins 45 cmH_2O.
- Répéter la manœuvre 2 ou 3 fois
- Remettre la ventilation en mode volume contrôlé.

Ces manœuvres sont à risques de :

- Barotraumatisme et notamment de pneumothorax
- Instabilité hémodynamique avec diminution du retour veineux (d'autant moins important que la compliance est basse avec diminution de l'interaction cœur-poumon).

Nécessité d'un monitorage hémodynamique lors des manœuvres de recrutement alvéolaire.

- **PEP trial individualisé**
  - Les objectifs de la ventilation avec une PEP élevée dans le SDRA sont de maintenir une ouverture alvéolaire en expiration en compensant le dérecrutement induit par la ventilation mécanique à petits Vt et à une protection pulmonaire par limitation des cycles ouverture/fermeture des alvéoles.
  - La recherche de la PEP optimale se réalise toujours après manœuvres de recrutement et a pour objectif d'obtenir le meilleur compromis entre :
    . Une meilleure oxygénation quantifiée par le rapport PaO_2/FiO_2
    . Une limitation de la surdistension, mesurée par l'espace mort
    . Une meilleure compliance thoracopulmonaire
    . Un meilleur transport artériel en oxygène, évalué par une mesure du débit cardiaque et un monitorage hémodynamique.

3. Optimisation hémodynamique

Optimisation du débit cardiaque pour optimisation du transport artériel en oxygène.
Réduction de l'eau pulmonaire extravasculaire.

4. Autres Thérapeutiques

Curares

- **Objectifs** :
  - Diminution de l'asynchronie patient/ventilateur.
  - Diminuer le biotraumatisme et le barotraumatisme.
- **Modalités** :
  - Dans les 48 premières heures, si PaO_2/FiO_2 < 150 mmHg et PEP > 5 cmH_2O. Monitorage de la curarisation.

Décubitus Ventral

- **Principe** : redistribution de la perfusion vers les zones antérieures potentiellement moins shuntantes. Homogénéisation la distribution du Vt et de la PEP (par diminution du gradient de pression transpulmonaire). Amélioration du drainage bronchique.
- Bénéfice potentiel chez tous les patients, plus net en cas d'atteinte lobaire.
- **Amélioration de la PaO_2 dans les 30 minutes dans 80 % des cas.**
- **Modalités** :
  - À instituer précocement si PaO_2/FiO_2 < 150 mmHg avec FiO_2 > 60 % et PEP ≥ 5 cmH_2O.
  - Durée : 16 h environ, selon efficacité et tolérance. Séances itératives si patient répondeur.
  - Complications selon entraînement des équipes : IOT sélective, obstruction de sonde, extubation, lésions de compression. Pas d'effet hémodynamique notable en l'absence d'hypovolémie.

NO inhalé

- **Principes** :
  - Vasodilatation pulmonaire limitée aux zones ventilées, de façon à redistribuer le débit sanguin pulmonaire et à améliorer le rapport ventilation/perfusion.
  - Accessoirement, diminution du débit de shunt intracardiaque (foramen ovale perméable) par réduction de la postcharge du ventricule droit.
  - Absence d'effet systémique (inactivation par l'Hb circulante).
- **Modalités** :
  - En pratique : Débit NO = VE × concentration désirée/225
  - Test à 0,5-5 ppm, maximum 10 ppm.
  - Administration synchrone avec l'insufflation.
  - Risque d'aggravation d'une éventuelle défaillance cardiaque gauche par augmentation brutale de la précharge.
  - Pas de preuve d'efficacité sur la mortalité. Pas d'AMM pour le traitement du SDRA.

Almitrine

- **Principes** :
  - Renforcement de la vasoconstriction pulmonaire hypoxique (VPH) donc optimisation du rapport ventilation/perfusion
  - Élévation de la pression artérielle pulmonaire dose-dépendante, mineure si ≤ 2 µg/kg/min, corrigée par le NO si ≤ 4 µg/kg/min.
  - Intérêt en association avec le NO mais effets additifs, non synergiques.
- **Modalités** :
  - Dose : 2-4 µg/kg/min, pas d'effet supplémentaire au-delà 2 µg/kg/min si association à un vasoconstricteur systémique (noradrénaline).
  - Précautions : surveillance de la tolérance au niveau du cœur droit, mesure des pressions pulmonaires (Swan Ganz, échocardiographie). Risque de majoration du débit de shunt droit-gauche en cas de foramen ovale perméable.

Corticothérapie et autres traitements immunomodulateurs

- La corticothérapie n'est pas recommandée à la phase aiguë du SDRA hors indications particulières (pneumocystose…).
- Les traitements immunomodulateurs n'ont pour le moment montré aucune efficacité dans le traitement du SDRA.

ECMO veino-veineuse

- L'ECMO veino-veineuse a démontré une amélioration du pronostic du SDRA lorsqu'elle est initiée de manière précoce (< 7 jours de ventilation mécanique) mais est considérée comme une thérapeutique de sauvetage, devant l'échec des traitements conventionnels et doit être réalisée en milieu spécialisé.

ALGORITHME DE PRISE EN CHARGE DU SDRA

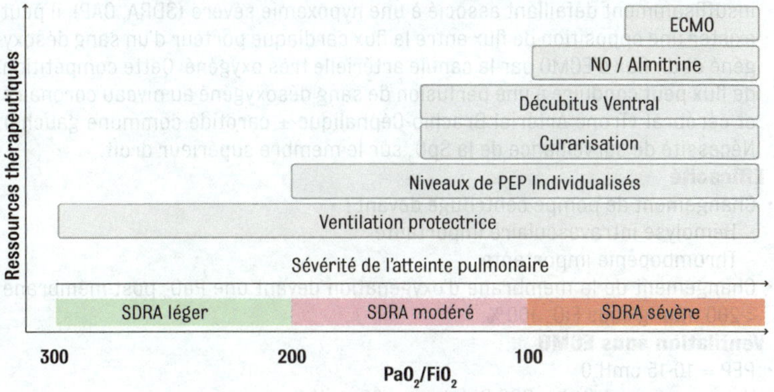

ECMO (EXTRA-CORPOREAL MEMBRANE OXYGENATION)

L'ECMO correspond à la circulation du sang à travers une canule de décharge veineuse, le passage par une pompe centrifuge générant un débit continu, une membrane d'oxygénation et une canule de réinjection, artérielle (ECMO « VA » pour veino-artérielle) ou veineuse (ECMO « VV » pour veino-veineuse).

INDICATIONS

- ECMO VA : 2 situations :
  - Postopératoire de chirurgie cardiaque : ECMO « centrale » avec canules chirurgicales intrathoraciques.
  - État de choc cardiogénique réfractaire : infarctus du myocarde, myocardite, cœur pulmonaire aigu (HTAP, EP), hypothermie profonde, intoxications. ECMO « périphérique » avec canules fémorales.
- ECMO VV : syndrome de détresse respiratoire aiguë (SDRA). ECMO « périphérique » fémoro-jugulaire.
  - $PaO_2/FiO_2 < 50$ mmHg en FiO_2 1 pendant plus de 3 heures malgré stratégie de ventilation protectrice (incluant le recours au décubitus ventral, DV)
  - $PaO_2/FiO_2 < 80$ mmHg en FiO_2 1 pendant plus de 6 heures malgré ventilation protectrice (incluant DV)
  - pH < 7,20 pendant plus de 6 heures malgré ventilation protectrice (incluant DV)
- Dans le SDRA, le ratio bénéfice/risque est considéré comme défavorable en cas de lésion hémorragique intracérébrale, coma post arrêt cardiaque, SDRA ventilé depuis plus de 7 jours, immunodépression sévère, défaillance multiviscérale (SOFA > 15).

SURVEILLANCE

Complications

- Hypovolémie : se caractérise par une vibration de la ligne veineuse (la canule « tète » contre la paroi vasculaire), une baisse du débit d'ECMO à tours par minute constants.
- Hémolyse intravasculaire : bilan d'hémolyse quotidien.
- Hémorragie/thrombose : anticoagulation efficace avec objectif d'héparinémie 0,2 - 0,4 UI/mL.
- Ischémie d'aval du membre : surveillance clinique pluriquotidienne.
- Infectieuse : locale nécessitant surveillance quotidienne des orifices de canulation, systémique nécessitant la réalisation d'hémocultures quotidiennes.
- Autre : dans le cadre de l'ECMO veino-artérielle périphérique sur un cœur peu/insuffisamment défaillant associé à une hypoxémie sévère (SDRA, OAP), il peut exister une opposition de flux entre le flux cardiaque porteur d'un sang désoxygéné et un flux d'ECMO par la canule artérielle très oxygéné. Cette compétition de flux peut conduire à une perfusion de sang désoxygéné au niveau coronaire et cérébral (Tronc Artériel Brachio-Céphalique ± carotide commune gauche). Nécessité de surveillance de la SpO_2 sur le membre supérieur droit.

Efficacité

- Changement de pompe centrifuge devant :
  - Hémolyse intravasculaire importante
  - Thrombopénie importante
- Changement de la membrane d'oxygénation devant une PaO_2 post-membrane < 200 mmHg sous FiO_2 100 %.

Ventilation sous ECMO

- PEP = 10-15 cmH_2O
- Volume courant (Vt) = QSP Pplateau ≤ 20 cmH_2O
- FR = 10-20 /min
- FiO_2 = 50 %

SEVRAGE

- Épreuve de sevrage pendant 12 h :
  - Débit ECMO = 1,5 L/min pour une ECMO VA
  - Balayage ≤ 1 L/min
  - FiO_2 ECMO = 21 %
- Critères de sevrage d'une ECMO :
  - Pplateau < 25-30 cmH_2O pour Vt entre 4 et 6 mL/kg de poids idéal théorique et PEP < 12 cm H_2O
  - PaO_2 > 70 mmHg et FiO_2 < 60 % ou PaO_2/FiO_2 > 200
  - pH > 7,30 avec $PaCO_2$ < 50 mmHg
  - Absence de cœur pulmonaire aigu
- Pour ECMO VA : Fraction d'Ejection Ventriculaire Gauche > 25-30 % et ITV sous aortique > 12 cm

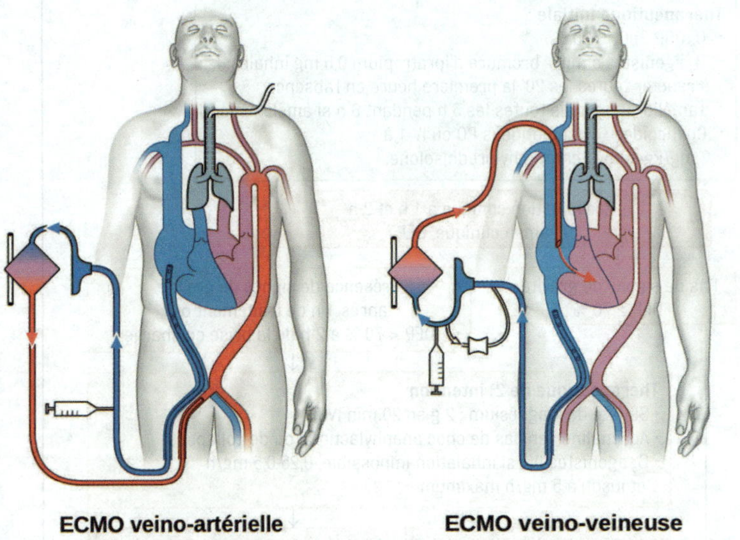

ASTHME AIGU GRAVE

Évaluation initiale :

- Antécédents : asthme ancien, instable, déjà hospitalisé, augmentation de la fréquence et de la sévérité des crises.
- Examen clinique et biologique à la recherche de signes de gravité :
  - Difficultés à parler, à tousser, orthopnée, agitation, sueurs, cyanose (SpO_2 < 92 %, PaO_2 < 60 mmHg) utilisation des muscles accessoires,
  - FR > 30/min, FC > 120 bpm, hypotension artérielle,
  - DEP < 33 % ou < 150 L/min, normo ou hypercapnie.

Signes de gravité extrême :

- Troubles de la conscience
- Pauses respiratoires
- Silence auscultatoire
- Collapsus

Thérapeutique initiale :

- O_2 QSP SpO_2 > 95 %
- β_2 agonistes 5 mg + bromure d'ipratropium 0,5 mg inhalés, à répéter toutes les 20' la première heure en l'absence d'amélioration, puis toutes les 3 h pendant 6 h si amélioration
- Corticoïdes : systématiques PO ou IV 1 à 2 mg/kg équivalent méthylprednisolone.

Réévaluation clinique à 1 h et 2 h
Examen clinique, DEP

→ Pas de signes de gravité, DEP ≥ 70 %

→ Présence de signes de gravité après 1 h de traitement ou DEP < 70 % à 2 h de la prise en charge

Thérapeutique de 2ᵉ intention

- Sulfate de Magnésium : 2 g en 20 min IVSE
- Adrénaline : en cas de choc anaphylactique ou de collapsus
- β_2 agonistes IV : si inhalation impossible, 0,25-0,5 mg/h et jusqu'à 5 mg/h maximum

Réévaluation clinique à 3 h et à 4 h de la prise en charge :
examen clinique et DEP

- DEP > 70 % : bonne réponse
- 70 % > DEP > 50 % : réponse intermédiaire
- DEP < 50 % : réponse insuffisante

Hospitalisation en unité adaptée et poursuite du traitement :
Oxygénothérapie QSP SpO_2 > 95 %
Nébulisations (β_2 + anticholinergiques)
Surveillance clinique + DEP

Hospitalisation en réanimation
Envisager l'assistance ventilatoire si signes de gravité extrême

Évolution favorable : critères de sortie de l'hôpital

- DEP ≥ 70 % de la théorique ou des meilleures performances
- Examen clinique normal
- Étiologie de la crise traitée

Traitement à domicile :

- β_2 agonistes
- Envisager une cure de corticoïdes PO
- Prévention des facteurs déclenchants
- Refaire un bilan de la maladie asthmatique

DEP : débit expiratoire de pointe (% par rapport à la théorique ou aux meilleures performances)

FACTEURS DE RISQUE D'ASTHME AIGU GRAVE

- Antécédent d'asthme aigu grave ayant nécessité une assistance ventilatoire.
- Crise d'asthme ayant nécessité une hospitalisation dans les mois précédents.
- Patient présentant une crise d'asthme sous corticoïdes, ou ayant récemment arrêté la corticothérapie.
- Patient contraint de rapprocher ses prises de $\beta_2$agonistes.
- Patient aux antécédents de pathologies psychiatriques, notamment traité par des psychotropes.
- Patient non compliant à son traitement.

TABLEAU DES TRAITEMENTS

Agents	Posologie	Commentaires
β_2-agonistes inhalés	• Salbutamol 5 mg/15 min • Terbutaline 5 mg/15 min	
Anti-cholinergiques	• Bromure d'ipratropium 0,5 mg	En association aux $\beta_2$agonistes
Corticoïdes PO/IV	• Méthylprédnisolone 1 à 2 mg/kg/j	
β_2-agonistes IV	• Salbutamol 0,25 à 5 mg/h	• Si inhalation impossible • Principe de titration progressive
Adrénaline	• Adrénaline bolus de 50 µg, relais IVSE possible	• Principe de titration (troubles du rythme possibles) • Indication si défaillance hémodynamique associée
Sulfate de magnésium	• 2 g/50 mL en 20 min	Recommandé chez l'enfant, possible chez l'adulte
Antibiothérapie	• β lactamines ou macrolides	Si infection bronchopulmonaire patente.
VNI / OHD		Données insuffisantes pour recommander la VNI, intérêt possible dans l'hypercapnie inaugurale Pas de données pour l'OHD
Ventilation mécanique	• Si troubles de la conscience, choc, asthme non contrôlé • Induction en séquence rapide (kétamine 2 à 3 mg/kg) • Craindre un pneumothorax et anticiper son traitement • Hypercapnie permissive • Vt 5 à 7 mL/kg, FR 6 à 8/min, I/E > 1/3 à 1/4. • Débit d'insufflation élevé (100 L/min), Pplat < 30 cmH_2O • PEP ≤ 5 cmH_2O • FiO_2 QSP SpO_2 > 95 % • Sédation profonde, curarisation, halogénés bronchodilatateurs possibles,	

EMBOLIE PULMONAIRE GRAVE : DIAGNOSTIC ET PRISE EN CHARGE

L'embolie pulmonaire (EP) est une urgence diagnostique et thérapeutique. La mortalité est liée à la précocité du traitement et à la présence de signes de gravité.

cf. fiche Urgences - Embolie pulmonaire avec choc chez l'adulte.

DIAGNOSTIC

Probabilité clinique

- Symptômes les plus fréquents : dyspnée inhabituelle, douleur thoracique de type pariéto-pleurale ou d'allure angineuse
- Symptômes inconstants, peu sensibles et peu spécifiques
- Contexte clinique : antécédent de maladie thromboembolique, cancer actif, traitement oestrogénique, grossesse, maladie inflammatoire, auto-immunité, hospitalisation/immobilisation/chirurgie dans les 3 mois, voyage prolongé (> 6 heures).
- Il est recommandé d'utiliser un score pour déterminer la probabilité clinique (Wells, Genève, jugement implicite du clinicien, YEARS) :

SCORE DE GENÈVE simplifié	
Fréquence cardiaque ≥ 95 bpm	2 pts
Fréquence cardiaque 75-94 bpm	1 pt
Douleur à la palpation d'un trajet veineux ou œdème unilatéral d'un membre inférieur	1 pt
Douleur unilatérale d'un membre inférieur	1 pt
ATCD de thrombose / EP	1 pt
Chirurgie sous AG ou immobilisation < 1 mois	1 pt
Hémoptysie	1 pt
Cancer actif ou rémission depuis moins de 1 an	1 pt
Âge > 65 ans	1 pt

Total : probabilité clinique

0 - 1 : Faible = EP 10 % ; 2 - 4 : Intermédiaire = EP 30 % ; ≥ 5 : Élevée = EP 65 %

Facteurs de mauvais pronostic

Âge > 80 ans, sexe masculin, cancer, insuffisance cardiaque chronique, pathologie pulmonaire chronique, fréquence cardiaque ≥ 110 bpm, PAS ≤ 100 mmHg, FR > 30/min, T°< 36°C, altération de l'état de conscience, SaO_2 < 90 %, troponine T ultrasensible > 14 pg/mL si âge < 75 ans ou > 45 pg/mL si > 75 ans, NT-proBNP ≥ 600 ng/L, atteinte ventriculaire droite (rapport diamètre VD/VG > 1, TAPSE < 16 mm).

Dosage quantitatif des D-dimères

- Très sensible (> 95 %) et peu spécifique (40 %).
- À réaliser si probabilité clinique faible ou intermédiaire pour exclure le diagnostic d'EP.
- Les D-dimères sont négatifs si la valeur est inférieure à 500 µg/L (prendre âge x 10 si plus de 50 ans)

CONDUITE À TENIR

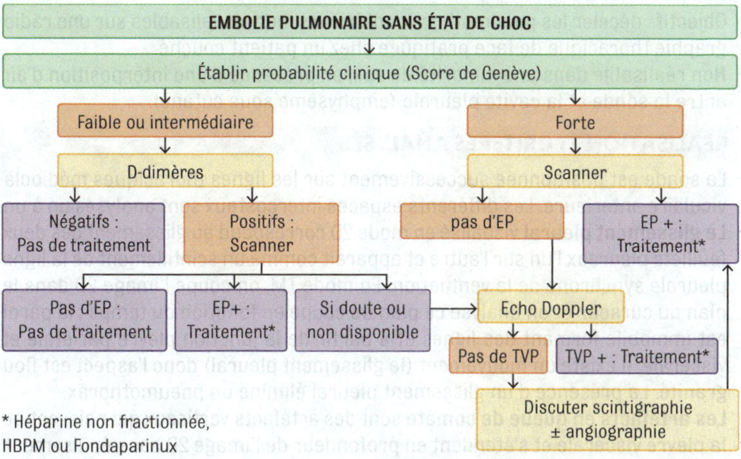

* Héparine non fractionnée, HBPM ou Fondaparinux

Prise en charge de l'embolie pulmonaire à « haut-risque » de mortalité : EP avec état de choc (PAS < 90 mmHg ou baisse d'au moins 40 mmHg pendant 15 min) :

- Traitement spécifique : lever l'obstacle à l'éjection du VD par thrombolyse ou thrombectomie chirurgicale ou percutanée.
- Traitement symptomatique : oxygénothérapie ± IOT, monitorage du remplissage, catécholamines, NO, HNF sans délai. Si le traitement symptomatique n'est pas efficace, envisager la pose d'une ECMO veino-artérielle pour pallier la défaillance droite en attendant la levée de l'obstacle à l'éjection du VD.

Thrombolyse intraveineuse

- Indication : EP avec état de choc. Non recommandée en cas d'EP à risque intermédiaire sauf devant des signes de gravité (dysfonction VD, augmentation des biomarqueurs cardiaques).
- Contre indications (cf. *Syndrome coronarien aigu*).
- Administration IV (VVP) : privilégier les régimes d'administration courts sur 2 heures.
  - Altéplase bolus de 10 mg sur 1 à 2 minutes puis 90 mg sur 2 heures.
  - Urokinase : 4 400 UI/kg en 20 min puis 4 400 UI/kg/h pendant 12 h à 24 h ou 3 millions d'UI sur 2 h :
- Relais par héparine non fractionnée pour TCA entre 2 et 3, à différer de 12 à 24 heures si patient sous HBPM ou fondaparinux.

Embolectomie chirurgicale ou percutanée

- Échec ou contre indication formelle à la thrombolyse.
- Alternative si chirurgie cardiaque non disponible : embolectomie percutanée. Fragmentation ou aspiration du thrombus, abord veineux fémoral. Permet une thrombolyse in situ.

ÉCHOGRAPHIE PLEURALE ANTÉRIEURE

- Objectif : déceler les pneumothorax antérieurs, non visualisables sur une radiographie thoracique de face pratiquée chez un patient couché.
- Non réalisable dans une minorité de cas, en présence d'une interposition d'air entre la sonde et la cavité pleurale (emphysème sous cutané).

RÉALISATION ET CRITÈRES ANALYSÉS

- La sonde est positionnée successivement sur les lignes thoraciques médioclaviculaire antérieure. Les différents espaces intercostaux sont analysés un à un.
- **Le glissement pleural** visualisé en mode 2D correspond au glissement des deux feuillets pleuraux l'un sur l'autre et apparaît comme un scintillement de la ligne pleurale synchrone de la ventilation. En mode TM, on coupe l'image 2D dans le plan du curseur et on analyse ce plan de coupe en fonction du temps : la paroi est immobile formant des lignes et à partir de la jonction plèvre pariétale et viscérale, il existe un mouvement (le glissement pleural) donc l'aspect est flou granité. La présence d'un glissement pleural élimine un pneumothorax.
- **Les artéfacts en queue de comète** sont des artéfacts verticaux qui naissent de la plèvre viscérale et s'étendent en profondeur de l'image 2D sans épuisement. Ces artéfacts signent un épaississement des septas interlobulaires (syndrome interstitiel). L'existence d'artéfacts en queue de comète sur l'image échographique élimine la présence d'un pneumothorax.
- **Le point poumon (point P)** est pathognomonique du pneumothorax. Il correspond à la zone de jonction entre la zone de décollement pleural et la zone où le poumon reste accolé. Ce point poumon n'est visible qu'en cas de pneumothorax antérieur car il doit persister une zone d'accolement pour le retrouver. En cas de pneumothorax complet, le poumon est rétracté au hile et il ne reste plus de zone d'accolement, le point poumon n'est donc pas visualisé. Lorsqu'il est présent, il permet de localiser précisément la hauteur du pneumothorax.

CRITÈRES DE DIAGNOSTIC D'UN PNEUMOTHORAX

Pneumothorax possible devant :

- **L'absence d'artéfacts en queue de comète.** Mais leur absence peut n'être liée qu'à l'absence de syndrome interstitiel.
- **L'absence de glissement pleural.** Aspect de code barre en mode TDM avec perte de l'image uniformément grisée. Autres diagnostics : atélectasie, intubation sélective, symphyse pleurale ou d'apnée. L'absence de ventilation dans la zone explorée entraîne alors une absence de glissement pleural sans qu'il n'y ait un pneumothorax sous-jacent.
- Ces deux signes peuvent donc évoquer le diagnostic de pneumothorax sans pouvoir l'affirmer formellement.
- **La présence d'un point poumon** affirme le diagnostic avec une spécificité de 100 %. S'il est absent, le pneumothorax ne peut alors être affirmé à l'échographie, il sera visible sur la radiographie de thorax s'il est complet.

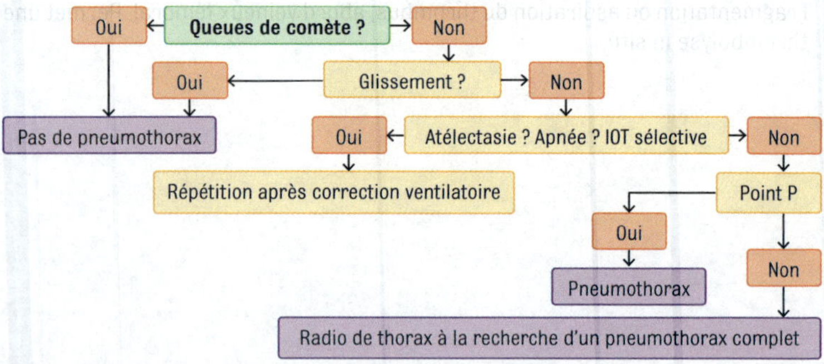

DRAINAGE PLEURAL

PRÉPARATION DU DRAINAGE

- Ensemble du matériel prêt. Asepsie chirurgicale. Monitorage continu (PA, scope, SpO_2).
- Au minimum, une voie veineuse de bon calibre, efficace et vérifiée
- Correction d'un trouble de l'hémostase avant le drainage si possible.
- Information du patient ± prémédication (analgésie et anxiolyse).
- Oxygénothérapie chez le sujet en ventilation spontanée.
- Décubitus dorsal, bras homolatéral en abduction, main sous la tête pour l'abord axillaire, le long du corps pour l'abord antérieur.
- Exsufflation première à l'aiguille en cas de tamponnade gazeuse.

PONCTION À L'AIGUILLE D'UN PNEUMOTHORAX SUFFOCANT

- Au 3e espace intercostal (EIC) sur la ligne axillaire moyenne ou au 2e EIC sur la ligne médioclaviculaire.
- Aiguille de 14 G montée sur une seringue.
- Reflux d'air franc lors de la pénétration de l'espace pleural. Évacuation de la surpression.
- Mesure temporaire de secours, nécessitant secondairement la mise en place d'un drainage pleural.

INSERTION DU DRAIN

- Toujours dans le quadrant supéro-externe du thorax, en dehors et au dessus du mamelon.
- Latérale : ligne axillaire moyenne ou antérieure, au 3e ou 4e EIC, sous le relief du muscle grand pectoral.
- Rarement antérieure : ligne médioclaviculaire : 2e EIC.
- Désinfection cutanée, asepsie chirurgicale.
- Ponction exploratrice préalable avec anesthésie locale à l'aiguille fine.
- Incision cutanée adaptée à la taille du drain.
- Dissection des différents plans avec une pince à bout mousse (type Kelly) jusqu'à l'EIC.
- Ouverture pleurale réalisée à la pince.
- Toucher pulmonaire au doigt et vérification de l'absence d'adhérence.
- Insertion du drain au cours d'une pause expiratoire chez le patient sous ventilation mécanique. Avec les drains de type mandrin-trocard, le trocard ne doit pas être introduit dans la cavité pleurale mais doit uniquement guider le trajet pariétal du drain.
- Insérer le drain de 2 à 3 cm après le dernier œillet.
- Fixation à la peau de type « spartiate ». La réalisation d'une bourse est inutile.
- Connexion au système de drainage et pansement.
- Radiographie de thorax de face de contrôle.

DISPOSITIF DE DRAINAGE ET SURVEILLANCE

- Dispositifs commerciaux de drainage (« valisettes » avec dépressions de - 10 à - 40 cmH_2O).
- Le tube de connexion reliant le drain au système de drainage doit être droit ou roulé horizontalement de manière à ne pas créer de boucle verticale avec effet de siphon.
- Aspiration faible suffisante pour un pneumothorax en l'absence de fuite d'air et en cas d'épanchement important, avec « chronicité » du collapsus pulmonaire (plus de 24 h), (risque d'œdème pulmonaire de réexpansion). Bilan des volumes drainés par 4 h.
- En cas de fuite d'air mise en évidence par un bullage persistant au niveau du bocal du verrou hydraulique en l'absence d'aspiration :
  - Éliminer une fuite d'origine extrapleurale (sur le circuit).

- En ventilation mécanique, éviter les hauts Vt, les hauts niveaux de PEP et autonomisation ventilatoire sans pression positive le plus vite possible.
- En ventilation spontanée, optimisation du niveau de dépression pour favoriser la fermeture spontanée de la brèche.

- Les fuites d'air persistantes doivent bénéficier d'une prise en charge médico-chirurgicale spécifique.

CHOIX DU TYPE DE DRAIN

- Premier épisode de pneumothorax spontané, sans signe de gravité : le drainage n'a pas fait la preuve de sa supériorité par rapport à l'exsufflation simple à la seringue.
- Épanchements pleuraux aériques isolés ou transudatifs : peuvent être drainés avec des drains de faible calibre insérés selon la technique de Seldinger (drains fins de type « queue de cochon »).
- En traumatologie, la présence d'un hémothorax justifie l'emploi de drains de gros calibre (28 à 36F) pour assurer une vacuité pleurale correcte et éviter les caillotages résiduels. En cas de pneumothorax isolé, un drain de calibre inférieur peut être employé (18 à 24F). Dans les cas d'hémothorax **retardés** (> 2-3 jours) sur fractures multiples de côtes, un drainage de faible calibre (de type « queue de cochon », technique de Seldinger) est envisageable.
- En présence d'un épanchement pleural exsudatif, et particulièrement dans les pleurésies purulentes, des drains de gros diamètre doivent être utilisés. Il existe des drains à double lumière permettant des lavages ou instillations.

ÉCHOGRAPHIE PLEUROPULMONAIRE ET DRAINAGE

L'échographie pleuropulmonaire :

- En postérieur : recherche la présence d'un épanchement, évalue son volume, localise précisément le site d'insertion du drain en cas d'épanchement localisé, décèle la présence de brides ou cloisons.
- En antérieur : recherche la présence d'un pneumothorax (cf. *Échographie pleurale antérieure*).

HÉMOTHORAX MASSIF ET RETRANSFUSION IMMÉDIATE

- En cas d'hémothorax massif avec état de choc hémorragique avec instabilité hémodynamique majeure.
- Drainage de gros calibre, pas de mise en aspiration, récupération du sang fraîchement épanché par déclivité et retransfusion immédiate : solution de sauvetage.
- Disponibilité immédiate d'érythrocytes dans l'attente de la thoracotomie d'hémostase.
- Volume retransfusé ≤ 25 % de la masse sanguine (troubles de l'hémostase).

INDICATIONS DE THORACOTOMIE D'HÉMOSTASE

- Quand volume d'hémothorax ≥ 1 000 mL dès la pose du drain et/ou si persistance d'un débit hémorragique ≥ 150 mL/h après la pose, une thoracotomie exploratrice doit être réalisée.

ABLATION DU DRAIN THORACIQUE

On ne clampe jamais un drain thoracique, que le patient soit ventilé ou non.

- Lorsque le drain est exclu ou lorsque les critères suivants sont présents pendant au moins 12 h consécutives : résolution de l'épisode ayant motivé la pose du drain, réexpansion pulmonaire, absence de bullage, production liquidienne < 100 mL sur 12 h.
- Ablation du drain :
  - Retrait rapide en inspiration profonde ET réalisation d'une manœuvre de Valsalva chez le patient en VS.
  - Au cours d'une pause inspiratoire chez le patient ventilé.
  - Suture de l'incision cutanée.
  - Radiographie thoracique de face et échographie pleuropulmonaire dans les 12 à 24 heures.

ANALGÉSIE POUR POSE D'UN DRAIN PLEURAL CHEZ UN PATIENT VIGILE

- Réassurance, installation, anxiolyse.
- Paracétamol IV.
- Anesthésie locale plan par plan avec la lidocaïne 1 % adrénalinée.
- On peut utiliser en complément par voie IV :
  - Kétamine 2 mg/kg IVD puis 0,1 mg/kg/h IVSE ou
  - Rémifentanil : utilisation en mode AIVOC ou IVSE. Pour l'administration IVSE sans AIVOC : dilution à 5 µg/mL, posologie de 0,05 à 0,25 µg/kg/min en titration progressive en fonction du confort du patient et de la tolérance respiratoire. Ne pas faire de bolus.

ANALGÉSIE APRÈS TRAUMATISME THORACIQUE

GÉNÉRALITÉS

- Les traumatismes fermés du thorax concernent 15 % des traumatismes. Les fractures de côtes sont observées dans 2/3 des cas.
- **La douleur,** principal symptôme des fractures de côtes, est **une urgence thérapeutique** puisqu'elle entraîne : syndrome restrictif, hypoventilation alvéolaire, absence ou inefficacité de la toux, encombrement bronchique, atélectasie, pneumonie bactérienne, hypoxémie. Ces complications respiratoires aiguës surviennent le plus souvent dans les 24 à 72 premières heures après le traumatisme et peuvent s'ajouter à d'autres complications respiratoires (pneumothorax, hémothorax, contusions pulmonaires, etc…). Au-delà de ces complications aiguës, une prise en charge insuffisante de la douleur initiale peut favoriser la survenue de douleurs chroniques (neuropathiques) et de séquelles fonctionnelles respiratoires.
- Il faut **évaluer la douleur spontanée mais** aussi et surtout **la douleur à la toux et à l'inspiration profonde** à l'aide d'une échelle numérique (EN) ou verbale simple (EVS). Le but est de permettre la mobilisation du patient et la kinésithérapie respiratoire afin d'éviter les complications respiratoires. La prise en charge nécessite une expertise multidisciplinaire : urgentiste, anesthésiste-réanimateur, chirurgien thoracique, pneumologue, infirmier, kinésithérapeute, …

ANALGÉSIE EN PRÉHOSPITALIER

- Titration en morphine IVD pour un objectif d'EN ≤ 3 ou d'EVS ≤ 2.
- Si la titration en morphine bien conduite est insuffisante, il est recommandé d'utiliser la kétamine (plutôt que le propofol ou le midazolam).

ANALGÉSIE EN INTRAHOSPITALIER

- L'objectif de l'analgésie est d'obtenir le plus rapidement possible un score d'EN ≤ 3 ou d'EVS ≤ 2.
- **L'analgésie multimodale** permet une épargne morphinique nécessaire pour diminuer les effets secondaires des opiacés (confusion, hypoventilation alvéolaire, hyperalgésie, mésusage et dépendance). Dans le respect des posologies et des contre indications des différentes molécules, elle peut associer : paracétamol, néfopam, anti-inflammatoires non stéroïdiens (kétoprofène), kétamine ± dexmédétomidine
- Après titration en morphine, une analgésie autocontrôlée par le patient (PCA morphine) doit être privilégiée à la recherche de la dose minimale efficace.
- **L'anxiolyse** est une partie importante de la prise en charge.
- **L'anesthésie locorégionale (ALR)** doit être proposée chez le patient à risque de douleurs ainsi que chez le patient présentant une douleur non contrôlée, là-aussi dans le respect des indications, contre indications (coagulopathie,

instabilité hémodynamique) et expérience de l'opérateur. Il ne faut pas associer de morphine en systémique en cas de perfusion d'opioïdes dans le cathéter d'ALR. Les différentes techniques locorégionales possibles sont :

- Analgésie péridurale thoracique (cf. *Analgésie péridurale*) : lésions complexes (multiétagées : > 6-7 niveaux) ou bilatérales
- Bloc paravertébral échoguidé avec insertion de cathéter (cf. *Bloc paravertébral*) : lésions costales unilatérales ≤ 6 niveaux
- Bloc du plan du muscle Serratus (cf. *Blocs périphériques du tronc ou Bloc du plan du muscle serratus*) : analgésie antéro-latérale, réalisable en décubitus dorsal
- Bloc du plan des muscles érecteurs du rachis (cf. *Blocs périphériques du tronc ou Bloc du plan des muscles érecteurs du rachis*) : analgésie postéro-latérale
- Bloc du plan du muscle transverse thoracique (cf. *Blocs périphériques du tronc*) : uniquement pour l'analgésie antérieure
- Rachianalgésie morphine (cf. *Rachianesthésie*) : peut permettre de mobiliser le patient pour insérer un cathéter d'analgésie péridurale ou paravertébral.

- L'ostéosynthèse chirurgicale des factures de côtes peut être indiquée et doit donc être discutée (avis spécialisé), notamment en cas de volet thoracique chez le patient ventilé mécaniquement non sevrable ou de déformation importante (cette chirurgie étant elle-même source de douleurs).

PRESSION INTRACRÂNIENNE

GÉNÉRALITÉS

- La mesure de la pression intracrânienne (PIC) est un acte diagnostique et évalue l'efficacité des différents traitements entrepris en cas d'HTIC (cf. *HTIC*).
- Indication d'un monitorage avec une PIC : GCS ≤ 8 (avec ou sans sédation) avec une pathologie intracérébrale responsable d'HTIC ou susceptible d'évoluer vers une HTIC (cf. *infra*).

SITES DE MESURE

- Cathéter intraparenchymateux : mesure de pression distale et transmission à un moniteur par fibre électromagnétique (système Codman®, Sophysa®), ou par fibre optique (système Camino®). Pose au lit du malade possible.
- Cathéter intraventriculaire :
  - Permet la soustraction de LCR si besoin.
  - Pose difficile si ventricules fins.
  - Pose au bloc opératoire indispensable du fait du risque infectieux.
  - Surrisque infectieux sans augmentation de mortalité.

VALEUR DE LA PIC

- Avant d'interpréter la PIC, il faut vérifier :
  - Qu'il existe une courbe de PIC.
  - Que la courbe s'élève à la compression jugulaire pour décroître dès le relâchement.

PIC normale = 5 à 10 mmHg

HTIC = PIC > 22 mmHg

- Une PIC peut être négative (patient assis, fuite de LCR).
- La connaissance de la PIC permet de mesurer la pression de perfusion cérébrale (PPC = PAM - PIC).
- Autorégulation du débit sanguin cérébral (DSC) en fonction de la PPC :
  - Plateau d'autorégulation entre 50 et 150 mmHg par variation active des diamètres artériolaires (le DSC reste stable malgré les variations de PPC) ; vasodilatation passive si PPC > 150 mmHg, vasoconstriction passive si PPC < 50 mmHg.
  - En cas d'agression cérébrale, le plateau d'autorégulation peut être décalé vers la droite, raccourci, voire absent.

INDICATIONS : PATHOLOGIE INTRACÉRÉBRALE ET GCS ≤ 8

- Traumatisme crânien
- Pathologie infectieuse : méningite, encéphalite (HSV), abcès cérébral
- Accident vasculaire cérébral ischémique ou hémorragique
- Thrombophlébite cérébrale
- Tumeur cérébrale, hémorragie méningée grave
- Hépatite fulminante (transplantation hépatique)

CONTRE INDICATIONS

Troubles de l'hémostase, pré-requis à la pose : plaquettes > 100 G/L, TP > 60 %

COMPLICATIONS

Hémorragiques (1-5 %), infectieuses (exceptionnelles dans le cas du cathéter intraparenchymateux)

DOPPLER TRANSCRÂNIEN ET ÉCHOGRAPHIE CÉRÉBRALE

TECHNIQUE

- Utilisation d'une sonde de 2 MHz avec Doppler pulsé.
- Positionnement de la sonde au dessus de l'arcade zygomatique sur une ligne horizontale passant par le canthus externe en avant de l'oreille.

PRINCIPES DE MESURE

- Mesure bilatérale des vélocités systolique (Vs), diastolique (Vd) et moyenne (Vm).
- Les vélocités peuvent varier en fonction de l'angle d'insonation, seules les valeurs les plus élevées sont retenues.
- L'index de pulsatilité (IP) = [Vs-Vd]/Vm permet de s'affranchir de vélocités basses liées à un angle d'insonation trop ouvert.

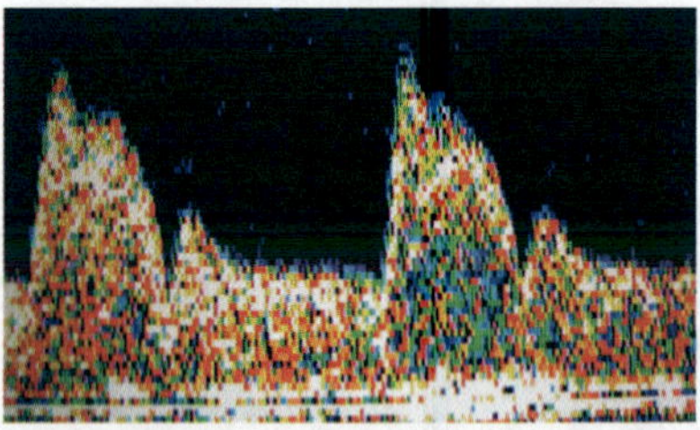

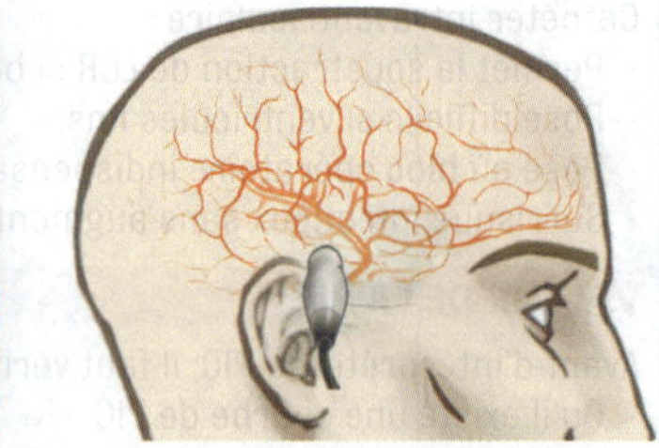

SITES DE MESURE

- En fonction de l'orientation de la sonde, il est possible d'enregistrer les différentes artères de la base du crâne.

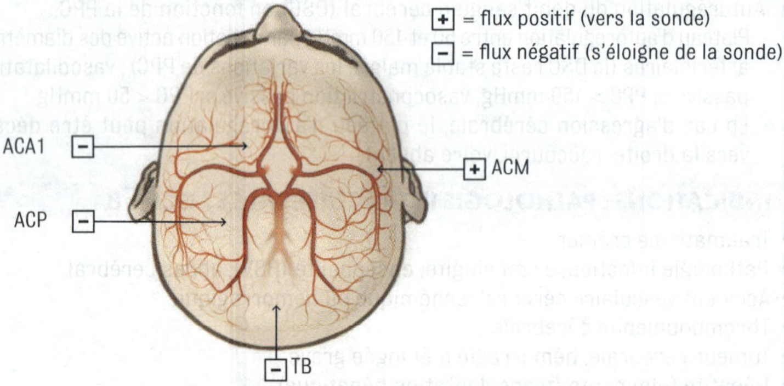

Artère	Profondeur (mm)	Sens du signal	Vm normale (cm/s)
ACM	30-60	+	60
ACA	50-60	-	50
ACP	60-70	1ère portion : +	
TB	70-90	-	40

- ACM : artère cérébrale moyenne, ACA : artère cérébrale antérieure, ACP : artère cérébrale postérieure, TB : tronc basilaire

INDICATIONS

Traumatologie crânienne et neurochirurgie :

- L'étude est le plus souvent centrée sur les ACM. Permet d'évaluer le débit sanguin cérébral.
- La première étape est l'analyse de l'IP. Un IP élevé (≥ 1,4) signe une baisse du débit sanguin cérébral (hypocapnie sévère ou diminution de la PPC). L'importance de la baisse du débit sanguin cérébral est évaluée par la Vd :
  - Une Vd < 20 cm/s nécessite un traitement en urgence : augmentation de la PAM et de la PPC, vérifier l'absence d'hypocapnie, osmothérapie, chirurgie.
  - Une Vd ≥ 20 cm/s impose de vérifier le niveau de PAM, la $PaCO_2$ et la volémie.
- À noter, les patients porteurs d'une vasculopathie (HTA, diabète) peuvent présenter des IP élevés ne préjugeant pas d'une insuffisance de débit sanguin cérébral (prise en compte de l'état clinique, de l'évolutivité des valeurs et intérêt d'un monitorage de l'oxygénation cérébrale).

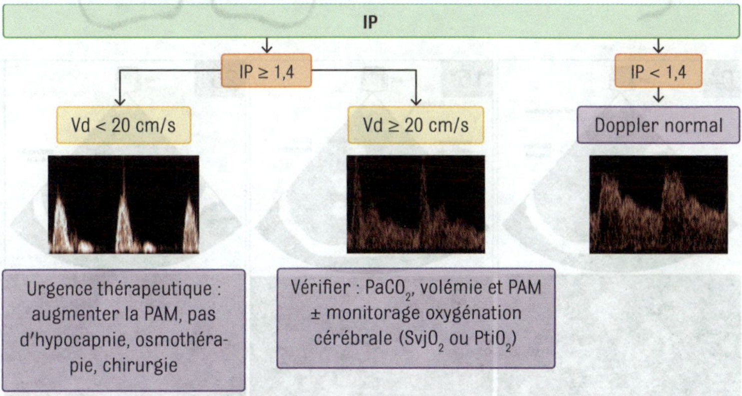

Diagnostic d'une dissection carotidienne

- Asymétrie des flux Doppler sur les ACM avec différence > 25 % des vélocités systoliques entre les 2 côtés et IP ≤ 0,8 du côté de la dissection.

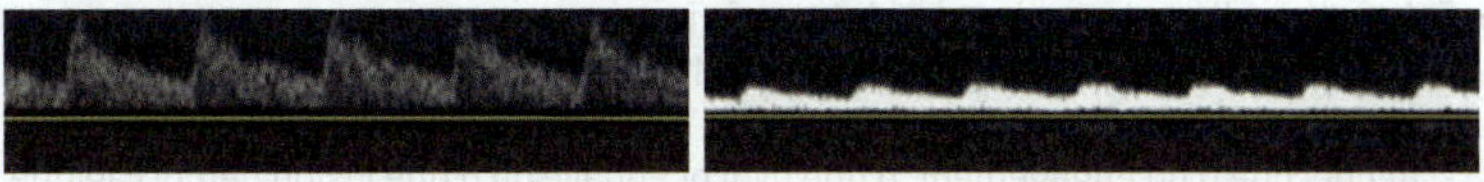

Côté de la dissection

Spasme après hémorragie méningée : surveillance

- Interprétation des vélocités :
  - Vm ACM < 120 cm/s : pas de spasme.
  - Vm ACM > 200 cm/s : spasme très probable.
  - Vm ACM > 120 cm/s et < 200 cm/s : valeur non informative (VPP du spasme = 50 %).
  - Le rapport entre les Vm de l'ACM et de l'artère carotide interne (index de Lindegaard) n'apporte pas d'information supplémentaire.
- Le Doppler est un examen de mauvaise sensibilité pour le diagnostic de spasme artériel, il est surtout utile pour surveiller son évolution une fois le diagnostic fait (cf. *Hémorragie méningée*).

ÉCHOGRAPHIE CÉRÉBRALE

- Modalité 2D souvent couplée au Doppler avec une sonde « basses fréquences » phased-array cardiaque (ou convexe abdominale)
- Fenêtre transtemporale
- Pour la sonoanatomie cérébrale de base, 3 coupes axiales passant par le mésencéphale, le 3e ventricule et les ventricules latéraux

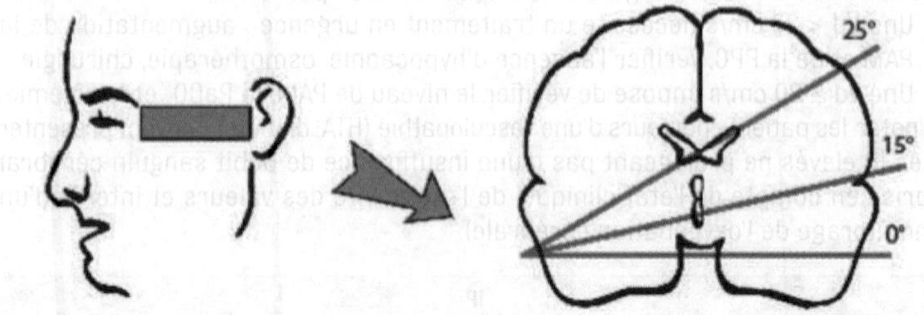

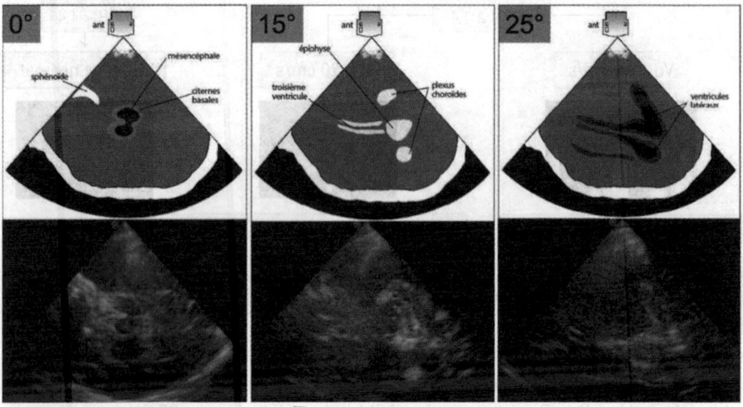

- Intérêt pour un dépistage lésionnel précoce au lit du patient.
- Estimation d'une hypertension intracrânienne :
  - Mesure d'une déviation de la ligne médiane (seuil > 5 mm) et des diamètres ventriculaires
  - Recherche d'un engagement, d'une hydrocéphalie ou d'une lésion hémorragique
- Suivi thérapeutique : lors de la mise en place d'une dérivation ventriculaire externe ou pour le sevrage de celle-ci.

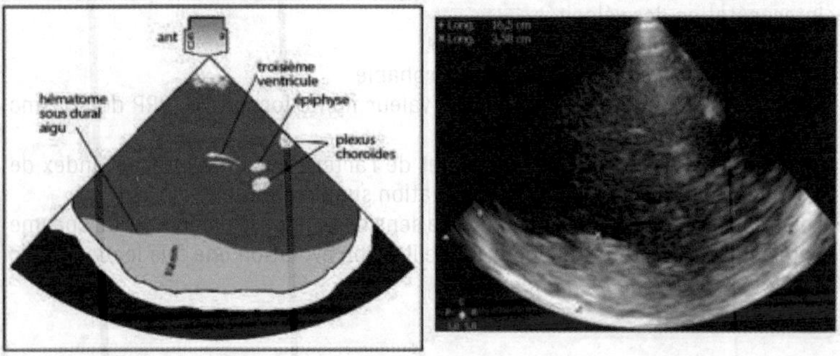

- Technique rapide (< 5 min) et précise (résolution spatiale 1-2 mm) corrélée à l'imagerie cérébrale conventionnelle.
- En réanimation, elle permettrait de réduire les transports à risque des patients cérébrolésés au scanner et donc leur irradiation.

PRESSION TISSULAIRE CÉRÉBRALE EN OXYGÈNE ($PtiO_2$)

GÉNÉRALITÉS

- Reflet de la diffusion de l'oxygène dans le tissu cérébral.
- Mesure via une électrode de Clark intraparenchymateuse.
- Sa valeur est dépendante de la température (sonde thermique incorporée ou correction de la valeur par la température).
- L'hypoxie cérébrale est associée à un pronostic défavorable et à une mortalité plus importante.

INDICATIONS

- Traumatisme crânien grave (score de Glasgow ≤ 8).
- Hémorragie méningée grave (WFNS IV et V).
- AVC ischémique ou hémorragique à discuter
- Toute situation neurologique aiguë associée à un risque d'ischémie cérébrale

ZONE D'INSERTION

- Discutée dans le traumatisme crânien :
  - En zone saine : serait un reflet de l'oxygénation globale.
  - En zone péricontusionnelle.
- Hémorragie méningée : en zone à risque de vasospasme.

VALEUR DE LA $PtiO_2$

- Avant d'interpréter la valeur de la $PtiO_2$:
  - Attendre un temps d'équilibration de 3 heures après la pose.
  - Tester la fonctionnalité de la sonde (épreuve d'hyperoxie à $FiO_2 = 1$ pendant 20 minutes : vérification que la valeur de $PtiO_2$ double avec l'augmentation de la FiO_2).
  - Vérification de la position de la sonde avec un scanner cérébral si doute.
- Une valeur de $PtiO_2$ basse (< 20 mmHg pendant plus de 10 minutes) peut correspondre à :
  - Un débit sanguin cérébral bas.
  - Un contenu artériel en oxygène bas.
  - Des capacités de diffusion de l'oxygène diminuées.

ALGORITHME DE PRISE EN CHARGE D'UNE HYPOXIE CÉRÉBRALE

Attention : traiter une hypoxie cérébrale par une augmentation de la FiO_2 peut masquer une diminution du débit sanguin cérébral.

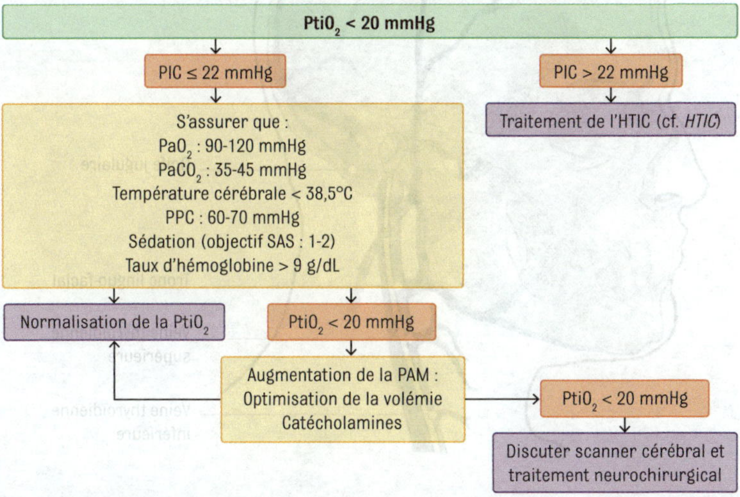

$SvjO_2$

INTÉRÊT

- Surveillance de la saturation veineuse en oxygène dans la veine jugulaire ($SvjO_2$) et de la $PvjO_2$
- Monitorage global de la balance entre les apports et la consommation d'oxygène du cerveau :

$$SvjO_2 = SaO_2 - CMRO_2/(DSC \times Hb \times 1{,}34)$$

INDICATION

Toute situation associée à un risque d'ischémie cérébrale.

POSE

- Choisir le côté le plus pathologique au scanner ; si les lésions sont symétriques choisir la veine jugulaire prédominante : mesure à l'imagerie (scanner ou échographie) ou celle qui, après compression, conduit à la plus grande augmentation de PIC.
- Pose : ponction sous échographie par voie rétrograde de la veine jugulaire interne, introduction d'un guide métallique qui bute au contact du golfe jugulaire puis du cathéter jusqu'à sentir une butée et le retirer de quelques millimètres en vérifiant le reflux.
- Vérification de la position par une radiographie cervicale de profil, l'extrémité du cathéter doit se projeter au niveau de la mastoïde qui correspond au golfe jugulaire. Si le cathéter est positionné plus bas, le sang veineux cérébral est contaminé par le sang des veines faciales (cf. *schéma*)
- Maintien de la perméabilité du cathéter par une perfusion de NaCl 0,9 % à la SE (2 mL/h).
- Mesures itératives des GDS veineux.

INTERPRÉTATION

Elle dépend de la température : à 37°C analyse de la $PvjO_2$ ou de la $SvjO_2$; à moins de 37°C il ne faut interpréter que la $PvjO_2$ (la $SvjO_2$ est faussement augmentée du fait de la hausse de l'affinité de l'Hb pour l'O_2)

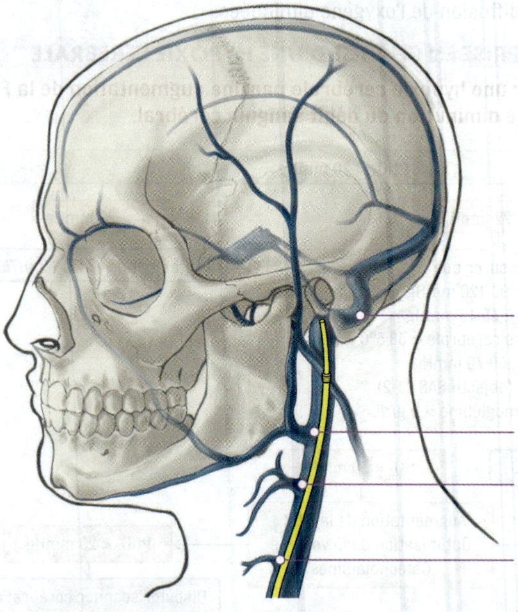

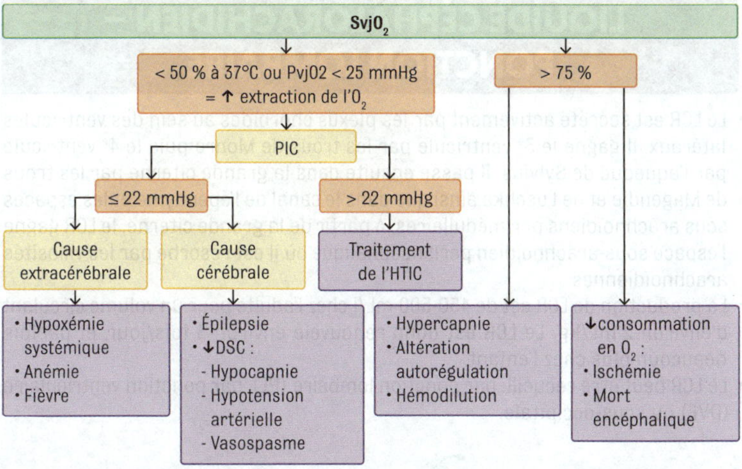

CONDUITE À TENIR DEVANT UN SYNDROME MÉNINGÉ

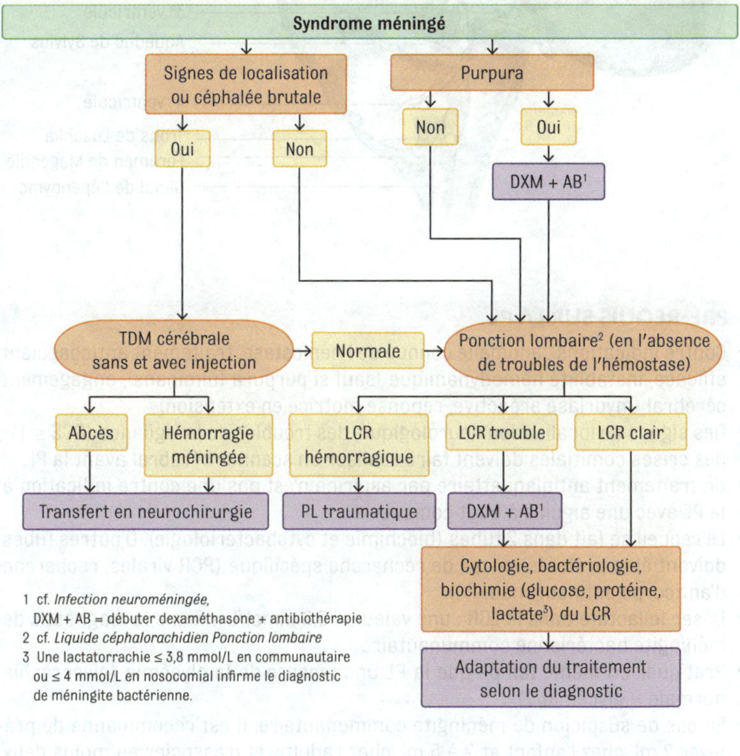

1 cf. *Infection neuroméningée*, DXM + AB = débuter dexaméthasone + antibiothérapie
2 cf. *Liquide céphalorachidien Ponction lombaire*
3 Une lactatorrachie ≤ 3,8 mmol/L en communautaire ou ≤ 4 mmol/L en nosocomial infirme le diagnostic de méningite bactérienne.

LIQUIDE CÉPHALORACHIDIEN – PONCTION LOMBAIRE

- Le LCR est secrété activement par les plexus choroïdes au sein des ventricules latéraux. Il gagne le 3e ventricule par les trous de Monro puis le 4e ventricule par l'aqueduc de Sylvius. Il passe ensuite dans la grande citerne par les trous de Magendie et de Luschka ainsi que dans le canal de l'épendyme et les espaces sous arachnoïdiens périmédullaires. À partir de la grande citerne, le LCR gagne l'espace sous-arachnoïdien péricencéphalique où il est résorbé par les villosités arachnoïdiennes.
- La production de LCR est de 450-500 mL/j chez l'adulte pour un volume circulant d'environ 2 mL/kg. Le LCR est donc renouvelé environ 3 fois/jour, et parfois beaucoup plus chez l'enfant.
- Le LCR peut être recueilli par ponction lombaire (PL), par ponction ventriculaire (DVE) ou sous-occipitale.

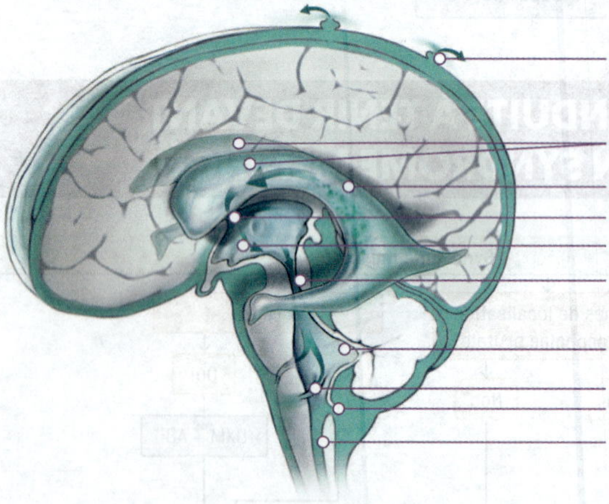

PRÉ-REQUIS SUR LA PL

- Contre indications : anomalie connue de l'hémostase, traitement anticoagulant efficace, instabilité hémodynamique (sauf si purpura fulminans), engagement cérébral (mydriase aréactive, réponse motrice en extension)
- Des signes de localisation neurologique, des troubles de la vigilance (GCS ≤ 11), des crises comitiales doivent faire réaliser un scanner cérébral avant la PL.
- Un traitement antiplaquettaire par aspirine n'est pas une contre indication à la PL avec une aiguille à bout conique.
- Le recueil se fait dans 2 tubes (biochimie et cytobactériologie). D'autres tubes doivent être prélevés en cas de recherche spécifique (PCR virales, recherche d'anticorps antineuronaux...).
- Doser le lactate dans le LCR : une valeur < 3,8 mmol/L infirme le diagnostic de méningite bactérienne communautaire
- Pratiquer en même temps que la PL une mesure de la glycémie (glycorachie normale = glycémie/2)
- En cas de suspicion de méningite communautaire, il est recommandé de prélever 2 mL chez l'enfant et 2 à 5 mL chez l'adulte, et d'associer au moins deux hémocultures à la PL.

TECHNIQUE DE LA PL

- Théoriquement, ponction inter-épineuse L3-L4. Mais il faut savoir que le cône terminal se situe sous L1-L2 dans 20 % des cas et que la ligne des crêtes iliaques est au dessus de L3-L4 dans 5 % des cas. Le cône terminal descend sous la ligne des crêtes dans ≈ 3 % des cas.
- Comment diminuer les céphalées post PL (CPPL) (cf. *Blood Patch)* :
  - Utiliser en 1re intention une aiguille à pointe conique avec introducteur. En cas de forte suspicion de méningite purulente, qui augmente la viscosité du LCR : aiguille 20 G.
  - Si aiguille à biseau, orienter le biseau parallèlement à l'axe du rachis et non perpendiculairement.
  - Si aiguille pointe crayon, réintroduire le mandrin dans l'aiguille avant d'extraire celle-ci.
  - Le volume de LCR prélevé n'est pas un facteur de risque de CPPL.
  - L'hyperhydratation et le décubitus post PL ne préviennent pas les CPPL.

ORIENTATION DIAGNOSTIQUE D'UNE MÉNINGITE OU D'UNE MÉNINGOENCÉPHALITE EN FONCTION DE LA PL

	LCR normal	LCR hémorragique		LCR trouble	LCR clair			
Aspect	Eau de roche	Rosé à sanglant		Purulent	Clair			
Diagnostic évoqué		Ponction vasculaire	Hémorragie méningée	Méningite bactérienne	Méningite virale ou fongique	Autres méningites infectieuses	Maladie inflammatoire	Maladie neurologique
Glycorrachie (mmol/L)	2,8 à 3,8		↓	↓↓	Normale	↓	Normale	Normale
Protéinorrachie (g/L)	< 0,4		↑	↑↑	↑	↑	↑	↑↑
Lactatorachie (mmol/L)	< 2		↑	↑↑↑	< 3,8	↑↑	↑	↑
Éléments	< 5	GB/GR = sang	GB/GR > sang	> 500 PNN	5 à 100 à prédominance lymphocytaire			
Examens spécifiques		- S'éclaircit avec les tubes successifs - Halo clair sur la compresse	- Couleur homogène sur les tubes - Diffusion homogène sur la compresse	- Examen direct et culture - Antigène pneumocoque - PCR méningocoque	- PCR HSV, CMV, VZV, EBV, HHV6, HIV, entérovirus, rougeole - Encre de Chine - EEG, TDM cérébral - Sérologie HIV	- Examen direct et culture - Coloration de Ziehl, PCR BK	- γglobulines - Panel d'auto-anticorps neuronaux	
Diagnostic(s)		En cas de doute persistant, ponctionner un espace plus haut		- Bactérie	- Virus - Cryptocoque	- Listeria - Tuberculose	- Sclérose en plaques - Neurosyphilis - Parasitose - Encéphalite auto-immune	- Polyradiculo névrite - Compression médullaire - Tumeur cérébrale - AVC

INFECTION NEUROMÉNINGÉE

MÉNINGITE COMMUNAUTAIRE

- L'urgence est au diagnostic et au traitement précoces.
- Terrain à risque chez le patient splénectomisé +++ pour pneumocoque, méningocoque et haemophilus.
- Corticothérapie indiquée pour toutes les méningites bactériennes : dexaméthasone 10 mg chez l'adulte ou 0,15 mg/kg chez l'enfant, à renouveler 4 fois/jour. Administration IVD 10 min avant, ou à défaut avec la 1re dose d'antibiotique. Durée 4 jours.
- Proposition de traitement antibiotique :

Traitement empirique	Direct	Germe	Traitement documenté	Durée
céfotaxime 300 mg/kg/j (6 inj IVD) + genta 8 mg/kg/j en 1 inj de 30' SE et amoxicilline 200 mg/kg/j (6 inj IVD) **si suspicion listériose** + aciclovir 30 mg/kg/j en 3 injections **si suspicion méningo-encéphalite herpétique**	CG -	Méningocoque	amoxicilline 200 mg/kg/j (6 inj IVD)	5 j
	CG +	Pneumocoque péni-S	amoxicilline 200 mg/kg/j (6 inj IVD)	10 j
		Pneumocoque péni-I	céfotaxime 300 mg/kg/j	
	BG -	Haemophilus influenzae	céfotaxime 300 mg/kg/j	7 j
	BG +	Listeria monocytogenes	amoxicilline 200 mg/kg/j (6 inj IVD) + genta 8 mg/kg/j en 1 inj de 30' SE	21 j
	Négatif		À adapter selon les résultats sang et LCR (cf. *Liquide Céphalo-rachidien et ponction lombaire*)	

MÉNINGITE POSTOPÉRATOIRE, MÉNINGITE SUR DÉRIVATION VENTRICULAIRE EXTERNE (DVE)

Diagnostic

- La DVE augmente le risque de méningite postopératoire
- Le diagnostic de certitude est difficile compte tenu de la contamination sanguine peropératoire du LCR (augmentation des éléments, hypoglycorachie et hyperprotéinorachie).

Principes

- Seul un examen direct positif et/ou une culture positive affirme le diagnostic.
- Si l'examen direct et la culture sont négatifs, la décision de traiter repose sur des critères cliniques et biologiques :
  - Cliniques : dégradation neurologique sans cause évidente, fièvre.
  - Biologiques : ratio GB/GR dans le LCR, glycorachie, protéinorachie, lactatorachie
  - Ces critères ont une faible valeur prédictive dans le contexte postopératoire. Le dosage du lactate dans le LCR permet d'éliminer une méningite bactérienne si la valeur est inférieure à 4 mmol/L. Le dosage de la procalcitonine dans le LCR pourrait être intéressant
- Si décision de ne pas traiter : refaire un prélèvement de LCR 24 h plus tard.
- Une antibiothérapie pour une cause extra-neurologique ne devrait être débutée qu'après un prélèvement de LCR, et si possible avec des antibiotiques ne passant pas la barrière hémato-encéphalique.

Germes en cause

Staphylocoque coagulase négative, entérobactéries.

Conduite à tenir

- Antibiothérapie empirique à choisir selon à l'écologie du patient et du service :
  - Céfotaxime seul, ou céfotaxime + vancomycine, ou méropénème + vancomycine.
  - Céfotaxime 2 g × 6/j, vancomycine 30 mg/kg SE en 2 h puis 40 à 60 mg/kg/j IVSE, méropénem 1,5 g × 4/j IVSE.
- Si la culture du LCR est positive, cette antibiothérapie est à adapter.
- Si la culture du LCR est négative, il faut arrêter les antibiotiques.
- Durée du traitement = 10 à 15 j, relais PO dès que possible.
- Le méropénème est la carbapénème de choix en cas de bactérie BLSE.
- La place de corticothérapie n'est pas évaluée.
- En cas d'infection sur DVE, il faut la changer au bout de 24h d'antibiothérapie
- Le LCR doit être contrôlé après 48 h de traitement.
- Relais PO :
  - Staphylocoque méti-S : il faut choisir une bithérapie parmi les molécules suivantes (en fonction de l'antibiogramme) : lévofloxacine 500 mg × 2/j, rifampicine 30 mg/kg/j en 2 prises, triméthoprime-sulfaméthoxazole 800 mg × 2/j.
  - Staphylocoque méti-R : poursuivre ou introduire la vancomycine, faire des dosages plasmatiques (objectif : vancocinémie entre 30 et 40 mg/L). Le linézolide est une alternative intéressante (mais pas d'AMM.)
  - BGN : selon l'antibiogramme, privilégier les fluoroquinolones et le triméthoprime-sulfaméthoxazole
- On peut discuter l'injection d'antibiotique intraventriculaire si une DVE est présente, selon le germe, l'efficacité du traitement initial, la présence de pus intraventriculaire…

Antibiotique	Posologie intraventriculaire (dose quotidienne)
vancomycine	20 mg
gentamicine	10 mg
amikacine	20 mg
colimycine	20 000 à 250 000 UI
amphotéricine B	0,5 mg

EMPYÈME

- Collection infectée sous ou extra-durale, le plus souvent postopératoire ou après méningite.
- Diagnostic difficile, prise de contraste de la dure-mère en regard de la collection sur la TDM injectée.
- Traitement nécessitant une cure chirurgicale (lavage, prélèvements) et une antibiothérapie prolongée (6 à 8 semaines).
- Antibiothérapie empirique identique à celle de la méningite postopératoire, à adapter selon les résultats.

FRACTURE DE LA BASE DU CRÂNE

Conduite à tenir

- Pas d'antibioprophylaxie qu'il y ait ou non une fuite de LCR (rhinorrhée ou otorrhée) ou une pneumencéphalie.
- PL en urgence devant toute fièvre et/ou altération de l'état neurologique.
- Vaccination antipneumococcique à J15 ou à défaut à la sortie de l'hôpital : Prévenar 13® puis Pneumo 23® à 8 semaines et tous les 5 ans.

ABCÈS

Principes du traitement

- Ponction systématique de l'abcès (directe ou par voie stéréotaxique) pour confirmer le diagnostic, isoler un germe et diminuer l'inoculum bactérien.

- Antibiothérapie empirique par :
  - amoxicilline 2 g IVL × 6/j + métronidazole 0,5 g x3 /j si le point de départ est dentaire.
  - céfotaxime 2 g IVL × 6/j + métronidazole 0,5 g x3 /j si le point de départ est une otite, une mastoïdite ou inconnu.
  - imipénem 1 g × 3/j + triméthoprime-sulfaméthoxazole 800 mg × 2/j + amikacine 30 mg/kg/j si suspicion de nocardiose (contexte d'immunodépression, BG + au direct).
- Adaptation de l'antibiothérapie après le résultat de la culture.
- Durée de traitement antibiotique de 6 semaines (15 j IV puis 1 mois PO).
- Prophylaxie anticomitiale selon la localisation de l'abcès et l'existence de crises comitiales.
- En cas d'effet de masse important, engagement cérébral, HTIC (cf. *HTIC, Osmothérapie)*
- Intubation et ventilation assistée en cas de troubles de la conscience et/ou d'effet de masse menaçant.
- Corticothérapie : méthylprednisolone (1 mg/kg/j) si œdème important avec effet de masse, pour une durée courte et sous couvert de l'antibiothérapie.
- Recherche et traitement d'une porte d'entrée : ORL et dentaire le plus souvent, pulmonaire, digestive, cardiaque.

Si un diagnostic d'abcès est suspecté : pas de PL avant la TDM.

TRAITEMENT D'UNE HYPERTENSION INTRACRÂNIENNE AIGUË

Ce chapitre est adapté à toutes les étiologies d'hypertension intracrânienne (HTIC) : traumatisme crânien, pathologie infectieuse ou tumorale, AVC ischémique ou hémorragique, hémorragie méningée.

GÉNÉRALITÉS

- On parle d'HTIC en présence d'une PIC > 22 mmHg pendant plus de 15 min sans stimulation.
- L'HTIC est due à l'augmentation de volume d'un ou de plusieurs constituants du cerveau : parenchyme (tumeur, abcès, œdème, hématome...), LCR (hydrocéphalie), et vaisseaux (vasodilatation).
- La PIC ne doit pas être interprétée seule. Elle est un élément de l'équation qui permet de calculer la PPC. Pratiquer un Doppler transcrânien (DTC) permet de juger rapidement du débit sanguin cérébral (DSC) (cf. *Doppler transcrânien*).
- L'objectif du traitement est de maintenir une PPC au moins ≥ 60 mmHg, réévaluée régulièrement en fonction des autres données du monitorage (DTC, $SjvO_2$, $PtiO_2$...), en agissant sur la baisse de la PIC et/ou sur l'élévation de la PAM.
- Risque de l'HTIC : diminution de la PPC et donc du DSC entraînant une ischémie cérébrale
- Le scanner cérébral est indispensable à la compréhension des mécanismes de l'HTIC

PRINCIPES DE PRISE EN CHARGE DE L'HTIC

(cf. *algorithme*)

Traitement chirurgical si indication

- Évacuation d'un hématome, exérèse d'une tumeur, ponction d'un abcès, dérivation ventriculaire externe (DVE), volet décompressif...

Traitement médical : prévention et traitement des agressions ischémiques secondaires

- $PaCO_2$ = 35 à 40 mmHg à 37°C et PaO_2 = 90 à 120 mmHg.
- Pas de diminution de la $PaCO_2$ à moins de 35 mmHg sans contrôle de l'oxygénation cérébrale ($SvjO_2$, $PtiO_2$).
- Maintenir initialement une PPC comprise entre 60 et 70 mmHg donc une PAM haute même si la PIC est élevée afin d'éviter les cascades ischémiques liées à la diminution du DSC. Rechercher tous les jours si l'augmentation de la PPC entre 70 et 80 mmHg, voire entre 80 et 90 mmHg, entraîne une diminution de la PIC

(autorégulation préservée). Correction d'une hypovolémie par un remplissage iso-osmolaire. La noradrénaline est le vasopresseur de choix.
- Maintenir une normo-natrémie par la perfusion de solutés iso-osmolaires : préférer le NaCl 0,9 % (308 mosm/L) au Ringer lactate (260 mosm/L).
- Il n'y a pas d'indication à instituer une hypernatrémie contrôlée.
- L'hypoglycémie, l'hyperglycémie et les variabilités glycémiques sont délétères. Maintenir une glycémie entre 7 et 10 mmol/L par l'utilisation de protocole d'insulinothérapie IVSE (cf. *Anesthésie et diabète*). La perfusion de solutés glucosés est à éviter à la phase initiale.
- Hémoglobine comprise entre 9 et 11 g/dL
- Sédation : benzodiazépines (midazolam) et morphiniques (sufentanil). Être vigilant sur les stimuli douloureux qui augmentent la PIC : gestes techniques, kinésithérapie respiratoire…
- Buste à +30°, tête droite en légère flexion.
- Proscrire une température ≥ 38,5°C : antipyrétiques, sédation, voire refroidissement externe après curarisation.
- Pas de traitement anticomitial systématique. En cas de crises convulsives, choisir le midazolam ou le lévétiracétam (dosage de charge 60 mg/kg IV maximum 4 g/j).

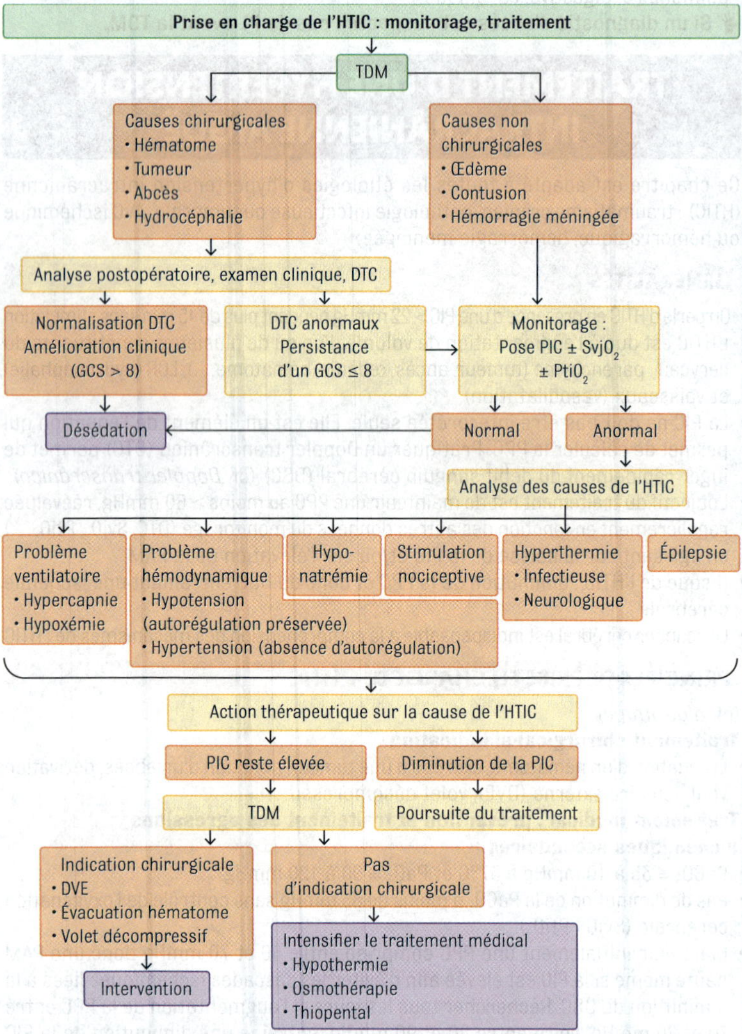

Si la PIC reste élevée, TDM cérébrale et intensifier le traitement :

Moyens chirurgicaux (cf supra)

Moyens médicaux

- Hypothermie (pas moins de 33°C) : elle est obtenue par curarisation et mesures de refroidissement : glaçons, couverture refroidissante, perfusion de solutés froids. La baisse de la température entraîne une hypocapnie par diminution de la production de CO_2, secondaire à la diminution du métabolisme cellulaire. Il ne faut pas modifier la ventilation minute des patients lors du passage en hypothermie. L'hypocapnie :
  - Permet de diminuer la PIC.
  - Est responsable d'une diminution du DSC adaptée à la baisse du métabolisme cérébral et n'entraîne donc pas d'ischémie cérébrale (vérification de l'adéquation apports/consommation par un monitorage de l'oxygénation cérébrale).
- Osmothérapie (cf. *Osmothérapie*) : pas d'indication ni au mannitol au long cours ni à l'hypernatrémie contrôlée.
- Thiopental : 5 mg/kg en 10 minutes puis 3 à 5 mg/kg/h.
  - Surveillance : EEG (adaptation des doses pour obtenir des burst suppression).
  - Pas de preuve d'efficacité sur la morbidité et la mortalité.
  - Attention aux effets hypotenseurs, corriger une hypovolémie avant administration. Le prix hémodynamique est souvent plus fort que le gain métabolique : $SvjO_2$ nécessaire.
  - Se perfuse sur une voie centrale.
- Corticothérapie uniquement si œdème cérébral secondaire à un processus expansif intracrânien (tumeur, abcès) : méthylprednisolone : 2 mg/kg/j.

OSMOTHÉRAPIE

INDICATIONS

- Poussée d'HTIC (utilisation en bolus et non en continu)
- Engagement cérébral quelle qu'en soit la cause, détente cérébrale
- Hyponatrémie avec signes neurologiques

MÉDICAMENTS UTILISABLES

	Mannitol 20 %	NaCl 20 %
Osmolarité (mosm/L)	1100	6845

POSOLOGIES

- Mannitol 20 % : 0,5 à 1 g/kg soit 250 à 500 mL pour un adulte.
- NaCl 20 % (SSH, Sérum Salé Hypertonique) : 2 à 4 ampoules de 10 mL (4 à 8 g) en fonction de l'indication

PRÉCAUTIONS

- Perfusion en IV lente et pas en IV directe
- Le mannitol est responsable d'une diurèse osmotique qui :
  - Permet l'élimination des osmoles perfusées
  - Doit être anticipée par une perfusion concomitante de NaCl 0,9 % (environ 5 fois le volume de mannitol perfusé)
  - Entraîne des troubles métaboliques (hypernatrémie, hypokaliémie)
- Le SSH ne donne pas de diurèse osmotique mais les osmoles (représentées par le NaCl) sont responsables d'une surcharge sodée et chlorée (hypernatrémie, acidose hyperchlorémique, toxicité rénale).

ÉTAT DE MAL ÉPILEPTIQUE (EME)

- Définitions :
  - EME tonico-clonique généralisé : convulsions durant plus de 5 min ou plus de 2 crises sans reprise de conscience
  - EME réfractaire : EME persistant malgré 2 lignes de traitement
  - EME super-réfractaire : EME persistant malgré l'instauration d'un coma thérapeutique
- Contexte de survenue :
  - Maladie épileptique connue
  - 1ère manifestation d'une maladie épileptique
  - Atteinte structurelle ou fonctionnelle aiguë
- Facteurs pronostiques liés :
  - À la maladie causale
  - À traiter en urgence
  - À la crise (durée/caractère réfractaire/type)
  - Au terrain
- Indications d'IOT à la phase précoce : défaillance ventilatoire, agression cérébrale, sécurisation d'un transport
- Indication à un traitement antiépileptique de fond : EME réfractaire et super-réfractaire
- Examens complémentaires:
  - Le scanner cérébral sans et avec injection n'est pas nécessaire si retour à l'état antérieur, si la cause déclenchante est claire et si l'imagerie n'a pas d'incidence thérapeutique
  - EEG si absence d'amélioration de la vigilance, doute diagnostique, EME réfractaire larvé.
  - Ponction lombaire si suspicion de méningite ou de méningoencéphalite

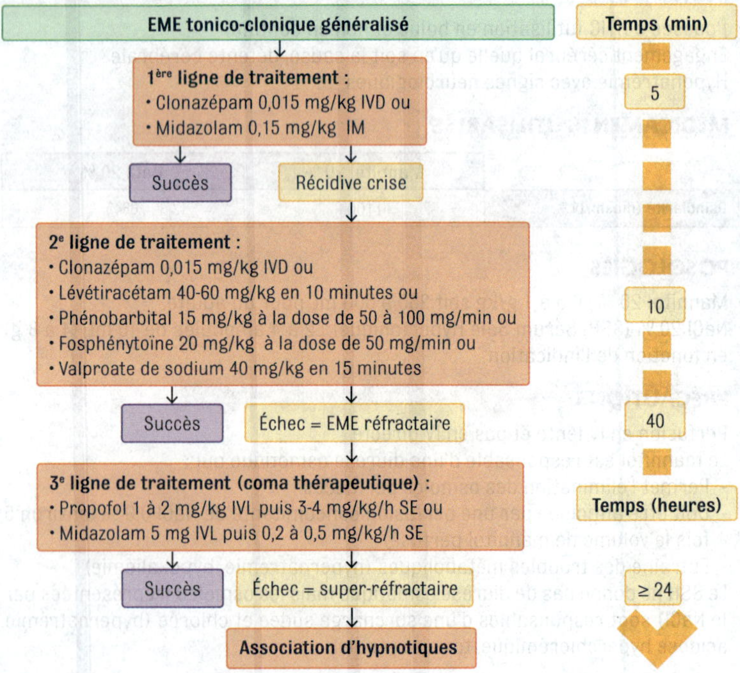

	Doses	Délai d'action	Avantages	Inconvénients	Remarques
Traitements de 1ère ligne					
Clonazépam	0,015 mg/kg (1 mg pour 70 kg) IVD Maximum 1,5 mg	1 à 3 min	Rapidité d'action, maniabilité	Dépresseur respiratoire	2nde dose en l'absence d'efficacité à 5 min (1/2 dose si dépression respiratoire)
Midazolam	0,15 mg/kg (10 mg pour 70 kg) IM	1 min	Rapidité d'action Voie IM, intrarectale, intra-nasale ou intrabuccale	Dépresseur respiratoire	Pas d'indication de 2nde dose en l'absence d'efficacité
Traitements de 2e ligne					
Lévétiracétam (antiglutamatergique)	40 à 60 mg/kg en 10 minutes Maximum 4 g	15 à 20 min	Meilleur rapport efficacité/tolérance	Somnolence, céphalées	Adaptation des posologies en cas d'insuffisance rénale
Valproate de sodium (stabilisateur de membrane)	40 mg/kg en 15 minutes Maximum 3 g	15 min	Bonne tolérance	Encéphalopathie hyperurémique réversible. Tératogénécité. Hépatotoxicité.	Contre indiqué chez la femme enceinte, en cas d'insuffisance hépatocellulaire, de pathologie mitochondriale
Fosphénytoïne (stabilisateur de membrane)	20 mg/kg d'équivalent phénytoïne (IVL) Maximum 1,5 g	10 à 30 min	Pas de dépression centrale ni respiratoire	Effets hémodynamiques (hypotension et arythmie) Délai d'action long	Contre indiquée si BAV ou tachyarythmie. Précautions en cas de cardiopathie/âge avancé. Inducteur enzymatique.
Phénobarbital (stimulateur GABA)	15 mg/kg en (IVL)	15 min	Rapidité d'action	Rapport efficacité/tolérance défavorable. Mauvaise tolérance hémodynamique/neurologique. Inducteur enzymatique.	
Traitements de 3e ligne (chez un patient intubé)					
Propofol	1 à 2 mg/kg IVD jusqu'à disparition crises puis 3-4 mg/kg IVSE	< 1 min	Rapidité d'action	Dépression cardiovasculaire	Contrôle EEG nécessaire
Midazolam	5 mg IVD jusqu'à disparition crises puis 0,2-0,5 mg/kg IVSE	2 à 3 min	Préserve les fonctions hémodynamiques	Variabilité intra-individuelle Élimination longue si relais IVSE	Contrôle EEG nécessaire. Contre indiqué si myasthénie.

ACCIDENTS VASCULAIRES CÉRÉBRAUX (AVC) CONDUITE À TENIR

- Le diagnostic clinique doit être évoqué devant tout déficit neurologique focal aigu, transitoire ou persistant.
- La sévérité est évaluée avec l'échelle NIHSS (AVC sévère si NIHSS > 15).
- Préciser heure de survenue +++ (en l'absence d'horaire connu, l'IRM cérébrale peut permettre d'identifier les infarctus cérébraux de moins de 4 h).
- Filière stroke : prise en charge dans unité de soins intensifs neurovasculaire (USINV) et par neurologue vasculaire
- Ne jamais administrer d'antiplaquettaire, ni d'anticoagulant avant la réalisation d'une imagerie cérébrale (y compris lors de déficits neurologiques transitoires, qui peuvent révéler une hémorragie cérébrale ou justifier d'un traitement de désobstruction).
- Le diagnostic radiologique est fait sur l'IRM : hypersignal séquence de diffusion (DWI) et baisse du coefficient de diffusion (ADC).
- En absence d'IRM, imagerie à défaut : scanner cérébral (score ASPECTS).

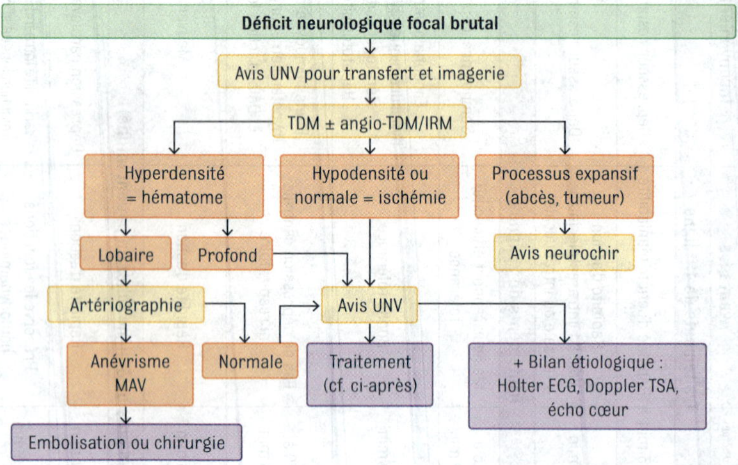

TRAITEMENT

Traitement spécifique de l'AVC ischémique :

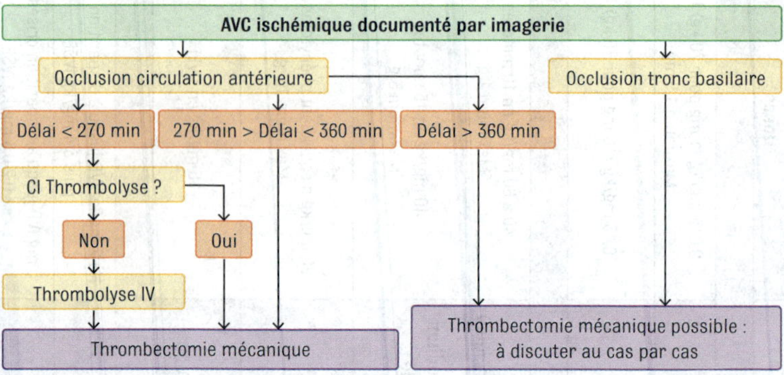

CI : contre indication
Thrombolyse IV : Altéplase 0,9 mg/kg (10 % bolus IV/90 % IVSE sur 60 min)

- Prévention des Agressions Cérébrales Secondaires d'Origine Systémique (ACSOS).
- Les objectifs de pression artérielle (PAS/PAD) sont :
  - inférieurs à 220/120 mmHg en l'absence de thrombolyse IV
  - inférieurs à 185/110 mmHg dans les 24 premières heures après thrombolyse IV.

- La diminution de la PA doit être progressive et prudente (< 10 % par jour) si persistance de l'occlusion artérielle.
- Thrombolyse intraveineuse débutée par les neurologues seulement (délai < 4h30 du début des signes).
- Attention au risque d'angiœdème bradykinique et œdème laryngé possible avec les thrombolytiques. Facteur de risque si traitement antérieur par IEC. Faible efficacité des corticoides. (cf. *Œdème angioneurotique*)
- L'introduction d'un traitement antiplaquettaire est à évaluer collégialement (neuroradiologue, neurologue) à 24 h de la thrombolyse IV ± thrombectomie, conditionné par la réalisation d'une imagerie cérébrale de contrôle ayant éliminé une transformation hémorragique significative (symptomatique ou non).
- Dans le cadre des AVC ischémiques, une thromboprophylaxie par HBPM peut être instaurée à J0 en l'absence de thrombolyse IV et à H24 si thrombolyse IV.
- Les indications de l'anticoagulation de novo à doses efficaces dans l'AVC ischémique sont limitées aux cardiopathies emboligènes. Le délai d'introduction d'un traitement anticoagulant efficace doit être discuté au cas par cas. Contre indication à l'héparine pendant 24h si thrombolyse faite ++
- L'infarctus sylvien étendu (ou AVC malin) peut justifier d'une hémicraniectomie décompressive la plus précoce possible. Les indications d'une hémicraniectomie préventive chez un patient sans comorbidité sévère ni handicap préexistant, sont :
  - Âge < 60 ans.
  - NIHSS > 15 avec item Ia ≥ 1 (troubles de la conscience).
  - Volume infarci > 145 cm^3 et/ou lésion de > 50 % du territoire sylvien
- L'âge élevé n'est pas une contre indication à la thrombectomie mécanique (évaluation de l'autonomie antérieure).
- Les délais de réalisation d'une thrombectomie mécanique peuvent être élargis au dela de H+6, s'il existe un mismatch entre les séquences diffusion – perfusion à l'IRM et en fonction de la collatéralité (anastomoses leptoméningées).
- Quel que soit le choix de la technique d'anesthésie pour la thrombectomie mécanique, celle-ci doit avoir comme objectifs :
  - de réduire le délai de mise en route du geste
  - de permettre une recanalisation rapide (facilitation du geste, immobilité du patient, analgésie).

(cf. *Anesthésie en neuroradiologie interventionelle*)

Traitement spécifique de l'AVC hémorragique :

- Antagonisation dès que possible d'un traitement anticoagulant (AVK/héparine/anticoagulants directs). Chez les patients porteurs de valve mécanique ou de cardiopathie emboligène à haut risque, le délai de reprise de l'anticoagulation après la survenue de l'hématome cérébral est à discuter au cas par cas.
- Pas d'indication à la transfusion plaquettaire chez les patients sous antiplaquettaires en dehors d'un geste chirurgical.
- Les objectifs de pression artérielle sont initialement une PAS inférieure à 140 mmHg (une baisse précoce moins de 6 h après le début des signes pourrait être bénéfique sur le pronostic neurologique fonctionnel). Le niveau de pression artérielle idéale sera ensuite individuellement déterminé avec le Doppler transcrânien.
- Dans le cadre des AVC hémorragiques, indication à une thromboprophylaxie mécanique immédiate (compression pneumatique) secondairement associée à une héparinothérapie préventive dès J-2.

Traitement spécifique des thrombophlébites cérébrales :

Héparinothérapie en traitement, indiquée même en présence de lésions hémorragiques associées.

Remarques diverses :

- Il n'existe pas d'indication à la prescription d'un traitement antiépileptique prophylactique en dehors d'un antécédent d'épilepsie traitée ou d'un épisode critique au décours de l'accident vasculaire cérébral.
- Toute aggravation neurologique en l'absence de cause évidente d'aggravation justifie une imagerie cérébrale.

HÉMORRAGIE MÉNINGÉE PAR RUPTURE D'ANÉVRISME

La rupture d'un anévrisme cérébral entraîne une hémorragie sous arachnoïdienne (HSA) parfois associée à un hématome intracérébral ou à une hémorragie ventriculaire.

DIAGNOSTIC

- Clinique : céphalée « en coup de tonnerre » +++
- Scanner cérébral : hyperdensité dans les espaces sous arachnoïdiens.
- Ponction lombaire si tableau clinique évocateur et scanner négatif.
- Artériographie cérébrale des 4 axes (ou angioscanner ou angio IRM) : affirme l'origine anévrismale de l'hémorragie méningée et oriente la stratégie thérapeutique (chirurgie ou embolisation selon la localisation et la taille de l'anévrisme).

CLASSIFICATIONS

- **Clinique** : échelle de la WFNS

Grade	Score de Glagow	Déficit moteur
I	15	Absent
II	13 – 14	Absent
III	13 – 14	Présent
IV	7 – 12	Présent ou absent
V	3 – 6	Présent ou absent

- **Tomodensitométrique** : score de Fisher ou de Fisher modifié

Grade	Fisher	Fisher modifié
1	Pas de sang	Sang peu dense, pas de caillot ventriculaire
2	Hémorragie diffuse, peu dense, pas de caillot	Sang peu dense, caillot intraventriculaire
3	Hémorragie dense, caillot scissural ou cisternal	Sang dense, pas de caillot ventriculaire
4	Caillot intraventriculaire ou intracérébral	Sang dense, caillot intraventriculaire

PRINCIPES DE TRAITEMENT

- Prise en charge dans un centre spécialisé
- L'anévrisme doit être sécurisé dans les premières 24 h de la prise en charge
- L'objectif est de contrôler à chaque étape les facteurs responsables d'une ischémie cérébrale retardée (ICR) aggravant le pronostic (morbi-mortalité +++).

Mécanismes responsables d'ICR (J0 à J15)

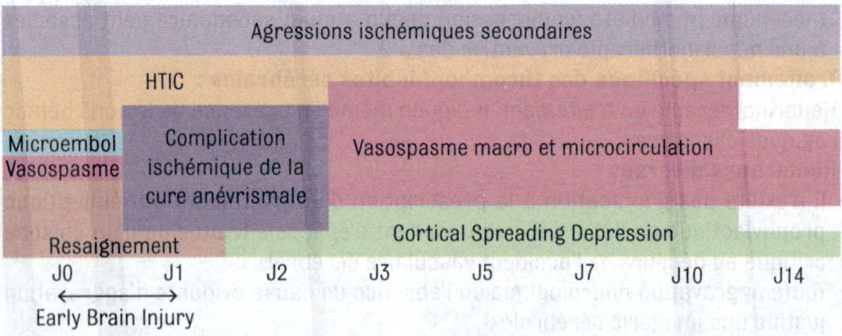

PRISE EN CHARGE PRÉOPÉRATOIRE

- Bilan préopératoire avec hémostase.
- Doppler transcrânien (cf. *Doppler transcrânien*) qui servira de référence.
- Calmer les céphalées par paracétamol voire morphine si besoin. Laisser si possible le patient au calme dans une pièce peu éclairée. Contrôler les nausées/vomissements par antiémétiques IV.
- Stabilité hémodynamique : pas de poussée hypertensive, pas d'hypotension. Une HTA doit être contrôlée avec une PAS comprise entre 160 et 180 mmHg : à adapter à la clinique et au DTC.
- Si cardiomyopathie adrénergique (Tako Tsubo) ± OAP neurogénique : ventilation avec une PEP ≥ 8, curarisation si besoin, inotrope avec ou sans vasopresseur.
- Débuter la nimodipine 2 cp × 6/jour PO ou dans la SNG après le diagnostic de l'anévrisme. Pas d'indication à la voie IVSE.
- Ne pas tolérer une température ≥ 38,5°C, pas d'hyperoxie.
- Ne pas arrêter un traitement par statine.
- Organiser le traitement de l'anévrisme (embolisation ou clip chirurgical) et éventuellement la prise en charge chirurgicale de l'HTIC : dérivation ventriculaire externe (DVE), évacuation d'un hématome.

PRISE EN CHARGE PEROPÉRATOIRE

- Mesures générales :
  - Éviter les variations tensionnelles au moment de la phase d'induction/ intubation.
  - Pas d'hypotension en per procédure
  - Proscrire l'hypocapnie
- Mesures spécifiques :
  - Si pose de DVE avant traitement de l'anévrisme : maintenir un niveau de drainage à + 20 cmH_2O, voire clamper la DVE si drainage trop important
  - Clip chirurgical : pression artérielle invasive, 2 cathlons 16 G, KTC non indispensable. Augmenter si possible la PAM en cas de clampage temporaire prévu. Détente cérébrale assurée par drainage lombaire externe, mannitol 20 %, ne pas faire d'hypocapnie.
  - Embolisation de l'anévrisme : pression artérielle non invasive, 1 voie veineuse périphérique. Anticoagulation et antiplaquettaires selon les centres et les procédures

PRISE EN CHARGE POSTOPÉRATOIRE

- Hospitalisation en soins intensifs ou en réanimation au mieux jusqu'à la fin de la période de spasme.
- Examen neurologique régulier
- Si pas d'évaluation neurologique possible : monitorage multimodal (PIC, oxygénation cérébrale par $PtiO_2$ ou $SvjO_2$, ± EEG continu).
- Doppler transcrânien biquotidien et si dégradation de l'état neurologique.
- Apports quotidiens de 20 à 30 mL/kg/j de cristalloïdes. La triple H thérapie prophylactique (Hypertension artérielle, Hémodilution, Hypervolémie) est inutile. Évaluation régulière du statut volémique avec maintien d'une normovolémie.
- Bilan entrées/sorties, ionogrammes sanguins et urinaires quotidiens.
- Nimodipine PO ou dans la SNG (3 semaines au total, 2 semaines pour les patients grade I sans argument pour un vasospasme).

AGGRAVATION NEUROLOGIQUE POSTOPÉRATOIRE

- Apparition d'un signe neurologique focal ou altération de l'état de conscience (diminution d'au moins 2 points du score de Glasgow).
- Intubation et ventilation si score de Glasgow ≤ 8.
- Le scanner cérébral avec injection est systématique et recherche :
  - Une hydrocéphalie : DVE.
  - Un hématome intracérébral : évacuation chirurgicale selon les cas.
  - Un œdème cérébral avec HTIC : monitorage invasif (PIC, $SvjO_2$, $PtiO_2$) + traitement agressif (PPC > 60 mmHg, hypothermie, osmothérapie si besoin) (cf. *HTIC*).
  - Un vasospasme cérébral.

- EEG à la recherche de crises convulsives infra cliniques.
- PL à la recherche d'une méningite postopératoire (cf. *LCR et PL*).
- Ionogramme sanguin à la recherche d'une hyponatrémie d'apparition rapide.

LE VASOSPASME

- Diminution du calibre artériel cérébral secondaire à des modifications fonctionnelles et structurelles des 3 tuniques du vaisseau artériel.
- Rôle physiopathologique essentiel de l'hémoglobine libérée par la lyse des globules rouges dans l'espace sous-arachnoïdien.
- Apparition vers le 3e jour après le premier épisode d'hémorragie méningée, pic du 7e au 10e jour, décroissance à partir du 14e jour.
- Présent à l'artériographie chez 60 % des patients = vasospasme angiographique.
- Signes déficitaires chez 30 % des patients = vasospasme symptomatique.
- Séquelles définitives chez 10 à 15 % des patients.
- Il n'existe pas de traitement préventif (échec des inhibiteurs des récepteurs à l'endothéline, des statines, du magnésium).
- La nimodipine améliore le pronostic des patients mais n'a pas d'action sur le vasospasme.

DIAGNOSTIC

- Dégradation neurologique sans autres étiologies : cf. *supra*.
- Doppler transcrânien : accélération des vélocités moyennes au niveau des artères cérébrales moyennes (cf. *Doppler transcrânien*).
- Évaluation morphologique : angio TDM ou artériographie cérébrale. Vasospasme angiographique à partir d'une diminution d'au moins 25 % du calibre artériel.
- La diminution du débit sanguin cérébral clinique (dégradation neurologique) ou paraclinique ($PtiO_2$, $SvjO_2$, scanner ou IRM de perfusion, scintigraphie), signe le spasme symptomatique.

TRAITEMENT DU SPASME SYMPTOMATIQUE

- Expansion volémique.
- Augmenter la PAM jusqu'à 100 ou 120 mmHg avec la noradrénaline pour augmenter le débit sanguin cérébral. Si l'examen neurologique s'améliore, poursuivre ce traitement jusqu'à la levée du vasospasme.
- Traitement endovasculaire du vasospasme : combiner une dilatation mécanique des troncs proximaux et une chimiodilatation par injection médicamenteuse in situ pour les vaisseaux distaux :
  - milrinone : 8 mg en 30 min SE, maximum 24 mg par séance, relais éventuel par milrinone intraveineux (0,5 à 1,5 µg/kg/min). Une hypotension profonde peut apparaître qui doit être anticipée par l'administration de noradrénaline (introduction ou majoration des doses).
  - nimodipine : 1 à 2 mg en 15 min.
- Il peut être nécessaire de refaire une angioplastie pendant plusieurs jours

CONDUITE À TENIR DEVANT UNE HYPONATRÉMIE

Deux diagnostics sont possibles

- SIADH : rétention hydrique plus importante que la rétention sodée.
- CSWS : Cerebral Salt Wasting Syndrom (syndrome de perte de sel d'origine cérébrale)ou Natriuretic Syndrom. Natriurèse élevée, pouvant être inadaptée à l'état volémique du patient, d'origine multifactorielle : hypervolémie induite, HTA spontanée ou induite, sécrétion de peptides natriurétiques.

Hyponatrémie dangereuse dans 2 situations

- Aggravation d'une HTIC par diminution de l'osmolarité plasmatique.
- Aggravation d'un vasospasme par hypovolémie ± hypotension.

Traitement

- Immédiat en cas d'aggravation neurologique : osmothérapie si HTIC (cf. *Osmothérapie*) ; expansion volémique si hypovolémie.
- Diminuer une hypernatriurèse inadaptée : utiliser l'urée ou les corticoïdes (cf. *Hyponatrémie*).

MORT ENCÉPHALIQUE, PRÉLÈVEMENT D'ORGANES ET DE TISSUS

ASPECTS PHYSIOPATHOLOGIQUES

- Arrêt de la circulation cérébrale intracrânienne (axes carotidiens et tronc basilaire) au dessus de la base du crâne dans les suites d'une atteinte cérébrale sévère avec HTIC réfractaire.
- En l'absence d'efficacité des moyens thérapeutiques mis en œuvre (médicaux et/ou chirurgicaux), la PIC augmente au-delà de la PAM, le flux cérébral s'arrête et l'évolution se fait vers l'infarcissement cérébral total.

ASPECTS DIAGNOSTIQUES

- Le diagnostic de mort encéphalique (ME) n'a de sens qu'en :
  - Présence d'une anamnèse évocatrice,
  - L'absence de circonstances cliniques confondantes : hypothermie, état de choc, présence de médicaments dépresseurs du SNC, curarisation, lésions associées (rachis cervical, tronc cérébral/locked-in syndrome).
- Le diagnostic de ME repose sur l'examen clinique, les examens complémentaires ne visant qu'à confirmer ce diagnostic si un don d'organes est envisagé.

Diagnostic clinique

- **Absence totale de conscience et d'activité motrice spontanée (GCS = 3)**
- **Abolition de tous les réflexes du tronc cérébral** (cf. *Réflexes tronc cérébral*)
- **Absence de ventilation spontanée,** vérifiée par une épreuve d'hypercapnie (test d'apnée) réalisée de la façon suivante :
  - $FiO_2 = 1$ pendant 15 à 30 minutes.
  - $PaCO_2 \approx 40$ mmHg vérifiée par des GDS.
  - Débranchement du ventilateur, mise en place d'une CPAP (PEP = 7 à 10 cm H_2O) à l'O_2
  - Monitorage clinique impératif à la recherche d'éventuels éventuels gasps, SaO_2, $etCO_2$
  - Durée : 10 à 15 min. GDS avant rebranchement en fin d'épreuve.
  - Diagnostic confirmé si absence de mouvement respiratoire et $PaCO_2 > 60$ mmHg.

Diagnostic paraclinique

- **Deux EEG isoélectriques** (30 min à 4 h d'intervalle) reflétant l'absence d'activité corticale **ou un examen angiographique** (avec PAM ≥ 60 mmHg et stabilisée) :
  - Angioscanner cérébral objectivant sur l'hélice à 60 s après l'injection : l'absence d'opacification bilatérale des branches corticales (M4) des artères cérébrales moyennes (ACM), l'absence de rehaussement des veines profondes.
  - Artériographie des 4 axes à destinée encéphalique montrant l'absence de retour veineux
- **Le Doppler transcrânien** : diagnostic de probabilité réalisable au lit du patient mais ne peut confirmer légalement le diagnostic clinique en France. Mise en évidence de l'arrêt du flux sanguin au niveau des artères intracrâniennes par un aspect caractéristique de back-flow ou de pics protosystoliques sur les deux ACM et sur le tronc basilaire.

DE LA MORT ENCÉPHALIQUE AU PRÉLÈVEMENT D'ORGANES ET DE TISSUS

Le diagnostic de ME établi, la prise en charge est centrée sur le maintien des fonctions hémodynamique, respiratoire et métabolique afin de préserver les organes en vue d'un prélèvement d'organes et/ou de tissus.

Coordination hospitalière des prélèvements d'organes et de tissus

L'infirmier coordinateur, joignable 24 h/24 doit être averti le plus tôt possible pour assister aux entretiens avec les proches et mettre en route les démarches administratives complexes liées au prélèvement. Son rôle est majeur.

Annonce de la mort aux proches

Elle est faite par un médecin accompagné d'un membre de l'équipe paramédicale et de l'infirmier coordinateur. Il faut s'attacher à expliquer l'état de ME, son caractère irréversible, définitif et l'évolution inéluctable vers l'arrêt cardiaque en quelques heures.

Contre indications

Absolues :

- Refus du vivant (enregistré sur le Registre National des Refus).
- Absence d'identité après ultime recherche.
- Non autorisation au prélèvement du procureur de la République en cas de mort suspecte.
- Maladies infectieuses (VIH non stabilisé, rage, tuberculose évolutive, encéphalopathie spongiforme subaiguë).

Relatives :

- Tumeurs malignes en dehors de certaines tumeurs cérébrales primitives et certains cancers (voir avec l'Agence de Biomédecine).
- Infections sévères évolutives non contrôlées.
- Toxicomanie intraveineuse non sevrée.

Recherche du consentement

- Ne pas précipiter ce deuxième temps de l'entretien et laisser aux proches le temps de prendre conscience du décès. La présence de l'infirmier coordinateur est indispensable. On doit s'attacher à rechercher le témoignage de la personne décédée.
- En France, principe du consentement présumé de la personne : toute personne qui n'a pas exprimé son refus est un donneur potentiel. Depuis l'amendement du 11/08/2016, la loi prévoit que le refus soit exprimé par inscription sur le Registre National des Refus, par écrit ou par oral à un proche qui en fera la transcription par écrit.

PROTOCOLE DE RÉANIMATION CHEZ UN PATIENT EN ME

Prise en charge du donneur

- Objectifs :
  - 65 mmHg < PAM < 75 mmHg
  - 1 mL/kg/h < diurèse < 1,5 mL/kg/h
  - PaO_2 > 80 mmHg
  - 8 < Hb < 10 g/dL
  - Normothermie
  - Lactate artériel normal
- Réanimation hémodynamique : instabilité hémodynamique fréquente
  - Évaluation de la fonction cardiaque (par ETT ± ETO, Doppler œsophagien ou PiCCO™) et de la volémie (cf. *schéma*).
  - Expansion volémique (préférer les cristalloïdes) si hypovolémie et vasopresseurs si défaillance cardiaque et/ou vasoplégie.
- Le diabète insipide fréquent peut aggraver ou induire une hypovolémie et des désordres métaboliques. (cf. *Diabète insipide*). Traitement : desmopressine IV (0,5 ou 1 µg IVD) et compensation de diurèse par solutés hypotoniques.
- Réanimation respiratoire :
  - Ventilation protectrice : Vt = 6 à 8 mL/kg, PEP = 7 à 10 cmH_2O, éviter le dérecrutement (aspirations en circuit clos, CPAP pour test d'apnée).
  - Manœuvres de recrutement après chaque débranchement du ventilateur.
  - Kinésithérapie respiratoire.
  - Objectifs : PaO_2 > 80 mmHg avec FiO_2 minimale et 35 < $PaCO_2$ < 40 mmHg.
- Correction des troubles de l'hémostase par transfusion de PFC si TP < 35 % (ou TP < 60 % et TCA > 1,5 × témoin si partage du foie in situ).
- Concentrés plaquettaires si plaquettes < 50 G/L.
- Correction de l'hypothermie, fréquente et d'installation rapide. Risque de dépression myocardique et de troubles du rythme.
- Correction d'une hyperglycémie par une insulinothérapie intraveineuse.
- Surveillance clinique horaire et biologique/4 h.

Évaluation des organes

- Elle se fait en collaboration avec l'infirmier de coordination et le réanimateur
- Évaluation biologique spécifique à chaque organe
- Évaluation par imagerie : TDM thoraco-abdominale (recommandée pour les patients de plus de 55 ans compte tenu du risque carcinologique plus important).

Prise en charge hémodynamique du patient en ME

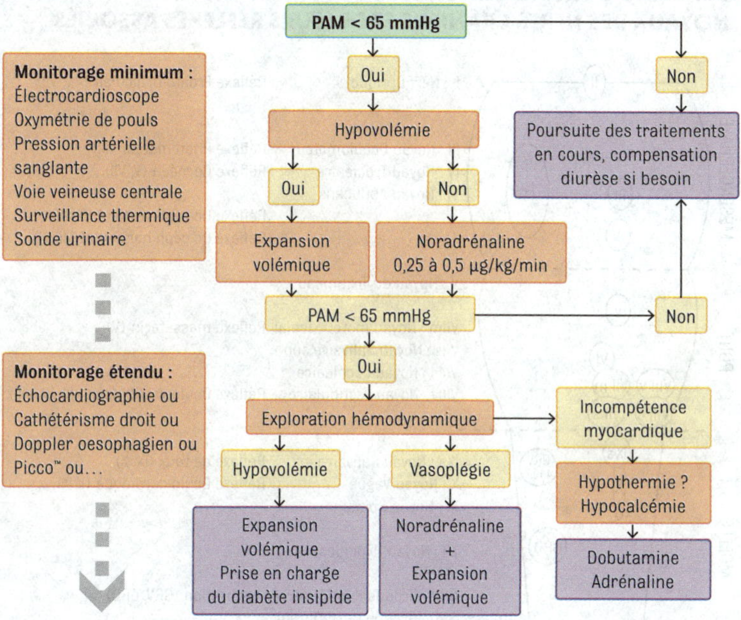

AU BLOC OPÉRATOIRE

- Si un prélèvement à l'étage thoracique est envisagé, il est recommandé de mettre en place un cathéter artériel radial gauche et un cathéter veineux central à droite en cave supérieur.
- Durée : 2 et 5 h. Poursuite de la réanimation jusqu'au clampage aortique : maintien d'une PAM correcte, compensation des troubles hydroélectrolytiques, transfusion…
- Utilisation de curares et/ou des morphiniques (réflexe médullaire et réaction adrénergique possibles) à l'incision.
- Antibioprophylaxie : amoxicilline + acide clavulanique 2 g.

En pratique

- Incision xypho-pubienne élargie en croix, exploration de la cavité abdominale.
- Sternotomie en cas de prélèvement d'organes thoraciques.
- Examen et dissection des organes et des vaisseaux d'accès pour le refroidissement des organes.
- Mise en place des canules dans l'artère iliaque et la veine cave. Injection de 300 UI/kg d'héparine selon habitudes chirurgicales.
- Dans le cas d'un prélèvement multi-organes, les différentes équipes chirurgicales se coordonnent pour le clampage aortique sus-cœliaque ou thoracique suivi de la perfusion des liquides de plégie. L'explantation commence par le cœur puis les poumons, le foie, le pancréas et les reins.
- La ventilation mécanique est alors arrêtée ainsi que toute réanimation.
- Les prélèvements tissulaires sont réalisés en fin d'intervention.
- La restitution tégumentaire doit être soignée.
- Le corps est rendu aux proches après la toilette mortuaire.

RÉFLEXES DU TRONC CÉRÉBRAL

- La disparition du réflexe renseigne sur la topographie lésionnelle.
- Les centres du tronc cérébral participent à l'état d'éveil ou de coma lors de leurs atteintes.

SCHÉMA DU TRONC CEREBRAL : NOYAUX DES NERFS CRÂNIENS ET DE LEURS RÉFLEXES ASSOCIÉS

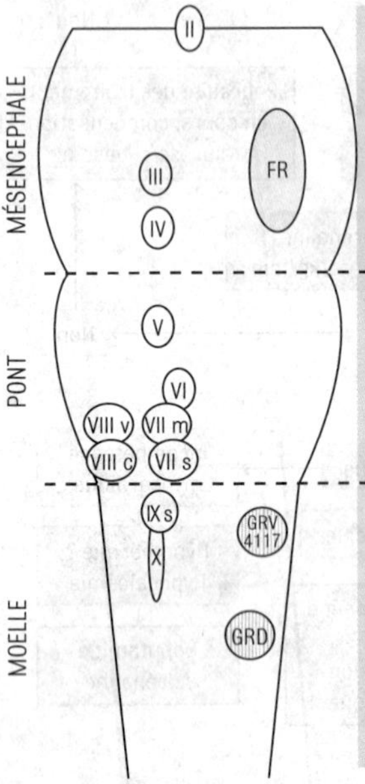

II : Nerf Optique	Réflexe Fronto-Orbiculaire (V, VII)
III : Noyau Occulomoteur	Réflexe Photomoteur (III)
IV : Noyau Trocléaire	Réflexe Cornéen (V, VII)
VI : Noyau Abducens	
	Réflexe Oc-céph vertical (III, IV)
	Réflexe Oc-céph horizontal (III, VI)
V : Noyau du Trijumeau	
VIIm : Noyau moteur facial	Réflexe massétérin (V)
VIIs : Noyau Salivaire sup	
VIIIc : Noyau cochléaire	
VIIIv : Noyau vestibulaire	Réflexe Oculo-Vestibulaire (III, VI, VIII)
IXs : Noyau Salivaire inf	Réflexe de toux (IX, X)
X : Noyau Vague	Réflexe Oculo-cardiaque (V, X)
XI : Noyau Spinal	
XII : Noyau Hypoglosse	
GRV : Groupe Resp Ventral	Respiration (GRV, GRD)
GRD : Groupe Resp Dorsal	

FR = Formation Réticulée ascendante

LIMITATIONS ET ARRÊT DES THÉRAPEUTIQUES

DÉFINITIONS

Ces notions ont été en partie redéfinies par la loi du 2 février 2016 dite « loi Claeys-Léonetti »

Limitation des thérapeutiques :

- Non optimisation d'un ou plusieurs traitements dont les techniques de suppléance d'organe assurant un maintien en vie (EER, ventilation…)
- Prévision d'une non optimisation ou non instauration d'un ou de plusieurs traitements en cas de nouvelle défaillance d'organes, même si le maintien en vie en dépend (catécholamines, antibiotiques…)
- L'objectif reste néanmoins thérapeutique : si le patient ne présente pas les complications envisagées, il peut survivre voire sortir de réanimation. L'intention de la décision est bien de ne pas provoquer la mort mais de laisser le processus physiologique se dérouler sans intervention technique ou médicamenteuse jugée sans bénéfice pour le patient.
- La poursuite des soins de confort est fondamentale, particulièrement l'analgésie. Accompagnement des proches.

Arrêt des thérapeutiques :
- Arrêt des thérapeutiques actives soit un ou plusieurs traitements dont les techniques de suppléance d'organe assurant le maintien en vie : ventilation, antibiothérapie, catécholamines, EER, transfusion… Poursuite des soins de confort : analgésie, sédation, hygiène, accompagnement des proches.
- L'intention est de ne pas poursuivre des traitements qui deviennent disproportionnés ou déraisonnables compte tenu de l'évolution à prévoir en terme de survie et/ou de qualité de vie.
- Accompagnement des proches.
- Ces décisions (limitation ou arrêt) sont prises lors d'une réunion collégiale et doivent être clairement consignées dans le dossier du patient et exprimées aux proches.

Euthanasie :
Strictement interdite en France, condamnable et assimilée à un homicide. L'intention est de provoquer la mort de façon active = faire mourir

Acharnement thérapeutique ou obstination déraisonnable :
Lorsque des thérapeutiques apparaissent inutiles, disproportionnées ou lorsqu'elles n'ont d'autre effet que le seul maintien artificiel de la vie, elles peuvent être suspendues ou ne pas être entreprises, conformément à la volonté du patient et, si ce dernier est hors d'état d'exprimer sa volonté, à l'issue d'une procédure collégiale définie par voie réglementaire.

Procédure collégiale :
Elle peut être engagée par le médecin en charge du patient ou à la demande de la personne de confiance, ou, à défaut, de la famille ou de l'un des proches. La décision de limitation ou d'arrêt de traitement est prise par le médecin en charge du patient à l'issue de la procédure collégiale. Cette procédure collégiale prend la forme d'une concertation avec les membres présents de l'équipe de soins, si elle existe, et de l'avis motivé d'au moins un médecin, appelé en qualité de consultant. Il ne doit exister aucun lien de nature hiérarchique entre le médecin en charge du patient et le consultant.

Sédation profonde et continue :
Dans une situation d'obstination déraisonnable, à la demande du patient lui-même (si atteint d'une affection grave et non curable ou provoquant des douleurs intolérables) ou après une procédure collégiale si le patient ne peut exprimer sa volonté, si le médecin arrête un traitement de maintien en vie, celui-ci applique une sédation profonde et continue provoquant une altération de la conscience maintenue jusqu'au décès, associée à une analgésie.

Directives anticipées :
Toute personne majeure peut rédiger des directives anticipées pour le cas où elle serait un jour en état d'exprimer sa volonté. Elles expriment la volonté de la personne relative à sa fin de vie en ce qui concerne les conditions de la poursuite, de la limitation, de l'arrêt ou du refus de traitement ou d'acte médicaux. Elles sont révisables et révocables à tout moment et par tout moyen. Elles s'imposent au médecin pour toute décision d'investigation, d'intervention ou de traitement, sauf en cas d'urgence vitale pendant le temps nécessaire à une évaluation complète de la situation et lorsque les directives anticipées apparaissent manifestement inappropriées ou non conformes à la situation médicale.

Personne de confiance :
Toute personne majeure peut désigner une personne de confiance qui sera consultée au cas où elle serait hors d'état d'exprimer sa volonté. Son témoignage prévaut sur tout autre témoignage de la famille ou des proches.

Processus de décision d'un arrêt ou une limitation des thérapeutiques

Obstination déraisonnable

↓

Maladie chronique dont le pronostic est connu ou séquelles irréversibles d'une exceptionnelle gravité

Patient en état d'exprimer sa volonté (majeur, consciente dont l'autonomie de jugement est jugée valide)	Patient hors d'état d'exprimer sa volonté (coma ou autonomie de jugement non validé)

↓

Possibilité de limitation ou d'arrêt des thérapeutiques (LAT)

A l'initiative du patient lui-même	A l'initiative de l'entourage ou des acteurs de soins
Responsabilité du médecin en charge du patient de s'assurer des points suivants : • bonne compréhension du patient • information exhaustive, répétée des bénéfices, risques et conséquences de sa décision • choix de la décision réitéré dans le temps • intervention d'un autre médecin si nécessaire	Responsabilité du médecin en charge du patient de mettre en place une **procédure collégiale :** • recherche du témoignage : directives anticipées et consultation de la personne de confiance • concertation de l'équipe médicale et paramédicale • avis motivé d'un autre médecin appelé comme consultant
Le médecin doit respecter la décision du patient	Le médecin prend la décision de LAT

↓

Décision prise

Limitation des thérapeutiques - ne pas entreprendre un traitement supplémentaire si nouvelle complication - fixer une limite de posologie ou de durée à une thérapeutique déjà existante	**Arrêt des thérapeutiques** - interrompre un ou plusieurs traitements en cours - ne pas reprendre une ou plusieurs thérapeutiques

↓

Soins de confort : soins palliatifs, analgésie, sédation

↓

Accompagnement des proches

PRÉLÈVEMENT D'ORGANES APRÈS ARRÊT CIRCULATOIRE FAISANT SUITE À UN ARRÊT DES THÉRAPEUTIQUES EN RÉANIMATION (MAASTRICHT III)

- Activité encadrée par la loi, réalisée après autorisation de l'Agence de la biomédecine dans un centre hospitalier autorisé au prélèvement d'organes selon une procédure locale définie en amont avec tous les partenaires.
- Se pose après une décision d'arrêt des thérapeutiques (AT) prise après une décision collégiale en réanimation.
- Le don d'organes et de tissus est envisagé après cette décision d'AT mais avant sa mise en œuvre pour permettre bilan de prélevabilité et organisation du prélèvement.

En pratique et successivement dans le temps :

- Annonce aux proches de la tenue d'une réunion collégiale.
- Décision collégiale d'AT en réanimation prise lors d'une réunion de l'équipe soignante en présence d'un consultant.
- Contact de la Coordination des prélèvements d'organes et de tissus pour évaluer les critères d'éligibilité et rechercher les contre indications.
- Annonce de la décision collégiale aux proches d'AT.
- Si la décision d'AT est refusée : pas d'évocation du don.
- Si la décision d'AT est comprise et acceptée :
  - Évocation du don aux proches et /ou à la personne de confiance en présence d'un membre de la Coordination des prélèvements. Sont actuellement autorisés les prélèvements des poumons, du foie, du pancréas, des reins et de tous les tissus.
  - Recherche du témoignage de la volonté du patient auprès de ses proches
  - Si le patient ne s'était pas opposé au don, explications sur les modalités de la procédure (techniques, contraintes horaires...).
  - Décision des modalités de mise en œuvre de l'AT : extubation après sédation profonde et continue, possibilité d'accompagnement.
  - Définir un horaire de mise en œuvre de l'AT décalé de plusieurs heures pour permettre l'organisation de la procédure en collaboration entre équipe soignante de réanimation, CHPOT et équipes chirurgicales (terminer le bilan d'évaluation, mise en place de cathéters pour canulation, déplacement des équipes chirurgicales de prélèvement d'organes...).
  - Mise en œuvre de la LAT en réanimation, en présence des proches s'ils le désirent.
  - À la survenue de l'arrêt circulatoire : constat du décès après une période de «No Touch» de 5 min. Sortie des proches.
  - Interrogation de Registre National des Refus (si inscription au RNR = arrêt immédiat de la procédure même en cas d'absence d'opposition des proches).
  - Si les temps d'ischémie sont respectés, mise en place des canules artérielle, veineuse et d'un ballon d'occlusion aortique pour débuter une circulation régionale normothermique par l'intermédiaire d'une ECMO.
  - Transfert au bloc opératoire pour prélèvement chirurgical des organes.
  - Transplantation des organes aux receveurs dans les plus brefs délais si tous les temps d'ischémie ont été respectés.
- Très bons résultats sur la reprise de fonction (qualité et durée) pour tous les organes et la survie des receveurs.

PANCRÉATITE AIGUË

La pancréatite aiguë (PA) est une affection sévère, dont la mortalité, essentiellement due à l'infection de la nécrose pancréatique, dépasse 30 % dans ses formes graves. La recherche étiologique est primordiale pour assurer un traitement adapté.

Une pancréatite survient lorsque le trypsinogène (normalement activé dans le duodénum) s'active en trypsine à l'intérieur des cellules acinaires et exerce une action protéolytique dans le parenchyme pancréatique, induisant une « autodigestion » du pancréas et créant une inflammation locale avec sécrétion majeure de médiateurs inflammatoires. Ceci a des conséquences de manière locale et de manière systémique.

DIAGNOSTIC POSITIF

Deux des 3 critères :

- **Douleur** abdominale aiguë typique
- **Lipasémie > 3N**
- **Imagerie** par TDM ou IRM (surtout dans contexte d'une urgence abdominale non étiquetée).

ÉTIOLOGIES

- Lithiase biliaire (40 %) : âge > 50 ans, sexe plutôt féminin, augmentation des transaminases
- Alcoolique (35-40 %)
- Tumorale (> 50 ans)
- Causes rares : hypertriglycéridémie, hypercalcémie, virales (oreillons, CMV…), post traumatique, auto-immunes, toxiques, post CPRE, génétiques, idiopathique (15 %).

BILAN

Il est avant tout étiologique :

- Anamnèse
- Bilan sanguin à l'admission aux urgences
  - Dosage du bilan hépatique : augmentation des transaminases dans les 48 heures après l'apparition de la douleur (très spécifique d'une cause lithiasique, beaucoup moins après 2 jours)
  - Dosage des triglycérides : peuvent se normaliser en quelques heures
  - Dosage de la calcémie
- Imagerie : **échographie des voies biliaires**.

Si ce bilan s'avère négatif, réalisation d'explorations secondaires : **bili-IRM**, échoendoscopie, scanner, bilan auto-immun…

Le scanner ne doit pas être réalisé de manière systématique pour le diagnostic positif mais il doit être fait en urgence en cas de doute diagnostique.

COMPLICATIONS AIGUËS

- **Pancréatite nécrosante** (10 % des pancréatites) et infection des coulées de nécrose (mortalité de 30 %). Évaluation par score de Balthazar sur scanner après la 72e heure.
- **Collection aiguë péripancréatique**
- **Pseudokystes**
- **Syndrome de défaillance multiviscérale**

DIAGNOSTIC DE GRAVITÉ

- La gravité est liée essentiellement au terrain (âge, obésité, comorbidités…) et à la survenue de complications locales ou générales.
- Le meilleur score pour prédire la gravité à l'admission et à 48 h : SIRS.

- **Persistance d'un SIRS à 48h = facteur majeur de gravité et de mortalité.**

SIRS = 2 ou plus des conditions suivantes
Température < 36°C ou > 38°C FC > 90 bpm FR > 20/min ou $PaCO_2$ < 32 mmHg Leucocytose > 12 G/L, < 4 G/L ou formes immatures circulantes (> 10 %)

Un **scanner** d'évaluation est réalisé au mieux entre la 72e et la 96e heure après le début des douleurs. La TDM non injectée permet de rechercher des complications locales en gradant l'inflammation pancréatique et péripancréatique (présence d'une ou de plusieurs collections, présence de bulles d'air dans les collections) et l'injection de produit de contraste permet de quantifier la nécrose pancréatique. Ceci permet de calculer le score de Balthazar (pancréatite aiguë modérément grave si score 4-6 et grave si score >6).

CLASSIFICATION DES PANCREATITES AIGUËS ET PRISE EN CHARGE

PA bénigne Hospitalisation en médecine	• Correction de la volémie et des troubles hydroélectrolytiques. • Traitement de la douleur : morphiniques si besoin. • **Alimentation orale précoce (dès diminution des douleurs).** • Surveillance du SIRS et des défaillances pendant 48 h • (si non résolutifs : transfert en USI). • Pas d'indication à une surveillance biologique des enzymes pancréatiques.
• Pas de SIRS, pas de défaillance d'organe, pas de complication locale ou systémique • Mortalité < 1 %	
PA modérément grave Hospitalisation en médecine ou USI si comorbidités	
• Complication locale ou systémique, défaillance d'organe résolutive < 48 h • Mortalité 2-3 %, morbidité élevée	

PA grave	
• Défaillance d'organe persistante > 48 h • Mortalité : 35-50 %	• Prise en charge des défaillances : • Intubation orotrachéale et ventilation mécanique si SDRA, pneumopathie. • Optimisation hémodynamique guidée par monitorage par remplissage vasculaire et vasopresseurs (noradrénaline). • Épuration extrarénale si besoin. L'origine de l'insuffisance rénale aiguë est le plus souvent fonctionnelle. • Surveillance de la pression intra-abdominale systématique : diagnostic précoce du **syndrome du compartiment abdominal** (cf. *Syndrome du compartiment abdominal*). La décompression abdominale donne des résultats mitigés et sera réalisée précocement le cas échéant. • **Nutrition entérale précoce** (< 48 h) par sonde nasogastrique. Elle diminue la morbidité des formes graves (infections des coulées de nécrose) • L'alimentation parentérale est à réserver aux cas où la voie entérale est impossible et est à associer à de la glutamine IV (0,2 g/kg/j). • En cas de d'hypotension réfractaire à la réanimation, rechercher une complication sous-jacente : perforation organes creux – choc hémorragique – choc septique.

De manière générale,
- Pas d'antibioprophylaxie
- Pas d'inhibiteurs de la pompe à protons systématiques
- Pas de probiotiques. Décontamination digestive non recommandée.
- En cas d'hypertriglycéridémie : utiliser une association de fibrates, héparine et insuline qui active la lipoprotéine lipase. En cas d'échec ou d'hypertriglycéridémie > 11,3 mmol/L, commencer des échanges plasmatiques (cf. *Plasmaphérèse*).

INFECTION DES COULÉES DE NÉCROSE (PLUS DE 40 % DES PATIENTS APRÈS LA 1RE SEMAINE).

Clinique et biologie non spécifiques (CRP, PCT).
Diagnostic évoqué par scanner et confirmé par **ponction sous scanner ou échographie puis drainage radiologique percutané ou endoscopique.**
Traitement :
- **Traitement antibiotique** empirique ciblant les entérobactéries résistantes, les entérocoques, le Pseudomonas et les levures. On peut proposer la pipéracilline-tazobactam ou l'imipénem associé à une échinocandine. Adaptation après culture des prélèvements : arrêt ou désescalade des anti-infectieux. Durée 7 j.
- **Nécrosectomie**, en privilégiant les techniques mini-invasives radiologiques ou endoscopiques. Chirurgie en dernier recours.
  - De préférence après organisation de la nécrose (> 4 semaines).
  - Éviter au maximum une intervention chirurgicale (sans la retarder si indiquée) car elles provoquent plus de fistules pancréatiques chroniques.
  - Une nécrose stérile ne doit pas être opérée sauf si compression des organes adjacents (1 % des PA nécrosantes).

PANCRÉATITE AIGUË BILIAIRE

- Si angiocholite et/ou ictère obstructif : CPRE + sphinctérotomie endoscopique en urgence.
- Forme non grave et évolution favorable : **cholécystectomie précoce** (si possible dans la même hospitalisation car risque de récidive à la reprise de l'alimentation > 20 %). Pas de sphinctérotomie endoscopique.
- Forme grave : CPRE pour sphinctérotomie endoscopique sans urgence, après stabilisation. Cholécystectomie à distance, après disparition des collections.

HÉMORRAGIES DIGESTIVES HAUTES

Il s'agit d'une urgence hépato-gastroentérologique avec une mortalité de l'ordre de 11 %, nécessitant une hospitalisation et une endoscopie en urgence à visée diagnostique et thérapeutique.

DIAGNOSTIC POSITIF

- Défini par une hémorragie digestive en amont de l'angle duodéno-jénunal, qui se manifeste cliniquement par une hématémèse ou un méléna voire une rectorragie si hémorragie massive.
- Y penser également devant : une anémie ferriprive et devant tout choc hémorragique sans extérioration de sang.
- Rechercher des signes de cirrhose (HTP), cicatrice abdominale, masse battante abdominale, TR systématique.
- Éliminer les diagnostics différentiels : hémoptysie (effort de toux), épistaxis dégluti.
- USC/réanimation si : instabilité hémodynamique ou hémorragie active (> 2 CGR/24h ou mauvais rendement transfusionnel)
- Les signes de gravité sont à interpréter en fonction de la prise (fréquente) de βbloquants.

PRISE EN CHARGE INITIALE

- 2 voies veineuses périphériques (≥ 16 G) + monitorage hémodynamique
- Oxygénothérapie nasale pour SpO_2 entre 94-98 %
- Remplissage vasculaire pour objectif de PAM > 65 mmHg (augmentation linéaire de la pression portale), instauration rapide de catécholamines : noradrénaline IVSE
- Réanimation état de choc hémorragique (cf. *Choc hémorragique*)
- Pour tous les patients :
  - IPP : oméprazole 80 mg IVD en bolus puis relais 8 mg/h IVSE
  - Vidange gastrique : érythromycine 250 mg IVL 20 min avant endoscopie après ECG (éliminer QT Long)
  - Pose d'une SNG que si contre indication à l'érythromycine
  - Si hypertension portale : octréotide 25 µg/h (somatostatine ou terlipressine possible cf. infra)
- Objectifs transfusionnels pour :
  - Hémoglobine 7-8 g/dL
  - Plaquettes si < 30 G/L et saignement incontrôlable ou prise d'antiplaquettaires
  - Pas de PFC systématique sauf si hémorragie massive
  - Fibrinogène > 2 g/L

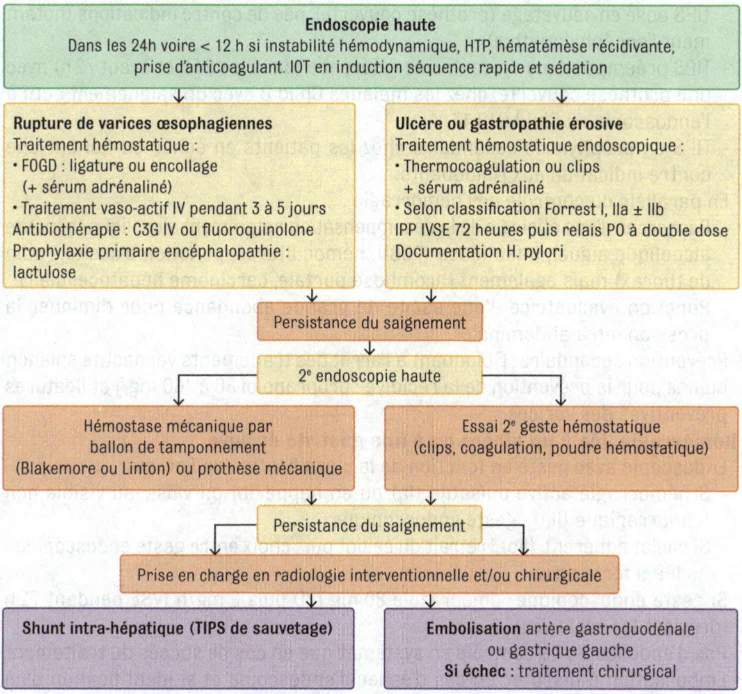

PRISE EN CHARGE EN FONCTION DU TERRAIN

Rupture de varices œsophagiennes ou cardiotubérositaires liée à une hypertension portale (2/3 des cas)

- Liées à une augmentation aiguë de l'hypertension portale (HTP) secondaire à un facteur déclenchant
- Traitement vaso-actif intraveineux 3-5 jours : au choix
  - Octréotide : bolus IV de 25 à 50 µg suivi d'une perfusion continue de 25 µg/h
  - Somatostatine : bolus IV de 0,25 mg en 2 min puis 0,25 mg/h. Surveillance glycémique
  - Terlipressine : 1 à 2 mg/4 h en IV lent, en l'absence de contre indications (choc septique, IDM, trouble du rythme, artériopathie oblitérante des membres inférieurs, AVC)

- Associer un traitement par inhibiteurs de la pompe à proton (double dose IV).
- Endoscopie systématique dès que possible (maximum dans les 12 h) :
  - Ligature élastique : V0 ou gastro-œsophagiennes de la petite courbure (GOV1, chute d'escarre à J7)
  - Encollage : varices gastriques de la grande courbure gastriques (GOV2) ou varices gastriques isolées
  - Absence de place pour la sclérothérapie (seulement si ligature non disponible)
- Antibiothérapie : norfloxacine 400 mgx2/j PO ou ceftriaxone 1g/j IV . Durée 5 j
- Hémostase mécanique : toujours dans l'attente d'un TIPS
  - Sonde de Blakemore : varices œsophagiennes, ballonnet gastrique gonflé à 150 mL d'air, ballonnet œsophagien gonflé à 60 mL d'air, traction à 250 g. Le ballonnet œsophagien est dégonflé toutes les 4h pendant 30 min.
  - Sonde de Linton-Nachlas : varices gastriques, ballonnet gonflé à 600 mL d'air, traction à 600 g, ballonnet dégonflé toutes les 4h pendant 30 min, contrôle radiographique après la pose, maximum 48 h.
- Prothèse mécanique : pose sans scopie, alimentation orale possible, maximum 14 jours, moins d'effets indésirables que les ballons mais risque de migration (25 %).
- Indications au TIPS :
  - TIPS posé en sauvetage (prothèse couverte), pas de contre indications (notamment l'encéphalopathie)
  - TIPS préemptif dans un centre de référence (dans les 24 h et avant 72 h) avec une prothèse couverte, chez les malades Child B avec un saignement actif à l'endoscopie ou Child C10-13.
  - TIPS en prophylaxie secondaire chez les patients en échec ou qui ont une contre indication aux βbloquants.
- En parallèle du contrôle de l'hémorragie :
  - Recherche d'une étiologie de la décompensation notamment alcoolique (hépatite alcoolique aiguë), infectieuse (ECBU, hémocultures, ponction d'ascite, radio de thorax) mais également thrombose portale, carcinome hépatocellulaire.
  - Ponction évacuatrice d'une ascite de grande abondance pour diminuer la pression intra-abdominale.
- Prévention secondaire : βbloquant à l'arrêt des traitements vasoactifs splanchniques pour la prévention de la récidive : propranolol 80 à 160 mg/j et ligatures préventives des varices.

Hémorragie liée à un ulcère ou à une gastrite érosive

- Endoscopie avec geste en fonction de la classification de Forrest :
  - Si hémorragie active pulsatile (Ia) ou en nappe (Ib) ou vaisseau visible non hémorragique (IIa) : geste endoscopique
  - Si caillot adhérent (IIb) : retrait du caillot puis choix entre geste endoscopique ou IPP à forte dose
- Si geste endoscopique : oméprazole 80 mg IVD puis 8 mg/h IVSE pendant 72 h (prévient les récidives)
- Pas d'endoscopie de contrôle en systématique en cas de succès du traitement.
- Embolisation à discuter en cas d'échec d'endoscopie et si identification d'un locus hémorragique.
- Traitement chirurgical à envisager en cas d'hémorragie cataclysmique et d'échec de l'hémostase endoscopique : suture ou gastrectomie.
- Éradication d'*Helicobacter pylori* (gastroscopie + biopsie + examen bactériologique) avec une antibiothérapie adaptée.
- Oméprazole 40 mg/j PO 3-5 semaines après la fin du traitement d'éradication d'*Helicobacter pylori* (test à l'urée marquée).
- Discuter maintien des anticoagulants et antiplaquettaires.

Autres causes non liées à une hypertension portale

- Ulcère de Dieulafoy -> urgence endoscopique
- Fistule aorto-duodénale (masse battante) -> scanner abdominopelvien en urgence. Traitement vasculaire.

COMPLICATIONS DE LA CIRRHOSE

Généralités sur la cirrhose : (cf. *Anesthésie du patient cirrhotique*).

RUPTURE DE VARICES ŒSOPHAGIENNES

(cf. *Hémorragies digestives hautes*)

ASCITE

- Principes généraux :
  - Régime hyposodé (< 2-3g de Na/j ou 5g de Nacl/j) : favoriser la natriurèse spontanée (> 78 mmol/j)
  - Médicaments contre indiqués : AINS, IEC, antihypertenseurs vasodilatateurs, néphrotoxiques, réglisse
  - Traitement diurétique : en l'absence d'encéphalopathie, insuffisance rénale, infection, hyponatrémie, hyperkaliémie, instabilité hémodynamique
    . 1re intention : spironolactone PO 75 à 400 mg/j, + 100 mg par paliers de 7j, entretien à ½ dose
    . Si échec (perte de poids < 2 kg/semaine ou hyperkaliémie) : furosémide 40-160 mg/j PO
- Si échec du diurétique ou gène fonctionnelle : ponction évacuatrice de l'ascite puis diurétique :
  - Évacuation < 2 litres : pas de compensation volémique systématique.
  - Évacuation 3-5 litres : compensation par cristalloïdes, colloïdes ou albumine.
  - Évacuation > 5 litres : albumine 20 % (8 g d'albumine par litre d'ascite évacuée).
  - Risque : étranglement hernie ombilicale, hématome pariétal (ponction possible si TP ≥ 40 % et plaquettes ≥ 40 G/L)

SYNDROME HÉPATO-RÉNAL

- Il s'agit d'une insuffisance rénale aiguë chez un patient ayant une insuffisance hépatique chronique ou aiguë, secondaire à l'hypovolémie relative par diminution de la perfusion rénale secondaire à l'hypertension portale.
- Facteurs favorisants : hémorragie digestive, infection spontanée du liquide d'ascite, insuffisance hépatocellulaire aiguë, hépatite alcoolique aiguë, ponction évacuatrice d'ascite importante sans compensation.
- Critères diagnostiques :
  - Augmentation de la créatininémie de plus de 50% de la créatininémie de base associée à une insuffisance hépatique chronique ou aiguë avec hypertension portale
  - Non corrigée par 48 h d'arrêt des diurétiques et de remplissage vasculaire à 1 g/kg d'albumine IV
  - En l'absence d'un état de choc ou d'exposition à des traitements néphrotoxiques ou d'anomalie rénale parenchymateuse (donc protéinurie < 0,5 g/L, pas d'hématurie, pas d'anomalie morphologique à l'échographie).
- Prise en charge :
  - Objectif : PAM > 75 mmHg ou augmentation de 10-15 mmHg de la PAM basale (noradrénaline IVSE)
  - Associer à une expansion volémique par albumine 1g/kg pendant 2 jours puis 25-50 g/j
- Si absence de signe de gravité : au choix
  - Terlipressine en bolus de 0,5 à 1 mg /4 à 6 h ou IVSE 2 à 12 mg/jour
  - Midodrine PO 7,5-15 mg x3/j + Octréotide 50 µg/h IVSE
- Si signe de gravité et insuffisance hépatocellulaire aiguë de cause réversible :
  - Épuration extrarénale.
  - TIPS non indiqué, transplantation hépatique à discuter.

INFECTION SPONTANÉE DU LIQUIDE D'ASCITE

- Diagnostic : polynucléaires neutrophiles ≥ 250 /mm^3 (même sans germe isolé).
- Bactérascitie : culture positive mais PNN < 250 /mm^3 sur 2 ponctions. Si asymptomatique, surveillance simple.

- Communautaire : céfotaxime 1g × 3/j ou ceftriaxone 1g/j ou amoxicilline/acide clavulanique 1g × 3/j, 5-7 jours
- Nosocomiale ou sepsis : pipéracilline/tazobactam 16 g/j IVSE ou méropénème si risque d'entérobactéries BLSE
- Objectif : baisse des PNN dans le liquide d'ascite de plus de 50 % à 48 heures.
- Administration systématique d'albumine concentrée 20 % (1 g/kg à J1 et J3).
- Prévention primaire : norfloxacine 400 mg/j PO chez les patients Child C ou ascite pauvre en protides (< 15 g/L)
- Traitement préventif des récidives : norfloxacine 400 mg/j PO jusqu'à disparition de l'ascite en échographie.

COMPLICATIONS PLEUROPULMONAIRES

Hydrothorax hépatique : épanchement pleural abondant, le plus souvent à droite

- Traitement de l'ascite, si mal tolérée : ponction et perfusion d'albumine. A terme, transplantation hépatique. Discuter l'intérêt d'un TIPS.

Syndrome hépatopulmonaire

- Suspectée devant une platypnée (dyspnée soulagée par le décubitus), diagnostic par :
  - Hépatopathie avec hypertension portale avec ou sans cirrhose
  - Défaut d'oxygénation artérielle liée au shunt (vasodilatation pulmonaire, augmentation du gradient alvéolo-artériel) : $D(A\text{-}a)O_2 \geq 15$ mmHg ou $PaO_2 < 80$ mmHg
  - Confirmation à l'échographie cardiaque de contraste (épreuve aux microbulles positive) ± scintigraphie pulmonaire à l'albumine marquée.
- Traitement : oxygène, somatostatine (efficacité modérée), transplantation hépatique.

Hypertension portopulmonaire

- Diagnostic : hypertension portale avec HTAP (PAPm > 25 mmHg, PAPO < 15 mmHg, RVP > 240 dyn.s.cm^{-5}).
- Traitement : arrêt des βbloquants ± prostacycline ± NO + transplantation hépatique (si PAPm < 35 mmHg).

TROUBLES DE L'HÉMOSTASE ET DE LA COAGULATION

- Thrombopénie périphérique (hypersplénisme et diminution synthèse) et centrale (toxicité médullaire directe)
- Équilibre instable entre les facteurs procoagulants et anticoagulants.
- Baisse du TP par diminution des facteurs II, V, VII,IX, X et XI
- Allongement du TS, TCA normal ou allongé, activation chronique de la fibrinolyse
- Albuminémie basse = facteur de risque thromboembolique indépendant
- Déficits acquis en facteurs procoagulants (Protéine C, Protéine S, Antithrombine III)
- Augmentation du facteur Willebrand et du facteur VIII, augmentation de l'agrégation plaquettaire
- Risque hémorragique lié à l'hypertension portale. Pas de transfusion de PFC si absence de saignement actif.
- Prophylaxie antithrombotique standard sauf si thrombopénie sévère < 50 G/L ou saignement spontané.

ENCÉPHALOPATHIE HÉPATIQUE (EH)

- Liée à l'accumulation cérébrale de substances toxiques (ammonium) et à l'inflammation systémique.
- EH non clinique ou EH minime : utilisation du test d'énumération des animaux.
- EH clinique : confusion, désorganisation de la pensée, ralentissement psychomoteur, inversion du rythme nycthéméral ± astérixis
- Diagnostic paraclinique : si doute ou 1re poussée
  - Dosage de l'ammoniémie : élimine le diagnostic si le résultat est normal, risque de faux positifs (conditions strictes de dosage, à jeun, éviter stase veineuse, tube EDTA dans la glace à 4°C)
  - EEG : ralentissement et ondes triphasiques (retrouvés dans toutes les encéphalopathies métaboliques).
  - IRM cérébrale avec spectroscopie : empâtement du pic glutamine/glutamate.

- Prise en charge :
  - Limiter les facteurs favorisants : hyponatrémie (> 130 mmol/L), sepsis, hémorragie digestive, constipation, balance bénéfice/risque des médicaments (IPP, βbloquants, benzodiazépines)
  - 1re intention : disaccharides non absorbables : lactulose 30 à 45 mL × 3-4/j PO ou intrarectale.
  - Si échec : ajout de rifaximine 550 mg x2/j PO
  - Autre : probiotiques, flumazénil (si EH secondaire à la prise de benzodiazépines)
  - Apports énergétiques 35-40 kcal/kg/j et protidiques 1,2-1,5 g/kg/j. Apports d'acides aminés ramifiés.
- Prophylaxie secondaire : lactulose PO ± rifaximine seul si lactulose mal tolérée
- Un épisode unique d'EH clinique n'est pas une contre indication formelle à un TIPS non urgent.

DÉNUTRITION ET CARENCES DU PATIENT CIRRHOTIQUE

Modalités alimentaires	
Alimentation orale fractionnée	Ne pas sauter de repas, petit déjeuner glucidique, goûter et collation en fin de soirée avec 50 g de glucides systématique
Si apports oraux insuffisants	Nutrition entérale
Si encéphalopathie	Nutrition entérale voir parentérale
Vitamines	
Vitamine D	800 UI/j systématique, si carence démarrer par un schéma d'attaque
Vitamine B1, B6, PP	500 mg/j, 250 mg et 125 mg en IV si éthylisme associé
Vitamine K	10 mg/semaine si cholestase
Vitamine A	Selon dosage, démarrer 3000 UI/j puis 50 000 UI × 2/mois
Électrolytes et minéraux	
Calcium	1g/j en systématique
Zinc	15 mg/j si encéphalopathie ou infection ou carence
Régime hyposodé (< 5g/j NaCl)	Seulement si ascite et apports spontanés > 5g/j

SYNDROME DU COMPARTIMENT ABDOMINAL

DÉFINITIONS

PIA : pression intra-abdominale	Pression régnant à l'intérieur de la cavité abdominale. Valeur normale ≈ 0 Variations physiologiques aiguës et chroniques (obésité, grossesse)
HIA : hypertension intra-abdominale	Augmentation rapide de la PIA. HIA si PIA > 12 mmHg
SCA : syndrome de compartiment abdominal	SCA = HIA > 20 mmHg + retentissement systémique
PPA : pression de perfusion abdominale	PPA = PAM-PIA
PIV : pression intra vésicale	Méthode de mesure de la PIA

PHYSIOPATHOLOGIE ET CONSÉQUENCES CLINIQUES

- L'HIA entraîne une compression directe des organes et viscères intra-abdominaux puis une dysfonctions d'organes.
- SCA : association de l'HIA et de son retentissement systémique.

Conséquences cardiovasculaires

- PIA < 10 mmHg : augmentation du débit cardiaque par compression du système veineux splanchnique (augmentation du retour veineux par effet chasse du sang vers l'oreillette droite).
- PIA > 10 mmHg : diminution du débit cardiaque par baisse du retour veineux (compression cave). Diminution de la contractilité myocardique.

Conséquences ventilatoires

- Dès que PIA > 20 mmHg : surélévation du diaphragme voire abolition de sa course, altération de la compliance de la paroi thoracique et de la mécanique ventilatoire avec atélectasies, altérations du rapport ventilation/perfusion, diminution de la CPT.
- La baisse du rapport PaO_2/FiO_2 et l'hypercapnie sont 2 éléments du diagnostic de SCA.

Conséquences rénales

- Le rein est l'organe le plus sensible à l'HIA.
- PIA > 10-15 mmHg : atteinte rénale avec oligurie.
- PIA > 20-25 mmHg : anurie.
- Physiopathologie multifactorielle : baisse du flux sanguin rénal, augmentation des résistances vasculaires rénales, compression des veines rénales, diminution du débit cardiaque, compression directe des uretères, augmentation sanguine des concentrations d'ADH, augmentation de l'activité rénine plasmatique et de l'aldostérone.

Conséquences abdominales

- PIA > 10 mmHg : diminution de la microcirculation muqueuse et du flux sanguin mésentérique.
- PIA > 30 mmHg : diminution importante des flux artériels cœliaque et mésentérique supérieur, compression lymphatique et veineuse, diminution des flux hépatiques artériel, veineux et porte.
- Apparition d'un cercle vicieux : HIA, baisse de la perfusion intestinale, acidose métabolique, œdème intestinal, iléus, HIA….

Conséquences pariétales

- HIA favorisée par augmentation de volume des viscères et diminution de la compliance pariétale.
- Rôle délétère des troubles de la perméabilité capillaire et du remplissage vasculaire (qui en est aussi le traitement).

Conséquences encéphaliques

- Augmentation de la PIC expliquée par une diminution du retour veineux cérébral secondaire à la transmission de l'HIA à la cage thoracique.

ÉTIOLOGIES

Traumatologie

- Traumatisme abdominal pénétrant ou non, extra-abdominal, HRP
- Packing abdominal, pantalon antichoc, brûlures pariétales étendues.

Contexte chirurgical

- Pancréatite aiguë, œdème viscéral, occlusion digestive, dilatation aiguë de l'estomac, hernie volumineuse.
- Cœliochirurgie, chirurgie aortique, rupture anévrisme de l'aorte abdominale.
- Fermeture pariétale sous tension, transplantation hépatique.

Autres

- Syndrome d'Ogilvie (cf. *Pseudo-obstruction colique aiguë*), choc septique, CIVD, ascite, obésité morbide, grossesse (HIA chronique)

DIAGNOSTIC

Signes cliniques et biologiques :

- Altération de la fonction rénale, oligurie, anurie.
- Atteinte ventilatoire : pressions de crête > 35 cmH_2O, $PaO_2/FiO_2 < 150$ et acidose
- Atteinte digestive : douleur, distension abdominale même si mal corrélée à la valeur de PIA mesurée

Méthodes de mesure de la PIA : mesure de la PIV

- Simple, reproductible et recommandée en réanimation. Autres techniques non validées.
- Technique : dans des conditions d'asepsie rigoureuse
- Patient curarisé (TOF = 0)
- Connecter un système de prise de pression à une poche de NaCl 0,9 % placée dans une poche de contre pression.
- Insérer un angiocathéter de calibre 18 G dans la membrane de prélèvement située sur la ligne de recueil des urines (respect du système clos).
- Retirer l'aiguille de l'angiocathéter et laisser en place dans la membrane le cathéter en plastique dirigé vers la vessie.
- Adapter une seringue graduée de 50 mL permettant de remplir la vessie afin de former une colonne liquide.
- Réaliser un zéro de la tête de pression avec la pression atmosphérique à hauteur de la crête iliaque sur la ligne axillaire moyenne.
- Clamper la ligne de recueil des urines en aval du cathéter.
- Injecter 25 mL de NaCl 0,9 % et mesurer la valeur moyenne

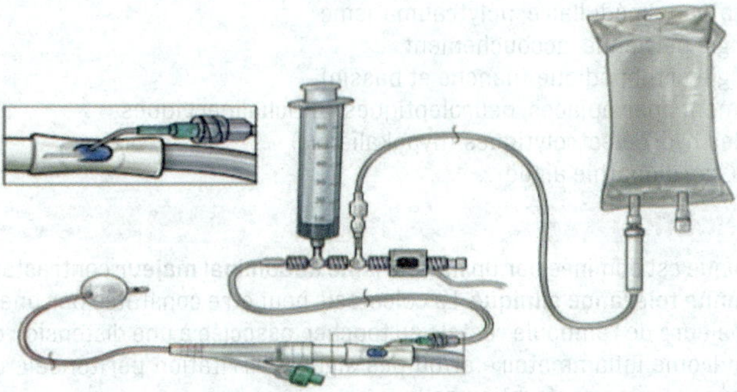

SOLUTIONS THÉRAPEUTIQUES

Mesure de la PIA toutes les 4-6h si SCA

Objectif thérapeutique :

PIA autour de 15 mmHg (et objectif de PPA mais niveau de preuve bas)

Solutions :

- Évacuation du contenu intra-luminal : SNG en aspiration, TR évacuateur/lavement si fécalome, colo-exsufflation si dilatation, médicaments prokinétiques, limitation de la nutrition entérale.
- Évacuation du contenu intra-abdominal : évacuation d'ascite ou d'abcès percutanée, chirurgie digestive si lésions accessibles.
- Augmentation de la compliance abdominale : retrait de pansement compressif, position de Trendelenburg inversée, sédation et curarisation, laparotomie de décharge.
- Optimisation de la réanimation hémodynamique : monitorage du débit cardiaque pour éviter l'excès de remplissage vasculaire, catécholamines pour objectif de PPA, déplétion hydrique en cas de tableau de surcharge (diurétique ou épuration extrarénale)

PRONOSTIC : MORTALITÉ ASSOCIÉE ÉLEVÉE

- 80 à 100 % en l'absence de traitement.
- 30 à 65 % si une décompression est réalisée précocement.

PSEUDO-OBSTRUCTION COLIQUE AIGUË OU SYNDROME D'OGILVIE

DEFINITION ET PHYSIOPATHOLOGIE

- La pseudo-obstruction colique aiguë (POCA) ou syndrome d'Ogilvie est une **dilatation aiguë de tout ou une partie du cadre du colique et du rectum sans obstacle organique intrinsèque ou extrinsèque** : pas de processus inflammatoire extrinsèque, pas de dilatation mécanique en amont d'un obstacle organique, pas de colite ischémique ou cryptogénique, pas de mégacôlon toxique et iléus réflexe. La POCA résulte d'une paralysie de la musculeuse du côlon qui se laisse distendre passivement sans élévation des pressions endoluminales.
- Sa physiopathologie dépend de multiples perturbations physiologiques et biochimiques mêlant une dysrégulation du système nerveux autonome colique (hyperactivation sympathique, inhibition parasympathique sacrée), une diminution de la perfusion splanchnique, une diminution locale des prostaglandines et un mécanisme métabolique (hypokaliémie notamment).

FACTEURS FAVORISANTS

La POCA survient le plus souvent sur un terrain précaire et grève la morbimortalité (15-40 %) :

- Hospitalisation en soins intensifs ou en réanimation
- Traumatisme médullaire, polytraumatisme
- Chirurgie pelvienne, accouchement.
- Chirurgie orthopédique (hanche et bassin)
- Traitements par opiacés, neuroleptiques, anticholinergiques
- Troubles hydroélectrolytiques (hypokaliémie)
- Sepsis, cardiopathie aiguë…

DIAGNOSTIC

- La clinique est dominée par un **météorisme abdominal majeur** contrastant avec une **bonne tolérance clinique**. La colectasie peut être constatée par une distension majeure de l'ampoule rectale au toucher, associée à une distension colique.
- Un syndrome inflammatoire et/ou des signes d'irritation péritonéale doivent faire évoquer une perforation colique.
- Il faut toujours rechercher les principaux diagnostics différentiels que sont le volvulus du cæcum ou du sigmoïde, les obstacles coliques organiques, les colites aiguës graves (à *Clostridium difficile* notamment).
- **Le scanner abdominopelvien injecté** est désormais l'examen de référence pour le diagnostic positif. Celui-ci confirme la dilatation de l'ensemble du cadre colique, l'absence de lésion organique extrinsèque et intrinsèque et met en évidence d'éventuels signes de gravité **(diamètre du cæcum > 9 cm et/ou diamètre du colon transverse > 6 cm).**
- Le scanner permet également la recherche de complications :
  - Souffrance de la paroi digestive avec pneumatose pariétale colique
  - Perforation digestive (15 à 20 %) – pneumopéritoine – épanchement liquidien intrapéritonéal
  - Ischémie colique

PRISE EN CHARGE

Traitement conservateur (48-72 h au maximum), en première intention en l'absence de perforation colique

- Mise en décharge du tube digestif : patient à jeun, sonde nasogastrique en aspiration douce
- Mise en place d'une sonde rectale (tube de Faucher) si la distension atteint le sigmoïde ou le rectum
- Rééquilibration hydroélectrolytique (hypokaliémie, hypomagnésémie)

- Éviction des médicaments anticholinergiques, neuroleptiques, clonidine, morphiniques. Proscrire les laxatifs.
- Si possible, mobilisation et déambulation

Traitement pharmacologique

Néostigmine :

- Inhibiteur réversible de l'acétylcholinestérase. La néostigmine entraîne une levée du bloc parasympathique aboutissant à la reprise de la motricité colique (récepteurs muscariniques coliques).
  - À ne pas administrer si occlusion sur obstacle ou si perforation.
  - Posologie : 2 mg IVL en 5 minutes ; administration continue possible (0,4 à 0,8 mg/h, pendant 24 heures). Administration sous surveillance scopée. Seringue d'atropine prête.
  - Délai d'action moyen : 20-30 minutes – Efficacité de 80 % –Récidive dans 20 à 40 % des cas
  - Si échec, renouvelable 1 voire 2 fois, toutes les 3 heures.
  - Contre indications : rétention aiguë d'urine, syndrome coronaire aigu, bradycardie et troubles de la conduction.
  - Effets indésirables : bradycardie, hypotension artérielle, nausées et vomissements, hypersalivation, douleurs abdominales.
- L'adjonction entérale de polyéthylène glycol (PEG) à la néostigmine semblent améliorer les résultats et diminuer le risque de récidive.
- Les traitements par érythromycine ou par lavement à la gastrografine ne sont plus recommandés devant le faible taux d'efficacité.
- Une anesthésie péridurale a démontré son efficacité en inhibant l'hypertonie sympathique de T11 à L2 à destinée colique.

Colo-exsufflation endoscopique

Indiquée si dilatation cæcale > 9 cm, évolution depuis plus de 4 jours ou contre indication/échec de la néostigmine.

- Réalisation difficile (côlon non préparé), sous sédation ou anesthésie générale. Risque de perforation de 2 %. Efficacité de 60 à 90 %.
- Arrêt de l'examen si constatation d'une souffrance de la muqueuse colique ischémique et conversion chirurgicale.
- Diminution des récidives en laissant en place un tube de Faucher pour 48h.

Traitement chirurgical : mortalité lourde (30 à 40 %)

Après échec des thérapeutiques précédentes ou d'emblée si signes évocateurs de perforation colique :

- Colostomie
- Intubation rectocolique transanale par tube de Faucher au cours d'une laparotomie exploratrice
- Colectomie segmentaire ou totale sans rétablissement de continuité, surtout en cas de perforation digestive.

FISTULES DIGESTIVES

Les fistules digestives sont définies comme une issue de liquide digestif en dehors de la lumière digestive.

ÉTIOLOGIES - FACTEURS DE RISQUE

- Chirurgie abdominale : fistule anastomotique ou causée par un traumatisme chirurgical ou par lésion viscérale sur drainage.
  - Chirurgie pancréatique : 1re cause de fistule postopératoire. Facteurs de risque identifiés : âge, aspect friable du pancréas, saignement peropératoire > 1 L, canal pancréatique de faible section (< 3 mm), insuffisance rénale, durée d'ictère préopératoire.
  - Chirurgie œsophagienne ou gastrique
  - Chirurgie grêlique ou colique
- Traumatisme abdominal

- Maladies inflammatoires de l'intestin
- Néoplasie digestive, radiothérapie, diverticulose sigmoïdienne, ischémie colique, perforation d'ulcère duodénal…

DIAGNOSTIC

Clinique

- Douleurs abdominales, absence de reprise du transit
- Syndrome inflammatoire biologique
- Débit excessif d'un drainage. Écoulement par une cicatrice
- Sepsis
- Extériorisation hémorragique
- Épreuve au rouge carmin positive

Le volume quotidien de la fistule est un facteur pronostique majeur et détermine les possibilités de fermeture spontanée.

Examens paracliniques

1. **TDM abdominale avec injection intraveineuse de produit de contraste et opacification digestive** (par sonde nasogastrique, par stomie) **de produit de contraste hydrosoluble.**
2. **Fistulogramme :** indication rare mais très spécifique, réservé à une fistule constituée depuis plusieurs semaines (afin d'éviter le risque de diffusion).
3. **Analyse biochimique du liquide extériorisé :**
   - Origine pancréatique si lipase du liquide > 3 x lipase plasmatique
   - Origine grêlique si liquide contient lipase + bilirubine.
   - Origine biliaire si bilirubine du liquide > 3 x bilirubine plasmatique

FACTEURS PRONOSTIQUES DES FISTULES DIGESTIVES

Critères	Pronostic défavorable	Bon pronostic
Volume quotidien - Fistule pancréatique - Fistule intestinale	Important > 200 mL/24h > 500 mL/24h	Faible < 200 mL/24h < 500 mL/24h
Défect pariétal	Complet	Partiel, continuité maintenue
Orifice fistuleux	Latéral	Terminal
Abcès parafistuleux	Présent	Absent
Intestin adjacent	Pathologique	Sain
Obstruction distale	Présente	Absente
Trajet fistuleux	> 2 cm, non épithélialisé	< 2 cm, épithélialisé
Site de la fistule	Gastrique Iléal	Oropharyngé Œsophagien Biliaire Pancréatique Jéjunal

PRISE EN CHARGE

Traitement conservateur

Drainage et quantification du débit de fistule

- Drain aspiratif sur le tractus digestif supérieur, de type silicone multiperforé.
- Mise en place percutanée du drainage sous contrôle échographique ou scannographique

Rééquilibration hydroélectrolytique selon le débit de fistule

- Compensation hydroélectrolytique selon le débit de stomie volume à volume (ou demi-volume) par du soluté isotonique (Ringer Lactate)
- Pertes en bicarbonates :
  - Fistule biliaire et fistule pancréatique = 90 mmol/L.
  - Iléostomie = 60 mmol/L.

- Pertes protéiques :
  - Fistule à haut débit (> 200 mL/j si fistule pancréatique / > 500 mL/j si fistule intestinale) = perte de 1,5 g à 2,5 g de protéines/kg/24h.
  - Fistule à bas débit (< 200 mL/j si fistule pancréatique / < 500 mL/j si fistule intestinale) = perte de 1 à 1,5 g de protéines/kg/24h
- Supplémentation régulière vitaminique et oligo-éléments
  - Vitamine K, surtout si fistule biliaire
  - Apports parentéraux d'oligoéléments (Zn : 20-40 mg/j – Cu : 1 mg/j, à diminuer si cholestase – Sélénium : 120 µg/j)

Modalités de nutrition adaptée (cf. *Nutrition en anesthésie réanimation*)
  - Nutrition entérale autorisée en fonction du site de la fistule (œsophage, iléon distal, côlon) et si le volume fistuleux n'augmente pas. Les nutritions immunomodulatrices n'ont pas montré plus d'efficacité qu'une nutrition entérale classique.
  - Nutrition parentérale indiquée si fistule gastroduodénale, pancréatique, jéjuno-iléale et si le volume fistuleux augmente après mise sous nutrition entérale. Son but est de diminuer le débit fistuleux de 30 à 50 % et de modifier la composition des sécrétions gastrointestinales et pancréatiques.

Inhibition des sécrétions intestinales
- Traitement recommandé en préventif seulement si chirurgie pancréatique (DPC) et si facteurs de risque de fistule. Indication plus discutée en cas de chirurgie intestinale.
- Avant d'entreprendre un traitement prolongé, une épreuve thérapeutique de 48h permet d'évaluer l'opportunité de la poursuite du traitement antisécrétoire (arrêt si le débit fistuleux ne diminue pas).
  - Somatostatine : 3 à 6 mg/j en perfusion continue (demi-vie : 3 min), inhibe les sécrétions gastro-intestinales, pancréatiques exocrines et endocrines et la motilité gastro-intestinale. Elle diminue le débit circulatoire splanchnique par vasoconstriction.
  - Octréotide : 100 µg x3/j sous cutané (demi-vie : 2 heures), analogue précurseur de la somatostatine.
  - Inhibiteurs de la pompe à proton souvent utilisés (intérêt non démontré).

Protection cutanée et optimisation des soins de stomie – Éradication des foyers infectieux pariétaux

Réinstillation des sécrétions digestives perdues par le drainage dans le segment digestif d'aval.

Traitement chirurgical

Indications :
- Obstruction de la lumière digestive distale en aval de la fistule
- Échec du traitement conservateur
- Absence de fermeture spontanée après une période de 60 jours de nutrition parentérale et en l'absence de sepsis
- Cas particulier de la chirurgie pancréatique où une chirurgie peut être indiquée pour drainage chirurgical d'une collection, révision ou modification de l'anastomose pancréatico-digestive ou totalisation de la DPC.
- En cas de fistule grêlique, une iléostomie de protection en amont peut se discuter.

COMPOSITION DES SECRÉTIONS DIGESTIVES

	Volume en L/24h	Concentration en mmol/L				
		Na^+	K^+	H^+	Cl^-	HCO_3^-
Salive	1,5	30	20	0	30	15
Liquide gastrique	2,5	60	10	90	110	0
Bile	0,5	140	5	0	60	90
Suc pancréatique	0,7	140	5	0	6	90
Iléostomie	1,5	120	5	0	95	60
Selles	0,3	40	90	0	15	30

NUTRITION EN RÉANIMATION

LES DIFFÉRENTES PHASES PRISES EN COMPTE POUR L'ASSISTANCE NUTRITIONNELLE

- La phase de déchocage avec instabilité dont l'étiologie a mené à la réanimation. La nutrition n'est pas à prendre en compte à ce stade.
- La période suivante d'instabilité métabolique et de catabolisme. Cette deuxième phase inclut une phase aiguë dominée par le catabolisme et une phase tardive ou chronique, de réhabilitation avec restauration de l'anabolisme.
  - Phase aiguë précoce : 1er et 2e jours
  - Phase aiguë tardive : 3e au 7e jour
  - Phase tardive, chronique, de réhabilitation : se prolonge, au-delà de la sortie de réa

CRITÈRES DE GRADATION DE LA DÉNUTRITION MODÉRÉE/SÉVÈRE

	Signes physiques			Critères pathologie	
	Perte de poids (%)	BMI kg/m²	Masse musculaire	Symptomes gastro-intestinaux • Dysphagie • Nausées • Vomissements • Diarrhée/ Constipation • Douleur abdominale	Maladie aiguë avec inflammation • Sepsis sévère • Brûlures • Traumatisme • Traumatisme crânien Maladie chronique • Cancer • BPCO • Insuffisance rénale chronique • Insuffisance cardiaque
Dénutrition modérée	5 à 10 % en 6 mois	< 20 pour < 70 ans < 22 pour ≥ 70 ans	déficit modéré	signes modérés et/ou baisse des ingestats depuis + de 2 semaines	
Dénutrition sévère	> 10 % en 6 mois	< 18,5 pour < 70 ans < 22 pour ≥ 70 ans	déficit sévère	signes sévères ou baisse des ingestats depuis au moins une semaine	
1 critère physique et 1 critère pathologie suffisent à définir le statut nutritionnel					

DÉLAI DE LA PRISE EN CHARGE NUTRITIONNELLE

- La prise en compte de la nutrition en réanimation doit être considérée pour tout patient y séjournant plus de 48h. Une alimentation orale ou entérale doit avoir été débutée dans ce délai. L'alimentation orale lorsqu'elle est possible doit être préférée. En cas d'impossibilité de la voie orale, l'alimentation entérale sera débutée avant 48h.
- En cas de contre indication formelle ou d'intolérance à la nutrition entérale dans ce délai :
  - Chez un patient non dénutri, une nutrition parentérale peut être reportée de quelques jours (3 à 7 jours).
  - Chez un patient sévèrement dénutri ou à haut risque nutritionnel, l'alimentation parentérale doit être débutée tôt, à faible dose et de manière progressive, plutôt qu'une absence totale de nutrition.

BESOINS NUTRITIONNELS

- Chez les patients de réanimation intubés-ventilés, les besoins énergétiques doivent être évalués par calorimétrie indirecte. En cas d'indisponibilité, les formules basées sur le poids doivent être utilisées. Le poids considéré est le poids avant réanimation (poids habituel au domicile ou poids en cours d'hospitalisation avant remplissage vasculaire) pour les patients dont le BMI est inférieur à 30 kg m^2. Chez l'obèse, on prend en compte le poids ajusté (cf. *Anesthésie du patient obèse*).
  - En phase aiguë précoce (les deux premiers jours) : l'objectif est une nutrition trophique qui maintient la trophicité épithéliale, la sécrétion des enzymes de la bordure en brosse, les jonctions serrées et améliore la fonction immunitaire ≈ 10/15 kcal/kg/j.
  - En phase aiguë tardive : en cas de mesure des besoins par calorimétrie indirecte, on administre progressivement une alimentation isocalorique au regard des besoins mesurés.
  - En cas d'estimation des besoins par une formule, on administre une alimentation hypocalorique (n'excédant pas 70 % des besoins) puis on augmente au-delà du 3e jour jusqu'à 80-100 % des besoins estimés (30 kcal/kg/j).
- Dans tous les cas, surveiller les signes de syndrome de renutrition à l'institution de l'alimentation.

ALIMENTATION ENTÉRALE

- Toujours préférer une alimentation entérale à l'alimentation parentérale si cette voie est possible.
- L'administration standard doit se faire en site gastrique. La voie post-pylorique n'est justifiée qu'en cas d'intolérance à l'alimentation entérale gastrique liée à une gastroparésie non résolue par les prokinétiques ou chez les patients à très haut risque de régurgitation.
- L'utilisation de sondes de faible calibre en silicone ou polyuréthane est privilégiée. Contrôle radiologique obligatoire avant de débuter l'alimentation entérale.
- L'alimentation entérale en administration continue par pompe doit être utilisée plutôt que les bolus successifs (augmentation du temps de contact épithélial, saturation des récepteurs muqueux, optimisation des transporteurs)
- Solutions polymériques ou semi-élémentaires. Iso (1 mL = 1 kcal) ou hypercaloriques, normo ou hyperprotidiques, avec ou sans fibres. Toujours sans gluten et sans lactose.
- Vitamines et oligo-éléments inclus suffisants selon les Apports Nutritionnels Conseillés lorsque l'alimentation atteint un débit suffisant au regard des besoins. Pas de supplémentation supplémentaire sauf si carence avérée identifiée.
- Le choix de la solution se fait en fonction de la pathologie du patient en adéquation avec la diététicienne et selon les disponibilités dans l'hôpital.

Résidus gastriques

- Aident à identifier une intolérance gastrique pendant l'initiation et la progression de l'alimentation entérale. Un volume de résidus > 500 mL/6 h doit faire suspendre l'alimentation et considérer les prokinétiques.

- L'évaluation des résidus comme «monitorage» de l'alimentation après obtention d'une nutrition stable n'ont pas d'intérêt et ne doivent pas être poursuivis.

L'alimentation entérale n'est pas débutée :

- Tant qu'un choc n'est pas stabilisé par le remplissage vasculaire et les vasopresseurs/inotropes
- En cas d'hypoxémie ou d'acidose non contrôlée
- En cas de saignement actif digestif haut
- En cas d'ischémie mésentérique avérée
- Lors d'un syndrome du compartiment abdominal (pas de contre indication si hyperpression isolée sans symptome ou après une chirurgie décompressive réalisée - laparostomie)
- En cas de fistule digestive à haut débit si un accès entéral n'est pas possible en aval de la fistule
- Si aspiration digestive > 500 mL/6 h

L'alimentation entérale est débutée dans ces cas après contrôle de l'épisode, progressivement, selon les modalités définies plus haut.

L'alimentation entérale n'est pas contre indiquée dans l'hypothermie thérapeutique, en décubitus ventral, sous ECMO, après traumatisme médullaire, après un traumatisme abdominal si le tractus digestif est intègre, ni lors d'une curarisation prolongée.

Prokinétiques

- En première intention : érythromycine 100 à 250 mg × 3/j IV lente (3 à 7 mg/kg/j).
- Alternative : association érythromycine + métoclopramide 10 mg x 3/j
- Leur utilisation se fera après vérification du QT sur l'ECG (allongement du QT par les 2).
- Le traitement doit rester inférieur à 72 h

ALIMENTATION PARENTÉRALE

- Elle ne doit pas être considérée tant que les stratégies visant à maximiser la nutrition entérale n'ont pas été mises en œuvre.
- Chez les patients ne tolérant pas l'alimentation entérale à dose adaptée dans les 7 premiers jours, l'alimentation parentérale doit être envisagée en complément, au cas par cas, en mettant en balance les bénéfices et les risques.
- Elle est administrée par voie veineuse centrale en raison de son caractère hyperosmolaire, sur une voie dédiée.
- Les solutions actuelles font appel à des mélanges lipidiques de triglycérides à chaînes légères et à chaînes moyennes, d'huiles de poisson et d'huile d'olive optimisés limitant les complications (hépatotoxicité des phytostérols), ont un profil adapté en Acides Gras n-6/n-3 et apportent DHA et EPA. Les apports en alpha-tocophérol 200 mg/L sont optimisés.
- Supplémenter systématiquement et quotidiennement en vitamines et oligoéléments (Nutryelt® et Cernevit®) les patients en nutrition parentérale.

Besoins qualitatifs

- Apports protidiques :
  . 1,2 à 1,3 g/kg/j
  . 1,5 g/kg/j si séances de dialyse itératives
  . 1,8 g/kg/j si CVVHDF
  . 0,6 à 0,8 g/kg/jour chez l'insuffisant rénal non dialysé.
- Glucides (glucose ou hydrates de carbone) : maximum 5 mg/kg/min (seuil d'oxydation maximal).
- Lipides intraveineux totaux (nutrition et apports non nutritionnels éventuels) : 1,5 g/kg/j – Prendre en compte les apports lipidiques liés à une sédation continue par propofol.
- L'hémodiafiltration au citrate majore les apports quotidiens d'environ 500 kcal/jour
- Pas d'apport d'arginine en cas de sepsis
- Pas de supplémentation en antioxydants à forte dose en monothérapie.

- Vitamine D3 : 500 000 UI en une dose unique dans la semaine qui suit l'admission en réanimation si le dosage plasmatique de 25-hydroxy-vitamine D3 est inférieur à 12,5 ng/mL ou 50 nmol/L.

GLUTAMINE

- Pas de supplémentation systématique.
- Contre indiquée en cas de défaillance hépatique ou d'insuffisance rénale.
- L'administration entérale de glutamine 0,2 à 0,3 g/kg/j par voie entérale peut être envisagée dans les cas suivants :
  - Brûlures > 20 % de la surface corporelle, pour une durée de 10-15 jours en association avec la nutrition entérale.
  - Polytraumatismes sévères, en association avec l'alimentation parentérale pour les 5 premiers jours uniquement. On peut allonger à 15 jours si lésions sévères avec cicatrisation complexe.
- L'administration intraveineuse de glutamine, à la posologie de 0,3 à 0,6 g/kg/j de dipeptide (soit 0,2 à 0,4 g/kg/j de glutamine) est indiquée uniquement en cas de complication postopératoire majeure et si l'assistance nutritionnelle est assurée par voie parentérale exclusive. Elle est recommandée en cas de pancréatite aiguë avec nutrition parentérale (cf. *Pancréatite aiguë*)

TROUBLES ACIDOBASIQUES

NOTION DE BASE EXCESS (BE)

- Le Base Excess (normale entre 0 et -2 mmol/L) correspond in vitro à la quantité de base (en excès ou en défaut) nécessaire à la restauration d'un pH sanguin de 7,40 pour une $PaCO_2$ à 40 mmHg à 37°C. Un Base Excess inférieur à -2 mmol/L signe donc une acidose métabolique, un Base Excess positif signe une alcalose métabolique.
- Le Base Excess permet de s'affranchir de l'influence du trouble respiratoire (variation de la PCO_2) sur la concentration de bicarbonates et donne une interprétation facile des troubles acidobasiques mixtes.
- Le Base Excess, à défaut d'être mesuré, est souvent calculé par la formule de Van Slyke : BE = (HCO_3^- - 24,4 + [2,3 × Hb + 7,7]) × (1 - 0,023 × Hb) qui montre une relation étroite entre Base Excess et bicarbonatémie, cette dernière étant plus facilement mesurée.

ACIDOSE MÉTABOLIQUE

Interprétation de Henderson-Hasselbach :
variables = bicarbonates, $PaCO_2$

- Les variations de pH dépendent des modifications des bicarbonates et de la $PaCO_2$: pH = 6,1 + log [HCO_3^-] / 0,03 × $PaCO_2$
- L'acidose métabolique est secondaire à une diminution des bicarbonates responsable d'une baisse du pH :
- Définition = pH < 7,38, HCO_3^- < 22 mmol/L, BE < -2 mmol/L
- L'analyse du trouble dépend du calcul du trou anionique plasmatique :

TA = (Na^+ + K^+) - (Cl^- + HCO_3^-) ; normale < 16 ± 4 mmol/L

- En cas d'hypo-albuminémie, il faut calculer un trou anionique plasmatique corrigé :

TA corrigé = TA mesuré + 0,25 × (40 – albuminémie)

- Le trou anionique urinaire TA_U (U_{Na^+}+ U_{K^+} - U_{Cl^-}) permet de différencier l'origine rénale d'une origine extrarénale dans l'acidose métabolique à TA normal. En cas de TA_U < 0, la réponse rénale est adaptée, la cause de l'acidose est alors extrarénale.
- Cette approche peut être insuffisante pour comprendre des troubles complexes de réanimation.

Interprétation de Stewart :
variables = SID, $PaCO_2$, masse totale des acides faibles

- Les variations de pH dépendent du degré de dissociation de l'eau plasmatique, ce qui correspond à la variation de 3 variables indépendantes :
  - La différence entre tous les cations forts et les anions forts plasmatiques, appelée « Strong Ion Difference » ou SID
  - La $PaCO_2$
  - La masse totale des acides faibles ou Atot (albuminate + phosphate)
- La baisse du pH est secondaire à la diminution du SID ou à l'augmentation de la masse totale des acides faibles.
- On ne peut pas calculer la valeur exacte du SID, on s'en approche par le calcul du SID effectif (SIDe) et du SID apparent (SIDa, normale 40 ± 2 mmol/L, calcul plus simple que le SIDe).
- La différence SIDa-SIDe est le « Strong Ion Gap » ou SIG normalement = 0.

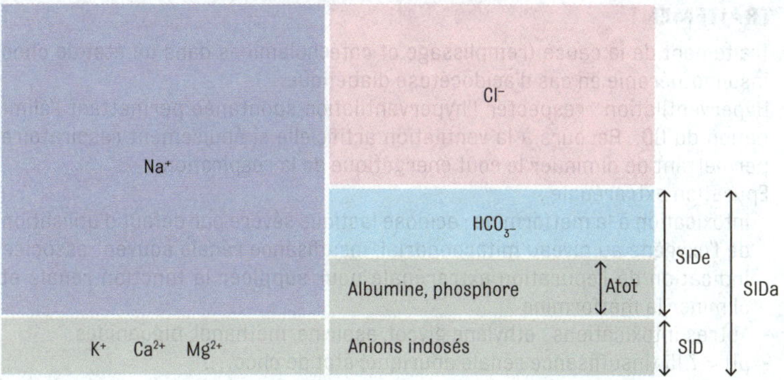

- SIDe (mmol/L) = HCO_3^- + albuminate + phosphate = [HCO_3^-] + [albumine (g/L)] × (0,123 × pH - 0,631) + [phosphore (mmol/L)] × (0,309 × pH - 0469) = 40 ± 2 mmol/L
- SIDa = [$Na^+ + K^+ + Ca^{2+} + Mg^{2+}$] - [Cl^- + lactate$^-$]

EFFET DE LA PERFUSION D'UN SOLUTÉ SUR LE pH

Soluté	Na (mmol/L)	Cl (mmol/L)	Lactate (mmol/L)	SID du soluté	Effet sur le SID plasmatique	Effet sur le pH
NaCl 0,9 %	154	154	0	0	diminution	acidifiant
Ringer lactate	130	109	29	27	aucun	aucun
HEA	154	154	0	0	diminution	acidifiant
Plasmion®	150	100	30	27	aucun	aucun
Gélofusine®	154	120	0	34	aucun	aucun

RAISONNEMENT DEVANT UNE ACIDOSE MÉTABOLIQUE

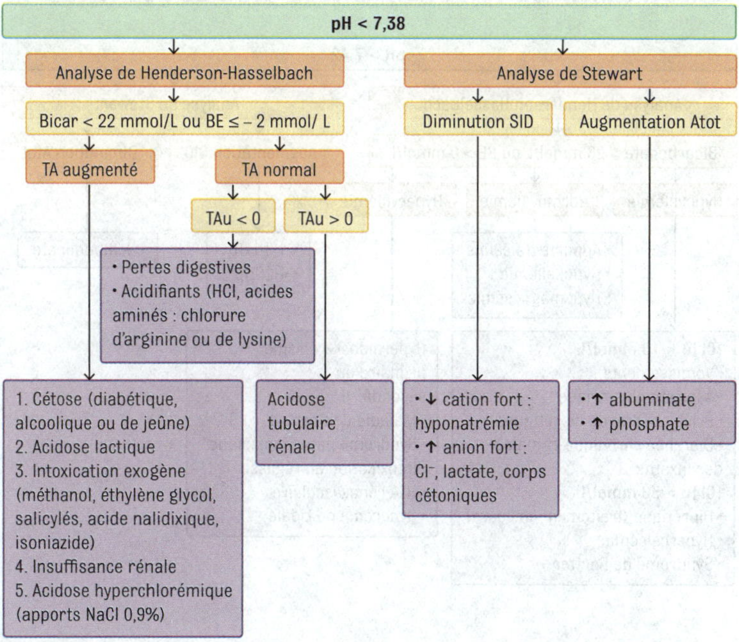

TRAITEMENT

- Traitement de la cause (remplissage et catécholamines dans un état de choc, insulinothérapie en cas d'acidocétose diabétique…).
- Hyperventilation : respecter l'hyperventilation spontanée permettant l'élimination du CO_2. Recours à la ventilation artificielle si épuisement respiratoire permettant de diminuer le coût énergétique de la respiration.
- Épuration extrarénale :
  - Intoxication à la metformine : acidose lactique sévère par défaut d'utilisation de l'oxygène au niveau mitochondrial, insuffisance rénale souvent associée. Indication de l'épuration extrarénale pour suppléer la fonction rénale et éliminer la metformine
  - Autres intoxications : éthylène glycol, aspirine, méthanol, biguanides
  - pH < 7,15 (insuffisance rénale anurique, état de choc…)
- Indication d'alcalinisation par apport de bicarbonates :
  - Acidose par pertes digestives ou rénales de bicarbonates
  - Acidose avec pH < 7,15 en cas d'insuffisance rénale KDIGO 2 ou 3
  - Aucune autre indication à l'alcalinisation sauf si l'étiologie nécessite l'administration de bicarbonates pour une autre raison que l'acidose (intoxication par des produits à effet stabilisant de membrane, diurèse alcaline dans l'intoxication aux salicylés)
  - Pas d'indication dans l'arrêt cardiorespiratoire en dehors de l'intoxication aux tricycliques.

ALCALOSE MÉTABOLIQUE PURE

Interprétation de Henderson-Hasselbach

- L'alcalose métabolique est secondaire à une augmentation du bicarbonate responsable d'une hausse du pH
- Définition pH > 7,42, HCO_3^- > 28 mmol/L, BE > 0 mmol/L
- L'analyse du trouble fait intervenir une estimation de la volémie.

Interprétation de Stewart

- L'augmentation du pH est secondaire à l'augmentation du SID ou à la diminution des acides faibles.

RAISONNEMENT DEVANT UNE ALCALOSE MÉTABOLIQUE

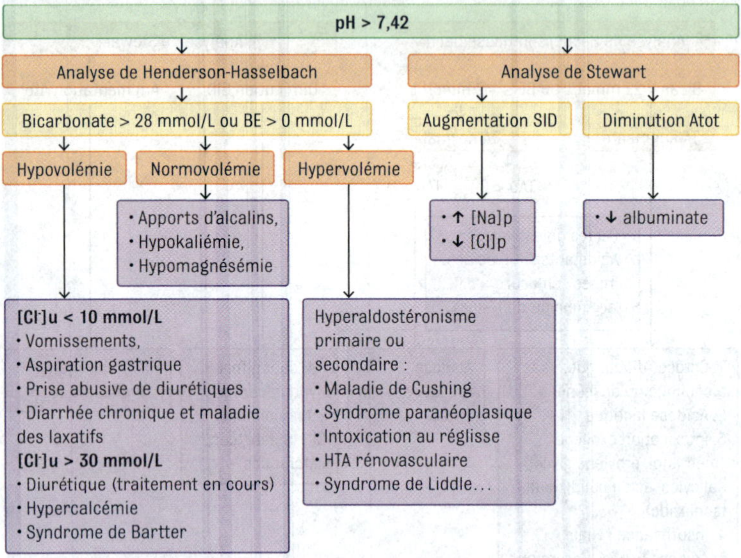

TRAITEMENT

Suppression du mécanisme causal

- Arrêt des apports alcalins en pensant également aux unités de plasma frais et aux solutés polyioniques.
- Arrêt des aspirations digestives ou du traitement diurétique si possible.
- Compensation des pertes digestives, éventuellement en adaptant le soluté de compensation à un ionogramme effectué sur les liquides aspirés.
- Ablation d'une tumeur surrénale (Syndrome de Conn).

Correction des troubles hydroélectrolytiques associés

- Corriger une hypokaliémie associée aggravant l'alcalose, corriger une hypercalcémie.
- Corriger une hypovolémie associée par administration de cristalloïdes (NaCl 0,9 %) ou de colloïdes pour supprimer l'hyperaldostéronisme secondaire à l'hypovolémie et réduire l'acidification des urines.

Autres traitements

- Pas d'intérêt de l'acétazolamide dans le sevrage ventilatoire du patient atteint de BPCO.

DYSNATRÉMIE : HYPONATRÉMIE, HYPERNATRÉMIE

RAPPELS, DÉFINITIONS ET PRINCIPES

- Une dysnatrémie est secondaire à une anomalie du bilan hydrique.
- Dysnatrémie : natrémie < 135 mmol/L ou > 145 mmol/L.
- Natrémie corrigée selon la glycémie : [Na]c = [Na] + (glycémie en mmol/L-5)/3.
- La natrémie représente la majeure partie de l'osmolarité plasmatique.
- Ce n'est pas la natrémie qui est régulée, c'est l'osmolarité plasmatique.
- Ce ne sont pas les dysnatrémies qui sont dangereuses, ce sont les mouvements d'eau induits par les variations d'osmolarité.
- 3 façons d'aborder l'osmolarité plasmatique :
  - Osmolarité calculée : 2 × [Na] + urée + glycémie.
  - Osmolarité mesurée : mesure directe par un osmomètre.
  - Osmolarité effective (ou efficace) = tonicité : c'est l'osmolarité générée par les osmoles actives (ou tonomoles).
- Les conséquences d'une dysnatrémie sont cérébrales du fait des caractéristiques de la barrière hémato-encéphalique.
- Une dysnatrémie se corrige à la même vitesse qu'à laquelle elle s'est constituée.

HYPONATRÉMIE = HYPOOSMOLARITÉ

4 questions :

- Est-ce une vraie hyponatrémie ? La mesure de l'osmolarité plasmatique < 275 mosm/L confirme l'hyponatrémie.
- Existe-t-il une agression cérébrale ?
- Quelle est la tolérance de cette hyponatrémie ? Mauvaise tolérance si œdème cérébral : signes cliniques (céphalées, comitialité, coma) et/ou paracliniques (PIC, DTC, $PtiO_2$...).
- L'hyponatrémie est-elle d'apparition rapide ou lente ?

5 tableaux cliniques :

- **Patient cérébrolésé, avec mauvaise tolérance** (HTIC). Urgence thérapeutique : NaCl 20 % 2 ampoules de 10 mL (4 g) IVL.
- **Patient cérébrolésé, avec bonne tolérance.** La conduite à tenir dépend de la natriurèse :
  - Élevée, inadaptée à la volémie du patient : suspicion de syndrome de perte de sel (Cerebral Salt Wasting Syndrom), (cf. *Hémorragie méningée*). Traitement symptomatique par expansion volémique ou apport sodé si besoin. Traitement étiologique par diminution de la natriurèse : corticoïdes (augmentation de la

réabsorption sodée via leur activité minéralocorticoïde), ou urée (mécanisme d'échange tubulaire entre le Na et l'urée, posologie de 0,5 à 1 g/kg/j per os ou par SNG en 2 à 3 prises, ou en continu dans la nutrition entérale).
- Élevée, adaptée à la volémie du patient : pas d'action thérapeutique immédiate, surveillance rapprochée (ionogrammes, examen clinique et paraclinique, volémie...).
- Normale ou basse : restriction hydrique.

- **Patient non cérébrolésé, mécanisme d'installation rapide :** apports hypotoniques compensant des pertes hydrosodées importantes : digestives, cutanées (exercice physique, coup de chaleur, ecstasy), périopératoires. Urgence thérapeutique : NaCl 20 % 2 ampoules de 10 mL (4 g) IVL.
- **Patient non cérébrolésé, mécanisme d'installation lente, natrémie < 120 mmol/L :** potomanie, tea and toast syndrom, diurétique. Le danger n'est pas à l'hyponatrémie en elle-même qui est bien tolérée (régulation du volume cellulaire cérébral), mais à la cinétique de correction (risque de myélynolyse centro-pontine si correction trop rapide). Si signes neurologiques ou hyponatrémie sévère (< 110 mmol/L) : NaCl 20 % 2 ampoules de 10 mL (4 g) IVL. Puis gestion des apports hydrosodés pour ne pas augmenter la natrémie de plus de 8 mmol/L /j les 3 premiers jours. Si besoin arrêt des apports sodés, prescription éventuelle de desmopressine pour limiter l'augmentation de la natrémie.
- **Patient non cérébrolésé, mécanisme d'installation lente, natrémie > 120 mmol/L :** tableau fréquent, étiologies nombreuses : apports hypotoniques, médicaments +++, néoplasie, insuffisance cardiaque, rénale, hépatique..., SIADH. Traitement étiologique associé à une restriction hydrique et/ou sodée, diurétiques, urée.

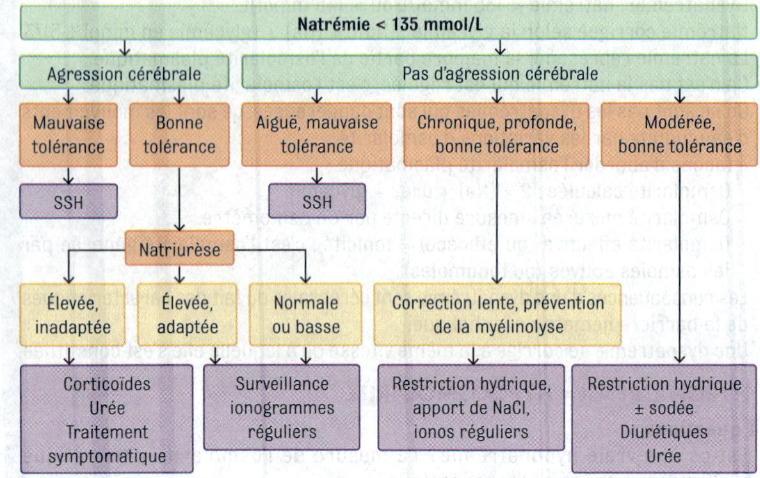

HYPERNATRÉMIE = HYPEROSMOLARITÉ

Déficit hydrique et sodé = déshydratation globale

- Origine extrarénale : cutanées (pertes insensibles, brûlures), pulmonaires (pertes insensibles), digestives.
- Origine rénale par diurèse osmotique (glycosurie, mannitol, furosémide, néphropathie tubulo-interstitielle, levée d'obstacle, greffe rénale) : osmolarité urinaire > 300 mosm/L, densité urinaire (DU) > 1010. Si agression cérébrale, se méfier de la coexistence d'une diurèse osmotique et d'un diabète insipide (cf. *Diabète insipide*).

Déficit hydrique et surcharge sodée :

- Apports sodés excessifs de NaCl 0,9 % ou 20 %, ou de bicarbonate de sodium, parentéraux ou entéraux. Situation la plus fréquente en réanimation.

Déficit hydrique pur :

- Diurèse hydrique liée à un diabète insipide (cf. *Diabète insipide*) : osmolarité urinaire < 150 mosm/L, DU ≤ 1005.

Traitement

- Apport ou suppression des apports sodés en fonction de l'étiologie.
- Discuter les diurétiqes si surcharge sodée et natriurèse basse.
- Calcul du déficit hydrique (DH) en litre :

$$DH = \frac{140 - \text{natrémie corrigée}}{140} \times \text{poids} \times \begin{cases} 0{,}5 \text{ pour la femme} \\ 0{,}6 \text{ pour l'homme} \end{cases}$$

- Toujours privilégier la voie entérale, sinon IV (G 2,5 % + 2 g KCl/L) en contrôlant la glycémie.
- Si diabète insipide, (cf. *Diabète insipide*).

Se souvenir que la correction trop rapide d'une hypernatrémie peut aggraver un œdème cérébral par diminution de l'osmolarité plasmatique.

DIABÈTE INSIPIDE CENTRAL

- Il apparaît en postopératoire d'interventions portant sur l'axe hypothalamo hypophysaire, après un traumatisme crânien ou toute agression cérébrale pouvant léser de manière directe ou indirecte la tige pituitaire.
- Il peut être transitoire ou définitif.
- Il est fréquent après passage en état de mort encéphalique (2/3 des patients) (cf. *Mort encéphalique*).

DÉFINITION

- Polyurie hydrique hypotonique par insuffisance de sécrétion de l'ADH.

DIAGNOSTIC POSITIF

- Débit urinaire élevé : > 2 mL/kg/h (adulte), > 1 mL/kg/h (enfant).
- Densité urinaire basse ≤ 1005, mesure faite avec un densimètre (référence 1 000 pour l'eau distillée).
- Natrémie corrigée ≥ 145 mmol/L.

La natrémie reste normale si le patient a un libre accès à l'eau.

- Osmolalité urinaire mesurée < 150 mosm/L.

DIAGNOSTICS DIFFÉRENTIELS

Diurèse osmotique

(cf. *Dysnatrémie*)

- Gêne le diagnostic de diabète insipide si perfusion de mannitol concomitante : la densité urinaire est augmentée par la présence de mannitol (DU ≥ 1010, osmolarité urinaire ≥ 300 mosm/L) malgré l'existence d'un diabète insipide. Diagnostic devant le contexte, une polyurie majeure et l'augmentation rapide de la natrémie. Il faut traiter le diabète insipide même si le critère d'hypoosmolarité urinaire n'apparaît pas.

Surcharge hydrique

- Débit urinaire élevé, densité urinaire basse mais la natrémie reste normale
- Courte épreuve de restriction hydrique : diminution de la diurèse.

TRAITEMENT

Patient conscient

- Perfusion de base avec du G 5 % ou du G 2,5 % + 2 g KCl/L sans NaCl
- Autoriser un libre accès à l'eau per os.

Patient sédaté

- Si besoin : expansion volémique isotonique pour rétablir une volémie normale.

- Compensation de la diurèse osmotique IV ou PO, en s'adaptant à l'évolution de la natrémie :
  - Eau dans la SNG : compensation des pertes hydriques (moitié de la diurèse précédente) en 8 h.
  - G5 % ou G2,5 % + 2 g KCl/L, sans NaCl en prenant un retard (moitié de la diurèse précédente) pour éviter l'hyperdiurèse par entraînement. Attention au déséquilibre glycémique possible.
- Il ne faut pas s'acharner à normaliser une hypernatrémie à la phase aiguë de l'HTIC (risque d'augmentation de la PIC par diminution relative de l'osmolarité plasmatique), mais plutôt éviter qu'elle se majore.

Dans tous les cas

- Desmopressine IV ou SC : 0,5 à 1 µg × 2/j (adulte) ; 0,25 à 1 µg/j (enfant).
- Pas de prescription systématique mais plutôt suivant les critères de persistance du diabète insipide.
- Posologie à adapter au débit, à la densité urinaire et aux ionogrammes répétés.
- Traitement substitutif au long cours du diabète insipide définitif par la desmopressine :
  - Par voie nasale (ne pas l'employer avant un délai de 15 jours suivant une chirurgie par voie sphénoïdale)
  - Par voie PO : desmopressine lyophilisat 60 µg x 2 à 3 /j.

HYPERKALIÉMIE

DÉFINITION

Kaliémie > 5,5 mmol/L

- Une hyperkaliémie se traite si la kaliémie dépasse 6,5 mmol/L ou s'il existe des troubles du rythme cardiaque.
- Les situations cliniques les plus fréquentes sont l'insuffisance rénale, la rhabdomyolyse et l'injection de succinylcholine.

ECG

- Troubles de la repolarisation (ondes T amples et pointues)
- Troubles de la conduction auriculaire et ventriculaire (disparition de l'onde P, élargissement des QRS)
- Tachycardie ventriculaire, fibrillation ventriculaire, asystolie

TRAITEMENT SYMPTOMATIQUE

- Les traitements détaillés ici ne permettent que de gagner du temps avant de mettre en place le traitement étiologique

COMMENT ANTAGONISER LES TROUBLES DU RYTHME CARDIAQUE ?

- **Sels de Calcium** : antagoniste membranaire limitant l'hypoexcitabilité induite par l'hyperkaliémie. **Gluconate ou chlorure de calcium à 10%** : 10 mL (1 g) en 10 min, effet dans les 3 min, peut être répété si absence d'effet dans les 5 min, durée d'action 30-60 min.
- Le chlorure de calcium est veinotoxique, le gluconate de calcium est donc préférentiellement utilisé sur une voie veineuse périphérique dans l'urgence.

COMMENT DIMINUER LA KALIÉMIE ?

Rapidement, en redistribuant le potassium = transfert

- **Glucose + insuline : G10 % 250 mL + 5 unités d'analogue rapide de l'insuline (Humalog®, Novorapid®)** sur VVP, en 30 min, avec une diminution de la kaliémie de 0,5 à 1 mmol/L en 30 min. À répéter, si besoin. Surveiller la glycémie capillaire toutes les heures. L'augmentation des posologies d'insuline et de glucose n'améliore pas davantage le transport de potassium et induit un déséquilibre glycémique plus important.

- **Agonistes β2 (salbutamol)**, effet additif avec insuline-glucose. En perfusion continue : 0,5 mg sur 15 min, diminution de la kaliémie d'1 mmol/L après 1 h. Action sur 60 % des patients, le mécanisme de résistance à ce traitement est inconnu.
- **Bicarbonates : le dogme d'une perfusion de bicarbonates modifiant la kaliémie en urgence est faux.** Il n'y a pas d'entrée du potassium dans les cellules et la kaliémie ne se modifie pas.

Lentement, en augmentant l'élimination

- **Diurétiques de l'anse** (furosémide) ou acétazolamide.
- **Résines échangeuses d'ions** : Kayexalate® per os (30 à 60 g) ou en lavement (100 à 200 g). Délai d'action 2 h. Effet maximum 6 h.

TRAITEMENT ÉTIOLOGIQUE

- Épuration extrarénale si insuffisance rénale aiguë sur chronique avec hyperkaliémie.
- Traitement spécifique d'un processus causal (cf. *algorithme ci-après*).
- Dans tous les cas, arrêt des apports.

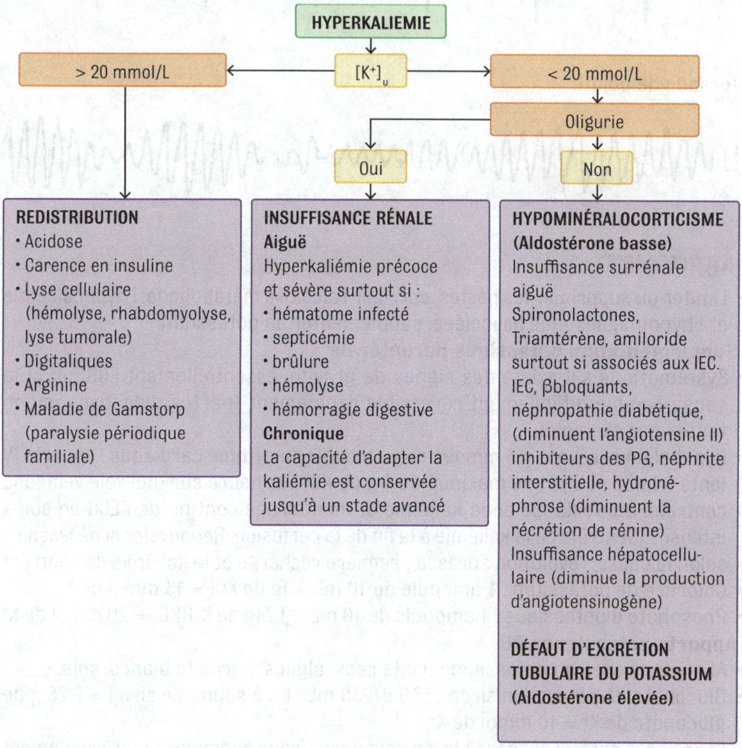

HYPOKALIÉMIE

DÉFINITION

Kaliémie < 3,5 mmol/L.

ECG

Aplatissement de l'onde T
Apparition d'une onde U et allongement du QT

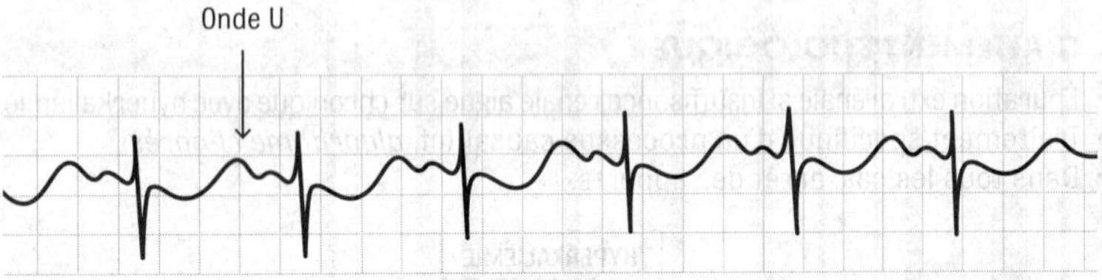

Torsade de pointe

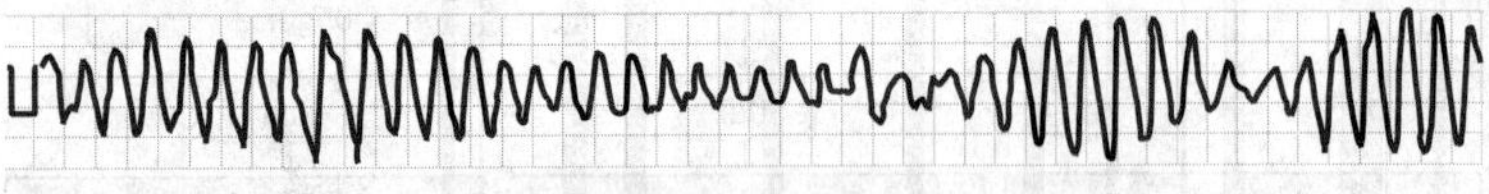

TRAITEMENT

- Limiter ou supprimer les pertes, corriger l'alcalose métabolique, l'hypocalcémie et l'hypomagnésémie associées, supplémenter en potassium.

Supplémentation potassique parentérale

- Systématique s'il existe des signes de gravité, essentiellement ECG, ou si la cause semble difficilement réversible rapidement (pertes digestives importantes par exemple).
- Hypokaliémie sévère < 3 mmol/L et/ou trouble du rythme cardiaque : apports IV lents à la SE au rythme maximal de 1 g de KCl par heure sur une voie veineuse centrale. Surveillance de la kaliémie et monitorage continu de l'ECG en soins intensifs. Contrôle de la kaliémie à la fin de la perfusion. Renouveler si nécessaire selon la cause, l'évolution après la première recharge et la kaliémie de contrôle.
- Chlorure de potassium : 1 ampoule de 10 mL = 1g de KCl = 13 mmol de K^+.
- Phosphate dipotassique : 1 ampoule de 10 mL = 1,74g de K_2HPO_4 = 20 mmol de K^+

Apports potassiques PO

- Aliments riches en potassium : fruits secs, algues, haricots blancs, soja.
- Gluconate de potassium sirop (37,5 g/250 mL) 1 c à soupe de sirop = 2,25 g de gluconate de K^+ = 10 mmol de K^+.
- Si un accès entéral est possible, on peut sans risque augmenter plus rapidement la kaliémie avec l'administration d'ampoules de KCl ou de phosphate dipotassique dans une sonde gastrique.

ÉTIOLOGIES

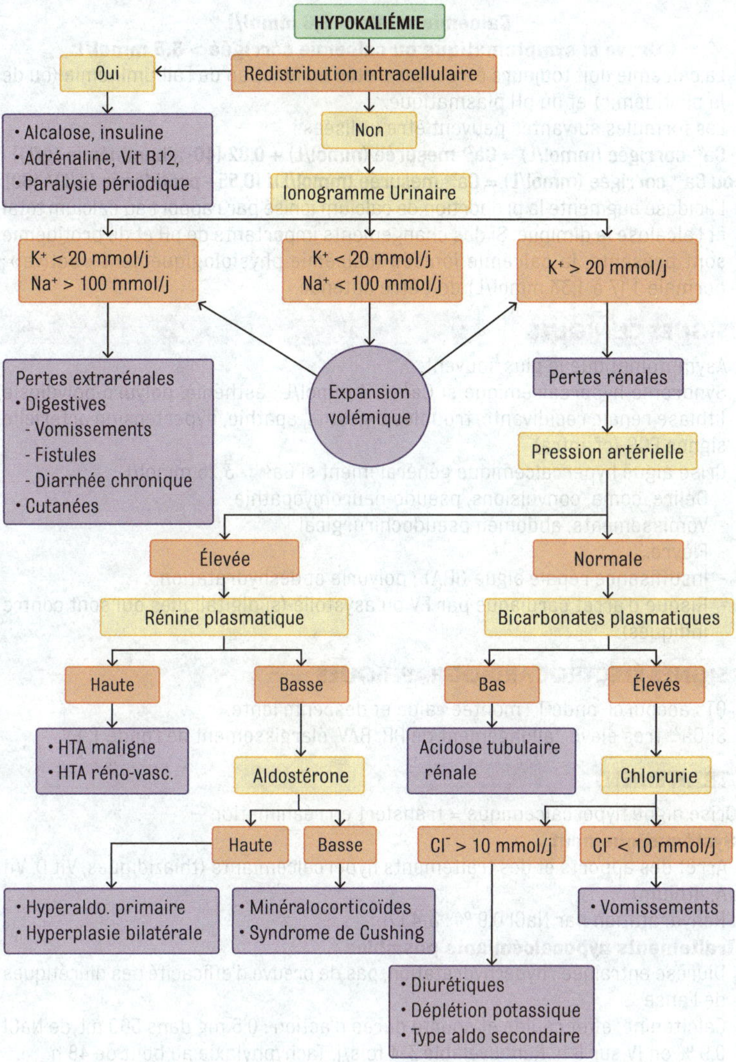
HYPOKALIÉMIE
Redistribution intracellulaire
Oui
Non
• Alcalose, insuline
• Adrénaline, Vit B12,
• Paralysie périodique
Ionogramme Urinaire
K+ < 20 mmol/j
Na+ > 100 mmol/j
K+ < 20 mmol/j
Na+ < 100 mmol/j
K+ > 20 mmol/j
Expansion volémique
Pertes extrarénales
• Digestives
- Vomissements
- Fistules
- Diarrhée chronique
• Cutanées
Pertes rénales
Pression artérielle
Élevée
Normale
Rénine plasmatique
Bicarbonates plasmatiques
Haute
Basse
Bas
Élevés
• HTA maligne
• HTA réno-vasc.
Aldostérone
Acidose tubulaire rénale
Chlorurie
Haute
Basse
Cl- > 10 mmol/j
Cl- < 10 mmol/j
• Hyperaldo. primaire
• Hyperplasie bilatérale
• Minéralocorticoïdes
• Syndrome de Cushing
• Vomissements
• Diurétiques
• Déplétion potassique
• Type aldo secondaire

HYPERCALCÉMIE

Calcémie totale > 2,6 mmol/L

Grave si symptomatique ou calcémie corrigée > 3,5 mmol/L

- La calcémie doit toujours être interprétée en fonction de l'albuminémie (ou de la protidémie) et du pH plasmatique.
- Les formules suivantes peuvent être utilisées :

Ca^{2+} corrigée (mmol/L) = Ca^{2+} mesurée (mmol/L) + 0,02 [40- albuminémie (g/L)]

ou Ca^{2+} corrigée (mmol/L) = Ca^{2+} mesurée (mmol/L)/ [0,55+ protidémie (g/L)/ 160]

- L'acidose augmente la proportion de calcium ionisé par rapport au calcium total et l'alcalose la diminue. Si des changements importants de pH et de protidémie sont présents, la calcémie ionisée (calcémie physiologiquement « active » ; normale 1,17 à 1,33 mmol/L) doit être obtenue.

SIGNES CLINIQUES

- Asymptomatique le plus souvent.
- Syndrome hypercalcémique si $Ca^{2+} \geq 3$ mmol/L : asthénie, polyuro-polydipsie, lithiase rénale récidivante, troubles digestifs, apathie, hypertension artérielle, signes ECG (cf. infra)
- Crise aiguë hypercalcémique généralement si $Ca^{2+} > 3,25$ mmol/L :
  - Délire, coma, convulsions, pseudo-neuromyopathie.
  - Vomissements, abdomen pseudochirurgical.
  - Fièvre.
  - Insuffisance rénale aiguë (IRA) : polyurie et déshydratation.
  - Risque d'arrêt cardiaque par FV ou asystolie (si digitaliques qui sont contre indiqués).

SIGNES ÉLECTROCARDIOGRAPHIQUES

- QT raccourci, onde T : montée raide et descente lente.
- Si Ca^{2+} très élevé : allongement de PR, BAV, élargissement de l'onde T, FV.

TRAITEMENT

Crise aiguë hypercalcémique = transfert en réanimation

Systématiquement

- Arrêt des apports et des traitements hypercalcémiants (thiazidiques, Vit D, Vit A, lithium)
- Réhydratation par NaCl 0,9 % : 3-4 L/j.

Traitements hypocalcémiants possibles

- Diurèse entraînée : hyperhydratation, pas de preuve d'efficacité des diurétiques de l'anse
- Calcitonine, effet rapide et courte durée d'action : 0,5 mg dans 500 mL de NaCl 0,9 % en IV sur 6 h. Renouvelable 3-4 fois/j. Tachyphylaxie au bout de 48 h.
- Bisphosphonates : inhibiteurs de la résorption osseuse. Efficacité en 2-3 j. Acide zolédronique : 4 mg dans 100 mL de NaCl 0,9 % en IV sur 15 minutes à adapter à la fonction rénale. Autres : acide pamidronique, acide alendronique, étidronate disodique.
- Corticothérapie si intoxication à la vitamine D ou granulomatose (baisse de l'absorption intestinale et rénale du Ca^{2+}).
- Calcimimétiques freinant la sécrétion de PTH : dans l'hyperparathyroïdie si chirurgie contre indiquée : cinacalcet.
- Épuration extrarénale : si IRA et/ou non réponse au traitement médical.
- Apports de phosphore (cf. *Hypophosphorémie*) si phosphorémie basse sans IRA.

Traitement étiologique :

- Chirurgie à discuter si hyperparathyroïdie primitive
- Chimiothérapie d'une pathologie néoplasique.

ÉTIOLOGIES

Le cancer et l'hyperparathyroïdie représentent 90 % des causes d'hypercalcémie.

PTH

- Normale ou augmentée → **Hypercalcémie PTH-dépendante**
  - Hyperparathyroïdie primaire (55 %)
  - Hyperparathyroïdie tertiaire
  - Hypercalcémie hypocalciurique familiale bénigne
  - Traitement par le lithium
- Effondrée → **Hypercalcémie PTH-indépendante**

  Néoplasies (30 %)
  - Hypercalcémie humorale maligne (secrétion paranéoplasique de PTHrp)
  - Métastases ostéolytiques, myélome
  - Mixtes

  Excès de 1,25 (OH)2D
  - Intoxication en vitamine D
  - Granulomatoses (sarcoïdose)

  Autres causes
  - Hyperthyroïdie
  - Immobilisation
  - Syndrome des buveurs de lait
  - Traitement par les thiazidiques
  - Intoxication par la vitamine A

HYPOCALCÉMIE

Calcémie < 2,20 mmol/L
Si protidémie normale et absence d'insuffisance rénale chronique

SIGNES CLINIQUES

- Hyperexcitabilité neuromusculaire et anomalies myocardiques.
- Crise de tétanie : paresthésies distales et péribuccales avec sensation d'angoisse. Contractions anarchiques et involontaires des fibres musculaires. Signe de Trousseau : flexion dorsale du poignet avec hyperextension des doigts et adduction du pouce (main d'accoucheur). Laryngospasme, bronchospasme, arrêt respiratoire.
- Crises convulsives, baisse de la contractilité myocardique avec insuffisance cardiaque aiguë dans les formes graves.

SIGNES ÉLECTROCARDIOGRAPHIQUES

Allongement isolé du QT ; arythmies.

TRAITEMENT

- Apport de sels de calcium.
  - PO : Calcium-Sandoz® comp à 500 mg = 500 mg de Ca^{2+} élément.
  - IV : Gluconate de calcium à 10 % : 1 g et 2,23 mmol de Ca^{2+}/amp de 10 mL ou Chlorure de calcium à 10 % : 1 g ou 4,56 mmol de Ca^{2+}/amp de 10 mL (veinotoxique sur VVP).
  - Contre indiqué chez le patient sous digitalique : risque de FV.
- De la crise de tétanie :
  - 1 à 2 g de Ca^{2+} en IVL sur 10 min puis en l'absence d'amélioration ou en cas d'anomalies ECG : perfusion de Ca^{2+} 0,06 mmol/kg/h en unité de soins intensifs sous surveillance de la calcémie et de l'ECG.
- Traitement étiologique (par exemple supplémentation en Vitamine D).
- Corriger les troubles métaboliques associés.

ÉTIOLOGIES

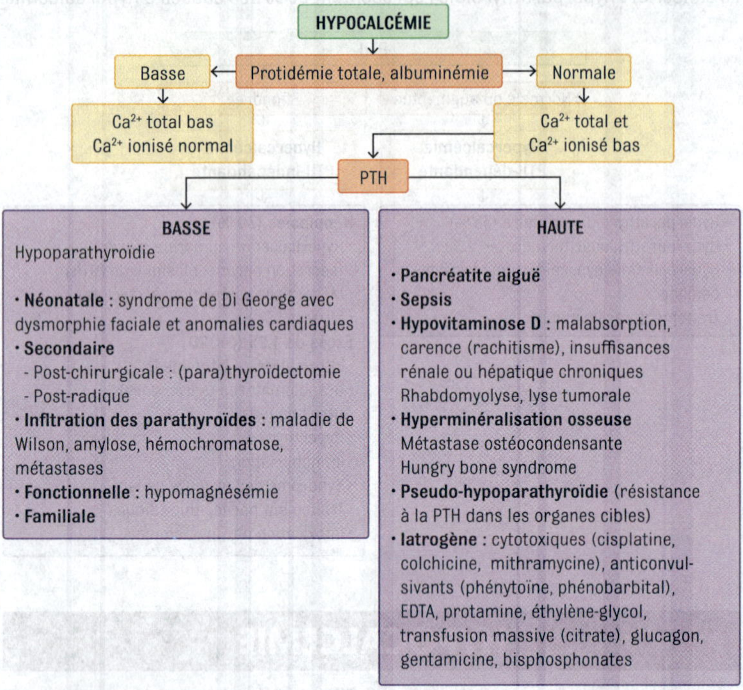

HYPERPHOSPHORÉMIE

Phosphorémie > 1,4 mmol/L

- Le tubule rénal proximal est le lieu de régulation unique de la phosphorémie (par le biais des cotransporteurs NaPi dont la synthèse est réprimée par la PTH), d'où la dichotomisation entre une origine rénale ou extrarénale de l'hyperphosphorémie.
- L'hyperphosphorémie est associée à une augmentation de la mortalité cardiovasculaire dans l'insuffisance rénale chronique.

SIGNES CLINIQUES

- **Asymptomatique le plus souvent**
- Précipitations de phosphate de calcium (surtout si calcémie × phosphorémie > 5,6) : calcifications vasculaires (AIT, ischémies aiguës), fibrose de l'interstitium rénal.
- **Hyperphosphorémie aiguë extrême :**
  - Hypocalcémie brutale avec crise de tétanie.
  - Manifestations neuropsychiques.
  - Calcifications diffuses (pulmonaires, cardiaques, tubulaires rénales)

TRAITEMENT

- Traitement étiologique
- Traitement symptomatique
  - Arrêt ou limitation des apports en phosphore
  - Chélateur du phosphore :
    . Sels d'aluminium : surveiller le taux sérique d'aluminium en cas de prise prolongée (risque d'intoxication avec encéphalopathie, anémie, ostéopathie),
    . Sels de calcium : carbonate ou acétate de calcium : surveiller l'apparition d'une hypercalcémie

. Chélateurs sans calcium ni aluminium : sévélamer (Renagel®), lanthane carbonate (Fosrenol®), dérivés ferriques (citrate ferrique).
- Épuration extrarénale
- Traitement de l'hyperparathyroïdie secondaire : sels calciques, vitamine D ou calcimimétiques (cinacalcet).

ÉTIOLOGIES

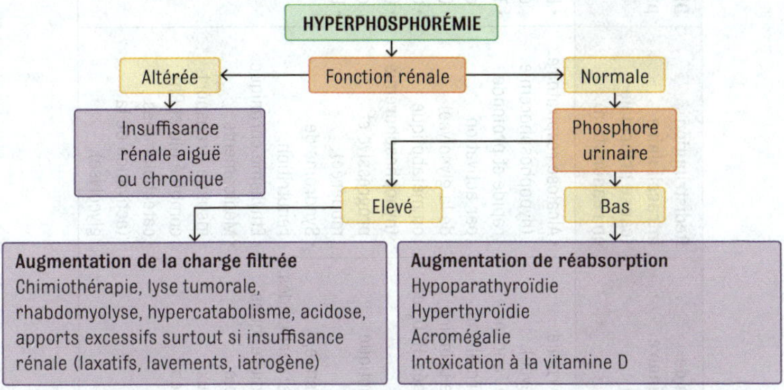

HYPOPHOSPHORÉMIE

Phosphorémie < 0,8 mmol/L

modérée : 0,6 à 0,8 mmol/L ; sévère : < 0,6 mmol/L ; 1 mmol = 1,8 mEq = 31 mg

PHYSIOLOGIE

- Le phosphore dans l'organisme (700 g) est contenu dans l'os (80 %), les muscles (10 %), et lié aux protéines plasmatiques (10 %).
- Multiples rôles : transport de l'énergie (ATP), réactions enzymatiques, systèmes tampons et rôle structurel intracellulaire.
- Absorption intestinale, réabsorption rénale surtout au niveau du tubule contourné proximal.

SIGNES CLINIQUES

- Troubles neurologiques : agitation, confusion, hallucinations, convulsion, coma, paresthésies, ataxie voire quadriplégie.
- Troubles cardiovasculaires : insuffisance cardiaque aiguë, troubles du rythme supraventriculaires et ventriculaires, diminution de la sensibilité aux catécholamines.
- Troubles respiratoires : détresse respiratoire, diminution de la contractilité du diaphragme, anomalie du transport de l'oxygène.
- Troubles musculaires : myalgies, rhabdomyolyse.
- Troubles hématologiques : diminution de la durée de vie des globules rouges, hémolyse, thrombopénie, troubles de l'agrégation, diminution du chimiotactisme et de la phagocytose des leucocytes.

ÉTIOLOGIES

Diminution de l'absorption intestinale	Augmentation de l'excrétion urinaire	Redistribution intracellulaire (cause principale en réanimation)	Diverses pathologies
• Nutrition parentérale totale (NPT) dénutrition, vomissements, aspirations gastriques, anti-acides, • Carence en vitamine D.	• Hyperparathyroïdie (calcémie élevée), • Syndrome de Fanconi (calcémie normale ou basse et fuite urinaire d'acides aminés, HCO_3^- et glucose), • Polyurie osmotique, • Diurétiques, • Hypomagnésémie, • Médicaments : corticoïdes, aminosides, diurétiques, chimiothérapie, antirétroviraux, neuroleptiques.	• Alcalose respiratoire (hypophosphorémie rapide et profonde par activation de la glycolyse) ou métabolique (hypophosphorémie progressive et modérée), • Syndrome de renutrition, • Éthylisme chronique. • Médicaments : insuline (transport combiné Glu et Ph), catécholamines (activation de la glycolyse).	• Brûlures étendues, • Traumatisme crânien, • Chirurgie lourde, • Coup de chaleur, • Greffe de moelle osseuse, • Leucémie aiguë

TRAITEMENT

- Traitement préventif si NPT ou dénutrition grave : supplémentation en phosphore (7,5 à 15 mmol pour un apport de 1000 calories non protidiques).
- Traitement curatif : apport de sels de phosphate :
  - PO : Phosphore Alko® 750 mg 1 cp 1 à 2 fois/jour (surveiller les troubles digestifs).
  - IV :
    . Phosphate dipotassique 17,42 %. 10 mL = 10 mmol de phosphore et 20 mmol de potassium (diluer car hypertonique). Peut être administré dans la sonde nasogastrique.
    . Glucose-1-phosphate disodique tétrahydraté (Phocytan®) amp de 10 mL = 6,6 mmol de phosphore et 13,2 mmol de sodium
  - Contre indication d'apport de sels de phosphore en cas d'hypercalcémie associée (risque = précipitation calcique).
  - Chez le patient normocalcémique : risque d'hypocalcémie et de crise de tétanie secondaire.
- **Vitesse de correction** : en cas d'apport de phosphore (d'autant plus rapide que le patient est symptomatique) : de 10 mmol/12 h et jusqu'à 0,4 mmol/kg/h de phosphore.

HYPERMAGNÉSÉMIE

Magnésémie > 1,05 mmol/L

SYMPTOMATOLOGIE

- Jusqu'à 1,6 mmol/L : généralement asymptomatique.
- 1,6 à 5 mmol/L : nausées, vomissements, asthénie, troubles visuels, diminution des ROT, hypotension artérielle, bradycardie, QRS élargis, PR allongé
- > 5 mmol/L : paralysie respiratoire, tétraplégie flasque, parfois mydriase par blocage parasympathique, hypotension réfractaire, BAV voire arrêt cardiaque.

TRAITEMENT

- Arrêt des apports de magnésium
- Si hypermagnésémie sévère : gluconate de calcium : 100 à 200 mg (voire plus) en IV sur 3 à 10 min (réversion des effets cardiovasculaires et neuromusculaires)
- Épuration extrarénale

ÉTIOLOGIES

- Insuffisance rénale aiguë ou chronique
- Iatrogène : apports excessifs de Mg (per os, IV, laxatifs, antiacides) dépassant les capacités d'excrétion rénale (250 mmol/j)

HYPOMAGNÉSÉMIE

Magnésémie < 0,6 mmol/L

- Le magnésium est le 2e cation intracellulaire après le potassium.
- Le magnésium plasmatique représente seulement 1 % du magnésium total. 60 % de ce magnésium plasmatique est ionisé et donc actif.
- L'hypomagnésémie est fréquente en réanimation et est associée à une augmentation de la morbimortalité.

SIGNES CLINIQUES

- Sémiologie non spécifique, puisque l'hypomagnésémiee est très fréquemment associée à une hypokaliémie et/ou à une hypocalcémie dont les symptômes sont également pluriformes.
- Signes cardiovasculaires :
  - Dystonie neurovégétative
  - TV, FA, torsades de pointe, mort subite
  - HTA, spasme coronaire
  - ECG : allongement de PR et QT
- Signes neuromusculaires :
  - Contraction musculaire spastique : signes de Chvostek (face) et de Trousseau (main)
  - Crampes musculaires, myoclonies
- Signes cérébraux :
  - Anxiété, dépression, troubles du sommeil
  - Confusion, délire, encéphalopathie de Wernicke

TRAITEMENT

- Apport de sels de magnésium :
  - PO : par exemple Mg^{2+} amp buvable 10 mL = 122 mg de Mg^{++} élément soit 5 mmol
  - IV : impératif en présence de symptômes :
    . $MgSO_4$ 15 % amp de 10 mL : 1,5 g ou 6,08 mmol de Mg^{2+}/amp
    . $MgCl_2$ 10 % amp de 10 mL : 1 g ou 4,92 mmol de Mg^{2+}/amp
    . Ne pas administrer conjointement avec un sel de calcium (effet antagoniste avec risque d'aggravation des symptômes)
- Vitesse de correction : de 1 g de $MgSO^4$ par heure (si pas de symptôme) jusqu'à 1 g en 2-3 min avec surveillance rapprochée (si symptômes sévères).

- En cas d'insuffisance rénale : diminuer la posologie de supplémentation par 2 pour éviter l'hypermagnésémie.
- Si surdosage en magnésium au cours de la correction (paralysie musculaire, troubles du langage) : 1 g de gluconate de calcium en IV.
- Ne pas oublier de corriger les troubles ioniques associés (hypokaliémie et hypocalcémie fréquentes).

ÉTIOLOGIES

HYPOMAGNÉSÉMIE

Baisse des apports	Redistribution	Pertes digestives	Pertes rénales
• Jeûne • Malabsorption	• Insulinothérapie • Hyperparathyroïdie • Pancréatite aiguë	• Diarrhées • Aspiration digestive • Laxatifs	• Diurétiques • Alcool • Amphotéricine B • Cisplatine • Digitaliques • Ciclosporine • Pentamidine • SIADH • Hyperaldostéronisme • Thyrotoxicose • Hypercalcémie • Hypophosphorémie • Hypokaliémie • CVVHD-citrate

INSUFFISANCE RÉNALE AIGUË (IRA) ET PROTECTION RÉNALE

DÉFINITIONS

- L'IRA correspond à une diminution brutale du débit de filtration glomérulaire.
- L'IRA est définie par une augmentation de la créatininémie > 26,5 µmol/L (en moins de 48 heures) ou une créatininémie multipliée par 1,5 (en moins de 7 jours) ou un débit urinaire inférieur à 0,5 mL/kg/h pendant 6 heures.
- Le débit urinaire est un médiocre reflet du débit de filtration glomérulaire. Cependant, l'oligurie signe une agression rénale aiguë et doit alerter le clinicien.

Clairance de la créatinine

Formule de Cockcroft :

Chez l'homme : 1,24 × [(140 - âge) × poids (kg)] / [créat P] (µmol/L)
Chez la femme : 1,04 × [(140 - âge) × poids (kg)] / [créat P] (µmol/L)

Formule MDRD :

186,3 × (créat P(µmol/L) / 88,4) - 1,154 × âge - 0,203 × (0,742 si femme) × (1,21 si origine africaine)

Clairance calculée (à préférer en situation d'agression rénale aiguë)
[créat U] × diurèse des 24 h / [créat P]

- Elle peut être calculée en situation stable (hors agression rénale) à partir de la valeur de la créatinine sérique selon la formule de Cockcroft ou MDRD (Modification of Diet in Renal Disease) ou de CKD-EPI. En situation d'agression rénale aiguë (postopératoire, réanimation), seule la clairance calculée à partir des créatinines sérique et urinaire est valable.

Classification de KDIGO

- Son utilisation est recommandée pour évaluer la gravité de l'IRA selon 3 stades. La créatinine de base est le chiffre de créatinine le plus bas des 12 derniers mois lorsque ce dernier est disponible, sinon la créatinine de base est estimée en appliquant la formule MDRD en prenant par défaut un DFG à 75 mL/min/1,73 m^2.

KDIGO	Critères de débit urinaire	Critères créatinine
1	< 0,5 mL/kg/h pdt 6 h	Créatininémie × 1,5 à 1,9 (en < 7j) ou élévation > 26,4 µmol/L (en < 48 h)
2	< 0,5 mL/kg/h pdt 12 h	Créatininémie × 2 à 2,9
3	< 0,3 mL/kg/h pdt 24 h ou anurie pendant 12 h.	Créatininémie × 3 ou créatininémie > 353,6 µmol/L ou épuration extrarénale

DIAGNOSTIC ET PRISE EN CHARGE (VOIR TABLEAU)

- Devant toute IRA, il faut :
  - Éliminer un obstacle sur les voies excrétrices (échographie rénale).
  - Éliminer une IRA prérénale par l'anamnèse, l'examen clinique et le ionogramme urinaire
  - Rechercher les complications qui sont des urgences thérapeutiques (hyperkaliémie, OAP, état de choc).
  - La recherche autour des biomarqueurs (NGAL, KIM 1, L-FABP, IL-18, TIMP-2, IGFBP-7) vise à établir une détection plus précoce et une quantification plus fine de l'agression rénale aiguë. Chez les patients à haut risque chirurgical, une élévation du marqueur [TIMP-2].[IGFBP-7] > 0,3 est associée à une augmentation du risque d'IRA d'un facteur 6.
- Un index de résistivité rénale > 0,75 mesuré par Doppler rénal est associé à un risque accru de survenue d'une insuffisance rénale aiguë en postopératoire d'une chirurgie majeure.

	IRA prérénale	IRA organique				IRA postrénale
ÉTIOLOGIE	Hypovolémie, bas débit cardiaque, vasoconstriction rénale (AINS, syndrome hépato-rénal), vasodilation périphérique	NTA	NIA	NGA	NVA	Obstacle urétéral, vésical ou uréthral
		Ischémique, toxique (CIVD, contraste, médicaments), rhabdomyolyse	Immuno-allergique (médicaments), Infectieuse, tumorale (myélome)	Post infectieuse, membrano-proliférative, maladie de système	Microangiopathie thrombotique, oblitération vasculaire (embols, thrombose)	
DIAGNOSTIC						
Hématurie	-	-	±	+	±	-
Protéinurie/24h	< 1 g	< 1 g	< 1 g	> 2-3 g	< 1 g	< 1 g
[Na]u/[K]u	< 1	> 1	> 1	> 1	> 1	> 1
Échographie rénale	Normale	Normale	Normale	Normale	Normale ou occlusion vasculaire	Dilatation cavités pyélocalicielles
TRAITEMENT						
Étiologique	Rétablissement d'une perfusion rénale par expansion volémique, vasopresseurs, inotropes	Arrêt de l'agression rénale, traitement de la cause	Arrêt du médicament, traitement anti infectieux	Traitement anti-infectieux Corticoïdes et/ou immunosupresseur si maladie de système	Échanges plasmatiques, revascularisation si occlusion artérielle	Levée de l'obstacle ou dérivation des urines par sonde vésicale, urétérale ou néphrostomie
Symptomatique	Désordres hydroélectrolytiques Hyperkaliémie : selon taux plasmatiques et ECG (cf. *Hyperkaliémie).* Acidose métabolique (cf. *Troubles acidobasiques)*					
	Épuration extrarénale à considérer si anurie, hyperhydratation extracellulaire mal tolérée, kaliémie > 6,5 mmol/L, pH < 7,20, urée > 30 mmol/L. (cf. *Épuration extrarénale*)					

NTA : nécrose tubulaire aiguë, NIA : néphrite interstitielle aiguë, NGA : néphropathie glomérulaire aiguë, NVA : néphropathie vasculaire aiguë

PRÉVENTION DE L'INSUFFISANCE RÉNALE (PÉRIOPÉRATOIRE/RÉANIMATION)

- Identifier les patients à risque périopératoire d'IRA (le risque augmente avec le nombre de facteurs de risque)
  - Facteurs majeurs : âge > 65 ans et insuffisance rénale chronique.
  - Autres facteurs de risque : diabète, HTA, insuffisance cardiaque congestive, insuffisance hépatocellulaire, insuffisance respiratoire sévère, cancer, obésité.
  - Procédures à risque : chirurgie urgente (intrapéritonéale +++), chirurgie majeure.
- Hémodynamique rénale
  - Remplissage : préférer les solutés cristalloïdes aux solutés colloïdes. Utiliser des solutés balancés en cas de remplissage vasculaire important.
  - Chez les patients à risque périopératoire élevé et chez les patients de réanimation, il est recommandé de guider le remplissage vasculaire sur l'optimisation du volume d'éjection systolique pour prévenir l'IRA.
  - Vasopresseur : après correction de l'hypovolémie, restauration d'une pression de perfusion rénale par augmentation de la PAM :
    . Objectif de 65-70 mmHg en l'absence d'antécédent d'HTA
    . Objectif > 75 mmHg si antécédent d'HTA
- Chez le patient à risque d'IRA lors de l'injection de produit de contraste
  - Hydratation par soluté cristalloïde débuté avant l'injection de contraste et poursuivi pendant 6 heures après l'injection.
- Molécules impliquées dans la balance vasoconstriction / vasodilatation
  - IEC : effets délétères sur la pression de perfusion rénale en périopératoire mais effet protecteur chez les patients diabétiques (diminution de la microalbuminurie). Études en cours pour déterminer l'intérêt de sa poursuite en périopératoire chez les patients traités au long cours.
  - Éviter les AINS chez les patients à risque d'IRA.
  - Diurétiques de l'anse : pas d'effet bénéfique sur la fonction rénale. À n'utiliser qu'en cas de surcharge hydrosodée.
  - Pas d'indication de la dopamine, du fénoldopam ni du facteur natriurétique atrial.
- Médiateurs de l'ischémie, de l'inflammation et des lésions de reperfusion
  - Pas d'indication de la N-acétylcystéine, du bicarbonate ni du mannitol.
- Insulinothérapie et contrôle glycémique à instaurer pour prévenir les effets délétères de l'hyperglycémie.

STRESS TEST

- Le test de stress au furosémide (furosemid stress test) a récemment été proposé pour tester la fonction tubulaire des patients avec une agression rénale en réanimation.
- Furosémide : molécule sécrétée dans la lumière tubulaire proximale ne dépendant donc pas de la filtration glomérulaire pour atteindre les tubules.
- En pratique :
  - À réaliser chez un patient hémodynamiquement stable
  - Furosémide : 1 mg/kg si patient naïf de diurétiques ; 1,5 mg/kg si utilisation préalable de furosémide.
  - Une diurèse inférieure à 200 mL sur les 2 premières heures, est prédictive de l'évolution vers une insuffisance rénale KDIGO 3 dans les 15 jours et du recours probable à une épuration extrarénale.

ÉPURATION EXTRARÉNALE

PRINCIPES DE L'ÉPURATION EXTRARÉNALE (EER)

Diffusion	Convection
Gradient de concentration (plus concentré vers le moins concentré) Hémodialyse Intermittente (HDI) ou Continue (CVVHD)	Gradient de pression (pression la plus élevée vers la plus basse) Hémofiltration Continue (CVVH) Meilleure tolérance hémodynamique que HDI

Hémodiafiltration (CVVHDF) : association des deux mécanismes

INDICATIONS DE L'EER

Il n'y a pas de consensus sur le délai idéal pour débuter l'EER en cas d'insuffisance rénale mais les critères habituellement retenus sont :

- Hyperkaliémie symptomatique ou > 6,5 mmol/L.
- OAP réfractaire aux diurétiques.
- Acidose métabolique sévère (pH < 7,15)
- Surdosage en agents ultrafiltrables (lithium, salicylés…)
- Urée plamatique > 40 mmol/L ou complications urémiques (encéphalopathie, péricardite).
- Créatinine plasmatique × 3 (équivalent d'une atteinte KDIGO 3) ou > 300 µmol/L pendant plus de 72 heures
- Anurie ou oligurie < 0,3 mL/kg/h pendant plus de 72 heures
- Hyperthermie > 40°C réfractaire

CVVH EN PRATIQUE

- Voies d'abord : de préférence la veine jugulaire interne droite ou les veines fémorales. Les veines subclavières ont un risque de sténose important (40 %).
- Amorçage blanc : connexion des lignes afférentes et efférentes (artérielles et veineuses) en démarrant la pompe recommandée chez les patients instables plutôt que l'amorçage rouge : connexion de la ligne artérielle en purgeant le circuit avec le sang du patient.

CVVH : exemple de prescription	
Débit sang (mL/min)	150-250
Pré dilution (mL/min)	1000
Post dilution (mL/min)	2000
Perte patient (mL/min)	0
Fraction de Filtration Pré+Post+PP/Qs+Pré	< 20 % (Éviter la thrombose de filtre)
Anticoagulation circuit	HNF ou HBPM

Hémofiltration : convection

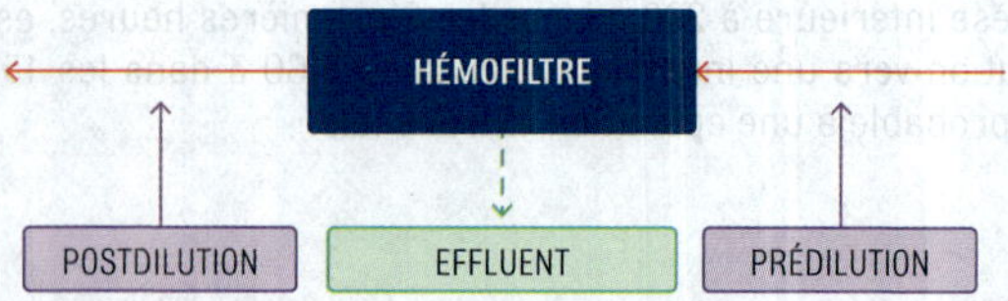

- Il n'a pas d'intérêt démontré à épurer à haut volume (> 35 mL/kg/h). Le débit d'ultrafiltration reste actuellement fixé à 25 mL/kg/h.
- Anticoagulation du circuit : héparine non fractionnée : objectif d'héparinémie HNF entre 0,2 et 0,3 UI/mL. HBPM : objectif anti Xa : 0,25 à 0,35 UI/mL. Les rinçages par du NaCl 0,9 % sans anticoagulation n'ont pas fait la preuve de leur efficacité.

CVVHD CITRATE EN PRATIQUE

Principe

Le citrate est un chélateur du calcium et du magnésium. L'anticoagulation est limitée au circuit : diminue le risque hémorragique et augmente la durée de vie de l'hémofiltre. Repose sur le principe de Stewart (cf. *Troubles acidobasiques*).

Indications

- Risque hémorragique élevé (polytraumatisme, neurochirurgie…) ou hémorragie active.
- Thrombopénie induite à l'héparine.

Contre indications

- Insuffisance hépatocellulaire (TP < 50 %) : risque d'accumulation de citrate.
- Limites : rhabdomyolyse aiguë, hyperkaliémie menaçante, états de choc sévères qui nécessitent une forte capacité d'épuration, préférer alors une EER conventionnelle type CVVH.

Réglages

Avant de débuter : s'assurer que Ca total/Ca ionisé < 2,5 afin d'éviter le syndrome d'accumulation en citrate.

CVVHD CITRATE	
Débit sang (mL/min)	100
Débit dialysat (mL/min)	2000
Objectif calcémie ionisée (Ca_i) dans le circuit	0,25-0,35 mmol/L
Objectif Ca_i systémique	1,12-1,20 mmol/L
Concentration citrate (mmol/L)	3-4 mmol/L
Ca total/Ca ionisé	< 2,5

Hémodialyse citrate : diffusion

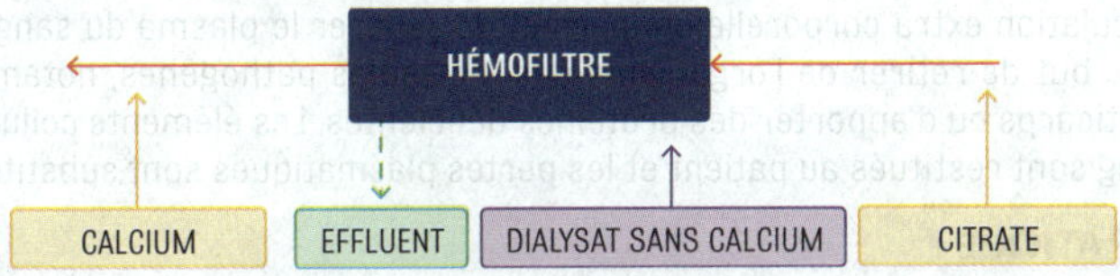

- L'adaptation de la dose de citrate (± 0,1 à 0,3 mmol/L) se fait en fonction de la concentration en calcium ionisé du circuit (post-filtre).
- L'adaptation de la dose de calcium (± 0,2 à 0,6 mmol/L) se fait en fonction de la concentration en calcium ionisé systémique (patient).

Complications et conduite à tenir

Complications	Attitude thérapeutique
Alcalose métabolique (pH > 7,42 et HCO_3^- > 28)	Augmenter le débit de dialysat et/ou diminuer le débit sang
Acidose métabolique (pH < 7,38 et HCO_3^- < 22)	Augmenter le débit sang ou réduire le débit de dialysat
Surdosage en citrate (acidose métabolique, calcémie totale (Ca_{tot}) > 2,6 mmol/L, baisse du Ca_i, rapport Ca_{tot}/Ca_i > 2,5)	Arrêt de CVVHD citrate, repasser en CVVH conventionnelle
Hypocalcémie (Ca_i systémique < 1,1 mmol/L)	Augmenter la dose de calcium.
Hypomagnésémie	Supplémentation en magnésium

Alarmes circuit et dysfonctionnements possibles

Pression artérielle (- 50 à -150 mmHg)	Pression veineuse (50 à 150 mmHg)	Pression transmembranaire (30 à 200 mmHg)
• Cathéter : coudé, mauvaise position, thrombose, clamp • Ligne artérielle : plicature, thrombose, clamp • Patient : hypovolémie	• Cathéter : coudé, position, thrombose, clamp • Ligne veineuse : plicature, thrombose, clamp	• Thrombose du filtre ou en aval de la ligne de retour • Vérifier l'anticoagulation et les réglages (fraction filtrée, débits)

PIÈGES EN CVVH OU CVVHD CITRATE

- **Attention** aux corrections trop rapides de l'osmolarité plasmatique chez le cérébrolésé nécessitant une EER : risques d'œdème cérébral et d'HTIC : Rajouter du NaCl dans le liquide de substitution pour corriger progressivement l'osmolarité plasmatique.
- Il faut dans la majorité des cas supplémenter en potassium en dehors des situations d'hyperkaliémie aiguë.
- **Jamais d'inversion des voies** (éjection de thrombus dans la circulation, mauvaise qualité d'épuration, rhéologie du sang dans le KT non adapté).
- Il faut maintenir une anticoagulation préventive systémique lorsqu'on réalise une CVVHD au citrate.
- Attention aux hypomagnésémies en CVVHD citrate

PLASMAPHÉRÈSE EN RÉANIMATION

GÉNÉRALITÉS

La plasmaphérèse thérapeutique ou échange plasmatique est une méthode de circulation extra-corporelle qui permet de séparer le plasma du sang total dans le but de retirer de l'organisme des molécules pathogènes, notamment des anticorps ou d'apporter des protéines déficientes. Les éléments cellulaires du sang sont restitués au patient et les pertes plasmatiques sont substituées.

EN PRATIQUE

- Le plasma peut être entièrement retiré et remplacé (plasmaphérèse non fractionnée) ou bien la molécule responsable de la pathologie peut être spécifiquement retirée (plasmaphérèse fractionnée), comme dans l'hypercholestérolémie familiale (LDL-cholestérol) ou la maladie de Waldenström (IgM).
- Les deux techniques pour la séparation plasma - sang total : la centrifugation (essentiellement en centre de transfusion sanguine) et la filtration.
- En réanimation, on utilise la filtration en faisant passer le sang total à travers un plasmafiltre dont les pores ont une taille suffisante (0,3 µM de diamètre) pour laisser passer les molécules de haut poids moléculaire tout en retenant les éléments cellulaires.
- La substitution du volume plasmatique filtré se fait en aval du filtre, volume à volume, sur la base d'un échange de 1,5 fois la masse plasmatique (MP) (1 fois si échanges répétés et fréquents) avec MP (litres) = 0,065 × poids (kg) × (1-hématocrite). (Approximation MP : 40 mL/kg).
- La substitution du plasma filtré dépend des indications et peut se faire avec :
  - 100 % de plasmas frais congelés (PFC), notamment en cas de microangiopathie thrombotique (MAT) afin de compenser le déficit en protéine ADAMTS 13 et/ou de risque hémorragique élevé (taux de fibrinogène est < 1 g/L avant plasmaphérèse ou situation hémorragique)
  - Mélange PFC et albumine à 4 ou 5 %
  - plus rarement : albumine seule ou mélange albumine et NaCl 0.9 %

- Comme en épuration extrarénale (cf), un abord veineux central par cathéter double lumière et une anticoagulation du circuit sont nécessaires. L'anticoagulation peut se faire par héparine non fractionnée (HNF) en bolus IV initial (50 UI/kg) ± suivi par une dose d'entretien IVSE (10 UI/kg/h) pendant la séance. En cas de risque hémorragique très important, une anticoagulation régionale au citrate ou une absence d'anticoagulation avec adaptation optimale des débits peuvent être proposées.
- Réglage des débits :
  - Débit sang : augmenté par palier jusqu'à maximum 250 mL/min (20 en 20) en fonction de la tolérance patient (ex : 100 à 200 mL/min)
  - Débit substitution du plasma : débuter à 0 mL/min et augmenter par palier (500 en 500) avec ratio filtration < 25-30 % (ex : 500 à 3000 mL/min)
- Éléments de surveillance : PTM < 50 mmHg ; perte de charge < 60 ; ratio de filtration < 25-30 %
- Les médicaments liés à l'albumine peuvent être également échangés. **Administrer les traitements après la plasmaphérèse**. Intérêt des dosages.

COMPLICATIONS LES PLUS FRÉQUENTES

- Réactions allergiques (< 30 %) : fièvre, frissons voire choc anaphylactique (PFC > albumine)
- Hypotension artérielle (8-30 %), malaise vagal
- Troubles métaboliques : hypocalcémie (30 %) (paresthésies, crampes), hypokaliémie (si échanges à l'albumine)
- TRALI (PFC), jusqu'à 6h post-échange
- Infection KT, sepsis (déplétion en Ig + traitement immunosuppresseur fréquent)
- Hémorragies et thromboses : AVC, IDM, EP (déplétion en antithrombine III)

PRINCIPALES INDICATIONS EN RÉANIMATION

- 3 urgences thérapeutiques :
  - Microangiopathie thrombotique (PTT et SHU)
  - Syndrome de Goodpasture avec atteinte rénale sévère
  - Syndrome d'hyperviscosité des gammapathies monoclonales avec retentissement clinique et/ou signe au fond d'œil (pas le taux du pic).
- Maladies rénales : vascularites à ANCA, myélome.
- Maladies neurologiques : syndrome de Guillain-Barré, crise aiguë myasthénique
- Autres : lupus sévère, syndrome catastrophique des APL, maladie de Wilson, hypertriglycéridémie sévère, en transplantation d'organe solide (rein, cœur) : si incompatibilité ABO.

TRAITEMENT D'UNE RHABDOMYOLYSE

La rhabdomyolyse est la conséquence d'une ischémie musculaire, suivie d'une reperfusion avec déversement du contenu musculaire dans la circulation. On parle de rhabdomyolyse dès que les CPK sont supérieures à 1 000 UI/L. Elle est modérée si les CPK sont comprises entre 5 000 et 16 000 UI/L, et grave si elles sont supérieures à 16 000 UI/L. L'étiologie est souvent multifactorielle : écrasement traumatique (crush syndrome), secondaire à une ischémie, à l'effort, à la position (coma ou bloc prolongé) ou d'origine toxique.

GÉNÉRALITÉS

- Les risques de décès précoces sont liés à l'hyperkaliémie (troubles du rythme) et à l'hypovolémie (choc), indépendamment d'une insuffisance rénale.
- C'est la gravité et surtout la durée de l'état de choc qui déterminent le risque d'insuffisance rénale. La concentration de HCO_3^- (< 16 mmol/L) à l'arrivée à l'hôpital est le meilleur facteur prédictif de ce risque.

- L'objectif du traitement est d'obtenir un pH urinaire alcalin (pHu > 6,5), pH pour lequel la myoglobine ne précipite pas, rendant le risque d'insuffisance rénale faible quelle que soit l'importance de la myoglobinémie et des CPK.
- La valeur du pH urinaire est contrôlée par le pH sanguin mais surtout par la volémie : l'axe majeur du traitement est donc le traitement du choc et l'obtention d'une normovolémie.
- La surveillance de la myoglobinémie est plus précise que celle des CPK (cinétique plus précoce et plus rapide). Les bandelettes urinaires virent aussi bien pour l'hémoglobine que pour la myoglobine : l'apparition d'une hématurie sur une BU peut en fait correspondre à une myoglobinurie. La BU est un moyen simple pour dépister l'apparition et surveiller l'évolution de la myoglobine urinaire.

CONDUITE À TENIR

Traitement médical

Réanimation hémodynamique

- Contrôle de la volémie : expansion volémique pour obtenir une normovolémie. Le but thérapeutique est l'obtention d'un pH urinaire alcalin (pHu > 6,5).
- Drogues vasopressives si nécessaire : contrôle du choc, perfusion musculaire minimale.
- La perfusion de bicarbonates est inutile.

Maintenir l'équilibre hydroélectrolytique

- Suivant l'importance des apports de NaCl 0,9 % et des pertes urinaires, il existe un risque d'acidose hyperchlorémique, l'alternance avec le Ringer lactate (ou autres solutions balancées) peut être utile.
- L'hémodiafiltration baisse la myoglobine sanguine mais ne diminue pas le risque d'insuffisance rénale.
- L'hyperkaliémie peut être brutale. Son traitement n'a pas de particularité (cf. *Hyperkaliémie*).
- La fonction ventilatoire peut être aggravée par l'expansion volémique (OAP). Hors épidémie (tremblement de terre ou guerre), cette fonction est prioritaire. En effet, la nécrose tubulaire aiguë est réversible après 2 à 3 semaines d'hémofiltration. Il n'y a pas de contre indication aux diurétiques en cas de surcharge hydrosodée.

Traitement chirurgical

- Aponévrotomies de décharge en cas de syndrome de loge (pression intramusculaire > 40 mmHg).
- Le Doppler artériel peut être utile.
- Les risques infectieux sont alors plus élevés.
- Pas d'antibioprophylaxie nécessaire.

ACIDOCÉTOSE DIABÉTIQUE

PHYSIOPATHOLOGIE

- Carence aiguë en insuline (plus rarement défaut d'utilisation de l'insuline par hyperproduction des hormones hyperglycémiantes : glucagon, catécholamines, cortisol..) provoquant une incapacité des cellules de l'organisme à métaboliser le glucose libéré entraînant :
  - Instauration de la lipolyse : augmentation de l'activité de la lipase tissulaire avec hydrolyse des triglycérides en glycérol et en acides gras libres, précurseurs hépatiques des corps cétoniques sous l'action de l'acétylco-enzyme A mitochondrial.
  - Excès de glucagon et formation des corps cétoniques par le foie (acéto-acétate, hydroxybutyrate).
  - Apparition d'une diurèse osmotique. La glycosurie apparaît lorsque le taux de glucose excède les capacités rénales de réabsorption. Excrétion des corps cétoniques se comportant comme des anions non résorbables dans le tube distal : perte massive d'eau et d'électrolytes.

- Fuite du potassium intracellulaire : la carence en insuline entraîne un transfert du potassium vers le secteur extracellulaire aggravé par la fuite urinaire : diminution importante du pool potassique.

SIGNES CLINIQUES

- Signes digestifs au 1er plan : nausées, vomissements, douleurs abdominales.
- Signes généraux fréquents : asthénie, anorexie, polyurie et polydypsie.
- Polypnée constante ou dyspnée à 4 temps de Kussmaul.
- Déshydratation globale allant jusqu'au collapsus.
- Signes neurologiques : de la somnolence au coma calme sans signe de localisation.

SIGNES BIOLOGIQUES

- Hyperglycémie constante > 16 mmol/L (3 g/L)
- Glycosurie massive
- Acidose métabolique avec pH < 7,20, HCO_3^- < 15 mmol/L
- Trou anionique augmenté : anions indosés > 20 mmol/L
- Présence de corps cétoniques dans le sérum et les urines
- Natrémie normale ou diminuée (faussement ou par pertes digestives et/ou urinaires)
- Insuffisance rénale fonctionnelle constante

DIAGNOSTIC

- Évident chez le diabétique de type 1 (DT1) si on pense à rechercher les corps cétoniques dans les urines. Penser aux défauts de fonctionnement des pompes à insuline.
- Moins évident si l'acidocétose est inaugurale. Y penser devant une acidose métabolique avec un trou anionique augmenté.

RECHERCHE D'UN FACTEUR DÉCLENCHANT

- Révélatrice du DT1 dans 10 % des cas surtout chez le sujet jeune
- Erreurs de traitement +++
- Infection = 1re cause de décompensation (virus, infection pulmonaire ou urinaire à germes banaux, cholécystite, appendicite...)
- Nécrose myocardique suffisante pour déclencher une acidocétose par la libération de catécholamines endogènes
- Grossesse +++
- Médicaments (β_2-mimétiques, corticoïdes...)
- Stress, traumatismes, pancréatite aiguë...

TRAITEMENT

Correction systématique du déficit hydroélectrolytique, de la carence en insuline et traitement du facteur déclenchant.

SYNDROME D'HYPERGLYCÉMIE HYPEROSMOLAIRE (AVEC OU SANS COMA)

Classiquement observé chez le sujet âgé diabétique de type 2 (DT2).
Mortalité élevée : 30 à 50 %.

PHYSIOPATHOLOGIE

- Complication aiguë du diabète qui survient spontanément ou secondairement à un facteur intercurrent.
- Élévation de la glycémie entraînant une hyperosmolarité plasmatique, une glycosurie et une perte hydroélectrolytique par la diurèse osmotique induite. Le facteur étiopathogénique de l'état hyperosmolaire est l'impossibilité d'avoir un apport hydrique adapté (sensation de soif perturbée, impossibilité d'accéder à un apport hydrique), aboutissant à un cercle vicieux.
- L'absence de cétose est mal élucidée mais est en partie expliquée par une insulinosécrétion non nulle qui permet l'inhibition de la lipolyse et la diminution des acides gras libres plasmatiques.

SIGNES CLINIQUES

- Installation progressive sur plusieurs jours chez des patients le plus souvent débilités.
- Signes annonciateurs : polyurie, adynamie, modifications du faciès, glycosurie majeure.
- Tableau clinique dominé par les signes neurologiques : troubles de conscience allant jusqu'au coma avec des signes de localisation possibles (hémiplégie, crises convulsives). Ces signes régressent le plus souvent sous traitement et leur persistance doit faire rechercher une affection neurologique, cause ou complication du coma hyperosmolaire.
- Déshydratation majeure, globale à prédominance intracellulaire, systématiquement associée à une hypovolémie.
- Insuffisance rénale fonctionnelle constante.
- Hyperthermie fréquente : T° > 38,5°C doit faire rechercher une infection.

SIGNES BIOLOGIQUES

- Hyperglycémie toujours très élevée > 33 mmol/L.
- Hyperosmolarité plasmatique > 340 mosmol/L (jusqu'à 380 mosmol/L).
- Glycosurie sans cétonurie.
- Pseudohyponatrémie secondaire à l'hyperglycémie.
- HCO_3^- entre 15 et 20 mmol/L.

DIAGNOSTIC

- Difficile car signes cliniques non spécifiques et tardifs. L'élévation de la glycémie > 33 mmol/L suffit au diagnostic.

RECHERCHE D'UN FACTEUR DÉCLENCHANT

- Révélatrice de la maladie diabétique quelquefois.
- Infection = 1re cause de décompensation (virus, infection pulmonaire, urinaire ou cutanée à germes banaux, cholécystite).
- Accidents cardiovasculaires ou cérébraux.
- Médicaments (β_2-mimétiques, corticoïdes, βbloquants, diurétiques…)
- Stress, traumatismes, pancréatite aiguë…

TRAITEMENT

- Correction systématique du déficit hydroélectrolytique, de la carence en insuline et traitement du facteur déclenchant (cf. *Tableau ci-après*).

	Acidocétose	Syndrome d'hyperglycémie hyperosmolaire
Réhydratation 1re mesure thérapeutique	Si signes d'hypovolémie : expansion volémique (500 à 1500 mL)	
	Correction du déficit hydrosodé	
	Déficit estimé : 6/8 L	Déficit estimé : 8/10 L
	8 premières heures	**12 premières heures**
	Compensation de la moitié du déficit hydrosodé soit 3 à 4 L de NaCl 0,9 % ou de Ringer lactate	
	16 heures suivantes	**12 heures suivantes**
	Correction de l'autre moitié avec : • Ringer lactate tant que glycémie > 10 mmol/L • Glucosé 5 % + NaCl dès que glycémie < 10 mmol/L • Eau par SNG si patient inconscient ou PO	
Insulinothérapie	À débuter rapidement pour diminuer [glucose] plasmatique et la production de corps cétoniques.	Elle est au second plan.
	Analogue rapide de l'insuline IVSE selon protocole d'insulinothérapie IVSE (cf. *Anesthésie et diabète*)	
	Adaptation des vitesses d'insuline sur l'évolution des glycémies et de la cétose.	
	• Lorsque la cétose disparait, ne plus augmenter l'insuline, mais ajouter un apport glucosé pour stabiliser les glycémies entre 5 et 10 mmol/L. • Si glycémie < 5 mmol/L, ne pas arrêter l'insuline mais augmenter les apports glucosés.	
	Passage à l'insuline SC dès reprise de l'alimentation per os (schéma basal bolus)	
Correction du déficit potassique	• Pool potassique diminué même si taux plasmatiques normaux • Administration KCl en fonction du taux plasmatique : maintenir 4 < kaliémie < 5 mmol/L • Ionogramme sanguin/2 heures et ECG systématique lors de la recharge potassique	
Correction de l'acidose	Traitement = insulinothérapie (interruption de la production de corps cétoniques)	
	Aucune recommandation à l'administration de bicarbonates quelle que soit la valeur du pH	
Traitement du facteur déclenchant	Indispensable de le rechercher et de le traiter le cas échéant.	
Autres traitements	Correction d'une hypophosphorémie, d'une hypomagnésémie (fréquentes) selon les taux plasmatiques.	
	Anticoagulation systématique discutée, indispensable si risque élevé.	
	Traitement préventif : éducation et suivi régulier du patient diabétique.	

INSUFFISANCE SURRÉNALE AIGUË

Il s'agit d'une urgence médicale liée à un déficit absolu ou relatif en cortisol.

CONTEXTE ÉTIOLOGIQUE

- Révélatrice d'une insuffisance surrénalienne chronique ou décompensation d'une insuffisance surrénalienne chronique.
- Impose la recherche d'un facteur déclenchant (troubles gastro-intestinaux, infection, période de stress, prise médicamenteuse, arrêt d'une corticothérapie).

Primaire : atteinte périphérique. Perte de fonction surrénalienne.	• Auto-immune (Maladie d'Addison) • Infection (tuberculose) • Métastase • Hémorragie/nécrose bilatérale des surrénales (CIVD) • Surrénalectomie bilatérale
Secondaire par atteinte centrale : dysfonction axe hypothalamo-hypohysaire.	• Atteinte de l'axe hypothalamo-hypophysaire (tumeur, irradiation) • Traumatisme crânien • Apoplexie hypohysaire / syndrome de Sheehan • Infiltration hypothalamo-hypohysaire (sarcoïdose, histiocytose)
Secondaire par prise de glucocorticoïdes : suppression de la sécrétion de l'axe corticotrope.	• Risque augmenté si doses élevées et durée prolongée. • Peut survenir quels que soient le mode d'administration, la posologie ou la durée du traitement.

PRÉSENTATION CLINIQUE

Tableau d'apparition rapide. Signes d'insuffisance surrénalienne chronique à rechercher.

	Insuffisance surrénalienne aiguë	Insuffisance surrénalienne chronique
Signes fonctionnels	Fatigue Nausées, vomissements Douleur abdominale	Altération de l'état général Nausées, vomissements, diarrhées Salt craving*
Signes physiques	Fièvre Hypotension ou état de choc Défense abdominale Troubles de la conscience	Mélanodermie* Diminution de la pilosité* Hypotension orthostatique Fièvre
Biologie	Hyponatrémie - Hyperkaliémie* Hypoglycémie - Hypercalcémie Hypernatriurèse - Hyperkaliurèse*	

* seulement dans l'insuffisance surrénale primaire (persistance d'une sécrétion minéralocorticoïde dans l'insuffisance surrénalienne secondaire).

BIOLOGIE

- Une cortisolémie de 8 h basse (< 140 nmol/L) confirme le diagnostic. Entre 140 et 360 nmol/L une insuffisance surrénalienne aiguë modérée est possible. Un test à l'ACTH peut être utile (positif si cortisolémie < 550 nmol/L une heure après l'injection de 0,25 mg d'ACTH).
- Le dosage d'ACTH oriente vers l'origine primaire (ACTH augmentée) ou secondaire (ACTH normale ou basse).
- Anticorps anti-21-hydroxylase ou anti-corticosurrénale pour recherche de maladie d'Addison.

TRAITEMENT

- Aucun dosage biologique ne doit retarder le traitement. Urgence thérapeutique +++
- Hydrocortisone : 100 mg IVD ou IM puis 100 mg/j IVSE ou 25 mg IVD ou IM toutes les 6 h à la phase initiale. Après amélioration clinique, administration du triple de la dose habituelle d'hydrocortisone par voie orale en 3 prises. Retour progressif à la posologie habituelle. Une substitution minéralocorticoïde n'est pas nécessaire quand la dose d'hydrocortisone est > à 50 mg/j.
- Traitement symptomatique : correction de l'hypovolémie, de l'hypoglycémie, de l'hyperkaliémie, de l'hyponatrémie (cf. *chapitres*).
- Traitement de la cause : en fonction de l'étiologie.

PRÉVENTION

- Éducation des patients.
- Indication à une décroissance lente des corticoïdes s'il existe une corticothérapie supérieure à 15-20 mg par jour d'équivalent Prednisone pendant plus de 3 semaines. Test au Synacthène® si patient fragile.
- En cas d'insuffisance surrénalienne chroniqe : majoration de la corticothérapie substitutive en cas de chirurgie d'accouchement, de période de stress avec majoration des besoins en cortisol (cf. *Adaptation périopératoire de la corticothérapie*).

TRANSPORT DU PATIENT DE RÉANIMATION

Le risque du transport doit être inclus dans la balance bénéfice/risque de l'acte envisagé. Le transport doit toujours s'organiser de manière standardisée.

- **Règle 1** : stabilisation hémodynamique, ventilatoire et de la PIC avant le transport. Si le patient reste instable, juger de l'opportunité et de l'urgence du transport. Néanmoins, la charge des équipements, en particulier l'ECMO, ne doit pas contre indiquer un transport pour un examen diagnostique si le bénéfice attendu est réel.
- **Règle 2** : le monitorage est le même qu'en réanimation, penser à assurer la traçabilité des paramètres monitorés.
- **Règle 3** : toute équipe de transport d'un patient à risque vital doit être composée au moins d'un médecin et d'une personne formée au transport.

OBUS D'OXYGÈNE - BALLON AUTOREMPLISSEUR À VALVE UNIDIRECTIONNELLE (BAVU)

- Avant le transport, vérifier la pression d'O_2 dans l'obus.
- Consommation d'O_2 (L) = VE (L/min) × FiO_2 × durée du transport (soit en FiO_2 1, pour un VE à 10 L/min, une consommation de 600 L par heure)
- Quantité d'O_2 disponible à 1 atm (L) = 5 × pression résiduelle (en bars) (soit pour une bouteille de 5 litres conditionnée à 200 bars, 1000 L d'O_2 disponibles)
- En cas de FiO_2 élevée, prendre deux bouteilles d'oxygène et un câble de raccord mural de 5 mètres.
- Un BAVU avec réservoir et un masque facial doivent toujours être emportés : il faut vérifier son bon fonctionnement et sa capacité à insuffler contre des résistances élevées.

VENTILATION ASSISTÉE

- Discuter l'intubation avant de partir si le patient risque de s'agiter, ou s'il doit être ventilé dans les heures suivantes (bloc).
- La ventilation manuelle au BAVU doit être évitée et n'être utilisée qu'en cas de panne du ventilateur.
- Afin de vérifier la bonne tolérance de la ventilation délivrée par le ventilateur de transport, celui-ci doit être branché sur le patient quelques minutes avant le départ de la chambre. Si $FiO_2 > 0,7$, il faut tester la ventilation avec le respirateur de transport en 100 % durant 5 min ; si $SpO_2 < 95$ %, nécessité d'optimiser la ventilation avant le transport (aspirations trachéales, PEP, manœuvres de recrutement, curarisation). Si l'oxygénation reste insuffisante, il faut préinstaller un respirateur de réanimation sur le site extérieur.
- Régler les alarmes de volume et de pression.
- Si séjour prolongé en dehors de la réanimation, un système d'aspiration doit être disponible : soit système autonome portable, soit système sur site.

MONITORAGE

- Au minimum scope avec SpO_2 et PNI. Intérêt du module de monitorage portatif, déconnectable du moniteur principal.
- En cas d'HTIC : risque d'aggravation pendant le transport. Monitorage de la PIC, de la PA invasive et de l'$etCO_2$. Avant le départ, essai du ventilateur de transport pendant quelques minutes avec les mêmes paramètres pour ne pas changer la VE et donc l'$etCO_2$; éventuellement diminuer la PIC avant le départ (mannitol 20 % : 50 mL, curarisation) ; ne jamais hyperventiler le patient.
- Brancher scope, ventilateur et pousses seringues sur le secteur dès que possible

DROGUES ET MATÉRIELS

- Sédater un patient susceptible de s'agiter au pousse seringue si transport > 20 min. Anticiper, évaluer, traiter la douleur induite par le transport.
- En cas de vasopresseurs, prévoir une seringue pleine, montée sur la ligne de perfusion et enclenchée dans un pousse seringue, pour assurer 1 h de marge. Les cordons d'alimentation électrique doivent être emportés.
- Perfusions : simplifier au maximum les lignes, reporter les traitements non urgents. Vérifier la perméabilité des cathéters. Sécuriser les voies d'abord veineuses et les lignes de perfusion.

TRANSFERTS

Le transfert du patient vers une table d'examen ou vers son lit est un moment critique du transport, et doit également s'organiser de façon stéréotypée. Un soignant est dédié à la sécurisation des voies aériennes du patient intubé et rythme le transfert. Il faut s'assurer de disposer de suffisamment d'amplitude pour les dispositifs invasifs (cathéters, drainages, tubulures) afin d'éviter les accidents qui restent trop fréquents.

SÉDATION EN RÉANIMATION

OBJECTIFS DE PRISE EN CHARGE

- Il est très largement démontré que la diminution des doses de sédatifs est bénéfique pour les patients de réanimation.
- Les objectifs de prise en charge doivent être :
  - un meilleur contrôle de la douleur,
  - une communication préservée avec le patient,
  - le retrait des dispositifs invasifs dès que possible,
  - une mobilisation passive puis active le plus précocement possible,
  - une aide non médicamenteuse à un sommeil de qualité.
  - Il est rappelé que les sédatifs (dexmédétomidine comprise) n'induisent pas de sommeil physiologique (et notamment pas d'augmentation du sommeil profond et du sommeil paradoxal).

ANALGÉSIE

- La prise en charge des patients doit en premier lieu se centrer sur le contrôle de la douleur. La douleur doit être mesurée, au mieux par des échelles d'autoévaluation chez des patients aptes à communiquer, sinon à l'aide d'échelles comportementales (Behavioral Pain Scale ou Critical Care Pain Observation Tool). Ces évaluations doivent se faire lors de la réalisation des soins ce qui permet la mise en place de traitements préventifs de la douleur et non plus seulement curatifs.
- L'analgésie doit être multimodale pour limiter l'utilisation de morphiniques :
  - antalgiques non morphiniques : paracétamol, néfopam, kétamine à faibles doses (0,5 mg/kg IVD puis 1-2 µg/kg/min), ainsi que gabapentine, carbamazépine, et prégabaline dans le cas de douleurs neuropathiques
  - techniques non médicamenteuses incluant les massages, relaxation, musique, froid, hypnose...

SÉDATION

- La sédation ne devrait être envisagée que chez des patients dont la douleur est contrôlée.
- La profondeur de la sédation doit être mesurée à l'aide d'échelles qui permettent la cotation aussi bien de la sédation que de l'agitation (Richmond Agitation-Sedation Scale ou Sedation-Agitation Scale).
- Un objectif de sédation chiffré doit être prescrit quotidiennement par le médecin, les infirmières adaptant la dose de sédatifs selon un protocole pré-établi. Ceci permet non seulement de réévaluer quotidiennement les besoins de sédation mais aussi d'utiliser les doses minimales de sédatifs pour l'objectif désiré.

- Des interruptions quotidiennes systématiques de la sédation peuvent aussi être utilisées.
- Les protocoles sont, au mieux, élaborés au sein de chaque réanimation par les soignants. Quels que soient les protocoles utilisés, la diminution des doses de sédatifs s'accompagne toujours d'une amélioration du pronostic.
- Chez la grande majorité des patients, les objectifs doivent être une sédation légère. Un patient communicant peut clairement exprimer sa douleur, comprendre et participer aux soins, participer activement à la kinésithérapie, profiter de ses proches. Les indications de sédation « lourde » sont rares : hypertension intracrânienne, détresse respiratoire sévère (essentiellement quand une curarisation est nécessaire), état de mal épileptique.
- Aucune molécule sédative n'a clairement fait la preuve de sa supériorité. Cependant, les experts s'accordent pour recommander de limiter l'utilisation des benzodiazépines suspectes d'augmenter les risques de delirium.

DEXMÉDÉTOMIDINE

- α2agoniste disponible pour la sédation en réanimation, cette molécule permet d'induire une sédation réversible par simple stimulation, associée à des effets antalgiques, et sans aucun retentissement sur la commande respiratoire (et donc utilisable chez les patients non ventilés).
- Ses risques sont essentiellement une bradycardie et une hypotension (effets sympatholytiques).
- Elle doit être utilisée :
  - en IVSE à des doses de 0,2 à 1,4 µg/kg/h
  - sans bolus (majoration des risques hémodynamiques).
- Le délai d'action est de 15 minutes, le pic plasmatique atteint en 1 heure et la demi-vie d'un peu moins de 3 heures.

PRÉVENTION ET TRAITEMENT DU SEVRAGE ALCOOLIQUE

SIGNES DU SEVRAGE ALCOOLIQUE

- Ils dépendent de l'intensité et de la durée de l'intoxication alcoolique, et peuvent apparaître dès la 7e heure d'abstinence. On peut les classer en 3 types de symptômes permettant une meilleure adaptation thérapeutique :
  - Type A (« excitabilité centrale ») : anxiété, agitation, intolérance à la lumière et au bruit.
  - Type B (hyperactivité adrénergique) : nausées, trémulations, sueurs, hypertension, tachycardie.
  - Type C (delirium) : discours incohérent, hallucinations, désorientation temporo-spatiale.
- Les crises tonico-cloniques généralisées peuvent être secondaires au sevrage, mais aussi à une hémorragie intracrânienne même sans traumatisme évident.

ATTENTION AUX DIAGNOSTICS ASSOCIÉS ET/OU DIFFÉRENTIELS

Intoxication par cocaïne ou amphétamines, toxicité des anticholinergiques, sepsis, thyrotoxicose, coup de chaleur, hypoglycémie, hémorragie intracrânienne… (cf. *Delirium*).

PRISE EN CHARGE THÉRAPEUTIQUE GÉNÉRALE

- Rééquilibration hydroélectrolytique (diminution spontanée des apports et augmentation importante des pertes : vomissements, hyperventilation, agitation, fièvre).
- IV Vit B1 : 0,2 à 0,5 g x3/j, acide folique : 0,5 à 1 mg/j pendant 5 jours.
- Attention aux hypoglycémies, fréquentes et pouvant favoriser les convulsions. Apports glucosés systématiques. Surveiller le magnésium.

TRAITEMENT MÉDICAMENTEUX

- Benzodiazépines = traitement de choix pour la prévention et le traitement des symptômes de sevrage.
- On peut associer :
  - $\alpha 2$ agonistes (clonidine ou dexmédétomidine) notamment si signes de type B importants et résistants aux benzodiazépines.
  - Neuroleptiques si signes de type C.
  - βbloquants si insuffisance coronarienne.
- Le traitement doit être adapté à la clinique car les besoins individuels sont extrêmement variables. Il faut utiliser des scores cliniques (cf. *CIWA-AR*).

Traitement préventif

- Oxazépam : 15-30 mg, 3-4/j ou diazépam : 10 mg, 3-4/j.
- CIWA-AR au minimum toutes les 4 heures, à maintenir < 10.

Traitement curatif

- CIWA-AR horaire. Principes = titration pour CIWA-AR < 10 rapidement, puis entretien et/ou bolus à la demande dès que CIWA-AR > 10.
- Les doses de benzodiazépines nécessaires peuvent être très importantes, attention aux risques d'accumulation (demi-vies longues, atteintes hépatiques...)
- Hospitalisation en unité de soins intensifs si CIWA-AR > 20.

	Bolus - Titration IVL	Entretien
Diazépam	2,5-10 mg/5-10 min	2,5-10 mg/h IV
Midazolam	1-5 mg	0,05 à 0,1 mg/kg/h SE
Halopéridol	0,5-5 mg/20-30 min	2-5 mg × 2-4/j IV - PO
Clonidine	150-300 µg	0,5-3 µg/kg/h SE

SCORE DE CIWA-AR

Tous les critères (sauf le dernier) doivent être côtés entre 0 et 7 points, les libellés ne sont donnés que pour les cotations 0, 4 et 7.

Nausées et vomissements	
Pas de nausées ni vomissements	0
Nausées intermittentes avec haut-le-cœur	4
Nausées constantes, haut-le-cœur fréquents, vomissements	7
Tremblements : bras étendus, doigts écartés	
Pas de tremblements	0
Modérés, le patient ayant les bras tendus	4
Sévères, même sans les bras tendus	7
Sueurs paroxystiques	
Pas de sueurs visibles	0
Front perlé de sueurs	4
Trempé de sueurs	7
Anxiété : demandez : « Vous sentez-vous nerveux ? »	
Calme, détendu	0
Modérément anxieux ou sur ses gardes	4
Équivalent d'attaque de panique	7

Agitation	
Activité normale	0
Modérément nerveux et agité : ne tient pas en place, impatient	4
Marche de long en large pendant l'entretien ou s'agite violemment	7
Troubles tactiles Demandez : « Avez-vous des démangeaisons, des sensations de fourmillements, de chaleur, d'engourdissement ou avez-vous l'impression qu'il y a des insectes qui courent sur ou sous votre peau ? »	
Aucun	0
Hallucinations modérément sévères	4
Hallucinations continues	7
Troubles auditifs Demandez : « Êtes-vous sensible aux sons qui vous entourent ? Sont-ils stridents ? Vous font-ils peur ? Entendez-vous un son qui vous agace, vous irrite ? Avez-vous l'impression de percevoir (ou entendre) des sons et des bruits qui n'existent pas ? »	
Absents	0
Hallucinations modérément sévères	4
Hallucinations continues	7
Troubles visuels Demandez : « La lumière vous paraît-elle trop vive ? Vous fait-elle mal aux yeux ? Est-ce que vous voyez quelque chose qui vous perturbe, qui vous dérange ? Avez-vous l'impression de voir des choses qui n'existent pas réellement autour de vous ? ».	
Absents	0
Hallucinations modérément sévères	4
Hallucinations continues	7
Céphalées, tête lourde Demandez : « Avez-vous des sensations étranges à la tête ? Avez-vous l'impression d'avoir la tête dans un étau ou que votre tête va éclater ? ». Ne pas évaluer les étourdissements ni les sensations de tête légère. Évaluez plutôt la sévérité des autres symptômes :	
Absentes	0
Modérément sévères	4
Extrêmement sévères	7
Orientation et obnubilation Demandez : Quelle est la date ? Où êtes-vous ? Qui suis-je ? »	
Orienté(e) et peut additionner en séries de nombres	0
Erreur de date de moins de 2 jours	2
Erreur de date de plus de 2 jours	3
Désorienté(e) dans l'espace et/ou par rapport aux personnes	4
SCORE MAXIMUM POSSIBLE	**67**

DELIRIUM

Le delirium, qu'il se présente sous forme hyperactive, avec agitation, ou hypoactive, de diagnostic souvent méconnu, est une pathologie extrêmement fréquente en réanimation, et d'autant plus fréquente en postopératoire que la chirurgie est lourde et le terrain favorisant.

DIAGNOSTIC

- Les caractéristiques diagnostiques reposent sur l'association de :
  - Altération de l'état de conscience avec perte des facultés d'attention, de concentration.
  - Altération des fonctions cognitives avec :
    . Désorganisation de la pensée : incapacité de raisonnements logiques, de distinguer les rêves ou les hallucinations de la réalité, délire de persécution mal systématisé.
    . Troubles de la perception : hallucinations souvent angoissantes pouvant entraîner des comportements agressifs ou de fuite.
    . Troubles de la mémoire.
    . Désorientation temporo-spatiale, fausses ou non-reconnaissances.
    . Troubles du langage : discours précipité, incohérent, difficulté à nommer les objets, difficulté à écrire.
  - Ces troubles sont d'apparition brutale et d'évolution fluctuante au cours d'une même journée.
- Sont fréquemment associés : une altération du cycle veille-sommeil, une exacerbation nocturne des symptômes, des troubles de l'humeur.
- Des scores diagnostiques adaptés à la réanimation sont disponibles (cf. *Scores diagnostiques delirium*).

FACTEURS DE RISQUE/ÉTIOLOGIES NON MÉDICAMENTEUSES

Facteurs prédisposants

- Ces facteurs augmentent la susceptibilité des patients à la survenue des facteurs déclenchants.
- Âge.
- Troubles préexistants des fonctions cognitives, démences.
- Troubles de la vision, de l'audition.
- Toxicomanie (tabac, alcool, hypnotiques, drogues).
- Dénutrition (hypoalbuminémie).
- Gravité de la pathologie d'admission, déshydratation.

Facteurs déclenchants

- Sepsis, hyperthermie.
- Stress, douleur, globe vésical.
- Hypoxémie, hypercapnie.
- Anémie.
- Chirurgie : phase de réveil postopératoire, type de chirurgie (ex. abdominale, prothèse de hanche), durée de la chirurgie, pertes sanguines et hypoxémie peropératoires.
- Troubles métaboliques : dysnatrémie, dyskaliémie, hypoglycémie, déséquilibre acidobasique, hypercalcémie, déficit vitaminique (thiamine).
- Insuffisance hépatique, insuffisance rénale, déshydratation.
- Pathologies endocriniennes : hypothyroïdie, hyperthyroïdie, hyperparathyroïdie, maladie d'Addison, syndrome de Cushing.
- Pathologies intracrâniennes : infectieuses, vasculaires, tumorales, traumatiques.

FACTEURS DE RISQUE/ÉTIOLOGIES MÉDICAMENTEUSES

- Par intoxication : alcool, amphétamines, cannabis, cocaïne, hallucinogènes, opiacés, solvants volatils, sédatifs, hypnotiques et anxiolytiques.
- Par sevrage : alcool, sédatifs, hypnotiques et anxiolytiques.

- Par effets secondaires : liste extrêmement longue, on peut notamment citer tout médicament ayant une activité anticholinergique (dont les antihistaminiques, certains neuroleptiques, mépéridine, furosémide, prednisolone…), les antibiotiques, les benzodiazépines…

TRAITEMENT

Recherche et traitement des facteurs déclenchants +++

- Sans oublier les facteurs médicamenteux : arrêter tout traitement non strictement nécessaire, notamment ceux ayant une activité anticholinergique et les sédatifs. Les benzodiazépines sont suspectes de pouvoir aggraver les symptômes.

Prise en charge non médicamenteuse

- Ses principes en sont la réassurance, l'aide à la perception et à la compréhension de l'extérieur, la mobilisation précoce. Ces mesures sont importantes et d'efficacité démontrée en préventif.
- Informations fréquentes, explications notamment sur les causes et le déroulement de l'hospitalisation.
- Information et implication dans les soins des proches.
- Éviter les attaches.
- Tout ce qui peut permettre une meilleure orientation temporo-spatiale est bénéfique : informations répétées, lumière du jour, horloges, lunettes, appareils auditifs… Des objets personnels sont rassurants.
- Favoriser le sommeil, limiter les nuisances sonores et visuelles.
- Favoriser une mobilisation/kinésithérapie précoce.
- Retrait dès que possible des dispositifs invasifs.

Traitement médicamenteux

- Les neuroleptiques ne sont plus recommandés dans la prise en charge du delirium, que ce soit en préventif ou en curatif.
- Les benzodiazépines sont suspectes de favoriser le delirium.
- La dexmédétomidine pourrait avoir sa place notamment chez les patients dont l'extubation est retardée par l'agitation.
- Par contre, dans les cas de sevrage en benzodiazépines ou en alcool, les benzodiazépines sont le traitement de première intention (cf. *Sevrage alcoolique*)

SCORES DIAGNOSTIQUES DELIRIUM

CAM-ICU (CONFUSION ASSESSMENT METHOD FOR INTENSIVE CARE UNIT)

Critère 1 : Évolution fluctuante	OUI	NON
Est-ce que l'état de conscience du patient a varié dans les dernières 24 h (s'aider du Glasgow Coma Score ou d'un score de sédation-agitation) ?		
Critère 2 : Inattention = OUI si plus de 2 erreurs	**OUI**	**NON**
Demandez au patient de vous serrer la main quand vous dites la lettre A dans une série de 10 lettres : A B R A C A D A B R ou B A R T A B A A C H		
Critère 3 : Niveau de conscience anormal = Tout niveau de conscience autre que calme, coopérant	**OUI**	**NON**
Critère 4 : Pensée désorganisée = OUI si ≥ 2 réponses incorrectes	**OUI**	**NON**
Questions oui/non : utilisez l'une ou l'autre des séries en alternance **Série 1** 1. Est-ce qu'une pierre flotte sur l'eau ? 2. Est-ce qu'il y a des poissons dans la mer ? 3. Est-ce qu'1 kg pèse plus que 2 kg ? 4. Est-ce qu'on utilise un marteau pour enfoncer un clou ? **ou Série 2** 1. Est-ce qu'une feuille flotte sur l'eau ? 2. Est-ce qu'il y a des girafes dans la mer ? 3. Est-ce que 2 kg pèsent plus qu'1 kg 4. Est-ce qu'on utilise un marteau pour couper du bois ? **Commande :** Dites au patient : « Montrez le même nombre de doigts que moi » (montrez 2 doigts). Puis « Faites la même chose avec l'autre main » OU « Montrez 1 doigt de plus ».		
RÉSULTAT GLOBAL DELIRIUM = CRITÈRES 1 + 2 ET (3 OU 4) PRÉSENTS	**OUI**	**NON**

INTENSIVE CARE DELIRIUM CHECK-LIST

	OUI	NON
Critère 1 : État de conscience anormal Patient somnolent ou hypervigilant		
Critère 2 : Inattention Difficultés à maintenir son attention		
Critère 3 : Désorientation Désorientation dans le temps, l'espace, fausses reconnaissances		
Critère 4 : Hallucinations Manifestations d'hallucinations ou comportements dus à des hallucinations		
Critère 5 : Agitation ou ralentissement psychomoteur Agitation nécessitant sédation ou attaches, ou hypoactivité		
Critère 6 : Propos / humeur inappropriés Émotions/comportement inappropriés, propos confus, incohérents		
Critère 7 : Perturbations du cycle veille-sommeil Réveils nocturnes fréquents, sommeil < 4 h la nuit, ou sommeil diurne		
Critère 8 : Fluctuation des symptômes Fluctuation d'un des symptômes ci-dessus au cours des dernières 24 h		
SCORE TOTAL (/8) = DE 4 À 8 = DELIRIUM		

TOXIDROMES ET ANTIDOTES

LES MESSAGES

- Le dosage quantitatif sanguin est indiqué s'il modifie la prise en charge. C'est le cas pour le paracétamol, les salicylés, la carbamazépine, le phénobarbital, la digoxine, la digitoxine, la théophylline, le lithium, le valproate, phénytoïne, méthanol, éthylène glycol, monoxyde de carbone.
- La décontamination digestive par administration de charbon activé est indiquée dans les intoxications par des toxiques carbo-adsorbables diagnostiquées précocement (< 2 h) ou lorsqu'il existe un cycle entéro-hépatique ou entéro-entérique (carbamazépine, dapsone, phénobarbital, quinine, théophylline). La posologie est de 50 g toutes les 2 à 3 heures. Les contre indications sont les troubles de la conscience, l'ingestion de caustiques, moussant ou métaux lourds.
- Les indications du lavage gastrique sont rares : ingestion < 1 heure d'un toxique lésionnel (colchicine, paraquat) ou de substances à forte toxicité (nivaquine, tricycliques, théophylline). L'ingestion d'hydrocarbures, de produits caustiques (javel), acides, moussants (risque de majoration des lésions) ainsi que la présence de varices œsophagiennes contre indiquent le lavage gastrique. Le lavage est précédé d'une intubation orotrachéale en cas de troubles de la conscience.
- Une alcalinisation est indiquée dans les intoxications par les herbicides, les intoxications sévères à l'aspirine et les intoxications aux bloqueurs des canaux sodiques avec trouble du rythme (antiarythmiques de classe I, antiépileptiques), méthotrexate.
- L'hémo(dia)filtration est indiquée si le toxique a un volume de distribution faible (<1 L/kg), faiblement lié aux protéines plasmatiques (< 60 %), et si la clairance d'élimination de la technique est supérieure à la clairance corporelle totale.
- En pratique, l'hémo(dia)filtration est indiquée dans l'intoxication grave à :
  - Méthanol (pH < 7,25, bicarbonates < 15 mmol/L, méthanolémie > 0,5 g/L), en association avec un traitement antidote (éthanol).
  - Éthylène-glycol (pH < 7,25, bicarbonates < 15 mmol/L, éthylène-glycolémie > 1 g/).
  - Lithium (si coma, convulsions, détresse respiratoire, insuffisance rénale, ascension de la lithémie).
  - Salicylés (acidose métabolique menaçante, dosages salicylés > 1 g/L).
  - Metformine avec acidose lactique profonde (séances d'hémodialyse prolongées > 16 h du fait du volume de distribution élevé)
  - Acide valproïque (coma, hyperammoniémie, dosage sérique > 850 mg/L)
- Antidote du syndrome malin des neuroleptiques et du syndrome sérotoninergique (cf. *Anesthésie et pathologie psychiatrique*).
- N'ont plus d'indication : les vomissements provoqués, la diurèse forcée.

POSOLOGIE DES PRINCIPAUX ANTIDOTES

- 4-méthypyrazol : 15 mg/kg dose de charge puis 10 mg/kg/12 h
- Flumazénil : bolus 0,3 mg puis titration par 0,1 mg jusqu'à dose max 2 mg puis relais IVSE (dose horaire = 1/2 dose titrée)
- Atropine : 0,5 mg IVD
- Bicarbonate de sodium molaire 8,4 % : 250 mL
- Glucagon : 5-10 mg IVD puis 2-5 mg/h IVSE
- Insuline « euglycémique » : 1 UI/kg en bolus puis 0,5 UI/kg/h selon rythme cardiaque en association avec une perfusion de glucose hypertonique.
- Chlorure de calcium 10 % : 1-2 g toutes les 10-20 min ou 0,2-0,4 mL/kg/h IVSE
- Digifab® : 1 flacon de 40 mg antagonise 0,5 mg de digitalique
- Naloxone (peu efficace dans l'intoxication par buprénorphine) : titration bolus 0,2 mg/2 min jusqu'au réveil et/ou FR ≥ 15/min puis relais IVSE (dose horaire = 2/3 dose titrée). Dose max 10-15 mg.
- N-acétylcystéine : 150 mg/kg sur 1 h, puis 50 mg/kg sur 4 h, puis 100 mg/kg sur 16 h, puis 300 mg/kg par 24 h jusqu'à dosage paracétamol négatif.

Les principaux toxidromes

Type de syndrome	Clinique	Étiologie
Adrénergique	Neurovégétatif : tachycardie, hypotension (effet ß+), HTA (effet α+) palpitations, douleurs thoraciques, angor, IDM, arythmie (TSV, TV). Agitation, tremblements, convulsions, AVC. Hyperglycémie, acidose lactique, hypoK+, hypophosphorémie, hyperleucocytose	β+ : xanthine, théophylline, salbutamol, éphédrine, caféine. α+ : amphétamine, cocaine, crack, ecstasy
Anticholinergique	Central : Confusion, hallucinations, délire, tremblements, agitations, coma peu profond, convulsions, fièvre. Neurovégétatif : Tachycardie, mydriase, sécheresse muqueuse, rétention urine.	Antidépresseurs tri/tétracycliques, phénothiazines, antiH1, antiparkinsoniens, atropine, datura, belladone.
Cholinergique	Muscarinique : myosis, bronchorrhée, bronchospasme, bradycardie, douleurs abdominales, vomissements, diarrhées, sueurs. Nicotinique : fasciculations, paralysie, tachycardie, HTA. Central : (stimulation initiale puis dépression SNC) Agitations, céphalées, tremblements, confusion, ataxie, convulsion, coma.	Insecticides anticholinestérasiques (carbamates, organophosphorés), gaz de combat organophosphorés.
Hyperthermie maligne	Hyperthermie, sueurs, troubles neurovégétatifs. Coma, hypertonie, hyperréflexie, convulsions. Oligurie, déshydratation, Rhabdomyolyse, insuffisance rénale, acidose lactique.	Neuroleptiques, halogénés, psychotropes sérotoninergiques (amphétamines, ISRS).
Myorelaxation	Coma calme, hypotonique. ± hypotension ± dépression respiratoire	Benzodiazépines, imidazopyridines (zolpidem, zopiclone), barbituriques, méprobamate, éthanol.
Opioïde	Coma calme, hypotonique. Bradypnée (FR ≤ 10/min) / apnée Myosis ± bradycardie, hypotension	Opioïdes naturels ou de synthèse (morphine, héroïne, codéine, Tramadol…) Produits de substitution de l'héroïne (méthadone, buprénorphine)

Type de syndrome	Clinique	Étiologie
Sérotoninergique	Agitation, tremblements, myoclonies, confusion, hallucinations, convulsions, syndrome pyramidal, spasmes, coma. Mydriase, sueurs, tachycardie, tachypnée, hyperthermie, frissons, hypotension, diarrhée. Hyperglycémie, hypoK+, hypocalcémie, CIVD, acidose lactique, rhabdomyolyse.	ISRS, venlafaxine, amphétamines, lithium, antidépresseurs tricycliques, iMAO, Ecstasy.
Stabilisant de membrane	ECG : aplatissement de T, allongement QT, élargissement QRS, syndrome de Brugada, arythmie ventriculaire, bradycardie à QRS large, asystolie. Hémodynamique : hypotension, vasoplégie, choc. Neurologique : coma, convulsions Respiratoire : SDRA, hémorragie alvéolaire. Métabolique : hypoK+, acidose lactique.	Antidépresseurs tri/tétracycliques, citalopram, venlafaxine Antipaludéens : quinine, chloroquine, Certains βbloquants (propranolol, acébutolol), antiarythmiques classe I (quinidine, lidocaine, flécaine, phénytoïne) Dextropropoxyphène, carbamazépine, cocaïne, phénothiazine.

Les principaux traitements et antidotes

Toxiques ou médicaments	Principaux symptômes	Marqueurs biologiques utiles	Dosage du toxique	Traitements / antidotes
βbloquants	Bradycardie, hypotension, bronchospasme, détresse respiratoire, convulsions, coma	GDS, lactate	Non	Glucagon, gluconate de calcium, insuline « euglycémique » + glucose
Carbamazépine	Dépression SNC, convulsions, troubles de la conduction, effet stabilisant de membrane		Oui	Bicarbonate de Na molaire
Champignons : syndrome phalloïdien	Troubles digestifs, syndromes cholériformes, hépatite aiguë, encéphalopathie	TP, INR, LDH, transaminases, iono, GDS		Silibinine (Légalon SIL en ATU)
Chloralose	Dépression SNC, myoclonies, convulsions		Non sauf exception	
Chloroquine	Hypotension artérielle, troubles du rythme et de la conduction, élargissement QRS, arrêt circulatoire	K+	Oui (valeur pronostique)	Bicarbonate de Na molaire, diazépam

Toxiques ou médicaments	Principaux symptômes	Marqueurs biologiques utiles	Dosage du toxique	Traitements / antidotes
CO	Céphalées, troubles de la conscience, troubles digestifs, hypoxie, IDM	HbCO, GDS	Oui	Oxygène (ONB / OHB)
Cocaïne	Mydriase, troubles du rythme, IDM, agitation, convulsions		Non sauf exception	Benzodiazépines, vérapamil, morphine, βbloquants discutés.
Colchicine	Troubles digestifs, syndrome cholériforme, choc, cardiotoxicité, insuffisance médullaire, allopécie	NFS, hémostase, GDS, ASAT, ALAT, BNP, troponine	Non sauf exception	
Cyanures	Dépression SNC, dépression respiratoire, hypoxie, hypotension artérielle, choc, arrêt circulatoire	GDS, lactate	Non sauf exception	Hydroxocobalamine
Digoxine	Troubles digestifs, troubles du rythme et de la conduction, confusion	K+, créat	Oui	Digifab®
Éthanol	Ébriété, dépression SNC, hypotension	Glycémie	Oui	
Éthylène glycol	Ébriété, polypnée, dépression SNC, convulsion, insuffisance rénale	GDS, Ca^2+, trou anionique et osmolaire, lactate, créat	Oui	4-méthypyrazol ou éthanol, dialyse
GHB	Coma, dépression respiratoire		Non sauf exception	
Inhibiteurs calciques	Hypotension, choc, troubles du rythme et de la conduction	Glycémie	Oui	Chlorure ou gluconate de calcium, Insuline « euglycémique » + glucose
IRSS	Somnolence, convulsions, myoclonies, syndrome sérotoninergique, tachycardie, hypotension, hyponatrémie	Na	Non sauf exception	
Isopropanol	Ébriété, dépression SNC	Osmolarité, cétonurie	Non sauf exception	
Lithium	Dépression SNC, myoclonies, tremblements	Na, Créat	Oui	Chlorure de Na, dialyse

Toxiques ou médicaments	Principaux symptômes	Marqueurs biologiques utiles	Dosage du toxique	Traitements / antidotes
LSD	Délires		Non sauf exception	
Méthanol	Ébriété, polypnée, dépression SNC, troubles visuels, convulsions	GDS, lactate, trou anionique et osmolaire	Oui	4-méthypyrazol ou éthanol, dialyse
Méthémoglobinisants	Cyanose, troubles respiratoires, hypoxie	MetHb, haptoglobine, LDH, ASAT, Bili	Oui	Bleu de méthylène
Opioïdes	Dépression SNC, syndrome opioïde		Non sauf exception	Naloxone
Organophosphorés	Syndrome muscarinique, dépression SNC, syndrome nicotinique	Cholinestérases sériques et erythrocytaires, phosphore plasmatique	Non sauf exception	Atropine, Contrathion®
Paracétamol	Troubles digestifs, insuffisance hépatique	TP, INR, iono, ASAT, ALAT, GDS, lactate	Oui	N-acétycystéine
Phénobarbital	Dépression SNC, dépression respiratoire, hypothermie		Oui	Bicarbonate de Na (diurèse alcaline), charbon activé
Phénytoïne	Dépression SNC, convulsions, cardiotoxicité		Non sauf exception	Bicarbonate de Na molaire + KCl
Plomb	Douleurs abdominales, constipation, encéphalopathie	Acide delta-aminolévulinique (u), protoporphyrine, Zn	Oui	EDTA / calcitétracémate disodique
Salicylés	Troubles digestifs, polypnée, acouphènes, dépression SNC, convulsions, insuffisance rénale	GDS, K, Glycémie	Oui	Bicarbonate de Na (diurèse alcaline)
Sulfamides hypoglycémiants, glinides	Hypoglycémie, dépression SNC, troubles de la conscience, convulsions	Glycémie	Non sauf exception	Glucose, octréotide
Théophylline	Syndrome adrénergique, convulsions, troubles du rythme	K	Oui	Propanolol
Zolpidem, zopiclone	Dépression SNC, dépression respiratoire		Non sauf exception	

BRÛLURES : PRISE EN CHARGE INITIALE

DÉFINITION

- Brûlure : destruction du revêtement cutané et/ou des structures sous-jacentes par un agent le plus souvent thermique, quelquefois électrique ou chimique, exceptionnellement radioactif.
- Conséquences : période initiale de choc hypovolémique avec hémoconcentration d'une durée de 2 j suivie d'une longue période de déséquilibre métabolique.
- Seconde phase avec réponse inflammatoire systémique.
- Phase tardive avec hypercatabolisme.

RAMASSAGE

- Refroidir la brûlure à l'eau froide (minimum 15°C) pendant 5 min ou à l'aide d'un gel hydrique (pour les petites surfaces).
- **Avis spécialisé systématique par un Centre de Brûlés (CTB) incluant la télémédecine**

Critères d'hospitalisation dans un CTB :

Adultes

- Surface corporelle brûlée (SCB) > 20 %
- SCB > 10 % avec brûlures profondes (2e degré profond ou 3e degré) et SCB >5 % de 3e degré
- SCB < 10 % et critères de gravité :

Zone à risque fonctionnel	Signe de gravité	Pathologie associée – liste non exhaustive
• Mains • Pieds • Face • Périnée • Plis de flexion	• Inhalation de fumées (suspectée ou avérée) • Lésions circulaires	• Polytraumatisme • Insuffisance respiratoire chronique • Cardiopathie / coronaropathie (sévère et /ou instable) • Diabète
Difficultés pour un traitement ambulatoire	**Mécanisme lésionnel**	**Âge**
• Hyperalgésie (antalgiques de palier 3) • Conditions de vie défavorables (SDF, manque d'hygiène) • Impossibilité à se rendre à la consultation (domicile éloigné ...)	• Brûlures électriques (électrisation) • Brûlures chimiques par acide fluorhydrique ou phosphorique	• Adulte > 70 ans

Enfants

- < 5 ans ET SCB > 5 % et/ou brûlures profondes
- > 5 ans ET SCB ≥ 10 % ou < 10 % et mêmes critères de gravité que pour l'adulte
- Si la brûlure est grave :
  - Mise en place d'une voie veineuse périphérique et perfusion de Ringer Lactate à 20 mL/kg pendant la première heure.
  - Réchauffer le malade, le calmer, l'analgésier couvrir les brûlures pour limiter l'hypothermie et l'amener dans un centre de brûlés.
  - Pas d'antibioprophylaxie systématique.

ÉVALUER LA GRAVITÉ DE LA BRÛLURE

Évaluation de la profondeur

	Symptômes	Évolution
1er degré Atteinte épidermique seule	• Érythème douloureux • Coup de soleil	• Guérison spontanée en 48 h • Desquamation • Non retenues dans la SCB
2e degré superficiel Respect de la membrane basale	• Phlyctènes extensives, paroi épaisses • Socle rosé suintant • Douleur ++	• Guérison spontanée en 15 à 21 jours • Troubles de la pigmentation
2e degré profond Respect des annexes (poils et glandes sébacées)	• Douleur moindre • Fond blanc • Anesthésie partielle • Phanères adhérents • Vitropression +	• Cicatrisation spontanée en 3 semaines ou approfondissement • Cicatrice de mauvaise qualité ou volontiers hypertrophique
3e degré profond Derme détruit	• Couleur blanc nacré, rouge vif ou brun • Texture de cuir • Phanères non adhérents	• Nécessité d'une greffe dermo-épidermique

Évaluation de la surface corporelle brûlée (SCB %)
Table de Lund et Browder

Les brûlures du 1er degré ne sont pas à retenir dans la SCB.

Âge (ans)	0	1	5	10	15	adulte
A (1/2 tête)	9,5	8,5	6,5	5,5	4,5	3,5
B (1/2 cuisse)	2,75	3,25	4	4,25	4,5	4,75
C (1/2 jambe)	2,5	2,5	2,75	3	3,75	3,5

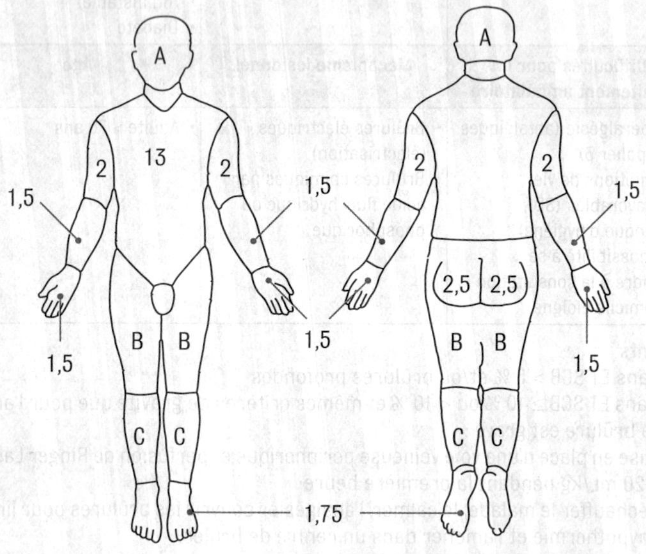

RECHERCHER CERTAINES LOCALISATIONS

Face

- Œdème empêchant l'ouverture des paupières (syndrome du bandeau) pouvant intéresser le larynx avec modification de la voix avant dyspnée laryngée : le brûlé de la face doit être installé en position demi-assise.
- Brûlures de la face ou brûlures conjonctivales + flammes ou fumée + notion d'espace clos = brûlures respiratoires.
- Cliniquement : latence souvent, parfois toux, bronchospasme, crachats striés de suies, rarement OAP.

Cou

- Brûlures profondes circulaires du cou

Périnée

- Risque infectieux à anaérobies. Sondage urinaire précoce avant d'en être empêché par l'œdème.

Membres

- Lésions circulaires profondes des membres ou éventuellement du thorax.
- Risque d'ischémie distale, de compression nerveuse ou musculaire par effet garrot.
- Nécessité d'incisions de décharge dans un CTB.

Mains - Pieds - Zones de flexion

- Risque fonctionnel.

LÉSIONS ASSOCIÉES

- Aggravant l'hypovolémie : c'est l'urgence qui prime sur la brûlure. Diagnostic difficile parfois lors de lésions internes. Un hématocrite normal ou bas est anormal lors des premières heures d'une brûlure grave.
- Pouvant être aggravées par un remplissage vasculaire mal conduit : lésions thoraciques ou cérébrales.
- Les fractures doivent être fixées précocement afin de permettre le nursing. Brûlures circulaires des membres + hématome périfracturaire entraînent rapidement un effet garrot.
- Les brûlures pulmonaires sont des brûlures chimiques. Elles doivent être dépistées rapidement par une fibroscopie. Il existe une phase de latence clinique, avec décompensation secondaire sur le mode d'une insuffisance respiratoire aiguë.
- L'intoxication par le monoxyde de carbone et par l'acide cyanhydrique est à rechercher.

MISE EN CONDITION

- Oxygénothérapie au masque. Ne pas intuber systématiquement les brûlés du visage et du cou.
- Intuber les patients présentant une brûlure de la totalité du visage l'une des situations suivantes :
  - une brûlure profonde et circulaire du cou
  - des symptômes d'obstruction des voies aériennes débutants ou installés (i.e. modification de la voix, stridor, dyspnée laryngée)
  - une brûlure très étendue (i.e. surface cutanée brûlée ≥ 40 %).
- Intubation (séquence rapide, avec curares dépolarisants, autorisés < 24e heure)
- Voie veineuse : 1 à 2 voies périphériques hors ou en zone brûlée si nécessaire. Voie centrale si brûlures graves (> 30 % de la surface corporelle) ou lésions associées.
- Mise en place d'une pression artérielle sanglante chez le brûlé grave.
- Sonde urinaire : la diurèse étant un des meilleurs critères de surveillance, l'indication doit en être large.
- Sonde gastrique : toujours, dans le cadre d'une nutrition entérale précoce.
- Réchauffement du malade par augmentation de la température ambiante, rampes à infrarouge, couvertures de survie.
- Paraclinique initiale : gazométrie artérielle + lactate (si lactatémie > 10 mmol/L = forte suspicion d'intoxication aux cyanures). NFS + Plaquettes (hémocentration) ionogramme sang et protidémie, recherche rhabdomyolyse, dosage CO et HbCO, radiographie de thorax.

TRAITEMENT GÉNÉRAL

Réanimation hydroélectrolytique initiale :

- L'objectif est le maintien d'une volémie efficace avec un minimum d'effets délétères (risque de syndrome de compartiment abdominal).
- Administrer 20 mL/kg d'une solution cristalloïde intraveineuse dans la première heure de prise en charge d'un brûlé avec une SCB ≥ 20 % chez l'adulte et ≥ 10 % chez l'enfant.
- Utiliser des solutés balancés en utilisant une formule d'estimation du remplissage initial des brûlés intégrant au minimum le poids et la SCB.
- On perfuse de l'albumine au-delà de la 6ᵉ heure seulement pour les brûlés de plus de 30 % de SCB.

Exemple de protocole de réanimation liquidienne :

		Remplissage	
		Ringer Lactate	Sérum albumine diluée (SAD 4 %)
SCB < 30 %	Ramassage H0 - H8 H8 - H24 H24 - H48	20 mL/kg en 1 h 2 mL/kg/% de SCB 1 mL/kg/% de SCB 1 mL/kg/% de SCB	0 0 0 0
SCB > 30 %	Ramassage H0 - H8 H8 - H24 H24 - H48	20 mL/kg en 1 h 2 mL/kg/% de SCB 0,5 mL/kg/% de SCB 0,5 mL/kg/% de SCB	0 0 0,5 mL/kg/% de SCB 0,5 mL/kg/% de SCB

Surveillance

- C'est elle qui doit guider la réanimation liquidienne, dont les débits seront adaptés.
- FC, PA (objectif > 60-65 mmHg) et monitorage hémodynamique continu ou séquentiel chez le brûlé grave.
- La diurèse doit être de 0,5 à 1 mL/kg/h chez l'adulte et de 1 à 1,5 mL/kg/h chez l'enfant.
- L'hématocrite cible doit rester inférieur à 50 %.
- La clairance du lactate est un marqueur d'efficacité.
- Surveillance de la température et du réchauffement progressif.

THÉRAPEUTIQUES ASSOCIÉES

- Analgésie multimodale, morphiniques et kétamine en association.
- Aucune antibiothérapie ne doit être prescrite à l'aveugle.
- Alimentation entérale précoce (orale ou entérale dès H12 : faible débit initial puis 35 à 50 kcal/kg/j).
- Ne pas oublier la prophylaxie antitétanique.
- Prévention de la maladie thromboembolique dès que le risque hémorragique est passé à la phase initiale.

TRAITEMENT LOCAL

- Le patient n'est pas transféré (brûlure superficielle, petite surface) :
  - Nettoyage soigneux au savon antiseptique.
  - Mise à plat des phlyctènes.
  - Pansement occlusif avec sulfadiazine en couche épaisse, compresses
  - Pansement refait toutes les 24 heures.
- Le patient est transféré : éviter de modifier l'aspect de la brûlure.
  - Pansement neutre.
  - Champs stériles.

TRAITEMENT DES LÉSIONS ASSOCIÉES

L'intoxication cyanhydrique doit être suspectée devant tout brûlé inconscient, choqué et en grande acidose métabolique. La simple suspicion doit s'accompagner de la prescription de 5 g d'hydroxocobalamine chez l'adulte, 70 mg/kg chez l'enfant, à répéter une fois si l'acidose persiste.

BRÛLURES PARTICULIÈRES

Brûlures électriques

Elles cumulent les dangers d'une brûlure thermique le long du trajet du courant par effet joule et ceux de l'électrisation dont les conséquences sont imprévisibles, allant de l'arrêt cardiorespiratoire immédiat aux troubles oculaires ou neurologiques parfois retardés. Il s'agit souvent de polytraumatismes (projection). La gravité de la brûlure dépend du voltage (attention si > 1000 V) et du temps d'exposition.

Surveillance

- Hémodynamique et électrocardioscopique.
- Pouls périphériques et des loges musculaires le long du trajet du courant.
- De la myoglobinémie, du taux de CPK, de la troponine et de l'ECG. Risque important de rhabdomyolyse et de syndrome des loges.

DOULEUR

ÉCHELLES ET SCORES DE DOULEUR ET SÉDATION CHEZ L'ADULTE

L'évaluation pluriquotidienne de la douleur périopératoire doit se faire de façon instantanée et non rétrospective à l'aide d'échelles validées. On évalue la douleur : au repos et à la mobilisation (kinésithérapie, toux, 1er lever), avant et 1h après l'administration d'un antalgique pour en mesurer l'efficacité et rechercher les éventuels effets secondaires.

ÉCHELLES D'AUTOÉVALUATION CHEZ L'ADULTE

Échelles unidimensionnelles : évaluent l'intensité de la douleur à partir d'une auto-évaluation réalisée par le patient.

Échelle visuelle analogique (EVA) (0 à 100 mm)

Outil de référence : règle continue non graduée (côté patient) et graduée de 0 à 100 mm (côté soignant). Le patient indique par un curseur l'intensité de sa douleur, le verso indique par le chiffre l'intensité de la douleur.

Avantages : objectivité, simplicité technique, reproductibilité, absence de mémorisation.

Limites : incompréhension (environ 10 %), difficulté de maniement en postopératoire immédiat (gauchers), outil nécessaire.

Échelle numérique simple (ENS)

Le patient donne une « note » quantifiant sa douleur entre 0 (absence de douleur) et 10 (douleur maximale imaginable). Aussi performante que l'EVA en postopératoire.

Échelle verbale simple (EVS)

- Niveau 0 : douleur absente
- Niveau 1 : douleur faible
- Niveau 2 : douleur modérée
- Niveau 3 : douleur intense
- Niveau 4 : douleur extrêmement intense

Intervention thérapeutique lorsque EVA > 30 ou ENS > 3 ou EVS ≥ 2.

ÉCHELLES D'HÉTÉROÉVALUATION CHEZ L'ADULTE

Échelles basées sur l'évaluation comportementale du patient si l'auto-évaluation n'est pas applicable (sujets âgés, troubles de conscience ou de compréhension). Le choix dépend de la situation (réanimation, sujet âgé…).

ÉCHELLE D'HÉTÉROÉVALUATION SIMPLIFIÉE CHEZ L'ADULTE

- Niveau 1 : patient calme sans expression verbale ou comportementale de douleur
- Niveau 2 : le patient exprime sa douleur verbalement ou par son comportement.
- Niveau 3 : manifestations extrêmes de douleur : agitation majeure non contrôlée, cris, pleurs, prostration, immobilité ou repli du patient sur lui-même.

ÉCHELLE D'HÉTÉROÉVALUATION CHEZ LE PATIENT ÂGÉ : ALGOPLUS

DATE **HEURE**

La présence d'un seul comportement par item suffit pour un OUI	Oui	Non
1. **Visage** : froncement des sourcils, grimaces, crispation, mâchoire serrée, visage figé		
2. **Regard** : regard inattentif, fixe, lointain ou suppliant, pleurs, yeux fermés		
3. **Corps** : retrait ou protection d'une zone, refus de mobilisation, attitudes figées		
4. **Comportements** : agitation ou agressivité, agrippement		
Total OUI		

Professionnel de santé ayant réalisé l'évaluation

□ Médecin □ IDE □ AS □ Autre Paraphe :

ÉCHELLE D'HÉTÉROÉVALUATION CHEZ LE PATIENT INTUBÉ : BPS

	Score
Expression du visage	
Détendu	1
Plissement du front	2
Fermeture des yeux	3
Grimace	4
Tonus des membres supérieurs	
Aucun	1
Flexion partielle	2
Flexion complète	3
Rétraction	4
Adaptation au respirateur	
Adapté	1
Lutte ponctuellement	2
Lutte contre respirateur	3
Non ventilable	4
Patient douloureux si score > 6	

QUESTIONNAIRE DE RECHERCHE DE DOULEUR NEUROPATHIQUE : DN4

	Oui	Non
QUESTION 1 (interrogatoire) : la douleur présente-t-elle une ou plusieurs des caractéristiques suivantes ?		
1. Brûlure		
2. Sensation de froid douloureux		
3. Décharges électriques		
QUESTION 2 (interrogatoire) : la douleur est-elle associée dans la même région à un ou plusieurs des symptômes suivants ?		
4. Fourmillements		
5. Picotements		
6. Engourdissement		
7. Démangeaisons		
QUESTION 3 (examen) : la douleur est-elle localisée dans le territoire ou l'examen met en évidence ?		
8. Hypoesthésie au tact		
9. Hypoesthésie à la piqûre		
QUESTION 4 (examen) : la douleur est-elle provoquée ou augmentée par		
10. Le frottement		
SCORE TOTAL DU PATIENT	**/10**	
Douleur neuropathique probable si ≥ 4		

ÉCHELLE DE SÉDATION

À utiliser de façon systématique si traitement morphinique, quelle que soit la voie d'administration :
0 : patient éveillé
1 : patient somnolent, réveillable par stimulation verbale.
2 : patient somnolent, réveillable par stimulation tactile.
3 : patient non réveillable, comateux.
Objectif : score de sédation entre 0 et 1. Si ce score > 1, évoquer un surdosage et ajuster le traitement.

ÉCHELLE D'ÉVALUATION D'ANXIÉTÉ : APAIS

	Item	1	2	3	4	5
1	Je suis préoccupé par l'anesthésie					
2	Je pense continuellement à l'anesthésie					
3	J'aimerai en savoir le plus possible sur l'anesthésie					
4	Je suis préoccupé par l'intervention					
5	Je pense continuellement à l'intervention					
6	J'aimerai en savoir le plus possible sur l'intervention					

Item 1 + 2 + 4 + 5 = anxiété
Score > 11 = anxiété
Items 3 + 6 :
Score 2 - 4 : refus d'information
Score 5 - 7 : désir moyen d'information
Score > 7 : avide d'information

CLASSIFICATION DES ANTALGIQUES SELON L'OMS

Trois paliers ont été définis par l'OMS
Palier I : Non opiacés (paracétamol, néfopam, AINS...).
Palier II : Opiacés faibles ; ils sont souvent associés à des antalgiques de palier I (tramadol et codéine).
Palier III : Opiacés forts : agonistes purs (morphine, fentanyl, sufentanil, hydromorphone...) et agonistes mixtes (buprénorphine, nalbuphine, ...).
Il est conseillé d'associer les antalgiques de paliers I et II (analgésie multimodale) ou I et III.
Il est déconseillé d'associer les paliers II et III.
Des coanalgésiques peuvent également être associés aux antalgiques « standards ».

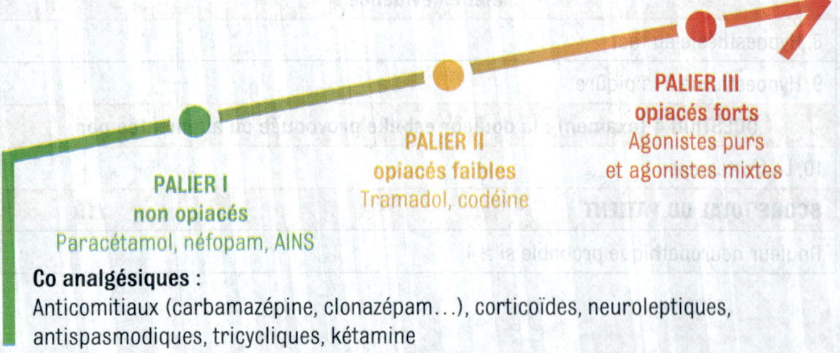

ANTALGIQUES DE PALIER I & II

ANTALGIQUES DE PALIER I : DOULEUR LÉGÈRE À MODÉRÉE

	Posologie chez l'adulte	Délai d'action	Mode d'action et propriétés	Métabolisme et ½ vie élimination	Contre indications	Effets indésirables	Interactions	Remarques
Paracétamol	3-4 g/j	IV 5'-15' PO 30'	Mal connu. Action centrale : inhibition des prostaglandines. Antipyrétique	Biodisponibilité : 90 % Métabolisme hépatique (CYP 450) Élimination rénale (½ vie : 1-4 h)	Insuff. hépatique	Insuff. hépato cellulaire si > 10 g/j. Mortel	AVK	Nombreuses présentations (IV, PO, suppositoire, sirop)
Néfopam	100-120 mg/j IVSE	IV 15' PO ~30'	Inhibition de la recapture des monoamines, antinociceptif, antihyperalgésique, diminue les frissons postopératoires	Métabolisme hépatique Élimination rénale et fécale (½ vie : 3-8h)	Âge < 15 ans Glaucome Hypertrophie prostatique Risque ou ATCD de convulsions	Anticholinergiques : vertiges, nausées, palpitations, tachycardie, RAU		Pas d'AMM pour la voie orale : biodisponibilté aléatoire. Perfusion lente (> 30 min) ou IVSE voie IM possible
AINS Plusieurs médicaments (Cf. tableau) Âge > 15 ans sauf ibuprofène			Inhibition réversible de la synthèse des prostaglandines et du thromboxane par inhibition du COX 1 et 2 (non sélectifs) ou COX 2 (sélectifs) Épargne morphinique (+++) Antipyrétiques. Antiplaquettaires	Variable selon le produit.	ATCD d'ulcère gastrique Insuff. rénale Insuff. hépatique Risque cardio-vasculaire élevé Grossesse > 24 SA Infection bactérienne	Ulcère gastrique Hémorragies Insuffisance rénale Augmentation du risque CV (IDM, AVC, insuff. cardiaque) si prise prolongée Risque infectieux Syndrome Steven-Johnson Syndrome de Lyell	Anticoagulants Antiplaquettaires Méthotrexate Diurétiques Lithium IEC	La voie d'administration n'influence pas la tolérance gastrique mais uniquement le délai d'action Éviter l'administration prolongée (sujet âgé +++)

PRINCIPAUX AINS

	½ vie	Posologie/24h	Caractéristiques	Indications	Effets indésirables
Inhibiteurs non sélectifs			Toxicité gastrointestinale > toxicité cardiovasculaire		
Ibuprofène	2h	20-30 mg/kg/24h 200-400 x 2 PO	Absorption et élimination rapide, lipophilie forte, diffusion synoviale, affinité SNC	Sujet âgé, ostéoarthrite, dysménorrhée primaire	Vertiges, céphalées
Kétoprofène	3-6h	100 mg LP x 2 PO 50 x 4 IV ou PO	Photoréactivité, lipophilie intermédiaire	Traumatisme bénin Poussées d'arthrose Lombalgie aiguë	Œdèmes, céphalées
Diclofénac	3-6h	25-50 mg x 3 PO 75 mg LP x 2 PO			
Naproxène	12h	550 mg x 1-2 PO			Acouphènes, troubles visuels, troubles hémato
Inhibiteurs Cox-2 sélectifs			Toxicité gastrointestinale < toxicité cardiovasculaire		
Célécoxib	8-12h	200 mg x 1 PO			Vertiges, insomnie, IDM, oedèmes, éruptions cutanées

INTERACTIONS MÉDICAMENTEUSES

	Paracétamol	Tramadol	Néfopam	AINS
Sétrons	Diminution de l'efficacité	Diminution de l'efficacité	-	-
Antidépresseurs IRS	-	Diminution de l'efficacité Syndrome sérotoninergique	Syndrome sérotoninergique	-
Aspirine	-	-	-	Diminution de la protection myocardique de l'aspirine
Lithium	-	-	-	↗ lithémie
AVK, AOD	-	-	-	↗ du risque hémorragique
IEC, ARA II, diurétiques	-	-	-	Insuffisance rénale aiguë

ANTALGIQUES DE PALIER II : DOULEUR MODÉRÉE À INTENSE (OPIOÏDES FAIBLES)

	Posologie	Délai d'action	Mode d'action et propriétés	Métabolisme et ½ vie élimination	Contre indications	Effets indésirables	Interactions	Remarques
Codéine	30 mg x 4 PO 60 mg LP x 2 PO	30'-60'	Opiacé agoniste faible. Le plus souvent associé au paracétamol	Transformation hépatique en morphine Dépendant de CYP450 2 D6 ½ vie : 2-4h	Insuff. rénale ou hépatique sévère	Comme tout opioïde : • Intolérance aux opioïdes • Constipation • Nausées, vomissements • Antitussif • Somnolence • Dépression respiratoire	Sédatifs du SNC	Variabilité génétique de l'expression du CYP450 2 D6 +++ : risque de surdosage si métaboliseur rapide Variabilité individuelle importante de l'efficacité Addictogène
Tramadol	50 x 4 mg IV ou PO 100 mg LP x 2 DOSE MAX : 400 mg	30'	Agoniste μ augmente le tonus inhibiteur des voies descendantes sérotoninergiques et noradrénergiques au niveau spinal et central	Biodisponibilité : 70% Métabolisme hépatique Élimination rénale ½ vie : 5-7h	Surdosage aux sédatifs Insuff. respiratoire grave Épilepsie non contrôlée Enfant < 15 ans Insuff. rénale ou hépatique sévère	Comme tout opioïde : • Constipation • Intolérance aux opioïdes • Nausées, vomissements • Céphalées • Somnolence • Dépression respiratoire • Vertiges, asthénie • Surdosage : crises cloniques	iMAO IRS	Cure courte : addictogène+++ Mêmes concentrations maternelle et néonatale : à éviter avant l'accouchement (risque de sevrage) et pendant l'allaitement

Les médicaments de palier II peuvent être associés à un ou deux médicaments de palier I

OPIOÏDES FORTS

TOUS les opioïdes ont les mêmes actions sur le SNC

Effets indésirables	Caractéristiques	Traitements
Somnolence	Habituelle en début de traitement. Réversible	
Dépression respiratoire	Risque majoré si insuffisance respiratoire, rénale ou association de benzodiazépines	Naloxone : bolus de 40 à 80 µg/3 min jusqu'à reprise d'une ventilation spontanée puis relais avec la dose totale efficace/horaire IVSE
Rétention urinaire	Fréquente	Naloxone 0,25 à 1 µg/kg/h IVSE Nalbuphine 5 mg IV à répéter 2-3 fois
Prurit		Antihistaminiques Naloxone 0,25 à 1 µg/kg/h IVSE Nalbuphine 5 mg IV à répéter 2-3 fois
Nausées	Cèdent généralement aux antiémétiques classiques mais parfois peuvent imposer l'arrêt du traitement.	Métoclopramide Sétron
Constipation	Quasi constante	Conseils diététiques Laxatifs lubrifiants (huile de paraffine) Laxatifs osmotiques (macrogol) Prostigmine Antagonistes spécifiques des effets intestinaux (naloxegol)

MORPHINE

Titration IV de la morphine

- Seule méthode assurant une analgésie rapide adaptée aux besoins du patient. Douleur aiguë résistante aux médicaments de paliers II ou analgésie insuffisante chez un patient déjà sous opioïdes, douleur très intense d'emblée.
- En SSPI, USC, USI, réanimation sous surveillance rapprochée. Pas de titration en salle d'hospitalisation standard.

Évaluation répétée de douleur, sédation, fréquence respiratoire.

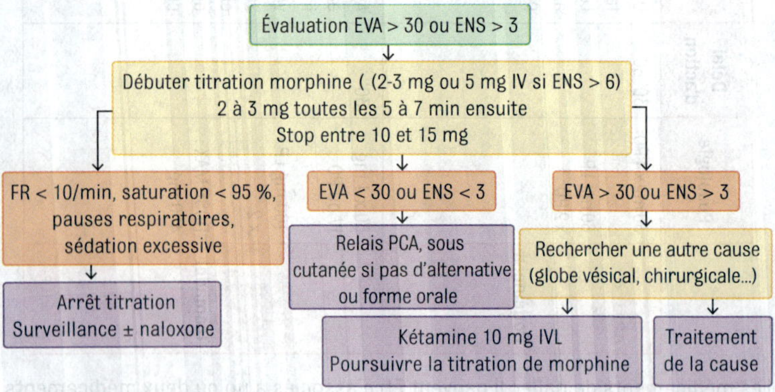

Réévaluation de l'analgésie avant la sortie de SSPI (EVA < 30 ou ENS < 3).

Analgésie autocontrôlée intraveineuse : PCA

- Relais après une titration IV en SSPI si besoins en antalgiques élevés et administration PO impossible.
- Un débit de base chez le patient conscient ou naïf en opioïdes n'est pas recommandé : il expose au risque de surdosage et apporte peu de bénéfice analgésique.
- Association possible avec dropéridol (prévention NVPO). Le mélange avec la kétamine n'est pas recommandé.
- Programmation habituelle : morphine diluée à 1 mg/mL ± dropéridol 2,5 mg/100 mL. Bolus de 1 mg. Période réfractaire de 5 à 10 minutes.
- Surveillance par 4 h (et chaque 15' dans l'heure suivant un changement de prescription) : douleur, sédation et fréquence respiratoire.
- Si insuffisant rénal modéré ou sujet âgé : période réfractaire 10 à 15'.
- Insuffisant rénal sévère, pas de PCA, mais administration par l'IDE selon les besoins.

Morphine par voie orale dans la douleur postopératoire

- Relais après une titration IV en SSPI ou d'emblée, si besoins en antalgiques peu élevés et administration PO possible.
- Privilégier les formes à libération immédiate (LI).
- Utilisable en PCA orale (dose unitaire morphine à libération immédiate 10-20 mg en plus des autres antalgiques si EVA > 30 ENS > 3).

Morphine par voie sous cutanée dans la douleur postopératoire

- Relais après une titration IV en SSPI ou d'emblée, si besoins en antalgiques peu élevés et administration PO impossible : morphine 5-10 mg sous cutanée chaque 4-6h. Indication limitée aux patients ayant des troubles cognitifs majeurs.
- Cinétique aléatoire.

Particularité : titration morphine par voie orale dans la douleur chronique

- Ne se conçoit que si le traitement de palier II est insuffisant ou si la douleur est sévère d'emblée.
- La posologie initiale peut se baser sur des équivalences entre la morphine et les produits de palier II (cf. tableau Conversion des opioïdes vers morphine orale).
- Modalités d'introduction d'un traitement opioïde au long cours :

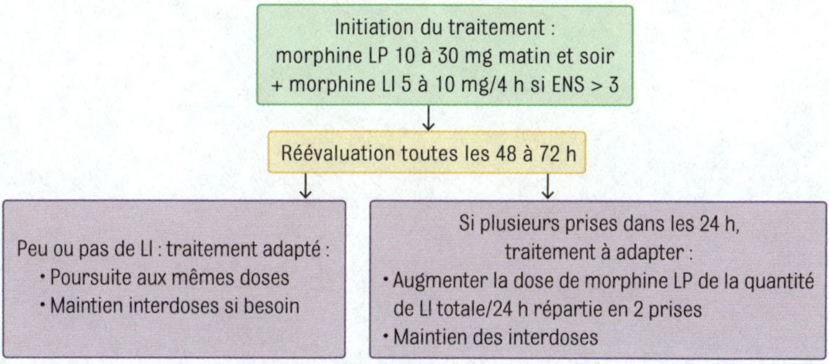

LI : libération immédiate. LP : libération prolongée.

Un recours systématique de morphine LI juste avant la dose de morphine LP signifie que le taux plasmatique de dose de base (= morphine LP) est insuffisant, il faut donc augmenter la dose de LP de 10 mg.

Si la dose totale dépasse 120 mg/24h et que le traitement n'est toujours pas équilibré : réévaluation des mécanismes de la douleur nécessaire (apparition d'une douleur neuropathique ? survenue d'une complication ? évolution de la maladie ?)

OPIACÉS PAR VOIE PÉRIDURALE

(cf. *Analgésie péridurale en chirurgie*).

OPIACÉS PAR VOIE INTRATHÉCALE

(cf. *Rachianesthésie*).

Efficacité partielle de la naloxone sur les opioïdes agonistes partiels.

ÉQUIANALGÉSIE : TABLE DE CONVERSION OPIOÏDES/MORPHINE PO

DCI	Opioïde	Morphine PO	Facteur de conversion (morphine PO/opioïde)
Poudre d'opium	25 mg	2,5 mg	1/10
Codéine	60 mg	10 mg	1/6
Tramadol	50 mg	10 mg	1/5-1/6
Nalbuphine SC	5 mg	10 mg	2
Buprénorphine sublinguale	0,2 mg	6 mg	30
Morphine IV	5 mg	15 mg	3
Morphine SC	5 mg	10 mg	2
Oxycodone PO	5 mg	10 mg	1,5 à 2
Oxycodone IV	5 mg	10 mg	1,5 à 2
Fentanyl transdermique 25	25 µg/h (= 600 µg/j)	60 mg/j	100 (25 µg/h = 600 µg/j) ?
Fentanyl transmuqueux	Pas d'équianalgésie : titration obligatoire si introduction ou changement de spécialité		
Méthadone	1 mg	10 mg	Non linéaire : prudence +++
Hydromorphone	4 mg	30 mg	7,5

L'équianalgésie est empirique : le traitement doit être toujours réévalué et adapté. Des sites proposent un calcul d'équivalence : opioconvert/opioidcalculator.

OPIOÏDES FORTS DE PALIER III (DOULEUR SÉVÈRE)

LI : Libération Immédiate/ LP : Libération Prolongée/ UR : Ultra Rapide/ TD : transdermique

DCI (voie d'administration)	Spécialité®	Présentation	Posologie	Délai d'action	Durée d'action	Remarques
MORPHINE LI (Suspension buvable)	Oramorph®	Morphine 10 mg, 20, 30 et 100 mg (buvable)	10 mg/4 h	1 h	4-6 h	
MORPHINE (IV)	Morphine chlorhydrate	amp 1, 10, 20, 40 et 50 mg SC ou IV	10 mg/4 h SC IV après titration	IV 3 min	2-3 h	Pas d'injection discontinue sauf titration ou PCA IVSE : expose au risque de sur ou sous dosage Préférer PCA
MORPHINE LI (PO)	Sulfate de morphine Sévrédol® Actiskénan®	cp 10, 20 mg gel 5, 10, 20, 30 mg	10 mg/4 h	1 h	4 h	
MORPHINE LP (PO)	Moscontin® Skénan®	cp 10, 30, 60, 100, 200 mg gel 10, 30, 60, 100, 200 mg	Dose initiale 20 à 60 mg/j	4 h	12 h	
HYDROMORPHONE LP (PO)	Sophidone®	gel 4, 8, 16, 24 mg		4 h	12 h	En 2e intention et si intolérance à la morphine. Pas de forme LI
FENTANYL (TD)	Durogésic® patch	12, 25, 50, 75, 100 µg/h	Dose initiale 25 µg/h	12 h	72 h	Utiliser après équilibration de la douleur par morphine orale

DCI (voie d'administration)	Spécialité®	Présentation	Posologie	Délai d'action	Durée d'action	Remarques
FENTANYL UR (PO)	Abstral®, Effentora®	100, 200, 300, 400, 600, 800 µg	Titration initiale	10 min	2 h	Réservé aux accès douloureux paroxystiques chez le patient cancéreux dont la douleur de fond est traitée par un équivalent morphine PO de 60 mg/j ou plus et stabilisée. (Accès Douleur Paroxystique) Max 4/j
FENTANYL UR (Voie nasale)	Instanyl®	50, 100, 200 µg/ prise nasale	Titration initiale	10 min	2 h	
CHLORYDRATE D'OXYCODONE LP (PO)	Oxycontin®	cp à 5, 10, 15, 20, 30, 40, 60, 80, 120 mg	Dose initiale 20 mg/j	4 h	12 h	
CHLORYDRATE D'OXYCODONE LI (PO)	Oxynorm®	gel à 5, 10, 20 mg	Dose initiale 5 mg/4 h	1 h	4 h	
CHLORYDRATE D'OXYCODONE (IV)	Oxynorm®	amp. de 1, 2 20 mL (10 mg/ mL) amp de 1 mL (50 mg/mL)	Après titration	3 min	4 h	Préférer PCA IVSE = expose au sous ou surdosage
NALBUPHINE (IV, IM et SC)	Nubain®	amp 20 mg	Adulte : 10 à 20 mg x 3 ou 4/j Enfant : 0,2 mg/ kg x 3-4/j	5 min	3 à 6 h	Effet plafond Agoniste partiel
BUPRÉNORPHINE (IV IM SC)	Temgésic®	amp 0,3 mg cp 0,2 mg sublingual	0,3 mg/6 à 8 h 1 à 2 cp/8 h	rapide	4 à 8 h	

ANTIHYPERALGÉSIQUES

	Gabapentine	Prégabaline	Kétamine	Lidocaïne
Mode d'action	Blocage des canaux calciques de la corne postérieure de la mœlle.	Liaison à la sous-unité alpha 2-delta 1 des canaux calciques et diminution de la libération de neurotransmetteurs	AntiNMDA.	Blocage des canaux sodiques voltage dépendants - faible dose : inhibition des systèmes glycinergiques, sérotoninergiques les canaux potassiques, - forte dose : inhibition des canaux calciques et des récepteurs NMDA
Intérêt	Aucune indication en préopératoire	Aucune indication en préopératoire	À dose infraanesthésique : anti-hyperalgésie, diminue la consommation de morphine, limite la chronicisation des douleurs postopératoires	Potentialise les effets des produits d'anesthésie Baisse de la consommation d'opioïdes Anti inflammatoire Relaxant sur l'arbre bronchique
Indications	Pas d'indication	Pas d'indication	Chirurgie lourde pronociceptive (arthroplasties, rachis, amputations). Patient sous opioïde au long cours Douleur aiguë aux urgences, en réanimation, en préhospitalier	Chirurgie majeure abdominopelvienne ou rachidienne en l'absence d'ALR concomitante. Chirurgie ambulatoire Douleurs viscérales extrêmes
Effets indésirables	Sédation, vertiges, troubles visuels, rares atteintes hépatiques (cytolyse ou cholestase rapportées).	Somnolence, vertiges, troubles visuels	Dysphorie Hépatotoxicité si administration répétée, prolongée ou forte dose	Troubles du rythme cardiaque (rares et sans retentissement hémodynamique aux doses proposées).
Contre indications	Allergie, allaitement, galactosémie congénitale, syndrome de malabsorption du glucose et du galactose ou de déficit en lactase.	Allergie, grossesse, allaitement	AVC Plaie globe oculaire	Allergie aux anesthésiques locaux (exceptionnelle). Troubles du rythme cardiaque. Insuffisance cardio-circulatoire sévère. Insuffisance hépatique sévère

	Gabapentine	Prégabaline	Kétamine	Lidocaïne
Utilisation			Peropératoire : - bolus 0,15 mg/kg - puis IVSE 0,125 à 0,25 mg/kg/h Postopératoire immédiat : si échec de titration de morphine (en association avec) : bolus de 0,10 à 0,15 mg/kg. En postopératoire ou chez le patient douloureux chronique si traitement antalgique inefficace : 1 mg/kg/j IVSE (± bolus initial). L'association morphine et kétamine dans la PCA est déconseillée. Aucun intérêt à l'augmentation des doses	Peropératoire : bolus de 1 à 3 mg/kg à l'induction puis 1 à 5 mg/kg/h IVSE pendant la durée de l'intervention. Hors chirurgie : 1,5 mg/kg/h IVSE pendant la durée de surveillance en SSPI, au maximum 24h, surveillance scopée ++ (SSPI ou USC).
Précautions	Ne jamais interrompre en préopératoire un traitement au long cours par gabapentinoïdes : risque de crises convulsives et de syndrome de sevrage.			Arrêter l'administration de lidocaïne IV 1 heure avant l'administration de tout agent anesthésique local, indépendamment de sa voie d'administration. Pas de perfusion en salle d'hospitalisation standard.
Mise au point pour le périopératoire	Si on considère la balance bénéfice/risque, les gabapentinoïdes n'ont pas leur place. Pas de preuve de l'intérêt d'associer les gabapentinoïdes à la kétamine.		Association kétamine-lidocaïne peropératoire : 800 mg de lidocaïne (soit 40 mL de lidocaïne à 20 mg/mL) et 100 mg de kétamine (10 mL de kétamine 10 mg/mL). - Induction : bolus de 1,5 mg/kg soit 0,1 mL/kg, soit 7 mL du mélange pour un patient de 70 kg - Entretien : 0,1 mL/kg/h jusqu'à la fin de l'intervention.	

CONSOMMATION DES SUBSTANCES PSYCHOACTIVES ET ANALGÉSIE

Drogue	Effets	Complications prénatales	Effets néonataux	Effets à long terme
Nicotine		• AS • TPT, RPM • Placenta prævia et décollement placentaire • RCIU, FPN	• Hausse du taux de mortalité périnatale • SMSN	• Asthme de l'enfance • Problèmes comportementaux • TDAH
Marijuana	Hallucinations, surdosage, fièvre, convulsions, instabilité émotionnelle, trouble du rythme	Effets hétéroclites	• Effets neurocomportementaux : baisse de la capacité de se calmer soi-même, hausse des tremblements légers et des sursauts, hausse des activités au jour le jour, modifications de la structure du sommeil	• Sommeil nocturne troublé • Problèmes comportementaux : inattention, impulsivité et hyperactivité, délinquance et problèmes d'externalisation • Symptômes auto signalés de dépression et d'anxiété
Héroïne	Somnolence, nausées, vomissements, troubles respiratoires, troubles cardiaques, coma	Travail prématuré • RCIU, FPN • Toxémie • Hémorragie antépartum et postpartum	Hausse du taux de mortalité périnatale	Hausse des problèmes d'inattention, d'hyperactivité et comportementaux • Difficultés en ce qui concerne les processus physiques, sociaux, d'autocorrection et d'apprentissage

Drogue	Effets	Complications prénatales	Effets néonataux	Effets à long terme
Cocaïne	Agitation, hyperactivité, fièvre, confusion, délire, convulsions, insuffisance rénale, infarctus, AVC, coma	• AS • RPM, TPT • RCIU • Décollement placentaire	Anomalies congénitales : malformations génito-urinaires • Hausse transitoire des symptômes affectant les systèmes nerveux central et autonome • Poids de naissance, longueur et périmètre tête moindres (proportionnel à la dose administrée)	Retards affectant l'expression orale du langage
Amphétamines	Agitation, hyperactivité, fièvre, confusion, délire, convulsions, insuffisance rénale, infarctus, AVC, coma	Hypertension maternelle • Décès fœtal (à quelque âge gestationnel que ce soit) • RCIU	Anomalies congénitales : système nerveux central, cardiovasculaires, fentes orales, membres • Effets neurocomportementaux : éveil moindre, hausse du stress et faible qualité du mouvement (relation dose/effet)	Problèmes comportementaux
Hallucinogènes (MDMA, LSD)	Désorientation, troubles sensoriels, panique, agitation, hallucinations, fièvre, sueurs, convulsions, troubles du rythme cardiaque		Anomalies congénitales : cardiovasculaires, anomalies ECP	

TDAH : trouble déficitaire de l'attention avec hyperactivité ; RCIU : retard de croissance intra-utérin ; FPN : faible poids de naissance ; LSD : diéthylamide de l'acide lysergique ; MDMA : 3,4 méthylène-dioxy-méthamphétamine ; ECP : ectasie canaliculaire précalicielle ; TPT : travail préterme ; RPM : rupture prématurée des membranes ; AS : avortement spontané ; SMSN : syndrome de mort subite du nourrisson

DOULEUR POSTOPÉRATOIRE CHEZ LE PATIENT CANCÉREUX SOUS OPIOÏDES AU LONG COURS

PRINCIPES

- Éviter le syndrome de sevrage et les recrudescences douloureuses.
- Évaluer et optimiser l'état douloureux préopératoire.
- Favoriser l'ALR et les anti hyperalgésiques (kétamine).
- Établir un protocole d'analgésie périopératoire dès la consultation d'anesthésie.
- Titration en SSPI toujours possible.
- **Retentissement de la chirurgie :**
  - **Geste curatif de la douleur (rare) : baisser la posologie habituelle de 50 %.**
  - **Geste non curatif de la douleur : exacerbation douloureuse (ex fracture sur métastase), prévoir des doses identiques ou augmentées.**

ÉVALUATION PRÉOPÉRATOIRE

- État douloureux préopératoire (douleur équilibrée ? ADP ? niveau d'anxiété (APAIS) ?).
- Noter la posologie habituelle quotidienne des opioïdes (doses LP, interdoses, prise de fentanyl ultrarapide).
- Éviter d'administrer les opioïdes par plusieurs voies : garder la voie PO ou convertir en IV si voie orale impossible.

PRÉMÉDICATION

- Ne pas interrompre le traitement.
- Donner le morphinique LP sans modifier la dose.
- Laisser le fentanyl transdermique en place.

PÉRIODE PEROPÉRATOIRE

Ne pas administrer des opioïdes par voie péridurale si administrés par voie systémique

- Lidocaïne et kétamine IVSE en peropératoire.

PÉRIODE POSTOPÉRATOIRE

Voie PO possible sans PCA

- Traitement de fond : 50-100 % PO (adapter si nécessaire).
- Interdoses PO : 1/6 à 1/10 de la dose quotidienne à disposition.

Voie PO possible avec PCA

- Traitement de fond PO : 50-100 %.
- PCA : bolus seuls. Dose bolus : équivalent morphine orale horaire/15 min.

ALR périphérique

- Traitement de fond : 50 -100 % si autre site douloureux.
- Interdoses : 1/6 à 1/10 de la dose quotidienne à disposition.
- Prévoir relais à la levée du bloc +++

ALR médullaire

- Traitement de fond : arrêt si morphine médullaire
- Prévoir relais à la levée du bloc +++.
- Reprise morphine 8 à 12 h après.

Voie PO impossible

- PCA débit continu (DC) + bolus (B).
  - DC : convertir le traitement de fond en IV (ex 80 mg PO -> 3 mg/h sur 24 h).
  - B : dose IV horaire /15 min (ex 3 mg/15 min).
- Kétamine 1 mg/h IVSE

DOULEUR POSTOPÉRATOIRE CHEZ LE PATIENT SOUS MÉTHADONE

- **Indication :** Traitement substitutif chez le toxicomane ou traitement de fond des douleurs cancéreuses non soulagées par opioïdes de palier 3, et/ou si effets indésirables excessifs. Instauration du traitement en milieu hospitalier par une équipe spécialisée et expérimentée dans l'utilisation du produit.
- **Présentation :** (ZORYON® cp 1, 5, 10, 25 mg ou méthadone APHP) comprimés, administration en traitement substitutif 1 fois/j, en antalgique 3 à 4 fois/j.
- **Caractéristiques :** opioïde fort. Agoniste des récepteurs μ, inhibe les récepteurs NMDA et la recapture de la noradrénaline. Effets indésirables et efficacité similaires aux autres opioïdes. Absorption digestive rapide, biodisponibilité 80 %. 1/2 vie : 16-60 h si administration répétée. Fortes variations interindividuelles. Métabolisme par le CYP450, métabolites inactifs (intérêt si insuffisance rénale). Lipophile : risque d'accumulation dans tissus adipeux et de relargage massif à distance (5 à 7 jours) : risque de détresse respiratoire et de sédation si augmentation trop rapide des doses.
- **Effets indésirables :** Allongement du QT. Risque augmenté si posologie > 80 mg/j, hypokaliémie, hypomagnésémie, ATCD bradycardie ou long QT, insuffisance hépatique, associations avec produits allongeant le QT (antidépresseurs IRS, laxatifs, diurétiques), diminution de la liaison aux protéines). Faire un ECG avant traitement et / 3 mois si traitement prolongé.
- **Surdosage** (compétition avec CYP450) si administration concomitante de : antidépresseurs IRS, antifongiques, BZD, oxycodone…
- **Prémédication :** dose habituelle de méthadone.
- **En peropératoire :** analgésie multimodale (favoriser l'ALR). Pas de kétamine, ni d'opioïdes faibles. Titration standard en SSPI.
  - — Administration PO possible : continuer la méthadone aux doses habituelles et associer la morphine PO / 4 h.
  - — Administration PO impossible : PCA morphine avec débit continu et bolus. Reprendre la méthadone dès que possible.
  - — Aide de l'Équipe douleur pour surveillance rapprochée.

Attention : équivalence non linéaire tableau indicatif
Méthadone vers morphine orale : ratio 2 Ex : 80 mg méthadone = 160 mg morphine orale soit 80 mg LP matin et soir + interdoses morphine 10 15 mg/4 h
Méthadone vers morphine IV : ratio 1 Ex : 80 mg méthadone = 80 mg morphine IV Soit 3 mg/h + bolus 3 mg/ 10 15 min

DOULEUR POSTOPÉRATOIRE CHEZ LE PATIENT SOUS BUPRÉNORPHINE

- **Indication** : Traitement substitutif chez le toxicomane ou de fond des douleurs cancéreuses non soulagées par opioïdes de palier 3 et/ou si effets indésirables excessifs. Instauration du traitement en milieu hospitalier par une équipe spécialisée et expérimentée dans l'utilisation du produit.
- **Présentation** : SUBUTEX® 0,4, 2, 4 et 8 mg (traitement substitutif), TEMGESIC® 0,2 mg (traitement antalgique). Voie sublinguale.
- **Caractéristiques** : dérivé de la thébaïne, agoniste μ partiel et antagoniste κ et δ, 30 fois plus puissante que la morphine, elle produit une analgésie efficace en occupant peu de récepteurs pour lesquels elle a une grande affinité : de faibles doses déplacent de façon compétitive les opioïdes d'où le risque d'un état de manque. Absorption rapide (8 min), 1/2 vie courte (2 à 5 h) mais en raison de la forte affinité pour les récepteurs, l'effet d'une prise dépasse 24 h. Son effet plafond limite les effets secondaires opioïdes : de fortes doses (> 20 mg) n'entraînent pas d'effet psychique ou de dépression respiratoire.
- **Effets indésirables** : peut inhiber les actions des opioïdes classiques, augmenter la douleur non contrôlée et provoquer des évènements indésirables sérieux.
- **Femme enceinte** : la buprénorphine est un traitement substitutif validé. Le risque majeur est le syndrome de sevrage néonatal dont la fréquence et l'intensité sont non corrélées à la dose (des jumeaux peuvent avoir des signes différents). Signes : détresse respiratoire, tonus augmenté, tremblements, crise convulsive, troubles alimentation, vomissements, diarrhée, sudation... Surveillance prolongée nécessaire. L'allaitement est possible.

<table>
<tr><th>Délai chirurgie</th><th>Douleur postopératoire légère</th><th>Douleur postopératoire modérée à sévère</th><th>Stratégie analgésique</th></tr>
<tr><td>Programmée</td><td rowspan="2">Maintien de la buprénorphine à la même posologie (fractionner si dose unique)
Pas d'opioïde systématique</td><td>• Arrêter la buprénorphine avant chirurgie :
0-4 mg/j : stop 24 h
> 4-8 mg/j : stop 48 h
> 8-12 mg/j : stop 72 h
> 12 mg/j : contacter addictologie
• Remplacer par opioïde fort LI (titration)
• Planifier la reprise</td><td rowspan="2">Contacter l'addictologie ou le centre qui a instauré le traitement
Analgésie multimodale
Favoriser l'ALR
Les besoins en opioïdes peuvent être élevés en raison d'un état de tolérance.</td></tr>
<tr><td>Urgente</td><td>• Arrêter la buprénorphine avant la chirurgie
• PCA mode B (éviter DC)
• Surveillance continue
• Planifier la reprise</td></tr>
</table>

Opioïde	Voie d'administration	Délai d'action	Pic plasmatique	Durée effet
Méthadone	PO	1-2 h	3-4 h	22-72 h
Buprénorphine	Sublinguale	45-60'	90'	20-25 h

DOULEUR CANCÉREUSE ET OPIOÏDES : DOULEUR DE FOND ET EXACERBATION

Douleur de fond : formes LP

- Skenan LP® (> 6 mois - gélule) prise/12 h.
- Moscontin LP® (> 6 ans - cp) prise/12 h.
- Kapanol (adulte - gélule) prise/24 h.
- Oxycontin LP® (cp) prise/12 h.
- Chlorhydrate d'hydromorphone : Sophidone LP® (gélule) (si résistance ou intolérance à la morphine (> 7ans)) prise/12 h.
- Douleurs de fond stables : Durogésic® (dispositif transdermique) prise /72 h.

Interdoses : formes LI (délai d'action 30-40 min)

Déplacements, soins, évolution de la maladie, échappement thérapeutique, douleurs de fin de dose et/ou un mauvais contrôle de la douleur de fond.

La prescription doit être systématique et associée à la prescription de LP : ceci permet au patient d'équilibrer sa douleur selon ses variations.

Posologie : 1/6 ou 1/10 de la dose quotidienne par 4 h.

- Actiskenan® (> 6 mois - gélule).
- Sevredol® (> 6 ans - cp).
- Oramorph®.
- Morphine Comprimé Orodispersible 1 ; 2,5 et 5 mg.
- Oxycodone : Oxynorm®.

Accès douloureux paroxystique (ADP) : Morphinique Ultra Rapide (MUR) : citrate de fentanyl (délai d'action 5-15 min, durée : environ 2 h)

- Définition : exacerbation douloureuse transitoire et de courte durée, survenant sur une douleur de fond contrôlée par une dose quotidienne de 60 mg ou plus de morphine ou autre opioïde fort en dose équivalente.
- Caractéristiques : intensité maximale en 3 min, durée 30 min, intensité forte à insoutenable.
- Le plus souvent provoqué par excès de nociception.
- Faire un diagnostic différentiel avec l'exacerbation de la douleur (délai, durée).
- Si > 4 ADP/jour pendant plusieurs jours consécutifs : adapter le traitement de fond.
- Ne pas utiliser les formes LI ou le citrate de fentanyl si PCA IV en cours.
- Spécialités : Abstral®, Effentora®, Instanyl®, Pecfent®, Recivit®, (titration nécessaire).
- Modalités de titration :
  - 1. Commencer par la dose la plus faible.
  - 2. Si douleur insuffisamment soulagée : réadministration d'une dose identique (10 mn après pour la voie nasale dans l'autre narine ou 15 mn après pour la voie buccale).
  - 3. Si dose efficace : utilisation par la suite de cette dose.
  - Si absence de soulagement : attendre 4 h avant de traiter un nouvel ADP.
  - 4. Posologies non interchangeables entre les différentes formes de MUR. Si changement, redémarrer par la dose la plus faible.

Ne pas chevaucher les formes LI avec le citrate de fentanyl

La mise en route d'un traitement par opioïde chez un patient souffrant d'une douleur cancéreuse est faite idéalement par un médecin algologue, si pas possible dans un délai court, prendre contact avec le centre référence dès que possible pour le suivi.

Exemple de mise en route :

- Douleur rebelle non soulagée par les antalgiques de palier 1 et 2 ou intense d'emblée.
- Réévaluer /24 h avant stabilisation.
- Diminuer les posologies de 50 % chez le sujet âgé.

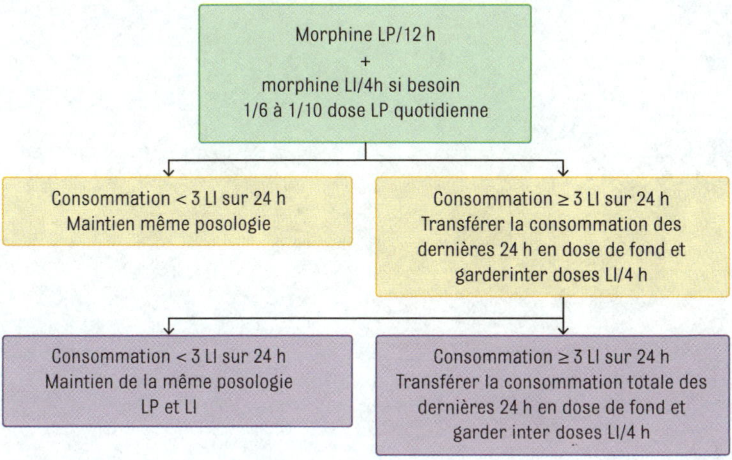

Exemple :

- **J0 :** morphine 30 mg LP x 2 + morphine 10 mg LI /4 h si besoin.
Après 24 h : utilisation de 4 x morphine 10 mg LI = consommation totale (60 mg + 40 mg).
- **J1 :** morphine 50 mg LP x 2 + morphine 10 mg LI /4 h si besoin.
Après 24 h : utilisation de 4 x morphine 10 mg LI = consommation totale (100 mg + 40 mg)
- **J2 :** morphine 70 mg LP x 2 + morphine 10 mg ou 15 mg LI /4 h si besoin.
Après 24 h : utilisation de 2 x morphine 10 mg LI = consommation totale (120 mg + 40 mg), mais utilisation de moins de 4 x LI = douleur considérée stable => maintien de la même posologie.

PÉDIATRIE

SCANNEZ-MOI et accédez aux vidéos

PRÉPARATION PRÉOPÉRATOIRE

TERRAIN, VOIES D'ABORD

ANESTHÉSIE GÉNÉRALE

SITUATIONS PATHOLOGIQUES EN PÉDATRIE

CONSULTATION D'ANESTHÉSIE AVEC LES PARENTS

L'enfant doit être accompagné par son père et/ou sa mère. Ce sont les seuls, avec l'enfant, à pouvoir recevoir l'information claire, loyale et appropriée sur l'anesthésie et ses risques.

INTERROGATOIRE DU OU DES PARENTS ET LECTURE DU CARNET DE SANTÉ

Antécédents médicaux et chirurgicaux de l'enfant, allergie, asthme d'effort, recherche d'un syndrome hémorragique (cf. *Bilan préopératoire*), infection ORL récente ou en cours, tabagisme passif (> 5 cigarettes/j), antécédents familiaux (atopie, asthme, myopathie, coagulopathie).

EXAMEN DE L'ENFANT (INTERLOCUTEUR PRIVILÉGIÉ)

- Poids, taille.
- Examen standard.
- Examen ORL : enfant enrhumé +++ difficultés d'intubation (syndrome dysmorphique), identification des dents mobiles.
- Repérage des abords veineux, noter le côté du pouce « sucé ».

CONTRE INDICATIONS TEMPORAIRES À L'ANESTHÉSIE

(cf. *Enfant enrhumé*)

LES EXAMENS SELON LA CHIRURGIE

(cf. *Bilan préopératoire*)

HÔPITAL DE JOUR (HDJ)

- Critères autorisant l'HDJ : âge > 3 mois, présence de 2 adultes nécessaire (dont 1 parent) lors du retour en voiture pour les enfants < 10 ans. La durée de trajet hôpital-domicile n'est plus un critère d'exclusion, à condition d'avoir un accès facile aux soins à proximité du domicile.
- Information adaptée, personnalisée et compréhensible pour les parents mais également pour l'enfant : consignes de jeûne, consignes sur l'analgésie postopératoire et la reprise de l'alimentation.
- Consigner par écrit les recommandations faites.
- L'HDJ est contre indiqué chez l'ancien prématuré d'âge corrigé < 60 semaines.

INFORMATIONS ET CONSENTEMENT CONSIGNÉS SUR LE DOSSIER

- Technique d'anesthésie notamment ALR, monitorage invasif.
- Transfusion,
- Analgésie postopératoire.
- Remettre un texte d'information (document ADARPEF).
- L'autorisation d'opérer doit être signée par les 2 parents, conformément à la loi du 4 mars 2002 sur l'autorité parentale, qu'ils soient en couple ou séparés. En cas de parents séparés, il ne faut pas confondre « droit de garde » et « autorité parentale ». La déchéance des droits parentaux procède soit de l'absence de reconnaissance pendant la première année de vie soit d'une décision de justice.

« PRESCRIRE » LE JEÛNE, LA PRÉMÉDICATION

Le jeûne préopératoire

Liquides clairs* 3 mL/kg	1 h
Liquides clairs* 10 mL/kg (max 250 mL)	2 h
Lait de femme	4 h
Lait maternisé (enfant < 3 mois)	4 h
Lait maternisé (enfant > 3 mois)	6 h
Aliments solides**	6 h

* L'eau, le jus de pomme sans pulpe et le thé sont des liquides clairs.

** Le lait et les jus de fruits avec pulpe sont des solides.

Dans le cadre de l'urgence, on compte 6 h de jeûne à partir de l'heure du traumatisme.

La pommade EMLA®

(cf. *Utilisation de l'EMLA®*)

La prémédication

- Objectif : réduction de l'anxiété de séparation et des troubles du comportement postopératoires, compliance lors de l'induction.
- Inutile avant 6 mois.
  - Elle n'est plus systématique depuis l'avènement des techniques de distraction ; à discuter au cas par cas.
- Les benzodiazépines seront évitées en cas d'obstruction des voies aériennes supérieures ou de myopathie.
- La voie intramusculaire est proscrite.

Midazolam

- Utiliser la forme injectable 1 amp = 5 mL = 5 mg, 30 min avant l'induction.
- Voie orale : 0,3-0,5 mg/kg dans une cuillerée d'eau sucrée,
- Ne pas dépasser une dose totale de 10 mg
- Cette molécule a une ½ vie courte (< 2 h).
- Propriétés : anxiolyse, sédation, amnésie, myorelaxante, anticonvulsivante.
- L'amnésie antérograde pourrait augmenter l'anxiété postopératoire et favoriser la survenue de troubles du comportement postopératoires.

Clonidine

- Utiliser la forme injectable 1 amp = 1 mL = 150 µg.
- Voie orale : 4 µg/kg dans une cuillerée d'eau sucrée, 60 à 90 minutes avant l'induction.
- Elle peut être injectée en IVL, en peropératoire, à la posologie de 2 µg/kg, pour prévenir l'agitation postopératoire.
- Elle diminue les CAM des halogénés de 30 à 40 %. Elle n'a pas d'effet dépresseur respiratoire (amygdales obstructives++).

Hydroxyzine

- Aucune efficacité démontrée.

Distraction

- Objectif : détourner l'attention du soin vers une perception extérieure plus agréable : focalisation.
- Mélange des stimulations sensorielles : visuelles, auditives, kinesthésiques.
- Méthodes : jeux, tablettes, bulles de savon, marionnettes, clowns...

Présence parentale à l'induction

- Le bénéfice de la présence parentale à l'induction pour réduire l'anxiété de l'enfant reste à démontrer. Il est dépendant de nombreux paramètres, comme le profil psychologique des parents et de l'enfant ; ainsi un bénéfice n'est retrouvé que pour des enfants anxieux accompagnés de parents calmes. Si les parents sont présents à l'induction, leur participation doit être préparée et encadrée.

BILAN PRÉOPÉRATOIRE

Il est prescrit à la fin de la consultation d'anesthésie après interrogatoire des parents et examen clinique de l'enfant.

BILAN D'HÉMOSTASE

- Avant l'âge de la marche ou en cas de chirurgie hémorragique, le bilan d'hémostase et la numération plaquettaire sont systématiques.
- Après l'acquisition de la marche, le bilan d'hémostase n'est prescrit qu'en cas d'anomalie détectée à l'interrogatoire et/ou à l'examen clinique.

Évaluation de la qualité de l'hémostase chez l'enfant

- **ATCD familiaux de pathologie de la coagulation (prononcer les mots « maladie de Willebrand », « hémophilie »)**
- **ATCD personnels**
  - De pathologie hépatique ou hématologique associée à des anomalies de l'hémostase (insuffisance hépatique, hémopathie...)
  - De chirurgie (en particulier amygdalectomie) avec complications (hématome de paroi, saignement anormal, reprise chirurgicale ...)
  - De syndrome de Noonan
  - De céphalhématome ou bosse séro-sanguine si voie basse à la naissance
  - De saignement à la chute du cordon ombilical
  - D'hématome significatif lors du test de Guthrie au talon
  - De saignement lors de la chute des dents de lait
  - D'épistaxis (> 5/an ou durant plus de 10 minutes ou nécessité d'une consultation ORL)
  - De gingivorragies
  - D'hémarthrose
  - D'hématomes spontanés
  - D'hématomes et/ou ecchymoses disproportionnés par rapport au traumatisme
  - De saignements prolongés lors de plaies superficielles
- **Prise de traitements susceptibles de modifier la coagulation (anticoagulants, antiagrégants, AINS ...)**
- Une réponse affirmative à l'une des questions ou la présence d'un de ces signes cliniques invitent à demander une exploration biologique de l'hémostase en concertation avec un médecin hémobiologiste : TCA, temps de Quick ± cofacteurs, numération plaquettaire, bilan de Willebrand, PFA.
- Quel que soit le type d'ALR envisagé, il ne faut pas pratiquer de bilan systématique lorsque la marche est acquise et l'étape clinique totalement négative (anamnèse et examen clinique).

AUTRES EXAMENS

Les autres examens (ionogramme sanguin, fonction rénale, groupe sanguin, échographie cardiaque) ne sont demandés qu'en présence d'une pathologie pré-existante ou d'une intervention le justifiant.

ANTIBIOTHÉRAPIE CURATIVE CHEZ L'ENFANT

ANTIBIOTHÉRAPIE CHEZ L'ENFANT : POSOLOGIES

Antibiotiques	Posologies	Nombres de prises
Phénoxyméthylpénicilline (PO)	50 à 100000 UI/kg/j	2 à 3 prises
Benzylpénicilline (IV)	50 à 100000 UI/kg/j	3 ou 4 prises
Amoxicilline	100 mg/kg/j	3 à 6 prises
Amoxicilline + acide clavulanique	100 mg/kg/j	3 à 4 prises
Pipéracilline + tazobactam	300 mg/kg/j	3 prises
Ticarcilline + acide clavulanique	225 mg/kg/j	3 prises
Céfotaxime	100 à 150 mg/kg/j	3 à 4 prises
Céftriaxone	50 mg/kg/j	1 prise
Céfazoline	25-50 mg/kg/j	3 prises
Imipénem	60 à 100 mg/kg/j	3 à 4 prises
Vancomycine	45 à 60 mg/kg/j	3 à 4 prises
Ciprofloxacine	20 mg/kg/j	2 prises
Lévofloxacine	20 mg/kg/j	1 à 2 prises
Ornidazole	30 mg/kg/j	1 prise
Métronidazole	30 mg/kg/j	3 prises
Gentamicine	8 mg/kg/j	1 prise
Amikacine	20-30 mg/kg/j	1 prise
Linézolide	20-30 mg/kg/j	2 à 3 prises
Clindamycine	15 à 40 mg/kg/j	3 prises

Ne jamais dépasser les posologies de l'adulte

Les posologies d'amoxiciline, de céfotaxime et de céftriaxone doivent être doublées en cas d'atteinte méningée.

AMINOSIDES

- Posologie fonction de la gravité du tableau clinique, du terrain et du germe.
- Administrer les posologies maximales en cas de sepsis sévère, choc septique, œdèmes ± hypoalbuminémie pour éviter le sous dosage.
- Durée de traitement habituelle 48-72 h. Si traitement ≤ 3 jours, pas de dosage si aucune modification pharmacocinétique n'est attendue.
- Dosage du pic plasmatique (C max, évaluant l'efficacité) 30 min après la fin de la perfusion surtout si modifications pharmacocinétiques probables.
- Dosage concentration résiduelle (C min, prédictive de la toxicité) uniquement si traitement > 5 jours (dosage après 48h de traitement) ou insuffisance rénale.
- Intervalle d'administration des aminosides chez le nouveau né et le prématuré.

Age post conceptionnel	> 37 SA	34 à 36 SA	30 à 33 SA	< 30 SA
Gentamicine	24 h	24 - 36 h	36 h	48 h
Amikacine	24 - 36 h	36 h	48 h	60 h

ANTIBIOTHÉRAPIE SELON INFECTION

Péritonite communautaire

	Produits	Posologies	Durée
Localisée	Amox + clav	50 mg/kg préop (réinj perop 25 mg/kg/4 h) puis 35 mg/kg/8 h max 100 mg/kg/j	3 j[1]
Généralisée	Amox + clav	50 mg/kg préop (réinj perop 25 mg/kg/4 h) puis 35 mg/kg/8 h max 100 mg/kg/j	4-5 j[1]
	+ Genta	8 mg/kg/j IVL 30 min en une injection	2 j
Allergie β-lactamines	Lévofloxacine[2]	10 mg/kg/12 h IVL 30 min (max 500 mg x2/j)	3 ou 4-5 j[1]
	+ Ornidazole	30 mg/kg/j IVL 30 min (max 1g/j)	3 ou 4-5 j[1]
Choc	Pipé + tazo	100 mg/kg/ 8h IVL 4h (max 4 g x 3/j)	8 j
	+ Amikacine	30 mg/kg/j IVL 30 min en une injection	2 j

Péritonite nosocomiale

	Produits	Posologies	Durée
Standard	Pipé + tazo	100 mg/kg/ 8h IVL 4h (max 4 g x 3/j)	8 j
	+ Amikacine	30 mg/kg/j IVL 30 min en une injection	2 j
Allergie β-lactamines	Ciprofloxacine [2]	10 mg/kg/12 h IVL 30 min (max 1200 mg/j)	8 j
	+ Amikacine	30 mg/kg/j IVL 30 min en une injection	2 j
	+ Ornidazole	30 mg/kg/j IVL 30 min (max 1g/j)	8 j
Choc	Imipénem	25 mg/kg/6h IVL 30 min (max 1 g x 4/j)	8 j
	+ Amikacine	30 mg/kg/j IVL 30 min en une injection	2 j

Appendicite

	Produits	Posologies	Durée
Opérée Non perforée	Amox + clav	50 mg/kg préop puis 35 mg/kg/8 h (max 100 mg/kg/j)	≤ 1 j
Perforation	Appliquer protocole péritonite		
Allergie β-lactamines	Lévofloxacine [2]	10 mg/kg/12 h IVL 30 min (max 500 mg x 2/j)	≤ 1 j
	+ Ornidazole	30 mg/kg/j IVL 30 min (max 1g/j)	≤ 1 j

Plastron appendiculaire

	Produits	Posologies	Durée
Standard	Céfotaxime	35 mg/kg/8 h IVL 30 min (max 100 mg/kg/j)	7 j
	+ Ornidazole	30 mg/kg/j IVL 30 min (max 1g/j)	7 j
Allergie β-lactamines	Lévofloxacine [2]	10 mg/kg/12 h IVL 30 min (max 500 mg x 2/j)	7 j
	+ Ornidazole	30 mg/kg/j IVL 30 min (max 1g/j)	7 j

Collection postopératoire

	Produits	Posologies	Durée
Standard	Pipé + tazo	100 mg/kg/ 8h IVL 4h (max 4 g x 3/j)	10 j
	+ Amikacine	30 mg/kg/j IVL 30 min en une injection	2 j
Allergie β-lactamines	Ciprofloxacine (2)	10 mg/kg/12 h IVL 30 min (max 1200 mg/j)	10 j
	+ Amikacine	30 mg/kg/j IVL 30 min en une injection	2 j
	+ Ornidazole	30 mg/kg/j IVL 30 min (max 1g/j)	10 j

Ne jamais dépasser les posologies de l'adulte

1. Allonger la durée à 8 jours si bactériémie

2. Hors AMM

PARTICULARITÉS PHYSIOLOGIQUES ET ANATOMIQUES DE L'ENFANT

FONCTION RESPIRATOIRE

Physiologie respiratoire

- Compliance pulmonaire réduite associée à une compliance thoracique élevée chez le nouveau né et le nourrisson :
  - Risque de collapsus inspiratoire des voies aériennes en VS.
  - Volume de fermeture élevé.
  - Auto PEP 2-3 cmH_2O (frein glottique) chez le nourrisson et le petit enfant pour maintenir la CRF.
  - PEP à 4-5 cmH_2O à introduire dès le début de l'induction inhalatoire.
- Pressions d'insufflation élevées chez le prématuré, le nouveau né et le nourrisson (petit diamètre des voies aériennes).
- Espace mort ~1/3 du Vt (2-3 mL/kg quel que soit l'âge) = réduire l'espace mort lié au masque, filtre et circuit de ventilation.
- Ventilation alvéolaire (VA) élevée chez le nourrisson et le jeune enfant (besoins en oxygène accrus, besoins métaboliques importants) avec une augmentation de la FR inversement proportionnelle à l'âge et stabilité du Vt à 7-8 mL/kg quel que soit l'âge (VA = 120-130 mL/kg/min chez le nouveau né et le nourrisson vs 60 mL/kg/min chez l'adulte).
- CRF réduite = réserves en O_2 faibles, VA/CRF = 5 chez le nourrisson (vs 1,4 chez l'adulte).
- Travail respiratoire augmenté = fatigabilité importante. Assistance ventilatoire impérative chez le nouveau né et le nourrisson intubé.
- Respiration nasale préférentielle jusqu'à l'âge de 2-3 mois (sonde orogastrique < 3 mois).

Particularités anatomiques des voies aériennes

- Larynx en position haute chez le nouveau né et le nourrisson, épiglotte longue et flaccide : utilisation préférentielle d'une lame droite pour l'intubation.
- La langue occupe les 2/3 du volume de la bouche jusqu'à l'âge de 2 ans : participe aux difficultés d'exposition.
- Forme conique du larynx avec rétrécissement sous glottique chez le jeune enfant : risque de sténose traumatique, attention au choix de la taille de la sonde (cf. *Gestion des voies aériennes*), monitorage des pressions du ballonnet.
- Trachée courte (4-5 cm) chez le nouveau né et jeune nourrisson : risque d'intubation sélective ou d'extubation accidentelle.

FONCTION CARDIOVASCULAIRE

- Masse myocardique faible à la naissance.
- Immaturité des fonctions systoliques et diastoliques durant les 3 premiers mois de vie = sensibilité aux variations de charge.
- Débit cardiaque dépendant de la fréquence cardiaque durant les premiers mois de vie.
- Répartition préférentielle de la volémie dans le territoire cave supérieur chez le jeune enfant : bonne tolérance des anesthésies rachidiennes.
- Hypertrophie du secteur extracellulaire durant la première année de vie : mauvaise tolérance de la déshydratation.

FONCTION RÉNALE

- Tubulopathie physiologique jusqu'à l'âge de 4-5 mois = réduction du pouvoir de concentration des urines, fuites sodées chez le prématuré, seuil d'élimination des bicarbonates abaissé.

- Fonction glomérulaire mature vers 1 an. Clairance de la créatinine ~ 20 mL/min/1,73 m^2 chez le nouveau né (triple à la fin du 1er mois de vie).
- Diurèse normale : 1 mL/kg/h, polyurie > 5 mL/kg/h.

PHYSIOLOGIE CÉRÉBRALE

- Compliance cérébrale réduite chez le jeune enfant (déplacement de la courbe de compliance à gauche).
- Plage d'autorégulation du débit sanguin cérébral étroite chez le nouveau né et le nourrisson de moins de 6 mois+++.
- Grande sensibilité de l'enfant à l'encéphalopathie hyponatrémique (proscrire les solutés très hypotoniques, contrôler les débits des perfusions+++).

NORMES PHYSIOLOGIQUES

Âge	< 1 mois	< 2 ans	< 10 ans	> 10 ans
FR max (cycles/min)	40	30	20	20
FC max (bpm)	160	130	120	110
PAS mini (mmHg)	65	70	80	90
PAM mini (mmHg)	45	50	60	65-70
PAD mini (mmHg)	35	40	50	55
Masse sanguine (mL/kg)	85-90	80	70-75	70-75

BIOLOGIE DE L'ENFANT

- Le nouveau né a une hypoprotidémie (hypoalbuminémie), ce qui entraîne une augmentation de la fraction libre des médicaments fortement liés aux protéines sériques (anesthésiques locaux+++)
- Sa réserve glucidique est basse (d'où la nécessité d'une durée de jeûne courte).
- Il existe une tendance à l'hypocalcémie chez le nouveau né due à une fonction parathyroïdienne immature et à des stocks en vitamine D faibles.

Sur le plan hématologique

- Tous les facteurs vitamino-K dépendants sont abaissés à la naissance (IX, X, VII, II, prot C). Ceci est dû à l'immaturité des synthèses hépatiques et à un déficit en vitamine K. Les enfants nourris au sein ont un déficit en vitamine K (le lait maternel ne contenant pas de vitamine K). Le TCA peut être considéré comme normal si le rapport malade/témoin est inférieur à 1,2.
- Il existe 2 pics de risque thrombotique chez l'enfant, l'un à la naissance (déficit en AT-III, protéines C et S), l'autre à la puberté. Ces risques sont augmentés lors des infections et en cas de cathétérisme veineux central.
- Prédominance de l'hémoglobine fœtale à la naissance avec P50 basse et déviation à gauche de la courbe de dissociation de l'hémoglobine, compensée par une polyglobulie physiologique (Hb 16 à 21 g/dL), puis hémoglobine A majoritaire à partir de l'âge de 3 mois avec anémie physiologique modérée.
- Formule lymphocytaire entre l'âge de 1 mois et 6 ans.

ANESTHÉSIE CHEZ L'ANCIEN PRÉMATURÉ AVANT 60 SEMAINES D'ÂGE CORRIGÉ

- La prématurité se définit comme une naissance à un terme < 37 SA.
- L'âge post conceptionnel (APC) = terme + nombre de semaines de vie extra-utérine.
- Cette population d'enfants est exposée à un risque de morbidité respiratoire plus importante.
- La majorité des indications opératoires concernent la cure de hernie inguinale.

APNÉES

- FDR de survenue d'apnées après AG :
  - Jeune âge gestationnel (risque inversement proportionnel à l'âge gestationnel).
  - Anémie < 10 g/dL.
  - Survenue d'apnées dans la période préopératoire récente.
  - Bronchodysplasie pulmonaire.
  - Complications neurologiques centrales secondaires à la prématurité.
- Stratégie anesthésique :
  - Privilégier les techniques d'anesthésie locorégionale pure (sans prémédication et sans anesthésie générale de complément) comme la rachianesthésie pour la chirurgie sous ombilicale.
  - Durée de surveillance prolongée en SSPI après AG, dépendante de l'APC :
  - APC < 45 semaines ou présence de FDR = > surveillance 12 heures.
  - 45 semaines < APC < 60 semaines = > surveillance 6 heures.
- En cas de survenue d'apnée(s) :
  - Administration de 20 mg/kg de citrate de caféine IVL sur 30 min (1 amp = 2 mL = 50 mg de citrate de caféine soit 25 mg de caféine).
  - Si persistance d'apnée après l'administration de caféine, envisager un support ventilatoire par oxygénothérapie à haut débit ou par une CPAP nasale.
- Administration préventive possible si APC < 45 semaines.

NB : En l'absence d'urgence chirurgicale, il est raisonnable d'attendre le terme corrigé de 45 semaines ainsi que le sevrage de l'oxygénothérapie avant de procéder à une cure chirurgicale de hernie inguinale car dans cette population d'enfant le risque d'étranglement herniaire reste faible (collet large). Après le terme corrigé de 45 semaines, le risque respiratoire diminue beaucoup. Cependant, cette attitude reste une décision concertée avec le chirurgien.

DYSPLASIE BRONCHO-PULMONAIRE

Définition : oxygéno-dépendance persistante à 36 semaines d'âge corrigé ou au 28e jour de vie.

En cas d'AG, il faut privilégier l'ALR aux morphiniques intraveineux pour extuber plus précocement les nourrissons.

En l'absence d'urgence chirurgicale , attendre le sevrage de l'oxygène.

AMBULATOIRE

Pas d'ambulatoire avant le terme corrigé de 60 semaines d'APC

ANESTHÉSIE D'UN ENFANT DRÉPANOCYTAIRE HOMOZYGOTE

ÉVALUATION PRÉANESTHÉSIQUE

- La drépanocytose se caractérise par une anomalie de la polymérisation de l'hémoglobine et surtout par une vascularite chronique responsable d'une atteinte polyviscérale (rein, poumon, foie, cerveau) à évaluer en préopératoire.
- La prise en charge transfusionnelle préopératoire sera adaptée à chaque patient et dépendra de 3 paramètres :
- **Le risque patient** : les antécédents de syndrome thoracique aigu (STA), d'AVC ou d'anomalies du Doppler transcrânien, la notion de défaillances viscérales secondaires à la maladie drépanocytaire (cardiaque, respiratoire ou rénale).
- **Le risque lié à l'acte chirurgical** : type d'intervention, durée de la chirurgie, retentissement respiratoire ou hémodynamique.
- **Les possibilités transfusionnelles** : ATCD d'allo-immunisation, d'hémolyse post-transfusionnelle.

BILAN PRÉOPÉRATOIRE

- NFS, groupe sanguin, RAI, ionogramme sanguin, fonction rénale, LDH, BHC
- Électrophorèse de l'hémoglobine avec taux d'hémoglobine S.
- Un doppler transcrânien annuel à la recherche d'une vasculopathie cérébrale est préconisé à partir de l'âge de 2 ans et jusqu'à l'âge de 16 ans.
- Échographie cardiaque annuelle, à partir de 6 ans, à la recherche d'une dysfonction cardiaque gauche, d'une HTAP.
- EFR en fonction de l'histoire clinique.
- Recherche systématique de foyers infectieux avant la mise en place de matériel prothétique (foyer ORL ou dentaire, lithiase vésiculaire, ECBU).
- AngioIRM cérébrale en cas de chirurgie nécessitant un traitement anticoagulant ou antiplaquettaire.

PRISE EN CHARGE TRANSFUSIONNELLE

Discussion au cas par cas (cf. tableau)

- Elle sera faite en concertation avec l'hématologue pour les chirurgies à risque moyen et élevé. L'objectif est d'abaisser la concentration d'HbS entre 30 % et 50 %, afin de diminuer les risques de complications périopératoires. En fonction du taux d'hémoglobine préopératoire, une simple transfusion ou un échange transfusionnel seront réalisés avant l'intervention. Elle doit prendre en compte les antécédents d'allo-immunisation et d'hémolyse post transfusionnelle.
- Transfuser des concentrés globulaires phénotypés afin de diminuer le risque d'allo-immunisation.
- Un échange transfusionnel (EST) est efficace pendant 3 à 5 semaines et doit être réalisé idéalement dans les 8 jours précédant la chirurgie.

PRISE EN CHARGE ANESTHÉSIQUE

- L'installation doit être rigoureuse en évitant les zones de compression, source de stase sanguine.
- Prévention de l'hypoxémie : FiO_2 50 %.
- Prévention de l'hypothermie.
- Prévention de l'hypovolémie : perfuser l'enfant dès la mise à jeun et jusqu'à réalimentation pour prévenir la déshydratation qui favorise la falciformation et l'hyperviscosité.
- Intérêt de l'anesthésie locorégionale pour l'analgésie postopératoire.
- Postopératoire : hydratation et oxygénation seront poursuivies pendant 48 h.
- VNI et/ou oxygénothérapie à haut débit postopératoire en alternance après chirurgie abdominale. Systématique en l'absence préparation hématologique préopératoire.
- Chirurgie ambulatoire possible si risque chirurgical faible.

Antibioprophylaxie

- Considérer le drépanocytaire comme un asplénique.
- En préopératoire : poursuivre l'administration de l'oracilline (prévention systématique de l'infection à pneumocoque chez l'enfant).
- En peropératoire : antibioprophylaxie selon protocole local (cf. *Antibiothérapie et Antibioprophylaxie*).
- En postopératoire : amoxicilline IV 100 mg/kg/j et relais par oracilline dès reprise alimentaire.

Prise en charge transfusionnelle selon les ATCD et le type d'intervention

Pas de transfusion ni d'EST	EST si Hb > 8 g/dL ou transfusion si Hb < 8 g/dL	EST avec HbS < 30 %
• Petite chirurgie : circoncision, adénectomie, adénoïdectomie, ATT, petite chirurgie cutanée… • Chirurgie de la région inguinale, hernie ombilicale • Cholécystectomie sans ATCD de STA avec Hb ≥ 8 g/dL • Chirurgie orthopédique sans ATCD de STA chez le drépanocytaire SC • Ponctions-réinjections de la tête fémorale (kyphoplastie)	• Cholécystectomie avec ATCD de STA • Laparotomie • Splénectomie • Chirurgie orthopédique • Amygdalectomie • Artériographie cérébrale ou coronarographie • Chirurgie en urgence • ITG • IVG si plus de une hospitalisation par an pour CVO • Chirurgie ophtalmologique sous AG	• Chirurgie thoracique • Chirurgie avec garrot • Neurochirurgie • Chirurgie sous CEC • Transplantation • Angioplastie par voie endo vasculaire

ACCÈS VEINEUX CENTRAL

INDICATIONS

Nutrition parentérale, utilisation d'inotropes, antibiothérapie prolongée, médicaments veinotoxiques, traitements substitutifs.

QUELS CATHÉTERS ?

	Nouveau né	5-10 kg	> 10 kg
KTC double voie	3-4 F, 6 cm	4 F, 8 cm	5 F, 13 cm ; 8 F, 20 cm pour poids > 30 kg
Cathéter à manchon	2,7 F	4,2 F	4,2 F entre 10-20 kg ; 6,5 F pour poids > 20 kg
PICC Line	KTEC	3 F	4 F entre 10-30 kg ; 5 F pour poids > 30 kg

NB : le choix de la taille du PICCLine dépend en premier lieu de la taille du vaisseau dans lequel il doit être inséré.

- Une durée prolongée de cathétérisme veineux central doit conduire à la mise en place d'un cathéter tunnelisé. L'indication d'un cathéter à manchon est retenue pour des durées de cathétérisme > à 3-4 semaines.
- L'ablation d'un cathéter à manchon nécessite une AG
- Le cathéter épicutanéo-cave (KTEC) est le choix de première intention chez le nouveau né et le prématuré.
- Le cathéter veineux ombilical est le choix de première intention en salle de naissance.

MISE EN PLACE

- Sous anesthésie générale.
- L'extrémité distale du cathéter est positionnée à la jonction OD-VCS.
- La ponction se fait par voie échoguidée, en respectant une asepsie chirurgicale rigoureuse.
- Un billot sous les épaules pour l'abord cave-supérieur.

La radiographie de contrôle doit être faite avant la fixation du cathéter et après ablation du billot.

Veine jugulaire interne (en général droite)

- Billot transversal sous les épaules.
- Tête légèrement tournée à gauche ou dans l'axe, en hyperextension. La rotation de la tête peut modifier les rapports anatomiques entre la veine jugulaire interne (VJI) et la carotide. L'installation est guidée par le repérage échographique.
- Aucun bénéfice de la position de Trendelenbourg pour l'enfant de moins de 1 an.
- Chez le jeune enfant, la VJI est proche : < 2 cm du plan cutané, voire < 1 cm chez le jeune nourrisson.
- La sonde d'échographie est positionnée perpendiculairement à l'axe des vaisseaux du cou, de telle sorte que la VJI soit visible au milieu de l'écran.
- L'aiguille de ponction est orientée perpendiculairement par rapport à l'axe de la sonde d'échographie (« out of plane »), en direction de la VJI avec un angle maximum de 30° par rapport au plan cutané, afin de pouvoir monter le guide.

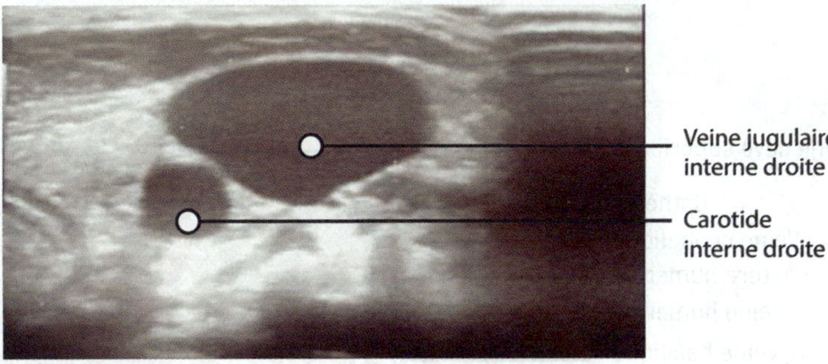

Abord échoguidé du tronc veineux brachio-céphalique par voie supra-claviculaire (en général gauche)

- Billot transversal sous les épaules.
- Ponction sous échographie : la sonde est placée au niveau du cartilage thyroïde avec visualisation de la VJI puis translatée jusqu'à la clavicule, en suivant la VJI jusqu'à son abouchement avec la veine sous clavière pour former le tronc veineux brachio-céphalique. Ce dernier est visualisé en basculant la sonde d'échographie dans l'axe de la clavicule en position caudale. La ponction est réalisée « in plane ». En cas de doute, le Doppler permet de confirmer qu'il s'agit d'un flux veineux.

Bascule de la sonde dans l'axe de la clavicule

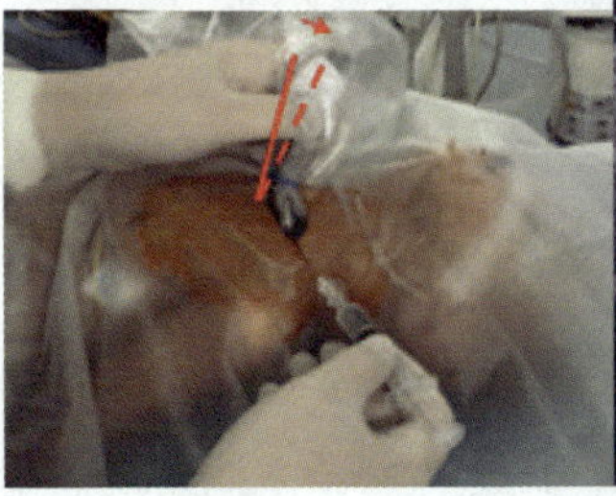

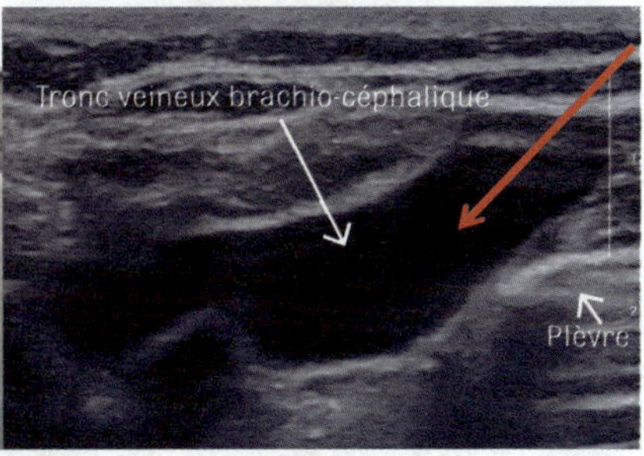

Veine fémorale

- Billot sous la fesse pour installer le membre inférieur en rotation externe et dégager ainsi la racine de la cuisse.
- La sonde d'échographie est positionnée à la racine de la cuisse, dans l'axe de l'arcade crurale, perpendiculairement à l'axe des vaisseaux
- L'aiguille de ponction est orientée perpendiculairement par rapport à l'axe de la sonde d'échographie (« out of plane »), en direction de la veine fémorale avec un angle de 30° par rapport au plan cutané, afin de pouvoir monter le guide.

PiCC Line : Peripherally Inserted Central Catheter

- KTC inséré sous échoguidage dans une veine profonde du membre supérieur (veine basilique++, veine humérale, veine céphalique)
- Avantages : moins invasif qu'un abord cave supérieur, confort de l'enfant, utilisable sur une longue durée
- Contre indication en cas de troubles du drainage veineux (curage ganglionnaire)
- Technique :
  - Mise en place possible sous AL et distraction chez le grand enfant
  - Asepsie chirurgicale
  - Ponction veineuse échoguidée et cathétérisme selon la technique de Seldinger
  - Positionnement du guide sous contrôle radioscopique
  - Longueur totale du guide - longueur extériorisée du guide = longueur de cathéter à insérer (permet une recoupe précise du cathéter)
  - Mise en place du cathéter via un désilet pelable

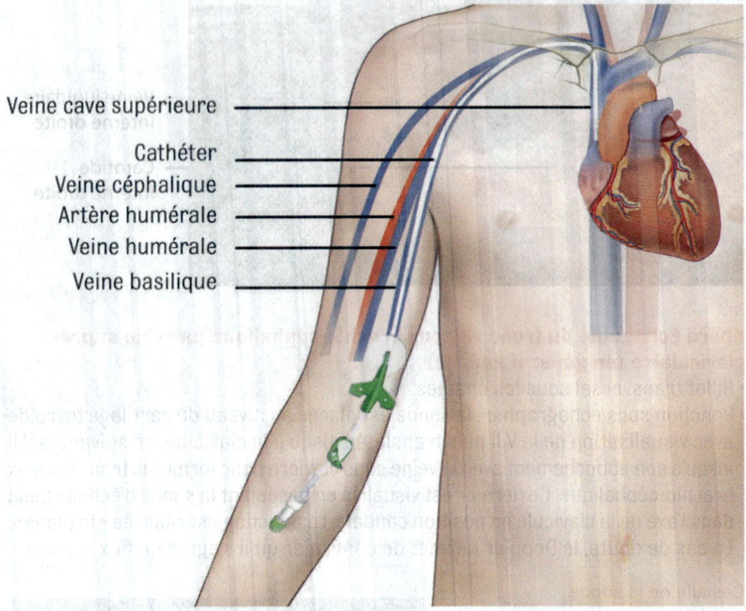

MidLine

- Dispositif vasculaire périphérique inséré dans une veine profonde du membre supérieur : veine basilique ou veine céphalique.
- Indications : capital veineux réduit, traitement intraveineux compatible avec un accès veineux périphérique pour une durée jusqu'à 3 à 4 semaines.
- Contre indications : chimiothérapie, nutrition parenterale hyperosmolaire
- Risque de thrombose augmenté en fonction du diamètre du cathéter.
- Technique :
  - Mêmes modalités de mise en place que le PICC Line
  - Contrôle radioscopique inutile
  - L'extrémité distale du cathéter ne dépasse pas le creux axillaire

Sono-anatomie des vaisseaux du bras, 2 cm au-dessus du pli du coude

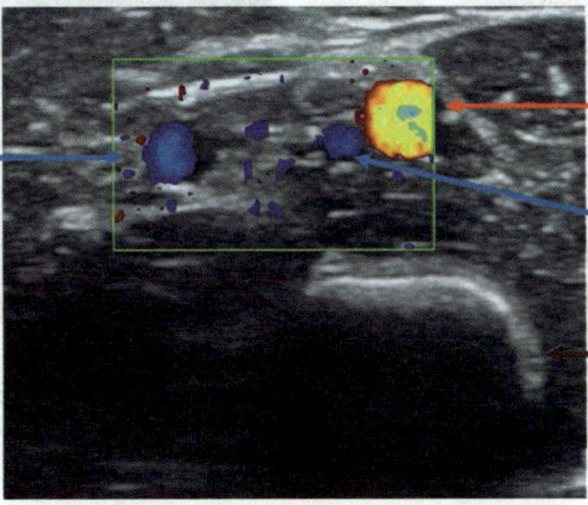

CATHÉTER VEINEUX OMBILICAL

Voie d'abord d'urgence. Il est possible de J0 à J7.

MATÉRIEL

- Cathéter Argyle® 3,5 F (< 1500 g) ou 5 F (> 1500 g) purgé avec du G5 %, robinet à trois voies fermé et vissé à son extrémité proximale.

MISE EN PLACE

- Désinfection large de l'ombilic, section du cordon à 1 cm de sa base, le cathéter est ensuite enfoncé dans la veine.
- Dans l'urgence, laisser le cathéter à 5 cm à la peau chez le nouveau né.
- Toujours prévoir un fil à la base de l'ombilic pour limiter le saignement lors de la mise en place.

UTILISATION

- S'il existe un reflux franc, il est fixé solidement avec un fil prenant la peau de l'ombilic puis la perfusion est branchée.
- En l'absence de reflux, aucune injection ne doit être faite.

RISQUES

- Infection, embolie gazeuse ou cruorique, hémorragie aiguë si déconnexion du cathéter. Ne pas le garder plus de 48 heures.

SURVEILLANCE

- Contrôle radiologique thoraco-abdominal indispensable pour vérifier qu'il s'agit bien d'un cathétérisme de la veine ombilicale (le cathéter se projette à droite du rachis et a un trajet céphalique, sans boucle, à l'inverse de ce qui est observé lors du cathétérisme de l'artère ombilicale). Radio de contrôle avant fixation pour vérifier la position centrale ou sous hépatique du cathéter veineux central. Attention, en cas de positionnement sous hépatique, risque de thrombose porte (ne pas laisser en place plus de 48 h).

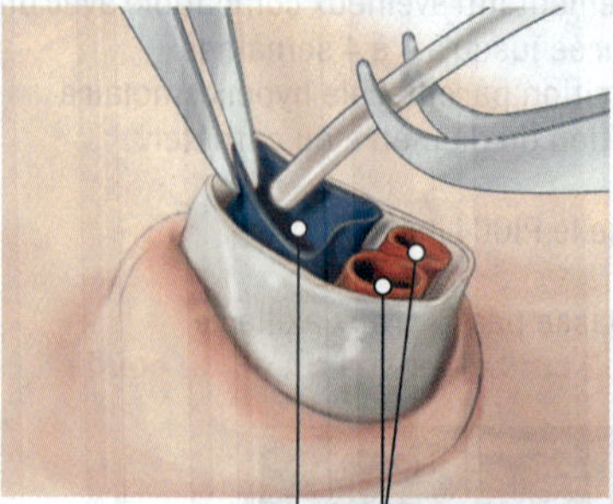

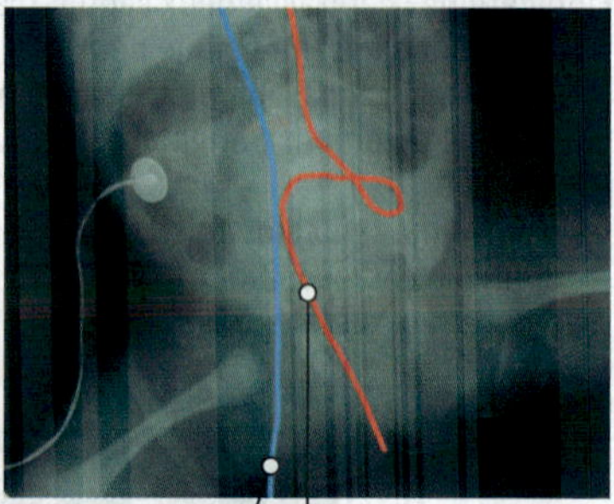

PERFUSION INTRA OSSEUSE

- Voie d'abord d'urgence en première intention chez l'enfant.
- Technique de sauvetage permettant un accès au réseau veineux sinusoïdal intramédullaire qui se draine par les veines corticales jusqu'au réseau sanguin systémique. Sa réalisation est aisée chez l'enfant.

SITES DE PONCTION

- 1 cm au-dessous et en dedans de la tubérosité tibiale antérieure.
- 1 cm au-dessus de la malléole interne de la cheville (tibia).
- Extrémité distale du fémur.
- Contre indication de l'abord huméral avant 6 ans.

MATÉRIELS DE PONCTION

- Kit de ponction motorisé (perceuse) : aiguille rose de la naissance à 10 kg, aiguille bleue à partir de 10 kg. Aiguille jaune pour l'abord huméral. **NB = le dernier repère noir présent sur l'aiguille doit rester visible au-dessus du plan cutané.**
- Kit de ponction intra osseuse manuel : 18 G < 10 kg, 16 G > 10 kg.
- Trocart de ponction sternale ou de biopsie médullaire.
- Tuohy 17 G.

DÉROULEMENT DE LA PONCTION (EXTRÉMITÉ SUPÉRIEURE DU TIBIA)

- Le membre inférieur est maintenu par un aide, en position genou fléchi pied à plat.
- Désinfection chirurgicale du site de ponction ± anesthésie locale sous-cutanée (lidocaïne 10 mg/mL : 2 mL).

Technique de ponction :

- **Avec un kit manuel :** introduction de l'aiguille par pression ferme jusqu'à la perte de résistance traduisant le passage de la corticale. L'aiguille est dirigée soit perpendiculairement, soit légèrement oblique dans le sens opposé au cartilage de conjugaison (vers le bas).
- **Avec un kit motorisé :** percer les tissus mous avec l'aiguille de taille adaptée, jusqu'à la butée osseuse (le dernier repère noir présent sur l'aiguille doit rester visible au-dessus du plan cutané). Le moteur de la perceuse est actionné en continu en exerçant une pression légère jusqu'à la perception du passage de la corticale (c'est la vitesse de rotation du moteur qui fait pénétrer l'aiguille et non la pression exercée par l'opérateur).

- Retenir son geste au moment du franchissement de la corticale afin de ne pas être transfixiant+++
- Réalisation d'un test d'aspiration : reflux franc (sauf collapsus majeur, arrêt cardiaque), suivi par une injection facile de 2 à 5 mL de NaCl 0,9 %.

Technique de fixation :

- **Kit manuel** : interposition de compresses entre la peau et les ailettes du cathéter intra osseux et fixation au plan cutané par 2 bandes d'Elastoplast® (2,5 cm), en conservant un accès libre à la face postérieure du mollet, afin de vérifier l'absence de diffusion.
- **Kit motorisé** : système de fixation intégré au dispositif.
- La jambe reste immobilisée en flexion grâce à un billot roulé sous le genou.
- Un prolongateur « polyvalent », monté avec un robinet à 3 voies, est interposé entre l'aiguille et la ligne de perfusion.
- Surveillance régulière de l'absence de diffusion++.
- La voie d'abord intra osseuse (IO) est enlevée dès qu'une voie périphérique ou centrale est disponible (utilisation < 24 heures).

BÉNÉFICES

- Facilité et rapidité de la mise en œuvre de la technique.
- Cinétique d'une injection IO équivalente à celle d'une IVD.
- Perfusion de tous les types de solutés et injections des agents de réanimation et d'anesthésie.
- Débit maximum de perfusion : 10 à 25 mL/min soit 600 à 1500 mL/h.

RISQUES

- Ne jamais réaliser 2 tentatives dans le même os car extravasation par le 1er point de ponction.
- Déplacement secondaire de l'aiguille.
- Ostéomyélite (si utilisation > 24 heures).
- Lésion du cartilage de conjugaison (repérage inadéquat).
- Embolie graisseuse.
- Fractures.

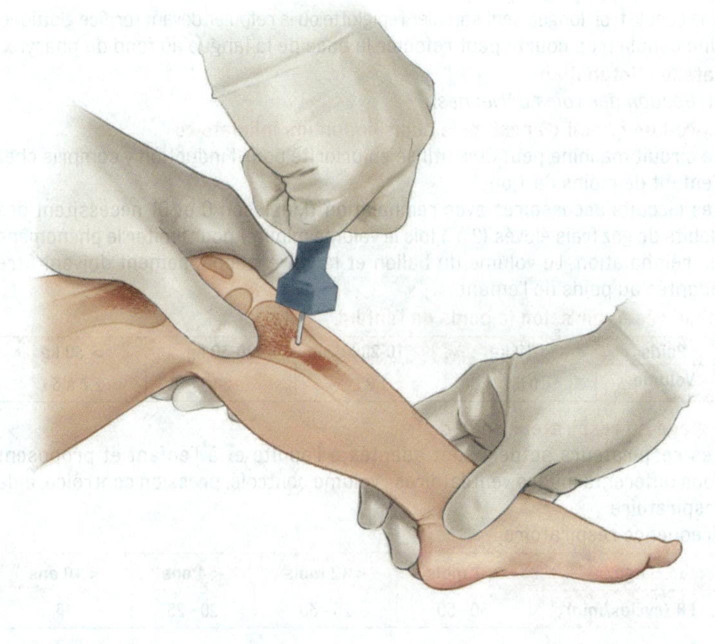

ÉQUIPEMENT EN ANESTHÉSIE ET ACCUEIL DU NOUVEAU NÉ AU BLOC OPÉRATOIRE

ÉQUIPEMENT

Il faut toujours adapter l'équipement à la taille de l'enfant, donc avoir à disposition une gamme étendue de matériel.

Prévention de l'hypothermie

- Température de la salle recommandée à 25°C pour le nouveau né et le nourrisson, 21°C pour l'enfant.
- Réchauffement par air pulsé : le plus performant. Pour les enfants de moins de 10 kg, poser l'enfant directement sur la couverture à air pulsé.
- Couvrir l'enfant au mieux avec le film transparent fourni avec les couvertures à air pulsé.

Matériel de sécurité

Circuit d'aspiration

- Taille sonde aspiration en CH (charrière) = 2 x taille sonde d'intubation en mm.
- Sonde gastrique en fonction de l'âge.
- Il faut mesurer la longueur (distance nez-ombilic).
- La sonde gastrique chez le nourrisson est introduite par la bouche pendant les 3 premiers mois de vie.

Sonde gastrique double courant	Nouveau né	Nourrisson < 10 kg	Enfant 10 à 25 kg	Enfant > 25 kg
	8	8	10	12 à 14

Défibrillateur

- 4 joules/kg, DAE à partir de 1 an, avec atténuateur avant 8 ans.

Équipement de ventilation

- Réduction de l'espace mort +++ (masque et filtres adaptés).

Canules de Guédel

- Choix de la taille : appliquée sur le profil de l'enfant, son extrémité distale ne doit pas dépasser l'angle de la mâchoire.
- Une canule trop longue peut stimuler l'épiglotte ou la refouler devant l'orifice glottique.
- Une canule trop courte peut refouler la base de la langue au fond du pharynx.

Plateau d'intubation

(cf. *Gestion des voies aériennes*)

Choix d'un circuit d'anesthésie pour l'induction inhalatoire

- Le circuit machine peut être utilisé en priorité pour l'induction y compris chez l'enfant de moins de 1 an.
- Les circuits accessoires avec réinhalation (Mapleson C et D) nécessitent des débits de gaz frais élevés (2 à 3 fois le volume minute) pour limiter le phénomène de réinhalation. Le volume du ballon et la valve d'échappement doivent être adaptés au poids de l'enfant.

Ballon réservoir selon le poids de l'enfant

Poids	< 10 kg	10-20 kg	20-30 kg	> 30 kg
Volume	0,5 L	1,2 L	2 L	2,7 à 3 L

Réglage du respirateur en pédiatrie

- Les respirateurs actuels sont adaptés à l'adulte et à l'enfant et proposent tous différents modes ventilatoires : volume contrôlé, pression contrôlée, aide inspiratoire.
- Fréquence respiratoire :

Âge	< 1 mois	< 12 mois	< 4 ans	< 10 ans
FR (cycles/min)	30 - 50	25 - 30	20 - 25	18

- PEP : 5 cm d'H_2O
- Vt : 6-8 mL/kg

ACCUEIL DU NOUVEAU NÉ AU BLOC OPÉRATOIRE

Notions à extraire du dossier de maternité

- Anamnèse de la grossesse et de l'accouchement (diabète, HTA, épilepsie, infection).
- Echographie : dépistage de malformations fœtales (rénale, cardiaque...).
- Recherche d'une anamnèse infectieuse : température maternelle en début du travail ≥ 38 °C, durée rupture poche des eaux > 12 h, liquide amniotique teinté.
- Terme et poids de naissance : terme < 37 SA = prématuré, terme > 41 SA = postmature.
- Qualité de l'adaptation à la vie extra-utérine.
- Souffrance fœtale aiguë : risque d'hypoglycémie, d'hypocalcémie, de troubles de la coagulation, de perte de la capacité d'autorégulation de la circulation cérébrale.
- Administration de vitamine K1 en salle de naissance.
- Risque d'hypoglycémie en cas de retard de croissance intra-utérin, de diabète gestationnel, de prématurité.
- Conclusions du premier examen pédiatrique.

En salle d'opération

Lutte contre la déperdition thermique (cf. ci-dessus)

- Installer l'enfant sur un matelas soufflant à air chaud.
- Bonnet en « jersey » pour diminuer la déperdition thermique (tête = 20 % de la surface corporelle).
- Monitorage obligatoire de la température avec une sonde thermique.

Monitorage standard

- Mise en place de 2 capteurs de SpO_2 : capteur sus ductal au niveau du membre supérieur droit, capteur sous ductal au niveau d'un des membres inférieurs, alarmes de SpO_2 comprises entre 90 et 95 %.
- L'utilisation du NIRS (near-infrared spectroscopy) pour mesurer la saturation cérébrale en oxygène semble un outil prometteur pour le monitorage du nouveau né.
- Surveillance de la glycémie capillaire.
- Préréglages du respirateur :
  - FiO_2 en fonction de la SpO_2 (objectif : SpO_2 90-95 %), pas de N_2O.
  - PEP + 3-4 cmH_2O ; Pmax ≤ 20 cmH_2O
  - Fréquence machine = 40 à 50 cycles/min.
  - Mode volumétrique : Vt = 6-8 mL/kg.
  - Mode pression contrôle : pression d'insufflation < 15 cmH_2O en l'absence de pathologie pulmonaire (objectif Vt 6-8 mL/kg).

Matériel d'intubation

- Sondes d'intubation n° 2,5 et n° 3,0 avec et sans ballonnet.
- Sondes d'aspiration CH 4 et 6 (pour les sondes d'intubation) et CH 12 (pour la bouche).
- 1 pince de Magill néonatale.
- 1 laryngoscope + lames droites de Miller n° 0-1.
- 1 sonde gastrique CH 8 (passée par la bouche).
- Bandes collantes prédécoupées pour la fixation des sondes.

Abords vasculaires

- 2 voies veineuses (24 G) + pousse-seringues et pompes volumétriques.
- Apports de base : 2 mL/kg/h de Compensal 15 G10® ou Dextrion G10® ou G10 % + électrolytes (pas de KCl avant la première diurèse).
- Comptabiliser tous les volumes injectés : purges, agents anesthésiques...
- Compensation des pertes peropératoires par Ringer lactate faiblement glucosé.
- Les agents anesthésiques (cf. *Agents anesthésiques et dilution*).

Attention aux dilutions. Pas d'induction sur un cathéter épicutanéo-cave.

INDUCTION SÉQUENCE RAPIDE

DEUX OBJECTIFS PRINCIPAUX DE L'INDUCTION SÉQUENCE RAPIDE (ISR)

- Prévenir l'inhalation : incidence 0,02 %
- Garantir une oxygénation correcte

DÉSATURATION PLUS RAPIDE CHEZ L'ENFANT AU COURS DE L'ISR

- Ratio ventilation alvéolaire/CRF plus élevé chez les enfants comparé à l'adulte
- Consommation d'oxygène plus importante chez le petit enfant

QUI SONT LES PATIENTS À ESTOMAC PLEIN ?

- Urgences abdominales : occlusion, sténose du pylore...
- Douleurs brutales : traumatisme responsable d'un iléus reflexe.
- Urgences chirurgicales ne permettant pas un respect des règles de jeûne

ÉCHOGRAPHIE GASTRIQUE

- Confirmer le diagnostic d'estomac plein en cas de situations douteuses
- Évaluation qualitative de la vacuité de l'antre gastrique avec une sonde placée au niveau épigastrique
  - Grade 0 : pas de liquide visible dans l'antre en DD et DLD
  - Grade 1 : liquide visible dans l'antre en DLD.
  - Grade 2 : liquide visible dans antre en DLD et DD
- Estomac plein = grade 1 et 2

INDUCTION SÉQUENCE RAPIDE CLASSIQUE

- VVP en place et fonctionnelle
- Expansion volémique par cristalloïdes avant induction si 3e secteur
- Préoxygénation : objectif $FeO_2 > 0,9$
- Médicaments d'action rapide :
  - Hypnotiques : propofol (3 à 5 mg/kg) ou kétamine (2 à 4 mg/kg) si état de choc
  - Curares : succinylcholine en première intention (2 mg/kg si < 2 ans et 1 mg/ kg si > 2 ans) :
  - Si contre indication à la succinylcholine : rocuronium (0,9 mg/kg)
  - Délai d'action rapide chez nouveau né et nourrisson car le débit cardiaque rapporté au poids est plus important, avec la survenue d'une apnée dans les secondes qui suivent l'injection.
- La manœuvre de Sellick n'est plus recommandée
- Exposition rapide avec laryngoscopie dès l'apnée
- Ventilation de l'enfant au masque avec une $FiO_2 \geq 0,8$ et de faibles niveaux de pression de ventilation (< 15 cmH_2O) dès que la SpO_2 est inférieure à 95 %, afin de diminuer le risque d'hypoxémie durant l'intubation et immédiatement après.
- Intubation avec sonde à ballonnet (pression du ballonnet < 20 cmH_2O)

SONDE GASTRIQUE

- Sonde gastrique systématique si occlusion intestinale
- Ne garantit pas la vidange complète du contenu de l'estomac : intérêt de l'échographie de l'antre gastrique
- Avantages de garder la sonde gastrique avant l'ISR :
  - Localise l'œsophage
  - Aspire l'air dans l'estomac si ventilation
- Inconvénients de laisser la sonde gastrique avant l'ISR :
  - Gêne l'introduction de la sonde d'intubation
  - Diminue l'étanchéité du masque lors de la préoxygénation.

MONITORAGE PEROPÉRATOIRE

MONITORAGE VENTILATOIRE

Oxymétrie de pouls (SpO_2)

- La qualité du signal dépend de la température et du niveau de pression artérielle.
- Le site de mesure influence ce monitorage : en présence d'une hypoxémie, le délai d'apparition d'une valeur basse de SpO_2 est plus long lorsque la SpO_2 est mesurée au niveau du pied par rapport à un site de mesure plus proximal (la main).
- En chirurgie néonatale, il faut monitorer la SpO_2 sus et sous ductale : 1 capteur à la main droite (= sus ductal) et 1 capteur au membre inférieur (sous ductal). Un gradient de plus de 10 % aux dépens de la SpO_2 sous ductale signe l'existence d'un shunt droit-gauche au niveau du canal artériel. Il reflète une HTAP supra-systémique.
- Le monitorage de la SpO_2 ne permet pas de dépister une hyperoxie. Chez le prématuré maintenir la SpO_2 entre 90 et 95 % +++.

Monitorage peropératoire du CO_2 et des halogénés

- Capteur aspiratif.
- Le gradient entre $PetCO_2$ et $PaCO_2$ est faible chez l'enfant, mais la mesure est d'autant plus fiable en distal (< 4 mmHg).
- Effet de la fréquence respiratoire :
  - Si < 30 cycles/min, peu important.
  - Si > 30 cycles/min, sous-estimation de l'$etCO_2$.

MONITORAGE CARDIOVASCULAIRE

Scope + impédance respiratoire (cf. *Particularités physiologiques*)

Pression Artérielle Non Invasive (PANI)

- La référence actuelle en anesthésie pédiatrique pour la mesure de la PANI est assurée par des moniteurs automatiques utilisant des méthodes oscillométriques (la mesure la plus fiable est la PAM).
- Brassard adapté en hauteur (2/3 du bras) et en longueur (1,5 fois la circonférence du bras).
- Complications : compression musculaire, nerveuse et œdème surtout si mesure sur longue durée et fréquence élevée.
- Sous-estimation des valeurs de PA mesurées au membre inférieur chez l'enfant de moins de 4 ans.

Pression Artérielle Invasive (PAI)

- Sites à préférer : artère radiale > fémorale.

Risque de spasme artériel ++ en cas de ponction de l'artère fémorale chez l'enfant de moins de 10 kg.

- Sites à abandonner : artère temporale, humérale.
- Complications : faibles (< 2,7 %) + fréquentes si < 5 ans.
- Poids < 10 kg préférer une seringue électrique et un débit de 1 à 2 mL/h. Au-delà de 10 kg, on peut utiliser un « intra-flow ».

Cathéter artériel en fonction du poids de l'enfant.

	Cathlon en Gauge	En French
Poids < 10 kg	24	2 F, 2 cm
Poids > 10 kg	22	3 F, 4 cm

Monitorage de la volémie

Pression veineuse centrale

- Ne permet pas de prédire l'efficacité de la réponse à l'expansion volémique.

Analyse des variations respiratoires de pression pulsée

- Indice non validé chez l'enfant. L'utilisation d'un seuil similaire au seuil préconisé chez l'adulte ne permet pas de prédire l'efficacité de la réponse à une expansion volémique en cas d'hypovolémie présumée.

Analyse des variations respiratoires du pic de vélocité aortique

- Cet indice mesuré par échocardiographie transthoracique permet de prédire l'efficacité d'une expansion volémique pour un seuil déterminé à 12 % (sensibilité 81,2 %, spécifité 85,7 %, VPP 93 %, VPN 66,6 %).

VES (volume d'éjection systolique) indexé

- Un VES indexé < 25 mL/m², mesuré par doppler transœsophagien est prédictif de l'efficacité d'une expansion volémique.
- CardioQ™ : sonde Doppler transœsophagien pédiatrique (à partir d'un poids > 3 kg, à usage unique) avec estimation de la surface aortique à partir d'un normogramme intégrant l'âge, le poids et la taille. Appréciation des variations à partir d'une valeur de référence+++.

NB : A partir de 10 ans, on utilise les mêmes critères que l'adulte.

MONITORAGE DU DÉBIT URINAIRE

- Le débit urinaire chez l'enfant est compris entre 1 et 2 mL/kg/h.
- Polyurie > 5 mL/kg/h, oligo-anurie < 0,5 mL/kg/h.
- Taille d'une sonde urinaire chez l'enfant en fonction de l'âge.

	Nouveau né	Nourrisson	Enfant	Adolescent
Diamètre CH	6 à 8	8 à 10	10 à 14	14 à 16

MONITORAGE DE LA TEMPÉRATURE

(cf. *Équipement en pédiatrie*)

- Sites de mesure à préférer : œsophagien (routine, bon reflet T° centrale), rectal (routine, mais temps de réponse moins bon et moins bonne corrélation si laparotomie).

MONITORAGE DU BLOC NEUROMUSCULAIRE

- Idem adulte, calibrer l'intensité de la stimulation avant curarisation.

PRESSION PARTIELLE TRANSCUTANÉE EN O_2 ET CO_2

- Intérêt tout particulier en néonatologie. Mais moins pratique que la SpO_2 au bloc opératoire malgré une meilleure corrélation avec la PaO_2, car temps d'équilibre d'environ 5 min.

Attention au risque de brûlures lié aux électrodes (changer d'emplacement toutes les 3 heures).

NIRS : NEAR-INFARED SPECTROSCOPY

- Le NIRS est basé sur la mesure de l'absorption lumineuse par les tissus de rayons proches de l'infrarouge
- La valeur mesurée reflète une sommation des différentes saturations de l'hémoglobine des compartiments sanguins artériels, capillaires et veineux présents dans le volume d'échantillonnage.
- Au bloc opératoire, on mesure préférentiellement la saturation tissulaire régionale du cerveau (ScO_2)
- Une ScO_2 préopératoire < 50 % est associée à une augmentation de la mortalité postopératoire.
- Le NIRS est un outil prometteur pour apprécier le retentissement d'une hypotension peropératoire chez le nouveau né et le jeune nourrisson : une hypotension associée à une diminution de la ScO_2 de 20 % en peropératoire est considérée comme pathologique.

AGENTS ANESTHÉSIQUES

AGENTS D'INDUCTION ET ENTRETIEN CHEZ L'ENFANT

Halogénés chez l'enfant : CAM en 100 % O_2

Âge (mois)	Sévoflurane	Desflurane	Isoflurane
Nouveau né	3,3 %	9,2 %	1,6 %
0 à 6	3,1 %	9,4 %	≈ 1,9 %
6 à 12	2,7 %	9,9 %	1,8 %
36 à 60	2,5 %	8,6 %	1,6 %
Adulte	1,7 à 2 %	6 %	1,15 %

Hypnotiques

	N-né à 1 mois (mg/kg)	1 mois à 3 ans (mg/kg)	3 ans à puberté (mg/kg)
Thiopental	3 à 5	5 à 10	5 à 8
Propofol - Induction - Entretien 0 à 30 min (mg/kg/h) - Entretien après 30 min (mg/kg/h)	3 (Hors AMM)	5	5 15 à 20 10 à 15
Etomidate - Induction	Pas d'AMM	Pas d'AMM avant 2 ans	0,2 à 0,4
Kétamine - Induction IV - IM ou IR Ne pas oublier midazolam + atropine	2 5	3 à 4 5 à 10	3 à 4 10
Midazolam - Entretien IV - IR - PO	20-30 µg/kg/h non recommandé	20-100 µg/kg/h 0,3 0,5	20-100 µg/kg/h 0,3 0,5

Flumazénil : antagonisation des benzodiazépines (bolus 10 µg/kg puis 10 µg/kg/h).

Atropine : 20 µg/kg

Curares non dépolarisants

Il y a peu de différences entre les doses à utiliser chez l'adulte et chez l'enfant ; les durées totales d'action sont peu différentes dans toutes les tranches d'âge après 1 an. Chez le nourrisson, il faut préférer l'atracurium dont le métabolisme est indépendant de la fonction rénale et hépatique. Seul un monitorage strict de la curarisation permet une utilisation sûre des curares non dépolarisants. Le train de quatre à l'adducteur du pouce est la modalité de monitorage standard et le rapport de la quatrième à la première réponse (T4/T1) est une mesure de la profondeur de la curarisation.

La décurarisation doit être utilisée chez l'enfant si T4/T1 < 0,90 par :

- **Prostigmine** : 40 µg/kg après injection d'atropine 20 µg/kg lorsque 4 réponses sont visibles au train de quatre.
- **Sugammadex** : pour un bloc neuromusculaire induit par le rocuronium lors de la réapparition de deux réponses visibles au train de quatre chez l'enfant et l'adolescent (2-17 ans) à la dose de 2 mg/kg. Les autres situations de décurarisation en routine ou immédiate chez l'enfant et l'adolescent ont été peu étudiées.

Curares	ED 95 (mg/kg)	Dose induction pour IOT (≈ 2 ED95) (mg/kg)	- Réinjection (mg/kg) - Fréquence - Entretien	Délai d'action (s)	Récup à 95 % du bloc après dose IOT (min)
Atracurium	0,25	0,5	- 0,1 à 0,2 - 20 à 40 min - perf : 0,3 à 0,6 mg/kg/h	90 à 150	60 à 90
Cisatracurium	0,05	0,15	- 0,03 - 20 min - perf : 0,06 à 0,12 mg/kg/h	90 à 180	30 à 60
Rocuronium	0,3	0,6	- 0,15 - 30 min - perf : 0,3 à 0,6 mg/kg/h	45 à 80	60 à 90

	N-né à 1 mois (mg/kg)	1 mois à 2 ans (mg/kg)	2 ans à puberté (mg/kg)
Succinylcholine IV	2	2	1

MORPHINIQUES

	Puissance	Dose induction (µg/kg)	Réinjection (µg/kg)	Perfusion (µg/kg/h)	Présentation ampoule
Morphine	1	-	-	-	10 mg/mL 1 mg/mL
Alfentanil	20	20 à 25	5	10 à 50	500 µg/mL 10 mL 2 mL
Sufentanil	1000	0,2 à 1 (5 à 10 en chirurgie cardiaque)	0,1 à 0,5	0,5 à 2	5 µg/mL 10 mL 2 mL
Rémifentanil	500	0,5 à 2 en 30 s	-	0,1 à 0,3	Flacon 1 mg, 2 mg 5 mg

Rémifentanil : prudence chez le nouveau né et le nourrisson (bradycardie et hypotension).

Naloxone : antagonisation des morphiniques. Il faut titrer l'action ; les doses habituelles sont de 2 à 5 µg/kg.

DILUTIONS

	Présentation	≤ 3 kg	< 10 kg	≥ 10 kg
Thiopental	Flacon à 0,5 g ou 1 g	5 mg/mL (0,5 %)	10 mg/mL (1 %)	25 mg/mL (2,5 %)
Propofol Dilution dans du NaCl 0,9 %	amp. de 20 mL (200 mg)	5 mg/mL	5 mg/mL	10 mg/mL
Etomidate	amp. de 10 mL (20 mg)	NR	NR	2 mg/mL
Kétamine IV	amp. de 5 mL (50 mg)	2 mg/mL	5 mg/mL	10 mg/mL
Atracurium	amp. de 2,5 mL (25 mg) amp. de 5 mL (50 mg)	0,5 mg/ mL	1 à 2 mg/mL	5 mg/mL
Succinylcholine	amp. de 2 mL (100 mg)	2 mg/mL	5 mg/mL	10 mg/mL
Sufentanil	amp. de 10 mL (50 µg)	0,1 µg/mL	0,5 µg/mL	1 µg/mL
Atropine	amp de 1 mL (0,5 mg)	20 µg/mL	50-100 µg/ mL	100 µg/mL
Adrénaline	amp de 1 mL (1 mg)	10 µg/mL	100 µg/mL	100 µg/mL

PRÉPARATION SERINGUE PERFUSION CONTINUE (NaCl 0,9 %)

Sufentanil : entretien 0,5 µg/kg/h

Poids	< 5 kg	5 kg à 10 kg	10 kg à 25 kg	25 kg à 50 kg
Dilution	1 µg/mL	2 µg/mL	2 µg/mL	5 µg/mL
Seringue 50 mL	50 µg = 10 mL + 40 mL NaCl 0,9 %	100 µg = 20 mL + 30 mL NaCl 0,9 %	100 µg = 20 mL + 30 mL NaCl 0,9 %	250 µg = 50 mL

Atracurium : entretien 0,3 mg/kg/h

Poids	5 kg à 10 kg	10 kg à 25 kg	25 kg à 40 kg	40 kg à 50kg
Dilution	1 mg/mL	2 mg/mL	5 mg/mL	10 mg/mL
Seringue 50 mL	50 mg = 5 mL + 45 mL NaCl 0,9 %	100 mg = 10 mL + 40 mL NaCl 0,9 %	250 mg = 25 mL + 25 mL NaCl 0,9 %	250 mg = 25 mL

Noradrénaline

Poids	< 10 kg	10 kg à 25 kg	25 kg à 50 kg	> 50 kg
Dilution	50 µg/mL	100 µg/mL	200 µg/mL	250 µg/mL
Seringue 50 mL	2 mg = 1 mL + 39 mL NaCl 0,9 %	4 mg = 2 mL + 38 mL NaCl 0,9 %	8 mg = 4 mL + 36 mL NaCl 0,9 %	10 mg = 5mL + 35 mL NaCl 0,9 %

Toujours associer à la noradrénaline une SE de NaCl 0,9 % en Y à 2 mL/h.
NB : chez l'enfant < 5 kg, dilution noradrénaline = (poids x 3)/10 = dose de noradrénaline en mg, à ramener à 50 mL --> 0,1 µg/kg/min = 1 mL/h.

GESTIONS DES VOIES AÉRIENNES

INTUBATION

Indications

Très larges, ce d'autant que l'enfant est petit et que l'incision est sus-ombilicale.

Matériel

- Sonde d'intubation (SI) en PVC avec œillet de Murphy.
- Ballonnet à partir du n°3. Au cours de la ventilation contrôlée, la pression du ballonnet sera vérifiée et adaptée à la disparition de la fuite sur la spirométrie inspiratoire en utilisant un manomètre (attention si utilisation de N_2O), pression inférieure à 20 cm d'eau.
- La taille de la SI (diamètre interne) est adaptée au poids et/ou l'âge de l'enfant.

(Poids (en kg) / 10) + 3 = taille de la sonde en (mm)

- Fixation de la sonde soigneuse au niveau du maxillaire supérieur, au mieux par la classique « moustache ». Repère à la commissure labiale : taille de la SI x 3.
- Risque d'intubation sélective ou d'extubation accidentelle lors de simples mouvements de flexion ou d'extension du cou chez le nourrisson (brièveté de la trachée : 3 cm à la naissance et 5 cm à 1 an).
- Voie nasotrachéale exceptionnelle : ventilation assistée postopératoire prévue chez le nouveau né et le nourrisson, installation en DV chez le petit nourrisson ou certaines chirurgies endobuccales, distance en cm à la narine = poids en kg + 7.

Plateau d'intubation

Laryngoscope un manche + plusieurs lames.

Lames droites de Miller	n° 0,1	si poids < 6 kg
Lames droites de Robertshaw	n° 0,1	si poids < 6 kg
Lames courbes de Macintosh	n° 1	si poids > 6 kg
Lames courbes de Macintosh	n° 2	entre 2 et 8 ans
Lames courbes de Macintosh	n° 3	au-delà de 8 ans

- Pince de Magill 70 mm.
- Prévoir deux sondes d'une 1/2 taille > et < à celle de la sonde choisie.

Gestion de l'intubation

- Intubation sans curares la plupart du temps (sauf si la chirurgie le nécessite ou séquence d'induction rapide).
- Induction inhalatoire par sévoflurane et approfondissement par sufentanil 0,2 µg/kg IVD ou propofol 1 - 2 mg/kg IVD
- Un curare non dépolarisant peut être utilisé pour améliorer les conditions d'intubation au cours de l'anesthésie générale par induction intraveineuse chez l'enfant.
- Extubation après réveil complet.

MATÉRIEL D'INTUBATION DIFFICILE

- Mandrin de Cook™ pédiatrique (compatible avec une sonde n° 3).
- Mandrin d'Eschmann™ à partir de la sonde n°6.
- Glottiscopes disponibles : Airtraq™, Glidescope™.
- Masques laryngés. Le Fastrach™ n'est pas utilisable pour des poids < 30 kg.
- Le fibroscope néonatal permet d'intuber avec une sonde n° 3. Le fibroscope pédiatrique est utilisé à partir du calibre n° 4,5.
- (cf. fiche Urgences - *Intubation difficile chez l'enfant*)

VENTILATION UNIPULMONAIRE

- Le développement de la chirurgie thoracoscopique en pédiatrie nécessite fréquemment une exclusion pulmonaire.

- En l'absence de sonde d'intubation double lumière disponible pour les enfants < 30 kg, il est possible d'utiliser des bloqueurs bronchiques.
- Le positionnement du bloqueur est guidé par un fibroscope puis mise en place de la sonde d'intubation dans un second temps.

Bloqueurs bronchiques en fonction de la sonde d'intubation

Sonde d'intubation	< 5,0 (poids < 20 kg)	5,0 à 6,0 (poids > 20 à 30 kg)	≥ 6,0 à 7,0 (poids > 30 kg)
Fibroscope	Néonatal/ Pediatrique Pentax™ FB-8V	Pédiatrique / Ambu™ Slim	Adulte / Ambu™ regular
Bloqueur bronchique Arndt™	Bloqueur 5 F en dehors du tube	Bloqueur 5 F en dehors du tube	Bloqueur 5F ou 7F à l'intérieur du tube

DISPOSITIFS SUPRAGLOTTIQUES (DSG)

Indications

- Toutes celles de maintien de l'airway à l'aide d'un masque facial.
- Ventilation contrôlée dans la chirurgie sous ombilicale ou périphérique.

Contre indications

- Enfant non à jeun, RGO.

Inconvénients - Avantages

- Risque de déplacement lors des changements de position
- Diminution des complications respiratoires périopératoires avec le DSG (laryngospasme et désaturation) versus l'intubation

MASQUES LARYNGÉS

Taille	Poids de l'enfant (kg)
1	< 5
1,5	5 à 10
2	10 à 20
2,5	20 à 30
3	30 à 50
4	50 à 70

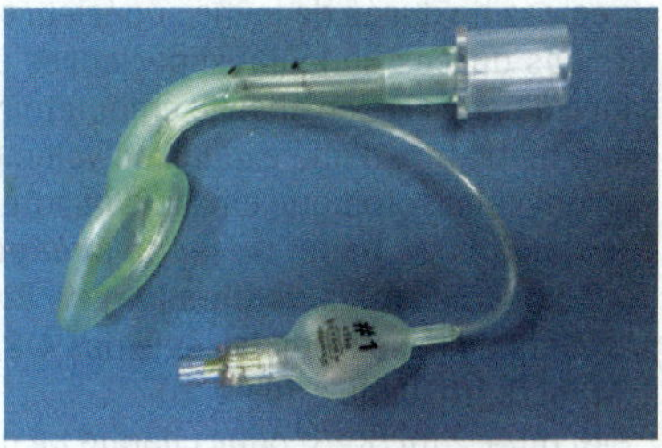

Masque laryngé AMBU AuraOnce™

- Les masques laryngés de seconde génération de forme courbes type AMBU (AuraOnce™ ou Aura-i™) ont remplacé les masques laryngés traditionnels. Certains permettent de glisser en plus une sonde gastrique : LMA supreme™.
- Introduire le masque laryngé tel qu'il est conditionné dans son emballage (ne pas le dégonfler), puis vérifier après la mise en place l'étanchéité.
- Il n'est pas nécessaire de systématiquement gonfler le coussinet en absence de fuites constatées (à l'oreille ou sur la spirométrie). Si nécessité de gonfler le ballonnet, il faut toujours utiliser un manomètre sans dépasser une pression de 40 cmH_2O. En cas d'hyperinflation risques de douleurs pharyngées postopératoires+++.
- Les complications respiratoires ne semblent pas différentes si le ML est retiré profondément endormi (CAM ≥ 1) ou totalement réveillé.

I-GEL™

- L'I-gel™ est un dispositif supraglottique en élastomère thermoplastique avec un canal gastrique (sauf pour la taille 1).
- Il dispose à son extrémité un bourrelet souple non gonflable à la différence du masque laryngé.

- Une fois mis en place, bien maintenir en place l'I-gel™ lors de la fixation
- Pression de fuite à environ 20 cmH_2O.

Taille	Poids de l'enfant (kg)
1	2 à 5
1,5	5 à 12
2	10 à 25
2,5	25 à 35
3	30 à 60
4	50 à 90

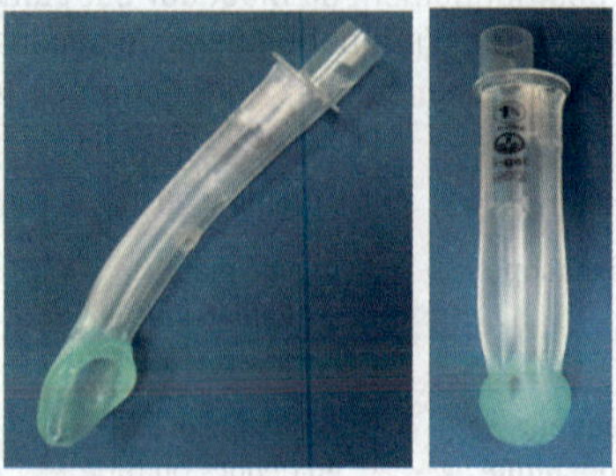

I-gel™

APPORTS LIQUIDIENS PÉRIOPÉRATOIRES

RÈGLES DE COMPENSATION

Du jeûne préopératoire pour la chirurgie périphérique

- Schéma de réhydratation plus restrictif, reposant sur le respect des consignes de jeûne, avec prise de liquides clairs jusqu'à H-2 ou H-1.
  - Rien dans la plupart des situations clinico-chirurgicales simples, mineures et de durée inférieure à 1 h, à l'exception du nouveau né.
  - Ringer lactate ou cristalloïdes faiblement glucosés (G1 %) voire Ringer lactate (RL) en fonction de l'âge (cf. *Principaux solutés utilisés*) 10 mL/kg IVL sur 1 h en cas de durée de jeûne supérieure à 4 h.

NB : des durées de jeûne supérieures à 10 h ne sont pas inhabituelles dans le cadre d'une prise en charge ambulatoire.

- Administration d'une expansion volémique par 10 mL/kg sur 20-30 minutes de sérum salé isotonique en cas d'hypotension peranesthésique.

Des besoins de base, du jeûne préopératoire et des pertes chirurgicales pour les chirurgies de plus longue durée :

- Apports de base selon la règle des 4/2/1 :
  - 4 mL/kg/h jusqu'à 10 kg.
  - 40 mL + 2 mL/kg/h pour chaque kg compris entre 10 kg et < 20 kg.
  - 60 mL + 1 mL/kg/h pour chaque kg au-dessus de 20 kg.
- Majorés de la compensation du jeûne préopératoire :
  - Calcul du volume de compensation = besoin horaire X durée du jeûne
  - Compensation de 50 % de ce volume sur la première heure.
  - Compensation des 50 % restants au cours des 2 heures suivantes.
- Majorés de la compensation des pertes chirurgicales :
  - Selon le type de traumatisme chirurgical :
    . Mineur : 2 mL/kg/h.
    . Modéré : 4 à 6 mL/kg/h.
    . Majeur : 6 à 10 mL/kg/h.
- Majoration possible de ces apports en fonction de la situation clinique de l'enfant notamment en cas de 3e secteur important (occlusion, péritonite, viscérolyse étendue...).
- Soluté type RL faiblement glucosé ou RL selon l'âge de l'enfant (cf. *Principaux solutés utilisés*).

NB : chez le nouveau né, les apports de base sont assurés par un G10 % enrichi en électrolytes. Les pertes chirurgicales sont en revanche compensées avec du Ringer lactate faiblement glucosé. À la naissance les apports de base horaires sont de 2 mL/kg/h (surveiller la glycémie capillaire).

- Hyperthermie : + 1 mL/kg/h et par degré > 37 °C.

RÈGLES DE GESTION DES APPORTS POSTOPÉRATOIRES

- Application de la règle des 4/2/1.
- Prévention de l'encéphalopathie hyponatrémique : les solutés pédiatriques type B27, plasmalyte P4G5 ou Dextrion G5 % sont très hypotoniques. Il faut enrichir leur contenu en sel par NaCl 2 à 3 g/L. (cf. *Principaux solutés utilisés*). Exceptions = cirrhose, insuffisance rénale, insuffisance cardiaque.
- Surveillance de la glycémie capillaire et de la natrémie quotidienne en cas de jeûne postopératoire prolongé et réduction des apports IV associée à un enrichissement supplémentaire en NaCl du soluté en cas de diminution de la natrémie.

EXPANSION VOLÉMIQUE

- Cristalloïdes en première intention :
  - NaCl 0,9 % ou Ringer lactate 10 à 20 mL/kg IVL 20-30 min.
- Macromolécules si collapsus.
  - Gélatines : 10 à 20 mL/kg IVL 20-30 min (réactions anaphylactiques : 1/800 à 1/1200).
  - Hydroxyéthylamidons :
    . Contre indication dans le sepsis, en cas d'insuffisance rénale et chez les patients de réanimation
    . AMM chez l'adulte pour le choc hémorragique.
    . Ne pas dépasser 30 mL/kg/j, pendant seulement 24 h
    . A utiliser avec prudence s'il existe des troubles de l'hémostase.
    . Non recommandés chez le nouveau né.
- Titration du remplissage vasculaire en fonction du monitorage de la volémie : mesure de la variabilité du pic de vélocité aortique par échographie transthoracique ou du VES indexé mesuré par le Doppler œsophagien (cf. *Monitorage peropératoire*).

NB : à partir 10 ans et/ou 30-40 kg, les critères utilisés chez l'adulte sont applicables.

ATTENTION : en pédiatrie, il est recommandé d'utiliser un dispositif médical de contrôle du débit de perfusion (pompe ou seringue électrique...) ; à défaut, les perfuseurs de précision (« métrisettes ») peuvent être utilisés. Les régulateurs de débit type Dial-a-Flow™ ne doivent pas être utilisés car non fiables chez le petit enfant (prévention de l'encéphalopathie hyponatrémique+++).

PRINCIPAUX SOLUTÉS UTILISÉS

Solutés (g/L)	Ringer lactate	Isopédia®	Dextrion G5 % B27 Compensal P4G5	Compensal 15G10 % Dextrion G10
Glucose		10	50	100
NaCl	6	6,4	2	2
KCl	0,4	0,29	1,5	1,5
$CaCl_2$	0,27	0,15		
Gluconate de Ca^{++}			1	1
$MgCl_2$		0,2		0,5
Lactate de Na^+	3,2			
Acétate de sodium		4		

POUR LES APPORTS DE BASE PEROPÉRATOIRES

- Isopédia®, cristalloïde isotonique, faiblement sucré (G1 %), balancé par de l'acétate de sodium
- Ou Ringer lactate faiblement glucosé à 1 % : Ringer lactate 250 mL + G30 % 10 mL.

Pour les enfants de moins de 1 an ou 10 kg :
- Cristalloïde isotonique faiblement glucosé
- Dextro à la pose de la VVP si jeune prolongé.

Pour les enfants de 1 à 3 ans :
- Ringer lactate avec surveillance horaire de la glycémie capillaire et rajout de G30 % ou passage à l'Isopédia® en cas d'hypoglycémie.

Pour les enfants de plus de 3 ans :
- Ringer lactate avec surveillance de la glycémie capillaire si la chirurgie ou l'état de l'enfant le nécessite.

POUR LES APPORTS POSTOPÉRATOIRES

Proscrire les solutés hypotoniques type Glucose 5 % sans électrolyte = risque d'encéphalopathie hyponatrémique.

Toujours prescrire un volume journalier et un débit horaire.

Toujours contrôler les débits de perfusion via une seringue électrique ou une pompe volumétrique.

- En cas de chirurgie de longue durée, d'analgésie péridurale continue et/ou de délais de réalimentation différés, administrer idéalement un soluté électrolytique isotonique et glucosé à 5 % en appliquant la règle des 4/2/1 pour déterminer les besoins de base et en surveillant les glycémies capillaires ainsi que la natrémie afin d'adapter la prescription des apports hydrosodés.

NB : Il n'y a pas de soluté électrolytique isotonique et glucosé à 5 % commercialisé en France. Il faut donc enrichir la concentration en NaCl d'un soluté type Dextrion G5 %.

- En cas de chirurgie simple, de courte durée et compatible avec une reprise rapide des boissons et de l'alimentation, il n'est pas nécessaire de perfuser l'enfant au décours de la chirurgie.

Attention!
- Certains enfants présentent un risque élevé d'hypoglycémie :
  - Poids < 3e percentile pour l'âge, insuffisance hépatique, jeune préopératoire prolongé.
  - Diabète de type 1, insuffisance surrénalienne, traitement par β-bloquants.
  - Diminution de la réponse hormonale au stress : analgésie péridurale, notamment si le jeune postopératoire est prolongé.
  - Hyperinsulinisme, notamment chez les enfants ayant une nutrition parentérale préopératoire.
- Certains enfants atteints de maladies métaboliques nécessitent des apports glucosés importants (G5 % voire G10 %) durant la période périopératoire afin d'éviter un catabolisme protidique qui risquerait d'induire une décompensation aiguë.

TRANSFUSION CHEZ L'ENFANT

Le volume sanguin total (VST) estimé est de :
- 95 mL/kg chez le prématuré, 90 mL/kg chez le nouveau né.
- 80 mL/kg chez le nourrisson, 70 à 75 mL/kg chez l'adolescent.

QUAND TRANSFUSER ?

Un acte transfusionnel, quel qu'il soit, est toujours le résultat d'une réflexion pesant les avantages et les inconvénients d'un tel geste.

Concentré de globules rouges (CGR)
- Un hématocrite à 25 % est habituellement considéré comme acceptable (en fait cela varie avec l'âge, la pathologie et le caractère actif du saignement).
- Intérêt du monitorage au bloc opératoire du taux d'hémoglobine en cas de chirurgie hémorragique.

Nouveau né > 32 SA ou poids de naissance > 1500 g et le nourrisson
- Enfants présentant une cardiopathie cyanogène : 12 g/dL

- Enfants non stabilisés en réanimation, sous ECMO ou en postopératoire aigu de chirurgie cardiaque : 10 g/dL.
- Enfants ayant une anémie sans signe clinique associé à un taux de réticulocytes < 100 G/L : 7 g/dL.

Nouveau né < 32 SA ou poids de naissance < 1500 g

- Avant 7 jours de vie :
  - Ventilation assistée ou VNI et $FiO_2 > 30$ % : 11 g/dL.
  - Ventilation spontanée ou VNI et $FiO_2 < 30$ % : 10 g/dL.
- Après 7 jours de vie :
  - Ventilation assistée ou VNI et $FiO_2 > 30$ % : 10 g/dL.
  - Ventilation spontanée avec oxygénodépendance ou VNI et $FiO_2 < 30$ % : 8 g/dL.
  - Asymptomatique en ventilation spontanée : 7 g/dL.

Plaquettes

- Pour tout geste invasif ou chirurgie : seuil transfusionnel à 50 G/L.
- Neurochirurgie ou chirurgie ophtalmologique de la chambre postérieure : seuil transfusionnel à 100 G/L.

Plasma frais congelé (PFC)

En cas d'hémorragie d'intensité modérée, peu évolutive ou contrôlée et avec un TP inférieur à 40 %, la transfusion de PFC est recommandée

QUEL SANG TRANSFUSER ?

- Un test de Coombs direct doit accompagner la détermination du groupe sanguin. Les anticorps naturels ABO étant faibles, la carte de groupe n'est pas définitive avant 6 mois. Si le test de Coombs est positif, risque d'inefficacité transfusionnelle.

Qualification des produits sanguins labiles

- Compte tenu du niveau de déleucocytation des CGR, ne pas prescrire la qualification « CMV négatif » pour les CGR quels que soient le terrain, l'âge gestationnel ou la pathologie de l'enfant.
- Produits sanguins irradiés chez le nouveau né : déficit immunitaire, exsanguino-transfusion, transfusion fœtale, transfusion > 20 mL/kg et don d'un donneur apparenté.

Nouveau né : culots globulaires conservés depuis moins de 5 j

- Cela évite une hyperkaliémie et/ou un rebond hyperbilirubinémique si transfusion massive > 20 mL/kg ou exsanguino-transfusion ou transfusion fœtale.

Nouveau né polytransfusé

- Don adulte fractionné : division d'un don adulte pour 1 même nouveau né.

Recherche efficacité transfusionnelle optimale : adapter la posologie.

QUEL VOLUME TRANSFUSER ?

Concentrés de globules rouges (CGR)

- mL de CGR = 3 à 4 x (Hb souhaitée - Hb mesurée) x Poids (kg).
- ou nouveau né : 4 mL/kg de CGR remontent le taux d'hémoglobine de 1 g/dL.

Plaquettes

- 1 U de CSP (Concentré Standard Plaquettes) pour 5 kg de poids.
- 10 mL/kg pour les poids inférieurs à 5 kg.

PFC

- 10 à 20 mL/kg

Fibrinogène

- 20 à 30 mg/kg

CHOC HÉMORRAGIQUE

Éviter la triade délétère : hémodilution, hypothermie, acidose.

- Débuter la transfusion à partir d'une expansion volémique supérieure à ½ masse sanguine (soit environ 40 mL/kg) avec un ratio CGR/PFC à 1/1 (prévention de l'hémodilution+++).
- L'hémostase délocalisée au bloc opératoire (TEG™ ou ROTEM™) permet d'avoir une analyse globale et fonctionnelle de la coagulation en moins de 30 min et d'orienter sur le choix des produits sanguins à transfuser (cf. *Hémostase délocalisée*).

- Transfusion plaquettaire à partir d'une hémorragie supérieure à 1 masse sanguine ou plus tôt en cas de thrombopénie préexistante.
- Objectifs transfusionnels : Hb = 7 à 9 g/dL (> 10 g/dL si TC), TP et TCA < 1,5 x normal, plaquettes > 50 G/L (> 100 G/L si TC), fibrinogène > 1,5 g/L.
- Réchauffer les produits sanguins transfusés+++.
- Quantifier précisément les volumes transfusés.
- En cas de choc hémorragique, administration précoce (avant H3) d'acide tranexamique
  - Avant 12 ans : 15 mg/kg IVL (max 1 g) puis 2 mg/kg/h
  - Après 12 ans : 1 g IVL 10 min puis 1 g/8 h.

ARRÊT CARDIORESPIRATOIRE CHEZ LE NOURRISSON ET L'ENFANT

(cf. fiche Urgences - *Arrêt cardiaque chez l'enfant*) (cf. *Médicaments d'urgence*)

DIAGNOSTIC DE L'ACR

- Vérifier si l'enfant réagit aux stimulations.
- Libérer les voies respiratoires et rechercher une respiration normale pendant maximum 10 secondes.
- Si absence de ventilation spontanée : faire **5 insufflations** manuelles au masque en O_2 pur (l'hypoxémie étant l'étiologie la plus fréquente). Efficace si soulèvement de la cage thoracique.
- Évaluation de la circulation (durée inférieure à 10 secondes) : signes de vie (mouvements, toux, respiration normale). La prise de pouls n'est pas nécessaire pour confirmer le diagnostic et ne doit pas retarder la réanimation.
- Si absence de signes de vie : débuter MCE et ventilation.

MODALITÉS DU MASSAGE CARDIAQUE EXTERNE

- Nourrisson : compressions avec deux doigts placés transversalement à un travers de doigt en dessous de la ligne joignant les deux mamelons. A deux, une personne peut empaumer le thorax et effectuer le MCE avec les deux pouces sur le sternum. Rythme 100-120/min.
- Enfant > 1 an : compressions effectuées à une ou deux mains à la partie inférieure du sternum. Rythme 100-120/min.
- La profondeur de compression induite doit être d'un tiers du diamètre antéro postérieur du thorax soit 4 cm chez un nourrisson ou 5 cm chez un enfant. La décompression doit être complète et les interruptions réduites au minimum.

SYNCHRONISATION AVEC LA VENTILATION

- 15 compressions pour 2 insufflations chez le nourrisson et l'enfant. Après l'intubation, la ventilation se poursuit au rythme de 10 à 15 /min selon l'âge.

PERFUSION ET REMPLISSAGE

- Voie veineuse périphérique : temps maximum de pose 1 minute. Si échec : perfusion intra osseuse.
- Remplissage : utiliser des cristalloïdes isotoniques (bolus de 10 mL/kg à renouveler), pas de glucosé.

CHOC ÉLECTRIQUE EXTERNE

- Dimension électrodes/palettes : 4,5 cm de diamètre si < 10 kg, 8 à 10 cm de diamètre si > 10 kg.
- Positionnement électrodes : infra-claviculaire droite et axillaire gauche. Si trop larges, l'une postérieure sous l'omoplate gauche et l'autre antérieure à gauche du sternum.
- Défibrillateur manuel : 4 J/kg quel que soit l'âge, au mieux avec un défibrillateur biphasique. Sinon à partir de 1 an, utiliser un DEA reconnaissant les rythmes

pédiatriques choquables muni d'un atténuateur en dessous de 8 ans. Si pas d'atténuateur utiliser le DEA adulte.

TRAITEMENT MÉDICAMENTEUX

- Adrénaline : 10 µg/kg IVD (maximum 1 mg) dès que possible puis toutes les 3 à 5 minutes
- Amiodarone : 5mg/kg IVD après le 3e choc (max 300 mg) et après le 5e choc (max 150 mg)
- Atropine 20 µg/kg IVD en cas de bradycardie, sauf si défaillance circulatoire associée ou si bradycardie hypoxique.
- Sulfate de magnésium si torsade de pointe ou hypomagnésémie documentée : 50 mg/kg soit sulfate de magnésium 15 %, 0,3 mL/kg.
- Calcium si hyperkaliémie, hypermagnésémie, hypocalcémie ou surdosage en antagonistes calciques : 0,5 mL/kg de gluconate de calcium 10 % (max 20 mL) ou 0,2 mL/kg de chlorure de calcium.

ALGORITHME DE RÉANIMATION SPÉCIALISÉE

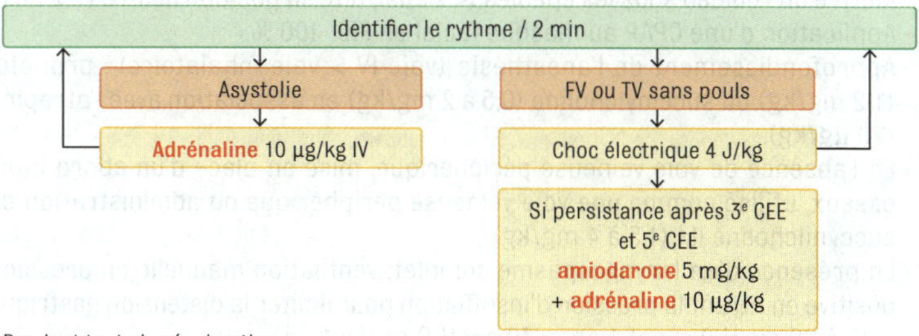

Pendant toute la réanimation :

- Monitorer le patient. Objectif $etCO_2$ ≥ 15 mmHg pour efficacité MCE
- Poursuivre le massage cardiaque à 100/min sans interruption pour les insufflations
- Ventiler en O_2 pur 10 à 15/min
- Administrer de l'adrénaline toutes les 3 à 5 min **que le rythme soit choquable ou non**
- Chercher une cause curable

LARYNGOSPASME / BRONCHOSPASME

LARYNGOSPASME

- (cf. fiche Urgences - *Laryngospasme chez l'enfant*)
- Inadéquation entre la profondeur de l'anesthésie et la simulation nociceptive à l'origine d'une contraction réflexe des muscles intrinsèques du larynx.
- Fréquence : induction 45 %, peropératoire 10 %, réveil 45 %.
- Gravité potentielle : hypoxémie, arrêt cardiaque, œdème pulmonaire post-obstructif.

Facteurs de risques (FDR)

- Infection des voies aériennes supérieures (VAS) récente < 2 semaines.
- Jeune âge de l'enfant.
- ATCD d'asthme symptomatique à 3 reprises au cours de l'année en cours.
- Asthme d'effort.
- Toux sèche nocturne.
- Tabagisme passif.
- ATCD familiaux d'eczéma, d'asthme ou de rhinite allergique chez 2 membres de la famille proche.
- Manque d'expérience en anesthésie pédiatrique.

Diagnostic

- Obstruction des voies aériennes associée à des efforts inspiratoires luttant contre l'obstacle.

2 situations :

- Laryngospasme incomplet : stridor inspiratoire + passage d'air à l'auscultation + présence de mouvements du ballon réservoir.
- Laryngospame complet : aucun passage d'air + aucun bruit respiratoire + absence de mouvements du ballon réservoir.

Traitement

- Le traitement du laryngospasme est avant tout préventif :
  - Eviter toutes stimulations pendant les phases d'induction et de réveil et adapter la profondeur de l'anesthésie et l'analgésie aux différents temps chirurgicaux.
  - Prémédication des enfants enrhumés par l'administration d'un aérosol de salbutamol 30 minutes avant l'induction :
    . 2, 5 mg pour les enfants < 20 kg (avant 6 mois, réduire la posologie à 1,25 mg)
    . 5 mg pour les enfants > 20 kg.
- La prise en charge thérapeutique repose sur :
  - L'arrêt immédiat de tout stimulus nociceptif.
  - Subluxation du maxillaire inférieur (limite l'effet clapet des structures supra-glottiques).
  - Mettre un rouleau sous les épaules (< 2 ans), tête en position neutre (> 2 ans).
  - Application d'une CPAP au masque facial en FiO_2 100 %.
  - Approfondissement de l'anesthésie (voie IV > voie inhalatoire) : propofol (1-2 mg/kg) ou succinylcholine (0,5 à 2 mg/kg) en association avec l'atropine (20 µg/kg).
  - En l'absence de voie veineuse périphérique, mise en place d'un abord intra osseux, utilisé comme une voie veineuse périphérique ou administration de succynilcholine IM (1,5 à 4 mg/kg).
  - En présence d'un laryngospasme complet, ventilation manuelle en pression positive en titrant la pression d'insufflation pour limiter la distension gastrique = 15 à 20 cm H_2O avant 1 an, < 30 cm H_2O après 1 an.
- Devant la persistance d'une oxygéno-dépendance modérée au décours d'un laryngospasme, évoquer la survenue d'un œdème pulmonaire post-obstructif. Evolution le plus souvent spontanément favorable en quelques heures après maintien de l'oxygénothérapie nasale avec PEP transitoire.

BRONCHOSPASME

- (cf. fiche Urgences - *Bronchospasme chez l'enfant*)
- Le plus souvent secondaire à un défaut de sédation.
- Associé aux mêmes facteurs de risque que le laryngospasme.
- Risque accru +++ en cas de tableau d'hyper réactivité bronchique en cours ou récent (bronchiolite, bronchite, pneumopathie...)

Diagnostic

- Augmentation des pressions inspiratoires associée à une diminution du volume courant avec aspect caractéristique de la courbe d'$etCO_2$ et frein expiratoire à l'auscultation.

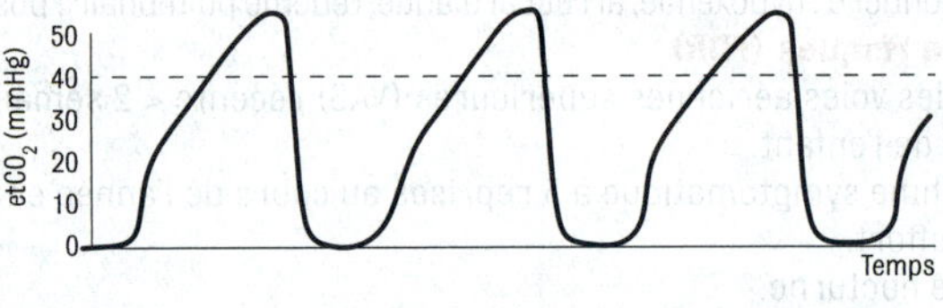

- Au maximum, la courbe peut disparaître en cas de bronchospasme complet

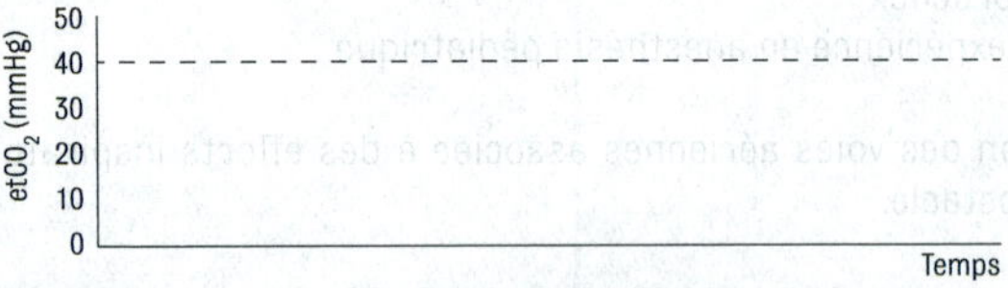

- A l'induction, en cas de doute sur l'intubation, ne pas hésiter à se réexposer sans extuber l'enfant, afin de vérifier le bon positionnement de la sonde d'intubation.

Traitement

- Prévention++ :
  - Prémédication par un aérosol de salbutamol en cas de FDR.
  - Garantir une profondeur d'anesthésie adéquate.
  - Ne pas utiliser le desflurane en présence de FDR.
- La prise en charge thérapeutique repose sur :
  - FiO_2 100 %.
  - Vérifier l'absence de coudure au niveau du circuit de ventilation et de la sonde d'intubation.
  - Approfondissement par voie IV.
  - Limiter les pressions d'insufflation en cas de ventilation manuelle à cause du risque de barotraumatisme.
  - Administration de salbutamol à travers la sonde d'intubation discutable car plus de 80 % du salbutamol administré par bouffées se dépose et reste sur les parois de la sonde d'intubation. De plus, débrancher un patient ventilé conduit à compromettre sa CRF (dérecrutement+++).
  - En dernier recours : salbutamol IVSE 0,1 à 0,5 µg/kg/min.

NB : Cas particulier du bronchospasme en contexte d'anaphylaxie : mesure +++ de la pression artérielle. Le traitement repose sur l'administration d'adrénaline (cf. fiche Urgences - *Choc anaphylactique chez l'enfant*).

ANESTHÉSIE DE L'ENFANT ENRHUMÉ

- Morbidité respiratoire accrue en cas d'IVAS (infection des voies aériennes supérieures) en cours ou dans les 2 semaines qui précèdent : laryngospasme, bronchospasme, désaturation, obstruction des voies aériennes supérieures (VAS), dyspnée laryngée...
- FDR associés : hyperréactivité bronchique (toux nocturne, crise asthme > 3/an, asthme d'effort) eczéma personnel ou familial, pathologie respiratoire chronique (dysplasie broncho pulmonaire, mucoviscidose...), tabagisme passif.
- Situation fréquente : un enfant peut présenter 3 à 8 épisodes de rhino-pharyngite par an.
- La solution n'est pas de reporter tous les enfants enrhumés.

CRITÈRES DE REPORT D'UN ENFANT ENRHUMÉ

Critères formels

- Température > 38,5 °C.
- Laryngite.
- Auscultation pulmonaire anormale.

Autres critères

- En présence d'une rhinorrhée purulente et/ou d'une toux grasse, discuter un report en cas de FDR associés liés au terrain : âge < 1 an, comorbidité associée, chirurgie nécessitant une intubation, degré d'urgence. La notion de reports antérieurs peut moduler la décision.
- Dans tous les cas, concertation avec l'équipe chirurgicale++.

PRISE EN CHARGE ANESTHÉSIQUE

- Prémédication par un aérosol de salbutamol administré 30 minutes avant l'induction : 2,5 mg pour les enfants < 20 kg, 5 mg pour les enfants > 20 kg. Avant 6 mois, réduire la posologie à 1,25 mg.
- Pas de desflurane.
- Privilégier le masque facial > masque laryngé > intubation.
- Anesthésie profonde++, ALR++.
- Retrait du dispositif :
  - Masque laryngé : pas d'argument en faveur du retrait chez un enfant sous anesthésie profonde ou réveillé
  - Extubation chez un enfant totalement réveillé.

QUELLE DURÉE DE REPORT ?

- En cas d'IVAS, report habituel de 2 semaines.
- En cas d'atteinte des voies aériennes inférieures, report de 3-4 semaines.
- « Effet protecteur » d'une IVAS survenue entre 2 et 4 semaines avant le geste.

ASSISTANCE VENTILATOIRE DURANT L'INDUCTION INHALATOIRE

L'ASSISTANCE VENTILATOIRE AU COURS DE L'INDUCTION

- Permet d'assurer de meilleurs échanges gazeux en contrebalançant les effets dépresseurs respiratoires du sévoflurane.
- Réduction du travail respiratoire.
- Optimisation de la profondeur d'anesthésie.
- Contrôle de la capnie et des fractions inspirée et expirée de sévoflurane.
- Limiter la durée d'exposition à des FiO_2 > 80 %. Préoxygénation durant 2 minutes sous FiO_2 100 % avant intubation ou mise en place d'un masque laryngé.

NB : Toujours associer une PEP réglée à 4-5 cmH_2O lors de l'induction inhalatoire chez l'enfant, en particulier chez le nouveau né et le nourrisson car la PEP contribue à améliorer la perméabilité des voies aériennes supérieures et à restaurer la CRF, rapidement compromises durant l'induction inhalatoire. La PEP est introduite dès le début de l'induction.

DEUX MODALITÉS POSSIBLES

L'aide inspiratoire

- De loin la méthode la plus physiologique car elle respecte le maintien de la VS.
- Peut être introduite dès la perte de conscience.
- Les réglages :
  - PEP 5 cmH_2O.
  - Trigger en débit entre 0,3 et 0,5 L/min.
  - Titration du niveau d'aide par paliers de 2 cmH_2O. Plus l'anesthésie est profonde, plus le niveau d'aide doit être augmenté.
  - Objectifs : Vt = 6-8 mL/kg et un $etCO_2$ entre 30 et 35 cmH_2O.
  - Pas de réglage de la fréquence respiratoire d'apnée nécessaire durant l'induction, en revanche réglage d'une FR d'apnée impérative si utilisation peropératoire de l'aide inspiratoire +++.

La ventilation en pression contrôle

- Introduite plus tardivement, dès que le Vt est inférieur à 5 mL/kg.
- Expose au risque d'insufflation gastrique : limitation++ de la pression inspiratoire.
- Réglages :
  - PEP 5 cmH_2O.
  - FR 25/min.
  - Pression inspiratoire maximum :
    . < 10 kg : 10 cmH_2O.
    . 10-20 kg : 15 cmH_2O.
    . > 20 kg : 20 cmH_2O.
- Objectifs : Vt = 6-8 mL/kg, éviter l'insufflation gastrique.

CHOC ANAPHYLACTIQUE

(cf. Fiche Urgences - *Choc anaphylactique chez l'enfant*)

La réaction d'hypersensibilité immédiate allergique médiée par les IgE survient dans les minutes qui suivent l'exposition à l'allergène (maximum 1 heure). L'anaphylaxie se définit comme une réaction grave d'hypersensibilité allergique pouvant engager le pronostic vital. Elle est marquée par l'apparition brutale d'une atteinte cardiovasculaire et/ou des voies aériennes ± associées à des manifestations cutanées et digestives.

ÉPIDÉMIOLOGIE ET PRÉVENTION

- Chez l'enfant, le latex est l'un des principaux agents responsables des chocs anaphylactiques peropératoires (1/10 000) alors que les curares, à la différence de l'adulte, sont moins souvent incriminés (1/80 000).
- Facteur de risque de sensibilisation au latex : spina bifida, répétition des interventions (urogénitales), terrain atopique et exposition au latex pendant la 1re année de vie.
- Les gants chirurgicaux restent actuellement la principale source de latex dans le bloc opératoire.
- La prévention primaire a montré son efficacité avec le latex. Son application permet de réduire considérablement le risque allergique en anesthésie pédiatrique : concept « d'hôpital sans latex ».

PATIENTS À RISQUE D'ANAPHYLAXIE PERANESTHÉSIQUE NÉCESSITANT UN BILAN ALLERGOLOGIQUE

- Patient ayant présenté des signes d'hypersensibilité immédiate en périopératoire sans diagnostic étiologique.
- Patient ayant présenté des signes d'hypersensibilité immédiate lors d'une exposition au latex ou à des fruits et légumes à l'origine d'une allergie croisée avec le latex (avocat, kiwi, banane, ananas, papaye, châtaigne).
- Enfant multi-opéré.

SIGNES CLINIQUES D'UN CHOC ANAPHYLACTIQUE

Grade	Peau muqueuses	Digestif	Respiratoire	Cardiovasculaire
1	Erythème ou urticaire généralisée, œdème face ou muqueuses	-	-	-
2	idem	Nausées	Toux Dyspnée	Tachycardie Hypotension (PAS ≤ 30 %)
3	idem	Vomissements ± diarrhée	Bronchospasme Cyanose	Tachycardie / bradycardie Troubles du rythme Hypotension (PAS ≤ 50 %)
4	idem	Idem	Arrêt respiratoire	Arrêt circulatoire

Les signes cutanés peuvent être absents ou retardés (quelques heures).

TRAITEMENT DU CHOC ANAPHYLACTIQUE

APPEL À L'AIDE URGENTE

- Arrêt de l'injection du produit suspecté, oxygène pur.
- Information de l'équipe chirurgicale : abstention, simplification, accélération ou arrêt du geste chirurgical.
- ADRÉNALINE IV : titration, toutes les 1 à 2 min et adaptée en fonction du grade (cf. supra).

- Grade I : pas d'adrénaline.
- Grade II : adrénaline 1 µg/kg.
- Grade III : adrénaline 5 µg/kg.
- Grade IV : adrénaline 10 µg/kg + réanimation d'un arrêt cardiaque.
- Un relais par l'adrénaline en perfusion continue peut s'avérer nécessaire : débuter à 0,1 µg/kg/min.

TRAITEMENTS COMPLÉMENTAIRES

- Remplissage vasculaire : cristalloïdes isotoniques 10 à 20 mL/kg sur 10 à 20 min, à répéter selon le monitorage de la volémie.
- Si bronchospasme et patient en ventilation spontanée : aérosol de salbutamol/10 min (2,5 mg < 20 kg ; 5 mg > 20 kg).
- Corticoïdes IV : délai d'action retardé. Diminution des récurrences. Méthylprednisolone : 1 à 2 mg/kg.
- Glucagon : 20 à 30 µg/kg (max 1 mg) sur 5 minutes si traitement par béta-bloquant.
- Antihistaminiques : en dernière intention. Traitement de l'urticaire et du prurit.
- L'apparition d'une bradycardie paradoxale est une contre indication à l'atropine (précède le désamorçage). Prise en charge : expansion volémique + adrénaline titrée.

PRÉLÈVEMENTS À FAIRE

- Dosages de la tryptase sérique et de l'histamine plasmatique destinés à confirmer la réalité du choc anaphylactique.
- Recherche d'IgE spécifiques destinée à identifier l'agent causal.
- Intérêt d'un « KIT choc anaphylactique » préparé à l'avance : courriers, tubes…
- Prélèvements sanguins à réaliser dès que la situation clinique est maîtrisée, au mieux dans les 30 premières minutes en particulier pour les dosages d'histamine et de tryptase. Les tubes doivent être transmis au laboratoire dans les deux heures. Intérêt d'un dosage à H4 pour la tryptase si doute diagnostique.
- En cas d'impossibilité, ils peuvent être conservés dans le réfrigérateur à + 4 °C pendant 12 h au maximum.
- Les tests cutanés seront réalisés après un délai de 6 semaines.

CONDUITE À TENIR APRÈS LE TRAITEMENT INITIAL

- Surveillance pendant 24 h après le début des symptômes (récidives possibles).
- Information écrite du patient sur le type d'accident et la nature des médicaments pouvant être impliqués.
- Adresser le patient en consultation d'allergologie pour effectuer des tests.

DÉCLARATION

- Centre régional de pharmacovigilance si un médicament est suspecté.
- Responsable de la matériovigilance de l'établissement si une allergie au latex est suspectée.

HYPERTHERMIE MALIGNE

- Maladie génétique. Mutation portant sur le gène RYR1+++
- Incidence : 1/15 000 chez l'enfant vs 1/15 000-1/50 000 chez l'adulte.

FACTEURS DÉCLENCHANTS

- Administration d'agents halogénés et/ou de succinylcholine chez des patients à risque.

TERRAINS À RISQUE

- ATCD familiaux ou personnels d'hyperthermie maligne (HM).
- Pathologies neuromusculaires à risque d'HM :
- Myopathies congénitales à cores et myopathies apparentées associées au gène RYR1, les sujets présentant une élévation chronique inexpliquée des CPK, une hyperthermie grave d'effort ou une rhabdomyolyse grave d'effort
- Autres pathologies neuromusculaires :

- Dystrophie musculaire progressive (maladie de Duchenne ou de Becker) risque de rhabdomyolyse avec hyperkaliémie sans crise hypercatabolique. CI de la succinylcholine. Éviction des halogénés recommandée.
- Myotonies (notamment dystrophie myotonique ou maladie de Steinert) : crises d'hypermétabolisme décrites sans lien démontré avec l'HM. Contre indication à la succinylcholine = risque de déclenchement de la myotonie.
- Myopathies métaboliques : pas de risque.

• En cas de doute, consulter sites web spécialisés :

PRÉVENTION CHEZ LES PATIENTS À RISQUE CONNUS

• Contre indications des halogénés et de la succinylcholine.
• Avant de démarrer l'induction : changements impératifs des tuyaux, remplacement de la chaux sodée, retirer les évaporateurs faire « marcher » le respirateur en O_2 pur avec un débit de gaz frais de 10 L/min pendant une durée variable en fonction des respirateurs.
• Il est possible de mettre en place sur les circuits du ventilateur des filtres à charbon actif qui permettent de purger les halogénés du ventilateur d'anesthésie en 90 secondes.

PRÉSENTATION CLINIQUE

• Signes spécifiques : rigidité musculaire, augmentation rapide de l'etCO_2, augmentation rapide de la température (souvent retardée), signes biologiques (acidose métabolique, rhabdomyolyse, hyperkaliémie).
• Signes moins spécifiques : tachycardie inexpliquée, voire troubles du rythme, troubles hémodynamiques (hypoTA ou HTA), désaturation.
• Signes souvent retardés avec le sévoflurane et le desflurane (période postopératoire).

TRAITEMENT DE LA CRISE

APPEL À L'AIDE URGENTE (cf. *fiche Urgences - Hyperthermie maligne*)
• Interrompre immédiatement l'administration de l'halogéné.
• Retirer l'évaporateur, interposer des filtres à charbon actif sur le circuit de ventilation
• Hyperventiler sous FiO_2 100 % avec un débit de gaz frais élevé (10 L/min)
• Administrer 2,5 mg/kg de dantrolène puis 1 mg/kg/5 min jusqu'à contrôle des signes d'HM (disparition de la rigidité, de l'hypercapnie et l'hyperthermie, maximum 10 mg/kg).
• Le dantrolène (20 mg + 3 g de mannitol/flacon) se dilue dans 60 mL d'eau distillée stérile. Agiter vigoureusement le mélange car le dantrolène est peu soluble.
• Refroidir le patient jusqu'à une température centrale < 38°C : lavage gastrique, vésical, voire du site opératoire au NaCl 0,9 % glacé, sauf si abord thoracique (= risque ACR), couverture à air pulsé réglée à 30°C.
• Corriger l'acidose par du $NaHCO_3$ 42 ‰ : 1-2 mL/kg.
• Traitement de l'hyperkaliémie : gluconate de calcium, glucose-insuline.
• Maintenir la normovolémie et obtenir une diurèse > 1 mL/kg/h par expansion volémique (NaCl 0,9 %) et réhydratation.

NB : chaque flacon de dantrolène contient 3 g de mannitol).
• En postopératoire, transfert en réanimation.
• Poursuite du dantrolène à la dose de 1 mg/kg/4 h jusqu'à normalisation clinique et biologique.

- Maintenir le patient sous ventilation artificielle pendant toute la durée de l'effet myorelaxant du dantrolène (1/2 vie ≈ 10 heures).
- Surveillance en réanimation pendant au minimum 24-48 h car la crise peut récidiver.
- Surveillance, CPK, GDS, fonction rénale, kaliémie, calcémie. Surveillance du taux de CPK, de la kaliémie + myoglobinémie et myoglobinurie pendant 48 h : la normalité des CPK à H12 et H24 est un élément important pour le diagnostic différentiel.
- Informer le patient et sa famille de la suspicion clinique d'hyperthermie maligne et remettre un document relatant le protocole anesthésique, les signes ayant fait évoquer le diagnostic et un document informant sur les conséquences du diagnostic (précaution pour anesthésies ultérieures et risque familial lié à la transmission autosomique dominante)
- Prendre contact rapidement après la crise avec un centre expert de l'hyperthermie maligne pour confirmer ou infirmer le diagnostic
- En cas de décès : biopsie musculaire en vue d'un examen microscopique et prélèvement de 1 mL de sang sur EDTA et sur héparine lithium pour permettre l'étude génétique.

RHABDOMYOLYSE INDUITE PAR L'ANESTHÉSIE

Rhabdomyolyse avec hyperkaliémie après une exposition à la succinylcholine ou à des halogénés (« anesthesia-induced rhabdomyolysis »).

TERRAINS À RISQUE

- Dystrophies musculaires de Duchenne (DMD) et de Becker (DMB)
- Déficit en dystrophine dans le muscle squelettique et cardiaque responsable d'une nécrose progressive
- Transmission : récessive liée à l'X
- Incidence de la DMD est de 1 pour 3 300 naissances de garçons et la DMB de 1 pour 18 000 à 1 pour 31 000 naissances de garçons.

PRÉVENTION CHEZ LES PATIENTS À RISQUE CONNUS

- Contre indications aux halogénés et à la succinylcholine
- Avant de démarrer l'induction : changements impératifs des tuyaux, remplacement de la chaux sodée, retirer les évaporateurs, faire « marcher » le respirateur en O_2 pur avec un débit de gaz frais de 10 L/min pendant une durée variable en fonction des respirateurs.

PRÉSENTATION CLINIQUE

- Signes spécifiques : ECG : hyperkaliémie ondes T amples, troubles du rythme cardiaque (bradycardie ou arythmie) biologie : hyperkaliémie et rhabdomyolyse (augmentation des CPK et de la myoglobine). Pas de désaturation sauf si arrêt cardiaque. Myoglobinurie (urines porto)
- Signes moins spécifiques : augmentation de l'$etCO_2$ tardive et rarement hyperthermie.
- Signes pouvant survenir à tout moment de l'anesthésie mais souvent retardés (période postopératoire).

TRAITEMENT DE LA CRISE

APPEL À L'AIDE URGENTE

- Interrompre immédiatement l'administration d'halogénés.
- Retirer l'évaporateur, interposer des filtres à charbon actif sur le circuit de ventilation.
- Hyperventiler sous FiO_2 100 % avec un débit de gaz frais élevé (10 L/min)
- Traitement spécifique de l'hyperkaliémie : gluconate de calcium, glucose-insuline.
- Maintenir la normovolémie et obtenir une diurèse > 1 mL/kg/h par expansion volémique (NaCl 0,9 %) et réhydratation afin de limiter les complications rénales de la rhabdomyolyse.

- En postopératoire, transfert en réanimation :
- Surveillance en réanimation pendant au minimum 24-48 h
- Surveillance, CPK, GDS, fonction rénale, kaliémie, calcémie. Surveillance du taux de CPK, de la kaliémie + myoglobinémie et myoglobinurie pendant 48 h.

HYPOTENSION PEROPÉRATOIRE

DÉFINITION DE L'HYPOTENSION EN FONCTION DE L'ÂGE

Chez l'enfant éveillé

- 0 à 1 mois : PAS < 60 mmHg
- 1 mois à 1 an : PAS < 70 mmHg
- 1 an à 10 ans : PAS < 70 mmHg + 2 x âge (années)
- 10 ans : PAS < 90 mmHg

Chez le prématuré

- PAM < âge gestationnel (SA) + 1 mmHg/semaine d'âge postnatal

Chez l'enfant sous anesthésie générale

- **En valeur absolue** :

< 6 mois : PAM < 35 mmHg
> 6 mois : PAM < 43 mmHg

- **En valeur relative (par rapport à une valeur de référence** :

< 6 mois : diminution de 20 % de la PAM de base
> 6 mois : diminution de 40 % de la PAM de base

TRAITEMENT DE L'HYPOTENSION PEROPÉRATOIRE

Expansion volémique

- Le remplissage vasculaire est le premier traitement à utiliser devant une hypotension peropératoire.
- Le jeûne préopératoire peut être long malgré les nouvelles recommandations sur la prise de liquides clairs.
- En cas d'hypotension, utilisation de cristalloïdes en 1ère intention : Ringer lactate ou NaCl 0,9 % 10 mL/kg sur 20-30 min.

Vasoconstricteurs

- Si hypotension persistante en rapport avec la vasoplégie induite par les agents anesthésiques

Ephédrine

- En première intention
- Posologies : 0,1 à 0,2 mg/kg.
- Chez le nourrisson < 6 mois, il semble nécessaire d'augmenter les doses de 0,5 à 1 mg/kg. Une densité plus faible de récepteurs à l'éphédrine chez le jeune enfant pourrait en être la cause.

Noradrénaline

- Perfusion sur cathéter veineux central. Risque de nécrose cutanée en cas de diffusion lors d'une administration sur VVP.
- Posologies : dose de noradrénaline en mg = (poids en kg/10) x 3, à ramener à un volume total de 50 mL avec du NaCl 0,9 %.
- Ainsi 1 mL/h = 0,1 µg/kg/min. Commencer à 2 mL/h soit 0,2 µg/kg/min puis augmenter par palier de 1 mL/h en fonction des objectifs de pression artérielle.

MONITORAGE

- En cas d'hypotension persistante, monitorage de la volémie par Doppler transœsophagien (> 3 kg).
- Le monitorage de la profondeur d'anesthésie par le BIS™ permet de limiter le risque d'hypotension artérielle en rapport avec un surdosage anesthésique (possible à partir de 2 ans).

ANESTHÉSIQUES LOCAUX

Injection toujours lente, fractionnée avec tests d'aspirations répétés.

POSOLOGIES DES ANESTHÉSIQUES LOCAUX (AL)

Voie	Agent	Doses maximales
Pulvérisation bucco-pharyngo-laryngée	Lidocaïne 50 mg/mL 1 pulvérisation = 8 mg	1 pulvérisation pour 10 kg de poids
Caudale	Ropivacaïne 2 mg/mL Lévobupivacaïne 2,5 mg/mL	2 mg/kg
Rachianesthésie	Lévobupivacaïne 5 mg/mL	1 mg/kg si < 5 kg 0,4 mg/kg de 5 à 15 kg 0,3 mg/kg > 15 kg
Bloc périphérique	**Bolus** Lévobupivacaïne 2,5 mg/mL Ropivacaïne 2 mg/mL	0,2 à 0,5 mL/kg
	Entretien Levobupivacaïne 1-1,25 mg/mL Ropivacaïne 1 mg/mL	0,1 à 1,15 mL/kg/h

La ropivacaïne et la lévobupivacaïne provoquent moins de bloc moteur que la bupivacaïne pour une durée d'analgésie équivalente.

POSOLOGIES DES AL PAR VOIE PÉRIDURALE (HORS CAUDALE)

	Agent	Dose maximale	Remarque
Bolus	Lévobupivacaïne 2,5 mg/mL Ropivacaïne 2 mg/mL	1,5 à 1,7 mg/kg	Pas de réinjection, mais mise en place d'emblée d'une perfusion continue
Entretien	Ropivacaïne 1 mg/mL (nourrisson) à 2 mg/mL ou Lévobupivacaïne 1 mg/mL	0,2 mg/kg/h < 1 mois 0,30 mg/kg/h < 6 mois 0,40 mg/kg/h > 6 mois	

Volume/métamère à bloquer (mL) = 1/10e de l'âge en année.

TRAITEMENT DES ACCIDENTS TOXIQUES

(cf. Fiche Urgences - *Intoxictation aux anesthésiques locaux*)

- Il faut administrer une émulsion lipidique en cas de manifestation toxique systémique cardiaque ou neurologique.
- Cette thérapeutique ne doit pas retarder les manœuvres de réanimation cardiopulmonaires habituelles ou se substituer à elles.
- Il faut utiliser l'Intralipide® 20 % à la posologie de 1,5 mL/kg, à répéter 1 à 2 fois si collapsus persistant puis perfusion continue de 5 à 8,5 mL/kg à passer sur 15 à 30 min en fonction de la réponse clinique, sans dépasser 10 mL/kg.

NB : l'utilisation de Médialipide® 20 % nécessite la perfusion d'un volume 4 fois supérieur à celui de l'Intralipide® (6 à 9 mL/kg) tout en imposant le même volume maximal (marge thérapeutique faible).

ANESTHÉSIE CAUDALE

INDICATIONS

- Analgésie périopératoire de la chirurgie portant sur les métamères compris entre T10 et S5 chez les enfants ≤ 20 kg.
- Hypospadias, reflux vésico-rénal, pyéloplastie, chirurgie de la région inguinale, chirurgie ano-rectale.
- Attention, les blocs périphériques notamment les blocs par diffusion sont tout aussi efficaces pour la chirurgie unilatérale de la région inguinale, la chirurgie des membres inférieurs en particulier unilatérale, la fixation testiculaire, la cure d'ectopie testiculaire.

CONTRE INDICATIONS

- Trouble de l'hémostase congénital ou acquis.
- Infection cutanée de la région sacrée (l'érythème fessier n'est pas une contre indication) ou infection générale (septicémie).
- Malformations sacrées (association fréquente à des insertions basses du sac dural, échographie médullaire nécessaire), «touffe de poils», fossette en regard du hiatus sacré.
- Angiomes.
- Maladies neurologiques évolutives.
- Hypovolémie.
- Refus de l'enfant ou des parents.

PRÉCAUTIONS

- Une voie veineuse est toujours obligatoire.

TECHNIQUE

Installation

- Mettre l'enfant en décubitus latéral, hanche et genou fléchis à 90°.
- Asepsie chirurgicale (2 désinfections cutanées à 5 min d'intervalle, champ stérile, gants stériles).
- Repérer d'abord les épines iliaques postéro-supérieures (EIPS) puis le hiatus sacré (HS) qui forme le 3e sommet d'un triangle équilatéral.

Anesthésie caudale : repères osseux

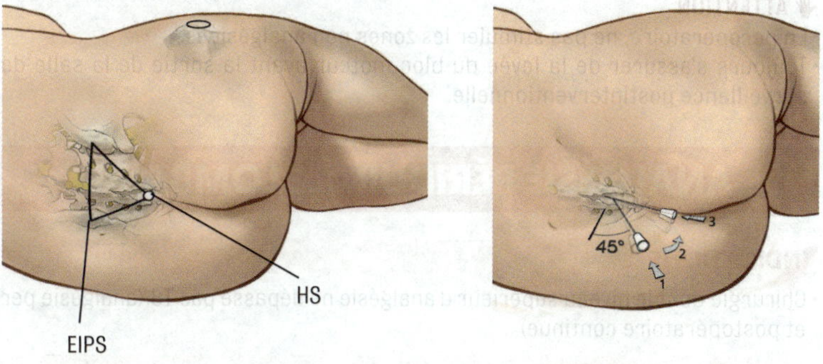

Technique

- Piquer la peau à 45° avec une aiguille 22 ou 25 G, de 5 cm de longueur, graduée, à biseau court, avec un mandrin et une embase transparente.
- Avancer doucement jusqu'au contact osseux (ressaut lors du franchissement de la membrane sacro-coccygienne).
- Retirer l'aiguille de 1 mm et cathétériser le canal sacré sur < 1 cm en abaissant l'aiguille sur le plan sacré pour faire un angle de 15-20°.

- L'aspiration douce ne doit ramener ni sang ni LCR (risque de brèche durale, le cul-de-sac dural se projette en S4 à la naissance, en S2 à partir de 1 an).
- L'injection de la solution d'anesthésique local doit être lente, fractionnée, avec des tests d'aspiration répétés. L'injection doit être facile, en surveillant l'absence de diffusion sous-cutanée.
- L'injection d'une dose test adrénalinée (adrénaline 0,5 µg/kg soit 1 mL pour 10 kg d'une solution adrénalinée au 1/200000e) est débattue. Elle n'a de valeur que si elle est positive. L'injection IV sera détectée par une modification immédiate du segment ST (= ondes T amples et pointues), associée éventuellement à une tachycardie et une élévation de la PA.
- Ponction écho-guidée possible : permet la mise en évidence d'un déplacement antérieur du mur postérieur du cul de sac dural = critère prédictif de réussite (sensibilité 96,5 %, spécificité 100 %, VPP 100 %).
- Ne pas mettre en place de cathéter pour analgésie continue postopératoire.

ANESTHÉSIQUES LOCAUX

- Ropivacaïne 2 mg/mL ou lévobupivacaïne 2,5 mg/mL, maximum 2 mg/kg.
- Réduction des doses de 20 % chez le nouveau né (utiliser des concentrations plus faibles pour privilégier le volume : lévobupivacaïne 1,25 mg/mL ou ropivacaïne 1 mg/mL).
- Association possible de clonidine après 6 mois (1 à 2 µg/kg). L'injection IV de clonidine (2 µg/kg) procure le même bénéfice.
- Volume injecté : schéma d'Armitage
  - 0,5 mL/kg : pour les métamères sacrés.
  - 1 mL/kg : pour les métamères lombaires.
  - 1,25 mL/kg :pour les métamères dorsaux inférieurs.
- Il ne faut jamais dépasser la dose totale de 2 mg/kg. Pour des volumes supérieurs à 1 mL/kg, il est impératif d'utiliser des solutions moins concentrées : lévobupivacaïne 1,25 mg/mL ou ropivacaïne 1 mg/mL.

INCIDENTS-ACCIDENTS

- Ponction sous-cutanée (index palpateur), ponction vasculaire (reflux de sang spontané ou à l'aspiration, dose-test), ponction sous périostée (= IV).
- Injection intravasculaire (cf. *Fiche Urgences - Intoxication aux anesthésiques locaux*), effraction dure-mérienne (cathétérisme trop profond ou anomalie d'insertion du cul-de-sac dural = rachianesthésie totale), allergie aux AL.
- Taux d'échec 3 à 5 % notamment < 10 kg.

ATTENTION

- En peropératoire, ne pas stimuler les zones non analgésiées.
- Toujours s'assurer de la levée du bloc moteur avant la sortie de la salle de surveillance postinterventionnelle.

ANALGÉSIE PÉRIDURALE LOMBAIRE

INDICATIONS

- Chirurgie dont le niveau supérieur d'analgésie ne dépasse pas T6 (analgésie per et postopératoire continue).

CONTRE INDICATIONS

- Trouble de l'hémostase congénital ou acquis.
- Infection cutanée région lombaire ou infection générale (septicémie).
- Malformations vertébrales ou maladies neurologiques évolutives, hydrocéphalie et hypertension intracrânienne.
- Angiomes.
- Hypovolémie.
- Refus de l'enfant ou des parents.

TECHNIQUE

- Une voie veineuse est toujours obligatoire.
- Matériel : aiguille de Tuohy avec cathéter approprié :
  - < 10 kg : aiguille 20 G, 50 mm de long (cathéter 24 G).
  - 10 à 20 kg : aiguille 19 G, 50 mm de long (cathéter 23 G).
  - > 20 kg : aiguille 18 G, 50 à 100 mm de long (cathéter 20 G).
- Enfant en décubitus latéral, cuisses très fléchies sur le thorax.
- Asepsie chirurgicale.
- Repérer l'espace à ponctionner au niveau lombaire. Chez le nouveau né, la moelle s'arrête en L3.
- Le biseau de l'aiguille de Tuohy doit être parallèle au plan sagittal. Avant l'âge la marche, l'aiguille doit être perpendiculaire au plan cutané. Après l'acquisition de la marche, l'aiguille doit être oblique de 15 à 20° par rapport au plan cutané.
- Progresser doucement en recherchant l'espace péridural avec un mandrin liquide (distance peau-espace péridural lombaire = 6 mm chez le nouveau né, de 12 à 15 mm à 2 ans).
- Distance peau-espace péridural après 1 an en mm : âge x 2 + 10.
- Le décollement de l'espace péridural avec 0,1-0,2 mL/kg de NaCl 0,9 % peut faciliter la montée du cathéter (maximum 2 mL).
- Fixer le cathéter à sa sortie par des Steristrips®, le couvrir d'un Opsite®, et mettre un filtre antibactérien.
- L'injection de la solution d'anesthésique local doit être lente, fractionnée, avec des tests d'aspiration répétés.
- L'injection d'une dose test adrénalinée (adrénaline 0,5 µg/kg soit 1 mL pour 10 kg d'une solution adrénalinée au 1/200 000e) est débattue. Elle n'a de valeur que si elle est positive. L'injection IV sera détectée par une modification immédiate du segment ST (= ondes T amples et pointues), associée éventuellement à une tachycardie et une élévation de la PA.

ANESTHÉSIQUES LOCAUX

(cf. *Anesthésiques locaux*)

- Bolus initial : ropivacaïne 1-2 mg/mL ou lévobupivacaïne 1,25-2,5 mg/mL. Dose maximale : 1,7 mg/kg, utiliser si nécessaire des solutions moins concentrées.
- Volumes :
  - < 20 kg : 0,75 mL/kg.
  - 20-40 kg : 0,1 x âge (années) x nombre de métamères à bloquer.
  - > 40 kg : idem adulte.
- Eviter les réinjections et préférer la perfusion continue.
- Analgésie péridurale continue : ropivacaïne 1 à 2 mg/mL ou lévobupivacaïne 1 mg/mL.
  - < 1 mois : 0,20 mg/kg/h.
  - < 6 mois : 0,30 mg/kg/h.
  - > 6 mois : 0,40 mg/kg/h.

NB : concentration ropivacaïne 1 mg/mL chez le nourrisson+++

ADJUVANTS DES ANESTHÉSIQUES LOCAUX

- Morphine : prudence avant 6 mois car risque accru de dépression respiratoire ; prise en charge postopératoire en unité de surveillance continue. La dose utilisée est de 25-30 µg/kg en bolus. Dilution à 10 µg/mL dans la solution d'anesthésique local si administration continue.
- Le risque de dépression respiratoire après une administration péridurale de morphine est tardif. Une surveillance pendant 24 h de la SpO_2 et de la fréquence respiratoire après l'injection est obligatoire. Permet d'étendre le niveau supérieur.
- Sufentanil : non recommandé < 6 mois. La dose maximale utilisée ne doit pas dépasser 0,2 µg/kg/h. Permet de réduire les concentrations d'AL.
- Clonidine : prudence chez le nourrisson (risque d'apnées) ; surveillance postopératoire en unité de surveillance continue, dose : 1-2 µg/kg en bolus ou 0,08 à 0,12 µg/kg/h en débit continu.

ATTENTION

- En peropératoire, ne pas stimuler les zones non analgésiées.
- Ne pas garder les cathéters plus de 48 heures, chez le nourrisson < 6 mois.
- Ne pas administrer de morphiniques par voie systémique en cas d'administration de morphiniques par voie péridurale.
- **Pour la chirurgie thoracique et la chirurgie sus mésocolique du grand enfant, privilégier l'abord thoracique (balance bénéfice/risque++). Volume du bolus : 0,2-0,3 mL/kg (maximum 8 mL) débit continu : 0,1 à 0,2 mL/kg/h.**

BLOOD PATCH

- Incidence du syndrome post PL difficile à évaluer chez l'enfant : 4 à 5 % avec des aiguilles de PL ≤ 25 G, 10-15 % avec des aiguilles de 22 G.
- Symptomatologie : céphalées posturales déclenchées par la station debout, soulagées par le décubitus dorsal. Des douleurs rachidiennes, des nausées-vomissements, une diplopie, une hypo ou hyperacousie peuvent être associés.
- Eliminer un syndrome infectieux évolutif (récupérer le résultat de la PL), rechercher des signes de localisation (TDM au moindre doute ou lorsque le caractère postural des céphalées n'est pas clairement établi).
- Réalisation :
  - Abord péridural au niveau de l'espace sous-jacent, si possible.
  - Généralement réalisé sous AG ou sédation.
  - Injection lente de 0,3 mL/kg de sang, prélevé stérilement par un aide, de façon concomitante.
  - Si blood patch réalisé chez un enfant vigile : idem procédure adulte.
  - Délais de réalisation / début des signes :
    - . 2-3 jours si tableau sévère.
    - . 6 jours si tableau modéré.
  - Information de l'enfant et de ses parents que le taux de succès du 1er blood patch est de l'ordre de 70-90 % et qu'un 2e blood patch peut s'avérer nécessaire.

RACHIANESTHÉSIE

INDICATION

Chirurgie sous-ombilicale chez le nourrisson ancien prématuré ayant un APC < 60 semaines (prévention du risque d'apnées secondaires à l'AG), chez un nourrisson présentant des facteurs de risque de morbidité respiratoire.

CONTRE INDICATIONS

- Trouble de l'hémostase.
- Infection cutanée de la région lombaire ou générale (septicémie).
- Malformations vertébrales, hypertension intracrânienne.
- Hypovolémie.
- Maladies neurologiques évolutives.
- Angiomes.

TECHNIQUE

- Bilan d'hémostase : TCA, TP, Plaquettes.
- Respecter les consignes de jeûne et compenser les apports de base par voie IV dès le début du jeûne selon la règle des 4/2/1.
- Crème EMLA® sur le rachis lombaire 60 à 90 min avant la ponction.
- Pas de prémédication, pas de sédation associée pour éviter le risque d'apnées postopératoires.
- Monitorage : SpO_2, PNI, scope.

INSTALLATION PRIMORDIALE

- Position assise.
- Installation du bébé dos courbé en maintenant ses épaules et son bassin, tout en laissant sa tête en position neutre (risque d'apnée obstructive en flexion++).
- Asepsie chirurgicale.
- Repérer l'espace à ponctionner : L4-L5 ou L5-S1 (chez le nourrisson la moelle peut descendre jusqu'en L3).
- La distance peau-espace sous arachnoïdien est de 1 cm à cet âge.
- Aiguille 25 G pointe crayon, 25 mm.
- Frictionner les plans cutanés et musculaires après le retrait de l'aiguille pour éviter une fuite d'anesthésique local et/ou de LCR.
- Complément : tétine avec de l'eau sucrée pour calmer l'enfant pendant la chirurgie.

Ne pas surélever les membres inférieurs au décours de la ponction en raison du risque de rachianesthésie totale (attention à l'installation de la plaque).

- Le pourcentage d'échec est de 5 à 10 %.

ANESTHÉSIQUE LOCAL

- Utiliser une seringue de 1 mL.
- Injecter lentement.
- Lévobupivacaïne (5 mg/mL) = 1 mg/kg (= 0,2 mL/kg) pour les enfants de poids < 5 kg, 0,4 mg/kg au-delà de 5 kg.

ANALGÉSIE

- Installation du bloc sensitivo-moteur en moins de 2 min.
- Durée d'efficacité 1 heure en moyenne. Ne pas faire la rachianesthésie tant que l'équipe chirurgicale n'est pas prête++.
- Pas d'analgésie résiduelle (contrairement à la caudale). Demander au chirurgien de faire une infiltration locale de lévobupivacaïne 1,25 mg/mL au moment de la fermeture (ne pas dépasser la dose de 0,5 mL/kg).
- L'enfant peut boire dès la levée du bloc moteur.

BLOCS PÉRIPHÉRIQUES : GÉNÉRALITÉS

- Réalisation sous AG chez les plus petits, sous distraction chez les plus grands.
- Techniques simples, permettant d'assurer une analgésie postopératoire de qualité pour de nombreuses interventions réalisées en routine chez l'enfant.
- Diffusion facile des anesthésiques locaux le long des gaines et des aponévroses.
- Respects impératifs de règles simples, garantissant la sécurité :
  - Respect strict des indications et des contre indications.
  - Localisation des nerfs ou des espaces par repérage échographique chaque fois que la technique le permet +++.
  - Respect des posologies d'anesthésiques locaux en prenant en compte les particularités physiologiques et pharmacologiques liées à l'âge.
  - Injection lente et fractionnée des anesthésiques locaux avec tests d'aspiration répétés.
- En cas de repérage en neurostimulation : seuil minimal de stimulation 0,5 mA.
- Utiliser des aiguilles à biseau court pour la réalisation des blocs de diffusion.
- Anesthésiques locaux : ropivacaïne 2 mg/mL ou lévobupivacaïne 2,5 mg/mL.
- Volumes : maximum 0,5 mL/kg/site en respectant les doses maximales d'AL (utiliser si nécessaire des solutions moins concentrées).
- Cathéter périnerveux d'entretien : ropivacaïne 1 mg/mL chez le nourrisson, 2 mg/mL chez l'enfant ou lévobupivacaïne 1-1,25 mg/mL, débit 0,1 à 0,15 mL/kg/h.

NB : Ne pas dépasser 0,2 mg/kg/h avant 1 mois, 0,3 mg/kg/h avant 6 mois, 0,4 mg/kg/h après 6 mois.

BLOCS DE LA FACE

- L'innervation sensitive de la face est assurée principalement par le nerf trijumeau (V^e^ paire) et ses branches de division.
- On distingue :
  - Les blocs des nerfs trigéminés superficiels (supra-orbitaire, infra-orbitaire, mentonnier).
  - Les blocs des nerfs profonds (maxillaire, mandibulaire).

BLOC DU NERF SUPRA-ORBITAIRE, DU NERF INFRA-ORBITAIRE, DU NERF MENTONNIER

(Cf. *Bloc du nerf frontal, Bloc du nerf infra-orbitaire, Bloc du nerf mentonnier*)
- Ils permettent l'analgésie du visage. Utiles pour les parages de plaie.
- Territoires couverts :
  - Bloc supra orbitaire : hémifront jusqu'à la suture coronale, paupière supérieure homolatérale.
  - Bloc infra-orbitaire : lèvre supérieure, face latérale de l'aile du nez et paupière inférieure homolatérale.
  - Bloc du nerf mentonnier : lèvre inférieure et hémi-menton homolatéral.
- Technique : idem adulte.

NB : ne jamais cathétériser le foramen.
- Anesthésiques locaux : ropivacaïne 2 mg/mL ou lévobupivacaïne 2,5 mg/mL.
- Volume : 0,5 à 1 mL.
- Le bloc du nerf infra-orbitaire garantit une analgésie satisfaisante de la lèvre supérieure et de la partie antérieure du palais, mais s'avère inefficace pour la chirurgie portant sur le palais moyen postérieur car les racines concernées ont émergé en amont.

BLOC MAXILLAIRE (V2) PAR VOIE SUPRA-ZYGOMATIQUE

- Le bloc maxillaire par voie supra-zygomatique permet un blocage plus proximal du nerf maxillaire dans la fosse ptérygo-maxillaire, après sa sortie du trou grand rond et avant l'émergence des racines innervant le palais.
- Efficace pour l'analgésie postopératoire de la chirurgie de la fente labio-palatine : les territoires concernés sont la lèvre supérieure et l'ensemble du palais.
- Installation : enfant en décubitus dorsal, tête tournée du côté opposé au bloc
- Ponction avec une aiguille 25 G, à biseau court.
- Le point de ponction est réalisé dans l'angle formé par l'arcade zygomatique et la paroi latérale de l'orbite, à l'endroit où le doigt palpe une dépression osseuse.
- La ponction est perpendiculaire au plan cutané, jusqu'au contact osseux.
- L'aiguille est ensuite orientée en bas et en arrière, en visant la commissure labiale homolatérale, avec un angle de 45°.
- Après la perception d'une perte de résistance correspondant au franchissement du muscle temporal, l'aiguille progresse encore sur quelques millimètres, puis après un test d'aspiration, injection d'un volume de 0,15 à 0,2 mL/kg d'AL (ropivacaïne 2 mg/mL ou lévobupivacaïne 2,5 mg/mL), max 5 mL.
- L'injection doit être bilatérale.
- Les risques : pas de risque de ponction du globe ni d'injection intracérébrale par cette voie.

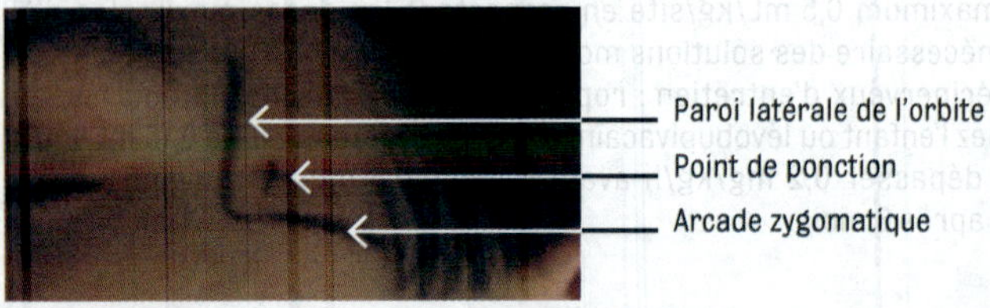

BLOC DU NERF MANDIBULAIRE (V3)

(Cf. *Bloc du nerf mandibulaire*)

- **Territoires couverts** : mandibule homolatérale, arcade dentaire inférieure, menton et lèvre inférieure.

BLOC DU NERF GRAND AURICULAIRE

(Cf. *Blocs du pavillon de l'oreille*)

- **Territoires couverts** : face antérieure et postérieure de l'oreille externe, peau au-dessus de l'apophyse mastoïde, petites zones derrière et au-dessus du pavillon de l'oreille, majorité de la peau couvrant la glande parotide.

TAP BLOC

C'est le bloc des branches antérieures des racines spinales de T6 à L1. Elles assurent l'innervation de la paroi abdominale. Ces nerfs cheminent entre le muscle oblique interne et le muscle transverse, dans un espace correspondant au plan abdominal transverse. C'est un bloc de diffusion.

INDICATIONS

Analgésie de la paroi abdominale, appendicectomie, réalisation ou fermeture de colostomie, d'iléostomie, chirurgie de la région inguinale.

RÉALISATION

(Cf. *TAP Bloc*)

- Matériel : aiguille de ponction échoguidée, 24 G, 40 mm.
- Technique :
  - Repérage du plan abdominal transverse situé entre le muscle oblique interne et le muscle transverse.
  - Ponction dans le plan de la sonde d'échographie (in plane), en suivant la progression de l'aiguille.
  - Positionnement de l'extrémité de l'aiguille dans le plan abdominal transverse.
  - Visualisation à l'injection d'un dédoublement du fascia avec décollement biconvexe entre les 2 plans musculaires.
- Anesthésique local :
  - Ropivacaïne 2 mg/mL ou lévobupivacaïne 2,5 mg/mL
  - Volume : 0,2 à 0,3 mL/kg/coté (maximum 20 mL, en volume total).

REMARQUE

- Le niveau de ponction d'un TAP bloc dépend de la chirurgie : une ponction faite en regard de l'ombilic assure l'analgésie de T10 à L1. Un abord sous costal permet l'analgésie de la région sus-ombilicale.

Image échographique de la paroi abdominale

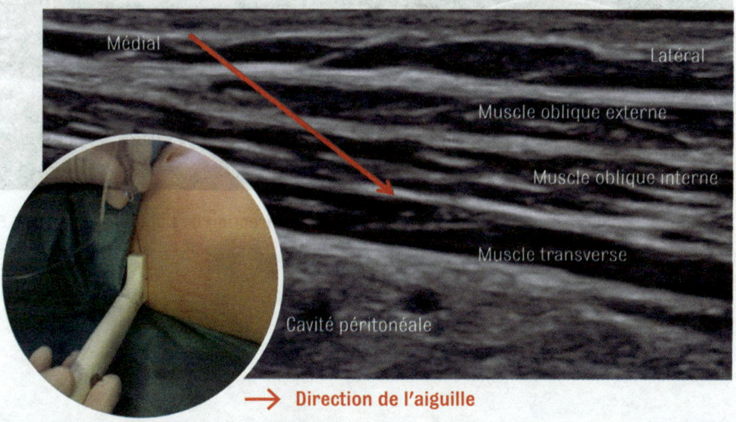

→ Direction de l'aiguille

BLOC PARA-OMBILICAL

Il s'agit de bloquer les rameaux terminaux superficiels et profonds des branches ventrales des 10es nerfs intercostaux. Il s'agit d'un bloc nerveux dans un espace de diffusion.

INDICATIONS

- Cure de hernie ombilicale.
- Cure de sténose du pylore par voie ombilicale.
- Abord ombilical de la chirurgie coelioscopique.

CONTRE INDICATIONS

- Troubles de l'hémostase.
- Refus des parents.

MATÉRIEL ET ANESTHÉSIQUE LOCAL

- Matériel : aiguille pour ponction échoguidée 24 G 40 mm.
- Anesthésique local :
  - Lévobupivacaïne 2,5 mg/mL ou ropivacaïne 2 mg/mL.
  - Volume : 0,1-0,2 mL/kg/côté.

TECHNIQUE

- Enfant en décubitus dorsal, sous anesthésie générale.
- Asepsie chirurgicale.
- Ponction échoguidée facile :
  - Repérage du muscle grand droit et de la ligne blanche
  - Introduction de l'aiguille de dedans en dehors, dans le plan de la sonde d'échographie, en dirigeant son extrémité à la face postérieure de la gaine du grand droit, à proximité de la ligne blanche.
  - Visualisation lors de l'injection d'un décollement à la face postérieure de la gaine, témoignant du bon positionnement de l'aiguille.
- Ponction bilatérale.

COMPLICATIONS

- Morbidité très faible.

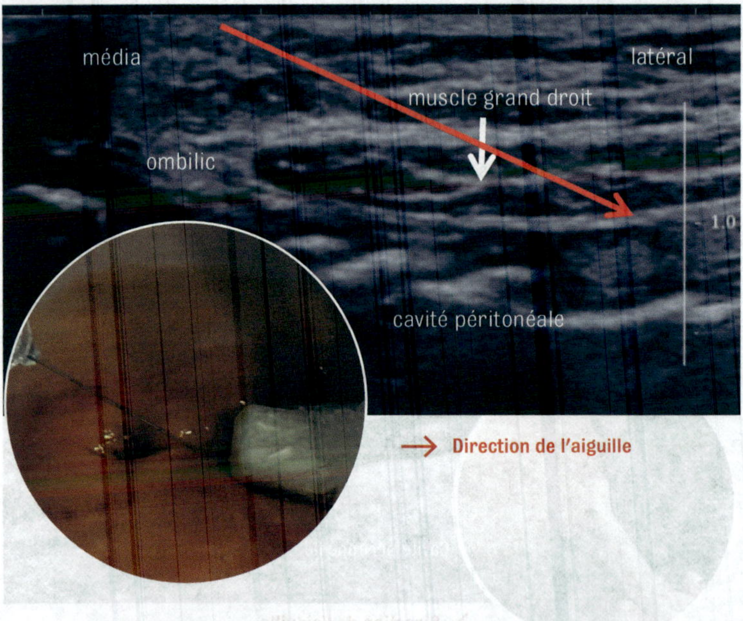

BLOCS ILIO-INGUINAL ET ILIO-HYPOGASTRIQUE

- Les nerfs ilio-inguinal et ilio-hypogastrique sont des branches du plexus lombaire. Ils innervent la paroi abdominale sous-ombilicale, le quart supéro-antérieur médial de la cuisse, la région supéro-externe de la fesse, la région trochantérienne, la partie antérieure et latérale du scrotum et la racine de la verge ou de la grande lèvre.
- Ils cheminent ensemble dans le plan abdominal transverse, situé entre les muscles oblique interne et transverse, jusqu'au niveau de l'épine iliaque antéro-supérieure (EIAS) avant de se séparer.
- Au niveau de l'EIAS, le nerf ilio-hypogastrique se divise en 2 branches terminales :
  - Branche médiale, destinée à l'innervation sensitive du pubis, qui quitte le plan abdominal transverse en dedans de l'EIAS pour traverser le muscle oblique interne et longer le plan le séparant du muscle oblique externe, avant de traverser à son tour ce dernier.
  - Branche latérale destinée à la fesse.
- Le nerf ilio-inguinal se divise plus à distance de l'EIAS avant de traverser à son tour le muscle oblique interne pour cheminer sur sa face ventrale, obliquement en bas et en dedans et rejoindre l'orifice superficiel du canal inguinal puis le cordon spermatique.

INDICATIONS

- Chirurgie de la région inguinale, chirurgie de l'ectopie testiculaire en association avec un bloc pudendal.

CONTRE INDICATIONS

- Troubles de la coagulation.
- Refus des parents.

MATÉRIEL ET ANESTHÉSIQUE LOCAL

- Matériel : aiguille pour ponction échoguidée 24 G 40 mm.
- Anesthésique local :
  - Lévobupivacaïne 2,5 mg/mL ou ropivacaïne 2 mg/mL, des solutions moins concentrées sont préconisées chez le nouveau né (lévobupivacaïne 1,25 mg/mL ou ropivacaïne 1 mg/mL).
  - Volume : 0,2-0,3 mL/kg/côté.

TECHNIQUE

- C'est un bloc de diffusion.
- Enfant en décubitus dorsal, sous anesthésie générale.
- Asepsie chirurgicale.
- La ponction doit être effectuée en regard de l'EIAS afin de pouvoir bloquer le nerf ilio-inguinal et la branche médiale du nerf ilio-hypogastrique dans le plan abdominal transverse, avant qu'ils ne se séparent.
- Positionner la sonde d'échographie au-dessus de l'EIAS.
- On identifie les 3 plans musculaires : muscles oblique externe, oblique interne et transverse. La réalisation de la ponction dans le plan de la sonde (in plane) est préférable. L'aiguille de ponction est insérée sous contrôle échographique et son extrémité est positionnée entre le muscle oblique interne et le muscle transverse.
- Repérage possible des 2 nerfs dans un dédoublement de l'aponévrose entre les muscles oblique interne et transverse. La position correcte de l'aiguille est vérifiée par l'obtention d'un dédoublement de l'aponévrose lors de l'injection du 1er mL. Cette approche permet une réduction des volumes injectés.

NB : une injection complémentaire d'anesthésique local entre les muscle oblique interne et oblique externe pourrait permettre d'augmenter le succès du bloc (variations anatomique avec branche médiale du nerf ilio hypogastrique ayant déjà quitté le plan abdominal transverse au niveau du point de ponction, et cheminant entre les muscles obliques interne et externe).

COMPLICATIONS

- La morbidité de ce bloc par diffusion est très faible.
- Diffusion possible de l'AL jusqu'au nerf fémoral (bloc du quadriceps).

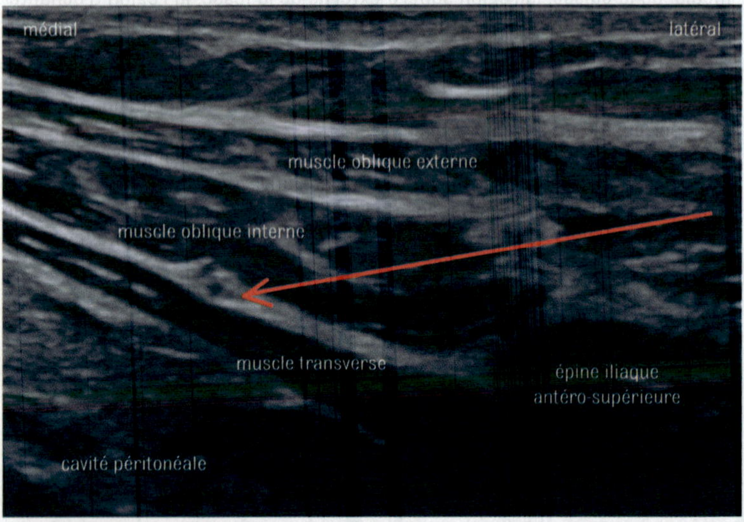

→ Direction de l'aiguille

BLOC PUDENDAL

Le nerf pudendal est la branche terminale du plexus sacré. Il innerve le scrotum et la région péri-anale, mais également la partie distale de la verge et les grandes lèvres chez les petites filles. Il s'agit d'un nerf mixte. Il chemine en dedans de la tubérosité ischiatique dans un dédoublement de l'aponévrose du muscle obturateur interne.

INDICATIONS

- Ectopie testiculaire (en complément du bloc des nerfs ilio-inguinaux et ilio-hypogastriques).
- Fixation testiculaire.
- Chirurgie périnéale.
- Chirurgie de la verge : circoncision, plastie de prépuce, hypospadias.

CONTRE INDICATIONS

- Anomalie de l'hémostase.
- Refus des parents.

MATÉRIEL ET ANESTHÉSIQUE LOCAL

- Aiguille de neurostimulation de 22G, 50 mm.
- Anesthésique local :
  - Ropivacaïne 2 mg/mL ou lévobupivacaïne 2,5 mg/mL.
  - Volume 0,1-0,2 mL/kg/coté (max 5 mL/coté).

TECHNIQUE

- Enfant sous anesthésie générale, installé en position gynécologique (un aide assure le maintien des membres inférieurs dans cette position durant la ponction).
- Asepsie chirurgicale.
- Palpation de la tubérosité ischiatique.

- L'aiguille est introduite perpendiculairement au plan cutané, au bord interne de la tubérosité ischiatique.
- Les réponses recherchées en neurostimulation sont :
  - contraction du sphincter anal ou
  - contraction des muscles bulbo-caverneux chez le garçon ou constricteurs de la vulve chez la fille.

NB : Dans le cadre de la chirurgie de l'hypospadias, la réponse optimale est la recherche de la contraction des muscles bulbo-caverneux.

- Après un test d'aspiration, l'injection est lente et sans résistance.

NB : ponction bilatérale en cas de chirurgie périnéale ou de la verge.

Plexus sacré et nerf pudendal

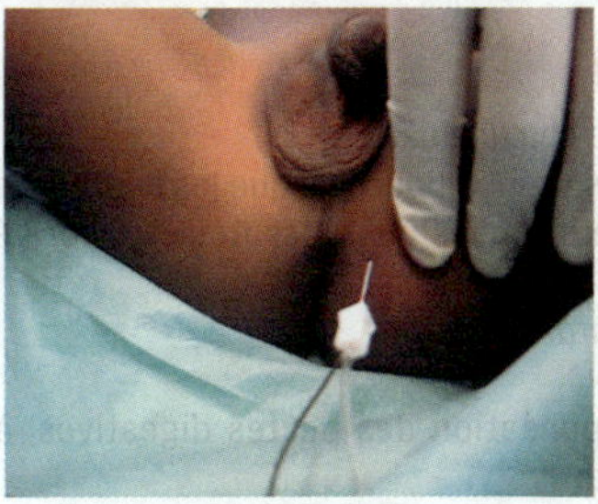

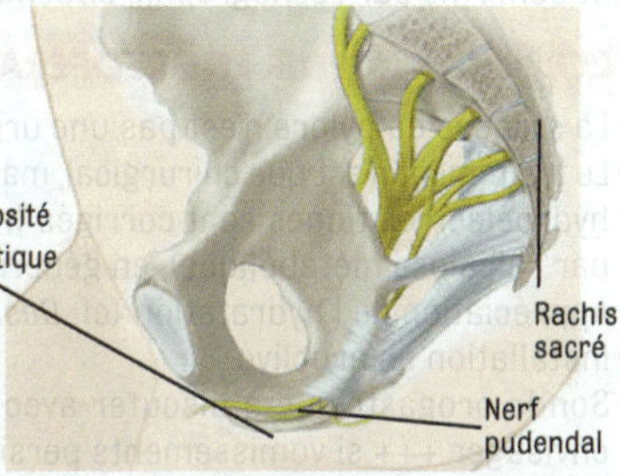

- Ponction écho guidée possible sans visualisation directe du nerf : sonde d'échographie positionnée entre la tubérosité ischiatique et l'anus. Repérage possible de l'artère pudendale (80 % des cas). Ponction out of plane et injection dans la fosse ischio-rectale, dans l'espace situé entre la tubérosité ischiatique et l'artère.

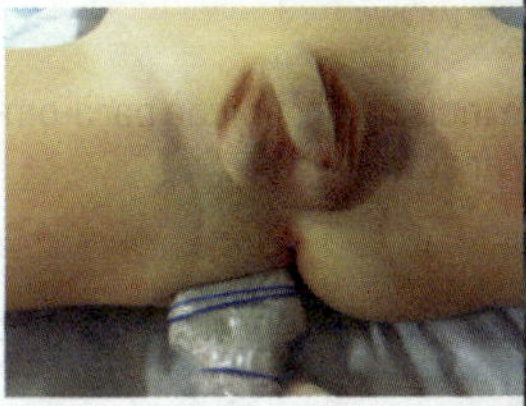

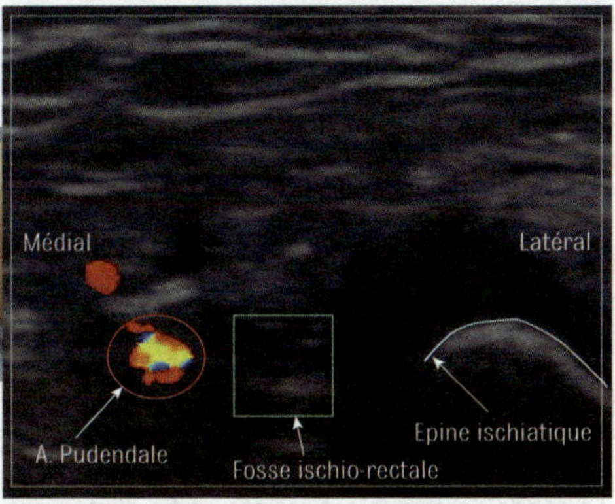

COMPLICATIONS

- Ce bloc a une morbidité très faible.
- Injection possible dans les vaisseaux pudendaux.

BLOCS DU MEMBRE SUPÉRIEUR ET DU MEMBRE INFÉRIEUR

Cf. *chapitre ALR Adulte*
Cf. *Blocs périphériques : généralités*

STÉNOSE HYPERTROPHIQUE DU PYLORE

La sténose hypertrophique du pylore est l'une des anomalies digestives les plus fréquentes dans la période néonatale (3/1 000 naissances).
Nourrisson âgé de 3 semaines à 1 mois, le plus souvent un garçon, présentant des régurgitations abondantes et fréquentes à la fin des biberons. Il en résulte une cassure de la courbe de poids, un certain degré de déshydratation et la classique alcalose métabolique, hypochlorémique et hypokaliémique. Le diagnostic est confirmé par l'échographie abdominale.

CONDUITE À TENIR EN PRÉOPÉRATOIRE

- La sténose du pylore n'est pas une urgence chirurgicale.
- Le traitement n'est que chirurgical, mais ne se conçoit que lorsque les désordres hydroélectrolytiques sont corrigés (risque d'apnées postopératoires favorisé par l'alcalose métabolique), en général en 12 à 24 heures.
- Appréciation de l'hydratation (cf. *Déshydratation*).
- Installation en proclive.
- Sonde orogastrique à discuter avec compensation des pertes digestives, à envisager +++ si vomissements persistants.
- Réhydratation et rééquilibration électrolytique.
- Correction si nécessaire d'une hypovitaminose K par 5 mg de Vit K1 en IVL 30 min.
- Objectifs : chlorurie > 20 mmol/L ou $HCO3^-$ < 30 mmol/L.

PROTOCOLE ANESTHÉSIQUE

- Vidange gastrique avant induction avec une sonde à double lumière CH 8. Intérêt de l'échographie gastrique pour évaluer l'efficacité de la vidange gastrique.
- AG avec induction séquence rapide
- Bloc para-ombilical échoguidé.

L'acte chirurgical est bref

- Pylorotomie extra-muqueuse le plus souvent par une incision arciforme para-ombilicale, rarement par une incision horizontale pararectale droite.

Les implications anesthésiques

- Narcose profonde jusqu'à la fin de la pylorotomie.
- Les morphiniques sont inutiles : analgésie par bloc para-ombilical (cf. *Bloc para-ombilical*).
- Les curares ne sont pas nécessaires.
- Apports hydroélectrolytiques peropératoires : Ringer lactate faiblement glucosé (G1 %) ou Isopédia 10 mL/kg/h.
- La sonde gastrique est retirée en fin d'intervention chirurgicale, sauf en cas de brèche chirurgicale.
- Pas d'antibioprophylaxie

NB : le réveil peut être retardé en cas de correction imparfaite des troubles hydro électrolytiques préopératoires ou de l'utilisation de morphiniques.

PRESCRIPTIONS POSTOPÉRATOIRES

- Réduction progressive des apports intraveineux dès que les apports per os correspondent à la moitié de la dose habituelle.
- Analgésie par paracétamol per os.
- Le bébé est installé en proclive.
- Reprise de l'alimentation précoce (en l'absence de brèche) :
  - H2 : 15 mL d'eau sucrée.
  - H4 : 15 mL de lait habituel
  - H6 : demi-ration de lait habituel
  - H9 : ration habituelle au biberon ou sein à volonté
- Si bien toléré ou régurgitation isolée, poursuivre le protocole.

- Si vomissement avéré, arrêt de l'alimentation pendant 4 heures puis reprendre le protocole à 15 mL avec du lait anti reflux.
- Si vomissements persistants avec le lait AR après 48h, discuter la réalisation d'une échographie abdominale ±TOGD
- En cas de brèche chirurgicale, la sonde gastrique est laissée en place 48h et discuter l'introduction d'un traitement par IPP.

INVAGINATION INTESTINALE AIGUË

- Le plus souvent enfant âgé de 4 à 18 mois en bonne santé au décours d'une infection virale (adénite mésentérique).
- Douleurs abdominales paroxystiques intermittentes, vomissements, associés ou non à des rectorragies.
- L'échographie abdominale visualise le boudin d'invagination (image en cocarde).
- Traitement de référence : réduction par un lavement à l'air. Laparotomie exploratrice en cas d'échec (cause organique possible : diverticule de Meckel, lymphome...).

CONDUITE À TENIR AVANT LE LAVEMENT

- Mettre en place une sonde gastrique et une voie veineuse.
- Prélever le bilan préopératoire : ionogramme sanguin, créatininémie, protidémie, NFS plaquettes, TP + TCA.
- Perfusion pour corriger le déficit hydrosodé toujours présent avec un soluté type Dextrion G5 % ou B27 + NaCl 2 g/L (5-6 mL/kg/h chez le nourrisson), expansion volémique par NaCl 0,9 % 10-20 mL/kg IVL sur 30 min si présence de signes patents de déshydratation (tachycardie, extrémités fraîches voire extension du rafraîchissement cutané vers la racine des membres, hypotonie, hyporéactivité+++...).
- Disposer dans la salle de radiographie de tout le matériel nécessaire à la prise en charge anesthésique d'un enfant.

PRISE EN CHARGE PENDANT LE LAVEMENT

- Pas de réel consensus : prise en charge différente en fonction des centres.
- Le taux de réussite du lavement est diminué dans les centres ayant une expérience limitée, justifiant le transfert dans un centre spécialisé.
- La réduction peut être réalisée par le radiologue sans la présence d'un médecin anesthésiste. Cependant, une « sédation » est souvent souhaitée du fait de l'importance de l'inconfort de l'enfant durant la procédure (douleur+++)...

C'est un estomac plein

- Dans notre centre, la réduction se fait sous AG avec protection des voies aériennes après une induction en séquence rapide :
  - Expansion volémique par 10 mL/kg de NaCl 0,9 % IVL sur 30 minutes si signes de déshydratation.
  - Propofol 5 mg/kg + succinylcholine 1-2 mg/kg.

PRESCRIPTIONS POSTOPÉRATOIRES

Réduction à l'air

- Perfusion pendant 24 heures.
- Reprise de l'alimentation dès J0.
- La réapparition d'une symptomatologie douloureuse doit faire suspecter une récidive et conduire à la réalisation d'une nouvelle échographie abdominale.

Laparotomie avec réduction simple

- Perfusion pendant 48 heures.
- Réalimentation progressive dès la reprise de transit.

Laparotomie avec résection intestinale

- Perfusion jusqu'à la reprise complète du transit
- Antibiothérapie en fonction des découvertes opératoires :
  - Résection simple : amoxicilline/acide clavulanique (50 mg/kg) en injection unique.
  - Perforation digestive : appliquer protocole péritonite.

CHIRURGIE DE L'HYPOSPADIAS

- **Hypospadias distal** : le méat se trouve au tiers distal de la verge (sillon balano-préputial ou gland = antérieur) ou au tiers moyen (hypospadias moyen)
- **Hypospadias proximal** : méat présent au tiers proximal de la verge, à la jonction péno-scrotale, dans le scrotum, les bourses ou au périnée = postérieur

Particularités anesthésiques

- AG avec masque laryngé + bloc pudendal bilatéral. Analgésie caudale possible.
- Pas de BU pour les hypospadias distaux. BU la veille pour les hypospadias proximaux. Si BU positive (leuco ± nitrites), prélever ECBU (cf. règles pour la chirurgie sur les voies urinaires)
- Antibioprophylaxie par Céfazoline 25 mg/kg
- Pour les hypospadias proximaux, débuter l'oxybutynine la veille au soir de l'intervention (cf. *Analgésie postopératoire*).

RÈGLES POUR CHIRURGIE SUR LES VOIES URINAIRES

- La chirurgie doit être réalisée sur des urines stériles : réalisation d'un ECBU stérile dans les jours qui précèdent le geste. En cas de colonisation (présence d'un compte de germes compris entre 10^3 et 10^4 UFC/mL), mise en route d'une antibiothérapie adaptée au germe, 48 h avant l'intervention.
- N.B. : pas d'ECBU si néphrectomie totale (hors uropathie malformative)
- Antibioprophylaxie : céfazoline 25 mg/kg
- En cas d'hématurie postopératoire chez un enfant porteur d'une sonde urinaire, conserver une hydratation IV jusqu'à éclaircissement des urines et reprise complète des apports hydriques per os.
- En cas de poussées vésicales : oxybutynine (cf. *Analgésie postopératoire*). NB : contre indication à l'administration d'hydroxyzine en cas de traitement par oxybutinine

Plastie du bassinet (pyéloplastie)

- Nourrisson, hydronéphrose de découverte anténatale.
- Décubitus latéral ou décubitus ventral.
- Anesthésie générale + analgésie caudale

Chirurgie du reflux vésico-rénal

Réimplantation urétéro-vésicale (ou intervention de Cohen)

- Décubitus dorsal.
- Anesthésie générale + analgésie caudale ou TAP bloc bilatéral.
- Hydratation ++ peropératoire.
- Postopératoire :
  - Perfusion : Ringer lactate 10 mL/kg/h pendant 2 h, à renouveler si urines très hématuriques et /ou diurèse < 1 mL/kg/h, puis administrer les apports de base jusqu'à une prise de boissons correcte.

Injection de DEFLUX

- Anesthésie générale, ne pas perfuser sur les pieds.
- Installation en position gynécologique en bout de table.
- Intervention mini-invasive par voie endoscopique, réalisable en ambulatoire.

Urétérocèle

- Malformation de l'arbre urinaire = duplication urétérale. L'urétérocèle correspond à un pyélon surnuméraire, parfois infecté, dont l'uretère vient faire hernie dans la vessie.
- Cystoscopie + affaissement de l'urétérocèle par ponction directe
- Installation en position gynécologique en bout de table
- Anesthésie générale, ne pas perfuser sur les pieds.

Urétéro-néphrectomie partielle ou totale

- Décubitus dorsal.
- Anesthésie générale.

- Analgésie péridurale ou bloc paravertébral possible.

Néphrectomie pour chirurgie tumorale

- Pas d'ECBU préopératoire si néphrectomie totale.
- Chimiothérapie préopératoire. ETT préopératoire si chimiothérapie avec antracyclines.
- Contrôler le taux de PNN (objectif > 1 G/L) et la numération plaquettaire (objectif > 100 G/L) la veille de l'intervention.
- Chirurgie coelioscopique ou Robot-assistée possible.
- AG + KTC

CHIRURGIE INGUINO-SCROTALE, CHIRURGIE DU PRÉPUCE

Cure d'ectopie testiculaire

- Anesthésie générale + bloc ilio-inguinal (ou TAP bloc) + bloc pudendal ou analgésie caudale.
- Prévention NVPO.
- Si cure par voie coelioscopique, privilégier l'anesthésie caudale pour les enfants < 20 kg.

Fixation du testicule ou orchidopéxie

- Anesthésie générale + bloc pudendal.

Torsion de testicule ou d'annexe

- Prise en charge chirurgicale urgente, ne pas différer, ne pas attendre le résultat du bilan.

Kyste du cordon, hydrocèle

- Anesthésie générale + bloc ilio-inguinal (ou TAP bloc).

NB : Abord inguinal pour la chirurgie de l'hydrocèle chez l'enfant

Hernie inguinale - hernie de l'ovaire

- **Prématuré < 60 semaines post-conceptionnelles** (cf. *Ancien prématuré*)
- **Nourrisson - jeune enfant**
- AG + bloc ilio-inguinal (ou TAP bloc) ou analgésie caudale si cure bilatérale.
- **Hernie étranglée = estomac plein**
- Vidange gastrique avant l'induction
- Intubation en séquence rapide + bloc ilio-inguinal (ou TAP bloc).

Hernie ombilicale

- Anesthésie générale + bloc para-ombilical.

Hernie de la ligne blanche

- Anesthésie générale + bloc des grands droits.
- Examen clinique avec localisation de la hernie indispensable par le chirurgien avant l'induction anesthésique

Posthectomie ou plastie de prépuce

- AG + bloc pudendal bilatéral.

PRESCRIPTIONS POSTOPÉRATOIRES

- Reprise de l'alimentation dès que l'enfant réclame (boissons possibles dès la SSPI), obturer la voie veineuse périphérique dès la sortie de la SSPI à l'exception des réimplantations urétéro-vésicales et des pyéloplasties.
- Analgésie postopératoire multimodale par voie orale pour la chirurgie de l'hypospadias, du prépuce, de la région inguinale et en cas de cystoscopie simple.

AMYGDALECTOMIE ± ADÉNOÏDECTOMIE

INDICATIONS

- Amygdales obstructives responsables d'apnées du sommeil ou angines à répétition.
- Acte possible en ambulatoire en l'absence de syndrome d'apnées obstructives du sommeil (SAHOS) sévère chez l'enfant de plus de 3 ans

CONSULTATION D'ANESTHÉSIE

- Recherche de signes d'IOT difficile : grade des amygdales, dysmorphie.
- Recherche de signes de SAHOS (réveils nocturnes, cauchemars, énurésie, hyperactivité, difficultés alimentaires).
- Recherche d'une HTAP avec dyspnée d'effort ± malaise, douleur thoracique, éclat de B2 au foyer pulmonaire.
- Intervention reportée si fièvre > 38°5 C, auscultation pulmonaire pathologique ou laryngite.
- Bilan préopératoire : chez l'enfant de plus de 3 ans, lorsque l'évaluation clinique préopératoire ne dépiste pas de risque hémorragique anormal, l'étude systématique de l'hémostase ne s'impose pas.

PRÉMÉDICATION

- Jeûne hydrique de 2h avant la chirurgie et jeûne alimentaire de 6h.
- L'administration d'un aérosol de salbutamol 30 minutes avant l'induction permet de diminuer l'incidence des complications respiratoires.

TECHNIQUE CHIRURGICALE

Amygdalectomie partielle par radiofréquence (douleur postopératoire moins importante qu'après amygdalectomie totale).

ANESTHÉSIE

- Anesthésie générale avec intubation.
- Induction inhalatoire avec assistance ventilatoire en VS AI et PEP dès le début de l'induction (cf. Assistance ventilatoire durant l'induction inhalatoire.)
- Pour les enfants ayant un SAHOS sévère ou des facteurs de risque de complications respiratoires (critères d'intubation difficile, dysmorphie, asthme non contrôlé, infection récente des VAS), privilégier une induction intraveineuse.
- Intubation par sonde préformée orale à ballonnet, sans curare. Fixation de la sonde d'intubation sur la mandibule en position médiane.
- Mise en place de l'ouvre-bouche de Boyle-Davis par l'ORL avec vérification de l'absence de coudure ou de déplacement de la sonde par l'auscultation des 2 champs pulmonaires.
- Réduction du risque d'inhalation de sang peropératoire par l'installation en position de Rose : décubitus dorsal, épaules surélevées par un billot, tête en hyperextension, têtière abaissée. Le cavum sert de réceptacle pour le sang.
- Entretien par halogénés en ventilation contrôlée associé à sufentanil 0,2 µg/kg ou clonidine 2 µg/kg IVL.
- Prévention des NVPO par dexaméthasone (150 µg/kg IVL en début d'intervention) ± ondansétron (100 µg/kg IVL) sans dépasser 4 mg.
- Extubation après contrôle de l'hémorragie intra-buccale, réveil complet et récupération des réflexes de toux et de déglutition.
- Placer l'enfant en position latérale de sécurité.

PRESCRIPTIONS POSTOPÉRATOIRES

- Surveillance en SSPI pendant 2 heures. Sortie de SSPI après vérification par le chirurgien l'ORL.
- Reprise des liquides clairs dès H2 (après vérification des loges amygdaliennes par le chirurgien) et de l'alimentation semi-liquide glacée à partir de H4 pour les amygdalectomies par radiofréquence et H6 pour les amygdalectomies totales conventionnelles.

- Analgésie systématique :
  - Paracétamol IVL 15 mg/kg/6 h, 1re injection au bloc.
  - ± titration de morphine (uniquement en SSPI).
  - Relais de l'analgésie par voie orale dès la sortie de SSPI : paracétamol sirop : dose kg x 4/j et ibuprofène sirop : dose kg x 3/j.
- La codéine est contre indiquée avant 12 ans après amygdalectomie ou adénoïdectomie. Risque de surdosage chez les métaboliseurs ultra rapides.
- Le tramadol (1mg/kg/6h) pourrait être une alternative à la codéine. Il a une activité analgésique double : agoniste des récepteurs opioïdes μ et inhibiteur de la recapture de la sérotonine et de la noradrénaline. Mais il existe, comme avec la codéine, un risque d'accident respiratoire chez les patients métaboliseurs rapides et plus particulièrement chez ceux présentant un SAHOS. Son utilisation est réservée aux patients présentant une contre indication aux AINS (terrain à risque hémorragique).
- En ambulatoire, sortie à partir de H+6.

REPRISE CHIRURGICALE POUR SAIGNEMENT PRÉCOCE < 24H OU TARDIVE 5-12 JOURS

- S'assurer que l'on possède une carte de groupe complète (2 déterminations + RAI). Commande éventuelle de CGR.
- Voie veineuse sûre avant l'induction.
- Expansion volémique par cristalloïdes voire transfusion : 10 mL/kg en 15 min, sinon risque d'hypotension profonde à l'induction par hypovolémie.
- Mettre en place une sonde gastrique pour vider l'estomac afin d'évacuer le sang dégluti, en sachant que cette vidange n'est jamais complète.
- Induction en séquence rapide, avec risque d'intubation difficile du fait de l'hémorragie au niveau des loges amygdaliennes.
- Utiliser une sonde à ballonnet et mettre en place un packing pour protéger les voies aériennes.
- Risque de vomissements et d'inhalation de sang au moment de l'extubation qui doit se faire chez un enfant parfaitement réveillé.

SI ADÉNOÏDECTOMIE SEULE

- Indications : otites séreuses à répétition, hypertrophie des végétations (ronflements).
- Chirurgie pouvant être réalisée en ambulatoire.
- Bilan préopératoire : idem amygdalectomie.
- Chirurgie effectuée sous AG avec intubation :
  - Induction inhalatoire le plus souvent par sévoflurane au masque facial en O_2 pur, VVP, puis intubation sous sévoflurane seul.
  - Introduction de l'ouvre-bouche de Boyle-Davis puis légère extension de la tête afin de « gratter » les végétations.
  - Interrompre l'administration de sévoflurane dès le début du geste qui est de courte durée.
  - Analgésie par paracétamol 15 mg/kg.
  - Extubation après réveil complet et récupération des réflexes de toux et de déglutition.
  - Aspirations pharyngées répétées avant de recoucher l'enfant en décubitus latéral voire décubitus ventral.
- Prescriptions postopératoires :
  - Surveillance en SSPI jusqu'à H+2, vérification par le chirurgien ORL de l'absence de saignement avant reprise des boissons.
  - Alimentation légère et glacée à H+3.
  - Contrôle ORL et anesthésique avant la sortie de l'enfant.
  - Analgésie par paracétamol ± ibuprofène.

ATRÉSIE DES VOIES BILIAIRES

- Durée de l'intervention : 3 à 4 heures. Chirurgie à faible risque hémorragique.
- Succès dépendant de la précocité du traitement chirurgical (< 6 semaines de vie).
- Réalisation d'une hépato-porto-entérostomie, plus rarement d'une hépato porto-cholécystostomie.

PÉRIODE PRÉOPÉRATOIRE

- Bilan : NFS Plaquettes, BES, urée, créatinine, TCA, TQ, Groupe Rh, RAI.
- Préparation : régime hydrique 12 heures avant la chirurgie = biberon d'eau sucrée 10 mL/kg/3h jusqu'à H-2 et un microlax bébé la veille au soir.

PÉRIODE PEROPÉRATOIRE

Monitorage standard

Anesthésie générale

- Anesthésie générale + analgésie péridurale lombaire + KTC.
- Antibioprophylaxie : amoxicilline - acide clavulanique 50 mg/kg.
- Apports peropératoires : Ringer lactate faiblement glucosé (G1 %) ou Isopédia 10 mL/kg/h.
- Collapsus fréquent lors de l'extériorisation du foie. Noradrénaline avec objectif de PAM > 45 mmHg ± expansion volémique par Ringer lactate 10 mL/kg.

PÉRIODE POSTOPÉRATOIRE

- Restriction hydrosodée postopératoire = Dextrion G5 % ou B27 : 3 mL/kg/h
- Compenser les pertes digestives par du Ringer lactate.
- Si oligurie : Ringer lactate 10 mL/kg IVL sur 1 h.
- Surveillance de la glycémie capillaire et relais par Dextrion G10% si hypoglycémies
- Surveillance Hemocue/4h.
- Analgésie :
  - Analgésie péridurale continue pendant 48 h.
  - Paracétamol : 15 mg/kg/6h, à débuter après décroissance de la cytolyse postopératoire immédiate.
- Plusieurs complications possibles :

Liées au type d'intervention chirurgicale :

- Si hépato-porto-entérostomie : risque infectieux +++
- Si apparition d'un syndrome fébrile, suspecter une **cholangite** et débuter une antibiothérapie probabiliste pipéracilline/tazobactam et amikacine, ciblée sur E. Coli et entérocoque, après réalisation d'un bilan infectieux comprenant hémoculture, NFS, CRP et BHC.
- Si hépato-porto-cholécystostomie : pas de risque infectieux, en revanche **risque de fuite biliaire avec péritonite biliaire** (douleur persistante, fébricule, ascite d'apparition secondaire, intolérance alimentaire).

Liées au terrain :

- **Décompensation oedémato-ascitique ± oligurie**
  . En particulier chez les nourrissons opérés plus tardivement, du fait d'une cirrhose biliaire déjà constituée
  . Mesure du périmètre ombilical/24h et poids/jour
  . Prévention : restriction hydrosodée postopératoire (cf. *Supra*)
  . Traitement : Albumine 1g/kg, soit albumine 10 % 10 mL/kg IVL sur 2 h (prendre Albumine 20 % 5 mL/kg + G5 % 5 mL/kg) + furosémide 0,5 mg/kg IVL sur 30 min

HERNIE DIAPHRAGMATIQUE

- L'incidence de cette malformation est de 1/5000 naissances vivantes.
- Les organes abdominaux en position intra thoracique interfèrent avec le développement du poumon homolatéral. Le degré d'hypoplasie pulmonaire qui en résulte conditionne le pronostic de cette malformation.
- Diagnostic le plus souvent anténatal. L'évaluation du pronostic repose sur :
  - La mesure du LHR (ratio poumon/périmètre crânien) et l'appréciation du rapport LHR observé/LHR attendu :
    . < 25 % = forme grave.
    . 25-44,9 % = forme intermédiaire.
    . > 45 % = forme favorable.
  - La localisation intra thoracique du lobe gauche du foie dans les formes gauches est un élément péjoratif.
  - L'estimation du volume pulmonaire à l'IRM fœtale.
- Prise en charge anténatale :
  - Interruption médicale de grossesse proposée pour les formes graves ou intermédiaires.
  - Optimisation du développement pulmonaire par mise en place d'un plug intratrachéal à partir de 28-30 SA pour les formes graves ou intermédiaires.
- Diagnostic rarement posé en salle de naissance devant une détresse respiratoire aiguë associée à un abdomen plat, un thorax distendu, une abolition du murmure vésiculaire et un déplacement des bruits du cœur (forme gauche). Le cliché thoraco-abdominal de face confirme le diagnostic.

MISE EN CONDITION À LA MATERNITÉ

- O_2 pur en ventilation spontanée (ne jamais assister au masque).
- Intubation naso-trachéale.
- Ventilation conventionnelle en première intention. Ajustement des paramètres ventilatoires pour obtenir une SaO_2 sus ductale > 95 % : Pmax 18-22 cmH_2O, FR 44-60/min, PEP 3-4 cm H_2O.
- Sédation par sufentanil seul : bolus de 0,2 µg/kg puis entretien IVSE par 0,2 µg/kg/h.
- Sonde gastrique (CH 6 ou 8) par la bouche.
- Voie veineuse : G10 % + électrolytes 2 mL/kg/h (dont NaCl).
- Surfactant exogène à demi-doses en cas de prématurité.

PRISE EN CHARGE PRÉOPÉRATOIRE

- La chirurgie ne s'envisage qu'après stabilisation des paramètres ventilatoires et hémodynamiques.
- Collaboration étroite avec l'équipe de réanimation.
- Optimisation hémodynamique :
  - Expansion volémique par bolus de 10-20 mL/kg de NaCl 0,9 % (max 40 mL/kg).
    . Noradrénaline : 0,2 µg/kg/min dès la 2e expansion volémique.
    . Objectif PAM > 45-50 mmHg.
  - OHF (oscillations à haute fréquence) si $PaCO_2$ > 60 mmHg et/ou hypoxémie persistante malgré Pmax > 22 cmH_2O ou d'emblée en cas de forme sévère.
    . Limiter les facteurs aggravants l'HTAP : sédation adaptée, prévention de l'hypothermie.
    . Eviter la surdistension pulmonaire (éviter les pressions moyennes élevées).
    . NO ± alprostadine si HTAP supra systémique avec hypoxémie persistante.
- ECMO possible si âge gestationnel > 34 SA et PN > 2,5 kg lorsque SaO_2 sus-ductale < 80 % avec pressions moyennes > 22 cm $d'H_2O$ sous OHF (après une amélioration initiale de l'oxygénation), insuffisance circulatoire persistante, en l'absence d'hypoplasie pulmonaire sévère (l'hypoplasie pulmonaire sévère se traduit par une hypercapnie persistante sous ventilation optimale).

CRITÈRES D'OPÉRABILITÉ

- Hémodynamique stabilisée avec HTAP infra ou iso systémique, si possible avant H48.

Ne pas sevrer l'enfant de la noradrénaline avant la descente au bloc opératoire, maintien de la sédation IVSE par sufentanil et midazolam

PRISE EN CHARGE AU BLOC OPÉRATOIRE

- La voie d'abord classique est abdominale. Chirurgie possible par thoracoscopie.
- Réintégration des viscères dans l'abdomen ; fermeture du diaphragme au besoin avec une plaque en Silastic® ; durée de la chirurgie : 60 à 90 minutes.

Anesthésie

- Monitorage standard, SpO_2 : alarmes comprises entre 90 et 95 %, 2 capteurs (sus et sous ductaux).
- Antibioprophylaxie : céfazoline 25 mg/kg ± ornidazole 30 mg/kg si résection digestive.
- Sufentanil 0,5 - 1 µg/kg/h, curare type atracurium et entretien inhalatoire.
- Proscrire le protoxyde d'azote.

Induction progressive : augmentation du sufentanil IVSE + bolus 0,1 à 0.2 µg/kg. Ajuster les doses de noradrénaline en fonction des variations hémodynamiques (objectif PAM > 45-55 mmHg). Doses de midazolam IVSE max 20 µg/kg/h, pas de bolus. Sévolfurane titré par palier de 0,2 % en visant une Fi < 2 %.

- Vidanger l'estomac avant l'incision.
- Dans les formes sévères avec hypoplasie de la paroi abdominale, monitorage de la pression intravésicale lors de la fermeture pariétale pour prévenir le syndrome de compartiment abdominal (objectif de pression intravésicale < 12 mmHg).

Désaturation peropératoire

- Problème technique : sonde coudée ou bouchée, extubation accidentelle, débranchement…
- Pneumothorax controlatéral : exsuffler.
- HTAP supra-systémique avec shunt droit-gauche.

En fin d'intervention

- Injecter avant la sortie du bloc sufentanil 0,1 µg/kg ± curare.
- Passage en réanimation intubé-ventilé.

PRISE EN CHARGE AU BLOC OPÉRATOIRE D'UNE HTAP SUPRA-SYSTÉMIQUE

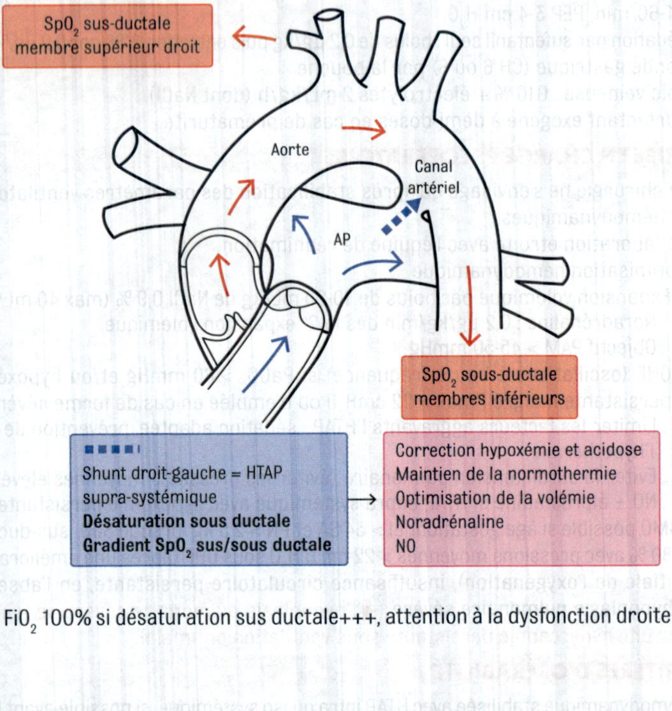

NB : FiO_2 100% si désaturation sus ductale+++, attention à la dysfonction droite ++

ATRÉSIE DE L'ŒSOPHAGE

DIAGNOSTIC

- 1/4 500 naissances.
- Diagnostic anténatal possible devant l'existence d'un hydramnios, l'absence de visualisation de l'estomac ou l'existence d'un estomac de petite taille voire la constatation d'un déplacement du mur postérieur de la trachée en regard du defect.
- Après la naissance :
  - La recherche n'est plus systématique en salle de naissance. Elle consiste à passer une sonde semi-rigide à bout mousse CH10 dans l'œsophage (butée à 10 cm des arcades dentaires = AO).
  - La radiographie de thorax visualise l'extrémité de la sonde dans le cul-de-sac supérieur et recherche la présence d'une aération gastrique en faveur d'un type 3, plus rarement un type 4.
- Secondairement, le diagnostic est suspecté devant une hypersalivation associée à des fausses routes lors de l'alimentation avec apparition d'un encombrement pulmonaire associé à des accès de cyanose.
- Malformations cardiaques associées : CIV, tétralogie de Fallot, canal atrio-ventriculaire, coarctation de l'aorte
- Syndrome polymalformatif possible, notamment dans le cadre du syndrome de VACTERL : anomalies vertébrales, ano-rectales, trachéo-oesophagiennes, genito-urinaires, rénales et des membres
- Vérification de la position de l'aorte : en principe abord chirurgical à droite sauf si visualisation de la crosse de l'aorte à droite.

FORMES ANATOMIQUES

- Dans 90 % des cas : AO type 3 c'est-à-dire avec cul-de-sac supérieur borgne associé à un cul-de-sac inférieur comportant une fistule qui le relie à la trachée.
- Chirurgie : anastomose œsophago-œsophagienne en 1 temps après fermeture de la fistule par voie thoracoscopique ou thoracotomie droite.
- Dans 5 % des cas : AO type 1 c'est-à-dire avec 2 culs-de-sac borgnes ; CAT : opacification du cul-de-sac distal par voie abdominale puis anastomose termino-terminale en 1 temps si les 2 culs-de-sac sont proches (rare) ou gastrostomie d'alimentation associée à une aspiration pharyngée continue, en attendant la cure chirurgicale complète.

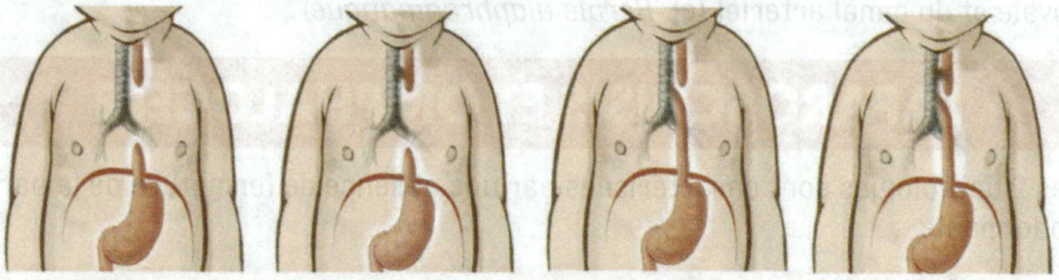

MISE EN CONDITION

- Mise en place par la bouche d'une sonde à double lumière dans le cul-de-sac supérieur, en aspiration continue - 20 cmH_2O.
- Pose d'une voie veineuse périphérique 24 G : G10 % + électrolytes au débit de 2 mL/kg/h (dont NaCl).
- Maintien en VS +++. Si intubation indispensable, positionner l'extrémité de la sonde près de la carène car risque de distension gastrique par les fuites via la fistule.

PRISE EN CHARGE AU BLOC (AO TYPE III)

Technique chirurgicale

- Thoracotomie ou thoracoscopie droite dans le 4e espace (sauf si l'aorte est visualisée à droite).

- Abord extra-pleural du médiastin ; incision-fermeture de la fistule.
- Anastomose œsophago-œsophagienne, sans tension, sur une sonde siliconée naso gastrique CH6 ou 8.
- Fermeture sur un drain extra-pleural.
- Durée prévisible : 2 à 3 heures.

Anesthésie

- Monitorage standard avec 2 capteurs de SpO_2 pour monitorer la SpO_2 sus ductale (main droite) et sous ductale (pied droit ou gauche). 2 VVP.
- A l'induction :
  - Garder l'enfant en ventilation spontanée jusqu'à l'incision.
  - Induction inhalatoire par sévoflurane après aspiration du cul-de-sac supérieur et intubation en ventilation spontanée sous anesthésie profonde en monitorant précocement la PNI (objectif de PAM > âge gestationnel).
  - Idéalement une endoscopie ORL est réalisée avant l'intubation afin de préciser le niveau des fistules œso-trachéales (AO type III et IV).
- Entretien par halogénés, dans un mélange gazeux air/O_2 (pas de N_2O).
- Compléter l'induction par atracurium 0,5 mg/kg, sufentanil 0,2 µg/kg.
- Apports de base par G10 % + NaCl, compensation des pertes peropératoires par RL + G1 %
- Installation définitive en décubitus latéral gauche avec un billot dans le creux axillaire bras droit surélevé.
- Jusqu'à la fermeture de la fistule, poursuivre l'aspiration du cul-de-sac œsophagien supérieur.
- Une sonde d'alimentation n° 6 ou 8 est passée par le nez puis poussée au fond du cul-de-sac œsophagien supérieur pour permettre le repérage par le chirurgien. Elle sera laissée en place, pour l'alimentation après positionnement définitif peropératoire par le chirurgien.
- **Attention au risque d'extubation accidentelle.**

SIGNIFICATION D'UNE CYANOSE PEROPÉRATOIRE

- Erreur technique : sonde coudée, extubation accidentelle, débranchement...
- Intubation sélective à droite (du côté du pneumothorax chirurgical).
- Sonde bouchée par un caillot (au moment de la fermeture de la fistule).
- Compression trachéale chirurgicale.
- Distension gastrique majeure.
- HTAP supra-systémique à évoquer devant l'apparition d'un gradient entre la SpO_2 sus et sous ductale, traduisant un shunt droit - gauche au niveau du foramen ovale et du canal artériel (cf. *Hernie diaphragmatique*)

LAPAROSCHISIS ET OMPHALOCÈLE

Ces 2 pathologies sont caractérisées par une absence de fermeture de la paroi abdominale.

LAPAROSCHISIS

- 1/10 000 à 1/15 000 naissances.
- Diagnostic anténatal précoce.
- A la naissance :
  - Anomalie de la paroi abdominale située latéralement à la base du cordon ombilical.
  - Les viscères (intestin, foie, rate) sont extériorisés plus ou moins complètement en fonction de l'importance du defect.
- Les malformations associées sont rares.
- Atrésie du grêle associée possible, conséquence de la péri-viscérite.
- Prématurité (60 %) et hypotrophie fréquentes.

OMPHALOCÈLE

- 1/5 000 à 1/10 000 naissances.
- Diagnostic anténatal précoce.

- À la naissance :
  - Hernie des viscères à la base du cordon ombilical.
  - Couverture des viscères par une membrane.
- Les malformations associées sont fréquentes (30 %) : chromosomiques (trisomie 13, 15, 18), digestives (malrotation, atrésie), cardiaques (tétralogie de Fallot, CIA et CIV), métaboliques (syndrome de Wiedmann-Beckwith, risque d'hypoglycémie++), fentes labio-palatines...

RISQUES SPÉCIFIQUES ASSOCIÉS À CES DEUX PATHOLOGIES

- Hypothermie : larges surfaces d'échange.
- Risque infectieux : laparoschisis, omphalocèle rompue.
- Torsions des pédicules vasculaires.
- Occlusion intestinale haute : torsion de l'estomac.

MISE EN CONDITION

- Manipuler l'enfant avec asepsie.
- Mettre l'enfant en décubitus latéral droit, le sécher et le réchauffer (table radiante).
- Mise en place d'un sac à grêle.
- Mise en place d'une voie veineuse périphérique avec prélèvement d'un bilan préopératoire.
- Perfusion de base G10 % avec 3 g/L de NaCl (sans KCl initialement) : 4 mL/kg/h, associée à de la vitamine K1 : 2 mg IVD.
- Si PAM < 40 mmHg : NaCl 0,9 % 20 mL/kg sur 1 h
- NaCl 0,9 % 20 mL/kg/h systématique si laparoschisis
- Sonde oro-gastrique : vider l'estomac et la laisser en place.
- Ne pas ventiler au masque

PRISE EN CHARGE THÉRAPEUTIQUE

Technique chirurgicale classique sous AG

- Réintégration des viscères et fermeture de la paroi abdominale en urgence en cas de laparoschisis ou d'omphalocèle rompu (avant H6 de vie).
- Suspension de l'omphalocèle dans les formes volumineuses, permettant une réintégration progressive et la fermeture secondaire.
- Risque de syndrome du compartiment abdominal lors de la fermeture pariétale : mesure de la pression vésicale peropératoire (objectif de pression vésicale mesurée en télé-expiratoire < 12 cmH_2O chez un patient curarisé).
- En fonction du volume réintégré et de la pression vésicale : fermeture pariétale primaire ou mise en place d'une plaque en Silastic® en forme de silo avec réintégration progressive des viscères herniés.

Anesthésie

- Mise en place du monitorage standard dont SpO_2 sus et sous ductale.
- Induction séquence rapide après aspiration du contenu gastrique si non intubé : propofol 3 mg/kg et succinylcholine 2 mg/kg.
- Intubation nasotrachéale : ventilation mécanique postopératoire souvent nécessaire (sauf en cas de formes mineures).
- Deuxième voie veineuse périphérique avec compensation des pertes per opératoires par du NaCl 0,9 % (pas de K+ en l'absence de diurèse).
- Entretien inhalatoire (pas de N_2O), sufentanil et atracurium.
- Surveillance de la glycémie capillaire. Maintien des apports de base par G10 % + NaCl.
- Antibioprophylaxie par céfazoline 25 mg/kg.
- Monitorage de la pression vésicale.

Techniques non opératoires

- Approche de plus en plus fréquente, permettant la réintégration au lit avec une sédation en ventilation spontanée
- Laparoschisis = réintégration progressive sur quelques jours après mise en place d'un écarteur de paroi type Alexis™ ou d'un silo, puis cicatrisation dirigée.
- Omphalocèle géante = tannage et cicatrisation dirigée

MALFORMATIONS ANO-RECTALES

- Interruption du tube digestif au dessus du plan des muscles releveurs de l'anus (formes hautes) ou au-dessous du plan des muscles releveurs de l'anus (formes basses).
- Anomalies fréquentes rénales, vertébrales, médullaires, cardiaques associées.
- Une radiographie simple en décubitus ventral, tête en bas, avec un repère au niveau de la fossette anale permet d'apprécier la distance entre la peau et le cul-de-sac rectal, lorsqu'il existe un doute à l'examen clinique.
- Une fistule est généralement associée : dans l'urètre, la vessie ou le vagin dans les formes hautes, au niveau du périnée dans les formes basses.

FORMES BASSES

- Anoplastie dans les premiers jours de vie.
  - Installation en position gynécologique.
  - AG + analgésie caudale (si échographie médullaire et radiographie du rachis normales).
- Technique de Pena ou ano-rectoplastie postéro-sagittale dans les premiers jours de vie chez les garçons ou vers l'âge de 2 à 4 mois chez les filles
  - Installation en décubitus ventral, un billot sous le bassin, incision périnéale médiane.
  - AG + analgésie péridurale (si échographie médullaire et radiographie du rachis normales).
- Dans les 2 cas, antibioprophylaxie par amoxicilline + acide clavulanique poursuivie pendant 48 h.
- Reprise rapide de l'alimentation en postopératoire.

FORMES HAUTES

- Colostomie d'emblée.
- Cure chirurgicale différée, vers l'âge de 3 mois.
- Technique de Pena ou ano-rectoplastie postéro-sagittale (durée 3 h) +++ : installation en décubitus ventral, un billot sous le bassin, incision périnéale médiane.
- AG + analgésie péridurale (si échographie médullaire et radiographie du rachis normales).
- Reprise de l'alimentation dès la reprise du transit.
- Poursuite de l'antibioprophylaxie par amoxicilline + acide clavulanique pendant 48 h.

NB : Dans certains cas, un abord abdominal associé peut être nécessaire, avec retournement peropératoire de l'enfant ne permettant pas la mise en place du cathéter péridural au moment de l'induction anesthésique.

OCCLUSIONS NÉONATALES

- Diagnostic posé sur l'existence de vomissements verts.
- L'importance du météorisme dépend du siège de l'occlusion.
- Diagnostic du siège : opacification, échographie abdominale (position des vaisseaux mésentériques/diagnostic de volvulus).

Occlusions duodénales

Type	Prise en charge
Atrésie, diaphragme	Résection-anastomose/remodelage Délai de réalimentation long
Anomalie de rotation	Volvulus URGENCE +++ Délai réalimentation dépendant de l'aspect du grêle

Occlusions du grêle

Type	Prise en charge
Atrésie, diaphragme	Résection-anastomose ± iléostomie Risque = volvulus au niveau de la zone d'atrésie Délais de réalimentation variables
Iléus méconial	Traitement médical Mucoviscidose

Occlusions coliques

Type	Prise en charge
Atrésie, diaphragme	Exceptionnel
Maladie de Hirschsprung	Nursing (massages, sondes rectales) ± colostomie si échec. Cure chirurgicale dans un second temps. Risque : entérocolite* (voir en dessous)
Bouchon méconial	Lavement thérapeutique/évacuation du bouchon

** Si suspicion d'entérocolite chez un nouveau né atteint d'une maladie de Hirschsprung (syndrome infectieux + distension abdominale) : repos digestif strict et débuter sans attendre une antibiothérapie associant céfotaxime 100 mg/kg/j, amikacine 30 mg/kg/j et métronidazole 30 mg/kg/j.*

ÉVALUATION PRÉOPÉRATOIRE

(cf. *Accueil du nouveau né au bloc*)

- Etat d'hydratation, perfusion avec soluté glucosé 10 % + électrolytes 3 mL/kg/h (dont NaCl) et compensation des pertes gastriques volume à volume par du Ringer lactate.
- Recherche d'autres malformations associées (trisomie 21 et atrésie duodénale).

PRISE EN CHARGE PÉRIOPÉRATOIRE

- Si hypovolémie : NaCl 0,9 % 10 mL/kg IV sur 30 min.
- Estomac plein = séquence d'induction rapide.
- AG standard, ne pas administrer de N_2O.
- Occlusions du grêle = KTC car réalimentation progressive et prudente ± troubles hydroélectrolytiques (iléostomie ++).
- Si une colostomie est réalisée, la réalimentation sera rapide, sous 48 à 72 h.
- Chirurgie peu hémorragique.
- Antibioprophylaxie par amoxicilline + acide clavulanique 50 mg/kg.
- ALR rarement envisageable en urgence car le bilan d'hémostase est souvent perturbé et le bilan malformatif incomplet.
- **Cas particulier de la maladie de Hirschsprung :**
  - La cure chirurgicale complète consiste en la réalisation d'un abaissement trans-anal avec réalisation de biopsies étagées et examen extemporané pour faire l'anastomose en zone saine.
  - Réalisée dans le premier mois de vie pour la majorité des enfants, différée à 3 mois dans les formes ayant nécessité une colostomie.
  - Anesthésie : AG + analgésie péridurale
  - Antibioprophylaxie par amoxicilline + acide clavulanique poursuivie pendant 48 h.

ANALGÉSIE POSTOPÉRATOIRE

LES GRANDS PRINCIPES

- La douleur est présente chez l'enfant dès la naissance.
- L'évaluation de la douleur doit être systématique en dehors de toute stimulation ou au décours de tout geste douloureux en utilisant les différentes échelles adaptées à l'âge de l'enfant.
- La douleur doit être réévaluée systématiquement après l'administration d'un antalgique pour s'assurer de son efficacité.
- Les antalgiques doivent être administrés à heure fixe.
- L'analgésie sous cutanée et intra-rectale n'ont plus leur place en pédiatrie.
- Il faut associer les analgésiques pour s'inscrire dans le cadre d'une analgésie multimodale.

ANALGÉSIE NON MORPHINIQUE

- Paracétamol PO : dose kg/6 h (sirop) ou 15 mg/kg/6 h (sachet ou cp). NB : faible biodisponibilité de la voie intra-rectale.
- Paracétamol IV :
  - Nouveau né avec un âge post-conceptionnel (APC) de 28 à 44 semaines, dose de charge 20 mg/kg puis :
  - 10 mg/kg/12h entre 28 et 31 SA.
  - 10 mg/kg/6h entre 32 et 44 SA.
  - Nourrissons de 44 SA révolues (> 1 mois) et les enfants plus âgés : pas de dose de charge, 15 mg/kg/6 h, ne pas dépasser 60 mg/kg/j.
- AINS maximum 2 jours par voie IV et 5 jours par voie orale.
  - Ibuprofène sirop : 7,5 mg/kg/6 h ou 10 mg/kg/8 h PO (AMM à partir de 3 mois).
  - Kétoprofène : 1 mg/kg/8 h IVL pendant 48 h (à partir de 1 an hors AMM).
  - L'utilisation d'AINS est contre indiquée chez l'enfant atteint de varicelle (risque de fasciites nécrosantes).
  - Précaution d'emploi en cas d'infections bactériennes sévères (pulmonaires, ORL, cutanées), de risque hémorragique ou de trouble de la coagulation et en cas de déshydratation sévère.

COANALGÉSIQUES

Ce sont des médicaments qui agissent spécifiquement sur certains composants de la douleur. Ils renforcent l'action des analgésiques.

Antispasmodiques (douleurs viscérales)

Phloroglucinol		
1 ampoule 4 mL Comprimé	40 mg 80 mg	0,5 mg/kg/6 h IVL 1,5 mg/kg/6 h
Trimébutine > 2ans		
Suspension buvable Comprimé	4,8 mg/mL 100 mg	1 dose kg x 3 /j 1,5 mg/kg/ 8 h
Oxybutynine **antispasmodique de type anticholinergique : ne pas associer à l'hydroxyzine**		
Comprimé	5 mg	0,5 mg/kg/j en 4 prises entre 1 et 5 ans : ½ cp - ¼ cp - ½ cp - ¼ cp > 5 ans : ½ cp/6 h

Traitement des douleurs neuropathiques

Pour la douleur de fond :

- La monothérapie doit être la règle en première intention.
- La posologie doit être augmentée très progressivement en fonction de l'efficacité et de la tolérance.

- Gabapentine : 10 à 30 mg/kg/j en trois prises.
- Amitriptyline : 0,3 à 1 mg/kg/j en une prise le soir.

ANALGÉSIE MORPHINIQUE

Codéine		
- La codéine est contre indiquée chez l'enfant avant 12 ans, chez tous les patients âgés de moins de 18 ans opérés d'une amygdalectomie et/ou d'une adénoïdectomie ainsi qu'en présence d'un SAHOS. - Certains patients présentent un profil « métaboliseurs rapides » se traduisant par une transformation plus rapide de la codéine en morphine avec un risque de surdosage et de détresse respiratoire.		
Tramadol*		
- Comme avec la codéine, risque d'accident respiratoire chez les patients métaboliseurs rapides et plus particulièrement chez ceux présentant un SAHOS.		
Contramal® Topalgic®	Sirop 1 goutte = 2,5 mg	1 à 2 mg/kg/6 h max 8 mg/kg/j > 3 ans
Nalbuphine		
Nubain® (antagonisable par la naloxone)	2 mL = 20 mg	0,2 mg/kg/4-6 h IVL ou 1 mg/kg/j IVSE AMM > 18 mois
MORPHINE		
Chlorhydrate de morphine		
Solution buvable	10 mL = 10 mg 10 mL = 20 mg	Voie orale 1 mg/kg/j en 6 prises
Morphine IV	1 mL = 1mg 1 mL = 10 mg	5 à 30 µg/kg/h IV continue
Antidote : naloxone IV	1 mL = 0,4 mg	1 à 2 µg/kg en titration 10 µg/kg pour antagonisation complète
SULFATE DE MORPHINE : VOIE ORALE		
Action dite immédiate libération immédiate		
Actiskénan®	5, 10, 20 mg	Gélules ouvrables 1 mg/kg/j en 6 prises > 6 mois
Sévredol®	10 et 20 mg	Cp sécables 0,4 à 1 mg/kg/j en 6 prises > 6 ans
Oramorph®	Solution à 20 mg/mL 1 gtte = 1,25 mg	Solution buvable 1 mg/kg/j en 6 prises > 6 mois
Morphine action retardée libération prolongée		
Skénan®	10, 30, 60, 100, 200 mg	Gélules ouvrables 1 mg/kg/j en 2 prises > 6 mois
Moscontin®	10, 30, 60, 100 mg	Cp non sécables 1 mg/kg/j en 2 prises > 6 ans

* L'ondansétron inhibe les effets analgésiques du tramadol.

ÉVALUATION DE LA DOULEUR POSTOPÉRATOIRE CHEZ L'ENFANT

Toute prescription d'antalgiques doit être précédée et suivie d'une évaluation systématique de la douleur au moyen d'une échelle validée, adaptée à l'âge de l'enfant.

ENFANT > 6 ANS

- Auto-évaluation avec une échelle visuelle analogique à présenter verticalement à l'enfant (EVA), échelle verbale simple, échelle numérique simple ou échelle des visages.

ENFANT ENTRE 4 ET 6 ANS

- Tenter l'auto-évaluation avec une échelle des visages, échelle verbale simple. Confirmer si nécessaire par une hétéro-évaluation.

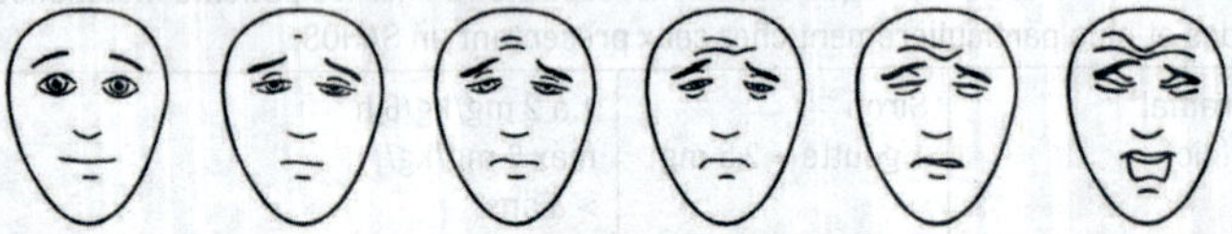

Consigne : « Ces visages montrent combien on peut avoir mal. Ce visage (montrer celui de gauche) montre quelqu'un qui n'a pas mal du tout. Ces visages (les montrer un à un de gauche à droite) montrent quelqu'un qui a de plus en plus mal, jusqu'à celui-ci (montrer celui de droite), qui montre quelqu'un qui a très très mal. Montre-moi le visage qui montre combien tu as mal en ce moment. »

ENFANT < 4 ANS

- Hétéro-évaluation avec une échelle comportementale FLACC, OPS, CHEOPS, EVENDOL (les échelles sont disponibles sur : www.pediadol.org)

NOUVEAU NÉ

- Utilisation possible des échelles EDIN, DAN, NFC, mais non validées pour la douleur postopératoire.
- Échelles des visages pour l'enfant à partir de 4 ans.

ÉCHELLE FLACC (FACE LEGS ACTIVITY CRY CONSOLABILITY) VALIDÉE DE 2 MOIS À 7 ANS

Visage	0	Pas d'expression particulière ou sourire
	1	Grimace ou froncement occasionnel des sourcils, retrait, désintéressé
	2	Froncement fréquent à permanent des sourcils, machoires serrées, tremblement du menton
Jambes	0	Position habituelle ou détendue
	1	Gêné, agité, tendu
	2	Coups de pieds ou jambes recroquevillées
Activité	0	Allongé calmement en position habituelle, bouge facilement
	1	Se tortille, se balance d'avant en arrière, est tendu
	2	Arc-bouté, figé ou sursaute
Cris	0	Pas de cri (éveillé ou endormi)
	1	Gémissements ou pleurs, plainte occasionnelle
	2	Pleurs ou cris constants, hurlements, sanglots, plaintes fréquentes
Consolabilité	0	Content, détendu
	1	Rassuré occasionnellement par le toucher, l'étreinte ou la parole, peut être distrait
	2	Difficile à consoler ou à réconforter

(Seuil prescription antalgiques > 3/10)

NB : Existence d'une échelle FLACC modifiée pour le polyhandicap validée de la naissance à 19 ans pour la personne handicapée non communicante.

ÉCHELLE EVENDOL (VALIDÉE UNIQUEMENT EN PRÉ HOSPITALIER ET AUX URGENCES)

(Seuil de prescription d'antalgiques > 4/15).

Observation		Critères	Score
Expression verbale ou vocale	Pleure	• Absents	0
	± Crie	• Signe faible ou passager	1
	± Gémit	• Signe moyen ou la 1/2 du temps	2
	± Dit qu'il a mal	• Signe fort ou quasi permanent	3
Mimiques	Front plissé	• Absents	0
		• Signe faible ou passager	1
	± Sourcils froncés	• Signe moyen ou la 1/2 du temps	2
	± Bouche crispée	• Signe fort ou quasi permanent	3
Mouvements	S'agite	• Absents	0
		• Signe faible ou passager	1
	± Se raidit	• Signe moyen ou la 1/2 du temps	2
	± Se crispe	• Signe fort ou quasi permanent	3
Positions	Attitude inhabituelle	• Absents	0
		• Signe faible ou passager	1
	± Attitude antalgique	• Signe moyen ou la 1/2 du temps	2
	± Reste immobile	• Signe fort ou quasi permanent	3
Relation avec l'environnement	Peut être consolé	• Normale	0
		• Diminuée	1
	± S'intéresse aux jeux	• Très diminuée	2
	± Communique avec l'entourage	• Absente	3
Total			/15

MORPHINE

PRESCRIPTION DE MORPHINE

Titration de morphine

Avant l'âge de 6 ans :

- < 3 mois 25-50 µg/kg puis 15-25 µg/kg/10min
- > 3 mois 50-100 µg/kg puis 25-50 µg/kg/10min.

À partir de l'âge de 6 ans :

- < 30 kg : 0,05 mg/kg IVD
- > 30 kg : 2 mg/ 5 min

Une fois l'analgésie obtenue, démarrer l'entretien selon les modalités suivantes :

Entretien par PCA morphine chez l'enfant à partir de 6 ans

- Bolus : 0,020 mg/kg.
- Période réfractaire : 6 à 8 minutes.
- Si nécessaire débit continu : 0,005 à 0,01 mg/kg/h.

Entretien par morphine IVSE continue avant l'âge de 6 ans

- < 1 mois : 5 à 10 µg/kg/h IVSE.
- < 3 mois : 10 à 20 µg/kg/h IVSE.
- > 3 mois : 20 à 30 µg/kg/h IVSE.
- À partir de l'âge de 1 an, entretien possible par NCA (Nurse Controlled Analgesia) morphine

• Bolus : 0,020 mg/kg
• Période réfractaire : 15 minutes
• Débit continu : 10 à 20 µg/kg/h IVSE

SURVEILLANCE DE LA PRESCRIPTION DE MORPHINE

Sécurité

• Valve anti-retour obligatoire sur la voie veineuse de perfusion de la morphine.
• O_2 nasal systématique si débit continu.
• Une ampoule de naloxone, un masque et un ballon (adaptés à la taille de l'enfant) doivent être disponibles dans le poste de soins.

Surveillance par 4 heures

• Efficacité analgésique : score de douleur.
• Effets secondaires : SpO_2, fréquence respiratoire, score de sédation, NVPO, prurit, diurèse.
• Fréquence respiratoire inférieure limite en fonction de l'âge :
• Fréquence respiratoire < 20 cycles/min si < 1 an.
• Fréquence respiratoire < 15 cycles/min entre 1 et 5 ans.
• Fréquence respiratoire < 10 cycles/min si > 5 ans.
• Score de sédation

0	Patient bien réveillé
1	Patient somnolent réveillable par une stimulation verbale
2	Patient somnolent réveillable par une stimulation physique
3	Patient difficilement réveillable

Objectif = score de sédation < 2
Montage du système et programmation de la pompe à chaque changement d'équipe

Effets indésirables

• Nausées, vomissements, prurit : naloxone 0,25 µg/kg/h IVSE.
• Rétention urinaire : naloxone 0,5 ou 1 µg/kg IVD, si échec sondage vésical.

Conduite à tenir en cas de surdosage morphinique :

• Patient difficilement réveillable, bradypnée ± désaturation.
• O_2 au masque.
• Arrêt de la morphine.
• Appeler le médecin
• Stimuler l'enfant.
• Antagonisation par naloxone à débuter le plus rapidement possible :

Chez l'enfant de moins de 20 kg

Prendre une ampoule de naloxone (1 mL = 400 µg) dans une seringue de 10 mL, à diluer avec 9 mL de NaCl 0,9 % soit 1 mL = 40 µg
Prendre 2,5 mL soit 100 µg de cette dilution dans une seringue de 10 mL, à diluer avec 9 ml de NaCl 0,9 % soit 1 mL = 10 µg

À partir de 20 kg :

Prendre une ampoule de naloxone (1 mL = 400 µg) dans une seringue de 20 mL, à diluer avec 19 mL de NaCl 0,9 % soit 1 mL = 20 µg.
Injecter 1 à 2 µg/kg en IVD toutes les 2 minutes jusqu'à normalisation de la fréquence respiratoire et amélioration du score de sédation (< 2) puis si nécessaire poursuivre en IVSE à 1 à 4 µg/kg/h pendant 4 à 6 heures.

ANALGÉSIE DES GESTES PEU DOULOUREUX

MEOPA et enfant, EMLA et enfant

MOYENS PHARMACOLOGIQUES

Lidocaïne + Prilocaïne/EMLA®

Présentation

- EMLA® 5 % crème : tube de 5 g.
- EMLA® patch 5 % : patch de 1 g.

Indications : douleur liée aux effractions cutanées

- Ponction veineuse, artérielle.
- Ponction lombaire, rachianesthésie, ALR.
- Ponction pleurale, myélogramme.
- Ponction d'ascite, réduction d'un phimosis peu serré.

Contre indications

- Ne pas appliquer à proximité des yeux ou sur une muqueuse (résorption importante).
- Ne pas appliquer sur peau lésée (eczéma).
- Pas d'AMM chez le nouveau né d'âge gestationnel < 37 SA.
- Risque de méthémoglobinémie chez le prématuré et le nourrisson de moins de 3 mois en cas de surdosage.
- L'association à d'autres produits augmentant la méthémoglobinémie (métoclopramide, sulfamides) doit faire renforcer la vigilance.
- Allergie aux anesthésiques locaux, méthémoglobinémie congénitale et porphyrie.

Application

- Sur toute surface cutanée.
- Durée d'application : 1 h maximum chez nourrisson de moins de 3 mois et 1 h 30 minimum chez le nourrisson > 3 mois et l'enfant (maximum 4 h).
- Analgésie sur 3 à 5 mm pendant 1 à 2 h après le retrait du pansement.
- Retrait du pansement 15 min avant la ponction pour pouvoir visualiser correctement la veine (vasoconstriction cutanée).

Âge	Dose recommandée par site	Dose maximale par jour
Nouveau né < 37 SA : hors AMM (Prescription médicale obligatoire)	0,5 g	0,5 g
Nouveau né < 3 mois	0,5 g	1 g (1 fois/12h)
3 - 12 mois	0,5 - 1 g	2 g
1 - 6 ans	1 - 2 g	10 g
6 - 12 ans	1 - 2 g	20 g
> 12 ans	2 - 3 g	50 g

MEOPA/Mélange équimolaire d'oxygène et de protoxyde d'azote

- Provoque une sédation consciente (contact verbal conservé).
- En complément éventuel des techniques d'anesthésie locale.
- Prémédication associée déconseillée.
- Taux de succès plus faible chez l'enfant de moins de 3 ans. Inefficace chez le nourrisson.
- C'est un médicament (i.e. prescription médicale obligatoire).
- La grande sécurité du produit rend son utilisation possible par un personnel paramédical en dehors de la présence du médecin moyennant et nécessite :
  - une délégation précise donnée à une personne compétente formée à l'utilisation du mélange et à la vérification du matériel : masque de taille adapté, filtre antibactérien, circuit d'administration homologué, manomètre de la bouteille au minimum sur 50 bars (accidents décrits avec arrêts hypoxiques secondaires à des administrations forcées via des bouteilles vides).
  - une vérification des contres indications éventuelles (cf. ci-dessous) et des médicaments associés.

Indications

- Ponctions veineuses périphériques, ponctions artérielles.
- Sondage vésical.
- Ponction d'ascite, ponction lombaire (en complément avec l'EMLA®).
- Myélogramme (en complément avec l'EMLA®).
- Réfection de pansement.
- Mobilisation de drains abdominaux.
- Sutures.
- Mobilisation d'un enfant douloureux.
- Prudence d'utilisation : en cas de ponction pleurale ou d'ablation de drains thoraciques.

Contre indications

- Pneumothorax, bulles d'emphysème.
- Syndrome occlusif.
- Hypertension intracrânienne, troubles de conscience, embolie gazeuse.
- Traumatisme crâniofacial, traumatisme thoracique.
- Accident de plongée.

Administration

- Prendre son temps, tout expliquer à l'enfant et encourager l'auto-administration.
- Coopération de l'enfant toujours nécessaire (échec constant en cas d'opposition de l'enfant, risque de phobie du masque ultérieure).
- En cas de refus, interrompre l'administration.
- Ne jamais administrer de force, ne pas faire de contention.
- Inhalation pendant minimum 3 min avant le début du geste douloureux.
- Une personne dédiée à la tête de l'enfant pour une bonne application.

TECHNIQUES NON MÉDICAMENTEUSES+++

- Le sirop de sucre
- Le sucre concentré (saccharose ou glucose) déposé sur la langue produit chez le nouveau né et le jeune nourrisson un effet antalgique.
- Méthode d'utilisation simple et efficace pour la réalisation de petits gestes chez le nouveau né et le nourrisson de moins de 4 mois.
- L'allaitement maternel avant et pendant le soin offre la même efficacité antalgique.

Indications

- Prélèvement en micro-méthode, glycémie capillaire.
- Prélèvement veineux ou artériel (en complément avec l'EMLA®).
- Vaccination, IM, injection sous cutanée.
- Ponction lombaire.
- Pansement, ablation d'adhésif.

Contre indication

- Entérocolite ulcéro-nécrosante
- Fistule œso-trachéale.

- Atrésie de l'œsophage non opérée.
- Intolérance connue au fructose (glucose autorisé).
- Troubles de la déglutition.

Administration

- Donner le glucose 30 % (G30 %) avec une seringue ou une tétine.
- Stimuler la succion avec une tétine.
- Attendre 2 minutes avant le soin.
- Durée d'action : 5 minutes maximum.

Âge et poids	Quantité de G 30 %
Nouveau né < 1 kg	0,05 à 0,1 mL
Nouveau né de 1 à 1,5 kg	0,15 à 0,2 mL
Nouveau né de 1,5 à 2 kg	0,30 mL
Nouveau né de 2 à 2,5 kg	0,50 mL
Nouveau né de 2,5 à 3 kg	1 mL
Nourrisson < 4 mois	2 mL

1 goutte = 0,05 mL

L'administration peut être répétée 6 à 8 fois/j chez le nouveau né à terme et 4 fois/j chez le prématuré.

DISTRACTION/HYPNOSE

La distraction et l'hypnose ont montré leur efficacité pour diminuer la douleur lors des ponctions veineuses chez l'enfant.
Efficacité supérieure de la distraction avec une participation active de l'enfant.

HÉPARINES CHEZ L'ENFANT

DOSES ISOCOAGULANTES (PROPHYLAXIE)

- Pas de monitoring systématique (activité anti Xa indétectable ou < 0,25 UI/mL)
- Numération plaquettaire (x 2/semaine).
- Héparine non fractionnée (HNF) toujours privilégiée en première intention (½ vie de 90 min).
- Dose initiale d'HNF en bolus de 50 UI/kg puis d'emblée 130 UI/kg/j (< 6 ans) et 100 UI/kg/j (> 6 ans) en IVSE.
- Relais HNF par héparine de bas poids moléculaires (HBPM) possible quand le risque hémorragique ou de reprise chirurgicale est écarté et en l'absence d'insuffisance rénale (Cl Creat Schwartz < 30 mL/min/1,73 m^2) :
  - L'HNF est poursuivie à ½ dose pendant les trois heures qui suivent la première injection d'HBPM, puis elle est arrêtée.
  - Énoxaparine 100 UI/kg x 1/j en SC, dilution de moitié avec eau pour préparation injectable (EPPI) si nécessaire, dose maximale ≤ 4000 UI/j.
- En cas d'insuffisance rénale modérée, il est nécessaire de contrôler l'activité anti Xa 2 fois/semaine.

DOSES HYPOCAAGULANTES (CURATIF)

- Cible d'activité anti Xa avec les HNF : 0,35 - 0,7 UI/mL.
- Numération plaquettaire (x 2/semaine).
- HNF bolus 75 à 100 UI/kg puis relais en IVSE avec des posologies quotidiennes qui peuvent atteindre 500 à 800 UI/kg/j ce qui reste délicat à équilibrer (grandes variabilités interindividuelles pour atteindre les doses efficaces) et justifie le recours précoce à l'HBPM.

Adaptation des posologies d'HNF en fonction de l'activité anti Xa à prélever 4 h après chaque changement de dose.

Activité anti Xa (UI/mL)	Bolus (UI/kg)	Arrêt (min)	Variation changement dose HNF (%)
< 0,1	50	-	↑20
0,1 - 0,34	-	-	↑10
0,35 - 0,70	-	-	Pas de changement
0,71 - 0,89	-	-	↓10
0,9 - 1,2	-	30	↓10
> 1,2	-	60	↓15

• Relais HNF/HBPM :

En pratique l'HNF est poursuivie à ½ dose pendant les trois heures qui suivent la première injection d'HBPM puis elle est arrêtée.

- > 6 ans : énoxaparine 100 UI/kg x 2/j en SC.
- < 6 ans : énoxaparine 130 UI/kg x 2/j en SC.
- Dilution maximale autorisée au ½ avec EPPI.

• Monitorage par mesure de l'activité anti Xa (cible 0,5 à 1 UI/mL) à prélever après la 3e injection d'HBPM, 4 à 6 heures après l'injection SC.

REPRISE CHIRURGICALE

• Pour les HNF : arrêt 2 heures avant le passage au bloc si protocole à doses isocoagulantes et fonction rénale normale, 4 heures avant le passage au bloc si HNF à doses hypocoagulantes ou si insuffisance rénale.

• Pour les HBPM (énoxaparine) : arrêt 12 heures avant le passage au bloc si HBPM à doses isocoagulantes et fonction rénale normale, 24 h si HBPM à doses hypocoagulantes ou si insuffisance rénale.

HÉMORRAGIE INDUITE PAR L'HÉPARINE

• Si la réversion est nécessaire : antagonisation possible par la protamine de l'activité, anticoagulante (anti IIa uniquement) mais qui n'excède pas 30 % pour l'énoxaparine, 40 % pour la daltéparine et 60 % pour la tinzaparine.

Antagonisation en urgence de l'héparine non fractionnée

Temps depuis le bolus d'héparine	Dose de protamine
< 30 min	100 UI/100 UI d'héparine reçue
30 - 60 min	50 à 75 UI/100 UI d'héparine reçue
60 - 120 min	37 à 50 UI/100 UI d'héparine reçue
> 120 min	25 à 37 UI/100 UI d'héparine reçue
Dose maximum : 5000 UI. Vitesse d'injection maximum : 500 UI/min	

NAUSÉES-VOMISSEMENTS POSTOPÉRATOIRES

Fréquents chez l'enfant.

FACTEURS DE RISQUE

• Âge > 3 ans, 30 % chez le grand enfant, < 5 % chez le nourrisson.
• ATCD de NVPO personnel ou familial (fratrie, parents).
• Mal des transports.
• Durée de la chirurgie.
• Type de chirurgie :

- Haut risque (> 50 %) : chirurgie du strabisme, amygdalectomie, chirurgie de l'oreille moyenne.
- Risque modéré (10 - 50 %) : cure d'ectopie testiculaire, cure de hernie inguinale, otoplastie.

• Pas de prévalence de sexe avant la puberté.

VPOP SCORE

Facteurs de risque		Points
Âge	< 3 ans	0
	3-6 ans et > 13 ans	1
	6-13 ans	2
ATCD VPO	non	0
	oui	1
Durée AG	< 45 min	0
	> 45 min	1
Chirurgie à risque	amygdalectomie	1
	tympanoplastie	1
	strabisme	1
	autres	0
Morphiniques	non	0
	oui	1
Total		/6

Il permet de calculer un score compris entre 0 et 6 relié à un risque croissant de VPO allant de 5 à 52 %.

NB : Le score d'APFEL n'est pas utilisable en pédiatrie.

PRÉVENTION

• Proscrire le protoxyde d'azote. Bénéfice de la perfusion continue de propofol de courte durée.

• Administration prophylactique IV d'antiémétiques :

• Proscrire le métoclopramide.

• Monothérapie : ondansétron 100 µg/kg ou dexaméthasone 150 µg/kg.

NB : Le dropéridol administré en monothérapie nécessite l'utilisation de posologies allant de 50 à 75 µg/kg, exposant à des effets indésirables à type de sédation ou de sécheresse des muqueuses, avec une efficacité inférieure à celle de l'ondansétron.

• Bithérapie :
- Dexaméthasone 150 µg/kg + ondansétron 50 µg/kg.
- Dropéridol 15 µg/kg + ondansétron 100 µg/kg.

NB : la dexaméthasone s'administre à l'induction, l'ondansétron en fin d'intervention.

En pratique :

• Risque élevé (> 50 % ou VPOP score > 4) : bithérapie.

• Risque modéré (10 - 50 % ou VPOP score compris entre 2 et 4) : monothérapie.

• Risque faible (< 10 % ou VPOP score < 2) : traitement curatif, pas de prophylaxie.

TRAITEMENT CURATIF

• Peu évalué.

• Les mêmes molécules utilisées en préventif.

NUTRITION ENTÉRALE

ALLAITEMENT ARTIFICIEL

- J0 : 7 biberons = 20 mL/kg/j.
- J1 : 7 biberons = 40 mL/kg/j.
- J2 : 7 biberons = 60 mL/kg/j.
- J3 : 7 biberons = 80 mL/kg/j.
- J4 : 7 biberons = 100 mL/kg/j etc.

- On atteint à J7 la quantité de 150 à 160 mL/kg/j ou poids/10 + 200 à 250 mL à répartir en fonction du nombre de biberons
- 10 jours à 3 mois : (poids de l'enfant en g)/6 ou environ 150 mL/kg/j.
- 3 mois à 6 mois : (poids de l'enfant en g)/7 sans dépasser 1 000 mL/j.
- Nombre de repas par jour :
  - De 1 semaine à 1 mois : 6 à 7.
  - De 1 mois à 3 mois : 5.
  - De 3 mois à 6 mois : 4 à 5.
  - De 6 mois à 12 mois : 3 à 4.
- Supplémentation en vitamine D systématique jusqu'à l'âge de 5 ans (ZymaD 4 gouttes/j).

LES DIFFÉRENTS LAITS ET LEURS INDICATIONS

- Nourrissons ayant une intolérance aux protéines du lait de vache ou « un grêle pathologique » (atrésie du grêle, résection étendue, entérocolite... Deux mots d'ordre : patience et progressivité.
  - Utiliser les laits semi-élémentaires (hydrolysats de protéines) : Alfaré®, Pepti junior®, Pregestimil®, Nutramigen®, Novalac Allernova AR® (seul hydrolysat épaissi)
  - En cas d'intolérance digestive, résistante aux hydrolysats de protéines, utiliser un lait à base de mélange d'acides aminés (sans proteines du lait de vache ni fragments protéiques = diète semi-élémentaire) type Néocate® ou Puramino ®. Attention ces laits, nécessitent d'être d'enrichis secondairement avec une émulsion lipidique type Liquigen® (TCM 50 %) en cas de malabsorption des graisses associée.
- Enfants prématurés ou hypotrophes :
  - Lait pour prématuré : réservé aux prématurés ou aux nouveaux nés hypotrophes jusqu'à environ 4 mois d'âge corrigé.
- En cas de régime pauvre en triglycérides à chaînes longues (TCL) (épanchement chyleux, malabsorption isolée des graisses, troubles de l'oxydation des acides gras à chaînes longues...), utiliser un lait riche en TCM type Lipistart® ou Monogen®.
- Autres laits :
  - Lait de femme (lactarium) : prématurés < 32 SA, alimentation entérale des laparoschisis.
  - Lait pour nourrissons : 0 à 4 mois. Lait de suite : 4 mois à 1 an.
  - Lait de vache (UHT) ou lait de croissance : à partir de 10 mois.
  - Lait AR 1er et 2e âge = reflux gastro-oesophagien. NB Possibilité d'épaissir les autres laits par Magic Mix® 1 à 2 %/biberon
- NB : le lait de mère apporte 75 kcal/100 mL, les laits préma apportent environ 70-72 kcal/100 mL, les autres laits artificiels apportent environ 67 kcal/100 mL.

LES MÉLANGES NUTRITIFS POUR NUTRITION ENTÉRALE SUR SONDE

- Chez l'enfant âgé moins de 1 an :
  - Mélanges nutritifs iso-énergétiques (1 ml = 1 Kcal) = Infatrini®, Infatrini Peptisorb® (TCM 48 %)
- Chez l'enfant de plus de 1 an :
  - Mélanges nutritifs iso-énergétiques (1 mL = 1 kcal) ou hyper-énergétiques (1 mL = 1,2 à 1,5 kcal), enrichis ou non en fibres ou en TCM.

- 1 à 6 ans = Nutrini Standard® (1 mL = 1 kcal), Nutrini Energy® (1 mL = 1,5 kcal), Nutrini Multifibre® (1 mL = 1 kcal), Nutrini Peptisorb® (1 mL = 1 kcal, TCM 48 %, mélange semi-élémentaire), Sondalis Junior Energy® (1 mL = 1,5 Kcal)
- 1 à 10 ans = Peptamen Junior® (1 mL = 1 Kcal, TCM 60 %, mélange semi-élémentaire), Peptamen Junior Advance® (1 mL = 1,5 Kcal, TCM 60 %, mélange semi-élémentaire)
- Les mélanges nutritifs tels que Mégaréal® sont réservés aux enfants de plus de 12 ans, du fait du taux élevé de protides dans le mélange (1 mL = 1,5 kcal).

• En cas de régimes pauvres en TCL, utiliser des mélanges riches TCM type Lipistart® ou Monogen®.
• En cas de pathologie digestive associée à une malabsorption : utiliser un mélange semi-élémentaire tel que Peptamen Junior® ou Nutrini Peptisorb®

OBJECTIFS CALORIQUES

0-10 kg	100 kcal/kg
10-20 kg	1000 kcal +50 kcal/kg au dessus de 10 kg
> 20 kg	1500 kcal + 25 kcal/kg au dessus de 20 kg
adolescent	25-35 kcal/kg (< 2500 kcal/j)

NUTRITION PARENTÉRALE

• À envisager dès que la voie digestive ne permet pas de couvrir plus de 50 % des apports caloriques pendant au moins 5 jours.
• KTC obligatoire dès que l'osmolarité du mélange est supérieure à 800 mosm/L.
• Une nutrition parentérale par voie périphérique peut être envisageable en complément de la nutrition entérale, pour des durées < 7 jours et sous réserve d'une osmolarité du mélange < 800 mosm/L (G10 % maximum + Primène® 10 % + Médialipide® 20 %).

LES RÈGLES

• Maître mot : augmentation progressive des apports calorico-azotés (les valeurs optimales sont atteintes en 7 jours).
• Les besoins énergétiques sont couverts par 2 substrats : les glucides pour 70 à 80 % de l'apport calorique (1 g de glucide = 4 kcal), les lipides pour 20-30 % de l'apport calorique (1 g de lipide = 9 kcal). Les calories apportées par les acides aminés ne sont pas comptabilisées.
• Rapport calorico-azoté optimal (= apport calorique non protéique/apport d'azote) : 200 à 250 par gramme d'azote chez l'enfant.

NB : 1 g d'azote = 7 g d'acides aminés.

• Les lipides sont administrés en IVL 20 h/24 h, 5 jours sur 7, maxi 0,25 g/kg/h
• Ne pas dépasser 400 g de glucides/j, quel que soit le poids.
• Le débit horaire des perfusions de glucides ne doit pas dépasser 1,4 g/kg/h chez le nourrisson, 1,2 g/kg/h chez l'enfant, 0,5 g/kg/h chez l'adolescent.
• La nutrition parentérale doit être obligatoirement perfusée via un régulateur de débit électrique (pompe volumétrique). Il faut prescrire des débits horaires correspondant à des nombres entiers (à l'exception du nouveau né, éviter les valeurs décimales).
• Les pertes digestives liées à une diarrhée, à des vomissements, à une aspiration gastrique, à un drain biliaire ou une stomie doivent être quantifiées voire analysées (dosage de Na^+, K^+) et compensées à 100 % avec un liquide de perfusion adapté à leur composition.
• Une diurèse normale et un rapport Na urinaire/K urinaire > 1 sont les témoins d'un apport suffisant en eau et en sodium.

- Ne jamais administrer une nutrition parentérale exclusive sans apports de vitamines et d'oligo-éléments. Des complications graves liées à des carences en vitamines ou oligo-éléments peuvent apparaître rapidement en cas de nutrition parentérale exclusive, notamment lorsqu'il existe une dénutrition préalable.
- Corriger une hypokaliémie, une hypomagnésémie, une hypophosphatémie préexistante avant de débuter une nutrition parentérale (prévention du syndrome de renutrition inappropriée).

En pratique : débuter avec un apport de glucosé à 10 % puis augmenter les apports de glucose par paliers de 2 g/kg/j en introduisant dès le 2e jour un mélange binaire (glucose + acides aminés, (cf. tableau 1), jusqu'à obtenir les apports caloriques recommandés pour l'âge (cf. tableau 2). Les apports lipidiques sont augmentés en parallèle (0,5 g/kg/j) via l'administration d'une perfusion de Smoflipid® 20 %, jusqu'aux apports maximum recommandés pour l'âge (cf. tableau 2). Olimel N7E® est un mélange ternaire utilisable à partir de l'âge de 2 ans. Ajout de Primène 10 % parfois nécessaire pour enrichir la gamme Pédiaven pour atteindre les besoins quantitatifs cibles en acides aminés.

COMPOSITION DES SOLUTÉS (TABLEAU 1)

Composition pour 1000 mL	Olimel N7E®	NP100	NP2	Pédia-ven NN2	Pédia-ven G15	Pédia-ven G20	Pédia-ven G25
Calories totales	1140	680	880	470	660	880	1100
Calories non protéiques	960	600	800	400	600	800	1000
Osmolarité/L	1060	1407	1472	834	1173	1549	1971
Acides aminés (g/L)	44,3	20	20	17	15	20	25
Glucides (g/L)	140	150	200	100	150	200	300
Lipides (g/L)	40						
Na^+ (mmol/L)	35	20	25	20	30	30	40
K^+ (mmol/L)	30	20	35	17	25	25	40
Cl^- (mmol/L)	45	20	25	20	39	39	60
Ca^{++} (mmol/L)	3,5	9	7,5	7,6	6	6	8
Phosphore (mmol/L)	15	10,6	11,3	9,1	8	8	10
Magnésium (mmol/L)	4	1,9	3,3	1,6	4	4	6

NB : Smoflipid® 20 % : solution lipidique, 2 g pour 10 mL. Primène 10 % : solution d'acides aminés, 1 g pour 10 mL.

BESOINS QUALITATIFS ET QUANTITATIFS (TABLEAU 2)

Besoins en protéines, énergie et eau (recommandations FAO-OMS)

Âge	Glucides (g/kg)	Lipides (g/kg)	Acides aminés (g/kg)	Energie (kcal/kg) non protéiques	Eau (mL/kg)
Nourrisson	16-20	2-3	2-3	100-120	100-120
Enfant	10-15	2-3	1-2	60-80	60-80
2 - 6 ans	15	2-3	1-2	80-70	80-70
7 - 12 ans	10-15	2-3	1-2	70-60	70-60
> 12 ans	10 (max 400 g/j)	2	1-2	40-50	40-50

En pratique : 1 800 mL/m²/j - 1 800 kcal/m²/j

Tranches d'âge	Nourrisson	Enfant
Rapport calorico-azoté optimal (kcal/g d'azote)	180 - 240	200 - 250

NB : il faut prendre en compte les calories non protidiques et 1 g d'azote = 7 g d'AA.

OLIGO-ÉLÉMENTS : JUNIMIN®

< 20 kg	> 20 kg
1 mL/kg	20 mL (2 ampoules)

La gamme Pédiaven® AP-HP contient déjà des oligo-éléments

CERNÉVIT

Nouveau né	¼ de flacon
Nourrisson	½ flacon
Enfant	1 flacon
Adolescent	1 flacon ½

Le Cernévit® contient des vitamines liposolubles, à l'exception de la vitamine K qui doit être administrée tous les 7 jours (1 mg/kg IVL sur 1 h).

BESOINS EN ÉLECTROLYTES

Apports (mmol/kg/j)	Nourrisson	Enfant	Adolescent
Na^+ (mmol)	3-5	2-3	2-3
K^+ (mmol)	3-5	2-3	2-3
Ca^{++} (mmol)	0,5-1	0,3-0,5	0,3-0,5
P (mmol)	0,8-1,2	0,5-0,8	0,5-0,8
Mg (mmol)	0,2-0,4	0,2-0,4	0,2-0,4

Composition des ampoules d'électrolytes

- NaCl 5,85 % : 1 mL = 1 mEq (1 g de Na = 17 mEq).
- NaCl 20 % : 1 mL = 3,4 mEq.
- KCl 7,46 % : 1 mL = 1 mEq (1 g de K = 13 mEq).
- Gluconate de calcium 10 % : 1 mL = 0,23 mmol/L (1 g = 25 mmol = 50 mEq)
- $CaCl_2$ 10 % : 1 mL = 0,46 mmol.
- Phocytan : 2 concentrations soit 1 mL = 0,33 mmol ou 0,66 mmol(= 0,66 ou 1,32 mmol de Na^+) (1 g de phosphore = 33 mmol).
- $MgSO_4$ 15 % : 1 mL = 150 mg = 0,6 mmol de Mg^{++}.

VNI ET OXYGÉNOTHÉRAPIE À HAUT DÉBIT EN POSTOPÉRATOIRE

INDICATIONS

- Prise en charge des atélectasies postopératoires.
- SAHOS, apnées après AG chez l'ancien prématuré.
- Œdème laryngé.
- Œdème pulmonaire post laryngospasme.

VNI

Les interfaces

- Interface nasale chez le nourrisson
- Interface naso-buccale ou faciale (espace mort) chez l'enfant

Réglages :

- Réglage du respirateur en mode VNI

- Mode ventilatoire : VSAI + PEP
- AI 4 à 6 cm H_2O, PEP 5-6 cm H_2O, Trigger 0,7 à 1,2 L/min, FiO_2 21-30 %, Pente 0,15-0,2 sec

Si fuites : adapter l'interface +++, diminuer la pente, ajuster le niveau d'aide.

OXYGÉNOTHÉRAPIE À HAUT DÉBIT (OHD)

Les interfaces

Ratio canule/narine = 0,5 ; risque de barotraumatisme si canules occlusives

Tailles de canules Optiflow™	Débit maximal
Nouveau né (couleur jaune)	8 L/min
Nourrisson (couleur violette)	20 L/min
Enfant < 20 kg (couleur verte)	25 L/min

Réglages : 2 L/kg/min jusqu'à 10 kg + 0,5 L/kg/min après 10 kg (max 50 L/min)

PRISE EN CHARGE DES ATÉLECTASIES POSTOPÉRATOIRES

	VNI	O_2 haut débit	O_2 nasal
Réglage FiO_2	+	+	-
Humidification	+	+	-
Effet PEP	++	+ (NRS, NN)*	-
Réduction du travail respiratoire	++	+ (NRS, NN)*	-
Amélioration des échanges gazeux	++	Lavage espace mort	-
Levée atélectasies	++	+ (NRS,NN)*	-

**NRS = nourrisson, NN = nouveau né*

Atélectasies postopératoires symptomatiques

(cf. Arbre décisionnel)

- Chez l'enfant et le nourrisson > 6 mois : VNI discontinue 1 à 2 h/4 à 6 heures + oxygénothérapie à haut débit en alternance
- Chez le nourrisson < 6 mois : oxygénothérapie à haut débit

Situations à risque chez des enfants asymptomatiques :

Oxygénothérapie à haut débit (cf. Arbre décisionnel).

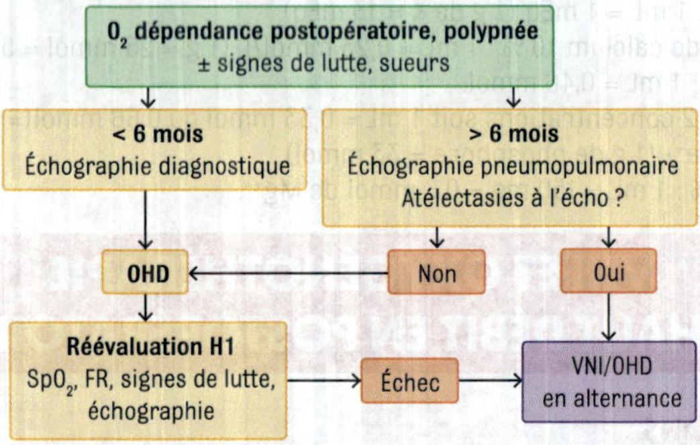

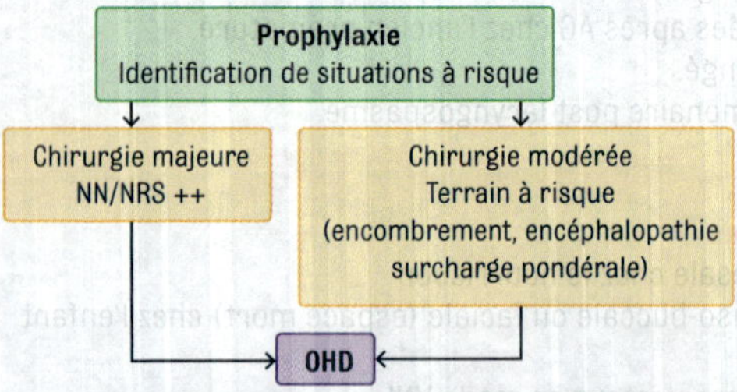

HTA DE L'ENFANT

- Diagnostic sur 3 mesures espacées. Surestimation de la pression artérielle si brassard trop petit.
- L'hypertension artérielle (HTA) confirmée est définie chez l'enfant comme des valeurs de PA > 97,5e percentile (ou + 2 DS) + 10 mmHg.

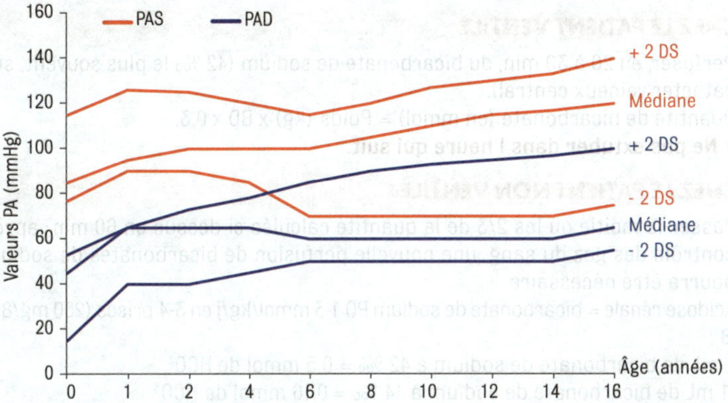

- HTA menaçante si PAS et/ou de PAD > 97,5e percentile + 30 mmHg.
- L'objectif est d'obtenir le retour dans la zone non menaçante en 1 h et dans la zone normale en 24-48 h.
- L'HTA limite (< 97,5e percentile + 10 mmHg) ne se traite pas mais justifie la recherche d'une étiologie + bilan du retentissement (FO, échographie cardiaque, avis spécialisé).

NB : La pression artérielle est normale pour des valeurs < 90e percentile, la pression artérielle est élevée pour des valeurs comprises entre le 90e et le 97,5 percentile

TRAITEMENT D'URGENCE DE L'ACCÈS HYPERTENSIF

- Par voie orale : nifédipine 0,15-0,2 mg/kg, doubler la dose 15-30 min après si nécessaire, jusqu'à 1 mg/kg.
- Par voie IV :
  - nicardipine dose de charge 10-20 µg/kg IVL sur 10 min puis 0,5 à 3 µg/kg/min
  - ± labétalol dose de charge 0,3 mg/kg IVL sur 2 min puis 0,1 à 1 mg/kg/h
  - ± urapidil dose de charge 2 mg/kg IVL puis 0,8 mg/kg/h.
  - furosémide 1 à 2 mg/kg IVL si surcharge hydrosodée.

La voie IV doit être privilégiée en cas d'HTA menaçante.

TRAITEMENT D'ENTRETIEN

- Nifédipine LP 1-3 mg/kg/j en 2 prises,
  - ± acébutolol 5-10 mg/kg/j en 2 prises,
  - ± captopril 1-3 mg/kg/j en 3 prises (max 100 mg/j) ou énalapril 0,15-0,75 mg/kg/j en 1 à 2 prises.

NB :
- Contre indication des βbloquants en cas d'insuffisance cardiaque.
- Durée d'action du labétalol 2 à 3 h après arrêt de la perfusion.
- La SE de nicardipine doit être changée/12 h, délai d'action 5 min à 1 h.
- Attention à la chute trop brutale (> 25 % PAM), notamment chez le nouveau né et le nourrisson
- En postopératoire, penser à traiter en priorité la douleur

ACIDOSE MÉTABOLIQUE PAR PERTES DE BASES

PRINCIPE DE BASE

Aucune indication aux perfusions de bicarbonate en dehors des pertes majeures de bases.

- Ne rien faire ou augmenter la ventilation alvéolaire chez le patient ventilé.
- Corriger en dessous de base déficit (BD) à - 8 en cas de pertes de bases.
- Traitement de la cause.

CHEZ LE PATIENT VENTILÉ

- Perfuser, en 20 à 30 min, du bicarbonate de sodium (42 ‰ le plus souvent, sur cathéter veineux central).
- Quantité de bicarbonate (en mmol) = Poids (kg) x BD x 0,3.

Ne pas extuber dans l'heure qui suit.

CHEZ LE PATIENT NON VENTILÉ

- Passer la moitié ou les 2/3 de la quantité calculée ci-dessus en 60 min ; après contrôle des gaz du sang, une nouvelle perfusion de bicarbonates de sodium pourra être nécessaire.
- Acidose rénale = bicarbonate de sodium PO 1-3 mmol/kg/j en 3-4 prises (250 mg/8h)

NB :

- 1 mL de bicarbonate de sodium à 42 ‰ = 0,5 mmol de HCO^{3}.
- 1 mL de bicarbonate de sodium à 14 ‰ = 0,16 mmol de HCO^{3}.
- 1 g de HCO_3^- = 11,9 mmol

HYPERKALIÉMIE > 6 mmol/L

URGENCE THÉRAPEUTIQUE

- Gluconate de calcium 0,5-1 mL/kg IVL ou $CaCl_2$ 0,2 mL/kg IVL.
- Favoriser le transfert de K^+ dans les cellules.
  - Salbutamol 5 µg/kg IV sur 20 min.
  - Insuline (analogue rapide de l'insuline) 0,1 UI/kg dans 10 mL/kg de G10 % IVL sur 15 min puis si nécessaire, 0,1 UI/kg/h associé à une perfusion de G10 % enrichie en NaCl (attention à la dilution de l'insuline). Surveillance rapprochée des glycémies capillaires.
  - Bicarbonate de Na 42 ‰ : 1-2 mL/kg si acidose associée ; intérêt débattu.
- Favoriser l'élimination du K^+.
  - Kayexalate 1 g/kg (max 15 g) en lavement et dans la sonde gastrique
  - Furosémide IV (jusqu'à 15 mg/kg/24 h).
  - Épuration extrarénale si oligo-anurie.
- Traitement de la cause, supprimer tout apport de potassium.

HYPOKALIÉMIE < 2,5 mmol/L

- Traitement de la cause.
- Dose de charge : 1 mEq/kg (sans dépasser 2 g soit 26 mEq), dilué par moitié dans du NaCl 0,9 % IVL sur 2 à 3 h avec contrôle de la kaliémie au décours.

NB : KCl 7,46 % : 1 mL = 1 mEq (1 g de K = 13 mEq). NE JAMAIS PRESCRIRE KCL 10 % CHEZ L'ENFANT

- Réajustement des apports de base.

HYPOPHOSPHORÉMIE < 0,8 mmol/L

- Phosphore : 0,4 mmol/kg IVL sur 3 h.

NB : Phocytan : 2 présentations : 1 mL = 0,33 mmol ou 0,66 mmol/l (= 0,66 mmol ou 1,32 mmol de Na+) (1 g de phosphore = 33 mmol).
(cf. *Nutrition parentérale*).

HYPERPHOSPHORÉMIE

- Arrêt des apports.
- EER.

HYPOMAGNÉSÉMIE < 0,7 mmol/L

- Sulfate de magnésium : 0,5 mmol/kg IVL si urgence, sinon 0,5-0,8 mmol/kg/j IV ou PO.
- $MgSO_4$ 15 % : 1 mL = 150 mg = 0,6 mmol de Mg^{++}.
- (cf. *Nutrition parentérale*).

HYPERMAGNÉSÉMIE

- Arrêt des apports.
- Furosémide.
- Gluconate de calcium 10 % 1 mL/kg IVL en cas de manifestations cardiaques (troubles de la conduction) en attente de l'EER.
- Concentration maximum 1 % sur VVP : diluer au 1/10^{e}

HYPOCALCÉMIE < 2 mmol/L OU CALCIUM IONISÉ < 1 mmol/L

- Calcémie corrigée = calcémie mesurée + (0,02 x (60 - protidémie mesurée).
- Gluconate de calcium 10 % 0,5-1 mL/kg IVL sur 1 à 2 min si signes de gravité (allongement du QT, convulsions…), sans dépasser 30 mL ou chlorure de calcium 10 % 0,2 mL/kg IVL sur 1 à 2 minutes, sans dépasser 15 mL.
- Correction lente sur 24 h : 0,06 mmol/kg/h (1 mL = 0,23 mmol) avec surveillance de la calcémie et du scope. Surveillance de la perfusion+++ (risque de nécrose si extravasation).
- Puis relais PO + vitamine D.

NB :

- Attention dilution au 1/10e (concentration maximale de 1 % sur VVP)
- Gluconate de calcium : 1 mL = 0,23 mmol de Ca^{++} = 8,9 mg
- Chlorure de calcium : 1 mL = 0,46 mmol de Ca^{++} = 18,3 mg

HYPERCALCÉMIE

- Hyperhydratation par NaCl 0,9 % 3-4 L/m^{2}.
- Furosémide 1 mg/kg IVL après réhydratation.
- Arrêt des apports en calcium et en vitamine D.
- Biphosphonates : pamidronate de sodium 1 mg/kg IVL sur 2 h
- EER.

DYSNATRÉMIE

- Évaluation clinique du stock sodé global et du volume extracellulaire : variation de poids, œdèmes, hémodynamique, hématocrite, protidémie

HYPONATRÉMIE

- Volume extracellulaire diminué
  = pertes sodées > apports sodés et pertes hydriques
  = Déficit hydrosodé
  → Augmenter les apports sodés (++) et les apports hydriques (+)
- Volume extracellulaire normal
  = Pertes sodées adaptées aux apports, dilution
  → Restriction hydrique
- Volume extracellulaire augmenté
  = Apports sodés excessifs et apports hydriques > apports sodés
  = inflation hydrosodée
  → Restriction hydrosodée

HYPERNATRÉMIE

- Volume extracellulaire diminué
  = pertes sodées > apports sodés et < pertes hydriques
  = Déficit hydrosodé
  → Augmenter les apports sodés (++) et les apports hydriques (+++)
- Volume extracellulaire normal
  = Pertes sodées adaptées aux apports, déficit hydrique pur
  → Augmenter les apports hydriques
- Volume extracellulaire augmenté
  = Déficit hydrique par rapport à la surcharge hydrosodée
  → Restriction sodée, apports hydriques

DIAGNOSTIC ÉTIOLOGIQUE EN FONCTION DE LA NATRIURÈSE

- Déficit hydrosodé et natriurèse basse = pertes extra rénales
- Déficit hydrosodé et natriurèse élevée = pertes rénales (insuffisance surrénalienne, tubulopathie, diurétiques...)
- Inflation hydrosodée et natriurèse basse = cirrhose, insuffisance cardiaque, syndrome néphrotique
- Inflation hydrosodée et natriurèse élevée = apports excessifs de sel

Correction lente des dysnatrémies pour éviter les variations brutales du volume intracellulaire : risque d'œdème cérébral en cas d'hypernatrémie corrigée trop rapidement ou de myélinolyse du tronc en corrigeant trop vite une hyponatrémie (Cf. *Déshydratation aiguë du nourrisson*)

DÉSHYDRATATION AIGUË DU NOURRISSON

DIAGNOSTIC DE LA DÉSHYDRATATION

Modérée Perte de poids < 10 %	Muqueuses sèches Fontanelle déprimée Yeux cernés Extrémités froides
Sévère Perte de poids ≥ 10 %	Pli cutané persistant Face interne des joues très sèche Hypotonie des globes oculaires Temps de recoloration cutanée > 3 sec Oligurie Froideurs des membres remontant à mi-membre
Extrême sévérité Perte de poids > 30 %	Troubles de conscience Collapsus (à partir d'une amputation de 30 à 40 % du volume sanguin) Membres froids jusqu'à la racine

Se méfier de l'enfant pléthorique ou de l'intrication avec la perte de poids physiologique du nouveau né.

CONDUITE À TENIR

Chiffrer l'importance de la perte de poids (PP).

- Si poids récent connu (carnet de santé) : faire la différence avec le poids observé :
- 2 situations :
  - PP < 5 % : réhydratation per os à domicile.
  - PP > 5 % et/ou troubles de la conscience et/ou troubles hémodynamiques et/ou âge < 3 mois : réhydratation IV.

Prise d'une voie veineuse sûre (VVP voire perfusion intraosseuse en cas d'échec).

Rétablir la volémie

- NaCl 0,9 % 10 mL/kg en 20 min, à renouveler si nécessaire, jusqu'à diminution de la FC, normalisation du temps de recoloration cutanée (des volumes de 30-40 mL/kg peuvent être nécessaires).
- Administrer ensuite les besoins de base (calculés selon la règle des 4-2-1) + le volume perdu estimé par la perte de poids chiffré et/ou l'évaluation clinique. En pratique, en attendant les résultats du bilan sanguin chez le nourrisson : 5 mL/kg/h.
- Le soluté de base est du G5 % avec NaCl 5-6 g/L. Le potassium n'est ajouté qu'après reprise d'une diurèse (2 g/L).

1/g de NaCl = 17 mmol de Na^+, 1 g de KCl = 13 mmol de K^+.

- La réanimation ultérieure sera ajustée sur les résultats du bilan biologique (iono/4-6 h suivant importance de la déshydratation) et en fonction de l'évolution clinique (poids, volume des selles, signes de déshydratation).

Cas particuliers

- Si déshydratation hypernatrémique :
  - Correction lente de l'hypernatrémie = 0,5 mmol/L/h.
  - Si natrémie > 175 mmol/L, augmenter la tonicité du liquide perfusé : + 2 - 3 mmol/kg/j de Na^+.
- Déshydratation hyponatrémique.
  - Si l'hyponatrémie est symptomatique, (troubles de conscience ou convulsions), administrer NaCl 20 % 0,3 à 0,5 mL//kg IVD puis perfuser du NaCl sur 2 à 4 h pour ramener la natrémie à 130 mmol/L selon la formule ci-dessous.

- Si l'hyponatrémie est asymptomatique mais < 130 mmol/L, apporter du NaCl pour ramener la natrémie en 4-6 h à 130 mmol/L :

(natrémie souhaitée - natrémie mesurée) x 0,6 x poids (kg)

(1 ampoule de NaCl 20 % = 34 mmol de Na^+)

- La survenue d'une crise convulsive en cours de réhydratation évoque une diminution trop rapide de la natrémie : administrer 1 mEq/kg de Na^+ IVL, soit 0,3 mL/kg de NaCl 20 %.

ÉTAT DE MAL CONVULSIF

DÉFINITIONS

- Toute crise convulsive tonico-clonique qui persiste inchangée au-delà de 5 minutes est un état de mal convulsif tonico-clonique généralisé.
- Un état de mal convulsif réfractaire est un état de mal clinique ou électrique qui persiste après un traitement de première intention associant deux lignes de traitements antiépileptiques bien conduites.

CONDUITE À TENIR

- Rechercher une étiologie (ne pas oublier la fièvre, hypoglycémie, hypocalcémie, hyponatrémie, hypomagnésémie, hypophosphorémie...), si hypoglycémie : administrer un bolus de glucose (0,5-1 g/kg soit G30 % 1,5 à 3 mL/kg) IVD.
- Un état de mal convulsif chez un patient épileptique connu doit faire rechercher : arrêt ou inadaptation du traitement de fond, trouble métabolique aigu, infection du SNC, sevrage ou intoxication énolique ou par psychotropes (rare chez l'enfant), intoxication médicamenteuse, pathologie sous jacente évolutive.
- Mettre l'enfant en position latérale de sécurité. Éviter qu'il ne se blesse.
- Assurer la liberté des voies aériennes supérieures, oxygénothérapie.

Convulsions ≥ 5 minutes ou ≥ 2 crises sans reprise de conscience (réponse aux ordres simples).

- Clonazépam 0,015 mg/kg IVL 2 min (max 1 mg) ou midazolam 0,15 mg/kg IM ou midazolam sublingual 0,3 mg/kg
- Si persistance des convulsions après 5 min : clonazépam 0,015 mg/kg IVL (max 1 mg) et débuter une dose de charge de lévétiracétam, fosphénytoïne, phénobarbital ou valproate de sodium
  - lévétiracétam 30-60 mg/kg IVL 10 min (max 4 g)
  - phénytoïne 15 mg/kg ou fosphénytoïne 20 mg/kg IVL 20 min (max 1 g)
  - phénobarbital 15 mg/kg IVL 10 min (max 600 mg)
  - valproate de sodium 30-40 mg/kg IVL 15 min (max 3 g)

Persistance de convulsions 30 minutes après le début de la perfusion de l'antiepileptique de 2e ligne :

- Administration d'une 2e dose de charge d'un antiépileptique non employé en première intention
- Si persistance des convulsions : diagnostic d'état de mal épileptique réfractaire : transfert en réanimation pour la poursuite de la prise en charge (IOT + sédation).

REMARQUES

- Le débit de perfusion de fosphénytoïne ne doit pas dépasser 1 mg/kg/min. A H4 de la dose de charge de fosphénytoïne, prélever une phénytoïnémie (objectif : 28-60 µmol/L) et débuter un traitement d'entretien 5 mg/kg/8 h IVL sur 5 min.
- Contre indication du valproate de sodium en cas d'hyperamoniémie et de suspicion de pathologie mitochondriale
- L'association benzodiazépine – phénobarbital expose au risque de dépression respiratoire et d'hypotension.
- NaCl 0,9 % 1500 mL/m²/j
- Méningite purulente ou encéphalite suspectée : antibiothérapie par céfotaxime et aciclovir sans attendre, même si PL non réalisable.
- Imagerie indispensable avant PL

- En cas d'hyperthermie :
- Paracétamol (15 mg/kg/6 h).
- Durant la période postopératoire, la survenue de convulsions peut être en rapport avec une encéphalopathie hyponatrémique, favorisée par le SIADH périopératoire et la perfusion de solutés très hypotoniques.
- En cas d'hyponatrémie de dilution associée à des troubles de conscience ou à des convulsions, faire remonter la natrémie de 10 mEq en administrant du NaCl à 20 % par bolus de 0,3 à 0,5 mL/kg IVD, jusqu'à correction des troubles, puis administrer le reste de la compensation sur 2 à 4 h.
- Quantité de NaCl permettant une augmentation de 10 mEq de la natrémie = 10 x 0,6 x poids = quantité de NaCl en mmol ou mEq (cf. *Déshydratation aiguë du nourrisson*)

DÉTRESSES RESPIRATOIRES

PRINCIPE

L'orientation du siège de l'obstacle peut se faire par l'analyse sémiologique de la dyspnée.

ÉTIOLOGIES ET CONDUITE À TENIR

Laryngite œdémateuse (étiologie virale)

Diagnostic

- Dyspnée inspiratoire progressive à début nocturne, toux et voix rauques, fièvre à 38°5 C.
- Signes de gravité : bradypnée < 15 cycles/min, signes de lutte, cyanose, altération de la conscience, tachycardie.

Conduite à tenir

- Mettre l'enfant dans une atmosphère humidifiée.
- Aérosol avec adrénaline 0,5-1 mg, Pulmicort® 0,5 à 1 mg + 4 mL de NaCl 0,9 % + 6 L d'O_2.
- Méthylprednisolone (1 mg/kg) si possible par voie IV.
- 30 minutes plus tard :
  - Pas d'amélioration, refaire un aérosol.
  - Si signes de gravité d'emblée, sans amélioration par le traitement médical : intubation par un opérateur entraîné.

Épiglottite (Hemophilus influenzæ)

Urgence vitale

Exceptionnelle depuis la vaccination systématique

Diagnostic

Dyspnée inspiratoire brutale et dysphagie, fièvre 39°C, adénopathies cervicales, hypersialhorrhée, refus de s'allonger.

Conduite à tenir

- Intubation obligatoirement en position assise (risque d'arrêt respiratoire en position couchée) par un opérateur entraîné, éventuellement en présence d'un chirurgien se tenant prêt à trachéotomiser.
- Céfotaxime 50 mg/kg IVD (200 mg/kg/j) ± aminoside après l'intubation.
- Transfert en réanimation.
- Traitement prophylactique des sujets contacts.

Corps étranger trachéo bronchique

- Détresse respiratoire d'apparition brutale chez un enfant asymptomatique auparavant.
- Rechercher un syndrome de pénétration : quinte de toux violente à début brutal avec cyanose et agitation, de durée brève.
- Localisation en fonction de la symptomatologie respiratoire :
  - Dyspnée laryngée : localisation laryngée.
  - Dyspnée aux 2 temps : localisation trachéale.
  - Dyspnée expiratoire : localisation bronchique.

- Signes de gravité : position assise, bouche ouverte, sueurs, hypoxie, troubles de conscience, au maximum bradycardie puis ACR.
- CAT : endoscopie trachéo bronchique sous AG en urgence, induction en présence de l'ORL.

Bronchiolite

Diagnostic

- Dyspnée respiratoire fébrile avec toux et encombrement.

Conduite à tenir

- Position demi-assise, oxygénothérapie, gavage duodénal continu + SNG de décharge. Pas d'indications aux aérosols de $\beta_2$mimétiques en première intention ou avant 6 mois.
- Si $PaO_2 \leq 60$ mmHg et/ou $PaCO_2 \geq 60$ mmHg, transférer l'enfant en réanimation pour VNI (VS PEP 7 cmH_2O par l'intermédiaire d'une canule bi-nasale siliconée) ou oxygénothérapie nasale à haut débit (Optiflow® : débit = 2 L/kg/min).

Crise d'asthme

Diagnostic

- Bradypnée expiratoire avec râles sibilants.
- Conduite à tenir
- Salbutamol pour nébulisation (5 mg pour 2,5 mL) : 2,5 mg < 20 kg, 5 mg > 20 kg avec NaCl 0,9 % (pour un volume total de 5 mL) + 6 L/min d'O_2, pendant 15 min 4 à 6 fois par jour en alternance avec un aérosol de bromure d'ipratropium.
- Méthylprednisolone IV ou IM (1 mg/kg/6 h).
- Hydratation : 2,2 L/m^2.

Asthme aigu grave

Définition

- Crise d'asthme résistante à une série de 3 à 6 nébulisations de traitement bronchodilatateur et/ou $PaCO_2$ entre 40-50 mmHg.

NB : asthme aigu très grave si $PaCO_2$ > 50 mmHg, troubles de la vigilance, hypoxémie …

Conduite à tenir

- Oxygénothérapie par lunettes nasales si débit < 4 L/min ou masque à haute concentration ou oxygénothérapie à haut débit si débit > 4 L/min
- Aérosol de salbutamol : 1 à 2 séries de 3 aérosols puis 1 aérosol/2-3 h.
- Bromure d'ipratropium (0,25 mg/2 mL < 6 ans ; 0,5 mg/2 mL > 6 ans) : 3 nébulisations associées aux β2 mimétiques durant la 1re heure.
- En l'absence d'amélioration : salbutamol IV continu : dose d'attaque 5 µg/kg en 5 min puis 0,5 à 5 µg/kg/min (1 A = 5 mL = 0,5 mg). Augmentation par palier de 0,2 µg/kg/10 min (max : 5 mg/h).
- Sulfate de Mg^{++} si persistance du bronchospasme malgré aérosols et corticothérapie IV, avant introduction salbutamol IV : 40 mg/kg dans 100 mL de NaCl 0,9 % IVL sur 20 min (max 2000 mg/injection, risque hypotension, bouffées de chaleur).
- Méthylprednisolone IVD 1 à 2 mg/kg puis 0,5 mg/kg/6 h.
- Hydratation sur la base de 1,5 à 2 L/m^2/j : NaCl 0,9 % + KCl 2-3 mEq/kg/j.
- Antibiothérapie en fonction du contexte.

Assistance ventilatoire

- Support ventilatoire non invasif par oxygénothérapie à haut débit ou VNI en mode VS AI + PEP : PEP 3-5 cmH_2O, AI titrée par palier de 2 cm H_2O, max 15 cm H_2O
- Intubation et ventilation mécanique en cas d'échec (hypoxémie < 60 mmHg, aggravation de l'acidose respiratoire, troubles de conscience, épuisement)
- Expansion volémique avant induction par kétamine + succinylcholine
- Réglages : FR 8 -12/min chez l'enfant, 6 - 8/min chez l'adolescent, Vt 6-8 mL/kg, ZEEP, débit inspiratoire 60-100 L/min, I/E = 1/3-4.
- Objectifs : P plateau < 35 cm H_2O et PaO_2 > 60 mmHg.

Sténose sous glottique

- Y penser devant toute détresse respiratoire survenant chez un patient ayant séjourné en réanimation dans les jours ou les semaines précédents. Une sténose sous glottique est possible même au décours d'une ventilation de courte durée.

- Détresse respiratoire aux deux temps.
- Laisser le patient en position assise, endoscopie ORL en urgence.
- Pas de sédation préalable.
- Pas de tentative d'intubation sans disposer du matériel d'endoscopie ORL et du matériel de trachéotomie.
- Induction en présence de l'ORL, en respectant la ventilation spontanée.

SEPSIS SÉVÈRE – CHOC SEPTIQUE

DÉFINITIONS

Syndrome de réponse inflammatoire systémique (SIRS)

Au moins 2 critères dont une anomalie de la température ou des GB

- FC > 2 Ds pour l'âge ou FC < 10e percentile pendant plus de 30 minutes
- FR > 2 DS pour l'âge ou ventilation mécanique
- Température > 38°5 C ou < 36° C
- GB > 12 G/L ou < 4 G/L ou formes jeunes >10 %.

Sepsis

SIRS associé à une infection suspectée ou prouvée

Sepsis grave

Sepsis associé à un collapsus ou un SDRA ou au moins 2 autres défaillances d'organe

- Collapsus (cf. tableau Normes physiologiques - *Particularités physiologiques et anatomiques de l'enfant*)
- SDRA = $PaO_2/FiO_2 < 300$ ou $PaCO_2 > 65$ mmHg ou $FiO_2 > 50$ % pour $SpO_2 > 92$ %.
- Dysfonction de 2 autres organes :
  - Défaillance hématologique = thrombopénie < 80 G/L ou diminution de 50 % du taux de plaquettes ou INR > 2 ;
  - Défaillance rénale = créatinine > 2N ou le double de la créatinine de base ;
  - Défaillance hépatique = bilirubine > 70 µmol/L ou ALAT > 2N ;
  - Défaillance neurologique = CGS < 11 ou changement aigu de l'état de conscience avec altération du CGS > 3

Choc septique : sepsis associé à une défaillance cardiovasculaire

- = persistance d'une hypotension malgré une expansion volémique > 40 mL/kg sur 1 heure
- ou recours à un support vaso-actif ou 2 des signes suivants : base déficit > 5 mmol/L, lactatémie > 4 mmol/L, oligurie < 0,5 mL/kg/h, TRC > 5 sec

PRISE EN CHARGE

Objectifs visés entre H0-H1

- Normalisation PA, diminution FC. (cf. tableau Normes physiologiques - *Particularités physiologiques et anatomiques de l'enfant*).
- Normalisation de la perfusion périphérique.

Traitement

- Oxygénothérapie pour viser une $SpO_2 > 97$ %.
- Expansion volémique par 20 mL/kg de NaCl 0,9 %, à renouveler par bolus de 10 mL/kg jusqu'à 40 mL/kg (évaluation hémodynamique par échocardiographie obligatoire si expansion volémique > 40 mL/kg).
- Antibiothérapie probabiliste suivant le contexte (céfotaxime si méningococcémie, amoxicilline-acide clavulanique/gentamicine si porte d'entrée digestive ou abdominale en contexte communautaire, pipéracilline-tazobactam/amikacine si patient nosocomial ± vancomycine si KTC, cefotaxime-fosfomycine si porte d'entrée pleuro-pulmonaire, amoxicilline-acide clavulanique-clindamycine si porte d'entrée cutanée, choc toxinique).

Si objectifs non atteints à H1 : choc septique

- Monitorage invasif de la PA, abord veineux central

- Noradrénaline à doses croissantes jusqu'à normalisation de la PA

NB : si défaillance cardiaque ($SvcO_2$ < 70 % et IC < 3 L/min/m² et/ou FR < 25 % ou FEVG < 40 %) : dobutamine ou adrénaline.

- Poursuite de l'expansion volémique en fonction du monitorage hémodynamique (échographie cardiaque++).
- Hydrocortisone 1 mg/kg/6 h soit 100 mg/m²/j.
- Ventilation artificielle si défaillance respiratoire associée, choc septique réfractaire ou encéphalopathie septique.
- Maintien de la glycémie < 8 mmol/L (apports de base NaCl 0,9 % ± insulinothérapie).
- Objectifs à H6 = PAM normalisée, baisse de la FC, normalisation de la perfusion périphérique, reprise de la diurèse, décroissance du lactate, $SvcO_2$ > 70 %.

Si choc septique réfractaire

- Discuter la mise en route d'une hémofiltration veino-veineuse à haut débit.
- Discuter ECMO veino-artérielle si cardiomyopathie septique au premier plan

CAS PARTICULIER DU PURPURA FULMINANS

- Tout purpura fébrile doit être considéré a priori comme un purpura infectieux sévère mettant en jeu le pronostic vital.
- Si ischémie des extrémités : altéplase 0,5 mg/kg/h pendant 2 à 4 h en l'absence de contre indications, suivie d'une héparinothérapie à doses efficace ± perfusion de prostacycline (0,5 à 10 ng/kg/min) selon tolérance hémodynamique ± aponévrotomies de décharge.
- Antibioprophylaxie des sujets contacts : rifampicine pendant 48 h
  - adulte 600 mg x 2/j,
  - enfant 10 mg/kg x 2/j,
  - nouveau né 5 mg/kg x 2/j.

MÉDICAMENTS D'URGENCE

Adrénaline	IV : 10 µg/kg Perfusion : 0,05 à 1 µg/kg/min
Adénosine triphosphate : **Striadyne®, 10 mg/mL** **Krénosin®, 3 mg/mL**	 0,5 à 1 mg/kg IVL (max 20 mg) 0,1 mg/kg IVL (max 6 mg)
Amiodarone	5 mg/kg IVL 20 min
Atropine	20 µg/kg IVL
Bicarbonate de Na 42 ‰	IV : 1mL/kg
Esmolol	Bolus IVL : 0,5 mg/kg, Entretien : 0,1 à 3 mg/kg/min
Chlorure de calcium 10 %	IVL : 0,2-0,3 mL/kg
Gluconate de calcium 10 %	IVL : 0,4-0,5 mL/kg
Clonazépam	0,015 mg/kg IVL (max 1 mg)
Dantrolène	2,5-10 mg/kg, puis 1 mg/kg/10 min jusqu'à régression des signes, puis 2 mg/kg/6h
Diazépam	0,5 mg/kg IR, 0,3 mg/kg IVL
Dobutamine	5 à 15 µg/kg/min, dilution : (poids x 3) en mg dans 50 mL (1 mL/h = 1 µg/kg/min)
Éphédrine	Titration : 0,3- 0,5 mg/kg/bolus chez le nourrisson et 0,1- 0,2 mg/kg chez l'enfant
Fosphénytoïne **Phénytoïne**	20 mg/kg IVL sur 20-30 minutes (maximum 1 g) 15 mg/kg IVL sur 20-30 minutes
Furosémide	0,5-1 mg/kg IVL 30 min (bumétanide Burinex® dose = 1/40 Lasilix®)
Glucose	0,5 à 1 g/kg IVD soit G 30 % 1,5-3 mL/kg, hors nouveau né
Glucose Insuline (analogue rapide) (hyperkaliémie menaçante)	0,1 UI/kg d'analogue rapide de l'insuline dans 10 mL/kg de G10 % IVL 15 min
Isoprénaline	0,1-1 µg/kg/min IVC
Lévétiracétam	30-60 mg/kg IVL sur 10 minutes
Phénobarbital	15 mg/kg IVL 20 min (maximum 600 mg)
Kayexalate® **(Polystyrène sulfonate de sodium)**	Per os ou en lavement : 1 g/kg
Mannitol 20 %	0,5 à 1 g/kg IVL soit 2,5 à 5 mL/kg
Sulfate de magnésium 15% **(torsades de pointes)**	25-50 mg/kg soit 0,15-0,3 mL/kg IVD (max 2 g)
Naloxone	Titration : 1 à 2 µg /kg IV
Nicardipine	Titration : 10 à 20 µg/kg/10 min Entretien 0,5 à 4 µg/kg/min
Noradrénaline	0,05 à 1 µg/kg/min
Salbutamol	IVSE : 0,5 à 25 µg/kg/min Bolus : 5 µg/kg sur 20 min (= traitement hyperkaliémie) Aérosol : 1,25 mg < 10 kg, 2,5 mg entre 10-20 kg, 5 mg > 20 kg

Octréotide	2 µg/kg, puis 1-4 µg /kg/h (max 50 µg/h)
Acide tranexamique	Avant 12 ans : 15 mg/kg IVL (max 1 g) puis 2 mg/kg/h Après 12 ans : 1 g IVL/8 h
Choc électrique	4 joules/kg

Dilution de la noradrénaline et de l'adrénaline pour perfusion continue :

- Dose d'adrénaline ou de noradrénaline en mg = (poids (kg)/10) x 3
- À ramener à un volume total de 50 mL (solvant NaCl 0,9 %)
- Commencer à 2 mL/h soit 0,2 µg/kg/min et augmenter par palier de 1 mL/h en fonction des objectifs tensionnels

NB : une augmentation de 1 mL/h correspond à une augmentation de 0,1 µg/kg/min

Index des médicaments

D

E

F

G

H

I

K

L

M

N

O

P

Q

R

S

Index

A

C

D

G

H

I

J

K

L

N

O

P

INDEX

Q

R

T

W

Y

Achevé d'imprimer en mai 2022 par Corlet Imprimeur — 14110 Condé-en-Normandie
Dépôt légal : mai 2022 — N° d'imprimeur : 21080461 — *Imprimé en France*